黃帝內經太素（第四版）

附《黃帝內經明堂》殘卷

唐・通直郎守太子文學楊上善 原撰
近代・蕭延平 校訂
王洪圖 李雲 重校

科學技術文獻出版社
SCIENTIFIC AND TECHNICAL DOCUMENTATION PRESS
・北京・

圖書在版編目（CIP）數據

黄帝内經太素 / 王洪圖，李雲重校. — 4版. —北京：科學技術文獻出版社，2021. 10（2024.12重印）
ISBN 978-7-5189-5213-7

Ⅰ.①黄… Ⅱ.①王… ②李… Ⅲ.①《黄帝内經太素》 Ⅳ.① R221.3

中國版本圖書館 CIP 數據核字（2019）第 026544 號

黄帝内經太素（第四版）

策劃編輯：李衛東　　責任編輯：李衛東　　責任校對：趙　瑗　　責任出版：張志平

出 版 者　科學技術文獻出版社
地　　址　北京市復興路15號　郵編　100038
編 務 部　（010）58882938，58882087（傳真）
發 行 部　（010）58882868，58882870（傳真）
郵 購 部　（010）58882873
官方網址　www.stdp.com.cn
發 行 者　科學技術文獻出版社發行　全國各地新華書店經銷
印 刷 者　北京虎彩文化傳播有限公司
版　　次　2021 年 10 月第 4 版　2024 年 12 月第 3 次印刷
開　　本　710 × 1000　1/16
字　　數　863千
印　　張　53
書　　號　ISBN 978-7-5189-5213-7
定　　價　268.00元

前言

在中醫學術發展史上，《黃帝內經》（以下簡稱《內經》）具有不可取代的地位，中醫學最基本、最重要的思想均發端於這部兩千多年前的偉大經典，因此，對《黃帝內經》的研究，歷代不乏其人。

《內經》包括《靈樞》《素問》兩部分，衆所周知，《素問》原書九卷，合八十一篇，但是早在六朝間即散失了第七卷（共九篇），盡管唐代王冰在校注《素問》時稱『第七一卷，師氏藏之』，又稱『於先生郭子齋堂，受得先師秘本』，故除《刺法論》《本病論》二篇外，共得《素問》八十一篇中的七十九篇。但是，王氏所補入的《天元紀大論》《五運行大論》《六微旨大論》《氣交變大論》《五常政大論》《六元正紀大論》《至真要大論》七篇並非《素問》所佚之文，前人對此早有定論。《素問》新校正曰：『疑此七篇乃《陰陽大論》之文，王氏取以補所亡之卷，猶《周官》亡《冬官》，以《考工記》補之之類也。』此外，北宋林億等儒臣以《素問訓解》《黃帝內經太素》《甲乙經》等書校勘《素問》時，發現王冰增刪移補之處甚多。由於南宋以後《素問》古本盡失，僅王冰注本流傳後世，致使今人難窺《素問》原書古貌。

在宋代，《靈樞》亦兩次面臨失傳危險。第一次是在北宋。嘉祐二年（一〇五七）校正醫書局奉敕整理《素問》《甲乙經》《傷寒論》《外臺秘要》《千金要方》等大批古醫書，林億等稱『《靈樞》今不全』，遂放棄了對該書的校勘，可見當時《靈樞》已經殘缺到無法整理的地步。直到元祐八年（一〇九三），高麗國向北宋朝廷進獻全帙《靈樞》，國人才得以重見其全豹。第二次是宋朝南渡之後，由於戰亂，《靈樞》傳本極少，故史崧驚歎『恨《靈樞》不傳矣』，遂將『家藏舊本』整理問世，這就是我們今天看到的《靈樞》。然而，宋以後，尤其是清代學者注意到如下問題：其一，《靈樞》古稱《九卷》，晉·皇甫謐稱爲《鍼經》，至唐·王冰則稱《靈樞》；其二，《靈樞》與《素問》同屬《黃帝內經》，但是在行文風格上卻存在較大差異；其三，《靈樞》與《素問》之文有時互見。鑒於上述種種，令人不免對自海外回歸，復經史崧重校之《靈樞》的真僞産生疑問。

由於以上原因，對《內經》（《靈樞》《素問》）的考訂，歷來受到文獻學家的重視。在《內經》傳本稀少的情況下，《甲乙經》《外臺秘要》《千金方》等醫籍中的資料均得到充分利用，而作爲合編《靈樞》《素問》而成的《黃帝內經太素》（以下簡稱《太素》）卻在北宋林億等人之後長期未被提及，這是因爲該書在長達八百年的時期內在國內失傳了。

《太素》成書於唐代初葉，作者楊上善奉敕將《靈樞》《素問》合併，重新分類、注釋，厘爲三十卷，刊刻於世，名之爲《黃帝內經太素》。此書雖然調整了《靈樞》《素問》的條文，但是對原書文字卻未作增刪，保存了《內經》在初唐時期的舊貌，因此是研究這部古老經典的可靠資料。宋代林億等人在校正《素問》《甲乙經》《脈經》《外臺秘要》等醫書時，便多借重《太素》，對其評價甚高。可惜，北宋末年屢遭兵燹，大量圖書典籍毀於戰火，《太素》亦不能幸免，所以自南宋之後流傳漸稀，至元代編《宋史藝文志》時，著錄之《太素》僅存三卷，到明清之季，學術界便視之爲佚書了。

光緒初，我國駐日本使館官員楊守敬（一八三九—一九一五）以重金購得《太素》復鈔本（二十三卷本），並於光緒十年（一八八四）攜歸故土。隨後，著名學者黃以周、袁昶、蕭延平等人陸續從不同渠道獲得《太素》復鈔本（二十三卷本），就此揭開我國研究整理《太素》古經的序幕。光緒中，黃以周首先完成《舊鈔太素經校本》二十三卷（今佚）；光緒二十三年（一八九七）秋，袁昶《黃帝內經太素》二十三卷本刊行（今存）；民國十三年（一九二四），蕭延平蘭陵堂本《黃帝內經太素》二十三卷本問世。在上述諸書中，以蕭氏校注本成就最著，至今仍被視爲《太素》研究的重要校本。

蕭延平字北承，近代湖北黃陂縣人，爲清末舉人。蕭氏貫通經史，學識廣博，尤嗜於醫學，是一位儒醫兩富的學者。蕭氏深得廣西巡撫柯逢時器重，宣統二年（一九一〇）柯氏創辦武昌醫學館，特聘蕭氏出任館長。大約在光緒三十年（一九〇四），蕭氏喜獲《太素》二十三卷鈔本（據楊守敬所獲『日本唐人卷子鈔本』影寫），自此開始了長達二十年的《太素》研究。他參閱了《靈樞》《素問》《傷寒論》《難經》《脉經》《甲乙經》《巢氏病源》《備急千金要方》《外臺秘要》《醫心方》等大量古代醫學名著，旁徵博引，字斟句酌，於民國十三年完成四十餘萬言的《黄帝内經太素》校注。該書是當時國内外最完備、最精審的《太素》注本，蜚聲海内外。蕭氏以嚴謹的治學態度，系統整理久佚復出的《太素》古鈔本，對推動中醫古代文獻研究作出了卓越貢獻。

雖然蕭延平校訂的《太素》在學術界具有不可爭議的權威性，但是，因其所用底本乃仁和寺古鈔本的再鈔本，既未親見仁和寺原本，更未見到内容最全的二十五卷本，故書中存在大量闕文及存疑之處，終爲國内學者心中一大憾事。

二十世紀末葉，中日兩國學術交往漸多，久聞日本正大八年（一九一八）之後又陸續發現了仁和寺原鈔《太素》二十三卷本所闕的第十六、第二十一兩卷，及第二十二卷中的《九刺》《十二刺》兩篇，國内中醫學界對此十分關注。一九七九年十一月，中國中醫研究院王雪苔教授赴日本考察，得到日本針灸師學會副會長小川晴通先生所贈盛文堂漢方醫書頒布會一九七一年所刻《缺卷覆刻黄帝内經太素》（以下簡稱『盛文堂本』）三卷，其内容便是國内學者望眼欲穿的《太素》卷十六、卷二十一、卷二十二。次年，王雪苔先生將盛文堂本影印成冊，作爲内部資料在中醫界公開，這是國人首次獲得《太素》存世的全部二十五卷資料，對今後深入開展《太素》研究具有重要意義。

二十世紀九十年代初，王洪圖教授到日本進行學術交流，得到日本友人小曾戶丈夫先生所贈《黄帝内經太素》二十五卷摹寫本。該書爲小曾戶丈夫監修，永田忠子模寫，其母本便是著名的仁和寺古鈔卷子本。在當時國内學者無緣親見仁和寺原鈔的情況下，該摹寫本的寶貴可想而知。此後，我們以此書與蕭注《太素》對勘，發現不僅可補蕭氏蘭陵堂本所闕卷十六、卷二十一，及卷二十二的兩篇，而且可補卷三、卷八、卷十、卷十二、卷十四、卷二十九等卷中的大量佚文。爲了讓更多中醫界同仁及中醫愛好者看到内容更完備的《太素》校本，我們對蘭陵堂本《太素》（二十三卷本）進行了重校，並補入上述原缺内容，於二〇〇〇年由科學技術文獻出版社出版發行。這是國内外第一部《黄帝内經太素》二十五卷點校本。

二〇〇三年，我有幸在北京中醫藥大學錢超塵教授處見到日本東洋醫學研究會影印的仁和寺原鈔卷子本《太素》二十五卷本。通過對此本的考察，發現這部據仁和寺原鈔影印的《太素》不僅可糾正蕭延平蘭陵堂本、袁昶通隱堂本、日本盛文堂本的大量脱誤，甚至可以校正我們三年前作爲主校本的日本摹寫本的不少疏漏。在科學技術文獻出版社的支持下，我們改用影印的仁和寺本爲主校本對全書進行了重校，並於二〇〇五年五月再次印行。由於使用了最權威的校本，這次重校（第二版）比上一次有了本質提高。二〇一三年一月，出版社又印行了第三版，由於工作繁忙，對本書未作修訂。

二〇〇七年四月，日本武田科學振興財團杏雨書屋影印出版了《黄帝内經太素》二卷本，其内容爲《太素》卷二十一和二十七。此書大開本，以銅版紙彩色高清影印，開卷令人有親睹原本之感，十分精美。爲什麽日本方面要單獨影印出版這兩卷内容，而出版者卻不是東洋醫學會呢？原来，在日本東洋醫學會一九八一年影印出版的仁和寺本《太素》中，第二十一和第二十七兩卷乃近代人重鈔之本（其中有多處錯字），而仁和寺原鈔中的這兩卷真跡則輾轉爲武田科學振興財團所得，珍藏於杏雨書屋，二〇〇七年四月彩印出版的二卷本《太素》即據此本影印。既然見到了更翔實可靠的《太素》影印本，自然就有了再次修訂的衝動，只因當時正忙於《中醫人名大辭典》初稿的修改，故重校蘭陵堂本《太素》的想法未能落實。

二〇一四年，科學技術文獻出版社與我商議重新修訂蘭陵堂本《太素》，而我此時已賦閒在家，於是多年宿願得以實施。本次重校蕭注《太素》所做工作如下：

一、以日本杏雨書屋本《太素》重校卷二十一、卷二十七兩卷。

二、增加袁昶通隱堂刻本《太素》、日本阪立節春瑋天保八年至十年重鈔《太素》，以及讀書堂本、古林堂本《素問》，古林堂本、文成堂本、守山閣本《靈樞》，吴勉學翻刻顧從德《醫學六經》本《甲乙經》等多種善本古籍，對全書進行通校。

三、前幾次校訂《太素》没有劃分段落，不利於閲讀。本次重校，根據各篇内容劃分段落，凡黄帝等問語、岐伯諸臣答語皆另起一行，使問題與答案眉目清晰；遇黃帝或諸臣大段論述醫理的文字，按內容劃分自然段，使全書層次分明。

四、在卷末附以《黃帝內經明堂》殘鈔本一卷，並進行簡明校釋。

按，《黃帝內經明堂》（以下簡稱『明堂』）即《新唐書・藝文志》所著錄之《黃帝內經明堂類成》，是楊上善整理的又一部醫學重典。原書十三卷，國內失傳已久，今日本尚存古鈔卷子本殘卷，雖僅存楊上善序及第一卷，但是斷簡殘文，彌足珍貴。因《明堂》亦爲楊上善所校注，故附於《太素》之末，以飨讀者。

自《太素》復出至今一百八十餘年間，中、日、韓學者在該書的整理研究方面皆投入極大熱情和精力。近數十年，各國學者之間的交流日漸緊密，形勢喜人。數年前，日本著名文獻學家左合昌美先生通過學苑出版社马红治先生寄贈所著《黃帝內經太素新新校正》一書，拜讀之後受益良多。因本人不通日本語，無法溝通，特在此對左合昌美先生慷慨贈書深致謝忱。在重校《太素》期間，有幸閱讀了韓國金鍾鉉、白裕相、張佑彰、丁彰炫等先生所撰『《黃帝內經太素》杏雨書屋本（卷二十一、卷二十七）和以前版本的比較』一文。該文對仁和寺古鈔本、杏雨書屋本《太素》的比較研究細緻入微。本次重校《太素》多處採用該文觀點，受益良多，亦在此深表敬意。

對蕭延平校注《黃帝內經太素》的第三次修訂終於完成了，工作中每遇疑難，出於習慣欲向尊敬的師長王洪圖教授請教時，才憶及先生已於二〇〇九年六月因病逝世，不禁暗然感傷！重訂蘭陵堂本《太素》也是先生生前的願望，在本書即將問世之際，先生泉下有知，亦當感到欣慰。

本書的寫作得到不少同仁及廣大中醫愛好者的關心與關注，僅在此表示謝意！學養所限，書雖三改，仍不能無誤，請大家批評指正。

李雲

二〇一九年於北京

凡例

《黄帝内經太素》原書三十卷，蕭延平蘭陵堂校注本僅二十三卷，闕失卷一、卷四、卷七、卷十六、卷十八、卷二十、卷二十一。本次重校，根據日本近代新發現的仁和寺古鈔本補入卷十六、卷二十一兩卷，又補入卷二十二《九刺》《十二刺》兩篇，以及卷三、卷八、卷十、卷十二、卷十四、卷二十九的大量佚文。本書自二〇〇〇年八月首印以來，多次修訂重印，本次修訂除繼續使用以前各主要校本之外，新增日本杏雨書屋本《太素》鈔本（卷二十一、卷二十七）、阪立節春璋天保間《太素》鈔本、清末袁昶通隱堂刊本《太素》，以及多種《素問》《靈樞》善本作爲校本，發現並改正了以往各版的不少疏漏。本次重校所用參考資料、編輯體例、版式及相關事項如下：

一、底本：

《黄帝内經太素》二十三卷。近代蕭延平校注。一九二四年蘭陵堂刻本（一九五五年人民衛生出版社影印）。簡稱『底本』，或『蘭陵堂本』。

二、主校本：

《黄帝内經太素》二十五卷。唐·楊上善輯注。日本仁和寺原鈔卷子本（一九八一年日本東洋醫學會影印）。簡稱『仁和寺本』。

由於日本東洋醫學會影印本中卷二十一、卷二十七並非直接影印仁和寺本，實乃以近人重鈔本影印而成，且存在明顯錯字，故本次重校《太素》棄此二卷，改用日本武田科學振興財團杏雨書屋二〇〇七年四月六日影印出版之《黄帝内經太素》（卷第二十一、卷第二十七）。按，此二卷雖收藏於杏雨書屋，實系仁和寺古鈔卷子本原物。爲與東洋醫學會影印本相區別，凡本書脚注及『編者按』引用此二卷内容，皆簡稱『杏雨書屋本』。

三、參校本：

《黄帝内經太素》二十三卷本。清·袁昶校刻。光緒二十三年（一八九七）通隱堂刻本（中國書店一九九四年影印）。簡稱『通隱堂本』。

《黄帝内經太素》二十五卷。一九八九年五月日本小曾戶丈夫監修，永田忠子據仁和寺古鈔本摹寫。簡稱『日本摹寫本』。

《黄帝内經太素》二十三卷。日本阪立節春璋天保八年至十年鈔本（影印本）。簡稱『天保鈔本』。

《缺卷覆刻黄帝内經太素》三卷（包括卷十六、卷二十一、卷二十二）。一九七一年日本盛文堂漢方醫書頒布會刻本（中國中醫研究院針灸研究所王雪苔教授一九八〇年七月影印）。簡稱『盛文堂本』。

《黄帝内經太素》二十三卷。近代蕭延平校注，現代劉衡如點校。一九六五年人民衛生出版社排印本。簡稱『人衛本』。

《素問考注》二十卷，日本·森立之撰，郭秀梅、岡田研吉點校。二〇〇二年四月學苑出版社排印本。

《黄帝内經太素新新校正》二十五卷。日本·左合昌美撰。日本内經醫學會二〇〇九年四月排印本。按，因本書書名與錢超塵、李雲《黄帝内經太素新校正》易混，凡在脚注中引用該書，皆簡稱『左合昌美曰』。

《重廣補註黄帝内經素問》二十四卷。明·嘉靖二十九年（一五五〇）顧從德刻本（日本經絡學會一九九二年十一月影印）。簡稱『《素問》』，或『顧從德本《素問》』。

《新刊黄帝内經素問》二十四卷。元·讀書堂刻本（北京圖書館出版社二〇〇六年十二月再造古籍本）。簡稱『讀書堂本』。

《新刊補註釋文黄帝内經素問》十二卷。元·後至元五年（一三三九）胡氏古林書堂刻本（北京圖書館出版社二〇〇六年十二月再造古籍本）。簡稱『古林堂本《素問》』。

《黄帝内經靈樞》十二卷。南宋·史崧校刻。北京中醫藥大學圖書館藏明·嘉靖趙康王朱厚煜居敬堂刊本（任應秋教授舊藏）。簡稱『《靈樞》』，或『趙府本《靈樞》』。

《新刊黄帝内經靈樞》二十四卷。明·無名氏刻本（一九九二年十一月日本經絡學會影印）。簡稱『明刊本《靈樞》』。

《新刊黄帝内經靈樞》十二卷。元·至元五年（一三三九年）胡氏古林書堂刻本（北京圖書館出版社二〇〇五年九月再造古籍本）。簡稱『古林堂本《靈樞》』。

《黄帝内經靈樞》十二卷。清·光緒甲申（一八八四年）京口文成堂摹刻宋版（中醫古籍出版社二〇〇三年十一月影印）。簡稱『文成堂本《靈樞》』。

《黄帝内經靈樞》二十四卷。清·錢熙祚等校刊。咸豐二年（一八五二）錢氏守山閣刻本。簡稱『守山閣本《靈樞》』。

《靈樞經》十二卷。劉衡如點校。一九五四年人民衛生出版社排印本。簡稱『人衛本《靈樞》』。

《黄帝三部鍼灸甲乙經》十二卷。晉·皇甫謐輯注。明·吴勉學翻刻顧從德《醫學六經》本（中國科學技術出版社二〇〇〇年十二月黄龍祥批校影印本）。簡稱『《甲乙》』或『六經本《甲乙》』。按，此本即吴勉學《古今醫統正脈全書》本《甲乙經》之初印本。

《黄帝三部鍼灸甲乙經》十二卷。明·無名氏藍格鈔本（日本東洋醫學研究會一九八一年十月影印）。簡稱『明鈔本《甲乙》』。

《黄帝鍼灸甲乙經》十二卷。北平中醫學社民國十二年（一九二三）補刊《古今醫統正脈全書》本。簡稱『中醫學社本《甲乙》』。

《備急千金要方》三十卷。唐·孫思邈撰。日本江戸醫學影摹北宋本（一九九五年五月人民衛生出版社影印）。

簡稱《千金》。

《外臺秘要》四十卷。唐・王燾撰。明・新安程衍道經餘居刊本（一九五五年九月人民衛生出版社影印）。簡稱《外臺》。

《醫心方》三十卷。日本・丹波康賴輯撰。日本弘玄院文庫藏淺倉書屋本（一九五五年六月人民衛生出版社影印）。

《諸病源候論校注》五十卷。隋・巢元方原撰，丁光迪等校注。人民衛生出版社一九九一年十二月排印本。簡稱『《病源》』。

四、本書採用繁體字豎排，經文用黑體大字，楊上善注與蕭延平『平按』皆用宋體小字雙排。爲區分楊氏、蕭氏注文，特於蕭氏按語之前加『○』符號。

五、底本『目錄』簡略，鑒於本次新補入大量内容，故重編全書『目錄』，標明卷數、篇名及頁碼，以便閲讀。

六、凡底本或仁和寺原鈔闕佚之文，均以『□』標示，每個『□』代表一個漢字；遇書中闕文數量不詳者，則以『……』表示。

七、底本與仁和寺本某些卷闕失卷首，往往第一篇標題亦闕（如卷第五、第六、第十、第十四、第二十二）。凡屬此類，或採用蕭延平蘭陵堂本、日本摹寫本所擬標題，或根據内容試擬標題，均在『編者按』或脚注中説明，並於新擬標題之外加『□』，以示區別。

八、本次重校蕭注《太素》據仁和寺原鈔補入大量内容，爲便於區分，凡新補佚文（單字、單句除外），如卷第三、第八、第十、第十二、第十四、第二十九等卷中的經文及楊注，均加左劃綫以示區别。其中卷第十六、卷第二十一、及卷第二十二《九刺》《十二刺》兩篇，因系整卷、整篇補入，則在『編者按』中加以説明，不另作標記。

九、本次重校《太素》以蕭延平原著爲基礎，凡蕭氏『平按』中没有涉及，本次新發現之訛衍倒奪之文，或存疑之處，均在脚注中予以説明。人民衛生出版社重排本《黄帝内經太素》爲著名中醫文獻學家劉衡如先生所校，多精闢之解，凡採用者均注明『劉衡如曰』字樣。

十、仁和寺原鈔卷子本《太素》每卷之末均有抄書者所寫題記，注明『某年某月某日』據何種版本抄寫，並署有抄書者姓名。這些題記對考察仁和寺本《太素》的成書與流傳有重要價值，惜蕭延平、袁昶諸人在刊刻《太素》時均予刪落，誠爲憾事。今借本書再版之機，將這些題記依原鈔舊貌補於各卷之末。

十一、《甲乙經》爲晉代名醫皇甫謐摘選《素問》《靈樞》《明堂經》三書相關內容，重新類編而成，皇甫氏對原書內容有所取捨或簡化，例如《素問》《靈樞》中『黄帝問曰』『岐伯對曰』等，《甲乙經》多作『問曰』『對曰』（參見《甲乙經·序例》），這些省文不能作爲校訂《太素》訛誤的證據，故一般不再出注説明。

十二、《太素》與《素問》《靈樞》《甲乙經》諸書均存在大量通假字，如《太素》中『輸』字，其他文獻多作『腧』或『俞』；仁和寺本『岐伯』，蘭陵堂本皆作『歧伯』；其他如『大』與『太』互用，『毫』多做『豪』等，不一而足。爲避免繁冗，凡屬此類一般不作改動，亦不再出注説明。

十三、仁和寺原鈔《太素》使用了大量俗體字，蘭陵堂本多徑改爲規範字，本次重校一般不再回改。蕭氏爲了保存《太素》古鈔本舊貌，保留了某些俗體字（參見本書卷首《黄帝内經太素例言》），此類亦不作改動。凡本次重校據仁和寺原鈔本新補入的整段、整篇或整卷內容，其中的俗體字亦依照蘭陵堂本體例徑改爲規範字。

十四、底本與仁和寺原鈔均存在大量異體字、避諱字、通假字，有些與規範字互用，如脅（脇）、陰（隂）、俛（俯）、麤（粗）、煞（殺）、大（太）、少（小）、耶（邪、斜）、洩（泄）、𦯀（葉）、㞋（民）、淵（泉）、世（代）、治（理）等，凡屬此類，蕭延平重校《太素》時大多徑改作規範字或通行字（少量未作改動），本次重校一般不再回改。但是仁和寺本『間』『脉』『痺』三字出現頻率較高，蘭陵堂本皆徑改作『閒』『脈』『痹』，反而與《素問》《靈樞》等古籍不同，作爲特例，此三字皆據仁和寺本回改。

十五、仁和寺原鈔有少量合體字，如廿（二十）、卅（三十）、卌（四十），今皆按蘭陵堂本體例徑改作

『二十』『三十』『四十』。

十六、仁和寺原鈔《太素》誤衍『之』字處極多，如『五也之』『道之生也之』『善惡之也』等，凡此類，蕭氏多徑予删落。除蕭氏漏删、誤删者之外，本次重校不另加注釋。至於蘭陵堂本原闕，本次增補的章節，則一律保存仁和寺原鈔舊貌，其誤衍『之』字皆在腳注中説明。

十七、《黄帝内經明堂》（以下簡稱『明堂』）即《新唐書·藝文志》所著録之《黄帝内經明堂類成》，是楊上善整理的又一部醫學重典。原書十三卷，國内失傳已久，僅日本尚存古鈔卷子本殘卷，雖僅存楊上善序及第一卷，斷簡殘文，亦彌足珍貴。因《明堂》亦爲楊上善所校注，故一併重校，附於《太素》之末，以飨讀者。關於本次校訂《明堂》殘卷古抄本的底本、校本等情況，詳見正文標題後『編者按』。

黃帝內經太素例言

《漢志》：《黃帝內經》十八卷。晉・皇甫謐序《甲乙經》云：今有《鍼經》九卷，因《素問》亦九卷，無以別此經，特取其篇首之名，謂『鍼經九卷』。《素問》九卷，二九十八卷，即《內經》也。漢・張機敘《傷寒》，歷論古醫經，於《素問》外，稱曰《九卷》，不標異名，存其實也。王叔和《脉經》同。復云：《素問》論病精微，《九卷》原本經脉，其義深奥。故其書內仍稱《九卷》。本書楊注凡援引今本《靈樞》篇目、經文，皆稱《九卷》，據此足知今本《靈樞》與《素問》即《漢志》所稱《內經》十八卷也。唐・王冰注《素問》，因全元起注本第七卷久亡，《隋志》：《黃帝內經》八卷。自謂得舊藏之卷，羼入《天元紀大論》七篇於《素問》中，宋・林億等新校正疑爲《陰陽大論》之文。復於全本《素問》多所遷移。檢《素問》新校正自知。又因《隋志》有《九靈》之名，稱《九卷》爲《靈樞》，見王冰《素問》敘注。而全本《素問》即失其真，古《九卷》之名亦就湮沒。本書合《九卷》即今《靈樞》。《素問》兩部爲一書，於王注《素問・天元紀大論》等七篇無一語竄入，足存全本《素問》之真；於《九卷》經文多所詮釋，足祛《靈樞》晚出之惑。茲取《靈樞》即古《九卷》。《素問》《甲乙經》詳爲對勘，倣《素問》新校正例，於每篇篇首標明自某處至某處見《靈樞》、仍今名以便省覽。《素問》《甲乙經》卷幾、第幾篇。復於書中凡與《靈》《素》《甲乙》字異者，仍倣新校正例，於注後空一格，用『平按』二字注明『某字某書作某』。其原鈔經文缺字，據《靈》《素》《甲乙》補入者，亦於『平按』下注明『某處原缺幾字，據某書補入』。其楊注缺字，無可考補者，即計字空格，以存其真。其可據經文補入者，仍於原缺處空格，將據經文所補之字附註於『平按』下。間或參以臆說，僭擬一二者，仍於原缺處空格，附臆說於『平按』下，以備參稽，而昭慎重。

新、舊《唐志》楊上善《黃帝內經太素》三十卷；鄭樵《通志》同。《宋志》僅存三卷。《宋史》修於元，其散佚當在南宋、金、元間，故自金、元以降，惟王履《溯洄集》一爲徵引，餘不多見，今則中國並《宋志》所載三卷而亦不存。此書乃假楊惺吾氏所獲日本唐人卷子鈔本影寫，卷高七寸五分强弱，每行十六七字不等，計缺第一、第四、第七、第

十六、第十八、第二十、第二十一，凡七卷；又殘卷一册，共十三紙，尾間有『以仁和寺宮御所藏本影寫』字樣。考日本森立之《經籍訪古志》：《黃帝內經太素》三十卷，唐通直郎太子文學楊上善奉敕撰注。所缺凡七卷，卷第與楊氏鈔本同，下注『傳寫仁和三年舊鈔本』。按日本仁和三年，當中國唐僖宗光啟三年。楊氏鈔本即據仁和寺宮御所藏本影寫，其爲唐人卷子鈔本無疑。其殘卷十三紙，僅據《靈樞》《素問》補入本書卷五、卷六、卷十、卷二十二、卷三十陰陽合等篇，均詳本書所補諸篇篇目校記。

本書既係影寫仁和寺宮御藏本，據楊氏《日本訪書志》，日本舊諸侯錦小路復有鈔本。余長武昌醫館時，柯巽庵中丞曾出《太素》一部相示，乃尋常鈔本，字體較小，卷第與本書同，惟無殘卷。書中凡殘缺處，無論字數多少，只空一格，不若本書影寫之能存真相。中丞曾語余云：『是書手校多年，後爲袁忠節取去付梓。』並以袁刻一部相贈。暇時取中丞校本與袁刻對勘，凡袁刻改定處，與中丞所校多同，前言或不誣也。後即以袁刻校對本書，其袁刻與本書字異者，即於『平按』下註明『某字袁刻作某』。至中丞所校，以混入袁刻中，不復區別。余旅居京師時，又於同鄉左笏卿年丈處獲見一部，卷第與中丞鈔本同，亦無殘卷，曾借校數月，計與本書不同者十餘字，仍於『平按』下注明『別本某字作某』，存以備考。

楊上善爵里、時代正史無徵，據林億等《重廣補校素問・序》云：隋・楊上善纂而爲《太素》；又據李濂《醫史》、徐春甫《醫統》并云：楊上善，隋大業中爲太醫侍御，述《內經》爲《太素》。顧《隋志》無其書，楊氏《日本訪書志》據本書殘卷中『丙』字避太祖諱作『景』，以爲唐人；復據《唐六典》謂隋無太子文學之官，唐顯慶中始置，楊氏奉敕撰注稱『太子文學』，當爲顯慶以後人。余則更有一説，足證明其爲唐人者。檢本書楊注，凡引《老子》之言，均稱『玄元皇帝』，考新、舊《唐書・本紀》，追號老子爲『玄元皇帝』在高宗乾封元年二月，則楊爲唐人，更無疑義。再查隋大業距唐乾封不過五十餘載，自來醫家多享大年，史稱孫思邈生於後周，中間歷隋逮唐，至永淳元年始卒，壽百餘歲。或上善初仕隋爲太醫侍御，後仕唐爲太子文學，亦未可知。總之，『太子文學』隋既無此官，唐封老子爲『玄元皇帝』又在乾封元年，則楊書當成於乾封以後，可斷言矣。故書中於『丙』作『景』，『淵』作『泉』之類，一仍其舊，惟於『平按』下註明『某字係避唐諱作某』。

自來校書，苦無善本，醫書尤甚。蓋中國自科舉制興，凡聰明才智之士，多趨重詞章聲律之文，即間有卓犖異材，又或肆力於經史漢宋諸學，於醫學一門輒鄙爲方技而不屑爲。故自林億等校正醫書後，從事此道者實不多覯，晦盲①否塞，幾近千年，紕繆糾紛，問津無路。茲所據校勘諸書，《素問》用宋·嘉祐本、明·顧氏影宋嘉祐本、趙府居敬堂本、吴勉學本；《靈樞》用道藏本、趙府居敬堂本、吴勉學本；《甲乙經》用正統本、（惜不全。）吴勉學嘉靖刊本、（惜校注多混入經文。）醫統正脉本。（即吴本。）以外如《難經》用醫統本；《脉經》用楊大令葆初仿刻宋嘉定何氏本、醫統本；《千金方》用日本金澤文庫本。餘多用通行本。惟日本《醫心方》所引《太素》楊注頗多，此書撰於日本永觀二年，當中國宋·雍熙元年，楊氏《日本訪書志》稱其多存古書，爲中土醫家所不逮，洵非虚語。至金、元以下醫書，間因考訂字義偶一徵引，而採用甚少，非謂金、元以後醫家一無可取，因本書金、元間已佚，無由考證也。

全元起所注《素問》久亡，林億等新校正每引以糾正王註《素問》，其所引全本，多與《太素》同，足徵《太素》所編之文爲唐以前舊本，可校正今本《靈樞》《素問》者不尠。茲於本書中，凡遇新校正引全糾王之處，具録於『平按』下，以存全本之真，而正王氏之誤。

古文字多假借，此書既系唐人卷子鈔本，書中如癰作癕、顖作囟、貌作皃、鋭作兑之類，皆古味盎然。茲所校正，如遇此等字，凡《靈》《素》《甲乙》改用今文者，仍於『平按』下注明『某書某字作某』，至本書一仍舊觀，不敢妄爲竄改，以存古義。

本書字義，有《靈》《素》《甲乙》均同，而本書獨異者，如『開』作『關』『纂』作『篡』『宦』作『宫』之類，

① 盲：原作『肓』，形誤，據文義改。

不憚多方引證，反復辨明，冀衷一是。蠡測管窺，未審當否？通儒碩學，幸垂教焉。餘或字異而無關宏旨者，則多從略。

本書首卷已佚，卷首總目亦復不存，兹特取各卷子目，編次於前，以便稽考。

本書原鈔俗字頗多，如『發』作『莈』『關』作『開』『焦』作『膲』之類，均一律更正。

《素問》新校正所引《太素》多至百六十餘條，其已具本書者，凡百餘條；不見本書者，五十餘條。他如林億等所校《甲乙經》《脉經》《外臺》諸書，共引《太素》三十餘條。日本《醫心方》所引凡二十餘條。檢本書復有存有佚。兹於其存者，凡引用經文、楊注與本書字異者，於『平按』下註明；其佚者，别編『佚文』附後，并逐條註明『某條見某書』，以見零璧斷珪，尤堪寶貴也。

例言以簡要爲主，無取冗繁。兹因本書中國久亡，來自海外，若不説明原委，誠恐後人真贋莫明，不知本書之足貴，特倣林億等校正《千金方》例言，反復陳説，冀闡明軒岐奧旨，《内經》真詮，俾後之學者有塗轍之可尋，大雅君子如不以爲辭費而諒其苦心焉，則幸甚。

黄陂蕭延平北承甫謹識

黄帝内經太素目錄

黄帝内經太素卷第十　經脉之三／一六一

黄帝内經太素卷第十一　輸穴／一八九

黄帝内經太素卷第十二　營衛氣／二三三

黄帝内經太素卷第二十五　傷寒／五六四

黄帝内經太素卷第二十六　寒熱／六〇六

黃帝內經太素卷第二十七　邪論／六四九

黃帝內經太素卷第二十八　風論／六七九

黃帝內經太素卷第二十九　氣論／七〇九

黄帝内經太素卷第三十　雜病／七三七

[附篇]

[新附]

黄帝內經太素卷第一　攝生之一［佚］

黄帝內經太素卷第二　攝生之二

通直郎守太子文學臣楊上善奉　敕撰注
黄陂蕭延平北承甫校正

順養　六氣　九氣
調食　壽限

順養

平按：此篇自篇首至『不致邪僻』，見《靈樞·卷六·第二十九師傳篇》；自『夫治民』至『不致邪僻』，見《甲乙經·卷六·第二》。自『久視傷血』至『久所病也』，見《靈樞·卷十二·第七十八九鍼論》，又見《素問·卷七·第二十三宣明五氣篇》。自『春三月』至末，見《素問·卷一·第二四氣調神大論》，又見《甲乙經·卷一·第二》。

黄帝曰：余聞先師有所心藏，弗著於方①。余願聞而藏之，則而行之，先師心藏，比斲輪之巧②，不可□□③，遂不著於方也。又**上以**上古未有文著□□□暮代也④，非文不傳，故請方傳之，藏而則之。○平按：『有所心藏』，『所』字原缺；『之則而行』四字原缺。謹依《靈樞》補入。注『斲輪之巧』，袁刻『巧』誤作『功』；『不可』下原缺二字，『暮代』上原缺三字，袁刻不缺。謹依原鈔，以存真相。

---

① 弗著於方：『方』，古人記事之板。《正字通·方部》『方、策，版也。大曰策，小曰方。』又唐·韓愈《與孟尚書書》：『聖賢事業，具在方冊。』

② 斲輪之巧：仁和寺本此上欄綫外有原校者注文，每行四字，約十六七行，大都蝕爛，其依稀可辨者似爲：『莊子□□天道篇輪扁……言有數存□□能……口不可傳者法□教法……』此乃引述《莊子·外篇·天道第十三》之文，謂『斲輪之巧』一語出於此章。

③ 不可□□：仁和寺本『不可』下二字蝕爛，不可辨識，疑爲『言傳』二字，待考。

④ 上古未有文著□□□暮代也：仁和寺本『著』下三字剝蝕殆盡，疑爲『方策傳』三字，待考。

治民，下以治身，先人後己，大聖之情也。使百姓無病，上下和親，德澤下流，理國之意。子孫無憂，理家之意。傳於後世，無有終時，可得聞乎？言其益遠。○平按：『終時』，別本作『終始』。

岐伯曰①：遠乎哉問②！夫治民與治自③，治彼與治此，治小與治大，治國與治家，未有逆而能治者也④，夫唯順而已矣。人之與己、彼此、大小⑤、國家⑥八者，守之取全，循之取美，須順道德陰陽物理，故順之者吉，逆之者凶，斯乃天之道。○平按：『岐』，《素問》《靈樞》均作『歧』，下同，不再舉。『治自』，別本作『治身』，《靈樞》《甲乙經》均作『自治』。順者，非獨陰陽脉論氣⑦之逆順也，百姓人民皆欲順其志也。非獨陰陽之道，十二經脉營衛之氣有逆有順，百姓之情皆不可逆，是以順之有吉也，故曰聖人無常心，以百姓爲心也。志，願也。

黃帝曰：順之奈何？

岐伯曰：入國問俗⑧，入家問諱，上堂問禮，臨病人問所便。夫爲國、爲家、爲身之道，各有其理，不循其理而欲正之身者，未之有也。所以並須問者，欲各知其理而順之也。俗、諱、禮、便，人之理也；陰陽、四時，天地之理也。存生之道，闕一不可，故常問之也⑨。便，宜也。謂問病人寒熱等病，量其所宜，隨順調之，故問所便者也。○平按：自上節『順者』至本節『岐伯曰』，《甲乙經》無此文。注『其理』，二『理』字袁刻均作『禮』；『所便』下，原鈔本有『者』字，袁刻無。

---

① 岐伯曰：『岐』，仁和寺本均作『歧』。下同，不再列舉。
② 遠乎哉問：《靈樞》『問』下有『也』字。
③ 治民與治自：據上文黃帝問語『上以治民，下以治身』，『自』當作『身』。仁和寺本『治』下一字殘缺下半，細辨之當是『身』字。《靈樞》《甲乙・卷六・第一》作『治民與自治』。
④ 能治者也：《靈樞》作『能治之也』；《甲乙》作『能治者』。
⑤ 大小：仁和寺本作『小大』，與正文合。
⑥ 國家：仁和寺本作『家國』。
⑦ 脉論氣：《靈樞》同。檢楊注『非獨陰陽之道，十二經脉之氣有逆有順』，與『論』字無涉，疑『論』字衍。
⑧ 入國問俗：《甲乙》『入』上有『故』字。
⑨ 故常問之也：『常』，疑爲『當』字之誤。

黃帝曰：便病人奈何？言何方而知其所便也。○平按：《甲乙經》『病』下無『人』字。**岐伯曰：夫人中熱消癉則便寒，寒中之屬則便熱。**中，腸胃中也。腸胃中熱，多消飲食，即消癉病也。癉，熱也，音丹。熱中宜以寒調，寒中宜以熱調，解其便也。○平按：『夫人』，『人』字《靈樞》《甲乙經》均無。注『癉病』下原有『也』字，『寒調』上原有『以』字，袁刻均無，謹依原鈔本補入。**胃中熱則消穀，令人懸心善飢，齊以上①皮熱；**自此以下，廣言熱中、寒中之狀。胃中熱以消穀，虛以喜飢，胃在齊上，胃中食氣上薰，故皮熱也。**腸中熱則出黃如糜，齊以下皮寒②。**陽上陰下，胃熱腸冷，自是常理。今胃中雖熱，不可過熱，過熱乖常。腸中雖冷，不可不和，不和則多熱出黃。腸冷多熱不通，故齊下皮寒也。○平按：『糜』下，《甲乙經》有『色』字。『齊』，《靈樞》《甲乙經》均作『臍』，上同。**胃中寒則䐜脹③，腸中寒則腸鳴飧洩④。**䐜，叱鄰反，張起也。飧，音孫，謂食不消，下洩如水和飯也。冷氣不下，故多脹。腸中冷而氣轉，故腸鳴也。○平按：『䐜』，《靈樞》作『腹』；《甲乙經》作『填』。**胃中寒，腸中熱，則脹且洩；**以上腸胃俱熱俱寒，此乃胃寒腸熱，俱下時也。脹是胃寒，洩是腸熱，腸中不可熱，令⑤熱則腸中不和，故脹且洩也。○平按：『脹』下，《靈樞》有『而』字。注『令熱』，袁刻作『今熱』。**胃中熱，腸中寒，則疾飢，少腹痛。**此胃熱腸寒俱時。胃熱故疾飢，腸寒故腹痛也。○平按：『痛』下，《靈樞》《甲乙經》均有『脹』字。

黃帝曰：胃欲寒飲，腸欲熱飲，兩者相逆，便之奈何⑥？且夫王公大人，血食之君，驕恣從欲⑦輕人，而無能禁之，禁之則逆其志，順之則加其病，便之奈何？治之何先？胃中常熱，故欲滄滄而飲；腸中恒冷，故欲灼灼而食。寒熱乖和，則損於性命。若從欲則加病，逆志則生怒，二者不兼，故以先爲問也。○平按：『寒飲』，《靈樞》『飲』作『饑』。

① 齊以上：『齊』與『臍』通。《靈樞》作『臍以上』；《甲乙》作『臍已上』。
② 齊以下皮寒：劉衡如云：『寒，詳文義似應改爲「熱」，自楊上善以下，歷代注家解釋此段，語多牽强，或以此五字屬下，或改「上」爲「下」，義均未安。如易「熱」字，則文義豁然矣。』
③ 䐜脹：『䐜』音抻，脹起，脹大之義。《說文》：『䐜，起也。』段玉裁注：『《素問》曰：濁氣在上，則生䐜脹。』
④ 洩：『泄』之避諱字。《太素》『泄』字均作『洩』，此避唐太宗李世民名諱。下同，不再列舉。
⑤ 令：日本摹寫本同。當據仁和寺本、通隱堂本改作『今』。
⑥ 便之奈何：『便』，《甲乙》作『治』。
⑦ 從欲：『從』與『縱』通。

岐伯曰：人之情，莫不惡死而樂生，告之以其馭，語之以其道，示以其所便，開之以其所苦，雖有無道之人，惡有不聽令者乎？正可逆志①以取其所樂，不可順欲而致其所苦。故以道語之，無理不聽也。〇平按：《靈樞》『馭』作『敗』；『其道』作『其善』；『示以其所便』作『道之以其所便』；『聽令者乎』作『聽者乎』。注『理』字疑衍，袁刻無。

黃帝曰：治之奈何？

岐伯曰：春夏先治其標，後治其本；秋冬先治其本，後治其標。本，謂根與本也。標，末也，方昭反，謂枝與葉也。春夏之時，萬物之氣上升，在標；秋冬之時，萬物之氣下流，在本。候病所在，以行療法，故春夏取標，秋冬取本也。

黃帝曰：便其相逆者奈何？謂適於口則害於身，違其心而利於體者奈何。〇平按：《甲乙經》『相逆』作『先逆』。

岐伯曰：便此者，食飲②衣服亦欲適寒温，寒無淒淒③，暑無出汗。食飲者熱毋灼灼，寒毋滄滄④。滄滄，寒也，音倉⑤。寒無淒等，謂調衣服也；熱毋⑥灼等，謂調食飲也，皆逆其所便也。〇平按：『淒淒』《靈樞》《甲乙經》均作『淒愴』。寒温中適，故氣將持⑦，乃不致邪⑧僻。五藏之中和適，則其真氣內守，外邪不入，病無由生。〇平按：『將持』，《甲乙經》作『搏持』。『邪僻』下，《靈樞》有『也』字。久視傷血⑨，夫爲勞者，必內有所損，然後血等有傷。役心注目於色，久則傷心，心主於血，故久視傷血。〇平按：注『役心』，『役』字別本作『侵』。久臥傷氣，人臥則肺氣出難，故久臥傷肺，肺傷則氣傷也。久

---

① 正可逆志：『正』，疑爲『止』字之誤。
② 食飲：趙府本《靈樞》及《甲乙》同。明刊本《靈樞》作『飲食』。
③ 淒淒：《靈樞》作『淒愴』；《甲乙》作『悽愴』。
④ 熱毋灼灼寒毋滄滄：《靈樞》《甲乙》兩『毋』字均作『無』。
⑤ 音倉：仁和寺本『倉』作『食』，誤。底本及通隱堂本均作『倉』，是。
⑥ 毋：仁和寺本作『無』，義同。
⑦ 將持：《靈樞》同；《甲乙》作『搏持』。
⑧ 邪：仁和寺本均作『耶』，二字通。此類甚多，今從底本作『邪』，不再列舉。
⑨ 久視傷血：《素問》『久』上有『五勞所傷』四字；《靈樞》『久』上有『五勞』二字。

坐傷肉，人久靜坐，脾則不動，不動不使，故久坐傷脾，脾傷則肉傷也。**久立傷骨，**人之久立，則腰腎勞損，腎以主骨，故骨髓傷也。**久行傷筋，**人之久行，則肝膽勞損，肝傷則筋傷也。**此久所病也**①。○平按：『此久所病也』，《靈樞》作『此五久勞所病也』。

春三月，此謂發陳，陳，舊也。言春三月草木舊根、舊子皆發生也。**天地俱生，萬物以榮，**天之父也②，降之以德；地之母也，資之以氣。德之與氣，俱能生也。物因德氣，英華開發也。**夜卧蚤起，**春之三月主膽，肝之府足少陽用事。陰消陽息，故養陽者至夜即卧，順陰消也。『蚤』字，古『早』字。旦而起，順陽息也。○平按：『蚤』，《素問》《巢氏病源》均作『早』。注『主膽，肝之府』，袁刻作『主肝，膽之府』。謹按：『主膽』二字爲句，『肝之府』三字爲句，膽爲足少陽經，與足厥陰經肝經③爲表裏，於義既足，玩下文『小腸，心之府』注自明。**廣步**④**於庭，被髮緩形，以使志生，**廣步於庭，勞以使志也。被髮緩形，逸以使志也。勞逸處中，和而生也。故其和者，是以內攝生者也。**生而勿殺**⑤**，予而勿奪，賞而勿罰，此春氣之應也，養生之道也。**生、予⑥、賞者，順少陽也；殺、奪、罰者⑦，逆少陽也。故順、成、和，則外攝生也。內外和順，春之應也。斯之順者，爲身爲國養生道也。○平按：《素問》『應』下無『也』字。**逆則傷於肝，夏爲寒爲變，奉生長者少。**肝氣在春，故晚卧形晚起，逸體急形⑧。殺、奪、罰者，皆逆少陽也。故其爲身者，逆即傷肝，夏爲傷寒熱病變也。其爲國也，霜雹風寒災害變也。春時內外傷者，奉夏生長之道不足也。○平按：《素問》『逆則傷於肝』作『逆之則傷肝』；『夏爲寒爲變』作『夏爲寒變』；『奉』下無『生』字。《巢氏病源》『夏』字下有『變』字，『寒』下無『爲變』二字。注『晚卧』下『形』字恐衍文，袁刻無。

夏三月，此謂蕃秀，蕃，代元反⑨，茂也。夏三月時，萬物蕃滋茂秀，增長者也。**天地氣交，萬物英實，**陰陽氣和，故物英華而盛實也。○平按：《素問》『英』作『華』。**晚**

---

① 此久所病也：《素問》作『是謂五勞所傷』；《甲乙》無此五字。又，仁和寺本『此久所病也』五字緊接經文『久行傷筋』，楊氏注文在段末。

② 天之父也：『之』爲句中襯字，無義。下文『地之母也』，『之』字同此。

③ 足厥陰經肝經：底本上『經』字衍。

④ 廣步：『廣』，《巢氏病源·卷十五·五藏六府病诸候第二十·肝病候》作『闊』，此乃避隋煬帝楊廣名諱。《素問》《醫心方·卷二十七·養形第三》均作『廣步』。

⑤ 殺：仁和寺本此字多作『煞』，與『殺』同。《廣韻·黠韻》：『煞，同殺。』《素問》亦作『殺』。後同，不再列舉。

⑥ 予：仁和寺本作『與』，義同。

⑦ 罰者：仁和寺本『者』下衍『也』字。此句與前句『生、予、賞者，順少陽也』互文，故應作『殺、奪、罰者，逆少陽也』，『者』下不當有『也』字。底本刪『也』字，是。

⑧ 逸體急形：『急形』與『逸體』文義相悖，疑『急』爲『怠』形誤。按，『怠』有鬆弛之義，作『怠形』則與『逸體』及經文『被髮緩形』合。

⑨ 代元反：『代』爲『伐』字之誤，形近致訛也。劉衡如改爲『伐』，是。

臥蚤起，夏之三月主小腸①，心之府手太陽②用事，陰虛陽盈。故養陽者，多起少臥也。晚臥以順陰虛，早起以順陽盈實也。〇平按：《素問》『晚』作『夜』。無厭於日，使志無怒，日者爲陽，故不可厭之；怒者爲陰，故使志無怒之。使英成秀，使氣得洩，使物華皆得秀長，使身開腠氣③得通洩也。〇平按：《素問》『英』上有『華』字，『洩』作『泄』，下同，不再舉。若所愛在外，此夏氣之應也，養生之道也。內者爲陰，外者爲陽，諸有所愛，皆欲在陽，此之行者，應太陽之氣，養生之道也。〇平按：《素問》『應』下無『也』字；『生』作『長』。《巢氏病源》同。逆之則傷心，秋爲痎瘧④，則奉收者少，冬至重病。蚤⑤臥晚起，厭日生怒，傷英不秀，壅氣在內，皆逆太陽氣也。故夏爲逆者，則傷乎心，秋爲痎瘧，奉秋收之道不足，得冬之氣，成熱中病重⑥也。〇平按：《素問》『奉』上無『則』字。《巢氏病源》無『則奉收者少，冬至重病』二句。

秋三月，此謂容平，夏氣盛長，至秋也不盛不長，以結其實，故曰容平也。天氣以急，地氣以明，天氣急者，風清氣涼也；地氣明者，山川景淨也。蚤臥蚤起⑦，與雞俱興，秋之三月，主肺藏，手太陰用事，陽消陰息。故養陰者與雞俱臥，順陰息也；與雞俱起，順陽消也。使志安寧，以緩秋形，春之緩者，緩於緊急⑧；秋之緩者，緩於滋盛，故寧志以緩形。〇平按：《素問》『形』作『刑』。收斂神氣，使秋氣平，夏日之時，神氣洪散，故收斂順秋之氣，使之和平也。〇平按：注『洪』，袁刻作『渙』。無外其志，使肺氣精。此秋氣之應也，養收之道也。攝志存陰，使肺氣之無雜，此應秋氣，養陰之道也。〇平按：《素問》『精』作『清』；『應』下無『也』字。《巢氏病源》同。逆之則傷肺，冬爲飧洩，則奉養者少。晚臥晚起，志不寧者，秋時以逆太陰氣，秋即傷肺，至冬飧洩，奉冬養之道少也。〇平按：《素問》『奉養』作『奉藏』。《巢氏病源》無『則奉養者少』句。

---

① 小腸：『小』，仁和寺本作『少』。

② 手太陽：『太』，仁和寺本作『大』。按，『大』與『太』通，此類甚多，不再列舉。

③ 身開腠氣：通隱堂本、天保鈔本、人衛本同。劉衡如於『腠』下注：『此後疑脱「理」字。』仁和寺本『開』作『閞』，爲『關』字俗體。按，據文義，作『關』義勝。

④ 痎瘧：仁和寺本作『⿸疒皆瘧』。按，『⿸疒皆』同『痎』，音街，二日一發之瘧，或泛指瘧疾。《字彙·病部》：『⿸疒皆，同痎。』《説文·病部》：『痎，二日一發瘧。』《素問》及底本均作『痎瘧』。

⑤ 蚤：仁和寺本作『早』。按，『蚤』與『早』通。

⑥ 病重：據經文『冬至重病』，疑爲『重病』之誤。

⑦ 蚤臥蚤起：『蚤』與『早』通。《素問》作『早臥早起』。

⑧ 緊急：仁和寺本作『堅急』。

冬三月，此謂氣閉藏，陰氣外閉，陽氣內藏。○平按：《素問》無『氣』字。《巢氏病源》同。水冰地坼，勑白反，分也。毋擾于陽，言居陰分，故毋擾陽。○平按：《素問》『于』作『乎』。蚤①臥晚起，冬之三月，主腎藏，足少陰用事，陽虛陰盈，故養陰者多臥少起。早臥順陽虛，晚起順陰盈也。必待日光。使志若伏匿，伏匿，靜也。臥盡陰分，使志靜也。○平按：《素問》『匿』上有『若』字。若有私意，若已有德，去寒就温，言十一月，陰去陽來，故養陰者凡有私意，諸有所得，與陰俱去，順陽而來，無相擾也。○平按：『有德』《素問》《巢氏病源》均作『有得』，玩本注亦作『得』，恐係傳寫之訛。毋洩②皮膚，使氣不極，此冬氣之應也③，養藏之道也。閉諸腠理，使氣不洩極也。斯之行者，應冬腎氣，養陰之道也。○平按：《素問》『不極』作『亟奪』。逆之則傷腎，春爲痿厥，則奉生少也。早起晚臥，不待日光，志氣外洩，冬爲逆者，傷腎痿厥，奉春養生之道少也。痿厥，不能行也，一曰偏枯也。於危反。○平按：《素問》『則奉生少也』作『奉生者少』。

天氣清靜，光明者也，天道之氣，清虛不可見，安靜不可爲，故得三光七耀光明者也。玄元皇帝④曰：虛靜者，天之明也。○平按：『靜』，顧本《素問》作『淨』，趙府本仍作『靜』。藏德不上故不下。天設日月，列星辰，張四時，調陰陽，日以曝之，夜以息之，風以乾之，雨露濡之。其生物也，莫見其所養而物長；其所殺也，莫見其所喪而物亡。此謂天道藏德不上，故不下者也。聖人象之，其起福也，不見其所以而福起；其除禍也，不見其所由而禍除。則聖人藏德不上，故不下也。玄元皇帝曰：上德不德，是以有德。即其事也。○平按：《素問》『上』作『止』。新校正云：『別本亦作上。』上下則日月不明，君上情在，於己有私，修德遂不爲德。玄元皇帝曰：下德不失德，是以無德。君之無德，則令日月薄蝕，三光不明也。○平按：《素問》『上下』作『天明』。邪害空竅，空竅，謂三百六十五穴也。君不修德和陽氣者，則疵癘賊風入人空竅，傷害人也。陽氣閉塞，地氣冒明，陽氣失和，故令陰氣冒覆三光。○平按：兩『氣』字下，《素問》均有『者』字。雲露不精，則上應甘露不下，陰氣失和，致令雲露無潤澤之精，無德應天，遂使甘露不降，陰陽不和也。言『白露』⑤者，恐後代字誤也。○平按：《素問》『雲露』作『雲霧』；『甘露』作『白露』。交通⑥不表萬物命，故不施。陰陽不得交通，則一中分命，無由布表生於萬物，德澤不露，故曰不施也。不施，則名木多死，惡氣發，

---

① 蚤：《素問》作『早』。
② 毋洩：《素問》作『無泄』。
③ 此冬氣之應也：《素問》無『也』字。
④ 玄元皇帝：據《舊唐書・高宗紀下》，乾封元年（公元六六六年）追號老子爲『太上玄元皇帝』。詳見《唐大詔令集》。
⑤ 白露：仁和寺本誤作『曰露』。據《素問》當作『白露』。底本改作『白露』，是。
⑥ 交通：仁和寺本此二字屬上讀，緊接上文『甘露不下』。《素問》此二字屬下讀，故蕭氏從之。據楊注『陰陽不得交通』，底本是

風雨不節，甘露不下則菀藁①不榮，賊風數至，暴雨數起，天地四時不相保，乃道相失則未央絕滅。盜夸之君②，德不施布，禍及昆蟲，災延草木，其有八種：一者名木多死，謂名好草木不黃而落；二者惡氣發，謂毒氣疵癘流行於國；三者風雨不節，謂風不時而起，雲不族而雨③；四者甘露不下，謂和液無施。『菀藁』當爲『宛槁』。宛，痿死。槁，枯也。於阮反。陳根舊枝，死不榮茂；五者，賊風數至，謂風從衝上來，破屋折木，先有虛者被剋④而死；六者，暴雨數起，謂驟疾之雨，傷諸苗稼；七者天地四時不相保，謂陰陽乖繆，寒暑無節；八者，失道，未央絕滅。未央者，久也⑤。言盜夸之君，絕滅方久⑥也。〇平按：《素問》『惡氣發』作『惡氣不發』；『甘露』作『白露』；『乃道』作『與道』。**唯聖人順之，故身無奇疾，萬物不失，生氣不竭。**唯聖人順天，藏德不上⑦，故有三德：一者，身無奇疾，奇異邪氣不及於身也；二者，萬物不失，澤及昆蟲，恩霑草木，各得生長也；三者，生氣不竭。生氣，和氣也。和氣不竭，致令雲露精潤，甘露時降也。〇平按：《素問》『順』作『從』；『疾』作『病』。

逆春氣⑧則少陽不生，而肝氣內變⑨。少陽，足少陽膽府脉，爲外也。肝藏爲陰，在內也。故府氣不生，藏氣變也。**逆夏氣則太陽不長，心氣內洞。**太陽，手太陽小腸府脉，在外也。心藏爲陰，居內也。故府氣不生，藏氣內洞。洞，疾流洩也。**逆秋氣則太陰不收，肺氣焦漏。**太陰，手太陰肺之脉也。腠理豪毛受邪，入於經絡，則脉不收聚，深入至藏，故肺氣焦漏。焦，熱也。漏，洩也。〇平按：『焦漏』《素問》作『焦滿』。新校正云：『焦滿，全元起本作進滿，《甲乙經》《太素》作焦滿。』玩本注：焦，熱也。漏，洩也。若作『滿』，於『洩』字義不合，仍從原鈔本作『焦漏』爲是。**逆冬氣則少陰不藏，腎氣濁沈。**少陰，足少陰腎之脉也。少陰受邪，不藏能靜，深入至藏，故腎氣濁沈，不能營也。〇平按：『濁沈』《素問》作『獨沈』。新校正云：『詳「獨沈」，《太素》作沈濁。』與此亦異。《甲乙經》作『濁沈』，同此。

失四時陰陽者，失萬物之根也。陰陽四時，萬物之本也。人君違其本，故萬物失其根。〇平按：《素問》作：『夫四時陰陽者，萬物之根本也。』**是以⑩聖人春夏養陽，**

---

① 藁：與『稾（槁）』通。仁和寺本作『橋』，按，『橋』與『槁』通。《呂氏春秋·介立》：『一蛇羞之，橋死於中野。』高亨新箋：『橋借爲槁。槁，枯也。橋，槁古通用。』

② 盜夸之君：『之君』，仁和寺本作『君之』，據下文『言盜夸之君』，當作『之君』。底本改作『之君』，是。

③ 雲不族而雨：仁和寺本此處上方欄綫外有小注曰：『《莊子》廣成子語黃帝曰：□治天下，雲不待族而雨，草木不待黃而落。』按，此文出《莊子·外篇·在宥第十七》。

④ 剋：仁和寺本作『刻』。按，『刻』與『剋』通。

⑤ 未央者，久也：據經文及楊注上文，『未』字抄衍。

⑥ 方久：據經文及楊注上文，『方』字爲『未』之誤。

⑦ 藏德不上：『上』，底本誤作『止』。據此上經文『聖人藏德不上，故不下也』，當從仁和寺本作『上』，今改正。

⑧ 逆春氣：《甲乙》『逆』上有『人』字。

⑨ 而肝氣內變：《素問》《甲乙》均無『而』字。

⑩ 是以：《素問》《甲乙》均作『所以』。

秋冬養陰，以順其根，故與萬物沈浮於生長之門。聖人與萬物俱浮，即春夏養陽也；與萬物俱沈，即秋冬養陰也。與萬物沈浮以爲養者，志在生長之門也。〇平按：『順』《素問》作『從』，下同。逆其根則伐其本①，壞其真②。逆四時之根者，則伐陰陽之本也，壞至真之道也。故陰陽四時者，萬物之終始也，死生之本也，逆之則災害生，順之③則奇疾不起，是謂得道。陰爲萬物終死之本也，陽爲萬物始生之源也。逆之則災害生，入於死地也；順之則奇疾除，得長生之道也。〇平按：《甲乙經》無『四時』二字。《素問》『奇疾』作『苛疾』。道者，聖人行之，愚者佩④之。聖人得道之言，行之於身，寶之於心府也；愚者得道之章，佩之於衣裳，寶之於名利也。順陰陽則生，逆之則死，順之則治，逆之則亂⑤。生死在身，理亂在國。反順爲逆，是謂內格。不順四時之養身，內有關格之病也。

是故，聖人不治已病治未病，不治已亂治未亂，此之謂也。夫病已成形而後藥之，亂成而後治之，譬猶渴而穿井，鬬而鑄兵，亦不晚乎！身病國亂，未有豪微而行道者，古之聖人也；病亂已微而散之者，賢人之道也；病亂已成而後理之者，衆人之失也，理之無益，故以穿井、鑄兵無救之失以譬之也。〇平按：《素問》『病已成』下無『形』字；『亂』下有『已』字；『鑄兵』作『鑄錐』，『亦不晚乎』作『不亦晚乎』。

六氣

平按：此篇見《靈樞·卷六·第三十決氣篇》，又見《甲乙經·卷一·第十二》。

黄帝曰：余聞人有精、氣、津、液、血、脉，余意以爲一氣耳⑥，今乃辨爲六名，余不

---

① 伐其本：《甲乙》『本』下有『矣』字。
② 壞其真：《素問》『真』下有『矣』字。《甲乙》無『壞其真』三字。
③ 順之：『順』，《素問》作『從』。下文二『順』字同。
④ 佩：與『背』通，違背也。楊注訓爲佩帶之『佩』，恐誤。
⑤ 順之則治，逆之則亂：《甲乙》作『順之則生，逆之則死』。
⑥ 余意以爲一氣耳：自『余意以爲一氣耳』至『何謂精』二十四字，《甲乙》作『何謂也』三字。

知其所以。願聞何謂精？一氣者，真氣也。真氣在人，分一以爲六別，故惑其義也。○平按：《靈樞》『所以』下有『然』字；無『願聞何謂精』句。

岐伯曰：兩神相薄①，合而成形，常先身生，是謂精。但精及津、液，與氣異名同類，故皆稱氣耳。雄雌二靈之別，故曰兩神。陰陽二神相得，故謂之薄。和爲一質，故曰成形。此先於身生，謂之爲精也。○平按：『薄』《靈樞》《甲乙經》均作『摶』。

何謂氣？下焦②如瀆，謂之津液。中焦如漚，謂之爲營血。上焦如霧，爲衛稱氣，未知所由。○平按：《甲乙經》無『何謂氣，岐伯曰』六字。

岐伯曰：上焦開發，宣五穀味，熏膚熏肉，充身澤毛，若霧露之溉，是謂氣。上焦開發，宣揚五穀之味，薰於膚肉，充身澤毛，若霧露之溉萬物，故謂之氣，即衛氣也。○平按：《靈樞》《甲乙經》均無『熏肉』二字。

何謂津？

岐伯曰：腠理發洩③，汗出腠理，是謂津。腠理所洩之汗，稱之爲津。○平按：『汗出腠理』《靈樞》作『汗出溱溱』。

何謂液？

岐伯曰：穀氣滿，淖澤注於骨，骨屬屈伸，光澤補益腦髓，皮膚潤澤，是謂液。淖，丈卓反④，濡潤也。通而言之，小便、汗等，皆稱津液。今別骨節中汁爲液，故餘名津也。五穀之精膏⑤注於諸骨節中，其汁淖澤，因屈伸之動，流汁上補於腦，下補諸髓，傍益皮膚，令其潤澤，稱之爲液。○平按：『穀氣滿』《甲乙經》作『穀入氣滿』；『光澤』《靈樞》作『洩澤』，《甲乙經》作『出洩』。

① 兩神相薄：『薄』，趙府本《靈樞》及《甲乙》作『摶』；明刊本《靈樞》作『摶』；《素問·宣明五氣篇》王冰注引《靈樞經》作『薄』。按，『薄』與『摶』皆聚合之義。《廣雅·釋詁》：『摶，著也。』王念孫疏證：『摶者，聚之著也。』《廣雅·釋草》：『草聚生为薄。』

② 下焦：『焦』，仁和寺本均作『膲』，爲『膲』之俗字。《廣韻·宵韻》：『膲，人之三膲。』《集韻·宵韻》：『膲，通作「焦」。』下同，不再列舉。

③ 洩：『泄』之避諱字，説見前。《靈樞》作『泄』。

④ 丈卓反：底本原闕『丈』字，據仁和寺本補。

⑤ 五穀之精膏：『五』，仁和寺本作『青』，據下節楊注『五穀精汁在於中焦』，『青』爲『五』字之誤。

何謂血？

岐伯曰：中焦受血於汁，變化而赤，是謂血。五穀精汁在於中焦，注手太陰脉中，變赤，循脉而行，以奉生身，謂之爲血也。〇平按：『中焦受血於汁』《靈樞》作『中焦受氣取汁』，《甲乙經》作『中焦受汁』。

何謂脉？

岐伯曰：壅遏營氣，令毋①所避，是謂脉②。盛壅營血之氣，日夜營身五十周，不令避散，故謂之脉也。〇平按：《甲乙經》『壅』作『擁』。

黃帝曰：六氣者，有餘不足，氣之多少，腦髓之虚實，血脉之清濁，何以知之？六氣之中，有餘不足，總問也。腦髓等別問，取③其所知也。〇平按：注『取』，別本作『求』。

岐伯曰：精脱者，耳聾；腎以主耳，故精脱則耳聾。氣脱者，目不明；五藏精氣爲目，故氣脱則目闇。津脱者，腠理開，汗大洩；前之二脱，言脱所由，故有脱也。以下三脱，直著其脱狀，故津脱、腠理開、汗洩爲狀。液脱者，骨屬屈伸不利，色夭，腦髓消，胻痠，耳數鳴；骨節相屬之處無液，故屈伸不利。無液潤澤皮毛，故色夭。腦髓無補，故腦髓消、胻痠、耳鳴。胻，衡孟反。〇平按：《甲乙經》『骨屬』作『骨痺』。《靈樞》『胻』作『脛』。血脱者，色白，夭然不澤，其脉空虚，以無血，故色白。無血潤膚，故不澤。脉中無血，故空虚。以爲不足，虚之狀也。〇平按：『不澤』下《甲乙經》有『脉脱者』三字。此其候也。

黃帝曰：六氣者④，貴賤何如？

岐伯曰：六氣者，各有部主也，其貴賤善惡可爲常主，然五穀與爲大海。六氣有部有主，有貴有賤，有善有惡，人之所

---

① 毋：《靈樞》《甲乙》均作『無』。
② 是謂脉：《甲乙》『脉』下有『也』字。
③ 取：仁和寺本作『求』。
④ 六氣者：《甲乙》無『者』字。

受，各有其常，皆以五穀爲生成大海者也。〇平按：『與爲大海』《靈樞》《甲乙經》均作『與胃爲大海也』。

九氣

平按：此篇見《素問·卷十一·第三十九舉痛論篇》，又見《甲乙經·卷一·第一》。

黃帝曰①：余聞百病生於氣也，怒則氣上，喜則氣緩，悲則氣消，恐則氣下，寒則氣收聚，炅則腠理開氣洩，憂則氣亂，勞則氣耗，思則氣結，九氣不同，何病之生？炅，音桂，熱也。人之生病，莫不內因怒、喜、思、憂、恐等五志，外因陰陽寒暑，以發於氣而生百病。所以善攝生者，內除喜怒，外避寒暑，故無道夭，遂得長生久視者也。若縱志放情，怒以氣上傷魂，魂傷肝傷也；若喜氣緩傷神，神傷心傷也；若憂悲氣消，亦傷於魂，魂傷肝傷也；恐以氣下則傷志，志傷腎傷也；若多寒則氣收聚，內傷於肺也；若多熱腠理開洩，內傷於心也；憂則氣亂傷魄，魄傷則肺傷也；若多勞氣耗，則傷於腎；思以氣結傷意，意傷則脾傷也。五藏既傷，各至不勝時則致死也，皆由九邪生於九氣所生之病也。〇平按：《素問》『余聞』作『余知』；『氣收』下無『聚』字；『氣洩』上無②『腠理開』三字；『憂』作『驚』。新校正云：『按《太素》驚作憂。』與此正合。又注『傷魄魄傷』二『魄』字，原鈔作『魂』，原校作『魄』。按，經文云：『肺藏氣，氣舍魄』。又云：『肺在志爲憂。』作『傷魄』亦合。

岐伯曰：怒則氣逆，甚則歐③血及食而氣逆上也④。因引氣而上，故氣逆。怒甚氣逆，則致歐血及食氣逆上也。〇平按：『食而氣逆』《素問》作『飧泄』。按新校正云：『按《甲乙經》《太素》作食而氣逆。』與此正合。**喜則氣和志達，營衛行通利，故氣緩焉⑤。**喜則氣和志達，營衛行利，故氣緩爲病也。〇平按：『通』上《素問》《甲乙經》均無『行』字。

---

① 黃帝曰：《素問》作『帝曰：善』。

② 無：底本誤作『有』。檢《素問》『氣泄』上無『腠理開』三字，當作『無』字，今改正。

③ 歐：同『嘔』。《集韻》：『歐，或作嘔。』《素問》《甲乙》均作『嘔』。

④ 食而氣逆上也：仁和寺本『而』下有『逆』字，疑衍。《素問》此句作『飧泄故氣上矣』。新校正云：『按《甲乙》及《太素》「飧泄」作「食而氣逆」。』《甲乙》此句作『食而氣逆，故氣上』。

⑤ 故氣緩焉：《素問》作『故氣緩矣』。《甲乙》作『故氣緩』，無『焉』字。張燦玾《鍼灸甲乙經校注》云：『緩』下，明抄本有『矣』字。

悲則心系急，肺布葉舉，兩焦不通，營衛①不散，熱氣在中，故氣消②。肝脈上入頏顙，連目系；支者，從肝別貫膈，上注肺。肺以主悲，中上兩焦在於心肺，悲氣聚於肺，葉舉心系急，營衛之氣在心肺，聚而不散，神歸不移，所以熱而氣消虛也。〇平按：《素問》『兩焦不通』作『而上焦不通』。新校正云：『按《甲乙經》《太素》作兩焦不通。』與此正合。又王注釋『布葉』，謂『布蓋之大葉』，新校正疑非是，復引全元起云：『悲則損於心，心系急則動於肺，肺氣系諸經，逆故肺布而葉舉。安得謂肺布爲肺布蓋之大葉？』據此，則全注與本注意合。**恐則精卻，卻則上焦閉，閉則氣還，還則下焦脹，故氣不行③。**雖命門藏精，通名爲腎。脈起腎，上貫肝膈，入肺中；支者，從肺絡心，注胸中，故人驚恐，其精卻縮。上焦起胃口上，上焦既閉不通，則氣不得上，還於下焦，下焦脹滿，氣不得行也④。〇平按：『精卻』《甲乙經》作『神卻』。又《素問》新校正云：『氣不行，當作氣下行。』玩本注，仍當作『氣不行』。**熱則腠理開，營⑤衛通，故汗大洩⑥。**氣不得行，或因熱而腠理開，營衛外通，汗大洩也。〇平按：《素問》《甲乙經》『熱』作『炅』。《素問》『故汗大泄』作『汗大泄，故氣泄。』**寒則腠理閉，氣不行，故氣收聚⑦。**因營衛不通，遇寒則腠理閉塞，則氣聚爲病也。〇平按：『寒則腠理閉』，《甲乙經》無此三句，《素問》在『炅則腠理開』三句之前。『聚』《素問》作『矣』。**憂則心無所寄，神無所歸，慮無所定，故氣亂⑧。**心，神之用。人之憂也，忘於衆事，雖有心情，無所任物，故曰無所寄。氣營之處，神必歸之，今既憂繁，氣聚不行，故神無歸也。慮，亦神用也，所以憂也，不能逆慮於事，以氣無主守，故氣亂也。〇平按：《素問》《甲乙經》『憂』均作『驚』。新校正云：『《太素》驚作憂。』『寄』，《素問》《甲乙經》均作『倚』。注『心情』，別本作『心精』。**勞則喘喝⑨汗出，內外皆越，故氣耗⑩。**人之用力，勞乏⑪則氣并喘喝，皮腠及內藏府皆汗。以汗即是氣，故汗出內外氣衰耗也。〇平按：『喘喝』，顧本《素問》作『喘息』，趙府本作『喘且』，《甲乙》同。『內外』，《素問》作

---

① 營衛：《素問》作『榮衛』。
② 故氣消：《素問》『消』下有『矣』字。
③ 故氣不行：《素問》『行』下有『矣』字。
④ 氣不得行也：底本無『也』字，據仁和寺本補。
⑤ 營：《素問》作『榮』。
⑥ 故汗大洩：『洩』爲『泄』之避諱字，說見前。《甲乙》作『汗大泄』，無『故』字。
⑦ 寒則腠理閉，氣不行，故氣收聚：今本《甲乙》脱此十二字；明抄本《甲乙》此十二字位於上文『熱則腠理開』之前，作『寒則腠理閉，氣不行，故氣收矣。』《素問》新校正云：『按《甲乙》「氣不行」作「營衛不行」。』又，『收聚』，《素問》作『收矣』。
⑧ 故氣亂：《素問》『亂』下有『矣』字。
⑨ 喘喝：顧從德本《素問》作『喘息』；趙府本《素問》及《甲乙》均作『喘且』。
⑩ 故氣耗：《素問》『耗』下有『矣』字。
⑪ 勞乏：仁和寺本作『勞之』。

『外內』。**思則身心有所存，神有所止，氣留而不行，故氣結矣**①。專思一事，則心氣駐一物。所以神務一物之中，心神引氣而聚，故結而爲病也。○平按：『身』，《素問》《甲乙經》均無。《甲乙經》『存』作『傷』。《素問》『止』作『歸正』，新校正云：『按《甲乙經》歸正二字作止字。』『氣留』《甲乙經》作『氣流』。

調食

平按：此篇自篇首至『皆辛』，見《靈樞·卷八·第五十六五味篇》，又見《甲乙經·卷六·第九》，惟編次前後稍異。自『肝色青』至『五味所宜』，見《素問·卷七·第二十二藏氣法時論》。自『黃帝問少俞曰』至『走肉矣』，見《靈樞·卷九·第六十三五味論》。自『五味』至末，見《靈樞·卷十二·第七十八九鍼論》，又見《素問·卷七·第二十三宣明五氣篇》。

黃帝曰：願聞穀氣有五味，其入五藏②**，分別奈何？**穀氣津液，味有五種，各入其五藏，別之奈何？

伯高曰：胃者，五藏六府之海也，水穀皆入於胃，五藏六府皆稟於胃。胃受水穀，變化以滋五藏六府，五藏六府皆受其氣，故曰皆稟③也。○平按：《甲乙經》『伯高曰』作『岐伯對曰』；無『水穀』二字。『稟』下，《靈樞》有『氣』字。**五味各走其所喜，穀味酸，先走肝；穀味苦，先走心；穀味甘，先走脾；穀味辛，先走肺；穀味鹹，先走腎。**五味所喜，謂津液④變爲五味，則五性有殊，性有五行，故各喜走同性之藏。○平按：《甲乙經》自『穀味酸』以下至『走腎』，文法與此不同，而義意相類。**穀氣津液已行，營衛大通，乃化糟粕，以次傳下。**水穀化爲津液，清氣猶如霧露，名營衛，行脈內外，無所滯礙，故曰大通。其沈濁⑤者，名爲糟粕。泌別汁入於膀胱，故曰以次傳下也。粕，頗洛反。○平按：《甲乙經》『穀氣』下有『營衛俱行』四字；『糟粕』上無『化』字。

---

① 故氣結矣：《甲乙》無『矣』字。
② 其入五藏：《甲乙》無『五』字。
③ 稟：底本作『秉』，據仁和寺本改，與經文合。
④ 津液：仁和寺本誤作『液津』。底本改作『津液』，是。
⑤ 沈濁：仁和寺本作『澄濁』。

黃帝曰：營衛之行奈何？因前營衛大通之言，故問營衛所行。〇平按：《甲乙經》『之行』作『俱行』。

伯高曰：穀始入於胃，其精微者，先出於胃之兩焦，以既①五藏，别出兩行於②營衛之道。精微，津液也。津液資五藏已，衛氣出胃上口，營氣出於中焦之後，故曰兩行道也。〇平按：『既』《靈樞》《甲乙經》均作『溉』。『行』上，《甲乙經》有『焦』字。其大氣之摶③而不行者，積於胸中，命曰氣海，出於肺，循④喉嚨，故呼則出，吸則入。摶，謗各反，聚也。穀化爲氣，計有四道：精微營衛，以爲二道；化爲糟粕及濁氣并尿，其與精下傳，復爲一道；摶而不行，積於胸中，名氣海，以爲呼吸，復爲一道，合爲四道也。〇平按：《甲乙經》『命曰』作『名曰』。《靈樞》『嚨』作『咽』。天之精氣⑤，其大數常出三入一，故穀不入，半日則氣衰，一日則氣少矣。天之精氣，則氣海中氣也。氣海之中，穀之精氣隨呼吸出入也。人之呼也，穀之精氣三分出已，及其吸也，一分還入，即須資食，充其腸胃之虛，以接不還之氣。若半日不食，則腸胃漸虛，穀氣衰也。一日不食，腸胃大虛，穀氣少也。七日不食，腸胃虛竭，穀氣皆盡，遂命終也。〇平按：『天之精氣』《靈樞》《甲乙經》作『天地之精氣』。

黃帝曰：穀之五味，可得聞乎？

伯高曰：請盡言之。充虛接氣，內穀爲寶，故因其問，請盡言之。

五穀：五穀、五畜、五菓、五菜，用之充飢，則謂之食；以其療病，則謂之藥。是以脾病宜食粳米，即其藥也；用充飢虛，即爲食也。故但是入口資身之物，例皆若是。此穀、畜、菓、菜等二十物，乃是五行五性之味，藏府血氣之本也，充虛接氣，莫大於兹，奉性養生，不可斯須離也。黃帝並依五行相配、相剋、相生，各入藏府，以爲和性之道也。案《神農》及《名醫本草》左右不同，各依其本具錄注之，冀其學者量而取用也。粳米飯甘⑥，味苦平，無毒。稻米味甘温生。〇平按：《靈樞》『粳』作『秔』，音庚。《靈樞》

---

① 既：仁和寺本初作『既』，後抄書者於左方添『氵』，改作『溉』字，宜據改。
② 於：《靈樞》無『於』字。
③ 摶：底本誤作『搏』，據仁和寺本改。楊注二『摶』字同。《靈樞》《甲乙》均作『搏』。按，『摶』，捏聚使合也。《說文·手部》：『摶，圜也。』《廣雅·釋詁三》：『摶，著也。』王念孫疏證：『摶者，聚之著也。』楊上善釋曰：『聚也。』亦訓爲『摶』，諸書作『搏』者皆誤。又，楊上善釋音爲『謗各反』，則系誤音。
④ 循：《甲乙》作『循於』。
⑤ 天之精氣：《靈樞》《甲乙》『天』下均有『地』字。檢楊注『天之精氣則氣海中氣也』，則《太素》『天』字下非脱『地』字也。
⑥ 粳米飯甘：此處專論『五穀』，疑『飯』字誤衍。

《甲乙經》均無『飯』字。注『生』，原鈔作『生』，原校作『平』。

麥味甘微寒，無毒。**黃黍辛**。丹黍米味苦微溫，無毒。黍米味甘溫，無毒。**麻酸**，胡麻味甘平，麻子味甘平。**大豆鹹**，大豆黃卷，味甘平，無毒。生大豆味甘平。**麥①苦**，大麥味鹹溫微寒，無毒，似穬麥無皮。穬麥味甘微寒，無毒。小

五菓：棗甘，大棗味甘平，殺烏頭毒。生棗味辛。**李酸**，人②，味苦甘平，無毒。實，味苦。〇平按：注『人』，別本作『李』。**栗鹹**，栗味③鹹溫，無毒。**杏苦**，核，味甘苦溫。花，味苦，無毒。實，味一酸④。**桃辛**。核，味苦甘平，無毒。實，味酸。

五畜：牛甘，肉味甘平，無毒。**犬酸**，牝狗肉味鹹酸，無毒。**豬鹹**，肉味苦。〇平按：《甲乙經》『豬』作『豕』，下同。**羊苦**，味甘大熱，無毒。**雞辛**。丹雄雞，味甘，微溫，微寒，無毒；白雄雞，肉微溫；烏雄雞，肉溫也。〇平按：《甲乙經》『牛、犬、豕、羊、雞』下，均有『肉』字。

五菜：葵甘，冬葵子，味甘寒，無毒，黃芩爲之使。葵根，味甘寒，無毒。葉，爲百菜主。心，傷人。**韭酸**，味辛酸溫，無毒。**藿鹹**，案《別錄》：小豆葉爲藿。**薤苦**，味辛苦溫⑤，無毒。**蔥⑥辛**。蔥實，味辛溫，無毒。根，主傷寒頭痛。汁平。

五色：黃色宜甘，青色宜酸，黑色宜鹹，赤色宜苦，白色宜辛。養生療病，各候五味之外色，以其味益之也。〇平按：《甲乙經》『黃、青、黑、赤、白』下，均無『色』字。

---

① 麥：《甲乙》作『小麥』。
② 人：即今『仁』字。
③ 栗味：袁昶本同；仁和寺本、天保鈔本無『栗』字。
④ 味一酸：底本闕『一』字，據仁和寺本補。
⑤ 味辛苦溫：『味』，仁和寺本作『未』。底本作『味』，是。
⑥ 蔥：同『葱』。

凡此五者，各有所宜。所言五宜者①：脾病者，宜食粳米飯②、牛肉、棗、葵③；脾病食甘，《素問》甘味補，苦味爲寫。〇平按：「所言五宜者」，《靈樞》作「五宜所言五色者」。心病者，宜食麥、羊肉、杏、薤；心病食苦，《素問》鹹味補，甘味爲寫。腎病者，宜食大豆黃卷④、豬肉⑤、栗、藿；腎病食鹹，《素問》鹹味寫，苦味爲補也。黃卷，以大豆爲之。肝病者，宜食麻、犬肉、李、韭；肝病食酸，《素問》酸味補，辛味爲寫⑥。肺病者，宜食黃黍、雞肉、桃、蔥。肺病食辛，《素問》辛味寫，酸味爲補。〇平按：《甲乙經》「黍」上無「黃」字。

五禁：肝病禁辛，心病禁鹹，脾病禁酸，腎病禁甘，肺病禁苦。五味所剋⑦之藏有病，宜禁其能剋之味。

肝色青，宜食甘，粳米飯⑧、牛肉、棗，皆甘；肝者，木也。甘者，土也。宜食甘者，木剋於土，以所剋資肝也。〇平按：《素問》無「飯」字。「棗」下《靈樞》《素問》均有「葵」字。心色赤，宜食酸，犬肉、李，皆酸；心者，火也。酸者，木也。木生心也，以母資子也。〇平按：「食酸」下，《素問》有「小豆」二字。新校正云：「《太素》小豆作麻。」應依新校正補入。「犬肉」下，《靈樞》有「麻」字。「李」下《素問》《靈樞》均有「韭」字。脾色黃，宜食鹹，大豆、豕肉、栗，皆鹹；脾者，土也。鹹者，水也。土剋於水，水味鹹，故食鹹以資於脾也。〇平按：「栗」下，《素問》《靈樞》均有「藿」字。《素問》此段在「肺色白」段之下。肺色白，宜食苦，麥、羊肉、杏，皆苦；肺者，金也。苦者，火也。火剋於金也，以能剋爲資也。〇平按：「杏」下《素問》《靈樞》均有「薤」字。腎色黑，宜食辛，黃黍、雞肉、桃，皆辛。腎者，水也。辛者，金也。金生於水，以母資子。〇平按：「桃」下《素問》《靈樞》均有「蔥」字。

---

① 所言五宜者：明刊本《靈樞》作「所言五色者」；人衛本《靈樞》作「五宜所言五色者」。劉衡如注云：「『色，應據《太素·卷二·調食》改爲「宜」，與上下文均合。』」

② 粳米飯：「粳」，《靈樞》作「秔」。按，「秔」與「粳」同。《甲乙》無「飯」字。

③ 葵：《甲乙》「葵」下有「甘者，入脾用之」六字。以下「心病」「腎病」「肺病」「肝病」四段之末均有此類文字，疑皆爲注文。

④ 大豆黃卷：《甲乙》無「黃卷」二字。

⑤ 豬肉：《甲乙》作「豕肉」。

⑥ 酸味補辛味爲寫：底本誤作「酸味寫辛味爲補」，據仁和寺本改。

⑦ 剋：仁和寺本作「刻」，與「剋」通。

⑧ 粳米飯：《素問》作「粳米」；《靈樞》作「秔米飯」。

辛散，肝酸性收，欲得散者，食辛以散之①。酸收，肺辛性散，欲得收者，食酸以收之。甘緩，脾甘性緩，欲得緩者，食甘以緩之。苦堅，心苦性堅，欲得堅者，食苦以堅之②。鹹濡。腎鹹性濡，欲得濡者，食鹹以濡也③。〇平按：『濡』《素問》作『耎』，下同。毒藥攻邪，前總言五味有攝養之功，今説毒藥攻邪之要。邪，謂風寒暑溼外邪者也。毒藥俱④有五味，故次言之。五穀爲養，五穀五味，爲養生之主也。五菓爲助，五菓五味，助穀之資。五畜爲益，五畜五味，益穀之資。五菜爲埤，五菜五味，埤穀之資。〇平按：『埤』《素問》作『充』。袁刻作『稗』，恐誤。氣味合而服之，以養精⑤益氣。穀之氣味入身，養人五精，益人五氣也。此五味者，有辛酸甘苦鹹，各有所利，或散或收或緩或堅或濡⑥，五味各有所利，利五藏也。散、收、緩、堅、濡等，調五藏也。〇平按：《素問》『五』下無『味』字。四時五藏病，五味所宜。於四時中，五藏有所宜，五味有所宜⑦。〇平按：《素問》『病』下有『隨』字。

黄帝問⑧少俞曰：五味之⑨入於口也，各有所走，各有所病。酸走筋，多食之，令人㾍；力中反，淋也，篆字癃也⑩。〇平按：㾍，《漢書·高祖本記》『年老㾍病勿遣』，作『㾍』，乃古文『癃』字也。鹹走血，多食之令人渴；辛走氣，多食之令人洞心；大貢反，

①食辛以散之：仁和寺本無『之』字。按，據此下文例，當有『之』字。
②欲得堅者，食苦以堅之：通隱堂本同。仁和寺本作『欲得濡者，食鹹以濡也』，據以上『辛散』『酸收』『甘緩』三條文例，此二句與下節楊注抄倒。底本作『欲得堅者，食苦以堅之』，義勝。
③欲得濡者，食鹹以濡也：仁和寺本誤作『欲得堅者，食苦以堅之』，此與上文抄倒，詳前注。又按，『辛散』『酸收』『甘緩』『苦堅』四條下楊注文末『也』字均作『之』，第五條『鹹濡』句末作『濡也』，合於文法，可佐證仁和寺本之誤。底本作『欲得濡者，食鹹以濡也』，是。
④俱：仁和寺本作『具』。按，『具』與『俱』通。
⑤養精：《素問》《甲乙》均作『補精』。
⑥或散或收或緩或堅或濡：《甲乙》作『辛散酸收甘緩苦堅鹹軟。』《素問》『濡』作『耎』；『緩』下有『或急』二字。
⑦五味有所宜：仁和寺本無『有』字。據上文『五藏有所宜』，『五味』下脱『有』字。底本補入『有』字，是。
⑧問：《靈樞》作『問于』。
⑨五味之：《靈樞》無『之』字。
⑩篆字癃也：『癃』，仁和寺本誤作『㾍』。此句意謂『㾍字爲篆體之癃』，故當作『癃』。底本改作『癃』，是。

心氣流洩疾。苦走骨，多食之令人變歐①；甘走肉，多食之令人心悗②。余知其然也，不知其何由，願聞其故。五味各走五藏所主，益其筋、血、氣、骨、肉等，不足皆有所少，有餘並招於病，其理是要，故請聞之。○平按：《靈樞》『歐』作『嘔』，下同。

少俞對曰③：酸入胃④，其氣濇以收，上之兩焦，弗能出入也，濇，所敕反，不滑也。酸味性爲濇收，故上行兩焦，不能與營俱出而行，復不能自反還入於胃也。不出則⑤留於胃中，胃中和温，即下注⑥膀胱，膀胱之胞薄以濡，得酸即縮卷⑦約而不通，水道不通⑧故癃。既不能出胃，因胃氣熱，下滲膀胱之中，膀胱皮薄而又耎，故得酸則縮約不通，所以成病爲癃。癃，淋也。胞，苞盛尿也。○平按：《靈樞》『濡』作『懦』。陰者，積筋之所終也，故酸入走筋⑨。人陰器，一身諸筋終聚之處，故酸入走於此陰器。

黄帝曰：鹹走血，多食之令人渴，何也？

少俞曰：鹹入於胃⑩，其氣上走中焦，注於脉，則血氣走之⑪，血與鹹相得則血涘⑫，血

---

① 令人變歐：『歐』，仁和寺本作『嘔』。按，《説文》：『歐，吐也。』後作『嘔』。又，檢上文『令人癃』『令人渴』句，疑『變』字抄衍。
② 心悗：《靈樞》作『悗心』。《千金方·卷二十六食治方·序論第一》作『悪心』。
③ 少俞對曰：『對』，《靈樞》作『荅』。
④ 酸入胃：《靈樞》作『酸入于胃』。
⑤ 不出則：《靈樞》作『不出即』。
⑥ 即下注：《靈樞》作『則下注』。
⑦ 即縮卷：《靈樞》作『則縮綣』。
⑧ 不通：《靈樞》作『不行』。
⑨ 故酸入走筋：《靈樞》作『故酸入而走筋矣』；《甲乙》作『故酸入胃而走于筋』。
⑩ 鹹入於胃：《甲乙》無『於』字。
⑪ 注於脉，則血氣走之：《靈樞》同。《甲乙》作『注于諸脉，脉者血之所走也』。
⑫ 血與鹹相得則血涘：『涘』爲『凝』俗字。《靈樞》作『血與鹹相得則凝』。《甲乙》云：『《九卷》又曰：血與鹹相得則血涘』，『涘』下注：『一作凝。』按，『九卷』即《靈樞》，《甲乙》引《九卷》之『涘』字即今本《靈樞》之『凝』字，可證『涘』爲『凝』俗省。

涘則胃汁注之①，注之則胃中竭②，竭則咽路焦，故舌乾善渴。腎主於骨，鹹味走骨，言走血者，以血爲水也。鹹味之氣，走於中焦血脉之中，以鹹與血相得，即澀而不中，胃汁注之，因即胃中枯竭，咽焦舌乾，所以渴也。咽爲下食，又通於涎，故爲路也。涘，音俟，水厓③，義當凝也。〇平按：《靈樞》『血涘血涘』四字，作『凝凝』二字；『汁』上有『中』字；『舌』下有『本』字。**血脉者，中焦之道也④，故鹹入而走血矣⑤。**血脉從中焦而起，以通血氣，故胃之鹹味⑥，走於血也。

黃帝曰：辛走氣，多食之令人洞心⑦，何也？

少俞曰：辛入於胃⑧，其氣走於上焦，上焦者，受氣而營諸陽者也，洞，通洩也。辛氣慓悍，走於上焦，上焦衛氣行於脉外，營腠理諸陽。**薑韭之氣薰之，營衛之氣不時受之，久留心下⑨，故洞心。**以薑、韭之氣辛薰，營衛之氣非時受之，則辛氣久留心下，故令心氣洞洩也。**辛者⑩與氣俱行，故辛入⑪而與汗俱出矣⑫。**辛走衛氣，即與衛氣俱行，故辛入胃，即與衛氣汗俱出也。

---

① 血涘則胃汁注之：『涘』爲『凝』俗體，說見前。《靈樞》此句作『凝則胃中汁注之』，『凝』上無『血』字，『胃』下有『中』字。

② 注之則胃中竭：仁和寺本『注之』二字爲一個代替符號『〻』，此乃抄書者脱一『〻』號。《靈樞》《甲乙》及蕭注《太素》均作『注之則胃中竭』，是。

③ 音俟，水厓：仁和寺本此下有『冰』字。按，楊上善於《太素·卷二十七·邪傳》『脛寒則血脉涘泣』、《太素·卷二十八·諸風數類》『衛氣有所涘而不行』兩处注文中皆認爲經文『涘』爲『凝』俗省，未嘗以『涘』之本字作解，故下文亦云：『義當凝也。』因此，疑『音俟，水厓（冰）』數字系後世注文被誤抄入楊注者，待考。

④ 道也：《甲乙》作『路』，無『也』字。

⑤ 故鹹入而走血矣：《千金方·卷二十六食治方·序論第一》作『故鹹入胃走於血』。

⑥ 故胃之鹹味：『胃』，底本誤作『味』，據仁和寺本改。

⑦ 洞心：《千金方·卷二十六食治方·序論第一》作『愠心』；《甲乙·卷六·第九》『洞』字下注云：『一作煴。』按，『煴』音運，熱氣上騰也。『洞』通『烔』。《集韻》：『烔，徒弄切，音洞。火貌。』則作『煴心』『洞心』皆通。

⑧ 辛入於胃：《甲乙》及《千金方·卷二十六·序論》無『於』字。

⑨ 久留心下：《千金方·卷二十六·序論》作『卻溜于心下』。

⑩ 辛者：《靈樞》無『者』字。

⑪ 故辛入：《甲乙》《千金方·卷二十六》『入』字下均有『胃』字。

⑫ 與汗俱出矣：《靈樞》無『矣』字。

黃帝曰：苦走骨，多食之令人變歐，何也？

少俞曰：苦入於胃，五穀之氣皆不能勝苦，苦入下管①，三焦之道皆閉而不通，故變歐。苦是火味，計其走血以取資骨令堅，故苦走骨也。苦味堅强，五穀之氣不能勝之，故入三焦則營衛不通，下焦復約，所以食之還出，名曰變歐也。○平按：《靈樞》『管』作『脘』。齒者，骨之所終也，故苦入②而走骨，齒爲骨餘，以楊枝苦物資齒，則齒鮮好，故知苦走骨。故入而復出③，知其走骨④。人食苦物，入咽還出，故知走骨而出歐也。

黃帝曰：甘走肉，多食之令人心悗⑤，何也？

少俞曰：甘入於胃，其氣弱少⑥，不能上於上焦，而與穀留於胃中⑦，甘者令人柔潤者也，胃柔則緩，緩則蟲動，蟲動則令人心悗。甘味氣弱，不能上於上焦，又令柔潤，胃氣緩而蟲動。蟲動者，穀蟲動也。穀蟲動以撓心，故令心悗。悗，音悶。○平按：《靈樞》『弱少』作『弱小』；『於上焦』作『至於上焦』；『中』下無『甘』字；『心悗』作『悗心』。其氣外通於肉，故曰甘入走肉矣⑧。脾以主肉，甘通於肉，故甘走肉也。

五味所入：酸入肝，辛入肺，苦入心，甘入脾⑨，鹹入腎，淡入胃，是謂五味⑩。五味各入其藏。甘味二種，甘與淡也。穀入於胃，變爲甘味，未成曰淡，屬其在於胃；已成爲甘，走入於脾也。○平按：《靈樞》無『所入』二字。《素問》無『淡入胃』三字，新校正云：『《太素》又云「淡入胃」。』與此正合。

---

① 下管：《靈樞》作『下脘』；《甲乙》《千金方·卷二十六》作『下脘，下脘者』。
② 苦入：《靈樞》同。《甲乙》《千金方·卷二十六》均作『苦入胃』。
③ 故入而復出：《千金方·卷二十六》無『故』字，『出』字下有『齒必黧疏』四字，《甲乙》『出』字下有『必黧疏』三字。
④ 知其走骨：《靈樞》『骨』下有『也』字；《甲乙》作『是知其走骨也』。
⑤ 心悗：《靈樞》作『悗心』。下『心悗』同。
⑥ 弱少：《靈樞》作『弱小』；《千金方·卷二十六·序論第一》作『弱劣』。
⑦ 留於胃中：《甲乙》《千金方·卷二十六·序論第一》均作『俱留於胃中』。
⑧ 故曰甘入走肉矣：據楊注『故甘走肉也』，疑『入』字衍。《靈樞》及《千金方·卷二十六》均作『故甘走肉』。
⑨ 甘入脾：《素問》『甘入脾』在『鹹入腎』下。
⑩ 是謂五味：《素問》作『是謂五入』。檢下文『五走……是謂五走』『五裁……命曰五裁』等節，當作『是謂五入』。

五走：酸走筋，辛走氣，苦走血，鹹走骨，甘走肉，是謂五走①。《九卷》此文②及《素問》皆『苦走骨，鹹走血』。此文言③『苦走血，鹹走骨』，皆左右異，具釋於前也。

五裁：病在筋，無食酸；病在氣，無食辛；病在骨，無食鹹；病在血，無食苦；病在肉，無食甘。口嗜而欲食之，不可多也，必自裁也，命曰五裁。裁，禁也。筋、氣、骨、肉、血等，乃是五味所資，以理食之，有益於身；從心多食，致招諸病，故須裁之。〇平按：《素問·宣明五氣篇》注：新校正云：『按《太素》五禁云：肝病禁辛，心病禁鹹，脾病禁酸，肺病禁苦，腎病禁甘，名此爲五裁。楊上善云：口嗜而欲食之，不可多也，必自裁之，命曰五裁。』按：新校正所引《太素》經文與此小異，所引楊注乃本書經文，與此亦異。

壽限

平按：此篇自篇首至『故中年而壽盡矣』，見《靈樞·卷八·第五十四天年篇》。自『黃帝曰：其氣盛衰』至末，見《甲乙經·卷六·第十二》。自『黃帝問於岐伯曰：人年老而無子者』至末，見《素問·卷一·第一上古天真論》。

黃帝曰：人之夭壽各不同，或夭，或壽④，或卒死，或病久，願聞其道。問有四意：夭、壽、卒死、病久。〇平按：《靈樞》『人之夭壽』作『人之壽夭』；『或夭或壽』作『夭壽』。

岐伯曰：答中答其得壽，餘三略之。得壽有九：**五藏堅固，**謂五藏形堅而不虛，固而不變，得壽一也。**血脉和調，**謂血常和，脉常調，得壽二也。**肌肉解利，**謂外肌肉⑤，各有分利，得壽三。〇平按：注上『肉』字，恐是『內』字之誤。**皮膚緻密，**緻，大利反。謂皮腠閉密，肌膚緻實，得壽四。**營衛之行，不失其常，**謂營衛氣一日一夜各循其道，行五十周，營衛其身而無錯失，

① 五走：《靈樞》『走』下有『也』字。
② 此文：仁和寺本作『一文』，疑誤。底本作『此文』義勝。
③ 此文言：仁和寺本作『《九卷》此文言』，疑『九卷』二字衍。
④ 或夭，或壽：《靈樞》作『或夭壽』。
⑤ 謂外肌肉肉：『肉肉』，仁和寺本作『內肉』，『內』字清晰可辨，此乃蕭氏所據鈔本之誤。

得壽五。**呼吸微徐，**謂吐納氣，微微不麤，徐徐不疾，得壽六。**氣以度行，**呼吸定息，氣行六寸，以循度數，日夜百刻，得壽七。**六府化穀，**胃受五穀，小腸盛受，大腸傳導，膽爲中精決，三焦司決瀆，膀胱主津液，共化五穀，以奉生身，得壽八。**津液布揚，**所謂泣、汗、涎、涕、唾等，布揚諸竅，得壽九也。○平按：注「涎」，袁刻作「液」。**各如其常，故能久長。**上之九種，營身之事，各各無失，守常不已，故得壽命長生久視也。○平按：「久長」《靈樞》作「長久」。

黃帝曰：人之壽百歲而死者①，何以致之？問其得壽所由。

岐伯曰：使道隧以長②，謂有四事得壽命長：使道，謂是鼻空，使氣之道。隧以長，出氣不壅。爲壽一也。**基牆高以方，**鼻之明堂，牆基高大方正，爲壽二也。**通調營衛，三部三里，**三部，謂三焦部也。三里，謂是膝下三里，胃脉者也。三焦三里，皆得通調，爲壽三。**起骨高肉滿，百歲乃得終也③。**起骨，謂是明堂之骨。明堂之骨高大肉滿，則骨肉堅實，爲壽四也。由是四事，遂得百歲終也。

黃帝曰：其不能終壽而死者，何如？問其夭死。○平按：《靈樞》自「黃帝曰：其不能終壽而死者」至「故中年而壽盡矣」一段，敘次在「形骸獨居而終矣」之後。

岐伯曰：其五藏皆不堅，夭者亦四：五藏皆虛，易受邪傷，爲夭一也。**使道不長，空外以張，喘息暴疾，**使道短促，鼻空又大，洩氣復多，爲夭二也。○平按：「不長」，袁刻作「不通」，依原鈔更正，《靈樞》亦作「不長」。**又卑基牆，**鼻之明堂，基牆卑下，爲夭三也。**薄脉少血，其肉不實，數中風寒④，血氣不通⑤，真邪相攻，亂而相引，**脉小血少，皮肉皆虛，多中外邪，血氣壅塞，真邪相攻，引亂真氣，爲夭四。○平按：《靈樞》「不實」作「不石」；「中風」作「中風寒」。**故中年而壽盡矣。**

黃帝曰：善⑥。黃帝聞夭壽之所由，故讃述之也。○平按：「故中年而壽盡矣」，《靈樞》作「故中壽而盡也」。

---

① 而死者：《靈樞》無「者」字。
② 使道隧以長：「隧」，仁和寺本誤作「墜」，側旁注有「音遂」二字。底本改作「隧」，是。
③ 百歲乃得終也：《靈樞》無「也」字。
④ 數中風寒：底本脱「寒」字，據仁和寺本補。《靈樞》亦作「數中風寒」。
⑤ 血氣不通：《靈樞》作「血氣虛，脉不通」。
⑥ 黃帝曰善：《靈樞》無此四字。

黃帝曰：其氣之盛衰①，以至其死②，可得聞乎？消息盈虛，物化之常，故人氣衰，時時改變，以至於死地，各不同形，故請陳之也。

岐伯曰：人生十歲，五藏始定，血氣已通，其氣在下，故好走。二十歲，血氣始盛，肌肉方長，故好趨。三十歲，五藏大定，肌肉堅固，血脉盛滿，故好步。四十歲，五藏六府十二經脉，皆大盛以③平定④，腠理始疏⑤，榮華頹落⑥，髮鬢頒白，平盛不摇，故好坐。血，營血也。氣，衛氣也。大盛，內盛也。始疏，外衰。○平按：《甲乙經》『人生』作『人年』；『始疏』作『始開』；『頹落』作『剝落』；『髮鬢』作『鬢髮』。《靈樞》『鬢』作『頒』；『頒』作『斑』。又按：原鈔『平盛不摇』，『平』字傍有『丕，彼悲反，大也』六字，疑『平盛』應作『丕盛』，別本作『丕』。五十歲，肝氣始衰，肝葉始薄，膽汁始減⑦，目始不明。六十歲，心氣始衰，喜憂悲，血氣懈惰，故好臥。七十歲，脾氣虛，皮膚枯。八十歲，肺氣衰，魄離，魄離故言喜誤；九十歲，腎氣焦，藏枯，經脉空虛；百歲⑧，五藏皆虛，神氣皆去，形骸獨居而終矣。肝爲木，心爲火，脾爲土，肺爲金，腎爲水，此爲五行相生次第，故先肝衰，次第至腎也。至於百歲，五藏虛壞，五神皆去，枯骸獨居，稱爲死也。○平按：『始減』，《靈樞》作『始滅』。『喜憂悲』，《靈樞》作『苦憂悲⑨』，《甲乙經》作『乃善憂悲』。又《甲乙經》『惰』作『墮』；『皮膚枯』作『皮膚始枯，故四肢不舉』。『魄離』二字，《靈樞》不重，《甲乙經》作『魂離魄散⑩』。『喜誤』，《靈樞》《甲乙經》均作『善誤』。『藏枯』，《甲乙經》作『藏萎枯』。《靈樞》『藏』上有『四』字，下無『枯』字。又《甲乙經》『百歲』上有『至』字；『終』下有『盡』字。

---

① 其氣之盛衰：《甲乙》無『其』字。
② 以至其死：《甲乙》無此四字。
③ 皆大盛以：《甲乙》無『以』字。
④ 平定：仁和寺本作『𣎴定』，是。按『𣎴』即『丕』字。《廣韻・脂韻》：『𣎴，同「丕」。《爾雅・釋詁》「丕，大也。」』仁和寺本『𣎴』下欄綫外注：『丕，彼悲反，大也。』是知丹波氏亦確認此爲『丕』字。底本及《靈樞》《甲乙》均作『平定』，皆形誤，當從仁和寺本改作『丕（𣎴）』。下『平』字同。
⑤ 始疏：《聖惠方・卷一・論形氣盛衰法》作『始薄』。
⑥ 頹落：《聖惠方・卷一・論形氣盛衰法》作『漸落』；《素問・陰陽大論》王冰注引《靈樞》作『稍落』。
⑦ 膽汁始減：《靈樞》作『膽汁始滅』，劉衡如云：『滅，應據《甲乙・卷六・第十二》及《太素・卷二・壽限》改爲「減」。』
⑧ 百歲：《素問・上古天真論》王冰注引《靈樞》此文作『人百歲』。
⑨ 苦憂悲：檢《靈樞》作『善憂悲』，蕭氏『苦』字抄誤。
⑩ 魂離魄散：檢《甲乙》作『魂魄離散』，疑蕭氏抄誤。

黄帝問於岐伯曰①：人年老而無子者，材力盡邪？將天數然②？材力，攝養之力也。天數，天命之數也。○平按：《甲乙經》無此一段及下『岐伯曰』三字。

岐伯曰：女子七歲，腎氣盛，更齒髮長。腎主骨、髮，故腎氣盛，更齒髮長。○平按：『更齒』《素問》《甲乙經》均作『齒更』。二七而天癸至，任脉通，伏衝③脉盛，月事以時下，故有子。天癸，精氣也。任衝脉起於胞中下極者也，今天癸至，故任脉通也。伏衝之脉起於氣街，又天癸至，故衝脉盛也。二脉並營子胞，故月事來以有子也。○平按：『天癸』《甲乙經》作『天水』，下同。『伏衝』《素問》作『太衝』，新校正云：『《太素》作伏衝，下同。』與此正合。三七，腎氣平均，故真牙生而長極④。真牙，後牙也。長極，身長也。四七，筋骨堅，髮長極，身體盛壯。身之筋、骨、體、髮，無不盛極。五七，陽明脉衰，面始焦，髮始惰。陽明脉起於面，行於頭，故陽明衰，面與髮始焦落。○平按：『始焦』《甲乙經》作『皆焦』；『惰』作『白』，《素問》作『墮』。六七，三陽脉衰於上，面皆焦，髮白。三陽，太陽、少陽⑤、陽明也。三陽脉俱在頭，故三陽衰，面焦髮白。○平按：『髮白』《素問》作『髮始白』，《甲乙經》無此一段。七七，任脉虛，伏衝衰少，天癸⑥竭，地道不通，故形壞而無子⑦。任、衝二脉，氣血俱少，精氣盡，子門閉，子宫壞，故無子。○平按：『伏衝衰少』《素問》《甲乙經》作『太衝脉衰少』。

丈夫年八歲⑧，腎氣實，髮長齒更。二八腎氣盛，天癸至⑨，精氣溢寫，陰陽和，故能有子。

---

①黄帝問於岐伯曰：《素問》作『帝曰』二字。
②將天數然：《素問》『然』下有『也』字。
③伏衝：《素問》《甲乙》均作『太衝』。按，『伏』字當作『伏』。『伏』音太，見於《廣韻》《集韻》。以『伏』字罕見，故訛爲『伏』。是『伏衝』即『伏衝』，亦即『太衝』。
④長極：『極』，止也。
⑤太陽、少陽：仁和寺本作『少陽、大陽』。按，『大』與『太』通。
⑥天癸：《甲乙》作『天水』。
⑦無子：《素問》作『無子也』；《甲乙》作『無子耳』。
⑧丈夫年八歲：據以上經文『女子七歲』，疑此句『年』字抄衍。《素問》《甲乙》均無『年』字。
⑨天癸至：《甲乙》作『天水至而』。

三八腎氣平均，筋骨勁强，故真牙生而長極。四八筋骨隆盛，肌肉滿。五八腎氣衰，髮惰①齒藁。六八陽氣衰於上，面焦，鬢髮②頒白。七八肝氣衰，筋不能動，天癸③竭，精少，腎藏衰，形體皆極。八八則齒髮去。齒藁者，骨先衰，肉不附，故令齒枯也。○平按：『寫』《甲乙經》作『瀉』，下同。『肌肉滿』，《素問》《甲乙經》均作『肌肉滿壯』。『陽氣衰於上』《素問》作『陽氣衰竭於上』。『腎藏衰』《甲乙經》作『腎氣衰』。

腎者生水，受五藏六府之精而藏之，故五藏盛乃寫。今五藏皆衰④，○平按：《素問》《甲乙經》『生水』均作『主水』；『乃寫』均作『乃能瀉』。以下據《素問·上古天真論》及《甲乙經·形氣盛衰大論》補入。筋骨解墮，天癸盡矣，故髮鬢白，身體重，行步不正而無子耳。

黃帝內經太素卷第二　攝生之二

---

① 惰：與『墮』通。《素問》《甲乙》均作『墯（墮）』。
② 鬢髮：《素問》作『髮鬢』。
③ 天癸：《甲乙》作『天水』。
④ 今五藏皆衰：仁和寺本『皆衰』下文字佚失。《素問》此下有『筋骨解墮，天癸盡矣，故髮鬢白，身體重，行步不正而無子耳』二十三字，《甲乙》作『筋骨懈墮，天水盡矣，故髮鬢白，體重，行步不正而無子耳。』二十二字。又，仁和寺本各卷之末皆有原抄者所寫題記，本卷末題記闕。

黃帝內經太素卷第三　陰陽

通直郎守太子文學臣楊上善奉　敕撰注

黃陂蕭延平北承甫校正

陰陽大論

调陰陽

陰陽雜説

陰陽大論

平按：此篇自『傷腫』上殘脱，篇目亦不可考。故自『黄帝曰』以下至『痛形』，謹依《素問・卷二・第五陰陽應象大論》補入。自『傷腫』以下至末，見《素問・陰陽應象大論》，又見《甲乙經・卷六・第七》，惟編次小異。

編者按：蘭陵堂本闕此篇標題及自篇首至『傷腫』以上文字，蕭氏僅據《素問・陰陽應象大論》補入經文。今删除蕭氏所補，據仁和寺原鈔二十五卷本補齊經文、楊注，所補文字加左劃綫以示區別。又，此篇『冬傷於寒，春必病温』『夏傷於暑，秋生痎瘧』『春傷於風，夏生飧洩』『秋傷於溼，冬生欬嗽』等語，散見於《甲乙經・卷七・第一》《甲乙經・卷十一・第五》《靈樞・論疾診尺第七十四》等篇。

黄帝問於岐伯曰①：陰陽者，天地之道②，道者，理也，天地有形之大也。陰陽者，氣之大。陰陽之氣，天地之形，皆得其理以生萬物，故謂之道也。**萬物之綱紀**

① 黄帝問於岐伯曰：《素問》作『黄帝曰』三字。據文義，疑『問於岐伯』四字衍。

② 天地之道：《素問》『道』下有『也』字。

也①，形氣之本，造化之源，由乎陰陽，故爲其綱紀。變化之父母也②，萬物之生③，忽然而有，故謂之化也。化成④不已，故異百端，謂之變也。莫不皆以陰陽雌雄合成變化，故曰父母也⑤。生煞之本始也⑥，陰爲煞本，陽爲生始。神明之府也。兩儀之靈⑦謂爲神明。玄元皇帝曰：『天不能轉，日月不能行，風不能燥，雨不能潤，誰使之爾，謂之神明。』斯則陰陽之所不測，化陰陽以爲神，通窈冥以忘知，鏡七曜而爲測，一也。人法天地，具有五藏六府，四支百體，中有鑒物之靈，爲神明。二也。亦以陰陽和氣，故得神而無仞，故爲府也。治病者⑧必求之於本⑨，本，謂陰陽。故積陽爲天，積陰爲地。夫太極以生兩儀，即有兩，陰陽二氣。二氣之起，必有兩儀之形，是即託形生氣，積氣成形，故積清陽以爲天形，積濁陰以爲地形⑩。陰靜陽躁，陰氣主靜⑪，陽氣主躁。陽生陰長，少陽，春也，生起萬物；少陰，秋也，長熟萬物。陰煞陽藏⑫。五月是陽，起一陰爻，煞氣者也；十一月是冬藏，起一陽爻，生氣者也。有本云：陰生陽殺也之⑬。陽化氣，陰成形。陰陽化起物氣，以陽爲父，故言陽也；陰陽共成於形，以陰爲母，故言陰也。寒極生熱，熱極生寒。物極而變，亦自然之所然耳也。寒氣生濁，熱氣生清。陰濁爲地，寒氣所以起；陽清爲天，熱氣所以生也之⑭。清氣在下，則生飧洩⑮；濁氣在上，

①萬物之綱紀也：《素問》無『也』字。
②變化之父母也：《素問》無『也』字。
③萬物之生：仁和寺本『之』殘甚，辨其剩形，當作『之』字。
④成：日本摹寫本誤作『咸』。
⑤父母也：仁和寺本『父』下文字蝕盡，據經文當作『母也』二字，今補入。
⑥生煞之本始也：『煞』，同『殺』。仁和寺本『煞』字，底本多改作『殺』，不逐一列舉。《素問》此句作『生殺之本始』，無『也』字。
⑦兩儀之靈：仁和寺本『靈』字蝕爛，難以辨認。據下文『鑒物之靈，爲神明』，當作『靈』字，今補入。
⑧治病者：《素問》無『者』字。
⑨必求之於本：《素問》無『之』字。
⑩以爲地形：『以』，仁和寺本作『似』。據上句『積清陽以爲天形』，當作『以』，今改正。
⑪主靜：日本摹寫本作『至靜』，與仁和寺本不合。
⑫陰煞陽藏：據楊注，此四字當作『陽煞陰藏』。《素問》《甲乙》均作『陽殺陰藏』。
⑬陰生陽殺也之：據文義，疑『也之』二字衍。
⑭所以生也之：『之』字誤衍。
⑮飧洩：『洩』爲『泄』避諱字，說見前。《素問》作『飱泄』；《甲乙》作『飧泄』。

則生䐜脹。清氣是陽，在上；濁氣爲陰，在下。今濁陰既虛，清陽下并，以其陽盛，所以飧洩也。清陽既虛，濁陰上并，以其陰盛，所以䐜脹也①。飧洩，食不化而出也。此陰陽之反祚也②，病之逆順也③。祚，福也。逆之則爲反，順之爲福也。

故清陽爲天，濁陰爲地；地氣上爲雲，天氣下爲雨；地之濁氣上昇，與陽氣合爲雲；天之清氣下降，與陰氣合爲雨也。雨出地，氣出天④，雨是地之陰氣，上昇得陽爲雨；氣是天之陽氣，下降得陰爲氣。氣，霧⑤。故清陽出上竅，濁陰出下竅；夫陰陽者，有名而無形也，所以數之可十，離之可百，散之可千，推之可萬，故有上下清濁陰陽，內外表裏陰陽等，變化無窮也。內外者，脉內營氣稱爲清陰，脉外衛氣名爲濁陽，是則陰清陽濁者也。言上下者，清陽爲天，濁陰爲地，是則陽清陰濁者也。彼說內外清濁陰陽，此言上下清濁陰陽也。是以穀入於胃，分爲四道，出於上焦，慓悍行於分肉之間，日五十周，乃衛氣也。起於中焦，並行於胃口，出上焦之後，泌糟粕，承津液，化其精微，上注肺脉，行於經隧，化而爲血，以奉生身，名曰營氣。其衛氣上行達於⑥面，以資七竅，故曰清陽出上竅也。若以內外陰陽，則內者爲清，外者爲濁；若以上下陰陽，則上者爲清，下者爲濁，有此不同。濁者，別迴腸下行，故曰濁陰出下竅也⑦。清陽發腠理，此名衛氣爲清陽，發腠理，即濁爲清也。濁陰走五藏；此名營氣爲濁陰，走於五藏，即清爲濁也。清陽實四支，濁陰實六府⑧。四支、六府雖同爲陽，復分陰陽也。四支在外，故清氣實之；六府在內，故濁穀實之。

水爲陰，火爲陽，五穀爲食中水冷，謂之陰也；食中火熱，爲之陽也⑨。陽爲氣，陰爲味。食中火熱，發穀五氣也；食中水冷，發穀五味也之⑩。味歸形，五味各入於藏，以

---

① 也：仁和寺本此字置於下文『飧洩』之後。左合昌美認爲：前文論說『所以飧洩』，此文論說『所以䐜脹』，故『也』字當在『䐜脹』之下。此說與文義合，今乙正。

② 此陰陽之反祚也：『祚』，指位置。楊注訓作『福』，恐誤。《素問》《甲乙》均作『此陰陽反作』。按，《千金方·卷十七·肺藏脉論第一》亦有『陰陽反祚』之語。

③ 病之逆順也：《素問》『順』作『從』；《甲乙》作『順』，與《太素》同。

④ 雨出地，氣出天：《素問》《甲乙》均作『雨出地氣，雲出天氣』。

⑤ 霧：疑此下脱『也』字。

⑥ 達於：仁和寺本誤作『於達』，據文義乙正。

⑦ 濁陰出下竅也：『陰』下原衍『陽』字，據經文『濁陰出下竅』刪。

⑧ 實六府：《素問》《甲乙》均作『歸六府』。

⑨ 爲之陽也：『爲』與『謂』通。

⑩ 發穀五味也之：『之』字誤衍。

成五形。**形歸氣。**陰形陽氣者也。**氣歸精①，**氣生五味精華。**精食氣，**五味精華，五氣變焉。**形食味②，**得於形者，以食爲味。**味傷形，**五味各走其藏，淫則各傷其藏。**氣傷精，精化於氣③，**精本從氣化，有氣淫還，各傷其精也。**氣傷於味。**食中氣盛，定傷五味。**味出下竅④，氣出上竅⑤。**五味糟粕爲大小便也，穀氣不行經隧者，積於胸中，成於吐納也。**味厚爲陰⑥，薄爲陰之陽；**夫陰陽之道，推之可萬也。如五味是陰，味之厚薄亦是陰陽，故味之厚者陰中之陰，味薄者陰中之陽也。**氣厚⑦爲陽，薄爲陽之陰⑧；**五氣是陽，氣之厚薄又是陰陽，故氣之厚者陽中之陽，氣之薄者陽中之陰也。上下、貴賤、吉凶、禍福等，萬物皆然。**味厚則洩⑨，薄則通。氣薄則洩，厚則發⑩。**味厚氣薄則上下吐洩，味薄氣厚則上下通發。**壯火之氣衰，少火之氣壯。**壯盛火熱之氣，盛必衰也。小微火暖之氣，必爲壯盛。此陰陽之節也。**壯火食氣，氣食少火。壯火散氣，少火生氣。**壯火壯盛，食氣必衰；氣食少火，氣得所壯。故得壯火之盛，必散於氣；少火之微，定聚生氣也。**氣味辛甘發散爲陽，酸苦涌洩爲陰。**氣之味也，厚是辛甘，辛甘陰之厚者發散，薄爲陽也。酸苦薄者爲陽，下涌洩者爲陰也。**陰勝則陽病，陽勝則陰病。**夫陰陽和，物生者也。今陽虛者，陰必并之，陰并陽者，是則陰勝，故陽病□⑪，陰虛亦爾。**陰病則熱，陽病則寒⑫。**陰病陽勝，故熱；陽病陰勝，故寒也。**重熱則寒，重陰則熱⑬。**謂陰陽極。**寒傷形，熱傷氣。**形者，和陰也；氣者，和陽也。寒甚有傷於形，熱甚傷奪其氣，斯之常。**氣傷痛，**衛氣行於膚肉

---

①氣歸精：《素問》《甲乙》此下有『精歸化』三字。
②形食味：《素問》《甲乙》『味』下均有『化生精，氣生形』六字。
③精化於氣：《素問》《甲乙》均作『精化爲氣』。
④味出下竅：《素問》《甲乙》均作『陰味出下竅』。
⑤氣出上竅：《素問》《甲乙》均作『陽氣出上竅』。
⑥味厚爲陰：《素問》《甲乙》『厚』下均有『者』字。
⑦氣厚：《素問》《甲乙》此下均有『者』字。
⑧薄爲陽之陰：仁和寺本『陽』字蝕盡，不可辨識。據楊注『氣之薄者，陽中之陰也』，當作『陽』字，今補入。《素問》《甲乙》均作『薄爲陽之陰』。
⑨洩：『泄』之避諱字。凡『泄』字，《太素》皆作『洩』，經文、楊注皆然，此避唐太宗李世民名諱。《素問》《甲乙》均作『泄』。
⑩氣薄則洩，厚則發：《素問》《甲乙》均作『氣薄則發泄，厚則發熱』。
⑪病□：仁和寺本『病』下一字蝕盡，不可辨識。據文義，疑爲『也』字。
⑫陰病則熱，陽病則寒：《甲乙》同；《素問》作『陽勝則熱，陰胜則寒』。
⑬重熱則寒，重陰則熱：《素問》《甲乙》均作『重寒則熱，重熱則寒』。

之中①，邪氣客於膚肉，壅遏衛氣，迫於分肉，故痛。**形傷腫。**既迫痛傷形，即便爲腫也。**故先痛而後腫者，氣傷形也；**先邪傷衛氣致痛，後形腫者，謂衛氣傷及於形也。**先腫而後痛者，形傷氣也。**邪先客於皮膚，爲腫而後壅，衛氣爲痛者，謂形傷及於氣也。

風勝則腫，燥勝則乾，邪風客於皮膚，則爲膹腫也；邪熱燥於皮膚，則皮乾無汗。○平按：《素問》《甲乙經》『腫』均作『動』；『腫』下均有『熱勝則腫』句。**寒勝則胕，**快付反②，檢義當腐。寒勝肉熱，肉當腐。○平按：『胕』《素問》《甲乙經》均作『浮』。**溼勝則濡③。**陰溼氣盛，則多汗也。○平按：『濡』下，《素問》《甲乙經》均有『瀉』字。

天有四時五行，天之用也。**以生長收藏，**四時之用。**以生寒暑燥溼。**五行所生也。有本有『風』，謂具五者也。○平按：『溼』下，《素問》《甲乙經》均有『風』字。

人有五藏，人之有也。**有五氣，以喜怒悲憂恐。**五氣，五藏氣也。喜怒等，心、肺、肝、脾、腎五志者④。○平按：『有五氣』《素問》作『化五氣』，《甲乙經》作『化爲五氣』。『喜』上，《素問》《甲乙經》均有『生』字。**故喜怒傷氣，**內傷者也。**寒暑傷形。**外傷者也。**故曰喜怒不節，寒暑過度，生乃不固。**內外傷已生，得堅固不道夭者，未之有也。○平按：《素問》無『故曰』二字；此節以上有『暴怒傷陰，暴喜傷陽。厥氣上行，滿脉去形』十六字，《甲乙經》同。**重陰必陽⑤，重陽必陰⑥。故曰：冬傷於寒，春必病温；**傷，過多也。冬寒，陰也。人於冬時温衣熱食，腠理開發，多取寒涼以快其志者，寒入腠理，腠理遂閉，內行藏府，至春寒極，變爲温病也。○平按：『病温』，顧本《素問》作『温病』，趙府本《素問》仍作『病温』。**春傷於風，夏生飧洩⑦；**春風，陽也。春因腠理開發，風入腠閉，內行藏府腸胃之中，至夏飧洩也。飧，水洗飯也，音孫，謂腸胃有風，水穀不化而出也。**夏傷於暑，秋生痎瘧⑧；**夏因汗出，小寒⑨入腠，藏之於內，至秋氣發⑩，腠理外

---

① 膚肉之中：仁和寺本『膚』下一字蝕盡，據下文『客於膚肉』，當作『肉』字，今補入。
② 快付反：『快』字誤，當作『扶』。《太素·卷十一·氣穴》楊注云：『胕，扶府反，與「腐」同義也。』劉衡如改『快』爲『扶』，是。
③ 則濡：《素問》作『則濡寫』；《甲乙》作『則濡泄』。
④ 五志者：疑『者』下脱『也』字。
⑤ 重陰必陽：《素問》『重』上有『故』字。《甲乙》與《太素》同。
⑥ 必陰：《甲乙》『陰』下有『此陰陽之變也』六字。
⑦ 飧洩：『洩』爲『泄』之避諱字，説見前。《素問》作『飧泄』；《靈樞·論疾診尺》作『後泄腸澼』；《甲乙·卷十一·第五》作『飧泄腸澼』。
⑧ 秋生痎瘧：『痎』，仁和寺本作『痻』，二字同。下同，不再列舉。《素問》作『秋必痎瘧』。《甲乙·卷七·第一》作『秋必病瘧』。
⑨ 小寒：據下文『風氣內發』之語，疑爲『風寒』之誤。
⑩ 至秋氣發：底本闕『秋』字，據仁和寺本補。

閉，風氣內發，以成痎瘧。痎，音皆。〇平按：《素問》『秋生』作『秋必』。注『氣發』上原缺一字，玩經文應作『秋』，袁刻作『夏』。**秋傷於溼，冬生欬嗽**①。秋多雨溼，人傷受溼，溼從上下，至冬寒并傷肺，故成欬嗽也。愷代反，又邱吏反②，謂逆氣也。〇平按：自此以下《素問》有『帝曰：余聞上古聖人』至『陽在外，陰之使也』一段，其文甚長，中間新校正云所引《太素》及楊注甚多，當在今本所闕七卷中，惜不可考矣。

黃帝問曰③**：法陰陽奈何？**陰陽者，天地綱紀，變化父母，養生之道，法之以成，故問之。

岐伯答曰④**：陽勝則身熱，**陽勝八益爲實，陰勝七損爲虛。言八益者：身熱，一益也。陰弱陽盛，故通身熱也。**腠理閉**二益也。陽開腠理，過盛則閉。**而麤，**三益也。熱盛則腠理皮上麤澀也。〇平按：『而麤』《素問》作『喘麤』，《甲乙經》作『喘息麤』。**爲之俛仰，**四益也。熱盛上下，故身俛仰。〇平按：『俛仰』《甲乙經》作『後悶』。**汗不出而熱，**五益也。陰氣內絕，故汗不出，身仍熱。**乾齒**六益也。熱盛至骨，故齒乾也。〇平按：《素問》《甲乙經》作『齒乾』。**以煩悗，**七益也。熱以亂神，故煩悶也。〇平按：『悗』《素問》作『寃⑤』，《甲乙經》作『悶』。**腹滿死，**八益也。熱盛胃中，故腹滿也。前已七益，復加腹滿，故致死。〇平按：『滿』《甲乙經》作『脹』。**能冬不能夏**⑥。以其內熱，故能冬之大寒，不能夏之小熱。〇平按：二『能』字《甲乙經》作『耐』。**陰勝則身寒，**下言七損也：身寒，一損也，身惡寒⑦。**汗出，**二損也。無陽禁腠，故汗出。**身常清**⑧**，**三損也。清，冷也，□身皮膚⑨常冷也。〇平按：《素問》《甲乙經》『清』作『清』，袁刻亦作『清』。**數慄**⑩四損也。數數戰慄也。**而寒，**五損也。戰而復寒也。**寒則厥，**六損也。寒則手足逆冷也。**厥則腹滿死，**七損也。前已六損，復加冷氣滿腹，冷氣滿腹故致死也。**能夏不能冬。**寒人遇熱，故堪能也。〇平按：兩『能』字，《甲乙經》均作『耐』。**此陰陽更勝之**

---

① 欬嗽：『欬』與『咳』同。《素問》亦作『欬嗽』；《靈樞·論疾診尺》《甲乙·卷九·第三》均作『咳嗽』。
② 邱吏反：『邱』，仁和寺本作『丘』。
③ 黃帝問曰：《素問》作『帝曰』二字。《甲乙》無『黃帝問曰法陰陽奈何岐伯答曰』十三字，有『夫陰在內，陽之守也；陽在外，陰之使也』十五字。
④ 岐伯答曰：《素問》無『答』字。
⑤ 寃：音免，與『悶』『悗』『懣』通。
⑥ 能冬不能夏：『能』與『耐』通。《漢書·趙充國傳》：『漢馬不能冬。』顏師古注：『能，讀曰耐。』《甲乙》作『耐冬不耐夏』。《素問》亦作『能冬不能夏』，王冰注云：『陽勝故能冬，熱甚故不能夏。』訓『能』爲『能夠』義，誤也。
⑦ 身惡寒：底本作『身苦寒』，『苦』字抄誤，據仁和寺本改作『惡』。
⑧ 清：寒冷也。《素問》《甲乙》均作『清』。按，『清』與『清』通。
⑨ □身皮膚：仁和寺本『身』上一字蝕盡，不可辨識，疑爲『一』字，待考。底本脱此字，亦未空格，與仁和寺本不合。今據仁和寺本空一格。
⑩ 慄：《甲乙》作『栗』。『栗』通『慄』。《論語·八佾》：『哀公問社於宰我。宰我對曰：夏後氏以松，殷人以栢，周人以栗，曰使民战栗。』

變也①，病之形能也②。此是陰陽變極之理，亦是人之病所能也。

黃帝問曰：調此二者奈何？陰陽相勝，遂有七損八益。虛實不和，故謂調之。

岐伯答曰：能去七損八益③，則二者可調也④。損者，損於身；益者，益於病。若人⑤能修道察同，去損益之病，則陰陽氣和，無諸衰老，壽命無窮，與天地同極也。〇平按：『去』《素問》《甲乙經》均作『知』。不知用此則蚤衰⑥。人不脩道，不去損益，則陰陽不調，是謂不道，不道早衰也。〇平按：注『不道』二字，原鈔重，袁刻删去，不合，仍依原鈔。衰之節⑦，年四十而陰氣自半也，起居衰矣。始衰時節，年四十也。六府爲陽氣，五藏爲陰氣。人年四十，五藏陰氣自半已衰，腠理始疏，榮華頹落，髮鬢頒白，行立之起，坐卧之居，日漸已衰也。年五十體重，耳目不聽明矣。人年五十脾氣衰，故體重；肝氣衰，故目不明；腎氣衰，故聽不聽也。年六十陰痿，大氣衰，九竅不利，人年六十，腎氣衰，精氣減⑧，筋弛⑨，故宗筋痿也。十二經脉、三百六十五絡爲大氣也，其氣皆上於面而走空竅，其精陽氣上於目而爲睛⑩；其別氣走於耳⑪而爲聽；其宗氣上出於鼻而爲臭；其濁氣出於胃走脣舌而爲味。今經脉、大氣皆衰，故九竅不利。下虛上實，涕泣俱出。人腰以上⑫爲陽，以居上也；腰以下爲陰，以居下也。年六十者，精減陰痿，行步無力，即下虛上實也。神衰失守，故涕泣俱出。〇平按：『出』下，《素問》有『矣』字。故曰，知之則强，知察於同，去七損八益，其身日强。不知則老。

---

① 變也：《素問》無『也』字。

② 病之形能也：『能』與『態』通。『形能』者，形態也。楊訓誤。《荀子・天論》：『耳目鼻口形能。』王念孫曰：『形能當連讀，「能」讀爲「態」。』又，《論衡・累害篇》『固庸能也。』《楚辭・九章》作『固庸態也。』

③ 七損八益：古代房室養生術語。楊上善注文以『損於身，益於病』作解，王冰注《素問》以男女天癸之數作解，二説均非確解。詳解參見《馬王堆漢墓帛書・天下至道談》及《醫心方》引《玉房秘訣》。

④ 則二者可調也：《素問》《甲乙》均無『也』字。

⑤ 若人：仁和寺本作『者人』，底本義勝。

⑥ 蚤衰：『蚤』與『早』通。《素問》作『早衰』；《甲乙》作『早衰矣』。

⑦ 衰之節：《素問》作『之節也』，屬上讀。按，下文逐段列述『早衰之節』，故《素問》『之』上脱『衰』字，當據《太素》補入『衰』字，屬下讀。

⑧ 精氣減：『減』，仁和寺本作『咸』。《集韻・豏韻》：『減，《説文》損也，或作咸。』

⑨ 筋弛：仁和寺本作『筋施』。按，『施』與『弛』通。《周禮・天官・小宰》『斂施之联事。』注：『施，讀爲弛。』

⑩ 上於目而爲睛：『睛』，仁和寺本作『精』。檢《太素・卷二十七・邪中》『其精陽氣，上於目而爲精。』楊上善注曰：『其經絡精陽之氣上走爲目，成於眼精也。』；復檢《靈樞・邪氣藏府病形》曰：『其精陽氣，上走於目而爲睛。』疑底本『睛』字系後人據《靈樞》而改。

⑪ 走於耳：仁和寺本無『於』字。

⑫ 人腰以上：底本、天保鈔本、日本摹寫本皆脱『人』字，據仁和寺本補。

不察於異①，有損有益，故身速衰也。玄元皇帝曰：物壯則老，謂之不道，不道早已。此之謂也。**故同名異邪。**道理無物不通，故同名也。物有方殊②，故異邪也。○平按：『故同名異邪』句，《素問》作『故同出而名異耳』。注『方殊』，『方』字疑是『萬』字之誤。**智者察同，愚者察異，**察，觀也。智者反物觀道，愚者反道觀物。**愚者不足，智者有餘，有餘則耳目聰明，身體輕强，年老復壯，壯者益理③。**愚者觀物，有三不足：目暗耳聾，則視聽不足也；體重力衰，則身不足也；老者日衰，壯者日老，則壽不足也。智者觀道，神清性明，故三有餘也：視聽日勝，則耳目有餘也；身强體輕，則身有餘也；年老反同乳子之形，年壯更益氣色之理，則壽有餘。○平按：《素問》『年老』作『老者』；『理』作『治』。**是以聖人爲無爲之事，**聖人，謂廣成子等也。忘物喪我，任物之動，即爲無爲之事也。○平按：注『無爲』，袁刻作『無物』。**樂恬惔④之能，**怡神適性，即樂恬惔之能也。**從欲快志於虛無之守，**聖人欲無欲之欲，志無求之志，故從快於虛無，不失其道，謂之守也。**故壽命無窮，與天地終，**虛無守者，其神不擾，其性不穢。性不穢，故外邪不入；神不擾，故藏府安內⑤，與虛無同道，與天地齊德，遂獲有餘無窮之壽也。故廣成子語黃帝曰：『吾以目無所見⑥，耳無所聞，心無所知，神將自守，故人盡死，而我獨存。』即其事也。斯乃聖人理身之道也。○平按：注『藏府』下，原鈔空一格，傍注『安欣⑦』二字。**此聖人之治身也。**

天不足西北，故西方陰也，而人右耳目不如左明⑧；地不滿東南，故東方陽也，人⑨左手足不如右强也。夫天地者，形之大也。陰陽者，氣之大也。大形而生萬形，則大形以爲父母，萬形爲子也。故大形有所不足而生萬物，萬物不可足也。故人頭法天，則右耳目聰明不足也；手足法地，故左手足便强不足也。以其天陽不足西北，地陰不足東南故也。○平按：《素問》『西方』作『西北方』；『東方』作『東南方』。

---

① 不察於異：『不』，底本、天保鈔本、日本摹寫本均作『人』。今從仁和寺本改作『不』。
② 物有方殊：『方』字誤。仁和寺本作『万』。按，『万』爲『萬』俗體。《玉篇·方部》：『万，俗萬字。十千也。』當參照仁和寺本改作『物有萬殊』。
③ 益理：《素問》作『益治』。按，唐高宗名李治，故《太素》『治』字避作『理』。
④ 惔：即『憺』字。《素問》作『憺』。又，仁和寺本『惔』字右側注有『《玉》徒甘反，《切》同』六字。按，『玉』指《玉篇》；『切』指《切韻》。
⑤ 故藏府安內：底本闕『安』字，據仁和寺本補。
⑥ 所見：仁和寺本誤作『見所』。底本改作『所見』，是。
⑦ 安欣：仁和寺本無『安欣』二字，疑蕭氏所據日本鈔本之旁注非『安欣』，下一字乃疑問代詞『欤』字，系后人所加注文，推測此處所闕之字爲『安』。又按，『欤』爲『歟』俗體。《集韻·魚韻》：『歟，或書作欤。』
⑧ 不如左明：《素問》『明』下有『也』字。
⑨ 人：《素問》『人』上有『而』字。

黃帝問曰：何以然？

岐伯答曰：東方陽也，其精并上，故上明而下虛，故使耳目聰明而手足不便也；東方是陽，陽氣上昇，故上實下虛，則人左箱上勝下劣也。○平按：《素問》『陽也』下有『陽者』二字；『并上』作『并於上，并於上』六字；『故上明』作『則上明』。西方陰也①，陰者其精并於下，并於下則下盛而上虛，故其耳目不聰明而手足便也。西方是陰，陰氣下沈，故下實上虛，則人右箱下勝上劣也。○平按：此段原鈔無，謹據《素問》補於『西方是陰』注上。故俱感於邪，其在上也②則右甚，在下則左甚，此天地陰陽所不能全③，故邪居之。非直左右陰陽虛處耳目手足有所不善，然左右俱感於邪，虛處獨甚，今人患手足左甚，耳目右甚，即其事也。則天地陰陽有所不全，人法天地，何取可具其全④。非直⑤人有不全，萬物皆爾，不可全也。故聖人法天則地，中順萬物，居不得已，安於不足⑥，是謂⑦攝生之大妙。○平按：注『已安』下，袁刻有『居也』二字，乃因原『安』字右旁有此二字，不宜混入正文。故天有精，地有形；天有氣之精，成人耳目；地有質之形，成人手足。天有八紀，地有五理，故能爲萬物父母。天有八風之紀，紀生萬物；地有五行之理，理成萬物，故爲父母也。○平按：『理』《素問》作『里』；『物』下，《素問》有『之』字。清陽上天，濁陰歸地，故陰陽和也，稱爲萬物；陰陽離也，號爲天地也。是故天地之動靜，神明爲之紀，故能以生長化成收藏，終而復始。是故以天之動也，以地之靜也，以神明御之爲綱紀也。三者備，故能爲四時生長化成收藏終始者也。○平按：『紀』上，《素問》有『綱』字；『化成』二字，《素問》無。唯賢人上配天以養頭，下象地以養足，中象人事以養五藏。人頭象天，故配天養頭，使七竅俱美，同七曜之明也。足以象地，故使五常安⑧，同山岳雙鎮也。中身象於人事，人有五藏，餘禽獸等有不具者，故象人事以養五藏，同真人。○平按：『中象』，『象』字《素問》作『傍』。注『雙』字原缺，原校作『雙』。天氣通於肺，肺爲四藏上蓋，是人之天，故天氣通肺也。地氣

---

① 西方陰也：仁和寺本脱『西方陰也』至『而手足便也』三十二字（加左劃綫部分），蕭延平據《素問》補入此段經文，是。

② 其在上也：《素問》無『也』字。

③ 不能全：《素問》『全』下有『也』字。

④ 何取可具其全：疑『取可』二字抄倒。又按，仁和寺本『其』字注於『具』字右側，原抄者以筆圈之，此乃仁和寺本者疑『具』爲『其』之誤。底本『具』『其』二字均入注文，恐未安。

⑤ 直：義同『僅』。《文心雕龍·樂府》：『故知季札觀辭，不直聽聲而已。』

⑥ 安於不足：仁和寺本『安』字左側注有『居也』二字，爲抄書者所加注文。

⑦ 是謂：仁和寺本作『是爲』，當據仁和寺本改正。

⑧ 故使五常安：劉衡如曰：『五，疑當作「兩足」二字。』

通於咽，風氣通於肝，咽中入食，以生五藏六府，故地氣通咽也。東方生風，風生木，木生酸，酸生肝，故風氣通於肝也①。○平按：『咽』《素問》作『嗌』。雷氣通於心，心能覺動四支百體，故雷氣通心也。穀氣通於脾，五穀滋味入脾，故穀氣通脾也②。○平按：『穀』《素問》作『谷』。雨氣通於腎。雨者水也，故雨氣通腎也。六經爲川，三陰三陽六經之脉，流諸血氣，以注腸胃，故爲川也。○平按：『川』，袁刻作『水』，注同。腸胃爲海，夫海者，一則衆川歸之，二則利澤萬物。腸胃爲彼六經所歸，又滋百節，故爲海也。九竅爲水注。聲色芳味，如水從外流於上之七竅，注入經川，溲後糟粕之水，從內出下二竅也。有本爲『外注』，理亦相似。○平按：注『經川』，『川』字袁刻作『水』。水注之氣，以天地爲之陰陽，聲色芳味之氣，從外入內有養，故以地爲陰也。糟粕溲後，從內出外得通，故以天爲陽也③。○平按：《素問》『水注』二字不重。陽之汗，以天地雨④名之，陽發腠理出汗，同天地間雨，故汗名雨也⑤。氣以天地之風。前明人汗以天地之雨爲名，則人之氣以天地之風名也。○平按：《素問》『氣』上有『陽之』二字；『風』上有『疾』字；『風』下有『名之』二字。暴氣象雷，人身中氣，上下有聲，故象雷也。氣逆象陽。無陰之陽即爲災，故氣逆不和者，象於陽也。○平按：『氣逆』《素問》《甲乙經》均作『逆氣』。故治不法天之紀，不用地之理，則災害至矣。爲家爲國之道，不依天之八纪，地之五理，國有亡破之災，身有夭喪⑥之害也。故風⑦之至，傍如風雨。風，謂天之邪氣者也。邪氣至，觸身傍，傷人體者，如暴風雨入人腠理，漸深爲病者也。○平按：『風』上，《素問》有『邪』字。『傍』《素問》《甲乙經》均作『疾』。故善治者治皮毛，其次治肌膚，其次治筋脉，其次治六府，其次治五藏，五藏半死半生⑧。善者，謂上工善知聲色形脉之候，妙識本標，故療皮毛能愈藏府之病，亦療藏府能除皮毛之疾。故病在皮毛，療於皮毛；病在五藏，療於五藏。或病淺而療淺，或病深而療深，或病淺而療深，或病深而療淺，皆愈者，斯爲上智，十全者也。今夫邪氣始入皮毛之淺，遂至五藏之深，上工療之有十，五死⑨五生者，以其陰陽兩感深重故也。○平按：『五藏』二字，袁刻不重。『五藏』下，《素問》有『治五藏者』四字。故天之邪氣，感則害五藏；謂天降八正虛風，從衝上來，爲損至深，故害五藏也。○平按：『害』下，《素問》有『人』字。水穀之寒温，感則害六府；

① 通於肝也：底本無『也』字，據仁和寺本補。
② 故穀氣通脾也：『脾』，仁和寺本誤作『肝』。據經文『穀氣通于脾』，當作『脾』字。
③ 故以天爲陽也：『也』，仁和寺本誤作『之』，底本義勝。
④ 天地雨：《素問》『雨』上有『之』字。
⑤ 故汗名雨也：『也』，仁和寺本誤作『之』，底本義勝。
⑥ 喪：仁和寺本『喪』字右側注有『《切》穌郎反，亡也』六字。
⑦ 故風：《甲乙》作『邪風』。
⑧ 五藏半死半生：《素問》作『治五藏者半死半生也』；《甲乙》同《素問》，惟『也』字作『矣』。
⑨ 五死：仁和寺本誤作『五死五死』，下『五死』抄衍。底本删下『五死』，是。

天地之間資生氣味[1]，謂水穀也。六府貯於水穀，節之失和，次害六府也。〇平按：《素問》『溫』作『熱』；『害』下有『於』字。**地之溼氣，感則害皮肉筋脈。**腎爲水藏，主骨又深[2]，少溼未能即傷。餘之四藏，所主皮肉筋脈在外，感即先傷，未至六府也。**故用鍼者，從陰引陽，從陽引陰，**肝藏足厥陰脈實[3]，肝府膽足少陽脈虛，須寫厥陰以補少陽，即從陰引陽也。若少陽實，厥陰虛，須寫少陽以補厥陰，即從陽引陰也。餘例准此。〇平按：『故』下，《素問》有『善』字。**以右治左，以左治右，**謂以繆刺，刺諸絡脈；謂以巨刺，刺諸經脈。**以我知彼，**謂醫不病，能知病人。**以表知裏，**或瞻六府表脈，以知五藏裏脈；或瞻聲色之表，能知藏府之裏也。**以觀過與不及之理，見微得過，用之不殆。**寸口之脈，過五十動，然後一代，謂之過；不滿五十，謂之不及。見關格微病，得過失也。見微過而救人者，謂未病之病，療十十全，故無危殆。〇平按：『得』《甲乙經》作『則』。**善診者按脈，**善，謂上工善能診候。診候之要，謂按脈。〇平按：《素問》『按脈』上有『察色』二字，《甲乙經》同。**先別陰陽，審清濁而知部候；**按脈之道，先須識別五藏陰脈，六府陽脈，亦須審量營氣[4]爲濁，衛氣爲清，知兩手[5]各有寸、關、尺三部之別也。〇平按：『部候』，《素問》《甲乙經》作『部分』，別本亦作『部分』。注『和兩手』，『和』字疑是『知』字傳寫之誤。**視喘息，聽音聲而知所苦[6]；**須看病人喘息遲疾[7]麤細，聽病人五行音聲，即知五藏六府、皮毛膚肉、筋脈骨髓何者所苦，此謂聽聲而知者也。〇平按：《甲乙經》『音聲』作『聲音』；『知』下有『病』字。**觀權衡規矩而知病所在；**面部有五藏六府五行氣色，觀乎即知病在何藏府也。此謂察色而知也。〇平按：『規』上，《甲乙》有『視』字。『在』《素問》作『主』，《甲乙》作『生』。**按尺寸而觀[8]浮沈滑濇，而知病所生[9]；**濇，所敕反，不滑也。人之兩手，從關至魚九分，爲寸也；從關至尺一寸，爲尺也；尺寸終始一寸九分，爲尺寸也。凡按脈者[10]，按寸口得五藏六府十二經脈之氣，以知善惡；又按尺部，得知善惡。依此大經，竟無關部。關者，尺寸分處，關自無地。依秦越

---

① 資生氣味：仁和寺本『資』字抄重。底本刪重出『資』字，是。

② 主骨又深：仁和寺本『主』字抄重。底本刪重出『主』字，是。

③ 足厥陰脈實：仁和寺本『脈』字抄重。底本刪重出『脈』字，是。

④ 營氣：仁和寺本作『榮氣』。

⑤ 知兩手：『知』，底本、日本摹寫本均誤作『和』，據仁和寺本改正。

⑥ 知所苦：《甲乙》作『知病所苦』。

⑦ 疾：底本作『急』，據仁和寺本改。

⑧ 按尺寸而觀：《素問》《甲乙》無『而』字。

⑨ 而知病所生：《甲乙》作『而知病所在』。《素問》『所生』二字與下文『以治』連讀，此王冰斷句之失。蕭氏謂：『「所生」下，《素問》有「以治」二字。』此說不確。

⑩ 凡按脈者：仁和寺本初作『凡按脈也』，原校者改『也』爲『者』，今從之。底本作『凡按脈也者』，此誤將仁和寺本所改『者』字作爲增字。今從仁和寺本。

人，寸口爲陽，得地九分；尺部爲陰，得地一寸，尺寸終始一寸九分，亦無關地。華佗[1]云：『尺寸關三部各有一寸，三部之地合有三寸。』未知此言何所依據。王叔和、皇甫謐等各説不同[2]，並有關地，既無依據，不可行用。但關部不得言無，然是尺寸分處，自無其地。脾脉在中，有病寄見尺寸兩間，至下脉經之中，具定是非也。按脉之道，先别陰陽清濁，知部分，以次察聲色，知病所苦所在，始按尺寸，觀浮沈等四時之脉，以識病源也。○平按：『所生』下，《素問》有『以治』二字。新校正云：『按《甲乙經》作「知病所在，以治則無過。」下「無過」二字，續此爲句。』與此正合。注『尺寸分處』，袁刻作『寸尺分處』。**以治無過[3]，以診則不失矣。**此以診候知病源已，然後命諸鍼艾湯藥等法療諸病者，必有祛疾服靈之福，定無夭年損傷之罪，以其善診則無失也。○平按：《甲乙經》『治』下有『則』字；『不』作『無』。**故曰：病之始起也[4]，可刺而已；**以其善診，病之始生，即以小鍼消息去之。不用毒藥者，此則其微，易散者也。**其盛[5]，可待而衰也。**病盛不可療者，如堂堂之陣，不可即擊。待其衰時，然後療者，易得去之，如瘧病等也。○平按：『而衰也』，《素問》《甲乙》作『衰而已』。**故曰[6]：因其輕而揚之，**謂風痹等，因其輕動，道引微鍼，揚而散之。**因其重而減之，**謂溼痺等，因其沈重，燔鍼按熨，漸減損也。○平按：注『溼痺』，袁刻誤作『滋痺』。**因其衰而彰之。**謂癲狂等，取其衰時，彰寫去之也。**形不足者，温之以氣；**謂寒瘦少氣[7]之徒，補其陽氣也。**精不足者，補之以味。**五藏精液少者，以藥以食五種滋味而補養之。**其高者，因而越之；**風熱實於頭胸，因寫越之。**其下者，引而竭之；**寒溼實於腰足，引寫竭之。**中滿者，寫之於內；**氣脹腸胃之中，可以寫之。**其有邪者，清以爲汗；其在皮者，汗而發之；**清，冷也。邪，腸胃寒熱病氣也。或入藏府，或在皮毛，皆用鍼藥以調，汗而出之也。○平按：『清』《素問》《甲乙》作『漬形』二字，袁刻作『清』，今依原鈔作『清』。**其慓悍者，按而投之；**慓，芳照反，急疾也。悍，胡旦反。禁其氣急不散，以手按取，然後投鍼也。○平按：『投』《素問》《甲乙》作『收』。**其實者，散而寫之。**諸有實者，皆散寫之。**審其陰陽，以别柔剛，陽病治陰，陰病治陽。**夫物柔弱者，陽之徒也；剛强者，陰之徒也。陰經受邪，流入陽經爲病，是爲陰經爲本，陽經爲標。療其本者，療於陰經，即陽病療陰也。陽經受邪，准陰療陽也，即陰病療陽也。又陰陽二經[8]陰經若實，陽經必虚；陽經若實，陰經定虚。故陽虚病者宜

---

① 華佗：仁和寺本作『華他』。按，『他』與『佗』通。
② 各説不同：疑『各説』二字抄倒。
③ 以治無過：據下文『以診則不失』，疑『治』下脱『則』字。
④ 病之始起也：《甲乙》無『也』字。
⑤ 其盛：《甲乙》『盛』下有『也』字。
⑥ 故曰：《素問》《甲乙》無『曰』字。
⑦ 少氣：仁和寺本作『小氣』。底本改作『少氣』，是。
⑧ 又陰陽二經：『又』，底本誤作『人』，據仁和寺本改。

寫陰，陰實病者宜補陽也。**定其血氣，各守其鄉，血實宜決之，氣虛宜掣引之**①。須定所病在氣在血，各守血氣病之別鄉，寫乃用鍼刺去實血，補乃用鍼引氣，引皮補已，縱皮閉門，使氣不洩。掣，充曳反②，引也。〇平按：『氣虛』《甲乙》作『氣實』。『掣』《素問》作『⿱制牛』。注『縱皮』，『縱』字袁刻作『從』。

調陰陽

平按：此篇見《素問·卷一·第三生氣通天論》。

黃帝問於岐伯曰：夫自古通天者，生之本也③，古，謂上古、中古者也。謂陰陽而攝其生，則通天之義。上古、中古，人君攝生莫不法於天地，故生同天地，長生久視。通天地者，生之本也。不言通地者，天爲尊也。**本於陰陽**。本於天地陰陽之氣。**天地之間，六合之內，其氣九州、九竅、五藏、十二節，皆通於天氣**。在於天地四方上下之間所生之物，即九州等也。九州，即是身外物也。九竅等物，身內物也。十二節者，謂人四支各有三大節也。謂九州等內外物，皆通天氣也。〇平按：《素問》『於』作『乎』。**其生在其氣三**，謂天地間九州等物，其生皆在陰陽及和三氣。〇平按：《素問》『在』作『五』，別本亦作『五』。**謂數犯此者，則邪氣傷人，此壽之本**。陰陽分爲四時和氣，人之縱志，不順四時和氣攝生，爲風寒雨溼邪氣傷也。此順三氣養生，壽之本也。〇平按：《素問》『數』上無『謂』字；『壽』下有『命』字；『本』下有『也』字。**蒼天之氣清靜，則志意治**，蒼，天色也。氣，謂四時和氣者也。天之和氣，清而不濁，靜而不亂，能令人志意皆清靜也。〇平按：《素問》『靜』作『淨』。**夫順之則陽氣固，雖有賊邪，弗能害也，此因時之序也**④。人能順清靜和氣，則藏氣守其內，府氣固其外，則雖有八正虛風賊邪，不能傷也，斯乃⑤因四序之和，自調攝也。〇平按：《素問》『順』上無『夫』字。**故聖人搏精神**⑥**，或服天氣，通神明**。搏，附也；或，有也。聖人令精神相附不失，有服清靜之氣，通神令清，通性

---

① 掣引之：《甲乙》無『引』字；《素問》作『⿱制牛引』。王冰云：『⿱制牛，讀爲導，導引則氣行條暢。』

② 充曳反：『充』，底本誤作『死』，據仁和寺本改。

③ 生之本也：《素問》無『也』字。

④ 此因時之序也：《素問》無『也』字。

⑤ 斯乃：底本脱『乃』字，據仁和寺本補。

⑥ 故聖人搏精神：『搏』，仁和寺本作『摶』，楊注『搏』字同。按，『摶』與『專』同，《集韻·倦韻》：『摶，擅也。通作「專」。』《史記·秦始皇本紀》：『普天之下，摶心揖志。』司馬貞索隱：『摶，古「專」字。』《素問》作『故聖人傳精神』，王冰注云：『精神可傳。』訓作薪傳之義，恐誤。檢《論語·學而》：『傳不習乎？』鄭注：『魯讀傳爲專，今從古。』據鄭注，則《素問》『傳』字亦當作『專』字解。又按，『摶』又有捏聚、集聚之義，《說文·手部》：『摶，圜也。』《廣雅·釋詁三》：『摶，著也。』王念孫疏證：『摶者，聚之著也。』檢楊注曰：『令精神相附不失。』以後義釋『摶』字，恐誤訓，當取前義作『專』字解爲正。

令明，故得壽弊①天地而不道夭。〇平按：《素問》『搏』作『傳』；『服天』上無『或』字；『通』上有『而』字。**氣失之，則內閉九竅，外壅肌肉，衛氣散解，此謂自傷，氣之削也**②。陰氣失和，則內閉九竅，令便不通；外壅肌肉，使腠理壅塞也。陽氣失和，則腠理開解，衛氣發洩也。此之失者，皆是自失將攝，故令和氣銷削也。〇平按：《素問》『失』上無『氣』字。『衛』，原鈔作『衛』，據本注應作『衛』，《素問》亦作『衛』。

陽氣者，若天與日，失其行，獨壽不章③**，故天運當以日光明，是故陽因上而衛外者也。**人之陽氣若天與日，不得相無也。如天不得無日，日失其行則天不明也。故天之運動，要藉日行，天得光明也。人與陽氣不得相無，若無三陽行於頭上，則人身不得章延壽命也。故身之生運，必待陽脉行身已上，故壽命章也。是以陽上於頭，衛於外也。〇平按：《素問》『行獨』二字作『所則折』三字；『上而』二字作『而上』二字。

因於寒，志欲如連樞，起居如驚，神氣乃浮。連，數也。樞，動也。和氣行身，因傷寒氣，則志欲不定，數動不住，故起居如驚，神魂飛揚也。〇平按：《素問》『寒』下無『志』字；『連樞』作『運樞』，新校正云：『全元起本作連樞。』**因於暑，汗煩則喘喝，靜則多言，體若燔**④**炭，汗出如散。**喝，漢曷反⑤，呵也，謂喘呵出氣聲也。汗者，陰氣也，故汗出即熱去，令熱汗出⑥而煩擾也。若靜而不擾，則內熱狂言。如此者，雖汗猶熱。汗如沐浴，汗不作珠，故曰如散也。〇平按：《素問》『如散』作『而散』。**因於溼，首如裹攘，大筋濡**⑦**短，小筋施長**⑧**，施長者爲痿。**如，而也⑨。攘，除也。人有病熱，用水溼頭而以物裹，人望除其熱，是則大筋得寒溼縮，小筋得熱緩長。施⑩，緩也，絕爾反⑪。筋之緩瘲，四支不收，故爲痿也。〇平按：《素問》『裹』下有『溼熱不』三

---

① 弊：通『蔽』。
② 氣之削也：仁和寺本『削』字下方有小字注文：『相藥反，除也。』其上方欄綫外亦有小字注文，已漫漶，似『《切》息约反，減也』六字。
③ 失其行，獨壽不章：《素問》作『失其所則折壽而不彰』。
④ 燔：仁和寺本此字下方欄綫外有小字注文：『《切》附袁反，炙也。』按，『切』指《切韻》。
⑤ 漢曷反：底本『漢』字誤作『漠』，據仁和寺本改。又，仁和寺本『漢曷』右側有小字注文：『《切》呼半反；《切》胡葛反。』
⑥ 令熱汗出：『令』，底本誤作『今』，據仁和寺本改。
⑦ 濡：同『輭』。按，楊注訓爲『縮』，則『濡』與『緛』字通。仁和寺本『濡』下注有『《玉》如娱反。清也，潤也』八字。
⑧ 小筋施長：『施』，仁和寺本作『**㢮**（弛）』。按，『施』與『弛』通。《素問》作『**㢮**』。
⑨ 如，而也：楊上善誤訓，『如』字當釋作『似』。楊氏有此誤，乃因經文脱『溼熱不』三字（參見蕭延平注）。
⑩ 施：通『弛』。仁和寺本作『**㢮**（弛）』。
⑪ 絕爾反：底本『絕』字抄誤。仁和寺本作『**㢮**爾反』，『**㢮**』字亦誤。按，『**㢮**爾反』三字乃釋『**㢮**』字讀音，不宜取本字作反切上字，故『**㢮**』乃『施』字之誤。仁和寺本『**㢮**』字右側有小字注文：『《切》式支反』，則丹波氏亦訓『**㢮**』爲『施』。

字；『濡』作『緛』；『施』作『弛』；『小筋施長』下有『緛短爲拘』四字；『爲痿』上無『者』字。**因陽氣爲腫，四維相代，陽氣而竭**①。因邪氣客於分肉之間，衛氣壅遏不行，遂聚爲腫。四時之氣各自維守，今四氣相代，則衛之陽氣竭壅不行，故爲腫也。○平按：『因陽氣爲腫』《素問》作『因於氣爲腫』；『而竭』作『乃竭』。

陽氣者，煩勞則張，精絶辟積，於夏使人前厥，辟，稗尺反②。夏日陽氣盛時，入房過多則陽虛起，精絶辟積，生前厥之病也。辟積，辟疊停廢之謂也。前厥，即前仆也。○平按：『前厥』《素問》作『煎厥』。**目盲不可以視，耳閉不可以聽，**精絶則腎府足太陽脉衰，足太陽脉起目內眥，故太陽衰者即目盲也。精絶腎虛，則腎官不能聽也。**潰潰乎若壞都，滑滑不止**③。潰，胡對反。潰潰、滑滑，皆亂也。陽氣煩勞，則精神血氣亂，若國都亡壞，不可□止④也。一曰：滑不正則⑤都大也。言非直精神血氣潰亂，四支十二大骨痿瘲不正也。○平按：『滑滑不止』《素問》作『汨汨乎不可止』。注『滑不正則』應作『都骨不正』。按：原鈔『滑滑不止』右偏有『滑滑不止，都骨不正』八小字。

陽氣大怒，則形氣而絶，血宛⑥**於上，使前厥，有傷於筋縱，**陰并於陽，盛怒則衛氣壅絶，血之宛陳，上并於頭，使人有仆，故曰前厥。并傷於筋，故痿瘲也。○平按：『陽氣』下《素問》有『者』字；『而絶』作『絶而』；『宛』作『菀』；『使前厥』作『使人薄厥』。**其若不容，而出汗偏阻**⑦**，使人偏枯**。阻，壞也，慈呂反。容，緩也。陽氣盛者必傷筋痿緩，其若不緩，則冷汗偏出壞身。偏枯，不隨之病也，或偏枯疼者也。○平按：『而出汗偏阻』《素問》作『汗出偏沮』。**汗出見溼，乃生痤疽**⑧。若汗偏身，見溼於風，即邪風客於肌肉，壅遏營衛，傷肉以生痤疽也。痤，癰之類，然小也，俗謂之癤子。久壅陷骨者，爲痤疽也。○平按：《素問》『疽』作『痱』。**膏梁**⑨**之變，足生大釘，受如持虛**。膏梁血食之人，汗出見風，其變爲病，與布衣不同，多足生大釘腫。膏梁身虛，見溼受

---

① 陽氣而竭：『而』，《素問》作『乃』。疑《太素》字誤。
② 稗尺反：仁和寺本『稗』字右側有小字注文：『《切》必移反。』
③ 滑滑不止：仁和寺本此下欄綫外注有『滑滑不止，都骨不正』八字。
④ 不可□止：底本作『不可止』，『止』上未空格。按，仁和寺本『止』上一字蝕爛，僅餘『辶』殘跡，疑爲『遏』字，不能決，暫加空一格。日本摹寫本作『不可□上』，疑『上』字誤。
⑤ 滑不正則：『滑』字抄誤，當據仁和寺本改作『骨』。
⑥ 宛：通『鬱』。
⑦ 而出汗偏阻：仁和寺本『阻』字右側有小字注文：『《切》慈呂反，止也。』
⑧ 痤疽：仁和寺本『痤』字右側注『《切》昨和反』四字。
⑨ 膏梁：『梁』與『粱』通。《素問》作『高粱』。王冰注曰：『高，膏也；粱，粱也。』

病，如持虛器受物，言易得也。〇平按：《素問》『膏』作『高』；『釘』作『丁』，新校正云：『按丁生之處，不常於足，蓋謂膏粱之變，饒生大丁，非偏著足也。』又《素問》『持虛』下有『勞汗當風，寒薄爲皶，鬱乃痤』十一字。

陽氣者，精則養神，柔則養筋。衛之精氣，晝行六府，夜行五藏，令五神清明，行四支及身，令筋柔弱也。**開闔不得，寒氣從之，乃生大僂。**腠理有邪，開令邪出，則開爲得也。腠理無邪，閉令不開，即闔爲得也。今腠理開，邪入即便閉之，故不得也。寒邪入已，客於腰脊，以尻代踵，故曰大僂。僂，曲也，力矩反。**陷脉爲瘻，流連肉腠。**寒邪久客不散①，寒熱陷脉，以爲膿血，流連在肉腠之間②，故爲瘻③。〇平按：『流』《素問》作『留』。**輸氣化薄，傳爲善畏，乃爲驚駭。**輸者，各繫於藏，氣化薄則精虛不守，故善畏而好驚也。〇平按：《素問》『輸』作『俞』；『乃』作『及』。**營氣不順，逆於肉理，乃生癰腫。**脉肉④營氣爲邪氣傷，不得循脉陰陽相注，故逆於肉理，敗肉即生癰也。〇平按：《素問》『順』作『從』；『癰』作『廱』。注『脉肉』，『肉』字別本作『內』。**魄汗不盡，形弱而氣爍，穴輸已閉，發爲風瘧。故風者，百病之始也。**魄，肺之神也。肺主皮毛腠理，人之汗者，皆是肺之魄神所營，因名魄汗。夏傷於暑，汗出不止，形之虛弱，氣之衰損，淫邪藏於腠理，腠理已閉，至秋得寒，內外相感，遂成風瘧而氣爍，故邪風者百病始。爍，式藥反，淫邪氣。〇平按：《素問》『不盡』作『未盡』。**清靜則肉腠閉距，雖有大風苛毒，弗之能客，此因時之序也。**不爲躁動，毛腠閉距，八風不能傷者，順四時之序調養，故無病也。苛，害也，音柯⑤。〇平按：《素問》『距』作『拒』；『客』作『害』。

故人病久則傳化，上下不并，良醫弗爲。人病雖久，得有傳變，上下陰陽不并，至其所王，必當自愈，故良醫不爲也。〇平按：《素問》『病』上無『人』字。**故陽蓄⑥積病死，而陽氣當隔，隔者當寫，不亟正治，旦⑦乃敗亡。**故陽病者⑧蓄積，不得傳化，有其死期者，陽脉當隔，脉有隔之時，當急寫之⑨，不急療者必當死也。隔，格也。亟，急也。〇平按：『旦乃敗亡』，《素問》作『粗乃敗之』。別本『旦』作『且』。注『療者』，別本作『療之』。

---

① 久客不散：『客』，仁和寺本誤作『容』。底本改爲『客』，是。
② 肉腠之間：『肉』，仁和寺本誤作『內』。底本所改是也。
③ 瘻：日本摹寫本作『瘵』，誤也。
④ 脉肉：底本『肉』字誤。仁和寺本作『脉內』，當據改。
⑤ 音柯：『柯』，仁和寺本誤作『何』。底本改作『柯』，是。
⑥ 蓄：仁和寺本作『畜』。按，『畜』與『蓄』通。楊注『蓄』字同。
⑦ 旦：仁和寺本作『且』。
⑧ 故陽病者：仁和寺本無『者』字。
⑨ 當急寫之：『急』，底本作『即』，據仁和寺本改。

故陽氣者，一日而主外，平旦人氣生，日中而陽氣隆，日西①陽氣已虚，氣門乃開，是故暮而收距②，毋擾筋骨，毋見霧露③。夫陽者，生氣也。陰者，死氣也。故陽氣一日而主外，陰氣一夜而主內。一日外者分爲三時：平旦人氣始生，爲少陽也；日中人氣隆盛，爲太陽也；日西人氣始衰，爲虚陽也。陽氣虚者④，陰氣即開也。陰氣開者，即申酉戌少陰生也，故暮須收距，無令外邪入皮毛也；亥子丑時，即至陰也，故至陰時無擾骨也；寅卯辰即厥陰也，故厥陰時無擾於筋，見霧露也，陰衰見溼，因招寒溼病。○平按：《素問》『開』作『閉』。反此三時，形乃困薄。不順晝夜各三時氣以養生者，必爲病困迫於身。薄，迫也。

岐伯曰⑤：陰者，藏精而極起者也⑥；陽者，衛外而爲固者也⑦。五藏藏精，陰極而陽起也；六府衛外，陽極而陰固也。故陰陽相得，不可偏勝也。○平按：《素問》『極起』作『起亟』。陰不勝其陽，則其脉流薄，疾并乃狂。陽勝，即人迎脉動，或停或速，是則陰并陽盛，發爲狂病。○平按：《素問》『脉』上無『其』字。陽不勝其陰，五藏氣爭，九竅不通。陰勝則藏氣無衛，故外九竅閉而不通也。○平按：『五藏』上，《素問》有『則』字。是以聖人陳陰陽，筋脉和同，骨髓堅固⑧，氣血皆順，如是則外內調和，邪不能客⑨，耳目聰明，氣立如故。故聖人陳陰陽，使人調外內之氣⑩，和而不爭也。○平按：《素問》『順』作『從』；『外內』作『內外』；『客』作『害』。風客淫氣，精乃亡，邪傷肝⑪。風客淫情之氣，遂令陰盛，施精不已，故精亡也。肝脉循陰入肝，故精亡傷肝也。○平按：注『淫情』，『情』字別本作『精』。因而飽食，筋脉橫解，腸澼爲痔。澼，音僻，洩膿血也。肝主於筋，亦生於血，肝既傷已，又因飽食，穀氣盛迫，筋脉解裂，廣腸漏洩膿血，名之爲痔也。○平按：『腸澼』，袁刻誤作

① 日西：《素問》『西』下有『而』字。
② 距：《素問》作『拒』。
③ 毋擾筋骨，毋見霧露：《素問》二『毋』字均作『無』。
④ 陽氣虚者：『者』，仁和寺本作『也』，據下文『陰氣開者』，當從底本作『者』。
⑤ 岐伯曰：《素問》新校正云：『詳篇首云「帝曰」，此「岐伯曰」非相對問也。』
⑥ 極起者也：《素問》作『起亟也』。
⑦ 爲固者也：《素問》無『者』字。
⑧ 骨髓堅固：『固』，仁和寺本誤作『同』。
⑨ 邪不能客：『客』，底本誤作『容』（據蕭氏按語亦當作『客』字），據仁和寺本改。《素問》作『邪不能害』。
⑩ 外內之氣：『外內』，底本作『內外』。今據仁和寺本改，與經文『外內』合。
⑪ 邪傷肝：《素問》『肝』下有『也』字。

『傷澼』。**因而一飲，則逆氣①。**一者，大也。既已亡筋傷肝②，又因大飲，則爲逆氣之病也。〇平按：『一』《素問》作『大』。**因而强力，腎氣乃傷，高骨乃壞。**亡精傷肝，復因力已入房，故傷腎也。腎以藏精主骨，腎傷則大骨壞也。高，大也。

凡陰陽之要，陰密陽固，而兩者不和③，若春無秋，若冬無夏，因而和之，是謂聖度。腠理密不洩者，乃內陰之力也。五藏藏神固者，外陽之力也。故比四時和氣，不得相無也。因四時和氣和於身者，乃是先聖法度也④。〇平按：『陰密陽固』《素問》作『陽密乃固』。**故强不能，陰氣乃絶，**陰氣衰者，可以補陰，更强入房，寫其陰氣⑤，故陰氣絶也。〇平按：『故强不能』，《素問》作『故陽强不能密』。袁刻於『能』下加一『密』字，與原鈔不合。

因於露風，乃生寒熱。精亡肝傷，更得寒溼風邪，邪風成者，爲寒熱病也。〇平按：《素問》此段上有『陰平陽秘，精神乃治，陰陽離決，精氣乃絶』四句。後二句，本書見下文。**是以春傷於風，邪氣流連，乃爲洞洩；夏傷於暑，秋爲痎瘧；秋傷於溼，氣上逆而欬⑥，發爲痿厥，陰陽離決，精氣乃絶；冬傷於寒，春乃病熱。**洞，大貢反，疾流也。肺惡寒溼之氣，故上逆欬也。至冬寒溼變熱，四支不用，名曰痿厥。二氣離分不和，故精氣絶也。〇平按：《素問》『流連』作『留連』；『春乃病熱』作『春必温病』。**四時之氣爭⑦，傷五藏也⑧。**風寒暑溼，四時邪氣爭而不和，即傷五藏也。

陰之生，本在五味。身內五藏之陰，因五味而生也。〇平按：《素問》『生』上有『所』字。**陰之五官，陽在五味。**五藏，陰之官也，謂眼、耳、鼻、口、舌等五官之陽，本於五味者也。故五味內滋五藏，五官於是用强也。〇平按：《素問》『官』作『宮』；『陽』作『傷』。**是故，味過酸⑨，肝氣以津，肺氣乃絶；**夫五味者，各走其藏，得中則益，傷多則損。故傷酸者，能令

---

① 逆氣：《素問》作『氣逆』。
② 亡筋傷肝：『筋』，仁和寺本作『精』，據上節楊注『肝主於筋』『筋脉解裂』之說，當從底本作『筋』。
③ 而兩者不和：《素問》無『而』字。
④ 乃是先聖法度也：『也』，仁和寺本誤作『者』。
⑤ 寫其陰氣：底本脱『氣』字，據仁和寺本補。
⑥ 氣上逆而欬：《素問》作『上逆而欬』，無『氣』字。
⑦ 四時之氣爭：『爭』，《素問》作『更』，屬下讀。
⑧ 傷五藏也：《素問》無『也』字。
⑨ 味過酸：《素問》『酸』上有『於』字。

肝氣下流，膀胱胞薄，遂成於癃漏洩病也。肺氣剋肝，令①肝氣津洩，則肺無所剋，故肺氣無用也。○平按：『肺』《素問》作『脾』。**味過於鹹，則大骨氣勞②，短肌氣抑；**鹹以資骨，今鹹過傷骨，則脾無所剋，故肌肉短小③，脾氣壅抑也。○平按：《素問》『肌』下有『心』字。**味過於苦④，心氣喘滿，色黑，腎不衛；**苦以資心，今苦過傷心，喘滿歐吐，則腎氣無力，故色黑而⑤不能衛也。○平按：《素問》『苦』作『甘』；『腎不衛』作『腎氣不衛』。**味過於甘，脾氣濡，胃氣乃厚；**甘以資脾氣，今甘過傷脾氣濡，令心悶，胃氣厚盛也。○平按：《素問》『甘』作『苦』；『濡』上有『不』字。**味過於辛，筋脉沮弛，精神乃英。**辛以資肺，今辛多傷肺，肺以主氣，筋之氣壞，洩於皮毛也。心神剋肺，氣沮洩，神氣英盛，浮散無用也。○平按：『英』，《素問》作『央』，王注作『久』字解。新校正謂：『此論味過所傷，不宜作精神長久解，央乃殃也，此古文簡略，字多假借用也。』其説爲長。**是故謹和五味，則骨正筋柔⑥，氣血以流，腠理⑦以密。**謂五味各得其所者，則鹹能資骨，故骨正也；酸能資筋，故筋柔也；辛能資氣，故氣流也；苦能資血，故血流也；甘能資肉⑧，故腠理密也。**如是則氣骨以精，謹道如法，長有天命。**謹，順也。如是調養身者，則氣骨常得精勝，上順天道，如先聖法，則壽弊天地，故長有天命也。○平按：顧本《素問》『氣骨』作『骨氣』，趙府本仍作『氣骨』。

陰陽雜説

平按：此篇自篇首至『是謂得道』，見《素問·卷一·第四金匱真言論》。自『黄帝問於岐伯曰：人有四經』至『陰陽相過曰彈』，見《素問·卷二·第七陰陽別論》。自『凡痺』至『痺聚在脾』，見《素問·卷十二·第四十三痺論》。自『陰爭於內』至末，見《素問·陰陽別論》。

---

① 令：底本誤作『今』，據仁和寺本改。
② 則大骨氣勞：《素問》無『則』字。
③ 短小：仁和寺本作『短少』。底本改『少』爲『小』，是。
④ 味过於苦：底本脱『於』字，據仁和寺本補。《素問》作『味过于甘』。
⑤ 故色黑而：仁和寺本無『而』字。
⑥ 則骨正筋柔：《素問》無『則』字。
⑦ 腠理：《素問》作『湊理』。
⑧ 甘能資肉：仁和寺本此下衍『也』字。底本删『也』字，是。

黃帝問於岐伯曰：天有八風，經有五風，八風發邪氣，經風觸五藏。八風，八正邪風也，正月朔日有此八風，發爲邪氣，傷人者也。經風，八虛風也。謂五時八風，從虛鄉來，觸於五藏，舍之爲病也。○平按：《素問》『問』下無『於岐伯』三字；『五風』下有『何謂？岐伯對曰』六字；『發邪』下無『氣』字，有『以爲』二字。注『八正』，袁刻作『八方』，按前《調陰陽篇》『雖有邪賊』句，楊注云：『雖有八正虛風，不能傷也。』依原鈔作『八正』爲是。邪氣發病，所謂得四時之脉者，謂得四時相勝之脉以爲候。○平按：《素問》『脉』作『勝』，別本亦作『勝』。春勝長夏，長夏勝冬，冬勝夏，夏勝秋，秋勝春，所謂得四時之勝也。謂天風、經風在身，邪氣行於寸口，有相勝之候。○平按：《素問》無『得』字。東風生於春，病在肝，輸①在頸項；東風從春生已②與肝爲病者，肝之病氣運致③於頸項，頸項爲春也。○平按：注『運致』，別本作『逆致』。南方風生於夏，病在心，輸在胸脇；胸脇當心，故爲夏也。西方風生於秋，病在肺，輸在肩背；肩背當肺，故爲秋也。北方風生於冬，病在腎，輸在腰股；腰股近腎，故爲冬也。中央爲土，病在脾，輸在脊，故精者身之本也。脊膂當脾，故爲仲夏也。土爲五穀之精，以長四藏，故爲身之本也。○平按：《素問》『輸』作『俞』，下同；『南、西、北』下均無『方』字；『故精者身之本也』句在後。故春氣者病在頭，在頭頸項。夏氣者病在藏，藏謂心腹。秋氣者病在肩背，肩背爲秋氣也。冬氣者病在四支。冬爲痺厥，多在四支。故春喜④病鼽衄，傷寒，春病在頭，故喜鼽衄也。夏喜病洞洩寒中⑤，傷風，夏病在藏，故喜病洞洩寒中也⑥。○平按：《素問》『寒』作『寒中』；『夏』作『長夏』，在仲夏之後。仲夏喜病胸脇，傷温，夏病在胸脇，故喜病胸脇。秋喜病風瘧，仲夏傷暑者，秋喜病風瘧也。冬喜病痺厥。傷溼，冬病故爲痺厥。故冬不按矯⑦，春不

① 輸：《素問》作『俞』，下同。
② 已：底本原作『巳』，據仁和寺本改。
③ 運致：當據仁和寺本、天保鈔本改作『逆致』。
④ 喜：《素問》作『善』。以下諸『喜』字同，不再列舉。
⑤ 洞洩寒中：『洩』爲『泄』之避諱字。底本作『洞洩寒』，脱『中』字，據仁和寺本補。
⑥ 寒中也：仁和寺本作『寒中者也』。
⑦ 故冬不按矯：『矯』，底本作『蹻』，據仁和寺本改。楊注『矯』字同。

病鼽衄，春不病頸項，夫冬傷寒氣在於腠理者，以冬强勇按蹻多勞，因腠理開①，寒氣入客。今冬不作按蹻，則無傷寒，至春不患熱病鼽衄，故春不病頸項者也。蹻，几小反，强勇皃也②。○平按：《素問》『鼽』上無『病』字。夏不病洞洩寒中，仲夏不病胸脇，春傷風時，多循於頭，入於府藏，故至夏日作飧洩寒中病也。所以春無傷風，即無夏飧洩之病，故至仲夏不病胸脇。○平按：《素問》『夏不病洞泄』作『長夏』，在『仲夏不病胸脇』下。秋不病風瘧，秋不病肩背胸脇，仲夏不傷暑於胸脇，至秋無瘧及肩背胸脇病也。○平按：《素問》無『秋不病肩背胸脇』句。冬不病痺厥飧洩，而汗出③藏於清者，至春不病温④。冬病痺厥飧洩內虛，又因汗出，寒入藏於內，故至春病温，是爲冬傷於寒，春爲温病所由者也。○平按：『清』《素問》作『精』。『藏於清』上，《素問》有『夫精者身之本也故』八字。夏暑汗不出者，秋成風瘧⑤。小寒入腠理，不得汗洩，至秋寒氣感而成瘧也。此平人脉法地也⑥。平人脉法，要須知風、寒、暑、溼四氣爲本，然後候知弦、鉤⑦、毛、沈四時脉也。地，即本也。○平按：《素問》無『地』字。

岐伯曰：陰中有陰，陽中有陽。平旦至日中，天之陽，陽中之陽也；日中至昏，天之陽，陽中之陰也；子午已東⑧，晝爲陽也；卯酉已北，夜爲陰。故平旦至日中，陽中之陽也；日中至昏，陽中之陰也。○平按：『岐伯曰』《素問》作『故曰』；『昏』上有『黃』字。合夜至雞鳴，天之陰，陰中之陰也；雞鳴至平旦，天之陰，陰中之陽也。子午已西，夜爲陰；卯酉已南，晝爲陽。故合夜至雞鳴，陰中之陰也；雞鳴至平旦，陰中之陽也。故人亦應之。人同陰陽，故人亦有陽中之陽，陽中之陰，陰中之陰，陰中之陽也。夫言人之陰陽，則外爲陽，內爲陰。皮毛膚肉在外，爲陽；筋骨藏府在內，爲陰。言人身之陰陽，則背爲

① 因腠理開：『因』，底本誤作『困』，據仁和寺本改。
② 强勇皃也：『皃』，仁和寺本誤作『皀』。底本改作『皃』，是。按，『皃』與『貌』同。
③ 飧洩，而汗出：《素問》作『飧泄而汗出也』。詳楊上善注文，『而汗出』三字屬下讀；《素問》『而汗出』下多一『也』字，故『而汗出』三字屬上讀，文意與《太素》大異，疑『也』字爲王冰所增。《素問》新校正云：『詳「飧泄而汗出也」六字上文，疑剩。』蓋林億等疑《素問》此六字爲衍文。
④ 至春不病温：《素問》無『至』字。
⑤ 秋成風瘧：《素問》新校正云：『詳此下義，與上文不相接。』
⑥ 此平人脉法地也：《素問》無『地』字。詳楊注『地，即本也。』《太素》『地』字並非衍文。
⑦ 鉤：仁和寺本作『勾』。按，『勾』與『鉤』通。
⑧ 已東：『已』與『以』通。『已東』及下文『已北』『已西』『已南』之『已』字，底本皆誤作『巳』，今均據仁和寺本改正。

陽，腹爲陰。背在胸上近頭，故爲陽也；腹在胸下近腰，故爲陰也①。言人之身，五藏中之陰陽，則藏者爲陰，府者爲陽；肺、肝、心、脾、腎，五藏皆爲陰；膽、胃、大腸、小腸、三焦、膀胱，六府皆爲陽。就身之中，五藏藏於精神爲陰，六府貯於水穀爲陽也。〇平按：《素問》『言人之身，五藏中之陰陽』作『言人身之藏府中之陰陽』；『肺肝心脾腎』作『肝心脾肺腎』；『三焦』二字在『膀胱』下。所以欲知陰中之陰而②陽中之陽③何也？爲冬病在陰，夏病在陽，春病在陰，秋病在陽。所以須知陰陽相在者，以其四時風寒暑溼在陰陽也。何者？冬之所患欬嗽痺厥，得之秋日傷溼，陰也；夏之所患飧洩病者，得之春日傷風，陽也；春之所患温病者，得之冬日傷寒，陰也；秋之所患欬瘧病者，得之夏日傷暑，陽也。〇平按：注『欬瘧』恐係『痎瘧』之誤，以上篇『夏傷於暑，秋爲痎瘧』也。皆視其所在，爲施鍼石④。視，瞻候也。宜以三部九候瞻知所在，然後命於鍼、灸、砭石、湯藥、導引，五立療方，施之不誤，使十全者也。故背爲陽，陽中之陽，心也；背爲陽，陽中之陰，肺也；心肺在隔已上，又近背上，所以爲陽也。心以屬火，火爲太陽，故爲陽中之陽也。肺以屬金，金爲少陰，故爲陽中之陰也。腹爲陰，陰中之陰，腎也⑤；腹爲陰，陰中之陽，肝也；腎肝居隔以下，又近下極，所以爲陰也。腎以屬水，水爲太陰，故爲陰中之陰也。肝以屬木，木爲少陽，故爲陰中之陽也。腹爲陰，陰中之至陰，脾也。脾居腹中至陰之位，以資四藏，故爲陰中之陰⑥。此皆陰陽表裏、外內、左右、雌雄、上下相輸應也，故以應天之陰陽也。五藏六府，即表裏陰陽也。皮膚筋骨，即內外陰陽也。肝肺所主，即左右陰陽也。牝藏牡藏，即雌雄陰陽也。腰上腰下，即上下陰陽也。此五陰陽，氣相輸會，故曰合於天也。〇平按：《素問》『外內』作『內外』；無『左右』『上下』四字。

問曰：五藏應四時有放乎⑦？

---

①故爲陰也：仁和寺本作『故爲陰者也』，據上文『故爲陽也』，『者』字抄衍。底本删『者』字，是。

②而：《素問》無『而』字。

③陽中之陽：《素問》下『陽』字後有『者』字。

④爲施鍼石：『施』，仁和寺本誤作『弛（弛）』，據楊注『施之不誤』，當作『施』字。《素問》作『爲施鍼石也』。

⑤腹爲陰，陰中之陰，腎也：仁和寺本此九字誤置於上節經文『陽中之陰肺也』之下。底本移此九字於此，與楊上善注文合。

⑥陰中之陰：據經文，疑『之』下脱『至』字。

⑦有放乎：仁和寺本『放』字上方欄綫外有小字注文，已漫漶，其約略可辨者似爲：『《正》方尚反，□逐也，去也，棄也，出遊也。俗方往反。上□□記曰：擬也，學也。』

答曰①：有。東方青色，入通於肝，開竅於目，藏精於肝，精，謂木精也，汁也，三合，藏之肝府膽中也。〇平按：《素問》『問曰』作『帝曰』；『有放乎』作『各有收受乎』。其病發驚駭，起怒亡魂，故驚駭也。其味辛，肝味正酸而言辛者，於義不通。有云：金剋木②爲妻，故肝有辛氣。〇平按：《素問》『辛』作『酸』。注『而言辛』，袁刻作『有本言辛』。其類草木，五行各別多類，故五行中各別稱類也③。草木類同也。其畜雞，其穀麥，其應四時，上爲歲星，春當歲星。是以春氣在頭也，其音角，頭爲身之初首，故春氣在也。其數八，成數八。是以知病之④在筋也，其臭臊。是以⑤知筋位居春，故病在筋也。

赤色入通於心，火生於木，心又屬火，火色赤，故通心。〇平按：『赤色』上，《素問》有『南方』二字。開竅於耳，《九卷》云：心氣通舌。舌既非竅，通於耳。藏精於心，心有七孔三毛⑥，盛精汁三合。故病在五藏，心爲五藏主，不得受於外邪，受外邪則五藏皆病也。其味苦酸，酸爲苦母，並母言之，故有苦酸。〇平按：《素問》無『酸』字。其類火，其畜羊，其穀黍，《九卷》云：黃黍味辛。苦味剋辛，仍金火相濟，故并言之。其應四時，其星上爲熒惑⑦，夏時上爲熒惑。以知病在脉也⑧，脉位居夏，故病在脉。其音徵，其數七，成數七也。其臭焦。

黃色入通於脾胃，五色皆自通藏，不言其府。此言府者，以胃爲四藏資粮，故兼言也。〇平按：《素問》『黃色』上有『中央』二字；『脾』下無『胃』字。開竅於口，藏精於脾，精，脾中散膏半斤，主裹血，溫五藏也。故病在於舌本⑨，脾脉足太陰連舌本，故夏病在舌本也。其味甘，其類土，其畜牛，其穀稷，其應四時，

---

① 答曰：《素問》作『歧伯曰』。
② 金剋木：『剋』，仁和寺本作『刻』。
③ 各別稱類也：仁和寺本『各』下初脱『別』字，原抄者補寫於『各』字左下方。底本因仁和寺本補字多在右側，故誤置『別』字於下文『草木類同』之下。今據仁和寺本乙正。
④ 病之：底本脱『之』字，據仁和寺本補。
⑤ 是以：仁和寺本初脱『以』字，原抄者以小字補於『是』字左下方。底本因仁和寺本補字多在右側，故誤置『以』字於下文『故』字之下。今據仁和寺本乙正。
⑥ 心有七孔三毛：底本、仁和寺本、天保鈔本、通隱堂本及《難經·四十二難》、宋本《千金·卷十三》皆同。按，稱『心有三毛』殊不可解，仁和寺本『毛』字頗似『包』形，疑上述古籍中『毛』字系草書『包』之誤，若作『三包』，則與楊上善下文『盛精汁三合』正合。因無直接證據，存疑待考。
⑦ 其星上爲熒惑：《素問》作『上爲熒惑星』。『惑』，仁和寺本作『或』（楊注『惑』字同），今從底本作『惑』。
⑧ 以知病在脉也：《素問》作『是以知病之在脉也』。
⑨ 在於舌本：《素問》無『於』字。

上爲鎮星，其脾王四季，故季夏上爲鎮星也。故知病在肉也①，其音宫，其數五，脾肉在夏，故有病在肉。其數五，謂生數。其臭香。

白色入通於肺，開竅於鼻，藏精於肺，精，肺液也。○平按：『白色』上《素問》有『西方』二字。故病在於背②，肺爲陽中之陰，在背，故病在背。其味辛，其類金，其畜馬，其穀稻，《九卷》云：粳米味甘，黍味辛。此中稻辛。其應四時，上爲大白星③，秋時上爲大白星。故知病在皮毛④，皮毛在秋，故病在皮毛也。其音商，其數九，其臭腥。九爲成數。

黑色入通於腎，開竅於二陰，二陰，謂前後陰也。○平按：『黑色』上，《素問》有『北方』二字。藏精於腎，精，謂腎液。病在於谿谷，其味鹹，其類水，其畜豕，其穀豆，肉之大會爲谷，小會爲谿。肉分之間，谿谷之會⑤，腎間動氣爲原氣，在谿谷間，故冬病在也。○平按：《素問》『谿』下無『谷』字；『豕』作『彘』。其應四時，上爲辰星，冬時上爲辰星。以知病在骨，骨氣在冬，故病在骨。其音羽，其數六，其臭腐。六爲成數。

岐伯曰：善爲脉者，謹察五藏六府逆順，陰陽表裏雌雄之紀，藏之心意，合之於精，非其人勿教，非其人⑥勿授，是謂得道。善候脉者，須察藏府之氣，有逆有順，陰陽表裏，雄雌綱紀，得之於心，合於至妙，然後教於人。教於人之道，觀人所能，妙知聲色之情，可使瞻聲察色，諸如是等，謂其人也。教，謂教童蒙也。授，謂授久學也。如是行者，可謂上合先聖人道也。○平按：《素問》『善』上有『故』字，無『岐伯曰』三字；『逆順』二字作『一逆一從』四字；『合之於精』作『合心於精』。

黃帝問於岐伯曰：人有四經十二順⑦。四經，謂四時經脉也。十二順，謂六陰爻、六陽爻，相順者也。○平按：《素問》『黃帝問』下無『於岐伯』三字；『順』作『從』，下同。下有『何謂岐伯對曰』六字。

---

① 故知病在肉也：《素問》作『是以知病之在肉也』。
② 故病在於背：《素問》無『於』字。
③ 大白星：『大』通『太』。《素問》作『太白星』。
④ 故知病在皮毛：《素問》作『是以知病之在皮毛也』。
⑤ 谿谷之會：『谷』，底本誤作『骨』，據仁和寺本改正。
⑥ 非其人：『人』，《素問》作『真』。
⑦ 人有四經十二順：當據《素問》於此下補『何謂』二字。

四經應四時①，十二順②應十二月，肝、心、肺、腎四脈，應四時之氣；十二爻，應十二月。**十二月應十二脈。**十二經脈也。**脈有陰陽，**十二經脈，六陰六陽。**知陽者知陰，知陰者知陽。**妙知人迎之變，即懸識氣口；於氣口之動，亦達人迎。**凡陽有五，五五二十五陽。**五藏之脈於五時見，隨一時中即有五脈，五脈見時皆有胃氣，即陽有五也。五時脈見，即有二十五陽數者也。**所謂陰者真藏，其見則爲敗，敗必死。**於五時中，五藏脈見，各無胃氣，唯有真藏獨見，此爲陰也。○平按：『其』《素問》作『也』。又：《素問》『死』下有『也』字。注『爲陰』，『爲』字，袁刻作『所謂』二字。**所謂陽者，胃胞之陰陽。**胃胞之中，苞③裹五穀，其④五藏爲糧⑤，此則對藏陰爲陽⑥，故曰胃胞陰陽者也。○平按：《素問》『胞』作『脘』；『陽』上無『陰』字，下有『也』字。**別於陽者，知病之處⑦；**陽，胃氣也。足陽明脈通於胃，是以妙別陽明胃氣，則諸脈受病所在並知之。**別於陰者，知死生之期。**妙別五藏之脈，即知死生有期。**三陽在頭，三陰在手，**三陽行胃人迎之脈，在頭；三陰行太陰寸口之脈，在手也。**所謂一也。**陰陽上下，動如引繩，故曰一也。**別於陽者，知病忌時；**善別胃脈，即和胃氣有無⑧，禁忌在於四時。○平按：注『和』，別本作『知』。**別於陰者，知死生之期。**善別手太陰脈，即知真藏脈之有無，死生之期。**謹熟陰陽，無與衆謀。**謹能純熟⑨陰陽脈氣之道，決於心者，不復有疑，故不與衆人謀議也。

所謂陰陽者，去者爲陰，至者爲陽；動者爲陽，靜爲陰；數者爲陽，遲者爲陰。凡陰陽者，去、靜與遲皆爲陰，至、動與數皆爲陽。○平按：《素問》『靜』下有『者』字；『靜者』句在『動者』句上；『遲者』句在『數者』句上。**凡持真藏之脈者，肝至懸絕九日死，**有本爲十八日。○平按：《素問》『藏之』二字作『脈之藏』三字；『九』作『急十八』三字。**心至懸絕九日死，肺至懸絕十日死，腎至懸絕五日死，脾至懸絕四日死。**

---

① 四經應四時：當據《素問》在『四』上補『歧伯對曰』四字。
② 十二順：此篇凡『順』字，《素問》均作『從』，不再列舉。
③ 苞：通『包』，包裹也。《說文・艸部》段玉裁注：『苞，假借爲包裹。』
④ 其：底本誤作『具』，據仁和寺本改。
⑤ 五藏爲糧：『糧』，仁和寺本作『粮』。按，據文義，作『糧』，作『粮』均誤，當是『陽』字。
⑥ 此則對藏陰爲陽：『對』，底本誤作『真』，據仁和寺本改。
⑦ 知病之處：《素問》作『知病處也』。
⑧ 即和胃氣有無：底本『和』字誤，當據仁和寺本改作『知』，與經文『知病忌時』合。
⑨ 謹能純熟：『純』，仁和寺本作『淳』。按，『淳』與『純』通。

得真藏脉者死，然死之期得五藏懸絶已去，各以其藏之氣分晝日爲數。脉至即絶，久而不來，故曰懸絶。〇平按：《素問》『十日』作『十二日』；『五日』作『七日』。

問曰：二陽之病發心痺，有不得隱曲，女子不月，其傳爲風消，其傳爲息賁，三日者死，不治。二陽者，陽明也。陽明，謂手陽明大腸脉也，足陽明胃脉也。陽明所發，心痺等病也。隱曲，大小便。風消，謂風熱病消骨肉也。息賁，賁，隔也，爲隔息也。〇平按：《素問》『曰』上無『問』字；『痺』作『脾』；『息賁』下無『三日』二字。

曰：三陽爲病發寒熱，下爲癰腫，及爲痿厥喘悁，其傳爲索澤，其傳爲頹疝。三陽，太陽也，謂手太陽小腸脉也，足太陽膀胱脉也。太陽所發，寒熱等病。悁，季綿反，憂恚也。索，奪也。憂恚不已，傳爲奪人色潤澤也。〇平按：《素問》『喘悁』作『喘痟』。

曰：一陽發病，少氣喜欬喜洩，傳爲心瘛①，其傳爲隔。一陽，少陽也，手少陽三焦脉也，足少陽膽脉也。少陽發少氣等病。隔，塞也。〇平按：《素問》『喜』作『善』；『瘛』作『掣』。『少氣』，原鈔作『小氣』，玩注宜作『少』，《素問》亦作『少』。又注『少陽』，『少』字原鈔亦作『小』，恐係鈔寫之誤，謹更正。**二陽一陰發病，生②驚駭背痛，喜噫喜欠③，名曰風厥。**二陽，陽明也。一陰，厥陰也，手厥陰心包脉也，足厥陰肝脉也。此二脉發驚駭等病，風厥也。〇平按：《素問》『生』作『主』。**二陰一陽發病，喜脹心滿喜氣。**二陰，少陰也，手少陰心脉也，足少陰腎脉。少陰、少陽發喜脹等病。〇平按：注『腎脉』下，袁刻有『一陽，少陽也』五字。**三陽三陰發病，爲偏枯痿易，四支不舉。**三陽，太陽也。三陰，太陰也，手太陰肺脉也，足太陰脾脉也。太陰發偏枯等病也。

鼓一陽曰鉤曰鼓④，一陽，少陽也。少陽脉至手太陰寸口，其脉鼓也。鼓，脉鼓動也。一陽之鼓曰鉤也⑤。〇平按⑥：《素問》『鉤』下無『曰』字。**一陰曰毛，**一陰，厥陰也。厥陰脉至之寸口曰毛，此陰脉，不稱鼓也。有本：一曰陰曰毛也。**鼓陽勝隱⑦曰弦，**脉鼓陽勝於隱曰弦。〇平按：《素問》『隱』作『急』。別本『隱』上有『陰』字。**鼓陽至而絶曰石，**至者爲陽也，鼓陽至絶曰石也。**陰陽**

---

① 傳爲心瘛：《素問》作『其傳爲心掣』。
② 生：仁和寺本作『主』。底本誤。
③ 喜噫喜欠：二『喜』字，《素問》均作『善』。後同，不再列舉。
④ 曰鉤曰鼓：《素問》作『曰鉤鼓』，『鼓』字屬下讀。《素問》義勝。
⑤ 曰鉤也：『鉤』，仁和寺本誤作『釣』。底本改作『鉤』，是。
⑥ 平按：底本『平』字與下文『下』字誤倒，據人衛本乙正。
⑦ 鼓陽勝隱：疑『隱』爲『陰』形誤。楊注『隱』字同。《素問》作『鼓陽勝急』。

相過曰彈。陰陽之脉至寸口相擊，曰彈也。〇平按：『彈』《素問》作『溜』。**凡痹之客五藏者，肺痹者，煩則滿喘而歐。**邪氣客肺及手太陰，故煩滿喘歐也。〇平按：《素問》『煩』下無『則』字；『歐』作『嘔』。**心痹者不通，煩則下鼓，暴上氣而喘，嗌乾喜噫，厥氣上則恐。**邪氣客心及手太陽，故上下不通，煩則少腹故脹等病也。〇平按：《素問》『不通』上有『脉』字；『則』下有『心』字①；『喜』作『善』。注『少腹故脹』，『故』恐係『鼓』字之誤。**肝痹者，夜臥則驚，多飲數小便，上爲演壞。**邪氣客肝及足厥陰脉，厥陰脉係目及陰，故臥驚數小便。演當涎，謂涎流壞中心也。〇平按：『演壞』《素問》作『引如懷』三字。**腎痹者善脹，尻以伐踵，脊以伐項。**邪客腎及少陰之脉，故喜脹脊曲也。〇平按：《素問》『善』作『喜』；兩『伐』字均作『代』；『項』作『頭』。『脹』下袁刻有『足攣』二字，原鈔無。**脾痹者，四支懈惰，發欬歐②汁，上爲大寒。**邪客脾及足太陰脉，不得營於四支，故令懈惰，又發脾欬，胃寒歐冷水也。〇平按：《素問》『懈惰』作『解墮』；『歐』作『嘔』；『寒』作『塞』。**大腸痹者，數飲出而不得，中氣喘爭，時發飧泄。**邪客大腸及手陽明脉，大腸中熱，大便難，肺氣喘爭③，時有飧泄④也。〇平按：《素問》『腸』上無『大』字；『出而』作『而出』。注『爭』字，原鈔作『年』，謹依經文作『爭』。**胞痹者，少腹⑤膀胱按之兩髀若沃以湯⑥，濇於小便，上爲清涕。**膀胱盛尿，故謂之胞，即尿脬。脬，匹苞反。邪客膀胱及足太陽，膀胱中熱，故按之髀熱，下則小便有濇，上則鼻清涕出也。〇平按：『少腹』，原鈔作『少腸』，《素問》作『少腹』。袁刻作『小腸』，與原鈔、《素問》均異。謹依《素問》作『少腹』。『兩髀』，《素問》作『內痛』，新校正云：『全元起本作兩髀。』據此，則全元起本與此相合。『若沃以湯』，『湯』字原鈔作『陽』，恐傳寫之誤，謹依《素問》作『湯』，別本亦作『湯』。

陰氣者，靜則神藏，躁則消亡。五藏之氣，爲陰氣也；六府之氣，爲陽氣也。人能不勞五藏之氣，則五神各守其藏，故曰神藏也。賊郎反。若怵惕思慮，悲哀動中，喜樂無極，愁憂不解，盛怒不止，恐懼不息，躁動不已，則五神消滅，傷藏者也。**飲食自倍，腸胃乃傷。**凡人飲食，胃實則腸虛，腸實則胃虛，腸胃更實更虛，故得氣通，長生久視。若飲食自倍，則氣不通，夭人壽命也，此則傷府也。**淫氣喘息，痹聚**

---

① 下有『心』字：『下』，底本誤作『上』。檢《素問》作『煩則心下鼓』，今改作『下』字。
② 歐：仁和寺本作『嘔』。
③ 爭：蕭氏按曰：『注「爭」字，仁和寺本作「年」。』檢仁和寺本，『爭』字不誤。
④ 飧泄：仁和寺本作『泄飧』。底本改爲『飧泄』，是。
⑤ 少腹：仁和寺本誤作『少腸』。蕭氏據《素問》改作『少腹』，是。
⑥ 若沃以湯：『湯』，蕭氏謂『仁和寺本作陽』。檢仁和寺本作『若沃以湯』，此蕭氏所據鈔本之誤。

在肺；淫，過也。喘息，肺所爲也。喘息過者，則肺虛邪客，故痺聚也。淫氣憂思，痺聚在心；憂思，心所爲。憂思過者，則心傷邪客，故痺聚也。淫氣歐唾，痺聚在腎；歐唾，腎所爲也。歐唾過者，則腎虛邪客，故痺聚也。〇平按：『歐唾』《素問》作『遺溺』。淫氣渴乏，痺聚在肝；肝以主血，今有渴乏，多傷血肝虛，故痺聚也。〇平按：『渴乏』《素問》作『乏竭』。淫氣飢絶，痺聚在胃。飢者，胃少穀也。飢過絶食則胃虛，故痺聚。淫氣雍塞，痺聚在脾。穀氣過塞則實，而痺聚於脾也。〇平按：『飢絶』《素問》作『肌絶』，下無『痺聚在胃』『淫氣雍塞』二句。新校正云：『詳從上凡痺客五藏者至此，全元起本在《陰陽別論》中，此王氏所移。』據此，則全元起本與《太素》同也。

陰爭於內，陽擾於外，魄汗未藏，四逆而起，起則動肺，使人喘喝。五藏爲陰，內邪陰氣以傷五藏，故曰爭內；六府爲陽，外邪陽氣以侵六府，故曰擾外。皮毛腠理也①，肺魄所主，故汗出腠理，名魄汗也。藏，猶閉也。陰陽爭擾，汗出腠理未閉，寒氣因入，四支逆冷，內傷於肺，故使喘喝。喝，喘聲，呼割②反。〇平按：《素問》『動』作『熏』；『喝』作『鳴』。陰之所生，和本曰味。五藏所生，和氣之本，曰五味也。〇平按：《素問》『味』作『和』。是故剛與剛，陽氣破散，陰氣乃消亡。剛與剛，陽盛也。陽盛必衰，故破散也。無陽之陰，必消亡也。淖則剛柔不和，經氣乃絶。淖，亂也，音濁。言陽散陰消，故剛柔不和，則十二經氣絶也。〇平按：《素問》此段下有『死陰之屬，不過三日而死；生陽之屬，不過四日而死』數句，本書在後。

岐伯曰③：所謂生陽死陰者，肝之心，謂之生陽；木生火也。心之肺，謂之死陰；火剋金也。肺之腎，謂之重陰；少陰重至陰也。腎之脾，謂之辟陰，死不治。辟，重疊。至陰、大陰重也。結陽者，腫四支。結，聚。結陰者，便血一升，再結二升，三結三升。血聚④多至三升也。

陰陽結者鍼⑤，多陰少陽曰石水，少腹腫。少陰爲水，故『多』字誤也⑥。〇平按：《素問》『結』下無『者』字；『鍼』作『斜』。『石』，原鈔本作『右』，恐誤，《素問》作

---

① 也：疑爲『者』字之誤。

② 割：仁和寺本此字右側注有『《切》古達反』四字。

③ 岐伯曰：《素問》無此三字。

④ 血聚：仁和寺本作『二聚』。詳經文，『二』當作『三』。底本作『血聚』，與仁和寺本不合。

⑤ 陰陽結者鍼：仁和寺本作『陰陽結者針』。趙府本《素問》作『陰陽結斜』；顧從德本《素問》作『陰陽結斜』，顧本之『斜』當爲『糾』之壞字。按，疑仁和寺本『者針』二字抄倒，而『針』爲『糾』之誤，若作『陰陽結糾者』，則文義豁然。

⑥ 誤也：仁和寺本作『誤耳也』，『也』字誤衍。底本删『耳』字，亦通。

『石』。『腹腫』二字，原鈔缺左方，只餘右方『復』『重』二字，謹依《素問》作『腹腫』。**三陽結謂之消**，消渴、消中也。三陽，太陽。〇平按：《素問》『三陽』作『二陽』。注『消渴』，『渴』字袁刻誤作『濁』。**二陽結謂之隔**，便溲不通也。二陽，陽明也。〇平按：《素問》『二』作『三』。**三陰結謂之水**，三陰，太陰。**一陰一陽結，謂之喉痺**。厥陰、少陽也。**陰搏陽別**①**，謂之有子**，陰脉聚，陽脉不聚也。**陰陽虛腸辟**。陰陽府藏脉皆虛者，腸辟疊死。〇平按：《素問》『辟』下有『死』字。**死陰之屬，不過三日而死**②**；生陽之屬，不過四日而已**。陰陽死生期也。〇平按：《素問》此數語在『經氣乃絶』之下。『四日而已』，《素問》作『四日而死』，新校正云：『按別本作四日而生，全元起注本作四日而已，俱通。詳上下文義，作死者非。』據此，則全元起注本與此正合，袁刻誤作『四日而死』。**陽加於陰謂之汗**，加，勝之也。**陰虛陽搏**③**謂之崩**。崩，下血也。**三陰俱搏，三十日夜半死**。太陰總得三陰之氣。〇平按：《素問》『三十』作『二十』。**二陰俱搏，十五日夕死**④。少陰總得二陰之氣。〇平按：《素問》『十五』作『十三』；『夕』下有『時』字，別本亦有『時』字。**一陰俱搏，十日平旦死**。厥陰氣皆來聚，故曰俱也。〇平按：顧本《素問》無『平旦』二字，趙府本有。**三陽俱搏且鼓，三日死**。三陽之脉，聚而且鼓。**三陽三陰**⑤**俱搏，心腹滿，發盡不得隱曲，五日死。二陽俱搏，募病溫，死不治，不過十日死**。陽明之氣皆聚，則陽明募病。有本爲『幕』也⑥。〇平按：《素問》『募』作『其』。

黃帝內經太素卷第三　陰陽

仁安二年丁亥正月十二日以同本書寫之

同□□□□移點了　丹波賴基

本云

仁平元年二月十二日以同本書寫移點校合了　憲基

---

① 陰搏陽別：『搏』，底本誤作『搏』，據仁和寺本改正。劉衡如曰：『楊注訓「聚」，疑當作「摶」。下同。』《素問》『搏』字作『搏』，亦誤。
② 而死：仁和寺本作『死而』，據下文『不過四日而已』，當作『而死』。底本作『而死』，是。
③ 搏：底本、《素問》均作『搏』。以下數『搏』字同，均據仁和寺本改。
④ 夕死：仁和寺本作『夕時死』，底本脱『時』字。
⑤ 三陽三陰：《素問》作『三陰三陽』。
⑥ 有本爲幕也：『幕』，仁和寺本誤作『募』。按，經文之『募』字，《素問》作『其』，疑『募』或爲『其』字之誤。

黃帝內經太素卷第四〔佚〕

黃帝內經太素卷第五　人合

通直郎守太子文學臣楊上善奉　敕撰注
黃陂蕭延平北承甫校正

編者按：原鈔自卷首至楊上善注文『二節，故得有子也』之上闕，卷首注『首一紙缺』四字。今據仁和寺原鈔卷末所題卷第補入『黃帝內經太素卷第五人合』十一字；又依仁和寺本體例，於篇首補入第二篇『陰陽合』、第三篇『四海合』、第四篇『十二水』卷首目錄。第一篇標題闕，日本小曾户洋擬作『天地合』，今從此說。

平按：此篇自注文『不足二節，故得懷子也』以上殘脱不完，篇目亦不可考，故自『黃帝問於伯高曰』至『以抱人形』謹從《靈樞·卷十·第七十一邪客篇》補入。自『天有陰陽』以下，至『天地相應者』，見《靈樞·邪客篇》。

天地合

黃帝問於伯高曰：願聞人之肢節，以應天地奈何？

伯高答曰：天圓地方，人頭圓足方以應之。天有日月，人有兩目；地有九州，人有九竅；天有風雨，人有喜怒；天有雷電，人有音聲；天有四時，人有四肢；天有五音，人有五藏；

天有六律，人有六府；天有冬夏，人有寒熱；天有十日，人有手十指；辰有十二，人有足十指，莖垂以應之，女子不足二節，以抱人形；（以上從《靈樞·邪客篇》補入）……不足二節①，故得懷子也。天有陰陽，人有夫妻；歲有三百六十五日，人三百六十五節②；○平按：《靈樞》「人」下有「有」字。地有高山，人有肩膝；地有深谷，人有腋③膕；戈麥反，曲腳也。

地有十二經水，人有十二經脉；地有雲氣④，人有衛氣；地有草蔖，千古反，草名也，又死草也。○平按：「雲氣」，原鈔「雲」字下半不全，只餘上半「雨」字。按《素問·陰陽應象大論》云：「地氣上爲雲。」此云「地有雲氣」，正合。袁刻因《靈樞》作「泉脉」，遂作「泉氣」，恐誤。「蔖」，《靈樞》作「蓂」。人有豪毛；天有晝晦⑤，人有臥起；天有列星，人有齒牙；地有小山，人有小節；地有山石，人有高骨；地有林木，人有幕筋⑥；地有聚邑，人有䐃肉；歲有十二月，人有十二節；地有時不生草⑦，人有毋⑧子。此人所以⑨與天地相應者也⑩。幕，當爲膜，亦幕覆也。膜筋，十二經筋及十二筋之外裹膜分肉者，名膜筋也。人身上有二十六形，應天地之形也。○平按：《靈樞》「齒牙」作「牙齒」；「時」上有「四」字。

---

① 不足二節：仁和寺本「二節」以上楊上善注文蝕盡，不可辨識。
② 人三百六十五節：《靈樞》作「人有三百六十節」，當據《太素》補入「五」字。
③ 腋：仁和寺本作「掖」，乃「腋」之本字。《說文》：「掖，臂下也。」《靈樞》作「腋」。
④ 地有雲氣：仁和寺本「有」下一字蝕殘，辨其剩形，當作「霧」字。底本「雲」字恐誤。
⑤ 晝晦：《靈樞》作「晝夜」。
⑥ 幕筋：「幕」乃「募」形誤。按，「募」與「膜」通。清朱駿聲《說文通訓定聲·豫部》：「募，叚借爲膜。」楊上善亦謂：「當爲膜。」《靈樞》作「募筋」。
⑦ 地有時不生草：仁和寺本此上欄綫外有小字注文曰：「《莊子》曰：窮髮之北，有冥海者，天池也。疏曰：地以草木爲髮，北方寒瀝之地，草木不生，故□窮髮，所謂□毛之地也。」
⑧ 毋：《靈樞》作「無」，義同。
⑨ 此人所以：《靈樞》無「所以」二字。
⑩ 者也：底本脱「也」字，據仁和寺本補。

陰陽合

平按：此篇自篇首至『此之謂也』，見《靈樞·卷七·第四十一陰陽系日月篇》。篇中間自『在上者爲陽』至『蒼色』一段經文、楊注原鈔殘闕，平於日本仁和寺宮御藏本殘卷十三紙中檢出，證以《靈樞·陰陽系日月篇》經文，補入『生於火，故』及『有肝，肝者』之間，而此篇缺處復完，亦幸事也。自『此之謂也』下『黃帝曰』至末，見《素問·卷二·第六陰陽離合論》，又見《靈樞·卷二·第五根結篇》，又見《甲乙經·卷二·第五》。

黃帝曰：余聞天爲陽，地爲陰，日爲陽，月爲陰，其合之於人奈何？

岐伯曰：腰以上爲天，腰以下爲地，故天爲陽，地爲陰。夫人身陰陽應有多種：自有背腹上下陰陽，有藏府內外陰陽，有五藏雄雌陰陽，有身手足左右陰陽，有腰上下天地陰陽也。足之十二脉，以應十二月，月生於水，故在下者爲陰；腰下爲地，故兩足各有三陰三陽，應十二月，故十二脉也。人身左右隨是一邊即有十二脉者，天地通取也。月爲太陰之精，生水在地，故爲陰也。〇平按：《靈樞》『足』上有『故』字；『脉』上有『經』字。手之十指，以應十日，日生於火，故在上者爲陽。日爲太陽之精，生火在天，故爲陽也。〇平按：『日生於火』《靈樞》作『日主火』。

黃帝曰：合之於脉奈何？

岐伯曰：寅者正月，生陽也，主左足之少陽；未者六月，主右足之少陽；卯者二月，主左足之太陽；午者五月，主右足之太陽；辰者三月，主左足之陽明；巳者四月，主右足之陽明。此兩陽合於前，故曰陽明。從寅至未六辰爲陽，從申至丑六辰爲陰。十一月一陽生，十二月二陽生，正月三陽生。三陽已生，能令萬物生起，故曰生陽。生物陽氣，正月未大，故曰少陽；六月陽氣衰少[①]，故曰少陽。二月陽氣已大，故曰太陽；五月陽氣猶大，故曰太陽。三月、四月二陽合明，故曰陽明也。〇平按：『正月』下《靈樞》有『之』字。

申者七月，生陰也，主右足之少陰；丑者十二月，主左足之少陰；酉者八月，主右足之

① 六月陽氣衰少：『衰』，底本誤作『已』，據仁和寺本改正。

太陰；子者十一月，主左足之太陰；戌者九月，主右足之厥陰；亥者十月，主左足之厥陰。此兩陰交盡，故曰厥陰。五月一陰生，六月二陰生，七月三陰生。三陰已生，能令萬物始衰，故曰生陰。生物七月陰氣尚少，故曰少陰；十二月陰氣已衰，故曰少陰。八月陰氣已大①，故曰太陰；十一月陰氣猶太，故曰太陰。九月、十月二陰交盡，故曰厥陰。厥，盡也。〇平按：『七月』下，《靈樞》有『之』字。

甲主左手之少陽，己主右手之少陽。乙主左手之太陽，戊主右手之太陽。景②主左手之陽明，丁主右手之陽明。此兩火并合，故爲陽明。甲、乙、景③、丁、戊、己，爲手之陽也；庚、辛、壬、癸，爲手之陰也。甲己爲少陽者④，春氣浮於正月⑤，故曰少陽；己爲夏陽將衰，故曰少陽⑥。甲在東方，故爲左也；己在中宮，故爲右也。乙戊爲手太陽者，乙爲二月，陽氣已太，故曰太陽；戊夏陽盛，故爲太陽。乙在東方，戊在中宮，故有左右也。景丁爲陽明者，景爲五月，丁爲六月，皆是南方火也，二火合明，故曰陽明也。〇平按：『景』《靈樞》作『丙』，唐人避太祖諱『丙』爲『景』，猶諱『淵』爲『泉』也。注『夏陽將衰』，『夏』『衰』二字因蟲蝕不全，玩其剩處，與『夏』『衰』二字相近，證以上注『陽氣已少，故曰少陽；陰氣已衰，故曰少陰』，於義亦合，謹擬作『夏』『衰』二字。庚主右手之少陰，癸主左手之少陰。辛主右手之太陰，壬主左手之太陰。故足之陽者，陰中之少陽也；足之陰者，陰中之大陰也。庚癸爲少陰者，十二辰爲地，十幹爲天，天中更有陰陽，故甲乙等六爲陽，庚辛等四爲陰。庚爲七月申，陰氣未大，故曰少陰；癸爲十二月丑⑦，陰氣將終，故曰少陰。辛壬爲太陰者，辛爲八月酉，陰氣已大，故曰太陰；壬爲十一月子⑧，陰氣

---

① 陰氣已大：『大』，仁和寺本作『太』。按，『大』與『太』義同，諸書此二字多互用，不再列舉。

② 景：仁和寺本作『丙』。按，『景』爲避諱字。唐太祖之父名『李昞』，『昞』與『丙』同音，避諱學謂之嫌名，故避作『景』。仁和寺本經文不避諱，故經文仍作『丙』。

③ 景：仁和寺本同。按，此爲『丙』之避諱字，以下二『景』字同。參見前注。

④ 甲己爲少陽者：『己』，底本誤作『乙』，據仁和寺本改正。

⑤ 春氣浮於正月：『浮』，仁和寺本作『孚』，疑底本誤。按《太玄·戾》：『陽氣服微。』司馬光注：『卵之始化謂之孚，草之萌甲亦曰孚。』應從仁和寺本作『孚』，取『萌發』之義。

⑥ 少陽：仁和寺本作『小陽』，底本作『少陽』是。

⑦ 癸爲十二月丑：仁和寺本作『癸爲十一月子』。檢《太素·卷五·陰陽合》及《靈樞·卷七·陰陽系日月第四十一》均曰：『丑者十二月，主左足之少陰。』據此，則底本改作『癸爲十二月丑』是。

⑧ 壬爲十一月子：仁和寺本作『壬爲十二月子』。檢《太素·卷五·陰陽合》及《靈樞·卷七·陰陽系日月第四十一》均曰：『子者十一月，主左足之太陰。』據此，則底本『壬爲十一月子』是。

盛大，故曰太陰。心主厥陰之脉，非正心脉，故十幹外①無所主也。足爲陰也，故足之有陽②，陰中少也；足之有陰，陰中大也。○平按：注『八月』下原缺一字，證以上注『七月申』，則此八月應是『酉』字，謹擬作『酉』。又注『十幹』，『幹』字原缺右方，疑是『幹』字，謹擬作『幹』。**手之陽者，陽中之太陽也；**手之六陽，乃是腰以上陽中之陽，故曰太陽。**手之陰者，陽中之少陰也。**手之六陰，乃是腰以上陽中之陰，以其陽大陰少③，故曰少陰也④。**腰以上者爲陽，腰以下者爲陰。**此上下陰陽也。**其於五藏也，心爲陽中之太陽，肺爲陽中之少陰，**以上上下陰陽，此爲五藏陰陽。心、肺居鬲以上爲陽，肝、脾、腎居鬲以下爲陰。故陽者呼，心與肺也；陰者吸，肝與腎也⑤。心肺俱陽，心以屬火，故爲陽中大陽也；心肺俱陽，肺以屬金，故爲陽中少陰也。○平按：注『陰者吸』，『者』字原缺，據上文『陽者呼』，當是『者』字，謹擬作『者』。**肝爲陰中之少陽，脾爲陰中之至陰，腎爲陰中之太陰。**三藏居鬲以下爲陰，肝藏屬木，故爲陰中少陽也。脾在鬲下屬土，且以居下，故爲陰中至陰。腎下屬水，故爲陰中之太陰也。○平按：《素問·六節藏象論》謂：『肺爲陽中之太陰，腎爲陰中之少陰，肝爲陽中之少陽。』新校正引《太素》『肺爲陽中之少陰，腎爲陰中之太陰，肝爲陰中之少陽』，以證《素問》王注之失，其説甚詳，檢《素問·卷三·第九六節藏象論》王注下新校正自知。

黃帝曰：以治之奈何？

岐伯曰：正月、二月、三月，人氣在左，無刺左足之陽；春之三月，人三陽氣在左足王處，故不可刺也。**四月、五月、六月，人氣在右，無刺右足之陽；**夏之三月，人三陽氣在右足王處，故不可刺也。**七月、八月、九月，人氣在右，無刺右足之陰；**秋之三月，人三陰氣在右足王處，故不可刺也。**十月、十一月、十二月，人氣在左，無刺左足之陰。**冬之三月，人三陰氣在左足王處，故不可刺也。

黃帝曰：五行以東方爲甲乙木主春⑥，春者蒼色，蒼色有肝⑦，肝者主足厥陰也。今乃以

---

① 故十幹外：『故』，底本誤作『於』，據仁和寺本改作『故』。又，『幹』，今作『干』，即『天干』。
② 故足之有陽：仁和寺本無『之』字，據下文『足之有陰』，當補入『之』字。底本作『足之有陽』，補入『之』字而脱『故』字。今參照仁和寺本補入『故』字。
③ 以其陽大陰少：底本原脱『以其』二字，據仁和寺本補。
④ 少陰也：底本闕『也』字，據仁和寺本補。
⑤ 肝與腎也：『肝』，底本誤作『脾』，據仁和寺本改正。
⑥ 主春：明刊本《靈樞》同。趙府本與人衛本《靈樞》均作『王春』。
⑦ 有肝：疑『有』字誤。仁和寺本『肝』上一字蝕盡，不可辨識。《靈樞》作『主肝』，義勝。

甲爲左手少陽①，不合於數，何也？

岐伯曰：此天地之陰陽也，非四時五行之以次行也。且夫陰陽者②有名而無形，故數之可十，離之可百，散之可千，推之可萬，此之謂也。五行次第陰陽，以甲爲厥陰；上下天地陰陽，以甲爲陽者，良以陰陽之道無形無狀，裁成造化，理物無窮，可施名以名實，故數之可十，推之可萬也。〇平按：《靈樞》『主春』作『王春』；『蒼色』二字不重；『有肝』作『主肝』；『主足厥陰』作『足厥陰』，無『主』字。『可十』，『十』字原缺，原校補。『推之』，『推』字袁刻誤作『椎』，注同，謹更正。

黃帝曰：余聞天爲陽，地爲陰，日爲陽，月爲陰，三百六十五日③成一歲，人亦應之。今聞三陰三陽，不應陰陽，其故何也？三陰三陽之數各三，不應天地日月陰陽二數，何也？黃帝非不知之，欲因問廣演④陰陽變化無窮之數也。〇平按：《素問》『黃帝』下有『問』字；『六十』下無『五』字；『今』下無『聞』字。

岐伯曰：陰陽者，數之可十，離之可百，散之可千，推之可萬，萬之大，不可勝數也⑤，然其要一也。言陰陽之理⑥，大而無外，細入無間，豪末⑦之形，並陰陽彫刻，故其數者，不可勝數也。故陰中有陰，陽中有陽，陽中有陰，陰中有陽。然則混成，同爲一氣，則要一也。〇平按：《素問》『岐伯』下有『對』字；『離』作『推』；『散』作『數』。天覆地載，萬物方生也⑧。二儀合氣也。未出地者，命曰陰處，名曰陰中之陰；辨陰陽，所謂雄雌者也。人之與物，未生以前，含在陰中，則未出地也⑨。未生爲陰，在陰之中，故爲陰中之陰也。則出地者，命曰陰中之陽。所生已生曰陽，初生未離於地，故曰陰中之陽也。陽予之正，陰爲之主。陽氣以爲人物生正，陰氣以爲人

---

① 左手少陽：仁和寺本『陽』上一字蝕盡，不可辨識。《靈樞》作『左手之少陽』。底本作『左手少陽』，補入『少』字。
② 且夫陰陽者：底本『者』上衍『之』字，據仁和寺本刪。
③ 三百六十五日：《素問》作『大小月三百六十日』。
④ 廣演：底本誤作『廣衍』，據仁和寺本改。
⑤ 不可勝數也：《素問》無『也』字。
⑥ 言陰陽之理：仁和寺本『之』下一字蝕殘，僅餘右下方一橫筆。底本補作『理』，與仁和寺本殘筆吻合。
⑦ 豪末：『末』仁和寺本誤作『未』。底本改作『末』，是。
⑧ 萬物方生也：《素問》無『也』字。
⑨ 則未出地也：底本脱『則』字，據仁和寺本補。

物養主也。**故生因春，長因夏，收因秋，藏因冬，失常則天地四塞。**一氣離爲陰陽，以作生養之本，復分四時，遂爲生長收藏之用，終而復始，如環無端，謂之常也。若失其常，四時之施①，壅塞不行也。〇平按：注『施』，袁刻作『弛』。**陰陽之變，其在人者，亦數之可散也②。**散，分也。陰陽之變，俱通內外，外物既爾，內身之變，亦可分爲衆多，不可勝數也③。

黃帝曰④：願聞三陰三陽之離合也。別爲三陰三陽，推之可萬，故爲離也。唯一陰一陽，故爲合也。

岐伯曰：聖人南面而立，古者聖人欲法天、地、人三才形象，處於明堂，南面而立，以取法焉也⑤。**前曰廣明，後曰太衝，太衝之地，名曰少陰，**聖人中身以上，陽明爲表在前，故曰廣明。太陰爲裏在後，故廣明下名曰太陰。衝脉在太陰之下，故稱後曰太衝。太衝脉下，次有少陰，故曰少陰爲地，以腎最居下故也。**少陰之上，名曰太陽，**太陽即足太陽，是腎之府膀胱脉也。藏陰在內，府陽居外，故爲上者也。**太陽根於至陰，結於命門，**至陰，是腎少陰脉也，是陰之極，陽生之處，故曰至陰。太陽接至陰而起，故曰根於至陰。上行絡項，聚於目也。結，聚也。〇平按：《素問》『根』下有『起』字。**名曰陰中之陽。**少陰水中而有此陽氣，故曰陰中之陽也。**中身而上，名曰廣明，廣明之下，名曰太陰，**身中表之上，名曰廣明。脾藏足太陰脉從足至舌下，太陰脉在廣明裏，故爲下也。廣明爲表，故爲上也。**太陰之前，名曰陽明。陽明根起於厲兌⑥，結於顙大，**陽明脾府之脉，在太陰表前，從足指厲兌上行，聚於顙上額顱。顙，額也，蘇蕩反。〇平按：『結於顙大』，《素問》無此句，《靈樞》作『結於顙大，顙大者鉗耳也』，《甲乙經》作『結於頏顙，頏顙者鉗大，鉗大者耳也』，原鈔本作『顙大』，又本書卷十《經脉根結》亦作『顙大』，袁刻作『顙上』。**名曰陰中之陽。**人腹爲陰，陽明從太陰而起，行於腹陰，上至於顙，故爲陰中陽。**厥陰之表，名曰少陽，少陽根起於竅陰，結於窗籠⑦，名曰陰中之少陽。**

---

① 四時之施：『施』，仁和寺本誤作『㢮』。按，『㢮』即『弛』字，鬆弛之義。底本作『施』，是。
② 可散也：《素問》作『可數』二字。
③ 亦可分爲衆多，不可勝數也：底本闕『多』『不』二字，據仁和寺本補。
④ 黃帝曰：《素問》作『帝曰』。
⑤ 以取法焉也：『也』字誤衍。
⑥ 陽明根起於厲兌：《素問》與仁和寺本同，《靈樞》《甲乙》此句均作『陽明根於厲兌』，無『起』字。
⑦ 結於窗籠：《靈樞》作『結於窗籠，窗籠者耳中也』；《甲乙》作『結於窗籠，窗籠者耳也』。

厥陰之脉，起於足大指蘩①毛之上，循陰股上注於肺，陰藏行內也。少陽肝府之脉，起足竅陰，上聚於耳，爲表陽府也。以少陽屬木，故爲陰中少陽也。○平按：《素問》無『結於窗籠』四字。**是故三陽之離合也，太陽爲關②，陽明爲闔，少陽爲樞。**三陽離合爲關、闔、樞，以營於身也。夫爲門者其有③三義：一者門關，主禁者也。膀胱足太陽脉主禁津液及於毛孔，故爲關也；二者門闔，謂是門扉，主關閉也。胃足陽明脉令真氣止息，復無留滯，故名爲闔也；三者門樞，主轉動者也。膽足少陽脉主筋，綱維諸骨，令其轉動，故爲樞也。○平按：『太陽爲關』，『關』字《甲乙經》《素問》《靈樞》均作『開』。日本鈔本均作『閞』，乃『關』字省文。玩楊注『門有三義，一者門關，主禁者也。』『主禁』之義，『關』字爲長，若『開』字，則說不去矣。再考《靈樞·根結篇》及《甲乙·經脉根結篇》，於『太陽爲開』之上均有『不知根結，五藏六府折關敗樞開闔而走』之文，本書卷十《經脉根結》與《靈樞》《甲乙經》同，則是前以關、樞、闔三者並舉，後復以爲關、爲闔、爲樞分析言之，足證明後之『爲關』『關』字，即前之『折關』『關』字無疑矣。下『太陰爲關』與此同義，不再舉。再按：嘉祐本《素問》新校正云：『《九墟》太陽爲關。』作『關』。**三經者，不得相失④，摶而勿傳⑤，命曰一陽。**唯有大陽關者，則真氣行止留滯，骨搖動也。唯有陽明闔者，則肉節敗、骨動搖也。唯有少陽樞者，則真氣行止留滯，肉節內敗也。相得各守所司，同爲一陽之道也。摶，相得也。傳，失所守也。○平按：『傳』《素問》作『浮』。

願聞三陰⑥。

岐伯曰：外者爲陽，內者爲陰。然則中爲陰，其衝在下者⑦，名曰太陰，太陰根起於隱白⑧，結於太倉，名曰陰中之陰。衝在太陰之下，少陰脉上。足太陰脉從隱白而出，聚於太倉，上至舌本。是脾陰之脉行於腹陰，故曰陰中之陰也。○平按：《素問》『隱』上有『於』字；『隱白』下無『結於太倉』四字。**太陰之後，名曰少陰。少陰根起於涌泉⑨，結於廉泉，名曰少陰。**腎脉足少陰，從足小指之下入涌泉，上行聚於廉泉，至於舌本也。

---

①蘩：《廣韻·東韻》：『蘩』，『叢』之俗字。

②太陽爲關：《素問》作『太陽爲開』，新校正云：『按《九墟》云：「太陽爲關，陽明爲闔，少陽爲樞……」《甲乙》同。』據此，則林億等所見之《九墟》（即《靈樞》）及《甲乙》『開』字皆作『關』，與《太素》同，今本《素問》《靈樞》《甲乙》作『開』者，當系後世傳寫之誤。

③其有：底本作『具有』，據仁和寺本改。

④不得相失：《素問》『失』下有『也』字。

⑤摶而勿傳：『摶』，底本誤作『搏』，據仁和寺本改正。劉衡如曰：『摶，楊注訓爲「相得」，後文訓爲「聚」，疑當作「摶」。』《素問》作『搏而勿浮』，『搏』字亦誤。

⑥願聞三陰：《素問》此上有『帝曰』二字。

⑦在下者：《素問》無『者』字。

⑧太陰根起於隱白：底本脱『於』字，據仁和寺本補。《靈樞》《甲乙》均無『起』字。

⑨少陰根起於涌泉：《靈樞》《甲乙》均無『起』字。

〇平按：《素問》無『結於廉泉』四字；『名曰少陰』，作『名曰陰中之少陰』。**少陰之前，名曰厥陰，厥陰根起於大敦①，結於玉英②，**肝脈足厥陰在少陰前，起於大指藂毛之上，入大敦，聚於玉英，上頭與督脈會於顛，注於肺中也。〇平按：《素問》無『結於玉英』四字。**陰之絶陽，名曰陰之絶陰。**無陽之陰，是陰必絶，故曰陰之絶陰。**是故三陰之離合也，太陰爲關③，厥陰爲闔，少陰爲樞。**三陽爲外門，三陰爲內門。內門亦有三者：一者門關，主禁者也。脾藏足太陰脈主禁水穀之氣，輸納於中不失，故爲關也。二者門闔，主關閉者也。肝藏足厥陰脈主守神氣出入通塞悲樂，故爲闔也。三者門樞，主動轉也。腎藏足少陰脈主行津液，通諸經脈，故爲樞者也。**三經者，不得相失也，摶④而勿沈，名曰一陰。**三陰，經脈也。三陰之脈，摶聚而不偏沈，故得三陰同一用也。**陰陽鍾鍾也，傳爲一周，**鍾鍾，行不止住皃⑤。營衛行三陰三陽之氣，相注不已，傳行周旋，一日一夜五十周也。〇平按：《素問》『鍾鍾』作『䡖䡖』；『傳』字上無『也』字，有『積』字。**氣裏形表而相成者也。**五藏之氣在裏，內營形也；六府之氣在表，外成形者也。〇平按：『而相成者也』《素問》作『而爲相成也』。

四海合

平按：此篇自篇首至末，見《靈樞・卷六・第三十三海論》。自『人亦有四海』至『逆者必敗』，見《甲乙經・卷一・第八》，惟文法微有不同。

黃帝問岐伯曰：余聞刺法於夫子，夫子之所言，不離於營衛血氣。夫十二經脈者，內屬

---

① 起於大敦：《靈樞》《甲乙》均無『起』字。
② 結於玉英：《靈樞》《甲乙》『英』下有『絡於膻中』四字。
③ 太陰爲關：《素問》《靈樞》《甲乙》皆誤作『太陰爲開』；人衛本《甲乙》據《太素》改作『關』。參見前『太陽爲關』腳注。
④ 摶：底本誤作『搏』，據仁和寺本改正。楊注『摶』字同。劉衡如曰：『楊注訓「聚」，疑當作「摶」。』
⑤ 皃：古『貌』字。

於府藏，外絡於支節，子①乃合之於四海，何乎？血，謂十二脉中血也。氣，謂十二脉中當②經氣也。〇平按：《靈樞》『問』下有『於』字；『支』作『肢』；『四海』下無『何』字。

岐伯曰③：人亦有四海④十二經水。十二經水者⑤，皆注於海。海有東西南北，命曰四海。

黃帝曰：以人應之奈何？

岐伯曰：人亦有四海。

黃帝曰：請聞人之四海。

岐伯曰：人有髓海，有血海，有氣海，有水穀之海，凡此四者，所以應四海者也⑥。十二經水者，皆注東海，東海周環，遂爲四海。十二經脉皆歸胃海，水穀胃氣環流，遂爲氣血髓穀之海⑦，故以⑧水穀之海比於東海也。〇平按：《靈樞》『以人應之奈何』下，無『岐伯曰：人亦有四海。黃帝曰：請聞人之四海』十七字。

黃帝曰：遠乎哉，夫子之合人天地四海也。願聞應之奈何？

岐伯曰⑨：必先明知陰陽表裏營輸所在，四海定矣。胃脉以爲陽，表也；手太陰、足少陰脉爲陰，裏也；衝脉爲十二經脉及絡脉之海，即亦表亦裏也。〇平按：『營』《靈樞》作『滎』。

---

①子：《靈樞》作『夫子』。
②當：疑爲衍文。
③岐伯曰：《靈樞》『岐伯』下有『答』字。《甲乙》無『岐伯曰』三字。
④人亦有四海：《甲乙》無『亦』字。
⑤十二經水。十二經水者：《靈樞》作『十二經水。經水者』；《甲乙》作『十二經水者』。
⑥所以應四海者也：《靈樞》作『以應四海也』。
⑦髓穀之海：『穀』，底本誤作『骨』，據仁和寺本改正。
⑧故以：底本誤作『故也』，據仁和寺本改正。
⑨岐伯曰：《靈樞》『曰』上有『答』字。

黃帝曰：定之奈何？

岐伯曰：胃者爲水穀之海①，其輸上在氣街，下至三里；胃盛水穀，故名水穀之海。胃脉，足陽明也。足陽明脉過於氣街、三里，其氣上下輸此等穴也②。○平按：《甲乙》『輸』作『腧』，下同，不再舉。**衝脉者爲十二經之海，其輸上在於大杼③，下出於巨虛之上下廉④；**衝脉管十二經脉。大杼是足太陽、手少陽⑤脉所發之穴。巨虛上下廉，則足陽明脉所發之穴。此等諸穴，皆是衝脉致氣之處，故名輸也。**膻中者，爲氣之海，其輸上在柱骨⑥之上下，前在於人迎⑦；**膻，胸中也，音檀。食入胃已，其氣分爲三道，有氣上行經隧，聚於胸中，名曰氣海，爲肺所主。手陽明是肺府脉，行於柱骨上下，入缺盆，支者上行至鼻，爲足陽明，循頸下人迎之前，皆是膻中氣海，氣之輸也。**腦爲髓之海⑧，其輸上在其蓋⑨，下在風府。**胃流津液，滲入骨空，變而爲髓，頭中最多，故爲海也。是腎所生⑩，其氣上輸腦蓋百會之穴，下輸風府也。

黃帝曰⑪：凡此四海者，何利何害？何生何敗？

岐伯曰：得順者生，得逆者敗；知調者利，不知調者害。得生得敗，言逆順大也⑫；爲利爲害，言調不輕也⑬。

黃帝曰：四海之逆順奈何？

---

① 爲水穀之海：《靈樞》無『爲』字。
② 此等穴也：仁和寺本『此』字誤重。底本刪所重『此』字，是。
③ 在於大杼：《甲乙》無『於』字。
④ 下出於巨虛之上下廉：《甲乙》作『下出巨虛上下廉』。
⑤ 手少陽：底本誤作『手太陽』，據仁和寺本改。
⑥ 上在柱骨：《靈樞》『在』下有『于』字。
⑦ 前在於人迎：《甲乙》無『於』字。
⑧ 腦爲髓之海：《甲乙》『腦』下有『者』字。
⑨ 上在其蓋：《靈樞》『在』下有『于』字。
⑩ 是腎所生：劉衡如曰：『生，前段楊注「氣海爲肺所主」，疑此「生」字亦當作「主」。』
⑪ 黃帝曰：自『黃帝曰』至『岐伯曰』十九字，《甲乙》作『凡此四海者』五字。又，以下『黃帝曰』『岐伯曰』，《甲乙》均作一『曰』字。
⑫ 言逆順大也：『大』，底本誤作『天』，據仁和寺本改正。
⑬ 言調不輕也：『輕』，底本誤作『人』，據仁和寺本改正。

岐伯曰：氣海有餘者①，氣滿胸中，急息面赤；氣海不足②則氣少，不足以言。有餘，謂邪氣盛真氣也③。面赤，謂氣上衝面，陽脉盛也。〇平按：『急息』《靈樞》作『悗息』，《甲乙》作『悗急息』。血海有餘者④，則常想其身大，怫然不知其所病；血海不足，則⑤常想其身小，狹然不知其所病。血多脉盛，故神想見身大也。怫，扶弗反，怫鬱不安，不知所苦也。〇平按：『怫』下，《甲乙》有『鬱也』二字。水穀之海有餘者⑥，則腹滿脹⑦；水穀之海不足⑧，則飢不受穀食。髓海有餘者⑨，則輕勁多力，自過其度；髓海不足⑩，則腦轉耳鳴，胻痠，眩[目冒]⑪目無所見，懈殆⑫安臥。腦減不滿顱中，故腦易轉，喜耳鳴也。髓不滿脛中，故胻痠疼也。腦虛少，筋骨血等⑬精液不足，故眩冒無所見也。髓虛，四支腰□無力⑭，故懈怠安臥也。痠，息官反。眩，玄遍反⑮，瞑目亂也。[目冒]，亡到反，覆也。〇平按：『滿脹』《甲乙》作『脹滿』。『胻』《靈樞》作『脛』，《甲乙》作『脛胻』。『[目冒]』《靈樞》《甲乙》均作『冒』；『殆』均作『怠』。注『腰』下一字原缺，袁刻作『脊』。

---

①氣海有餘者：《甲乙》『者』字作『則』，屬下讀。
②氣海不足：《甲乙》無『氣海』二字。
③謂邪氣盛真氣也：疑『盛』下脱『於』字。底本、日本摹寫本『盛』均誤作『益』，據仁和寺本改。
④血海有餘者：《靈樞》《甲乙》均無『者』字。
⑤血海不足，則：《甲乙》無『血海』二字；《靈樞》『則』字作『亦』。
⑥有餘者：《靈樞》《甲乙》均無『者』字。
⑦則腹滿脹：《靈樞》作『則腹滿』；《甲乙》作『則腹脹滿』。
⑧水穀之海不足：《靈樞》無『水穀之海』四字。
⑨髓海有餘者：《靈樞》《甲乙》均無『者』字。
⑩髓海不足：《甲乙》無『髓海』二字。
⑪眩[目冒]：『[目冒]』，同『瞀』。《集韻・候韻》：『瞀，《說文》：低目謹視也。一曰目不明也。或從冒。』《靈樞》《甲乙》『眩[目冒]』均作『眩冒』。
⑫懈殆：『殆』，通『怠』。朱駿聲《説文通訓定聲・頤部》：『殆，叚借爲「怠」。』《靈樞》《甲乙》『懈殆』均作『懈怠』。
⑬筋骨血等：仁和寺本『骨』字蝕落上半，僅餘下半『月』形（天保鈔本同），據文義當作『骨』字。底本、通隱堂本皆補作『肉』，與仁和寺本殘筆不合。
⑭腰□無力：仁和寺本『腰』下一字右半蝕殘。辨其剩筆，似存左半『月』旁，疑爲『腿』字，待考。
⑮玄遍反：『玄』，底本改作『元』，此蕭氏避康熙帝玄燁名諱。今從仁和寺本作『玄』。

黃帝曰：余以聞逆順①，調之奈何？

岐伯曰：審守其輸而調其虛實，毋犯其害，順者得復，逆者必敗。

黃帝曰：善。輸，謂四海之輸也②。○平按：『毋』字原缺下半，《靈樞》《甲乙》均作『無』，應是『毋』字。《甲乙》無『黃帝曰善』四字。

十二水

平按：此篇見《靈樞·卷三·第十二經水篇》，又見《甲乙經·卷一·第七》，惟文法略異。

黃帝問於岐伯曰：經脉十二者，外合於十二經水，而內屬於五藏六府。天下凡有八十一州，此中國，州之一也，名爲赤縣神州。每一州之外，有一重海水環之，海之外，有一重大山遶之，如此三重海，三重山，環而圍遶，人居其內，名曰一州。一州之內，凡有十二大水，自外小山、小水不可勝數。人身亦爾，大脉總有十二，以外大絡、小絡亦不可數。天下八十一州之中，唯取中國一州之地，用法人身十二經脉內屬藏府，以人之生在此州中，稟此州地形氣者也。夫十二經水者，其大小③、深淺、廣狹、遠近各不同④，五藏六府之高下、小大，受穀之多少亦不等，相應奈何？問其十二經脉取法所由也。夫經水者⑤，受水而行之；此問其藏府經絡各有司主調養所由。十二經水，各從其源受水，輸之於海，故曰受水行也。五藏者，合神氣魂魄而藏⑥；五藏合五神之氣，心合於神，肝合於魂，肺合於魄，脾合於營，腎合於精，五藏與五精神氣合而藏之也。○平按：『藏』下，《靈樞》《甲乙》均有『之』字，

---

① 余以聞逆順：『以』，通『已』。《靈樞》作『余已聞逆順』。《甲乙》無此五字。

② 謂四海之輸也：底本脱『也』字，據仁和寺本補。

③ 其大小：《靈樞》作『其有大小』。劉衡如注：『有，應據《太素·卷五·十二水》删。』

④ 各不同：明刊本《靈樞》同，趙府本《靈樞》作『各不固』；人衛本《靈樞》改作『各不同』。劉衡如云：『同，原作「固」，據元刊本改，與《太素·卷五·十二水》合。』

⑤ 夫經水者：《甲乙》作『夫十二經水者』。

⑥ 而藏：《靈樞》《甲乙》作『而藏之』。據上節『受水而行之』，疑仁和寺本脱『之』字。

袁刻同。**六府者，受穀而行之，受氣而揚之；**胃受五穀成熟，傳入小腸，小腸盛受也。小腸傳入大腸，大腸傳導也。大腸傳入廣腸，廣腸傳出也。胃下別汁，走膀胱①之胞，傳陰下洩也。膽爲中精，有木精三合，藏而不寫。此即五府②受穀行之者也。五府與三焦共氣，故六府受氣，三焦行之爲原，故曰揚也。〇平按：注『成熟』，『熟』字袁刻誤作『熱』。『別汁出膀胱』五字原缺不完，平細玩蟲蝕剩處，與此五字相近，謹擬作此，袁刻作『膀胱膀胱』四字。**經脈者，受血而營之。合而以治奈何？刺之深淺，灸之壯數，可得聞乎？**營氣從中焦並胃口，出上焦之後，所謂受氣，泌糟粕，承津液③，化津液精微，注之肺脉之中，化而爲血，流十二脉中，以奉生身，故生身之貴，無過血也。故營氣獨得④行於十二經道⑤營身，故曰營氣。營氣行經，如霧者也。經中血者，如渠中水也。故十二經受血各營也。〇平按：注『津液』上一字，下半蟲蝕不全，袁刻作『成』，細玩上半剩處，確非『成』字，宜空一格。

岐伯答曰：善乎哉問也⑥。天至高不可度，地至廣不可量，此之謂也。且夫人生天地之間⑦，六合之內，此天之高，地之廣⑧，非人力所能度量⑨而至也。若夫八尺之士，皮肉在此，外可度量切循而得也⑩，死可解部而視也⑪。二儀之大，人力不可度量。人之八尺之身，生則觀其皮肉，切循色脉，死則解其身部，視其府藏⑫，不同天地，故可知也。〇平按：『外可度量』，袁刻於『外』下增『生』字，不合，《靈樞》亦無。『部』《靈樞》作『剖』。**其藏之堅脆⑬，府之大小，穀之多少，脉之長短，血之清濁，氣之多**

---

① 走膀胱：仁和寺本『膀』下一字蝕盡，據文義當作『胱』字。底本作『出膀胱』，『出』字不合，今從仁和寺本改作『走』。
② 此即五府：底本脱『五』字，據仁和寺本補。
③ 承津液：底本闕『承』字，據仁和寺本補。
④ 獨得：底本脱『得』字，據仁和寺本補。
⑤ 十二經道：『道』，底本作『導』，據仁和寺本改。
⑥ 善乎哉問也：《靈樞》無『乎』字。
⑦ 人生天地之間：《靈樞》『生』下有『于』字。
⑧ 地之廣：《靈樞》『廣』下有『也』字。
⑨ 所能度量：《靈樞》『所』上有『之』字。
⑩ 而得也：《靈樞》作『而得之』。
⑪ 死可解部而視也：《靈樞》作『其死可解剖而視之』。
⑫ 府藏：底本作『藏府』，據仁和寺本改。
⑬ 其藏之堅脆：《甲乙》無『其』字。

少①，十二經之②多血少氣，與其少血多氣，與其皆多血氣③，與其皆少血氣，皆有大數④。其治以鍼艾⑤，各調其經氣，固其常有合乎⑥？夫人稟氣受形，既有七種不同，以鍼艾調養固有常契，不可同乎天地無度量也。

黃帝曰：余聞之快於耳，不解於心，願卒聞。快於耳，淺知也；解於心，深識也。○平按：『聞』下，《靈樞》有『之』字。

岐伯答曰：此人之所以⑦參天地而應陰陽⑧，不可不察⑨。正以天地不可度量，人參天地，故不可不察也。

足太陽外合於⑩清水⑪，內屬於膀胱⑫。清水出魏郡內黃縣，南經清泉縣，東北流入河也。○平按：『膀胱』下，《靈樞》《甲乙》均有『而通水道焉』五字，本書在後。

足少陽外合於渭水，內屬於膽。渭水出隴西首陽縣鳥鼠同穴山，東北至華陰入河，過郡四，行一千八百七十里，雍州浸也。

足陽明外合於海水，內屬於胃⑬。海，晦也，言其水廣博，望之晦闇，不測崖際，故曰海也。海，即四海也。足陽明脉血氣最多，合之四海，衆水之長也。

① 氣之多少：《靈樞》《甲乙》同。仁和寺本、天保鈔本皆無『氣之』二字。按，楊注云：『夫人稟氣受形，既有七種不同……』今檢經文中有『藏』『府』『穀』『脉』『血』『十二經』六種，加入『氣之多少』始合七種之數，故仁和寺本等脱『氣之』二字無疑。
② 十二經之：《甲乙》作『十二經中』。
③ 血氣：《甲乙》作『氣血』。
④ 大數：《甲乙》作『定數』。
⑤ 鍼艾：《甲乙》作『鍼灸』。
⑥ 常有合乎：《甲乙》作『常有合也』。
⑦ 此人之所以：《甲乙》無『所以』二字。
⑧ 應陰陽：《靈樞》『陽』下有『也』字。
⑨ 不可不察：《甲乙》作『不可不審察之也』。
⑩ 外合於：《靈樞》無『於』字。
⑪ 清水：今本《甲乙》同。按，《素問・離合真邪論》新校正云：『按《甲乙》云：……足太陽外合于瀆水，內屬膀胱。』蓋宋・林億等所見之《甲乙經》作『瀆水』。
⑫ 內屬於膀胱：《靈樞》無『於』字。
⑬ 足陽明外合於海水，內屬於胃：《甲乙》此十二字在『足太陽』段之前。

足太陰外合於湖水，內屬於脾。湖當爲雩①。雩陀水出代郡鹵城縣，東流過郡九，行千三百四十里，爲并州川。一解云：湖當爲沽，沽水出漁陽郡，東南入海，行七百五十里。此二水亦得爲合也。〇平按：『雩』，袁刻作『雩』。

足少陰外合於汝水，內屬於腎。汝水出汝南郡定陵縣高陵山，東南流入淮，過郡四，行一千三百四十里也。

足厥陰外合於沔水，內屬於肝②。沔，綿善反。沔水出武都番冢③山，東流入江也。〇平按：『沔』，《靈樞》《甲乙》均作『澠』。注『武郡』，『武』字原鈔作『武』，袁刻作『南郡』，考《水經注》『沔水出武都沮縣狼谷中』，應作『武』。

手太陽外合於淮水④，內屬於小腸⑤，而通水道焉⑥。淮水出南陽郡平武縣桐柏山，東南流入海，過郡四，行三千二百四十里也。

手少陽外合於漯水，內屬於三焦。漯，湯合反。漯水出平原郡，東北流入於海。又河內亦有漯水，出王屋山，東南流入河。此二水並得爲合也。

手陽明外合於江水，內屬於大腸⑦。江水出蜀岷山郡升遷⑧縣，東南流入海，過郡九，行七千六百六十里也。〇平按：注『升遷』，原鈔作『外遷』，據《水經注》應作『升』。

手太陰外合於河水，內屬於肺。河水出崑崙山東北隅，便潛行至葱嶺于闐國，到積石山，東北流入海，過郡十六，行九千四百里也。

手少陰外合於濟水，內屬於心。濟水出河東恒縣，至王屋山，東北流入於河。

---

① 湖當爲雩：『雩』爲『虖』字之訛，下『雩』字同。又，仁和寺本此上欄綫外有小字注文，已漫漶，略似『雩，或俁反』四字。
② 足厥陰外合於沔水，內屬於肝：《甲乙》此十二字在『足少陰』段之前。
③ 番冢：即『嶓塚』。《通典》云：『漢中金牛縣嶓塚山，禹導漾水至此，爲漢水，亦曰沔水。』
④ 外合於淮水：《靈樞》無『於』字。
⑤ 內屬於小腸：《靈樞》無『於』字。
⑥ 而通水道焉：《靈樞》作『而水道出焉』。
⑦ 手陽明外合於江水，內屬於大腸：《甲乙》此十三字在『手太陽』段之前。
⑧ 升遷：蕭氏謂：『仁和寺本作「外遷」。』按，仁和寺本『升』字清晰可辨，不誤。

手心主外合於漳水，內屬於心包①。漳水，清漳水也，出上黨沽縣西北少山，東流合濁漳入於海。一解②是濁漳。濁漳出於上党長子縣西發鳩山，東流入海也。

凡此五藏六府十二經水者，皆外有源泉③**而內有所稟，此皆外內相貫，如環無端，人經亦然。**十二經水，如江出岷山，河出崑崙，即外有源也。流入於海，即內有所稟也。水至於海已，上爲天河，復從源出，流入於海，即爲外內相貫，如環無端也。人經亦爾，足三陰脉從足指起，即外有源也。上行絡府屬藏，比之入海，即內有所稟也。以爲手三陰脉，從胸至手，變爲手三陽脉，從手而起，即外有源也。上行絡藏屬府，即內有所稟也。上頭以爲足三陽脉，從頭之下足，復變爲足三陰脉，即外內相貫，如環無端也。○平按：『外內』，《靈樞》《甲乙》作『內外』。**故天爲陽，地爲陰，腰已上爲天**④**，腰以下爲地**⑤。人腰以上，爲天爲陽也；自腰以下，爲地爲陰也。經脉昇天降地，與經水同行，故得合也。**故清以北者**⑥**爲陰，湖以北者爲陰中之陰，**清水以北，已是其陰，湖在清北，故爲陰中之陰也。**漳以南者爲陽，河以北至漳者爲陽中之陰**⑦**，**漳南爲陽，河北爲陰，故河北至漳爲陽中陰也。**漯以南至江者爲陽中之太陽，**漯居陽地，故爲陽中太陽。○平按：『太陽』，『太』字《甲乙》無。**此一州之陰陽**⑧**，所以**⑨**人與天地相參者也**⑩。陰陽之理無形，大之無外，小之無內，但人生一州之地，形必象之，故以一州陰陽合人者也。○平按：『州』《靈樞》作『隅』。

黃帝曰：夫經水之應經脉也，其遠近淺深⑪**，水血之多少各不同，合而以刺之**⑫**奈何？**

---

① 手心主外合於漳水，內屬於心包：《甲乙》此十三字在『手少陰』段之前。
② 一解：底本脱『一』字，據仁和寺本補。
③ 皆外有源泉：《靈樞》無『皆』字。
④ 腰已上爲天：『已』，《靈樞》作『以』。檢下文『腰以下爲地』，『已』字應作『以』。
⑤ 腰以下爲地：《甲乙》無『腰以』二字。
⑥ 故清以北者：『清』，《靈樞》《甲乙》均作『海』。劉衡如於人衛本《靈樞》中注曰：『應據《太素·卷五·十二水》改爲「清」。』
⑦ 陽中之陰：底本脱『之』字，據仁和寺本補。
⑧ 陰陽：《靈樞》《甲乙》此下有『也』字。
⑨ 所以：《甲乙》作『此所以』。
⑩ 相參者也：《靈樞》《甲乙》無『者』字。
⑪ 其遠近淺深：《甲乙》『近』下有『之』字。
⑫ 合而以刺之：《甲乙》作『合而刺之』，無『以』字。

問有三意：經水經脈遠近，一也；淺深，二也；水之與血多少，三也。然則身經脈有三不同，請隨調之。

岐伯答曰：足陽明，五藏六府之海①，胃受水穀，化成血氣，爲足陽明脈，資潤五藏六府，五藏六府稟承血氣②，譬之四海，滋澤無窮，故名爲海也。**其脈大血多**③，**氣盛熱壯，**足陽明脈，具④有四義，故得名海。其脈粗大，一也；其血又多，二也；其穀氣盛，三也；陽氣熱，四也。有此四義，故得比於海也⑤。○平按：『熱』下原缺一字，據《靈樞》《甲乙》補入。**刺此者，不深弗散，**刺此，道刺中度人足三陽脈，足陽明脈須深六分，以爲深也。其脈在皮下深，血氣又盛，故深六分，方得散其氣也。**不留不寫**⑥。血氣既盛，留之方得頓而寫也。若熱在皮膚之中聚爲病者，即疾寫之，故曰熱即疾寫也。**足太陽深五分，留七呼。足少陽**⑦**深四分，留五呼。足陽明深六分，留十呼。足太陰深三分，留四呼。足少陰深二分，留三呼。足厥陰深一分，留二呼**⑧。問曰：十二經脈之氣，並有發穴，多少不同，然則三百六十五穴各屬所發之經。此中刺手足十二經者，爲是經脈所發三百六十五穴？爲是四支流注五藏三十輸，及六府三十六輸穴也？答曰：其正取，四支三十輸及三十六輸。餘之間穴，有言其脈發會其穴，即屬彼脈，故取其脈者，即是其脈所發之穴也。問曰：此手足陰陽所刺分數，與《明堂》分數大有不同，若爲取定？答曰：此及《明堂》所刺分數各舉一例，若隨人隨病，其例甚多，不可一概也。今足太陽脈在皮肉中有深四分有餘，故以刺入五分爲例。若脈行更有深淺，可以意捫循取之爲當，餘皆放此。留七呼者，此據太陽脈氣强弱以爲一例。若病盛衰，更多少可隨時調之，不可以爲定也，餘皆放此也⑨。○平按：『足陽明』一段，《靈樞》在『足太陽』上。《甲乙經》『陽明』『太陽』下均有『多血氣刺』四字；『足少陽』下有『少血氣刺』四字；『太陰』『厥陰』下均有『多血少氣刺』五字；『少陰』下有『少血多氣刺』五字。

---

① 之海：《靈樞》《甲乙》『海』下均有『也』字。
② 稟承血氣：『承』，底本誤作『成』，據仁和寺本改。
③ 其脈大血多：《甲乙》『大』下有『而』字。
④ 具：仁和寺本作『其』。
⑤ 故得比於海也：仁和寺本無『於』字。
⑥ 不留不寫：《靈樞》『寫』下有『也』字。
⑦ 足少陽：仁和寺本作『足小陽』。『小』與『少』通。《靈樞》《甲乙》均作『足少陽』。
⑧ 留二呼：《甲乙》作『留一呼』，人衛本《甲乙》改作『留二呼』，劉衡如注：『據《素問·血氣形志篇》新校正改。』
⑨ 餘皆放此也：疑『也』字抄衍。又，『放』與『仿』同，仿效之義。

手之陰陽，其受氣之道近，其氣之來疾①，其深皆毋②過二分，其留③皆毋過一呼。手之六陰，從手至胸，屬藏絡府，各長三尺五寸。手之六陽，從手至頭，屬府絡藏，各長五尺。足之六陰，從足至胸，屬藏絡府，各長六尺五寸。足之六陽，從足至頭，屬府絡藏，各長八尺。此手足十二之脉④當經血氣上下環流也。然足經既長，即血氣環流，其道遠也；復是陰氣，故其行遲也。手經既短，即血氣環流，其道近也；復是陽氣，故其行疾也。以其道近脉淺，刺深無過二分也。以其氣疾，故留之不過一呼也。〇平按：『其深』《靈樞》《甲乙經》均作『其刺深』。注『從手至胸』，『胸』字原缺，袁刻作『胃』，據本注下文『從足至胸』，應作『胸』字。**其少長小大⑤肥瘦，以心撩之，命曰法天之常。**撩，力條反，取也。人之生也，五時不同：初生爲嬰兒，能笑以上爲孩，六歲以上爲小，十八歲以上⑥爲少，二十以上爲壯，五十以上爲老。今量二十以下爲少，三十以上爲長。黄帝之時，七尺五寸以上爲大，不滿七尺五寸爲小。今時人之大小，可以意取之。天者，理也。少長、小大、肥瘦之變，變而不恒，以合理爲妙⑦，此天之常道也。賢人以意取之，妙合其理，故曰法天之常也。〇平按：『撩』，《甲乙經》作『料』。注『爲孩』，『孩』字下半蟲蝕，細玩上半乘處，於『孩』字爲近。日本《醫心方·卷二十五》引《太素經》云：『小兒初生爲嬰，能笑爲孩兒。』謹擬作『孩』。袁刻作『小』，復將下文『六歲以上爲小』改作『少』，『十八歲以上爲少』改作『壯』，『二十以上爲壯』改作『長』，與原鈔不合。又『壯』下二字原缺，據《靈樞·衛氣失常篇》『五十已上爲老』，擬作『五十』二字。**灸之亦然。灸而過此者，得惡火即⑧骨枯脉續；刺而過此者則脱氣。**灸法亦須量人少長、大小⑨、肥瘦，氣之盛衰，穴之分寸，四時寒温，壯數多少⑩，不可卒中失於常理。故壯數不足，厥疾不瘳；若過其限，火毒入身，諸骨枯槁，經脉潰膿，名爲惡火之病。火無善惡，火壯傷多，故名惡火也。〇平按：『續』，《靈樞》《甲乙經》均作『濇』，袁刻作『潰』，據注『經脉潰膿』，當是『潰』字，別本亦作『潰』。

---

① 其氣之來疾：《甲乙》『來』下有『也』字。
② 毋：《靈樞》《甲乙》皆作『無』。下『毋』字同。
③ 其留：《甲乙》無『其』字。
④ 十二之脉：疑『之脉』二字抄倒。
⑤ 小大：《靈樞》作『大小』。
⑥ 十八歲以上：仁和寺本無『歲』字。
⑦ 以合理爲妙：仁和寺本『理』字殘甚，據楊注『天者理也』『妙合其理』，應作『理』字，與仁和寺本殘筆合。底本誤作『天』，今改作『理』字。
⑧ 即：《靈樞》《甲乙》皆作『則』。
⑨ 大小：仁和寺本作『小大』。
⑩ 壯數多少：『少』，仁和寺本作『小』。底本改爲『壯數多少』，是。

黄帝問曰①：夫經脉之小大②，血之少多，膚之厚薄，肉之堅脆，及䐃之大小，可爲度量乎③？膚，皮也。䐃，臑等塊肉也。舉人形有十種不同，請設度量合中之法也。〇平按：《靈樞》『少多』作『多少』；『䐃』作『膕』。岐伯答曰：其可爲度量④者，取其中度者也⑤，不甚脱肉而血氣不衰者也⑥。若失度之人⑦，瘠瘦⑧而形肉脱者，惡⑨可以度量刺乎？審、切、循、捫、按，視其寒温盛衰而調之，是謂因適而爲真者也⑩。中度者，非唯取七尺五寸以爲中度，亦取肥瘦、寒温、盛衰，處其適者，以爲中度。瘠，音藉也。七尺五寸人爲中度者量定。捫，沒屯反，摸也。〇平按：『失度』，『失』字《靈樞》作『夫』。

黄帝内經太素卷第五　人合

仁安二年二月十一日以同本書寫之

同十三日移點校合了　丹波賴基

本云

仁平元年二月二十三日以同本書寫移點校合了　憲基

---

① 黄帝問曰：《靈樞》無『問』字；《甲乙》無『黄帝問』三字。

② 小大：《甲乙》作『大小』。

③ 可爲度量乎：《甲乙》作『可以爲度量乎』；《靈樞》作『可爲量度乎』，劉衡如云：『量度，应據《甲乙·卷一·第七》及《太素·卷五·十二水》改爲「度量」，與答語合。』

④ 度量：《甲乙》無『度』字。

⑤ 取其中度者也：《靈樞》無『者』字。劉衡如注云：『中度，此后應據《甲乙·卷一·第七》及《太素·卷五·十二水》補『者』字，文義乃足。』

⑥ 血氣不衰者也：《靈樞》『不衰』下無『者』字。劉衡如云：『不衰，此後應據《甲乙·卷一·第七》及《太素·卷五·十二水》補『者』字，文義乃足。』

⑦ 若失度之人：『失度』，《靈樞》作『夫度』。檢上文曰『中度』，此宜作『失度』，《靈樞》字誤。又，『之人』，《甲乙》作『人之』。

⑧ 瘠瘦：《靈樞》《甲乙》均作『痟瘦』。

⑨ 惡：音屋，表示反問語氣。《甲乙》作『烏』，義同。

⑩ 爲真者也：《靈樞》作『爲之真也』。劉衡如曰：『之，應據《太素·卷五·十二水》删。』

黄帝內經太素卷第六　藏府之一

通直郎守太子文學臣楊上善奉　敕撰注

黄陂蕭延平北承甫校正

編者按：仁和寺原鈔自卷首至『在我者氣也』之上闕佚，卷首空白処注『首一紙缺』四字。今據原鈔卷末所題卷名補入『黄帝內經太素卷第六藏府之一』十三字。第一篇標題不可考，蘭陵堂本闕標題，日本摹寫本擬作『五藏精神』，與內容合，今暫從之。

五藏精神　五藏命分

藏府應候　藏府氣液

五藏精神

平按：此篇自『喜樂者』以上，日本原鈔正本殘缺，篇目亦不可考。平從日本仁和寺宮御藏本殘卷十三紙中，檢出自『在我者』以下至『竭絶而失生』經文、楊注，證以《靈樞·本神篇》，補入『喜樂者』以上。斷珪零璧，缺而復完，洵堪寶貴。自『在我者』以上，惜無從查出，故自『黄帝問於岐伯曰』至『地之』，謹依《靈樞·卷二·第八本神篇》補入。自『喜樂者』以下至末，均見《本神篇》，又見《甲乙經·卷一·第一》。

黄帝問於岐伯曰：凡刺之法，必先本於神。血脉營氣精神，此五藏之所藏也，至其淫泆離藏則精失，魂魄飛揚，志意恍亂，智慮去身者，何因而然乎？天之罪與？人之過乎？何謂德氣生精神魂魄心意志思智慮？請問其故。

岐伯答曰：天之在我者德也，地之〇平按①：以上從《靈樞·本神篇》補入。**在我者氣也，德流氣薄而生者也**②。未形之分，授與我身③，謂之德者，天之道也。故《莊子》曰：未形之分，物得之以生，謂之德也。陰陽和氣，質成我身者，地之道也。德中之分流動，陰陽之氣和亭④，遂使天道無形之分，動氣和亭，物得生也。〇平按：注『梚』字，恐係『施』字之誤。**故生之來謂之精**，雄雌兩神相搏⑤，共成一形，先我身生，故謂之精也。**兩精相搏謂之神**⑥，即前兩精相搏⑦，共成一形，一形之中，靈者謂之神者也，斯乃身之微也⑧。問曰：謂之神者，未知於此精中始生？未知先有今來？答曰：案此《內經》但有神傷、神去，並無⑨神滅之言⑩，是知來者，非同⑪始生也。又案⑫，釋教精合之時，有神氣來託，則知先有，理不虛也。故孔丘不答，有知無知，量有所由。唯佛明言，是可依。**隨神往來者**⑬**謂之魂**，魂者，神之別靈也，故隨神往來，藏於肝⑭，名曰魂。**並精而出入者**⑮**謂之魄**，魄，亦神之別靈也⑯，並精出此而入彼，謂爲魄也。並，薄浪反。**所以任物者謂之心**⑰，物，萬物也。心，神之用也。任知萬物，必有所以，神爲□□⑱，能□□□⑲，□任物

---

① 平按：底本無此二字，編者加此二字，以避免與楊注混淆。
② 而生者也：《甲乙》無『者』字。
③ 授與我身：『授』，底本誤作『梚』。檢仁和寺本《太素》作『授與我身』，『授』字清晰可辨，今改正。
④ 和亭：『亭』，平均，調和之義。《淮南子·原道》：『味者，甘立而五味亭矣。』高誘注：『亭，平也。』
⑤ 兩神相搏：『搏』，底本作『摶』，據仁和寺本改正。
⑥ 兩精相搏謂之神：仁和寺本此七字蝕殘，『兩精相搏』四字不可辨識。據楊注『兩精相搏，共成一形』，補入『兩精相搏』四字。底本及《靈樞》《甲乙》均作『兩精相摶』，『摶』爲『搏』誤，説見前。
⑦ 即前兩精相搏：『搏』，底本誤作『摶』，據仁和寺本改。
⑧ 斯乃身之微也：『斯』，底本誤作『即』，據仁和寺本改。
⑨ 並無：底本誤作『與此』，據仁和寺本改。
⑩ 神滅之言：『滅』，仁和寺本作『灭』，爲『滅』之俗字。底本作『神生之言』，『生』字誤，今從仁和寺本。
⑪ 非同：底本誤作『非曰』，據仁和寺本改正。
⑫ 又案：『又』，底本誤作『及』，據仁和寺本改。
⑬ 往來者：《甲乙》無『者』字。
⑭ 藏於肝：仁和寺本『肝』上二字蝕爛，其第一字不可辨别，第二字殘筆略似『於』字。底本作『藏於肝』，可參。
⑮ 並精而出入者：《甲乙》作『并精出入』。
⑯ 亦神之别靈也：仁和寺本『神之』二字漫漶難辨。檢上節楊注曰『魂者神之别靈也』，此句『亦』字承上而言，故底本作『神之』，是。
⑰ 所以任物者謂之心：《靈樞》同；《甲乙》無『者』字；仁和寺本無『之』字，據前後文，當系脱文。
⑱ 神爲□□：底本闕『爲』字，據仁和寺本補。仁和寺本『爲』下二字蝕爛。細辨其殘筆，第一字左半所餘似『白』形，疑爲『魄靈』二字，待考。
⑲ 能□□□：底本作『□□□物』，據仁和寺本改。按，仁和寺本『能』下三字不可辨識，疑爲『任萬物』三字，待考。

者①謂之心也。**心有所憶謂之意，**意，亦神之用也。任物之心，有所追憶，謂之意也。**意之所存謂之志，**志，亦神之用也。所憶之意，有所專存，謂之志也。**因志而存變②謂之思，**思，亦神之用也。專存之志，變轉異求，謂之思也③。**因思而遠慕④謂之慮，**慮，亦神之用也。變求之思，逆慕將來，謂之慮也。**因慮而處物⑤謂之智。**智，亦神之用也。因慮所知，處物是非，謂之智也。**故智者之養生也⑥，**神之所用，窮在於智，故曰智者之養生也⑦。**必順四時而適寒暑，**智者養生，要有三道⑧：春夏養陽，使適於暑也；秋冬養陰，使適於寒。**和喜怒而安居處，**喜怒所生，生於居處，智者廉而中節⑨，故因以和安也。**節陰陽而調柔剛，**陰以致剛，陽以起柔，兩者有節，則柔剛調矣⑩。〇平按：『柔剛』《靈樞》《甲乙》均作『剛柔』。**如是則邪僻不至⑪，長生久視。**智者行廉⑫，順和節養之道⑬，則五藏神守⑭，六府氣調，經脉周營⑮，腠理密緻，如此疵癘元本不生，八正四邪無由得至，自斯已往，歲齊天地⑯，莫見冬㧳⑰，或類彭年，長生久視也。〇平按：注『五養』恐係『五藏』之誤；『冬㧳』二字未詳，因原鈔如是，故仍之。

---

① □任物者：底本作『□任物故』，據仁和寺本改。按，仁和寺本『任』上一字殘甚，疑爲『故』字，待考。
② 因志而存變：《甲乙》無『而』字。
③ 謂之思也：仁和寺本無『也』字。
④ 因思而遠慕：《甲乙》無『而』字。
⑤ 因慮而處物：《甲乙》無『而』字。
⑥ 故智者之養生也：《甲乙》『者之』二字作『以』。
⑦ 故曰智者之養生也：仁和寺本『曰智者之養』五字蝕盡，不可辨識。
⑧ 要有三道：『三』，底本誤作『之』，據仁和寺本改。
⑨ 廉而中節：底本作『發而中節』，『發』字誤，據仁和寺本改。
⑩ 則柔剛調矣：仁和寺本『調』字殘甚，反復辨之，當作『調』，與經文『節陰陽而調柔剛』合。底本作『則剛柔得矣』，『剛柔』抄倒，『得』字恐誤。今參照仁和寺本改。
⑪ 邪僻不至：《靈樞》作『僻邪不至』；《甲乙》作『邪僻不生』。
⑫ 智者行廉：底本脱『廉』字，據仁和寺本補。按，『廉』，節儉也。《淮南子·原道》：『不以奢爲樂，不以廉爲悲。』高誘注：『廉，猶儉也。』節儉之義與楊注下文『順和節養』正合。
⑬ 順和節養之道：底本脱『順』字，據仁和寺本補。
⑭ 則五藏神守：底本作『則五養神安』，『養』『安』二字與仁和寺本不合，今改正。日本摹寫本亦作『則五藏神守』。
⑮ 周營：底本作『用營』，據仁和寺本改。
⑯ 歲齊天地：『歲』，底本、日本摹寫本均作『或』。仁和寺本『歲』字蝕殘，辨其剩筆當作『歲』字，今補入。
⑰ 冬㧳：此二字誤，當據仁和寺本改作『終時』。

是故怵惕思慮者①，**流溢而不固**②。怵惕思慮，多傷於心，傷無守，所爲不固也。神**悲哀動中者**③，**竭絶**④**而失生**。人之悲哀動中，傷於肝魂⑤，淚竭筋絶，故失生也⑥。〇平按：注「失」下原缺一字，據經文應作「生」。**喜樂者，樿散而不藏**⑦。喜樂志達氣散，傷於肺魄⑧，故精不守藏也⑨。樿，立安反⑩，牽引也。〇平按：「樿」《靈樞》《甲乙》均作「憚」，原鈔作「樿」。考「樿」音展，上聲，木白理也。音義均不合。疑作「撣」，音彈，寒韻。《太玄經》：撣繫其名。提持也。與本注音義爲近。再查日本鈔本，凡手旁多從木，如「搏」作「榑」之類，今「樿」字恐係「撣」字傳寫之誤。注「氣散」下原缺一字，據上注「傷於肝魂」，應作「傷」；「魄」下原有「故精不守藏也」六字，袁刻脱。**愁憂者，閉塞而不行**⑪。愁憂氣結，傷於脾意，故閉塞不行也。〇平按：「閉」上，《靈樞》《甲乙》有「氣」字。**盛怒者，迷惑而不理**。盛怒氣聚，傷於腎志，故迷惑失理也。〇平按：「理」，《靈樞》《甲乙》作「治」。**恐懼者，蕩憚而不收**⑫。右腎命門藏精氣，恐懼驚蕩，則精氣無守而精自下，故曰不收。憚，□□反，驚也⑬。〇平按：《甲乙》注云：「《太素》不收作『失守』。」今仍作「不收」，或另有本耶？**心怵惕思慮則傷神**⑭，心，藏也。怵惕，腎來乘心也；思慮⑮，脾來乘心。二邪乘甚，故傷神也。**神傷則恐懼自失，破䐃脱肉，**

---

①是故怵惕思慮者：《靈樞》《甲乙》「者」下均有「則神傷神傷則恐懼」八字。
②流溢而不固：《靈樞》作「流淫而不止」；《甲乙》作「流淫而不正」。
③悲哀動中者：《靈樞》《甲乙》「悲」上均有「因」字。
④竭絶：《甲乙》「竭」上有「則」字。
⑤肝魂：底本誤作「肝魂肝魂」，據仁和寺本删下「肝魂」。
⑥故失生也：仁和寺本作「故生失也之」，「之」爲誤衍虚詞，「失生」二字抄倒，據經文改作「故失生也」。底本作「失□也」，闕一字，今參照仁和寺本補改。
⑦樿散而不藏：底本「樿」字誤，當據仁和寺本改作「撣」。《靈樞》《甲乙》均作「神憚散而不藏」。劉衡如於人衛本《靈樞經》注曰：「《太素·卷六》首篇作「樿」，楊注「牽引也」，義覺未安。疑當作「嘽」，《說文》「喘息也，一曰喜也。」按，喜而甚亦喘息，與楊注「喜樂志達氣散傷於肺魄」義合。」
⑧傷於肺魄：仁和寺本「傷」字殘蝕，辨其剩形，當作「傷」，與上節「傷於肝魂」，下節「傷於脾意」合。底本闕「傷」字，今補入。
⑨故精不守藏也：仁和寺本「故」下衍「守」字。底本删「故」下之「守」字，是。
⑩樿，立安反：底本「樿」字爲「撣」之誤；「立」字爲「土」之誤。當據仁和寺本改作「撣，土安反」。
⑪閉塞而不行：《靈樞》《甲乙》「閉」上有「氣」字。《素問·五運行大論》新校正所引《靈樞》作「閉塞而不行」，無「氣」字。劉衡如於人衛本《靈樞》注曰：「『氣，疑是後人沾注。』」
⑫蕩憚而不收：《靈樞》「蕩」上有「神」字。
⑬憚，□□反，驚也：底本脱此六字，亦未空格，今據仁和寺本補入。按，仁和寺本「憚」下二字不可辨識，今空二格。
⑭心怵惕思慮則傷神：以下「心、肝、肺、脾、腎」各段，《靈樞》順序爲「心、脾、肝、肺、腎」；《甲乙》順序爲「肝、心、脾、肺、腎」。
⑮思慮：底本此下有「則」字，據仁和寺本删。

神爲其主，故神傷①則反傷右腎，故恐懼自失也。亦反傷脾，故破䐃脱肉也。**毛悴色夭，死于冬。**毛悴肺傷，色夭肝傷也，以神傷則五藏皆傷也。冬，火死時也。

肝悲哀動中則傷魂②，肝，藏也。悲哀太甚傷肝，故曰動中。肝傷則傷魂③。〇平按：『肝』上，《靈樞》有『脾憂愁』至『死於春』一段，本書在後。**魂傷則狂忘不精④，不敢正當人，**魂既傷已，肝腎亦傷，故狂及忘不精⑤，不敢當人也。〇平按：『狂忘』《甲乙》作『狂妄』。『不精不敢正當人』《甲乙》作『其精不守』，注：『一本作「不精，不精則不正當」。』《靈樞》作『狂忘不精，不精則不正當人』。注『故』下缺二字，『及』下缺一字，袁刻作『故狂妄不精』，與原鈔不合。**縮而攣筋⑥，兩脇骨舉⑦，**肝足厥陰脉環陰器，故魂肝傷，宗筋縮也。肝又主諸筋，故攣也。肝在兩脇，故肝病兩脇骨舉也。〇平按：『縮』上《靈樞》有『陰』字。『骨舉』《靈樞》作『骨不舉』。《甲乙》作『令人陰縮而筋攣⑧，兩脇肋骨不舉』。**毛悴色夭，死于秋。**秋，木死時也。

肺喜樂無極則傷魄，肺，藏也。喜樂，心喜乘肺，無極傷魄也。〇平按：『無極』《甲乙》作『樂極』。**魄傷則狂，狂者意不存人，皮革焦，**魄傷則傷藏，故發狂病也。以樂蕩神，故狂病意不當人。以肺病⑨，皮革焦也。〇平按：『人皮革焦』《甲乙經》作『其人皮革焦』。**毛悴色夭，死于夏。**夏，金死時。

脾愁憂而不解⑩則傷意，意傷則悗亂，四支不舉，肺來乘脾，故愁憂⑪不已傷意，發狂悗亂，並脾病四支不舉也。〇平按：『悗』《甲乙》作『悶』。**毛悴色夭，死于春。**春，土死時也。問曰：脾主愁憂。又云：精氣並於肝則憂，即肝爲憂也。《素問》云：心在變動爲憂，即心爲憂也。肺在志爲憂也，即肺爲憂。其義何也？答曰：脾爲四藏之本，意主愁憂，故心在變動爲憂，即意之憂也。或在肺志爲憂，亦意之憂

---

① 神傷：底本作『傷神』，據仁和寺本乙正。
② 肝悲哀動中則傷魂：《甲乙》『肝』下有『氣』字。
③ 傷魂：底本作『魂傷』，據仁和寺本乙正，與經文合。
④ 魂傷則狂忘不精：《靈樞》作『魂傷則狂忘不精』；《甲乙》作『魂傷則狂妄』。
⑤ 故狂及忘不精：仁和寺本『狂』『忘』二字蝕殘，辨其剩筆，當作『狂』『忘』。底本此句作『故□□及□不精』，『故』下誤空二格。今參照仁和寺本改。
⑥ 縮而攣筋：《靈樞》及《千金方·卷十一·肝藏脉論第一》均作『陰縮而挛筋』；《甲乙》作『令人陰縮而筋攣』。
⑦ 兩脇骨舉：《靈樞》作『兩脇骨不舉』；《甲乙》作『兩脇肋骨不舉』；《千金方·卷十一·肝藏脉論第一》作『兩脇肋骨舉』，旁注曰『一作不舉』。
⑧ 筋攣：底本誤作『肋攣』，據《甲乙經》改。
⑨ 故狂病意不當人，以肺病：仁和寺本『不當人以』四字漫漶，後人修裱殘卷時紙斷處未能復位。今拼合觀之，當作『不當人以』四字。底本作『不當人又』，今從仁和寺本。
⑩ 而不解：《甲乙》無『而』字。
⑪ 愁憂：底本作『憂愁』，據仁和寺本乙正。

也。若在腎志爲憂，亦是意之憂也。故愁憂所在，皆屬脾也。〇平按：『心之憂在心變動，肺之憂在肺之志』，詳《素問·陰陽應象大論》新校正引楊注，又見《甲乙經·精神五藏論》所引楊注。按，《甲乙經》云：肝之與腎，脾之與肺，互相成也。脾者土也，四藏皆受成焉。故恐發於肝而成於腎，憂①發於脾而成於肝。又云：心之與肺，脾之與心，亦互相成也。故喜變②於心而成於肺，思發於脾而成於心，一過其節，二藏俱傷，此經互言其義耳。又新校正謂：『《甲乙經》具有此説，取五志迭相勝而爲言，各舉一則，義俱不足，兩見之則互相成義也。』

腎盛怒而不止③則傷志，肝來乘腎，故不已傷志也。**志傷則善忘其前言，腰脊不可以俛仰屈伸，**腎志傷，故喜忘。腎在腰脊之中，故腎病不可俛仰屈伸也。〇平按：『善』《靈樞》《甲乙》均作『喜』。『屈伸』二字《甲乙》無。**毛悴色夭，死于季夏。**季夏，水死時也。

恐懼而不解④則傷精，恐懼起自命門，故不解傷精也。**精傷則骨痠痿厥，精□□。**精爲骨髓之液，故精傷則骨痠疼及骨痿也。〇平按：『厥精』下原缺二字，《靈樞》《甲乙》作『時自下』三字。**是故，五藏主藏精者也，**人腎有二：左爲腎藏，右爲命門。命門藏精，精者五藏精液，故五藏藏精。**不可傷，傷則守失而陰虛⑤，陰虛則無氣，無氣則死矣。**五藏之神不可傷也，傷五神者則神去無守，藏守失也。六府爲陽，五藏爲陰，藏無神守，故陰虛也。陰藏氣無，遂致死也。故不死之道者，養五神也。人皆怵惕思慮，則以傷神；悲哀動中，日亡魂性；喜樂無極，神魄散揚；愁憂不解，志意悗亂；盛怒無止，失志多忘；恐懼驚神，傷精痿骨⑥。其以⑦千端之禍，害此一生，終以萬品欲情，潦亂真性⑧，仍服金石貴寶，摧斯易往之軀⑨；多求神仙芳草，日役百年之命。昔彭、聃⑩以道怡性，壽命遐長；秦、武採藥求仙，早昇霞氣。故廣成子語黃帝曰：『來，吾語汝至道，無視止聽⑪，抱神以靜，形將自正也。必靜必清，無勞汝形，無搖汝精，心無所知，神將守形，可以長生。故我修身千二百歲，人皆盡死，而我獨存。得吾道者，上爲皇，下爲王；失吾道者，上見光，下爲土。』是知安國安人之道，莫大怡神，亡神亡國⑫之災，無出情

---

① 憂：底本誤作『愛』，據《甲乙》改。
② 變：劉衡如曰：『據《素問·調經論》新校正當作「發」。』
③ 而不止：『止』，日本摹寫本誤作『上』。《甲乙》作『未止』，無『而』字。
④ 不解：《甲乙》作『不改』，『改』字下注曰：『一作「解」。』
⑤ 守失而陰虛：《甲乙》作『失守陰虛』。
⑥ 傷精痿骨：仁和寺本『骨』上一字蝕盡，不可辨認。底本補作『痿』，可參。
⑦ 其以：底本闕『其』字，據仁和寺本補。
⑧ 潦亂真性：『潦』，底本誤作『澆』，據仁和寺本改。
⑨ 易往之軀：底本作『易生之軀』，『生』字誤，據仁和寺本改。
⑩ 彭、聃：『彭』，指彭祖；『聃』，指老子。『聃』，底本誤作『眮』，據仁和寺本改。
⑪ 無視止聽：仁和寺本初脱『止』字，後原抄者以小字補於『聽』字右上方，今從之。底本、日本摹寫本均作『無視無聽』，今從仁和寺本。
⑫ 亡神亡國：仁和寺本誤作『忙神亡國』。底本改作『亡神亡國』，是。

欲。故岐伯以斯至道①上答黃軒，述千古之遺風，拯萬葉之荼苦也。○平按：『守失』《靈樞》《甲乙》作『失守』。注『痿骨』下原缺一字，據下文『終以』，『終』字，此疑作『始』。又注『遺風』，別本作『道風』。

是故用鍼者，察觀②病人之能③，以知精神魂魄之存亡得失之意，五藏已傷④，鍼不可以治之也⑤。上古但有湯液之爲而不用鍼，至黃帝賊邪傷物，故用鍼石，並藥灸等雜合行之以除疾病。療病之要，必本其人五神存亡，可得可失，死生之意，然後命諸鍼藥，以行調養。若其人縱逸，五神以傷，愚醫不候神氣存亡，更加鍼藥，必使早夭⑥，不待時也。○平按：『察觀』《甲乙》作『觀察』。『能』《靈樞》《甲乙》均作『態』。

肝藏血，血舍魂⑦，肝氣虛則恐，實則怒。肝、心、脾、肺、腎，謂之五藏，藏五精氣也⑧。血、脉、營、氣、精，謂之五精氣，舍五神也。肝主於筋，人臥之時，血歸於肝，故魂得舍血也。腎爲水藏，主於恐懼；肝爲木藏，主怒也。水以生木，故肝子虛者，腎母乘之，故肝虛恐也。

心藏脉，脉舍神⑨，心氣虛則悲⑩，實則笑不休。肝爲木藏，主悲哀也；心爲火藏，主於笑也。木以生火，故火子虛者，木母乘之，故心虛悲者也。

脾藏營，營舍意⑪，脾氣虛則四支不用，五藏不安，實則脹，經溲不利。溲，小留反。營，血肉也。脾主水穀，藏府之主，虛則陽府四支不用，陰藏不安；實則脹滿及女子月經並大小便不利，故以他乘致病也。○平按：此段《靈樞》在『心藏脉』之上。『則脹』《靈樞》作『則腹脹』。『經溲』《甲乙》作『涇溲』。

---

① 以斯至道：仁和寺本『斯』下二字蝕爛，反復辨之，頗似『正道』，待考。底本作『以斯至道』，『至』字似與仁和寺本殘筆不合。
② 察觀：《甲乙》作『觀察』。
③ 能：與『態』字通。《靈樞》《甲乙》均作『態』。
④ 五藏已傷：《靈樞》作『五者以傷』；《甲乙》作『五者已傷』。
⑤ 治之也：《甲乙》無『之』字。
⑥ 必使早夭：『使』，底本作『其』，據仁和寺本改。
⑦ 血舍魂：《甲乙》此下有『在氣爲語，在液爲淚』八字。
⑧ 藏五精氣也：底本脱『五』字，據仁和寺本補。
⑨ 神：《甲乙》此下有『在氣爲呑，在液爲汗』八字。
⑩ 心氣虛則悲：《甲乙》『悲』下有『憂』字。
⑪ 意：《甲乙》此下有『在氣爲噫，在液爲涎』八字。

肺藏氣，氣舍魄①，肺氣虛則息利少氣，實則喘喝胸憑仰息。肺主五藏穀氣，亦不受他乘，故虛則喘息利而少氣，實則胸滿息難也。〇平按：『息利』《靈樞》作『鼻塞不利』，《甲乙經》作『鼻息不利』。『胸憑』《靈樞》作『胸盈』，《甲乙經》作『憑』，注云：『《九墟》作盈。』**腎藏精，精舍志②，腎氣虛則厥，實則脹，五藏不安。**肺爲金藏，主於狂厥；腎爲水藏，主於水脹。五藏不安，金以生水，故水子虛者，金母乘之，故狂厥逆也。〇平按：『志』，《甲乙》作『氣』。

必審察五藏之病形，以知其氣之虛實而謹調之。醫療之道，先識五藏氣之虛實，及知虛實所生之藏③，然後命乎鍼藥，謹而調之。〇平按：《靈樞》無『察』字；『而謹調之』作『謹而調之也』。

五藏命分

平按：此篇自篇首至末，見《靈樞·卷七·第四十七本藏篇》，又見《甲乙經·卷一·第五》。

黃帝問於岐伯曰：人之血氣精神者，所以奉於生而周於性命者也。太初④之無，謂之道也。太極未形，物得以生，謂之德也。未形德者，有分且然無間，謂之命也。此命流動生物，物成生理，謂之形也。形體保神，各有所儀，謂之性也。是以血氣精神，奉於一形之生，周於形體所儀之性，亦周有分無間之命。故命分流動，成形體保神爲性，形性久居爲生者，皆血氣之所奉也。〇平按：『奉』下，《靈樞》無『於』字。

經脉者，所以行血氣而營陰陽，濡筋骨，利關節者也。十二經脉也。十二經脉，行營血氣，營於三陰三陽，濡潤筋骨，利關節也。**衛氣者，所**

① 魄：《甲乙》此下有『在氣爲咳，在液爲涕』八字。

② 志：《甲乙》作『氣』，人衛本《甲乙》改作『志』，劉衡如注曰：『志，原作「氣」，據《靈樞·本神篇》及《太素·卷六》改。』又按，《甲乙》『志』下有『在氣爲欠，在液爲唾』八字。

③ 所生之藏：底本作『所生之病』，『病』字誤，據仁和寺本改正。

④ 太初：仁和寺本作『大初』。按，『大』與『太』通。

以温分肉，充皮膚，肥腠理，司關闔者也①。衛氣慓悍，行於分肉，司腠理關闔也。〇平按：『關』字，原鈔作『開』，乃『關』字省文。袁刻作『開』，《靈樞》作『關』。志意者，所以御精神，收魂魄，適寒温，和喜怒者也。脾腎之神志意者②，能御精神③，令之守身；收於魂魄，使之不散。調於寒暑，得於中和，和於喜怒，不過其節者，皆志意之德也。〇平按：『和喜怒』，『和』字原缺，袁刻作『知』，恐誤。《靈樞》作『和』，謹依《靈樞》補入。注『御』字原缺，據經文應作『御』。是故，血和則經脈流行，營覆陰陽，筋骨勁强，關節滑利矣。營氣和益也。覆者，營氣能營覆陰陽也。〇平按：『滑』《靈樞》作『清』。衛氣和則分解滑利，皮膚調柔，腠理緻密矣。衛司腠理，故緻密也。〇平按：『分解滑利』《靈樞》作『分肉解利』。志意和則精神專直，魂魄不散，悔怒不至，五藏不受邪氣矣。志意所爲必當④，故無悔矣。志意司腠理，外邪不入，故五藏不受也。〇平按：《靈樞》『不至』作『不起』；『不受邪氣』作『不受邪』。寒温和則六府化穀，風痺不作，寒暑內適六府，則中和穀化，賊風邪痺無由起也。經脈通利，支節得矣。此人之常平也。若爾，血氣營衛志意調者，乃是人之平和者。〇平按：『得』下《靈樞》有『安』字。五藏者，所以藏精神血氣魂魄者也。六府者，所以化穀而行津液者也。此人之所以具受於天也，愚智賢不肖，毋以相倚⑤也。五藏藏神，六府化穀，此乃天之命分，愚智雖殊，得之不相依倚也。津液，即泣汗涎涕唾也。〇平按：『穀』上，《靈樞》有『水』字。『液者』二字原缺，謹據《靈樞》補入。『愚』上，《靈樞》有『無』字。然其有⑥獨盡天壽⑦，而毋邪僻之病⑧，百年不衰，雖犯風雨卒寒大暑，猶不能害也；有其不離屏蔽室內，無怵惕之恐⑨，

---

①司關闔者也：劉衡如於人衛本《靈樞》注曰：『關，《素問·生氣通天論、陰陽應象大論》王注引《靈樞》文作「開」，然《素問》及王注中「關」字多爲後人改作「開」，不可從。』
②脾腎之神志意者：疑『神』字衍。檢楊上善下文專釋『志意』，故段末結語曰：『皆志意之德也。』今『志意』上多一『神』字，與經文、注文皆不合。
③能御精神：仁和寺本脱『御』字，當據經文補入。底本作『能御精神』，是。
④志意所爲必當：仁和寺本『爲』上一字蝕盡，不可辨識。底本作『所』，可參。
⑤毋以相倚：《靈樞》『毋』作『無』。按，此二字義同，古籍中常互用，不再列舉。
⑥然其有：《甲乙》無『然』字。
⑦天壽：《甲乙》『壽』下有『者』字。
⑧而毋邪僻之病：按，蕭氏謂『僻』字原闕，仁和寺本此字清晰可辨，不闕。
⑨無怵惕之恐：『無』仁和寺本作『毋』。又，蕭氏謂『之恐』二字原闕，仁和寺本此二字清晰可辨，不闕。

然猶不免於病者①，何也？願聞其故。人有勞神怵惕，無所不爲，雖犯賊風邪氣，獨盡天年。復有閑居無思，不預外邪，不免於病，不道傷命②。同稟血氣，何乃有殊？願聞其故也。〇平按：『其有』《靈樞》作『有其』；『猶不能害』《靈樞》作『猶有弗能害』。『邪僻』，『僻』字原缺；『之恐』二字原缺，謹據《靈樞》補入。

岐伯對曰：窘乎哉問也。窘，奇殞反，急也。**五藏者，所以參天地，副陰陽，而連四時，化五節者也。**肺心居其上，故參天也；肝脾腎在下，故參地也。肝心爲牡，副陽也；脾肺腎等牝③，副陰也。肝春、心夏、肺秋、腎冬，即連四時也。從五時而變，即化五節。節，時也。〇平按：『五節者也』，『也』字原缺，據《靈樞》補入。**五藏者，固有小大④、高下、堅脆、端正偏傾者；六府者⑤，亦有長短、小大⑥、厚薄、結直、緩急者⑦。**天地陰陽，四時八節，造化不同，用參五藏，何得一也？五藏各有五别，一一之府⑧，皆准五藏，亦有五别。故藏府别言，各有五别，五五二十五也。五藏既五，六府亦五，三焦一府屬於膀胱，故唯有五。〇平按：注『各有五别』下空二格，别本作『各有五色五别』，下二格不空。**凡此二十五者⑨，各各不同⑩，或善或惡，或吉或凶⑪，請言其方⑫。**心小則安⑬，此爲善也。易傷以憂，即爲惡也。心堅則藏安守固，此爲吉也。心脆則喜病消癉熱中，即爲凶也。如此藏府隨義皆有善惡吉凶，請具陳也。〇平按：『其方』，『其』字原缺，謹據《靈樞》補。

---

① 不免於病者：《靈樞》無『者』字。
② 不道傷命：疑『不』字抄誤。據上文『獨盡天年』，似應作『中』字，待考。
③ 脾肺腎等牝：據上文『肝心爲牡』，疑『牝』上脱『爲』字。
④ 小大：《甲乙》作『大小』。
⑤ 六府者：《靈樞》《甲乙》均無『者』字。
⑥ 長短、小大：《靈樞》作『小大長短』；《甲乙》作『大小長短』。
⑦ 緩急者：《靈樞》無『者』字。
⑧ 一一之府：底本作『□□六府』，『六』上闕二字。檢仁和寺本作『一一之府』，四字清晰可辨，唯下『一』字爲代替符號『〻』，今據改。
⑨ 凡此二十五者：《甲乙》『者』上有『變』字。
⑩ 各各不同：《靈樞》『各』字不重。
⑪ 或吉或凶：《甲乙》『凶』下有『也』字。
⑫ 請言其方：《甲乙》無此四字。
⑬ 心小則安：仁和寺本『心』下一字蝕盡，不可辨識。據下節經文『心小則安』，當爲『小』字。底本、日本摹寫本均補作『小』，是。

心小則安，邪弗能傷①，易傷以憂②；心大則憂不③能傷，易傷於邪④。藏小則神小⑤，不敢自寬，故常安，邪不入也。藏大則神大□縱⑥，故憂不能傷，邪入不安也。○平按：《甲乙經》『以憂』作『於憂』。又按：《甲乙經》注云：《太素》『邪』作『外邪』。今本仍無『外』字。又注『神』下一字原缺左旁，恐係『收』字，袁刻作『敢』。心高則滿於肺中⑦，悗而喜忘⑧，難開以言；心藏高者⑨，則神高也。心高，肺逼□於心⑩，故悗喜忘也⑪。□以其神高⑫，不受他言，故難開以言也。○平按：『肺中』，『中』字原缺，謹依《靈樞》補入。『喜』《靈樞》作『善』。注『心高』，『高』字原缺下方，細玩剩處，於『高』字爲近，謹據經文作『高』。『逼』下一字原不全，細玩剩處，與『近』字相似，袁刻作『小』，恐未安，謹空一格。心下則藏外，易傷於寒，易恐以言。心下則在肺藏之外，神亦居外，故寒易傷也。亦以神下，故易恐以言也。心堅則藏安守固，藏堅則神守亦堅固，故其心藏安不病，其神守堅固。心脆⑬則喜病消癉熱中也⑭。五藏柔脆，神亦柔脆，故藏柔脆人血脈不行⑮，轉而爲熱消肌膚，故病消癉熱中也。癉，音丹。熱中，胃中熱故也。○平按：『脆』原缺，謹據《靈樞》《甲乙》補。『熱中』，『中』字原缺，旁有小注『中』字，據注『熱中，胃中熱也』，應作『熱中』，《靈樞》《甲乙》同，袁刻作注，刻在『五藏柔脆』上，則混經於注矣。心端

---

① 邪弗能傷：《甲乙》『傷』下注：『《太素》云：「外邪不能傷。」』仁和寺本《太素》無『外』字，《甲乙》或另有所本。

② 易傷以憂：《甲乙》『以』作『于』。

③ 不：《甲乙》作『弗』。

④ 易傷於邪：《甲乙》『邪』字下注曰：『《太素》亦作「外邪」。』仁和寺本《太素》『邪』上無『外』字。

⑤ 藏小則神小：仁和寺本『小』字殘缺右部一『、』，據文義當作『小』字。底本闕『小』字，空一格，今據仁和寺本補入。

⑥ 神大□縱：仁和寺本『大』下一字殘甚，不可辨識。據上文『藏小則神小，不敢自寬』，疑當作『寬』，待考。底本作『神氣宣縱』，『氣宣』二字不合。今從仁和寺本，『大』下空一格。

⑦ 滿於肺中：仁和寺本『肺』下一字蝕盡，不可辨識。《靈樞》《甲乙》、蕭注《太素》均作『滿于肺中』。

⑧ 悗而喜忘：《甲乙》作『悶而善忘』。

⑨ 心藏高者：仁和寺本『心』下一字蝕盡，不可辨識。底本作『心藏高者』，可參。

⑩ 肺逼□於心：仁和寺本『逼』下一字漫漶，難以辨識。據文義，疑爲『迫』字。日本摹寫本作『肺逼小於心』，『小』字與仁和寺本殘筆不合。

⑪ 故悗喜忘也：仁和寺本『忘也』二字誤作『也忘』。底本改作『故悗喜忘也』，是。

⑫ □以其神高：仁和寺本『以』上一字蝕盡，不可辨識。據下節楊注『亦以神下』，疑當作『亦』字。底本、日本摹寫本『以』字與上文相接，未空格，與仁和寺本不合。

⑬ 心脆：底本原缺『脆』字，蕭氏據《靈樞》《甲乙》補入。仁和寺本『脆』字不闕。

⑭ 消癉熱中也：底本及《靈樞》《甲乙》同。仁和寺本作『消癉熱□』四字，『熱』下一字蝕盡，據楊注『消癉熱中也』，當爲『中』字。

⑮ 血脈不行：仁和寺本『不』字殘蝕，辨其剩筆，當作『不』字。底本此句作『血脈上行』，『上』字恐誤，今從仁和寺本。

正則和利難傷；五藏端正，神亦端正也。神端正，性亦和柔，故聲色芳味之利難相傷也。斯乃賢人君子，所以得心神也。心偏傾，操持不壹①，無守司也。心藏偏傾不一，神亦如之，故操持百端②，竟無守司之恒，此爲衆人小人所得心神也。心藏以神③，有此八變。後之四藏，但言藏變，皆不言神變者，以神爲魂魄意志之主④，言其神變，則四種皆知⑤，故略不言也。○平按：《甲乙經》注引楊上善云：「心藏言神有八變，後四藏但言藏變，不言神變者，以神爲魂魄意之主，言其神變則四藏可知，故略而不言也。」與此注正合。袁刻「心藏言神」誤作「之神」；「意志」下空十一格，不合。

肺小則少飲，不病喘喝；天分所得⑥肺小，則少飲漿水。又肺小不受外邪，故不病喘渴。喝，喘聲。○平按：《甲乙》無「喝」字。肺大則喜病⑦胸痺、喉痺、逆氣。肺大喜受外邪，故喜病痺及逆氣也。○平按：「大則」下，《靈樞》《甲乙》有「多飲」二字。《甲乙》無「喉痺」二字。肺高則上氣，肩息欲欬；肺高則上迫缺盆，故上氣喘息。兩肩並動⑧，故曰肩息。以肺上迫⑨，故數欲欬。○平按：「肩息欲欬」，《靈樞》無「欲」字，《甲乙》作「喘息欬逆」。肺下則居賁迫肝，善脇下痛。賁，當膈也，補崑反。氣來委膈⑩，下迫於肝，致脇下痛，以肝居脇下故也。○平按：「居賁」《甲乙》作「逼賁」。「迫肝」《靈樞》《甲乙》作「迫肺」。注「委膈」，原校作「垂膈」。肺堅則不病欬上氣；肺藏堅固，不爲邪傷，故無欬與上氣也。○平按：「欬」《甲乙》作「欬逆」。肺脆則善病消癉易傷。以下四藏所生之變⑪，例同心藏。○平按：「善」《靈樞》作「苦」。《甲乙》「易傷」下有「也」字，注云：「一云易傷於熱，喘息鼻衄。」肺端正則和利難傷也⑫，肺偏傾⑬則胸偏痛

---

① 操持不壹：「壹」，《靈樞》《甲乙》均作「一」，義同。
② 操持百端：仁和寺本「操持」作「持操」，據經文「操持不壹」，應作「操持」。
③ 心藏以神：「以」，底本誤作「言」，據仁和寺本改正。
④ 魂魄意志之主：仁和寺本「志之主」三字殘不可辨。檢《太素·卷二十七邪論·七邪》楊注曰：「故神勞者，魂魄意志五神俱亂也。」則此句「意」下當有「志」字。又，《甲乙經》注文引用《太素》楊注作「以神爲魂魄意之主」，《甲乙》「意」下明顯脱「志」字，若補入「志」字，則仁和寺本「意」下所闕三字當作「志之主」，與殘筆合。底本、日本摹寫本均補入「志之主」三字，是。
⑤ 四種皆知：仁和寺本「皆」字蝕殘，據文義當作「皆」。《甲乙》引《太素》楊上善注作「四藏可知」。
⑥ 天分所得：「天」，底本及日本摹寫本均作「人」。仁和寺本「天」字蝕殘，細辨之當作「天」，今據改。
⑦ 肺大則喜病：底本脱「肺」字，據仁和寺本補。《靈樞》《甲乙》作「肺大則多飲善病」。
⑧ 兩肩並動：仁和寺本作「兩肩而動」，疑「而」字誤。
⑨ 以肺上迫：底本作「又肺上迫」，「又」字誤，今從仁和寺本作「以」。
⑩ 氣來委膈：仁和寺本「委」上二字蝕爛，其第一字不可辨認，第二字下部尚存「米」形，疑此句當作「肺氣委膈」，證據不足，暫從底本。又，仁和寺本「委」字右側注有四字，已漫漶，僅辨出第三字爲「作」。日本摹寫本補入「或本作垂」四字。
⑪ 四藏所生之變：底本無「所生」二字，據仁和寺本補。
⑫ 難傷也：《靈樞》《甲乙》均無「也」字。
⑬ 肺偏傾：「偏」，仁和寺本誤作「偏」。據楊注「偏傾者」及以下經文「肝偏傾則脇下偏痛也」，「偏」乃「偏」形誤。

也①。偏傾者，隨偏所在，即偏處胸痛也。**肝小則安，無脇下之病；**肝小不受外邪，故安，無兩脇下痛。○平按：『安』上，《靈樞》有『藏』字。**肝大則逼胃迫咽，迫咽則喜鬲中**②**，且脇下痛。**胃居肝下，咽在肝傍，肝大下逼於胃，傍迫於咽，迫咽則咽膈不通飲食，故曰膈中也③。肝大受邪④，故兩脇下痛。○平按：『咽，迫咽』三字原缺，謹據《甲乙經》補。『喜』《靈樞》作『苦』。**肝高則上支賁，切脇急**⑤**，爲息賁；**肝高上支於膈，又切於脇，支膈切脇既急，即喘息於賁，故曰息賁也。○平按：『切』《甲乙》作『加』。『急』《靈樞》作『悗』。**肝下則安胃，脇下空，空則易受邪**⑥。胃居肝下，是以肝下則安於胃上，脇下無物，故易受邪氣。○平按：『安胃』《靈樞》作『逼胃』。**肝堅則藏安難傷也**⑦**，**肝堅則外邪不入，故安，難傷也。**肝脆則喜病**⑧**消癉易傷也**⑨。**肝端正則和利難傷也**⑩**；肝偏傾則脇下偏痛也**⑪。偏近一箱，則一箱空處偏痛也。○平按：『偏痛』，『偏』字《靈樞》無。**脾小則安，難傷於邪也**⑫**；**脾小外邪不入，故安而難傷也。**脾大則善湊眇**⑬**而痛，不能疾行。**眇，以沼反，肱空處也。脾大湊向空眇而痛，大而不行⑭則

---

①則胸偏痛也：《靈樞》同。《甲乙》作『則病胸脇偏痛』。
②則喜鬲中：《靈樞》作『則苦膈中』；《甲乙》作『則善膈中』，『善』下注云：『一作苦。』
③故曰膈中也：仁和寺本『也』上一字蝕盡，不可辨識。據經文『則喜鬲中』，當作『中』字。底本補作『中』，是。
④肝大受邪：仁和寺本『肝』上誤衍『肺』字。底本删『肺』字，是。
⑤切脇急：《甲乙》作『加脇下急』。
⑥空則易受邪：《靈樞》作『脇下空則易受邪』。
⑦藏安難傷也：《靈樞》《甲乙》均無『也』字。
⑧喜病：《靈樞》《甲乙》均作『善病』。
⑨易傷也：《靈樞》《甲乙》無『也』字。
⑩和利難傷也：《靈樞》《甲乙》無『也』字。
⑪脇下偏痛也：《甲乙》無『也』字。
⑫脾小則安，難傷於邪也：《靈樞》『安』上有『藏』字。《甲乙》『邪』下無『也』字。
⑬則善湊眇：《靈樞》作『則苦湊眇』；《甲乙》作『則善腠眇』，『眇』下注曰：『音停』。按，『眇』，楊上善釋音作『以沼反』，《正字通》作『弭沼反』，均讀作『秒』，疑《甲乙》『停』字注誤。
⑭大而不行：底本作『大□不行』，『大』下空一格。仁和寺本作『太而不行』，『太』下一字漫漶，辨其殘笔，當作『而』字，今補入。

□胠空也[①]。〇平按：『善』《靈樞》《甲乙》作『苦』。『眇』《甲乙》音『停』。注『不行』上原缺一字，袁刻作『力』。『則』下原缺一字，袁刻作『脇』。**脾高則眇引季脇而痛；**脾下則眇緩，高則眇牽，季脇中痛也。**脾下則下加於大腸，加於大腸[②]則藏外善受邪[③]。**脾下即是大腸，故脾下加，出於脾藏所居之外，故喜受邪。〇平按：『外善受邪』《靈樞》無『外』字，『善』作『苦』。**脾堅則藏安難傷也[④]；**外邪不傷，故安。**脾脆則喜病[⑤]消癉易傷也[⑥]。脾端正則和利難傷也[⑦]，脾偏傾則喜瘛喜脹[⑧]。**瘛，充曳反，牽縱也。脾偏[⑨]形近一箱，動而多瘛[⑩]，又氣聚爲脹也。〇平按：『喜瘛喜脹』，《靈樞》作『善滿善脹』，《甲乙經》作『瘛瘲喜脹』。

腎小則安[⑪]，難傷也[⑫]；腎小不受外邪，故安而難傷也。**腎大則[⑬]喜病[⑭]腰痛，不可以俛仰，易傷以邪也[⑮]。**腎大在於腰中，故俛仰皆痛也。**腎高則善背膂痛[⑯]，不可以俛仰[⑰]；**腎高去腰，著於脊膂，故脊膂痛，不得俛仰也。**腎下則腰尻痛，不可以[⑱]俛仰，**

---

① 則□胠空也：仁和寺本『則』下一字蝕盡，不可辨識。據經文『湊眇而痛』，疑當作『眇』字。
② 加於大腸：《靈樞》《甲乙》均作『下加於大腸』。
③ 藏外善受邪：『善』，仁和寺本作『喜』。《靈樞》作『藏苦受邪』；《甲乙》作『藏外易受邪』。
④ 難傷也：《靈樞》《甲乙》無『也』字。
⑤ 喜病：《靈樞》《甲乙》均作『善病』。
⑥ 易傷也：《靈樞》《甲乙》均無『也』字。
⑦ 和利難傷也：《靈樞》《甲乙》無『也』字。
⑧ 喜瘛喜脹：底本『瘛』作『瘈』，據仁和寺本改。注文『瘛』字同。按，『瘛』同『𤸷』。《集韻·祭韻》：『𤸷，亦作瘛。』《玉篇·手部》：『𤸷，牽也。』
⑨ 脾偏：仁和寺本『脾偏』二字誤重。底本刪重出『脾偏』二字，是。
⑩ 動而多瘛：『瘛』，底本誤作『痹』，據仁和寺本改。『瘛』與『𤸷』同，詳前注。
⑪ 腎小則安：《靈樞》《甲乙》『安』上有『藏』字。
⑫ 難傷也：《靈樞》《甲乙》無『也』字。
⑬ 腎大則：《甲乙》『則』下注：『一本云：耳聾或鳴，汗出。』檢《千金方·卷十九·第一》曰：『粗理者則腎大，大則虛，虛則腎寒，耳聾或鳴，汗出。』與《甲乙》所引同。
⑭ 喜病：《靈樞》《甲乙》作『善病』。
⑮ 易傷以邪也：《靈樞》作『易傷以邪』，《甲乙》作『易傷於邪』，皆無『也』字。
⑯ 善背膂痛：《靈樞》作『苦背膂痛』；《甲乙》作『善病腰膂痛』。
⑰ 不可以俛仰：《甲乙》『仰』下注曰：『一本云：背急綴，耳膿血出。或生肉塞。』今檢《千金方·卷十九·腎藏脉論第一》曰：『背急綴痛，耳膿血出，或生肉塞耳。』與《甲乙》所引略同。
⑱ 不可以：《甲乙》無『以』字。

爲狐疝。腎下入於尻中，下迫膀胱，故尻痛不可俛仰。疝，所姦反。小腹痛，大小便難，曰疝。疝有多種，此爲狐疝，謂狐夜時不得小便，少腹處痛，日出方得，人亦如此，因名狐疝也。腎堅則不病腰背痛①，腎在腰背之間，故腎堅則腰不痛也。腎脆則喜病消癉②。腎端正則和利難傷也③，腎偏傾則喜腰尻偏痛④。二腎有一偏傾⑤，則偏處痛也。〇平按：『癉』下，《靈樞》《甲乙》有『易傷』二字。凡此二十五變者，人之所以喜常病也⑥。人之五藏，受之天分，有此二十五變者，不由人之失養之愆，故雖不離屏蔽，常喜有前病也⑦。

黃帝曰：何以知其然也？五藏二十五變皆在身中，變生常病亦居其內，未知因何候知⑧，以爲調養也。

岐伯曰：赤色小理者心小，粗⑨理者心大。理者，肉之文理。粗，音麤也。無𩩲骬⑩者心高，𩩲骬小短舉者心下。𩩲骬長者心堅⑪，𩩲骬弱以薄者⑫心脆。𩩲骬直下不舉者心端正，𩩲骬倚一方者⑬心偏傾也⑭。𩩲骬，胸前蔽骨，蔽心神也。其心上入肺中，不須蔽骨，故心高以無蔽骨爲候也。高者，志意高遠也。故短小舉者，爲心下之候。下者，志意卑近也。〇平按：『骬』，《靈樞》作『骬』。『弱』下，《靈樞》《甲乙》有『小』字。

---

①腰背痛：《甲乙》無『背』字。

②喜病消癉：《靈樞》《甲乙》作『善病消癉易傷』。檢《太素》本篇心、肺、肝、脾四藏，凡稱『脆』者，皆曰『喜病消癉易傷也』，疑此處『消癉』下脱『易傷也』三字。

③難傷也：《靈樞》《甲乙》無『也』字。

④喜腰尻偏痛：《靈樞》作『苦腰尻痛也』；《甲乙》作『善腰尻痛』。

⑤二腎有一偏傾：『有一』，仁和寺本誤作『一有』。底本改作『有一』，是。

⑥人之所以喜常病也：《靈樞》作『人之所苦常病』；《甲乙》作『人之所以善常病也』。

⑦常喜有前病也：仁和寺本『常』下一字蝕盡，不可辨認。據經文『所以常喜病也』，當作『喜』字。底本、日本摹寫本皆補作『喜』，是。

⑧因何候知：底本脱『何』字，據仁和寺本補入。

⑨粗：同『麤』。《靈樞》作『麤』。

⑩𩩲骬：『𩩲』音合，『骬』音於，『𩩲骬』指胸骨。《靈樞》作『𩩲骬』，下同。按，『骬』即『骬』字，均爲『骬』之異體字。《集韻·虞韻》：『骬，《廣雅》：「𩩲骬、缺盆，肻也。」或作骬。』按，『肻』音億，即鎖骨上窩，或指鎖骨。

⑪心堅：《靈樞》作『心下堅』。

⑫弱以薄者：《靈樞》《甲乙》『弱』下均有『小』字。按，『𩩲骬小』前文已舉，此處論『弱以薄』，故《靈樞》《甲乙》『小』字誤衍。

⑬𩩲骬倚一方者：《甲乙》作『𩩲骬一方者』，『骬』下注曰：『一作面。』按，此注曰『一作面』，當指『倚』字作『面』，定非『骬』字作『面』，由此推知《甲乙》脱『倚』字。又按，檢《千金方·卷十三·心藏脉論第一》作『𩩲骬向一方者』。

⑭心偏傾也：《甲乙》無『也』字。

白色小理者肺小，粗理者肺大。巨肩反膺①陷喉者肺高，合掖張脇者肺下。好肩背厚者肺堅，肩背薄者肺脆。好肩膺者肺端正，脇偏竦者肺偏傾也②。大肩，胸膺反出③，喉骨陷入，肺必高上。〇平按：『巨肩』，『巨』字原鈔作『臣』，謹依《靈樞》《甲乙》作『巨』。『掖』《靈樞》《甲乙》作『腋』。『好肩膺』《靈樞》《甲乙》作『背膺厚』。『竦』《靈樞》作『疏』，《甲乙》作『竦』，注云：『一作欹。』

青色小理者肝小，粗理者肝大。廣胸反骹④者肝高，合脇菟骹者肝下⑤。胸脇好者肝堅，脇骨弱者肝脆。膺腹好好相得者肝端正，脇骨偏舉者肝偏傾也。骹，足脛也。反，前曲出也。〇平按：『菟』《靈樞》作『兔』，《甲乙》作『脆』。『好好』《靈樞》《甲乙》均不重，恐衍。

黄色小理者脾小，粗理者脾大。揭脣者脾高，脣下縱者脾下。脣堅者脾堅，脣大而不堅者脾脆。脣上下好者脾端正，脣偏舉者脾偏傾也⑥。揭，舉也，起軋反⑦。

黑色小理者腎小，粗理者腎大。高耳者腎高，耳後陷者腎下。耳堅者腎堅，耳薄不堅者腎脆。耳好前居牙車者腎端正，耳偏高者腎偏傾⑧。一箱獨高爲偏。〇平按：『高耳』，《甲乙》作『耳高』。

---

① 巨肩反膺：『巨』，仁和寺本誤作『臣』。《靈樞》《甲乙》均作『巨肩反膺』。《甲乙》『反』下注曰：『一作大。』
② 肺偏傾也：《甲乙》無『也』字。
③ 反出：底本闕『反』字，據仁和寺本補。
④ 廣胸反骹：『骹』，音敲。《說文》：『骹，脛也。』又，沈彤《釋骨》云：『凡脇骨之端通曰脇支，亦曰支脇，支端之相交者曰骹。』則沈氏釋『骹』爲胸骨與肋骨相交處。經文『廣胸反骹』『合脇菟骹』之『骹』，當從沈氏之說。楊上善釋『反骹』之『骹』字爲『足脛』；釋『反』字爲『前曲出也』，竟謂『足脛前曲』，此乃誤訓。經言『廣胸反骹』，所述在胸，故當釋『骹』爲『胸骨』也。
⑤ 合脇菟骹者肝下：『菟』，通『兔』。《靈樞》此句作『合脇兎骹者肝下』（按，『兎』爲『兔』俗體）；《甲乙》作『合脇脆骹者肝下』。
⑥ 偏傾也：《甲乙》無『也』字。
⑦ 起軋反：仁和寺本『軋』字右側有原抄者旁注之文，已漫漶，似『切札反』三字。按，仁和寺本『切』字多指《切韻》，此當爲反切上字。
⑧ 腎偏傾：《靈樞》『傾』下有『也』字。

凡此諸變者，持則安，減則病①。凡此二十五變，過分以爲不善，減則爲病，持平安和，以爲大則也。〇平按：『減』原鈔作『咸』，謹依《靈樞》《甲乙》作『減』。

黃帝曰②：善哉③，然非余之所問也。願聞人之有不可病者，至盡天壽，雖有深憂大恐怵惕之志，猶不能感也④，甚寒大熱⑤，弗⑥能傷也。其有不離屏蔽室內，又無怵惕之恐，然不免於病者，何也？願聞其故。子言五藏之變，所知是要，然非吾之問本意。問本意者，人生盡於天壽，內則深憂大恐，外則甚寒極熱，然無所傷，不爲病也。而有外無寒暑之侵，內去怵惕之懷，而疾病百端，其故何也？〇平按：『感』，《靈樞》作『減』。

岐伯曰：五藏六府者⑦，邪之舍也，請言其故⑧。五藏六府堅端正者，和利得人，則道之宅也。藏府脆而偏傾，則邪氣舍也。爲道之宅，則其性和柔，神明聰利，人之受附也。爲邪之舍，不離病也，心奸邪也，喜爲盜也，乖公正也，言不恒也。是知二十五變，雖得之於天，調養得中，縱內外邪侵，不爲病也。乖和失理，雖不離屏蔽，終爲病也。前言一藏各有五變⑨，未極理也；今言一變具有五藏，方得盡理，故請言故也。五藏皆小者，少病，善⑩焦心愁憂；夫五神以依藏，故前言心藏之變，神亦隨之；次說四藏之變，不言神變；今總論五藏，初有四變，唯言於神；次有二變，但說於藏；次有二變，復但言神也。心藏形小，外邪難入，故少病；神亦隨小，故不自申，焦心愁憂也。〇平按：《靈樞》《甲乙》『善』均作『苦』；『愁憂』上均有『大』字。注『自申』，袁刻『自』作『白』。五藏皆大者，緩於事，難使憂。五藏皆高者，好高舉措；措，置也，且故反⑪。〇平按：『憂』上，《靈樞》《甲乙》均有『以』字。『舉措』，正統本《甲乙經》作『舉指』。五藏皆下者，好出人下。意志卑弱。五藏皆堅者，無病；五

---

① 減則病：『減』，仁和寺本作『咸』，與『減』字通。《集韻·豏韻》：『減，《說文》：「損也。」或作「咸」。』《靈樞》《甲乙》此句均作『減則病也』。
② 黃帝曰：《靈樞》作『帝曰』；《甲乙》作『曰』。
③ 善哉：《靈樞》無『哉』字；《甲乙》無『善哉』二字。
④ 猶不能感也：《靈樞》作『猶不能減也』；《甲乙》作『猶弗能感也』。
⑤ 甚寒大熱：《甲乙》作『大寒甚熱』。
⑥ 弗：《靈樞》作『不』。
⑦ 五藏六府者：《靈樞》《甲乙》無『者』字。
⑧ 請言其故：《甲乙》無此四字。
⑨ 五變：底本誤作『五病』，據仁和寺本改。
⑩ 善：《靈樞》作『苦』；《甲乙》作『善』。蕭氏謂《甲乙》作『苦』，或另有所本。
⑪ 且故反：『且』，底本誤作『旦』，據仁和寺本改。

藏皆脆者，不離於病。五藏皆端正者，和利得人；五藏皆偏傾者，邪心喜盜①，不可以爲人丕②，反覆言語也。喜，虚意反，好也。和，謂神性和柔；利，謂得於名利③，並爲人所附也。○平按：『得人』下，《靈樞》《甲乙》均有『心』字；『喜盜』均作『善盜』。『不可以爲人』，《甲乙》無『以』字。『覆』《甲乙》作『復』。

藏府應候

平按：此篇自篇首至末，見《靈樞·卷七·第四十七本藏篇》，又見《甲乙經·卷一·第五》。

黄帝問曰④：願聞六府之應。五藏應候已説於前，六府之候闕而未論，故次問之。

岐伯答曰：肺合大腸，大腸者，皮其應也⑤；心合小腸，小腸者，脉其應也；肝合膽⑥，膽者，筋其應也；脾合胃，胃者，肉其應也；腎合三焦膀胱，三焦膀胱者，腠理豪毛其應也。腎合三焦膀胱，故有五府也。五藏爲陰，合於五府。五府爲陽，故皮、脉、筋、肉、腠理豪毛，五府候也。○平按：『肝合膽』，『肝』字原缺，謹依《靈樞》《甲乙》補。『豪』，《靈樞》《甲乙》作『毫』。

黄帝曰：應之奈何？

---

① 邪心喜盜：《靈樞》作『邪心而善盜』；《甲乙》作『邪心善盜』。

② 不可以爲人丕：『丕』，仁和寺本作『𣎴』。按，『𣎴』與『丕』同，在此有遵奉之義。《漢書·郊祀志》：『丕天之大律。』顔師古注：『丕，奉也。』《靈樞》、蕭注《太素》『𣎴』均作『平』；《甲乙》作『卒』，屬下讀。諸書皆誤，今據仁和寺本改作『丕』。

③ 得於名利：仁和寺本『得』字蝕殘左半，辨其剩形，當作『得』字。底本作『薄』，與仁和寺本不合，今改作『得』。

④ 黄帝問曰：《靈樞》無『問』字；《甲乙》無『黄帝問』三字。

⑤ 其應也：本節五處『其應也』，《靈樞》均無『也』字，不逐一列舉。又，五處『其應也』之下，《甲乙》均有皇甫謐注文，引用《素問》《九卷》（即今《靈樞》），以辨析文義。詳見《甲乙經》原書。

⑥ 肝合膽：蕭氏謂：『肝字原缺。』今檢仁和寺本，『肝』字雖漫漶，仍可辨認。

岐伯答曰①：肺應皮，皮厚者大腸厚，皮薄者大腸薄。皮緩腹果大者②大腸大而長，皮急者大腸急而短。皮滑③者大腸直，皮肉不相離者大腸結。應，候也。肺以皮爲候，肺合大腸，故以其皮候大腸也。結，紆屈多。○平按：『果』《靈樞》《甲乙經》作『裹』。『大而長』，『大』字《甲乙》作『緩』。『皮急者大腸急而短』《甲乙》作『皮急而短』。『皮滑』，『皮』字原缺不全，《靈樞》《甲乙》均作『皮』，袁刻作『外』，恐誤。

心應脉，皮厚者脉厚，脉厚者小腸厚；皮薄者脉薄，脉薄者小腸薄。皮緩者脉緩，脉緩者小腸大而長；皮薄而脉沖小者④，小腸小而短。心合於脉，脉在皮中，故得以皮候脉，脉候小腸也。沖，虚也，脉虚小也。○平按：『小腸大而長』，『小』字原缺，謹依《靈樞》《甲乙》補。『脉沖小者』，『沖』字，道藏本《靈樞》作『衝』。

諸陽經脉皆多⑤紆屈者，小腸結。諸陽經⑥，六陽經也。小腸之脉，大陽也。大陽與諸陽爲長，故諸陽經紆屈多者，則知小腸亦紆屈也，紆屈即名爲結也。陽經在於膚不見，候其陽絡，即經可知矣。○平按：『多』字原缺，謹依《靈樞》《甲乙》補。注『與諸陽』，『與』字袁刻脱。

脾應肉，肉䐃堅大者胃厚，肉䐃麼者⑦胃薄。肉䐃小而麼者⑧胃不堅。脾以合胃，故以肉䐃候於胃也。麼，薄也⑨，莫可反。○平按：『麼』，袁刻作『縻』，注同，《靈樞》《甲乙》均作『麼』。**肉䐃不稱其身者⑩胃下，下者⑪下管約不利。肉䐃不堅者胃緩，**謂䐃顆累與身大小不相稱也。胃

---

① 岐伯答曰：《靈樞》無『答』字；《甲乙》無『岐伯答』三字。

② 皮缓腹果大者：《靈樞》《甲乙》皆作『皮缓腹裹大者』，疑『裹』爲『裏』形誤。

③ 皮滑：蕭氏謂『皮字原缺不全。』今檢仁和寺本，『皮』字雖略殘，字形仍可辨別。

④ 脉沖小者：『沖』，虚也。《靈樞》《甲乙》均作『沖』。按，『沖』爲『沖』俗體。《玉篇·冫部》：『冲，俗沖字。』

⑤ 多：蕭氏謂：『多字原缺。』今檢仁和寺本，『多』字略漫漶，然字形可辨。

⑥ 諸陽經：『經』，底本誤作『脉』，據仁和寺本改。

⑦ 肉䐃麼者：『麼』，仁和寺本作『縻』，疑抄書者誤合『麼小』二字爲『縻』。理由有三：其一，上句曰『堅大者胃厚』，此句當作『麼小者胃薄』；其二，下句承上文曰：『肉䐃小而麼者胃不堅』，可證『縻』爲『麼』字之誤，其三，『縻』，音迷，牽系之義。『麼』同『麽』，音模。《文選》李善注引《通俗文》曰：『不長曰么，細小曰麼。』則『麼』與文義合。綜上所述，仁和寺本『縻』字爲『麼小』誤合成一字。

⑧ 小而麼者：『麼』，《甲乙》作『么』。日本摹寫本誤作『縻』，與仁和寺本不合。《甲乙》作『么者』；《靈樞》作『麼者』，均無『小』字。

⑨ 薄也：底本作『小也』，據仁和寺本改。日本摹寫本亦作『薄也』。

⑩ 其身者：《靈樞》無『其』字。

⑪ 下者：《靈樞》《甲乙》均作『胃下者』。

下逼於下管，故便溲不利。〇平按：『管』，《甲乙》作『脘』。『下管約』，《甲乙》注云：『《太素》作「下脘未約」。』**肉䐃無小果累**①**者胃急。肉䐃多小果累者**②**胃結，結者**③**胃上管約不利**④。果，音顆，謂肉䐃無小顆段⑤連累。〇平按：『果』，《靈樞》《甲乙》作『裹』。『小果累』下《甲乙》有『標緊』二字。『多小果累』《靈樞》作『多少裹累』。『胃結』二字《靈樞》《甲乙》重。

肝應爪，爪厚色黃者膽厚，爪薄者膽薄。爪堅者膽急，爪濡者膽緩。肝以合膽，膽以應筋，爪爲筋餘，故以爪候膽也。〇平按：『應爪』，《甲乙》作『應筋』。『爪薄』『爪堅』『爪濡』下，《靈樞》《甲乙》有『色紅』『色青』『色赤』等字。**爪無弱者膽直，**無弱，强也。爪强膽直也。〇平按：『無弱者』，《靈樞》《甲乙》作『直色白無約者』。**爪惡色多敗者膽結**⑥。人之爪甲色不得明淨，又多好破壞者，其人膽紆屈結也。〇平按：『多敗』二字，《靈樞》作『黑多紋』三字，《甲乙》作『黑多文』三字。

腎應骨，密理厚皮者三焦膀胱厚，粗理薄皮者三焦膀胱薄。腠理疏者三焦膀胱緩，急皮而無豪毛者三焦膀胱急。豪毛美而粗者三焦膀胱直；希豪毛者三焦膀胱結⑦。腎以應骨，骨應三焦膀胱，三焦膀胱氣發腠理，故以腠理候三焦膀胱也。三焦之氣如霧漚溝瀆，與膀胱水府是同，故合爲一府也。腠理豪毛在皮，故亦以皮之豪毛爲候也。〇平按：『腠理疏』《靈樞》作『疏腠理』。『急皮』二字，《靈樞》《甲乙》均作『皮急』；『希』均作『稀』。

黃帝曰：薄厚美惡皆有形，願聞其所病。已聞六府美惡之形，然未知美惡生病何如也⑧。〇平按：『薄厚』《靈樞》作『厚薄』。『形』上，《甲乙經》有『其』字。

---

① 無小果累：《靈樞》作『無小裏累』，疑『裏』爲『裹』字之誤；《甲乙》作『無小裹絫標緊』，『緊』字下注曰：『一本作「無小裹累」。』按，『絫』爲古『累』字。《說文·厽部》：『厽，增也。』段玉裁注：『絫之隸變作「累」，「累」行而「絫」廢。』又按，疑《甲乙》『標緊』二字爲注文。

② 多小果累者：底本脱『果』字，據仁和寺本補。《靈樞》作『多少裹累者』。『少裹』二字當爲『小裹』之誤。《甲乙》此句作『多小裹絫者』，『絫』字下注曰：『一本亦作「累」字。』

③ 胃結，結者：仁和寺本下『結』字爲代替符號『〻』。底本無下『結』字，亦未空格，據仁和寺本補。日本摹寫本闕下『結』字，空一格。

④ 胃上管約不利：《靈樞》作『上管約不利也』；《甲乙》作『上脘約不利』。

⑤ 小顆段：『段』與『瑕』通。《字彙補·又部》：『段，古瑕玷之瑕作段。』底本作『小顆段』，誤甚，今據仁和寺本改。

⑥ 膽結：《靈樞》『結』下有『也』字。

⑦ 膀胱結：《靈樞》『結』下有『也』字。

⑧ 何如也：仁和寺本『也』字蝕殘，辨其剩筆，當作『也』。底本、日本摹寫本均無『也』字，今補入。

岐伯曰①：各視其所外應，以知其內藏，則知其所病矣。各視外候，則知所生病矣。〇平按：『各』字，《靈樞》《甲乙》無。『所外應』，『所』字《靈樞》《甲乙》無。

藏府氣液

平按：此篇自篇首至『不得盡期而死矣』，見《靈樞·卷四·第十七脉度篇》。自『肺氣通於鼻』至『不得盡期而死矣』，見《甲乙經·卷一·第四》。自『五藏氣心主噫②』至『腎主骨』，見《素問·卷七·第二十三宣明五氣篇》。自『黃帝問』至『實而不滿』，見《素問·卷三·第十一陰陽別論》。自『腦髓骨脉膽』至『實而不滿』，見《甲乙經·卷一·第三》。自『問曰：太陰陽明』至『下先受之』，見《素問·卷八·第二十九太陰陽明論篇》，又見《甲乙經·卷七·第一（上篇）》。自『問曰：見真藏』至『帝曰：善』，見《素問·卷六·第十九玉機真藏論篇》，又見《甲乙經·卷四·第一（上篇）》。自『問曰：脾病而四支不用』至末，見《素問·太陰陽明論》，又見《甲乙經·卷九·第六》。又按：《素問·玉機真藏論》注新校正云：『詳自黃帝問至帝曰善一段，全元起本在第四卷《太陰陽明表裏篇》中，王冰移於此。』據此，則《太素》與全元起本同，惜全本已亡，無從查究耳。

五藏常內閱於上，在七竅③。閱，余說反，簡④也。其和氣上於七竅，能知臭、味、色、穀、音等五物，各有五別也。〇平按：『在七竅』，《靈樞》作『七竅也』。**肺氣通於鼻⑤，鼻和則鼻能知臭香矣；**肺脉手太陰正別及絡皆不至於鼻，而別之入於手陽明脉中，上俠鼻孔，故得肺氣通於鼻也。又氣有不循經者，積於胸中，上肺循喉嚨而成呼吸，故通於鼻也。鼻爲肺竅，故肺氣和者⑥則鼻得和氣，故鼻⑦知臭香。《素問》言

---

① 岐伯曰：《靈樞》作『岐伯答曰』。
② 噫：底本誤作『意』，據正文改。
③ 在七竅：《靈樞》作『七竅也』。《甲乙》無『五藏常內閱於上，在七竅』十字。
④ 簡：檢查、察閱之義。《廣雅·釋言》：『簡，閱也。』
⑤ 肺氣通於鼻：《靈樞》《甲乙》『肺』上均有『故』字。
⑥ 肺氣和者：仁和寺本『氣』下二字蝕爛，第一字不可辨識，第二字略似『者』字。
⑦ 鼻：仁和寺本此字殘不可辨，據經文疑當作『能』字。

有五臭，經無五香。香，脾之臭也①。〇平按：『鼻和』《靈樞》作『肺和』。『臭香』《甲乙》作『香臭』。**心氣通於舌，舌和則舌能知②五味矣；**舌雖非竅，手少陰別脉循經入心中，上繫舌本，故得心氣通舌也。《素問》『赤色入通於心，開竅於耳』者，腎者水也，心者火也，水火相濟，心氣通耳，故以竅言之，即心以耳爲竅。又手太陽心之表，脉入於耳中，故心開竅在於耳也。〇平按：『舌和』《靈樞》作『心和』。**肝氣通於目③，目和則目能④辨五色⑤；**肝脉足厥陰上頏顙也，連目系，故得通於目系。〇平按：『目和』《靈樞》作『肝和』。《甲乙》『辨』作『視』。**脾氣通於口，口和則口能知五穀矣；**脾足太陰脉上膈俠咽，連舌本，散舌下，故得氣通口也。穀有五味，舌已知之，五穀之別，口知之也，故食麥之者不言菽也。〇平按：『口和』，《靈樞》作『脾和』。《甲乙》『知』作『別』；『穀』下有『味』字。注『麥之』，『之』字疑衍。**腎氣通於耳，耳和則耳能聞⑥五音矣。**手足少陽、手足太陽及足陽明絡皆入耳中。手少陽、足少陽、手太陽，此三正經入於耳中。足太陽脉在耳上角，又入腦中，即亦絡入於耳。足陽明耳前上行，亦可絡入耳中。手陽明絡別入耳中。計正經及絡手足六陽皆入耳中。《經》說『五絡入耳中』，疑足太陽絡不至於耳也。〇平按：『耳和』，《靈樞》作『腎和』。

五藏不和則七竅不通，六府不和則留爲癰疽。五藏主藏精神，其脉手足六陰，絡於六府，屬於五藏。六府主貯水穀，其脉手足六陽，絡於五藏，屬於六府。七竅者，精神户牖也。故六陰受邪入藏，則五藏不和，五藏不和，則七竅不通利也。六陽受邪入府，則六府不和，六府不和則陽氣留處處⑦爲癰疽。〇平按：『七竅』，《甲乙》作『九竅』。『留爲癰疽』，《甲乙》作『留結爲癰』，《靈樞》無『疽』字。注『處處』，下『處』字疑衍。**故邪在府則陽脉不利，陽脉不利則氣留之，氣留之則陽氣盛矣。**故外邪循脉入府，則府內不調，流入⑧陽脉，陽脉澀而不利，陽氣留停，不和於陰，故陽獨盛也。〇平按：『不

---

① 脾之臭也：『臭』，通『嗅』。仁和寺本『脾』字右半蝕殘，辨其剩形，當作『脾』字。
② 則舌能知：《甲乙》無『舌』字。
③ 肝氣通於目：《甲乙》『肝』上有『故』字。
④ 目和則目能：《靈樞》作『肝和則目能』；《甲乙》作『目和則能』，無下『目』字。
⑤ 五色：《靈樞》《甲乙》均作『五色矣』。
⑥ 則耳能聞：《甲乙》無『耳』字。
⑦ 陽氣留處處：仁和寺本同。據文義，下『處』字衍。
⑧ 流入：仁和寺本『入』字蝕爛，辨其殘筆，當作『入』字。底本、日本摹寫本均作『於』，與仁和寺本不合。

利』，《靈樞》《甲乙》作『不和』。**陽氣大盛**①**則陰脉不利**②**，陰脉不利**③**則氣留之，氣留之**④**則陰氣盛矣。陰氣大盛，則陽氣弗能營也**⑤**，故曰關**。陰氣和陽，故陰氣和利也。陽氣盛不和於陰，則陰氣澀也。陰氣澀而停留，則陰氣獨而盛也。陰脉別走和陽，故陽得通也。陰既獨盛，不和於陽，則陽氣不能營陰，故陰脉關閉也。〇平按：『陽氣大盛』，《甲乙》作『邪在藏』三字。『不利』《甲乙》作『不和』。『氣留』兩『氣』字，《靈樞》《甲乙》均作『血』。『弗能營』《甲乙》作『不得相營』。**陽氣大盛**⑥**，則陰氣弗得營也**⑦**，故曰格。陰陽俱盛，弗得相營也**⑧**，故曰關格**。陽氣獨盛，不和於陰，則陰脉不能營陽，以陽拒格，故名格。〇平按：自上節『故曰關』及本節『陽氣大盛，則陰氣弗得營也』，《甲乙》無。**關格者，不得盡期**⑨**而死矣**。陰陽脉有關格，即以其時與之短期，不可極乎天壽者也。

五藏氣：心主噫，肺主欬，肝主語，脾主吞，腎主欠⑩。噫，乙戒反，飽滿出氣也。五藏從口中所出之氣，皆是人常氣之變也。《素問》腎主嚏⑪不同也。〇平按：『五藏氣』《素問》作『五氣所病』。五『主』字，《素問》均作『爲』。『欠』下，《素問》有『爲嚏』二字。

六府氣：膽爲怒，胃爲氣逆爲噦，小腸大腸爲泄，膀胱不約爲遺溺，下焦溢爲水。皆是六府之氣所變

① 陽氣大盛：《靈樞》作『陽氣太盛』；《甲乙》作『邪在藏』；《難經·三十七難》作『邪在五藏』。按，上節曰『故邪在府則陽脉不利』，此節宜據《難經》《甲乙》作『邪在藏則陰脉不利』，則上下文合。

② 則陰脉不利：《甲乙》《難經·三十七難》均作『則陰脉不和』；《靈樞》作『則陰不利』，劉衡如注：『應據《難經·三十七難》及《甲乙·卷一·第四》及《太素·卷六·藏府氣液》補「脉」字，與上下文合。』

③ 利：《甲乙》《難經·三十七難》作『和』。

④ 則氣留之，氣留之：二『氣』字抄誤。上節言『陽脉不利則氣留之』，此節宜謂『陰脉不利則血留之』。《靈樞》《甲乙》及《難經·三十七難》二『氣』字均作『血』。

⑤ 弗能營也：《靈樞》作『不能榮也』；《甲乙》《難經·三十七難》作『不得相營也』。

⑥ 陽氣大盛：『大』，通『太』。《靈樞》《難經·三十七難》均作『陽氣太盛』。

⑦ 弗得營也：《靈樞》作『弗能榮也』；《難經·三十七難》作『不得相營也』；《甲乙》脱『故曰關。陽氣大盛，則陰氣弗能營也』十四字。

⑧ 弗得相營也：《靈樞》作『不得相榮』；《甲乙》作『不得自相營也』。

⑨ 盡期：《甲乙》作『盡』，『盡』下注曰：『一作盡期。』《難經·三十七難》作『盡其命』。

⑩ 腎主欠：《素問》作『腎爲欠爲嚏』。

⑪ 腎主嚏：仁和寺本誤作『主腎嚏』，今從底本。

之病。《素問》胃爲逆氣爲恐，腸爲洩，膀胱不利癃遺溺也。〇平按：《素問》無『六府氣』三字；『膽爲怒』在『遺溺』下；『爲噦』下有『爲恐』二字；『小腸大腸』作『大腸小腸』；『爲洩』下有『下焦溢爲水』五字；『膀胱』下有『不利爲癃』四字；『遺溺』下無『下焦溢爲水』五字。

五并：精氣并於肝則憂，并於心①則喜，并於肺則悲，并於腎則恐，并於脾則畏，是謂精氣并於藏也。精，謂命門所藏精也，五藏之所生也。五精有所不足，不足之藏虛而病也。五精有餘，所并之藏亦實而病也。命門通名爲腎，肝之母也，母實并子，故爲憂也。心爲火也，精爲水也，水剋於火，遂懷爲喜②。肺爲金也，水子并母，故有悲憐。精并左腎，則腎實生恐。脾爲土也，水并於土，被剋生畏。《素問》精并於脾，消食生飢。如是相并爲病，乃有無窮，斯爲陰陽五行之變也。〇平按：《素問》『五並』作『五精所並』；心、肺、肝、脾、腎，以次爲序，與此不同。『是謂精氣並於藏』句，作『是謂五並，虛而相並者也』。注『左腎』，袁刻作『於腎』。

五惡：肝惡風，心惡熱，肺惡寒，腎惡燥，脾惡溼，此五藏氣所惡。東方生風，風生於肝，肝之盛即便惡風。以子從樹生，子生多盛，必衰本樹，相生之物，理皆然也，故肝惡風也。南方生熱，熱從心生，故心惡熱也。《素問》曰：西方生燥，燥生於肺。若爾，則肺惡於燥。今此肺惡寒、腎惡燥者，燥在於秋，寒之始也；寒在於冬，燥之終也。肺在於秋，以肺惡寒之甚，故言其終；腎在於冬，以腎惡燥不甚，故言其始也。中央生溼，溼生於脾，以其脾盛③，故惡溼也。〇平按：《素問》『五惡』作『五藏所惡』。心、肺、肝、脾、腎，仍以次爲序。『此五藏氣所惡』句，作『是謂五惡』。又新校正節引此注，自『肺惡燥』至『言其始也』止。

五液：心主汗，肝主淚④，肺主涕，腎主唾，脾主涎，此五液所生⑤。汗者水也，遍身腠理之液也，心者火也，人因熱飲熱食，乃因時熱⑥蒸於溼氣，液出腠理，謂之汗也。肝通於目，目中出液，謂之淚也。肺通於鼻，鼻中之液，謂之涕也。腎脉足少陰，上至頏顙，通出口中，名之爲唾，故腎主唾也。脾足太陰脉，通於五穀之液，上出廉泉，故名爲涎。〇平按：《素問》『五液』作『五藏化液』。心、肺、肝、脾、腎，仍以次爲序；五『主』字均作『爲』；『此五液所生』句，作『是謂五液』。

---

① 并於心：本節『并於心』『并於肺』『并於腎』『并於脾』之『於』字，《靈樞》均無。
② 遂懷爲喜：『懷』，底本、日本摹寫本作『壞』，恐誤。仁和寺本『懷』字『忄』旁下半蝕落，辨其剩形，當作『懷』，今從仁和寺本改作『懷』。
③ 脾盛：底本誤作『脾感』，據仁和寺本改。
④ 肝主淚：《靈樞》作『肝主泣』，劉衡如注：『泣，《難經·三十四難》「肝，其液泣」，虞注「泣則言淚也」，《素問·宣明五氣篇》及《太素·卷六·藏府氣液》正作「淚」。』
⑤ 所生：《靈樞》作『所出也』。
⑥ 乃因時熱：『乃』，底本作『及』；日本摹寫本作『反』。今從仁和寺本作『乃』。

五藏：心藏神，肺藏魄，肝藏魂，脾藏意，腎藏精志①。五藏，財浪反。腎有二枚②：左箱爲腎，藏志也③；在右爲命門，藏精也④。〇平按：『五藏』，《素問》作『五藏所藏』。『精志』，『精』字《素問》無。新校正云：『按上善云：腎有二枚⑤：左爲腎，藏志；右爲命門，藏精。』與此正合。

五主：心主脉，肺主皮，肝主筋，脾主肌，腎主骨⑥。〇平按：『五主』，《素問》作『五藏所主』。『肌』，《素問》作『肉』。

黃帝問於岐伯曰：余聞方士或以腦髓爲藏，或以爲府⑦；或以腸胃爲藏，或以爲府。敢問更相反，皆自謂是，不知其道，願聞其說。方，道也。異道之士，所説藏府不同。腦、髓、骨、脉、膽及女子胞，此六或有説之爲藏，或有説之爲府。胃、大腸、小腸、三焦、膀胱，此五或有説之爲藏，或有説之爲府。所説藏府相反，何者爲真？〇平按：《素問》『黃帝問』下無『於岐伯』三字。

岐伯曰⑧：腦、髓、骨、脉、膽及女子胞⑨，此六者⑩，地氣所生也⑪，皆藏於陰而象於地，故藏而不寫，名曰奇恒之府。胞，豹交反，生兒裹也。地主苞納收藏，腦髓等六，法地之氣，陰藏不寫，故得名藏；以其聚，故亦得名府⑫。府，聚也。此六非是常府⑬，乃是奇恒之府。奇，異；恒，常。〇平按：『六者』二字原

---

① 腎藏精志：《靈樞》『志』下有『也』字；《素問》作『腎藏志，是謂五藏所藏』。
② 腎有二枚：『有』，仁和寺本誤作『在』。檢《素問》新校正引《太素》楊注作『腎有二枚』；又，《太素·卷二十四·虛實補寫》楊注亦曰：『腎有二枚。』據此二例，當改作『有』字。底本作『腎有二枚』，是。
③ 左箱爲腎，藏志也：《素問》新校正引楊上善注作『左爲腎，藏志』。
④ 在右爲命門，藏精也：仁和寺本無『也』字。又按，《素問》新校正引楊上善注作『右爲命門，藏精也』，無『在』字。
⑤ 二枚：底本作『兩枚』，據《素問》改。
⑥ 腎主骨：底本與仁和寺本此節均無楊上善注，疑有脱文，待考。《素問》『骨』下有『是謂五主』四字。
⑦ 或以爲府：《素問》無此四字。
⑧ 岐伯曰：《素問》『曰』上有『對』字。
⑨ 膽及女子胞：《素問》無『及』字。
⑩ 此六者：仁和寺本『六』下一字蝕盡，不可辨識，底本作『者』字，與《素問》《甲乙》合。
⑪ 地氣所生也：《素問》『氣』下有『之』字。
⑫ 亦得名府：底本脱『得』字，據仁和寺本補。
⑬ 此六非是常府：『六』，底本誤作『本』，據仁和寺本改。

缺，謹依《素問》補入。『寫』《甲乙》作『瀉』，下同。**夫胃、大腸、小腸、三焦、膀胱者①，天氣之所生也，其氣象於天②，故寫而不藏，此受五藏濁氣，故名曰府③。**天主輸洩風氣雨露，故此五者受於五藏糟粕之濁，法於天氣④，輸寫不藏，故是恒府。唯有五者，以膽一種藏而不寫⑤，割入奇府，是肝之表，故得名府也。○平按：《素問》『膀胱』下有『此五』二字；『故名曰府』作『名曰傳化之府』，《甲乙》同。**此不能久留，輸寫魄門，**並精出入之處⑥，謂之魄門。此五之中，三焦亦能輸寫精氣於魄門也。○平按：『輸寫』下，《素問》《甲乙》有『者也』二字，『魄門』二字屬下節。**亦爲五藏使，水穀不得久藏。**五藏在內爲主，六府在外爲使，使之行於水穀也。

所謂五藏者，藏精神而不寫者也⑦，故滿而不能實。精神適⑧於藏中不離，故不寫而滿也。雖滿常虛，故不實。○平按：『精神』，《素問》作『精氣』。新校正云：『接全元起本及《甲乙經》《太素》精氣作精神。』與此正合。**六府者，實而不能滿⑨。所以然者，水穀之入口⑩則胃實而腸虛，食下則腸實而胃虛，故曰實而不滿⑪。**腸胃更滿，故爲實也；更虛，故不滿也。飽食未消，腸中未有糟粕，即胃實腸虛也；食消以下於腸，胃中未有食入，即腸實胃虛也。以其胃虛，故氣得上也；以其腸虛，故氣得下也。氣得上下，神氣宣通，長生久視。○平按：『六府者』下，《素問》《甲乙》均有『傳化物而不藏』句。

問曰⑫：太陰陽明，表裏也⑬，脾胃脉也，生病異，何也？足太陰、足陽明，脾胃二脉，諸經之海，生病受益，以爲根本，故別舉爲問也。○平按：『太

---

① 膀胱者：《素問》作『膀胱，此五者』。檢上節『女子胞』等節有『此六者』三字，疑『膀胱』下脱『此五』二字。

② 其氣象於天：《素問》無『於』字。

③ 故名曰府：仁和寺本『府』上有『六』字。檢此節所舉爲『胃、大腸、小腸、三焦、膀胱』五府，疑仁和寺本『六』字抄衍。

④ 法於天氣：『法』，底本誤作『去』，據仁和寺本改。劉衡如曰：『據前段楊注「法地之氣」，當作「法」，與經文「象」字義合。』

⑤ 藏而不寫：仁和寺本脱『藏』字。底本補入『藏』字，是。

⑥ 並精出入之處：底本及日本摹寫本均闕『出入』，空二格。檢仁和寺本，『出入』二字雖蝕殘，辨其剩形，當作『出入』，今補入。

⑦ 不寫者也：《素問》無『者』字。

⑧ 適：底本、日本摹寫本皆作『遍』，據仁和寺本改。按，適，歸向之意。《左傳·昭公十五年》：『好惡不愆，民知所適，事無不濟。』杜預注：『適，歸也。』

⑨ 不能滿：《素問》『滿』下有『也』字。

⑩ 水穀之入口：《素問》無『之』字。

⑪ 故曰實而不滿：《素問》『滿』下有『滿而不實也』五字。

⑫ 問曰：《素問》作『黃帝問曰』。

⑬ 表裏也：《素問》《甲乙》作『爲表裏』。

陰』上，《甲乙》有『足』字。『表裏』上，《素問》《甲乙》有『爲』字。『生病異』，《甲乙》作『生病異者』，《素問》作『生病而異者』。

答曰①：陰陽異位，更實更虛，更逆更順，或從內，或從外，所從不同，故病異名②。太陰爲陰，陽明爲陽，即異位也。春夏陽明爲實，太陰爲虛；秋冬太陰爲實，陽明爲虛，即更虛實也③。春夏太陰爲逆，陽明爲順④；秋冬陽明爲逆，太陰爲順也⑤。手三陰，從內向外也；手三陽，從外向內也。足之三陰，從內向外⑥；足之三陽，從外向內也。十二經脉陰陽六種不同，生病固亦多也。〇平按：『更實更虛，更逆更順』，《素問》作『更虛更實，更逆更從』。又按：《素問》新校正所引楊注，與此正合。

黃帝曰：願聞其異狀⑦。問其病異。

答曰⑧：陽者天氣也，主外；陰者地氣也，主內。故陽道實⑨，陰道虛。陽爲天氣主外，故陽道實也；陰爲地氣主內，故陰道虛也。**故犯賊風虛邪者，陽受之；食飲不節，起居不時者，陰受之。**風寒暑溼虛邪外入腠理，則六陽之脉受之；飲食男女不節，則⑩六陰受之。〇平按：《甲乙》『陽受之』下有『則入府』三字；『陰受之』下有『則入藏』三字，本書在下。**陽受之則入六府，陰受之則入五藏。**六陽受於外邪，傳入六府；六陰受於內邪，傳入五藏也。**入六府則身熱不時臥，上爲喘呼；**六府陽氣在外，故身熱也。陽盛晝眠不得至夜，故不時臥也。陽氣盛於上，故上爲喘呼也。〇平按：『不時臥』，《甲乙》作『不得眠』。**入五藏則䐜滿閉塞，**

---

① 答曰：《素問》作『歧伯對曰』。
② 故病異名：《素問》『名』下有『也』字。
③ 即更虛實也：《素問》新校正引楊上善注作『即更實更虛也』。
④ 爲順：《素問》新校正引楊上善注作『爲從』。
⑤ 大陰爲順也：《素問》新校正引楊上善注作『太陰爲從，即更逆更從也』。
⑥ 從內向外：底本誤作『從外向內』，據仁和寺本改正。
⑦ 黃帝曰：願聞其異狀：《素問》作『帝曰：願聞其異狀也』。
⑧ 答曰：《素問》作『歧伯曰』。
⑨ 故陽道實：《素問》《甲乙》無『故』字。
⑩ 則：仁和寺本作『即』。

下爲飧①洩，久爲腸澼。陰邪在中，實則䐜脹腸滿，閉塞不通，虛則下利腸澼。故喉主天氣，咽主地氣。肺爲天也，喉出肺中之氣呼吸，故主天；脾爲地也②，咽出脾胃噫氣，故主地。故陽受風氣，陰受溼氣。風從上下，故陽受之；溼從下上，故陰受之。故陰氣從足上行至頭，而下循臂至指端；陽氣從手上行至頭，而下至足。足三陰脉，從足至頭，從頭下胸③，橫出腋下，循臂至指端，爲手三陰脉也。變爲手三陽脉，從手指端上行至頭，下行至足，爲足三陽。陰陽相注，如環無端。○平按：兩『下』字下，《素問》《甲乙經》均有『行』字。故曰：陽病者，上行極而下行；陰病者，下行極而上行。故傷於風者，上先受之；傷於溼者，下先受之④。陽病者，三陰之脉上行至頭極已爲陽，受風熱已下行也⑤；陰病者，三陽之脉下行至足極已爲陰，受寒溼已上行。故傷風上先受之，傷溼下先受也⑥。○平按：『而下行』『而上行』，兩『行』字《素問》《甲乙》無。注『風熱已』，『已』字袁刻作『矣』。

問曰⑦：見真藏曰死，何也？無餘物和雜，故名真也。五藏之氣，皆胃氣和之，不得獨用。如至剛不得獨用，獨用即折⑧，和柔用之即固也。五藏之氣，和於胃氣，即得長生；若真獨見，無和胃氣，必死期也⑨。欲知

---

① 飧：原作俗體『飡』，今改爲規範字。下同，不再列舉。
② 脾爲地也：底本脱『也』字，據仁和寺本補。
③ 從頭下胸：仁和寺本『從』字殘蝕，析其剩筆，當作『從』。日本摹寫本作『足頭下胸』；底本作『走頭下胸』，均未安。今從仁和寺本。
④ 下先受之：《甲乙》『之』下有『也』字。
⑤ 下行也：仁和寺本『行也』二字蝕殘，辨其剩形，當作『行也』。底本作『下行』，無『也』字，今從仁和寺本。
⑥ 下先受也：『也』，底本作『之』，據仁和寺本改。
⑦ 問曰：《素問》作『帝曰』。
⑧ 即折：《素問》新校正引《太素》楊上善注作『則折』。
⑨ 若真獨見，無和胃氣，必死期也：《素問》新校正引《太素》楊注作『若真獨見，必死』六字。

五藏真見爲死，和胃爲生者，□於寸口①診手太陰②，即可知之也③。見者如弦④是肝脉也，微弦爲平好也⑤。微弦，謂弦之少也，三分有一分爲微⑥，二分胃氣與⑦一分弦氣俱動，爲微弦也⑧。三分並是弦氣⑨，竟無胃氣⑩，爲見真藏也⑪。見真藏死，其理至妙，請陳其理，故曰何也。〇平按：《素問》新校正引此注甚詳。

答曰⑫：五藏者皆稟氣於胃，胃者五藏之本也。五藏⑬不能自致於手太陰，必因於胃氣乃能至手太陰⑭。胃受水穀，變化精氣而資五藏，故五藏得至手太陰寸口，見於微弦也。**故五藏各以其時，自爲而至⑮手太陰⑯。**五藏主於五時，至其時也，其藏有病之甚者，胃氣不與之居，不因胃氣，以呼吸之力獨自至於太陰寸口，見於真弦也。〇平按：『自』字原缺，謹依《素問》補。注『不與之居』，別本『居』作『俱』。**故邪氣勝者精氣衰⑰。**真藏脉弦不微，無胃氣者，則知肝病勝也。肝病邪勝，則胃穀精氣衰。**故病甚者，胃氣不能與之俱至於手太陰，故真藏之氣獨見。獨見者，爲病勝藏也⑱，故曰死。**

---

① □於寸口：仁和寺本『於』上一字蝕盡，不可辨識，疑爲『若』字。底本『於』上未補文字，亦未空格，不合，日本摹寫本『於』上空一格。《素問》新校正引《太素》楊上善注，『於』字緊接上句，無他文。
② 診手太陰：《素問》新校正引《太素》楊注無『手太陰』三字。
③ 即可知之也：《素問》新校正引《太素》楊注無『之也』二字。
④ 弦：本節數『弦』字，仁和寺本均作『絃』。
⑤ 平好也：《素問》新校正引《太素》楊注作『平和』，無『也』字。劉衡如曰：『好，《素問·玉機真藏論》新校正引作「和」，於義爲長。』
⑥ 弦之少也，三分有一分爲微：《素問》新校正引《太素》楊注脱此十一字。
⑦ 胃氣與：《素問》新校正引《太素》楊注無『與』字。
⑧ 爲微弦也：《素問》新校正引《太素》楊注無『弦』字。
⑨ 弦氣：《素問》新校正引《太素》楊注無『氣』字。
⑩ 竟無胃氣：《素問》新校正引《太素》楊注『竟』字作『而』。
⑪ 爲見真藏也：《素問》新校正引《太素》楊注『藏』下無『也』字，有『餘四藏准此』五字。
⑫ 答曰：《素問》作『歧伯曰』。
⑬ 五藏：《素問》作『藏氣者』；《甲乙》作『藏氣者皆』。
⑭ 乃能至手太陰：《素問》作『乃至於手太陰也』；《甲乙》作『乃能至於手太陰』。
⑮ 而至：《素問》《甲乙》此下均有『於』字。
⑯ 手太陰：《素問》『陰』下有『也』字。
⑰ 精氣衰：《素問》《甲乙》『衰』下均有『也』字。
⑱ 爲病勝藏也：《素問》《甲乙》無『爲』字。

黃帝曰①：善。真見病甚，故致死也。○平按：自『問曰：見真藏』至此，新校正謂：『全元起本在《太陰陽明表裏篇》中，此乃王氏所移。』今檢《素問·太陰陽明論篇》，前後均在此篇，惟此一段在《玉機真藏論》中，其爲王氏所移益信。

問曰②：脾病③而四支不用，何也？五藏皆連四支，何因脾病獨四支不用也？○平按：『脾』字原缺，謹依《素問》補入。

答曰④：四支皆稟氣於胃，而不得徑至，必因脾乃得稟⑤。今脾病，不能爲胃行其津液，四支不得稟水穀氣，氣日以衰，脉道不利，筋骨肌肉皆毋氣生⑥，故不用焉。土旺四季⑦，四季皆有土也⑧；脾長四藏，四藏皆有脾也。何者？四支百體稟氣於胃，胃以水穀津液資四支，當用資四支之時⑨，胃氣不能徑到四支，要因於脾，得水穀津液營衛之氣，營於四支，四支稟承，方得用也。若其脾病，脉道不通，則筋骨肌肉無氣以生，故不用也。○平按：『徑至』，袁刻誤作『俱至』。《素問》作『至經』，新校正云：『《太素》至經作徑至，楊上善云：胃以水穀資四支，不能徑至四支，要因於脾，得水穀津液，營衛於四支。』與此注合。『不利』，《甲乙》作『不通』。『皆無氣生』《素問》作『皆無氣以生』，《甲乙》同。

問曰：脾之不主時⑩何也？

答曰：脾者土也，治中央，常以四時長四藏，各十八日寄治，不得獨主時，脾藏有⑪常著土之精也。四藏之本，皆爲土也。十八日用，故曰寄也。著，澄略反，在也。脾藏在土之精妙也。○平按：『治中央』《甲乙》作『土者中央』。『不得獨主時』，《甲乙》無『得』字，《素問》作『不得獨主於時也』。『脾藏有常著』，《甲乙》作『脾者

---

① 黃帝曰：《素問》無『黃』字。
② 問曰：《素問》作『帝曰』。下二『問曰』同。
③ 脾病：底本作『脾疾』。仁和寺本『脾』字蝕落右半，據楊上善釋文：『脾病獨四支不用也』，當作『脾』字，今補入。《素問》《甲乙》均作『脾病』。
④ 答曰：《素問》作『歧伯曰』。下二『歧伯曰』同。
⑤ 必因脾乃得稟：《素問》作『必因於脾乃得稟也』。
⑥ 皆毋氣生：『毋』，底本作『無』，據仁和寺本改。《素問》《甲乙》皆作『皆無氣以生』。
⑦ 土旺四季：『旺』，仁和寺本作『王』。按『王』與『旺』通。
⑧ 皆有土也：日本摹寫本『土』字誤作『五』。
⑨ 當用資四支之時：仁和寺本『資』上二字殘甚，難以辨認。森立之《素問考注》引《太素》楊注『資』上作『之用』二字，屬上讀，可從。按，底本『當』字與仁和寺本殘筆不合，宜從森氏作『之』。
⑩ 脾之不主時：《素問》《甲乙》無『之』字。
⑪ 脾藏有：仁和寺本作『脾藏者』，底本『有』字誤。

土藏常著胃」，《素問》作『脾藏者常著胃』。**土者，主萬物而法天地①，故上下至頭足，不得主時②。**土爲萬物之質，法於天地，與萬物爲質，故身與頭、手、足爲體，身不別主時。○平按：『主』，《素問》《甲乙》作『生』。『天地』，『天』字、『主時』二字原缺，謹依《素問》《甲乙》補。

問曰：脾與胃也③，以募相逆耳，而能爲之行津液④，何也？脾陰胃陽，脾內胃外，其位各別⑤，故相逆也⑥。其別異⑦，何能爲胃行津液氣也？一曰相連，脾胃表裏陰陽，募既相假，故曰相連也。○平按：『以募相逆』，《素問》作『以膜相連耳』。新校正云：『按《太素》作以募相逆，楊上善云：脾陰胃陽，脾內胃外，其位各異，故相逆也。』又注『故相』下，原鈔缺二字，依新校正所引，應作『逆也』二字。袁刻『相』上脫『故』字；『逆』下脫『也』字。又注『陰陽募』，袁刻『募』誤作『前』。

答曰：足太陰⑧，三陰也，□脉⑨貫胃屬脾絡嗌，故太陰爲之行氣於三陰。嗌，於未反⑩，咽也。足太陰脉貫胃屬脾，上行絡嗌，其氣强盛⑪，能行三陰之脉，故太陰脉得三陰名也。○平按：『脉』上，《素問》《甲乙》有『其』字。**陽明者表也，五藏六府之海也，亦爲之行氣於三陽。藏府各因其經而受氣於陽明，故爲胃行其津液。四支不得稟水穀之氣，日以益衰，陰道不利，**

---

①　而法天地：仁和寺本『天』字蝕殘，辨其剩形，當作『天』。《素問》《甲乙》均作『而法天地』。底本原缺『天』字，蕭氏據《素問》《甲乙》補入。

②　不得主時：仁和寺本『得』下二字蝕盡，不可辨識。據楊上善注『不別主時』，當作『主時』二字。《甲乙》作『不得主時』；《素問》作『不得主時也』。蕭氏據《素問》《甲乙》補入『主時』二字，是。

③　脾與胃也：《素問》《甲乙》均無『也』字。

④　行津液：《素問》『行』下有『其』字。

⑤　其位各別：《素問》新校正引《太素》楊注作『其位各異』。

⑥　故相逆也：仁和寺本『相』下二字蝕盡，不可辨識。《素問》新校正引《太素》楊注作『故相逆也。』底本補入『逆也』二字，是。日本摹寫本未補，『相』下空二格。

⑦　其別異：仁和寺本『其』下一字蝕爛，略似『器』字，待考。底本及日本摹寫本均作『別』，『別』與仁和寺本殘筆不甚吻合。

⑧　足太陰：《素問》《甲乙》『陰』下均有『者』字。

⑨　□脉：仁和寺本『脉』上一字殘甚，據文義當作『其』字。《素問》《甲乙》均作『其脉』。底本『脉』上無闕文，此乃蕭氏所據鈔本之誤，故蕭氏按曰：『「脉」上，《素問》《甲乙》有「其」字。』今據仁和寺本空一格。

⑩　於未反：『未』，底本誤作『末』，據仁和寺本改。

⑪　其氣强盛：仁和寺本『强』下一字蝕爛，不可辨認。底本作『盛』，可參。

筋骨脉肉①皆毋氣以主②，故不用焉。陽明爲陰陽③藏府之海，五藏六府各因十二經脉受氣於陽明，故經脉得爲胃行津液之氣。四支稟承，四支得氣也④。經脉不通陽明⑤，則陰脉不通，筋骨脉肉無氣以主也。○平按：『陽明者表也』，『者表』二字原缺，謹依《素問》《甲乙》補入。『水穀』下《素問》《甲乙》無『之』字。『日以益衰』《甲乙》作『氣日以衰』。『脉肉』二字原缺，《素問》《甲乙》作『肌肉』，依本注應作『脉肉』。

黄帝内經太素卷第六　藏府之一

仁安二年三月十三日以同本書寫了
移點校合了　丹波賴基

本云
仁平元年二月二十一日以同家本書寫移點校合了
憲基

① 筋骨脉肉：仁和寺本『筋』下三字蝕盡，不可辨識。據楊注『筋骨脉肉無氣以主也』，所蝕三字當作『骨脉肉』。底本原缺『脉肉』二字，蕭氏據楊注補入『脉肉』二字。《素問》《甲乙》均作『筋骨肌肉』。
② 皆毋氣以主：《素問》作『無氣以生』；《甲乙》作『皆無氣以生』。
③ 陰陽：仁和寺本『陽』下衍『之』字。底本删『之』字，是。
④ 四支得氣也：底本『得』下空二格；日本摹寫本作『四支□□』。按，仁和寺本『四』下四字蝕殘，細辨之當作『支得氣也』，今補入。
⑤ 不通陽明：底本闕『通』字，空一格。仁和寺本『通』字雖蝕殘，尚可辨認，今補入。

黄帝内經太素卷第七　藏府之二［佚］

編者按：原鈔卷第七佚，今據卷第六標題『黄帝内經太素卷第六藏府之一』，補入『黄帝内經太素卷第七藏府之二』十三字。

黄帝内經太素卷第八　經脉之一

通直郎守太子文學臣楊上善奉　敕撰注

黄陂蕭延平北承甫校正

經脉連環

平按：此篇自『餘則』二字以上殘脱，篇目亦不可考，故自『盛有』二字上，從《靈樞·卷三·第十經脉篇》及《甲乙經·卷二·第一（上篇）》補入。自『餘則』二字以下至末，見《靈樞·經脉篇》，又見《甲乙經·卷二·第一（上篇）》。

編者按：仁和寺原鈔『經脉連環』篇自楊注『府脉必』以下，至經文『餘則肩背痛』以上闕佚。蕭延平所見《太素》爲二十三卷本，故闕文更多，自篇首至『餘則肩背痛』以上均闕，篇目亦佚。今據二十五卷本補入篇名及『府脉必』以上闕文，加左劃綫以區別之。

雷公問於黄帝曰：《禁服①》之言：凡刺之理，經脉爲始，營其所行，制其度量，内次

① 禁服：《靈樞》《甲乙》均作『禁脉』。按，『禁服』指《靈樞·禁服篇》。

五藏，别其六府①。願盡聞其道②。雷公□□□③此《九鍼》六十篇之道，勤服日久，編絶簡垢，恐絶子孫，請問其約。黄帝乃令設盟誡之，詳授鍼灸經脉藏府之道，故今問之。

黄帝曰：人始生，先成精，人生成形，凡有八種，謂先遺體，陰陽二精，一也。精成而腦髓生，陰陽二精變成腦髓。腦、髓同是骨中脂也，在頭爲腦，在四支爲髓。二也。骨爲幹，幹，本也。腦髓之骨成，與皮肉筋脉爲本。三也。脉爲營，經脉成，通行血氣，以營其身。四④。筋爲綱⑤，筋膜成，綱維四支，約束百體。五也。肉爲穡⑥，其肉成已，盛裹筋骨，壅羅藏府。六⑦。皮膚堅⑧，皮膚成已，腠理堅實。七也。毛髮長，毛髮成已，潤澤滋長。八也。穀入於胃，脉道以通，血氣乃行。人體成長⑨，經脉血氣遂得通行。

雷公曰：願卒聞經脉之始生。

黄帝曰：經脉者，所以能決死生⑩，人之死生，血氣先見經脉，故欲知死生，必先候經脉也。處百病，百病所生，經脉由之，欲處分百病，須候經脉也之⑪。調虛實，不可不通也⑫。人之虛實之氣，欲行補寫，須通經脉也。

肺手大陰⑬之脉，手大陰乃是五藏六府經脉通行氣之要道也。夫陰陽者，變化無方，隨物施名，名有多種。肺在西方金位，陰氣始生，名爲少陰。居腰已上，藏府之蓋，居高而尊，因名太陰，即辛壬所主也。經脉與别，壅遏營氣，令無所

---

① 别其六府：《靈樞》作『外别六府』。

② 願盡聞其道：《甲乙》無『盡』字。

③ 雷公□□□：原鈔『雷公』下三字漫漶難辨，據文義疑爲『云臣於』三字，待考。

④ 四：據前後諸節文例，此下脱『也』字。

⑤ 筋爲綱：『綱』，《靈樞》作『剛』。

⑥ 肉爲穡：『穡』，音濯，鈎連之義。《管子·度地》：『樹以荆棘上相穡著者，所以爲固也。』尹知章注：『穡，鈎也，謂荊棘刺相鈎連也。』楊上善注文稱『盛裹』，稱『壅羅』，即以『穡』作解。又，仁和寺本『穡』右注『嗇』字，當系抄書者釋音之文。《靈樞》『穡』作『牆』。

⑦ 六：據前後各節文例，此下脱『也』字。

⑧ 皮膚堅：《靈樞》『堅』下有『而』字。

⑨ 人體成長：仁和寺本『人』字第一筆略殘，故字形似『八』。今細辨之，其起筆處尚有殘迹可尋，故當作『人』字。日本摹寫本作『八體成美』，恐誤。

⑩ 所以能決死生：《甲乙》無『能』字。

⑪ 經脉也之：『之』字誤衍。

⑫ 不可不通也：《靈樞》無『也』字。

⑬ 大陰：《靈樞》《甲乙》作『太陰』。

避①，故名曰脈也之②。**起於中焦**，十二經脈生處皆稱爲『起』，所經之處名『出』，亦稱『至』、稱『注』，此爲例也。膈下齊上爲中焦也。**下絡大腸，還循胃口，上鬲屬肺**，膈，佳麥反。五藏六府氣相通者，藏脈必絡府屬藏，府脈必③……**從肺系橫出腋下，下循臑內，行少陰、心主之前，下肘中，循臂內上骨下廉，入寸口，上魚，循魚際出大指之端。其支者，從腕後直出次指內廉，出其端。是動則病肺脹滿，膨膨而喘欬，缺盆中痛，甚則交兩手而瞀，此爲臂厥。是主肺所生病者，欬，上氣喘渴④，煩心胸滿，臑臂內前廉痛厥，掌中熱。氣盛有**〇平按⑤：從《靈樞》《甲乙經》補入。**餘則肩背痛，**肺氣盛，故上衝肩背痛也。**風寒汗出，中風不浹，數欠。**肺脈盛者則大腸脈盛，天有風寒之時，猶汗出藏中，身外汗少，故曰不浹。祖夾反，謂潤洽也。有本作『汗出中風，小便數而欠』。陰陽之氣上下相引，故多欠也。〇平按：『不浹數欠』《靈樞》作『小便數而欠』，《甲乙》同。又，『欠』袁刻誤作『次』。注『有本』，袁刻作『本有』。**氣虛則肩背⑥痛寒，**盛氣衝滿，肩背痛也，肩背元氣虛而痛也。陽虛陰并，故肩背寒也。〇平按：『肩背』下，原鈔重一『背』字，《靈樞》《甲乙經》均不重，疑衍。**少氣不足以息，溺色變⑦。**肺以主氣，故肺虛少氣，不足以息也。大腸脈虛，令膀胱虛熱，故溺色黃赤也。溺，音尿。**爲此諸病，**手太陰脈氣爲前諸病也。**盛則寫之，虛則補之，**《八十一難》曰：『東方實，西方虛，寫南方，補北方，何謂也？然，金木水火土，當更相平。東方者木也⑧，木欲實，金當平之；火欲實，水當平之；土欲實，木當平之；金欲實，火當平之；水欲實，土當平之。東方者肝也，肝實則知肺虛。寫南方，補北方。南方火者，木之子也；北方水者，木之母也。水以勝火。子能令母實，母能令子虛，故寫火補水，欲令金去不得干木也。』〇平按：注『欲令金去不得干木也』句，《難經》無『去』字；『干』作『平』。滑注云：『金不得平木，「不」字疑衍。』復云：『經曰一藏不平，所勝平之。』

---

① 令無所避：仁和寺本『令』字蝕殘，僅餘上部『人』形，下部一『、』隱約可辨。據文義當作『令』字。又按，《靈樞·決氣篇》，有『壅遏營氣，令無所避，是謂脈』之語，亦佐證此字當作『令』。日本摹寫本未補，僅描摹其殘形。

② 名曰脈也之：『之』字誤衍。

③ 府脈必：仁和寺本自『必』字以下至『餘則肩背痛』之前闕佚，本頁下方欄綫外注『一紙缺』三字。按，『必』字以下所闕楊注不可考，底本此處經文乃蕭氏據《靈樞》補入，今從之。

④ 渴：劉衡如曰：『當據《甲乙》作「喝」。』

⑤ 平按：底本脱此二字。按，以下八字爲蕭延平按語，今按原書體例補『平按』二字，以避免與楊上善注文相混。

⑥ 肩背：『背』下，仁和寺本誤衍一『背』字，與蕭氏所據鈔本同。

⑦ 溺色變：《甲乙》『變』下注：『一云卒遺矢，無變。』

⑧ 東方者木也：底本脱『者』字，據仁和寺本補。

東方肝也，西方肺也，東方實則知西方虛。若西方不虛，則東方安得過實？或瀉或補，要亦抑其甚而濟其不足，損過就中之道。越人之意，蓋謂東方過於實，而西方之氣不足，故瀉火以抑其木，補水以濟其金，是乃使金得與木相停，故曰欲令金得平木也。若曰欲令金不得平木，則前後文義窒礙，竟説不通。使肝不過，肺不虛，復瀉火補水，不幾於實實虛虛耶！」據此，則本注『去』字、『不』字疑衍。原鈔『干①』字，當係『平』字傳寫之誤。**熱則疾之，**熱氣衝膚②，閉而不通者，刺之摇大其穴，寫也。**寒則留之，**有寒痺等在分肉間者，留鍼經久，熱氣當集，此爲補也。**陷下則灸之，**經絡之中，血氣咸少，故脉陷下也。火氣壯火，宜補經絡，故宜灸也。**不盛不虛，以經取之。**《八十一難》云：不盛不虛，以經取之。是謂正經自病，不中他邪，當自取其經。前盛虛者，陰陽虛實，相移相傾，而他經爲病。有當經自受邪氣爲病，不因他經作盛虛。若爾，當經盛虛，即補寫自經，故曰以經取之。**盛者則③寸口大三倍於人迎，虛者則寸口反小於人迎④。**厥陰少陽⑤，其氣最少，故寸口陰氣一盛，病在手足厥陰；人迎陽氣一盛，病在手足少陽。少陰、太陽，其氣次多，故寸口⑥陰氣二盛，病在手足少陰；人迎陽氣二盛，病在手足太陽。太陰、陽明，其氣最多，故寸口陰氣三盛，病在手足太陰；人迎陽氣三盛，病在手足陽明。所以厥陰、少陽，氣盛一倍爲病；少陰、太陽，二倍爲病；大陰、陽明，三倍爲病。是以寸口人迎，隨陰陽氣而有倍數，候此二脉，知於陰陽氣之盛也。其陰陽虛衰，寸口人迎反小，准此可知也⑦。

大腸手陽明之脉，手陽明脉，起手之指端上行，下屬大腸，通行大腸血氣，故曰大腸手陽明脉也。**起於大指次指之端⑧，**手陽明與手太陰合。手太陰從中焦至手大指次指之端，陰極即變爲陽。如此陰極陽起，陽極陰起，行手、頭及足，如環無端也。○平按：《甲乙經》『端』下有『外側』二字。**循指上廉，出合谷兩骨之間，**掌骨及大指本節表，兩骨之間也。**上入兩筋之中，循臂上廉，入肘外廉，上臑外前廉，**手三陰行臑內，手三陽行臑外，陽明行臑外前楞也。○平按：『上臑外前廉』，《甲乙經》作『上臑循外廉』。**上肩，出髃前廉，**髃，音隅，角也，兩肩端高骨即肩角也，又五口反。○平按：『出髃前廉』《靈樞》《甲乙經》作『出髃骨之前廉』。**上出於⑨柱骨之會上，下入缺盆，**柱骨，謂缺盆骨上極高處也。與諸脉會入缺盆之處，名曰會也。

---

① 干：底本誤作『于』，據上文改正。
② 熱氣衝膚：仁和寺本誤作『熱膚衝膚』。底本改上『膚』字作『氣』，是。
③ 盛者則：《靈樞》無『則』字。
④ 小於人迎：《靈樞》《甲乙》『迎』下均有『也』字。
⑤ 少陽：仁和寺本作『小陽』。蕭氏改作『少陽』，是。
⑥ 寸口：仁和寺本誤作『寸曰』。蕭氏改作『寸口』，是。
⑦ 准此可知也：『此』，仁和寺本誤作『以』，當從底本作『准此可知也』。
⑧ 大指次指之端：《甲乙》『端』下有『外側』二字。劉衡如曰：『外側，《脉經・卷六》同，《靈樞・經脉篇》及《太素・卷八》均無此二字。《銅人・卷一》作「內側」，誤。』
⑨ 上出於：《甲乙》無『於』字。

手陽明脉上至柱骨之上，出柱骨之下，入缺盆也。復**絡肺，下鬲屬大腸；**府氣通藏，故絡藏屬府也。〇平按：『鬲』，《靈樞》作『膈』，下同。**其支者，從缺盆上頸貫頰，入下齒中①，還出俠口，交人中，左之右，右之左，上俠鼻孔。**頸，項前也。交，謂相交，不相會入也。〇平按：『上頸』，《甲乙經》作『直上至頸』。『俠』，《靈樞》均作『挾』，下同。**是動則病齒痛頔腫。**齒痛，謂下齒痛也。頔，謂面顴秀高骨也，專劣反。〇平按：『頔』，《靈樞》作『頸』，今本《甲乙經》作『頰』，正統本《甲乙經》作『頸』。**是主津所生病者，**《八十一難》云：邪在血，血爲所生病②，血主濡之也。是爲血及津液皆爲濡也。津，汗也。以下所生之病，皆是血之津汗所生病也。〇平按：《難經》云：『經言脉有是動，有所生病，是以動者氣也，所生病者血也。邪在氣，氣爲是動；邪在血，血爲所生病。氣主呴之，血主濡之。氣留而不行者，爲氣先病也；血壅而不濡者，爲血後病也。故先爲是動，後爲所生也。』滑注謂：『此脉字，非尺寸之脉，乃十二經隧之脉。每脉中輒有二病者，蓋以有在氣在血之分也。』平又按：《靈樞》《甲乙》『津』下有『液』字。注『津汗』，袁刻作『津液』。**目黃口乾，鼽衄，喉痺，肩前臑痛，大指次指痛不用。**手陽明經是府陽脉，多爲熱痛，故循經所生七種病也。鼻孔引氣，故爲鼽也③，鼻形爲鼽也。有說鼽是鼻病者，非也。**氣盛有餘則當脉所過者熱腫，**是動所生之病，有盛有虛。盛者，此脉所過之處熱及腫也。**虛則寒慄不復。**陽虛陰并，故寒慄也。不復，不得復於平和也。**爲此諸病，盛則寫之，虛則補之，熱則疾之，寒則留之，陷下則灸之，不盛不虛，以經取之。盛者則④人迎大三倍於寸口，虛者則人迎反小於寸口⑤。**

胃足陽明之脉，起於鼻⑥，交頞中，〇平按：『頞中』下，《靈樞》有『旁納太陽之脉』六字。《甲乙經》『納』作『約』。**下循鼻外，入上齒中⑦，還出俠口環脣，下交承漿，卻循頤後下廉，出大迎，循頰車，上耳前，過客主人，循**

---

① 入下齒中：《甲乙》作『下入齒中』。
② 血爲所生病：仁和寺本作『爲所生也』。按，《難經·二十二難》作『血爲所生病』，疑仁和寺本誤。底本作『血爲所生病』，似據《難經》而改。
③ 故爲鼽也：『鼽』，仁和寺本誤作『鼻』。底本作『鼽』，是。
④ 盛者則：《靈樞》無『則』字。下文『虛者則』之『則』字《靈樞》亦無。
⑤ 小於寸口：《靈樞》《甲乙》『口』下均有『也』字。
⑥ 起於鼻：《靈樞》『鼻』下衍『之』字。劉衡如注曰：『之，應據《甲乙·卷二·第一（上）》《脉經·卷六·第六》《太素·卷八》首篇、《千金·卷十六·第一》《素問·上古天真論》王注兩引《靈樞》文、《銅人·卷二》《聖濟·卷一九一》及《發揮·卷中》刪。』
⑦ 入上齒中：《甲乙》作『上入齒中』。

髮際，至額顱；其支者，從大迎前下人迎，循喉嚨，入缺盆，下鬲屬胃絡脾；足陽明脈起於鼻，下行屬胃，通行胃之血氣，故曰胃足陽明脈也。手陽明經從手上俠鼻孔，到此而起，下行至於足指，名足陽明經。十二經脈行處及穴名，備在《明堂經》，具釋之也。客主人，即上開穴①也。頞，阿葛反，鼻莖也②。顱，音盧。胃府通氣入藏，故屬胃絡脾也。〇平按：『頞顱③』，《靈樞》《甲乙經》『頞』作『額』。注『上開穴』，本書《氣府篇》：客主人各一。楊注云：一名上關穴。《甲乙經·卷三·第十一》謂：上關，一名客主人，在耳前上廉，開口有孔，手少陽足陽明之會。《素問·氣穴論篇》及《氣府論》王注均同。則『開』字當係『關』字傳寫之誤。其直者，從缺盆下乳內廉，下俠齊，入氣街中；其支者，起胃口下④，循腹裏，下至氣街中而合，以下髀，抵伏菟，胃傳食入小腸處，名胃下口。此脈一道，從缺盆下乳內廉膚肉之中，下俠齊至氣街中。前者一道，從缺盆屬胃；今從胃口下⑤下行，與氣街中者合爲一脈而下。抵，至也，丁禮反⑥。〇平按：『俠臍』《靈樞》作『挾臍』。《靈樞》《甲乙經》『髀』下均有『關』字；『菟』均作『兔』。下膝入臏中⑦，膝，脛頭也。臏，膝之端骨也，頻忍反。下循胻外廉，下足跗，入中指內間；胻⑧，故孟反⑨。〇平按：『下循胻外廉』，袁刻脱此五字。『胻』《靈樞》作『脛』。其支者，下膝三寸而別，以下入⑩中指外間；其支者，別跗上，入大指間，出其端。脈從氣街下行至足指間，凡有三道。〇平按：『下膝三寸』，『膝』字《靈樞》作『廉』。是動則病洒洒振寒，洒洒，惡寒皃⑪，音洗，謂如水灑洗寒也。〇平按：『洒洒』，《甲乙經》作『淒淒然』三字。善

① 上開穴：底本『開』字誤。仁和寺本作『閞』，即『關』字，當據改。日本摹寫本亦作『開』，與仁和寺本不合。
② 鼻莖也：仁和寺本『莖』下衍『行』字，原抄者於『行』字右上角加一小『。』，表示有所疑問。蕭氏删『行』字，是。
③ 頞顱：劉衡如曰：『平按全句疑有誤。因本書及日抄本均作「額」，何以按語出此「頞」字？』
④ 起胃口下：疑『口下』二字抄倒。檢楊注曰：『胃傳食入小腸處，名胃下口。』若經文無『胃下口』之説，則楊注不知所指也。又，《素問·欬論篇》王冰注曰：『胃脉……其支者，复從胃下口循腹里，至氣街中而合。』《脉經·卷六·胃足陽明經病證第六》亦曰：『其支者，起胃下口，循腹裏，下至氣街中而合。』均作『胃下口』。《靈樞》《甲乙》此句作『起于胃口』。
⑤ 口下：疑爲『下口』之誤。參見前注。
⑥ 丁禮反：『丁』，仁和寺本誤作『下』。《説文·手部》：『抵，丁禮切。』
⑦ 下膝入臏中：《靈樞》無『入』字；《甲乙》作『下入膝臏中』。
⑧ 胻：底本誤作『跗』，據仁和寺本改。
⑨ 故孟反：仁和寺本此處上方欄线外有小字注文『有本作胡』，此注當對『故孟反』之『故』字而言。底本『故』作『古』，據仁和寺本改。
⑩ 以下入：《靈樞》無『以』字。
⑪ 皃：同『貌』。

伸數欠顏黑，凡欠及多伸，或爲陽上陰下，人之將卧，陰陽上下相引，故數欠。顏額，陽也。黑，陰色①。陰氣見額陽，病也。〇平按：『伸』，《靈樞》作『呻』。**病至則惡人與火，聞木音則惕然而驚②，心欲動③，**至，甚也。陽明，土也。土惡木，故病甚惡木音也。陽明主肉，血盛，故惡火也。陽明厥喘悶，悶故惡人也④。〇平按：『音』，《靈樞》作『聲』。**獨閉户牖而處，**陰靜而闇，陽動而明。今陰氣加陽，故欲閉户獨處也。〇平按：『牖』上《靈樞》《甲乙經》有『塞』字。**甚則欲上高而歌，棄衣而走，**陽盛故也。**賁嚮腹脹，是爲䯒厥⑤。**嚮，音鄉。謂陽氣賁聚虛滿爲腹脹也。以陽盛於腳，故欲登高，棄衣而走，名爲胻厥⑥也。〇平按：『嚮』，《靈樞》《甲乙經》均作『響』。『䯒』，《靈樞》作『骭』，今本《甲乙經》作『臂』，正統本《甲乙經》作『骭』。**是主血所生病者，狂瘧⑦温淫汗出，**陽明主肉，血爲肉液，故亦主血也。淫，過也，謂傷寒熱病温熱過甚而熱汗出也。〇平按：『瘧』，《甲乙經》作『瘈』。**鼽衄，口喎脣胗，頸腫喉痺，**衄，出血也。不言鼻衄而言鼽衄者，然鼻以引氣也，鼽，鼻形也，鼻形之中出血也。胗，脣瘍瘡，音緊。〇平按：『胗』，《甲乙經》作『緊』。**腹外腫，膝髕腫痛，**陽明，一道行於腹外，一道行於腹內。腹內水穀行通，故少爲腫；腹外衛氣數壅，故腹外多腫也。〇平按：『腹外腫』《靈樞》《甲乙經》作『大腹水腫』。**循膺、乳、街、股、伏菟、䯒外廉⑧、足跗上皆痛，中指不用。**上七處並是足陽明脉所過，故循上七處痛者是陽明脉病也。股，髀內陰股也。足中指內外間，陽明脉支所至，故脉病中指不用也。〇平按：『街』上，《靈樞》有『氣』字，《甲乙經》同。注『七處痛』，『處』字袁刻誤作『虛』；『足中指』，『指』字袁刻脱。**氣盛則身以前皆熱，**足陽明脉唯行身前，故脉盛，身前皆熱也。**其有餘於胃，則消穀善飢，溺色變。**脉氣有餘身前，故身前皆熱；若有餘胃中，故⑨善飢溺變也。〇平按：『變』，《靈樞》《甲乙經》均作『黃』。**氣不足則身以前皆寒慄，胃中寒則脹滿。**有餘，身前胃中有熱有飢；不足，身前胃中寒慄脹滿。陽氣有餘，陰氣不足；陽氣不足，陰氣有餘。今但舉一邊爲例耳。**爲此諸病，盛則寫之，**

---

① 陰色：底本誤作『陰也』，據仁和寺本改。
② 惕然而驚：《甲乙》無『而』字。
③ 心欲動：《靈樞》《甲乙》同。據下節楊注『故欲閉户獨處也』，疑『欲動』二字抄倒，『欲』字當屬下文。人衛本《甲乙》改作『心動，欲』，劉衡如注曰：『動欲，原作「欲動」，據《脉經·卷六》及《太素·卷八》楊注改。』
④ 惡人也：仁和寺本誤作『惡人者』。底本與通隱堂本『者』皆作『也』，是。
⑤ 是爲䯒厥：『䯒』，同『胻』，指脛骨上部。楊注即作『胻』。《素問·脉要精微論》：『病足䯒腫若水狀也。』王冰注文中『䯒』字徑作『胻』。又，沈彤《釋骨》：『在膝以下者曰䯒骨。』原注：『䯒，亦作胻。』《靈樞》此句作『是爲骭厥』；《甲乙》作『是爲臂厥』，『臂』下注曰：『一作骭』。
⑥ 名爲胻厥：『胻』，底本作『䯒』，據仁和寺本改。
⑦ 狂瘧：《甲乙》作『狂瘈』，『瘈』下注：『一作瘧。』
⑧ 䯒外廉：《靈樞》作『骭外廉』；《甲乙》作『胻外廉』。按，『骭』『胻』與『䯒』義同。
⑨ 故：上句發語詞作『若』，此處應作『則』。據經文，亦當爲『則』字。

虛則補之，熱則疾之，寒則留之，陷下則灸之，不盛不虛，以經取之。盛者則①人迎大三倍於寸口，虛則②人迎反小於寸口③。

脾足太陰之脉，（足太陰脉，起於足大指端，上行屬脾，通行脾之血氣，故曰脾足太陰脉者也。）起於大指之端，循指內側白肉際，過覈骨④後，（覈，胡革反。人足大指本節後骨，名爲覈骨也。〇平按：『覈』，《靈樞》《甲乙經》作『核』。）上內踝前廉，（十二經脉皆行筋肉骨間，惟此足太陰經，上於內踝薄肉之處，脉得見者也。）上腨內⑤，循脛骨後，交出厥陰之前，（內踝直上名爲內；外踝直上名爲外；脛後腓腸名爲腨。太陰從內踝上行八寸，當脛骨後，交出厥陰之前上行之。〇平按：『腨』，《靈樞》作『踹』。『脛』，《甲乙經》作『胻』。）上循膝股內前廉，入股屬脾絡胃，（膝內之股近膝名膝股，近陰處爲陰股也。〇平按：《靈樞》無『循』字。『入股』，『股』字作『腹』，《甲乙經》同。）上鬲俠咽⑥，連舌本，散舌下；其支者，復從胃別上鬲，注心中。（舌下散脉，是脾脉也。）是動則病舌强，食則歐，胃脘痛，（脘，胃府也。脘，音管也。〇平按：《靈樞》《甲乙經》『舌』下均有『本』字；『歐』作『嘔』。）腹脹善噫，得後出餘氣則快然如衰，（寒氣客胃，厥逆從下上散，散已復上出胃，故爲噫也。穀入胃已，其氣上爲營衛及膻中氣，後有下行與糟粕俱下者，名曰餘氣。餘氣不與糟粕俱下，壅而爲脹，今得之洩之⑦，故快然腹減也。〇平按：『出餘』二字《靈樞》《甲乙經》均作『與』。《甲乙經》『如衰』作『而衰』。）身體皆重。（身及四支皆是足太陰脉行胃氣營之，若脾病，脉即不營，故皆重也。）是主脾所生病者，舌本痛，（脾所生病，太陰脉行至舌下，故舌本痛也。）體不能動摇，（脾不營也。）食不下，煩心，心下急痛，（脾脉注心中，故脾生病，煩心，心急痛也。〇平按：『痛』，《甲乙經》

---

① 盛者則：《靈樞》《甲乙》無『則』字。

② 虛則：據上句『盛者則』，疑『虛』下脱『者』字。《靈樞》《甲乙》均作『虛者』。

③ 小於寸口：《靈樞》《甲乙》『口』下均有『也』字。

④ 覈骨：『覈』，音合。《廣雅·釋器》：『覈，骨也。』《說文·骨部》：『骨，肉之覈也。』段玉裁注：『覈，實也。肉中骨曰覈。』

⑤ 上腨內：腨，音涮，脛肉。《說文·肉部》：『腨，腓腸也。』《正字通》：『腨，俗曰脚肚。』《靈樞》作『上踹內』。踹，音喘，脛腸（小腿肚）。《龍龕手鏡·足部》『踹，脛腸也。』

⑥ 上鬲俠咽：《靈樞》作『上膈挾咽』；《甲乙》與《太素》同。

⑦ 今得之洩之：疑上『之』字抄衍。

作『寒瘧』。**溏，瘕，洩，**溏，食消，利也。瘕，食不消，瘕而爲積病也。洩，食不消，飧洩也。**水閉，**脾所生病，不營膀胱，故小便不利也。**黃癉①，不能臥②，强欠，**內熱身黃病也。脾胃中熱，故不得臥也。將欠不得欠，名曰强欠。〇平按：《靈樞》《甲乙經》『癉』均作『疸』；『欠』均作『立』。『不能臥』，《甲乙經》作『不能食，唇青』。**股膝內腫厥，大指不用。**或痺不仁，不能用也。〇平按：『內腫厥』，《甲乙經》作『內腫痛厥』。『大指』上《靈樞》《甲乙經》均有『足』字。**爲此諸病，盛則寫之，虛則補之，熱則疾之，寒則留之，陷下則灸之，不盛不虛，以經取之。盛者則③寸口大三倍於人迎，虛者則④寸口反小於人迎⑤。**

心手少陰之脉起於心中，出屬心系，下膈絡小腸；十二經脉之中，餘十一經脉及手太陽經，皆起於別處，來入藏府。此少陰經起自心中，何以然者？以其心神是五神之主，能自生脉，不因餘處生脉來入，故自出經也。肺下懸心之系，名曰心系。餘經起於餘處，來屬藏府。此經起自心中，還屬心系，由是心神最爲長也。問曰：《九卷》心有二經，謂手少陰、心主。手少陰經不得有輸。手少陰外經受病，亦有療處。其內心藏不得受邪，受邪即死。又《九卷·本輸》之中，手少陰經及輸並皆不言⑥。今此《十二經脉》及《明堂流注》少陰經脉及輸皆有，若爲通釋⑦？答曰：經言心者，五藏六府之大主，精神之舍，其藏堅固，邪不能客。客之則心傷，心傷則神去，神去即死。故諸邪之在於心者，皆在心之包絡，包絡，心主脉也，故有脉不得有輸也。手少陰外經有病者，可療之於手掌兑骨之端。又恐經脉受邪傷藏，故《本輸》之中，輸并手少陰經亦復去之。今此《十二經脉》手少陰經是動所生皆有諸病，俱言盛衰，并行補寫，及《明堂流注》具有五輸者，以其心藏不得多受外邪，其於飲食湯藥，內資心藏，有損有益，不可無也。故好食好藥資心，心即調適；若惡食惡藥資心，心即爲病。是以心不受邪者，不可多受邪也⑧。言⑨手少陰是動所生致病及《明堂》有五輸療者，據受內資，受外邪也。言手少陰是受邪，故有病也。〇平按：注『若爲通精』，『精』字原校作『釋』。又注『是動所生』，『生』字袁刻誤作『致』。『及

---

①黃癉：『癉』，與『疸』通。朱駿聲《說文通訓定聲·乾部》：『癉，叚借爲疸。』《靈樞》《甲乙》均作『黃疸』。

②不能臥：《甲乙》作『不能食，唇青』，劉衡如曰：『不能食，《銅人·卷二》注及《脉經·卷六》作「好臥，不能食肉」，較好。』

③盛者則：《靈樞》無『則』字。

④虛者則：《靈樞》無『則』字。

⑤小於人迎：《甲乙》『迎』下有『也』字。

⑥並皆不言：『言』，仁和寺本作『立』。據楊注下文『經言心者』『皆言盛衰』，『立』爲『言』字之誤。底本作『並皆不言』，是；日本摹寫本從仁和寺本，作『並皆不立』。

⑦若爲通釋：仁和寺本『釋』字初作『精』，後抄書者改爲『釋』，注於下方欄綫外，今從之。底本作『若爲通精』，蕭氏按曰：『「精」字，原校作「釋」。』

⑧不可多受邪也：底本及仁和寺本皆脱『多』字，據楊注上文『以其心藏不得多受外邪』，當有『多』字，今補入。又，《太素·卷九·脉行同異》楊注曰：『心脆者則善病消癉，以不堅故。善病消癉，即是受邪，故知不受邪者，不得多受外邪。』亦證此句脱『多』字。

⑨言：仁和寺本『言』字至下文『受外邪也』二十六字首尾分別有抄校者所加『「』『」』符號，似表示對此有疑。今細讀此二十六字，與前後文義連貫，似無訛誤，存疑待考。

明堂」，「及」字袁刻作「又」。**其支者，從心系上俠咽，繫目系**①；筋骨血氣四種之精與脉合爲目系，心脉係於目系，故心病閉目也。**其直者，復從心系卻上肺，上出掖下，下循臑內後廉，行太陰心主之後，下肘內，循臂內後廉，抵掌後兑骨之端**②，直③小指掌後尖骨，謂之兑骨也。○平按：「上出掖下」《靈樞》作「下出腋下」。「掖」，《靈樞》《甲乙經》均作「腋」，下同，不再舉。「下肘內」《甲乙經》作「下肘中內廉」。「兑」，《靈樞》作「鋭」，下同。**入掌內廉，循小指之內**④**出其端。**掌外將側，名曰外廉；次掌內將側，名曰⑤內廉也。○平按：《靈樞》《甲乙經》「廉」上有「後」字。**是動則病嗌乾心痛，渴而欲飲，爲臂厥。**心經病，心而多熱，故渴而欲飲。其脉循臂，故是動爲臂厥之病也。○平按：《靈樞》《甲乙經》「爲」上有「是」字。**是主心所生病者，目黃脇痛，臑臂內後廉痛厥，掌中熱痛也**⑥。其脉上掖近脇，故脇痛也。臑臂內後廉，脉行之處，痛及厥也。厥，氣失逆也。○平按：「脇痛」，《甲乙經》作「脇滿痛」。**爲此諸病，盛則寫之，虛則補之，熱則疾之，寒則留之，陷下則灸之，不盛不虛，以經取之。盛者則**⑦**寸口大再倍於人迎，虛者則**⑧**寸口反小於人迎**⑨。

小腸手太陽之脉，手太陽脉起於手指，上行入缺盆，下屬小腸，通小腸血氣，故曰小腸手太陽脉也。**起於小指之端，循手外側上捥，出踝中，**人之垂手，大指著身之側，名手內側；小指之後，名手外側。足脛骨與足捥骨相屬之處，著脛骨端內外高骨，名曰內外踝；手之臂骨之端，內外高骨，亦名爲踝也。手太陽脉貫踝也。○平按：「捥」，《靈樞》《甲乙經》作「腕」，考「腕」與「捥」通。**直上循臂下骨下廉，**臂有二骨：垂手之時，內箱前骨名爲上骨，外箱後骨名爲下骨。手太陽脉行下骨下將側之際，故曰下廉也。○平按：《靈樞》「骨」上無「下」字，《甲乙經》同。**出肘內側兩骨之間，上循臑外**

---

① 繫目系：《甲乙》「系」字下注曰：『一本作「循胸出脇」。』
② 兑骨之端：「兑」，音瑞，尖鋭之義，後作「鋭」。趙府本、明刊本《靈樞》皆作「脱骨之端」，「脱」字誤；人衛本《靈樞》《甲乙》均作「鋭骨之端」。
③ 直：底本誤作「其」，據仁和寺本改。
④ 小指之內：《甲乙》無「之」字。
⑤ 名曰：底本脱「曰」字，據仁和寺本補。
⑥ 掌中熱痛也：《靈樞》無「也」字。
⑦ 盛者則：《靈樞》無「則」字。
⑧ 虛者則：《靈樞》無「則」字。
⑨ 反小於人迎：《靈樞》《甲乙》「迎」下有「也」字。

後廉，手陽明上臑外前廉，手少陽循臑外，此手太陽循臑外後廉。手三陰脉行於臑內，手三陽脉行於臑外，此爲異也。○平按：《靈樞》『兩骨』作『兩筋』。出肩解，肩臂二骨相接之處，名爲肩解。繞肩甲，交肩上，入缺盆，肩，兩肩也。甲，兩甲也。兩箱之脉，各於兩箱繞肩甲已，會於大椎，還入缺盆，此爲正也。有說兩箱脉來交大椎上，會大椎穴以爲交者，《經》不言交，不可用也。○平按：『甲』，《靈樞》作『胛』，《甲乙經》同。『缺盆』下，《甲乙經》有『向腋下』三字。絡心，循咽下鬲抵胃，屬小腸；其支者，從缺盆循頸上頰，至目兌眥，卻入耳中；其支者，別頰上䪼抵鼻，至目內眥。脉絡心，循咽而下，抵著胃下，屬於小腸。上至顴䪼，傍抵鼻孔，至目內眥。目眥有三：目之內角爲內眥，外角爲兑眥，崖上①爲上眥也。○平按：『兑』，《靈樞》《甲乙經》均作『銳』。下『其支者』，『支』字正統《甲乙經》作『直』。『內眥』下，《靈樞》《甲乙經》均有『斜絡於顴』四字。注『有三』，『三』字袁刻誤作『二』。是動則病嗌痛領腫②，不可以顧，肩似拔，臑似折。臂臑痛若折者也。○平按：『領』，《靈樞》《甲乙經》均作『頷』。是主液所生病者，耳聾目黃頰腫，頸頷肩臑肘臂外後廉痛。兩大骨相接之處，有穀精汁，補益腦髓，皮膚潤澤，謂之爲液，手太陽主之。邪氣病液，遂循脉生諸病也。爲此諸病，盛則寫之，虛則補之，熱則疾之，寒則留之，陷下則灸之，不盛不虛，以經取之。盛者則③人迎大再倍於寸口，虛者則④人迎反小於寸口⑤。

膀胱足太陽之脉，足太陽脉，起目內眥，上頭下項俠脊屬膀胱，通膀胱血氣，故曰膀胱足太陽脉也。起於目內眥，上額交顛上；其支者，從顛至耳上角⑥；其直者，從顛入絡腦，還出別下項，循肩髆內⑦俠⑧脊抵腰中，入循膂，絡腎屬膀胱；

---

① 崖上：仁和寺本作『上崖』。
② 嗌痛領腫：『領』，仁和寺本作『頷』，因字形潦草，故原抄者於其左側又注一『領』字。《靈樞》《甲乙》均作『嗌痛頷腫』。底本『領』字當改作『頷』。
③ 盛者則：《靈樞》無『則』字。
④ 虛者則：《靈樞》無『則』字。
⑤ 小於寸口：《靈樞》《甲乙》『口』下均有『也』字。
⑥ 至耳上角：《靈樞》作『至耳上循』。
⑦ 循肩髆內：『髆』，《甲乙》作『膊』。
⑧ 俠：與『夾』字通。《靈樞》《甲乙》作『挾』。

其支者，從腰中下貫臋①，入膕中；顛，頂也。頂上有骨空②，太陽入骨空，絡腦還出也。髆，音博。臋，音屯，尻之厚肉也。〇平按：《靈樞》《甲乙經》『顛』均作『巔』。『貫臋』上，《靈樞》有『挾脊』二字，《甲乙經》有『會於後陰』四字。其支者，從髆③內左右別下貫胂④，過髀樞，胂，俠脊肉也，似真反。髀樞，謂髀骨尻骨相抵相入轉動處也。〇平按：『支』正統本《甲乙經》作『直』。『髀』《甲乙經》作『膊』。『胂』《靈樞》《甲乙經》均作『胛』，《甲乙經》注云：一作『髖』。『胂』下，《靈樞》《甲乙經》均有『挾脊內』三字。又注『髀骨』，『髀』字；『相抵』，『相』字，袁刻均脱。循髀外後廉，下合膕中以下貫腨，出外踝之後，循京骨，至小指外側。京骨，謂外踝下近前高骨也⑤。京，高大也。〇平按：『後廉』上，《靈樞》有『從』字；『腨』作『踹』，《甲乙經》同。是動則病衝頭痛，目似脱，項似拔，脊痛腰似折，髀⑥不可以迴⑦，膕如結，腨如裂⑧，是爲踝厥。膕、腨之病者，皆是太陽行踝之後，爲厥失逆之病⑨也。結，謂束縛也。〇平按：《甲乙經》『脊』下無『痛』字；『折』下無『髀』字。『回』，《靈樞》作『曲』，《甲乙經》同。注『爲』上，別本有『所』字。是主筋所生病者，痔瘧狂顛疾⑩，頭亞⑪項痛，目黃淚出鼽衄，項背腰尻膕腨脚皆痛，小指不用⑫。足太陽水，生木筋也，故足太陽脉主筋

① 貫臋：『臋』，同『臀』。《字彙補·肉部》：『臋，與臀同。』
② 頂上有骨空：仁和寺本『空』下誤重一『空』字。底本刪『空』字，是。
③ 髆：《甲乙》作『膊』。
④ 別下貫胂：『胂』，音申，夾脊肉。《說文·肉部》『胂，夾脊肉也。』段玉裁注引王弼云：『當中脊之肉也。』《靈樞》此句作『別下貫胛，挾脊內』。人衛本《甲乙》作『別下貫胂』，『胂』下注『一作髖，挾脊肉』六小字，劉衡如曰：『「胂」，原作「胛」。「肉」原作「內」。「挾脊肉」，原作正文。據《太素·卷八》楊注及《素問·三部九候論》新校正改。』
⑤ 近前高骨也：仁和寺本脱『骨』字。底本作『近前高骨也』，是。
⑥ 髀：《甲乙》無『髀』字。劉衡如曰：『髀，原脱，據《素問·至真要大論》新校正、《靈樞·經脉篇》《脉經·卷六》《千金·卷二十》《太素·卷八》《銅人·卷二》及《發揮》補。』
⑦ 不可以迴：『迴』，《靈樞》《甲乙》均作『曲』；人衛本《甲乙》改作『回』，劉衡如曰：『回，原作「曲」，據《素問·至真要大論》新校正及《太素·卷八》改。』
⑧ 腨如裂：『腨』，《靈樞》作『踹』。
⑨ 失逆之病：底本脱『之』字，據仁和寺本補。
⑩ 狂顛疾：『顛』，趙府本《靈樞》作『癲』。按，蕭氏所見之《靈樞》作『巔』。
⑪ 亞：仁和寺本同。按，蕭氏謂：『疑是古「囟」字之誤。』其説可從。
⑫ 腨脚皆痛，小指不用：仁和寺本『痛小』二字誤作『小痛』。底本改作『痛小』，是。《靈樞》作『踹脚皆痛，小指不用』。《甲乙》作『腨脚皆痛，小指不用』。

者也。所以邪傷於筋，因而飽食，筋脈橫解，腸澼①爲痔也。〇平按：『顛』《靈樞》作『巔』。『亞』《靈樞》作『頗』，注：『音信，頂門也。』《甲乙經》作『顖』，音同，疑是古『囟』字之誤。『項痛』，《甲乙經》作『項頸間痛』。**爲此諸病，盛則寫之，虛則補之，熱則疾之，寒則留之，陷下則灸之，不盛不虛，以經取之。盛者則②人迎大再倍於寸口，虛者則人迎反小於寸口③。**

腎足少陰之脈，足少陰脈，上行屬腎，通行腎之血氣，故曰腎足少陰脈也。**起於小指之下，邪趣足心④，出於⑤然骨之下，**足太陽府脈至足小指而窮，足少陰藏脈從足小指⑥而起，是相接也。然骨，在內踝下近前起骨是也。〇平按：『趣』，《靈樞》作『走』。**循內踝之後，別入跟中，**少陰脈行至內踝之後，別分一道入足跟中也。〇平按：注『足跟』二字，袁刻誤作『骨陷』二字。**以上腨⑦內，出膕內廉，上股內后廉，貫脊屬腎絡膀胱；**貫脊，謂兩箱二脈⑧，皆貫脊骨而上，各屬一腎，共絡膀胱。〇平按：《甲乙經》『膕』下有『中』字。**其直者，從腎上貫肝鬲，入肺中，循喉嚨，俠舌本；**直貫肝鬲而過稱貫，即舌下兩傍脈是也。〇平按：『舌本』下，《甲乙經》注云：『一本云：從橫骨中挾臍循腹裏上行而入肺。』**其支者，從肺出絡心，注胸中。**從肺下行，循心系絡於心，注胸中也。**是動則病飢不欲食，面黑如地色，**少陰脈病，陰氣有餘，不能消食，故飢不欲⑨食也。以陰氣盛，故面黑⑩如地色也。〇平按：『面黑如地色』，《靈樞》作『面如漆柴』，《甲乙經》作『面黑如炭色』。**欬唾則有血，喝喝如喘，**唾爲腎液，少陰入肺，故少陰病熱，

---

① 腸澼：『澼』，仁和寺本誤作『僻』。當從底本作『澼』。
② 盛者則：《靈樞》無『則』字。下文『虛者則』，《靈樞》亦無『則』。
③ 小於寸口：《靈樞》《甲乙》作『小于寸口也』。
④ 邪趣足心：『邪』與『斜』通；『趣』，音驅，趨向。《集韻·虞韻》：『趣，嚮也。』《靈樞》作『邪走足心』；《甲乙》作『斜趣足心』。
⑤ 出於：《甲乙》無『於』字。
⑥ 從足小指：『小』，仁和寺本作『少』。底本作『從小指』，脱『足』字，據仁和寺本補。
⑦ 腨：《靈樞》作『踹』。
⑧ 二脈：仁和寺本『脈』下衍『肩』字。
⑨ 不欲：底本作『不能』，據仁和寺本改。
⑩ 故面黑：底本脱『故』字，據仁和寺本補。

欬而唾血。雖唾，喉中不盡，故呼吸有聲，又如喘也。喝，呼葛反。○平按：『欬』，《甲乙經》作『咳』；『如喘』作『而喘』。**坐而欲起，起目䀮䀮①，如無所見，**少陰貫肝，肝脈系目。今少陰病，從坐而起，上引於目，目精氣散，故䀮䀮無所見也。莫郎反。○平按：『起』字，《靈樞》《甲乙經》不重；『䀮䀮』作『𥉂𥉂』。○平**心如懸病飢狀②，**足少陰病，則手少陰之氣不足，故心如懸飢狀也。○平按：『病』，《靈樞》《甲乙經》作『若』。**氣不足則善恐，心惕惕如人將捕之，是爲骨厥。**腎主恐懼，足少陰脈氣不足，故喜恐，心怵惕。前之病，是骨厥所爲，厥謂骨精失逆。惕，恥激反，謂懼也。○平按：『氣不足』至『捕之』，《甲乙經》無此十四字。**是主腎所生病者，口熱舌乾，咽腫上氣，嗌乾及痛，煩心心痛，黃癉③腸澼，**熱成爲癉，謂腎藏內熱發黃，故曰黃癉也。腎主下焦，少陰爲病，下焦大腸不和，故爲腸澼也。○平按：『癉』，《靈樞》《甲乙經》作『疸』。**脊股內後廉痛，委④厥嗜臥，**津液不通，則筋弛好臥也。○平按：『委』，《靈樞》《甲乙經》均作『痿』。**足下熱而痛。**少陰虛則熱并，故足下熱痛也。○平按：『而痛』下，《甲乙》有『灸則强食生肉，緩帶被發，大杖重履而步』十六字，本書及《靈樞》均在後。**爲此諸病，盛則寫之，虛則補之，熱則疾之，寒則留之，陷下則灸之，不盛不虛，以經取之。灸則强食生肉⑤，**不盛不虛以經取者，亦以經取灸也。故療腎所生之病亦有五法：自火化以降，並食熟肉，生肉令人熱中，人多不欲食之。腎有虛風冷病，故强令人生食豕肉，溫腎補虛，脚腰輕健，人有患脚風氣，食生豬肉得愈者衆，故灸腎病，須食助之。一也。**緩帶，**帶若急則腎氣不適，故須緩帶，令腰腎通暢，火氣宣行。二也。**被髮⑥，**足太陽脈，從頂下腰至脚，今灸腎病，須開頂被髮，陽氣上通，火氣宣流。三也。○平按：注『從頂』，『頂』字袁刻作『項』；『開頂』，『頂』字袁刻脫。**大杖，**足太陽脈，循於肩髆，下絡於腎，今療腎病，可策大杖而行，牽引肩髆，火氣通流。四也。**重履而步。**燃磁石療腎氣，重履引腰脚，故爲重履者，可末磁石⑦，分著履中，上弛其帶令重，履之而行。以爲輕者，可漸加之令重，用助火氣，若得病愈，宜漸去之，此爲古之療腎腰⑧法。五也。**盛者**

---

① 起目䀮䀮：『䀮』，《龍龕手鏡·目部》：『䀮』，『𥉂』之俗字。『𥉂』，音荒，目不明。《玉篇·目部》『𥉂，目不明。』《靈樞》作『目𥆨𥆨』；《甲乙》作『目𥆨𥆨』，均無『起』字。

② 心如懸病飢狀：《靈樞》《甲乙》均作『心如懸若飢狀』。人衛本《甲乙》改作『心懸如飢狀』，劉衡如曰：『懸如，原作「如懸若」，據《素問·至真要大論》新校正，並參考《脉經·卷六》改。』

③ 黃癉：趙府本《靈樞》作『黃疸』，『疸』字爲『疸』之誤；人衛本《靈樞》及《甲乙》均作『黃疸』。

④ 委：與『痿』字通。

⑤ 生肉：底本誤作『生食』，據仁和寺本改。

⑥ 被髮：『被』，音劈，覆蓋之義，同『披』。《靈樞》作『披髮』。

⑦ 可末磁石：『末』，底本誤作『用』，據仁和寺本改正。

⑧ 腎腰：『腰』，底本誤作『要』，據仁和寺本改。

則①寸口大再倍於人迎，虛者則②寸口反小於人迎③。

心主手厥陰心包之脉，心神爲五藏六府之主，故曰心主。厥陰之脉，行至於足，名足厥陰；行至於手，名手厥陰。以陰氣交盡，故曰厥陰。心外有脂，包裹其心，名曰心包。脉起胸中，入此包中，名手厥陰。故心有兩經也：心中起者，名手少陰；屬於心包，名手厥陰。有脉別行，無別藏形，三焦有氣有脉，亦無別形，故手厥陰與手少陽以爲表裏也。○平按：『心包』下，《靈樞》有『絡』字。《甲乙經》無『心包』二字。**起於胸中，出屬心包④，下鬲歷絡三焦；**自有經歷而不絡著，手厥陰既是心藏之府，三焦府合，故屬心包，經歷三焦，仍絡著也。三焦雖復無形，有氣故得絡也。**其支者，循胸出脇，下掖三寸，上抵掖下，下循臑內⑤，行太陰、少陰之間，入肘中，下臂⑥行兩筋之間，入掌中，循中指出其端；其支者，別掌中，循小指次指出其端。**循胸出脇之處，當掖下三寸，然後上行，抵掖下方，下循臂也。太陰、少陰既在前後，故心主厥陰行中間也。○平按：『循中指』上，《甲乙經》無『入掌中』三字。**是動則病手熱肘攣掖腫，甚則胸中滿，心澹澹大動⑦，面赤目黃。**澹，徒濫反，水搖；又，動也。○平按：《靈樞》《甲乙經》『手熱』均作『手心熱』；『肘攣』均作『臂肘攣急』；『胸中滿』均作『胸脇支滿』；『心澹澹』均作『心中澹澹』；『目黃』下均有『喜笑不休』四字。『大動』，趙府本《靈樞》作『火動』。**是心主脉所生病者，煩心心痛，掌中熱。**心包既病，故令煩心心痛。○平按：『心主』，『心』字《靈樞》《甲乙經》無。**爲此諸病，盛則寫之，虛則補之，熱則疾之，寒則留之，陷下則灸之，不盛不虛，以經取之。盛者則⑧寸口大一倍於人迎，虛者則寸口反小於人迎⑨。**

---

① 盛者則：《靈樞》無『則』字。
② 虛者則：《靈樞》無『則』字。
③ 人迎：《靈樞》《甲乙》『迎』下有『也』字。
④ 心包：《靈樞》作『心包絡』。
⑤ 下循臑內：《靈樞》《甲乙》無『下』字。
⑥ 下臂：《甲乙》作『下循臂』。
⑦ 心澹澹大動：趙府本《靈樞》作『心中憺憺火動』；人衛本《靈樞》作『心中憺憺大動』；《甲乙》作『心中澹澹大動』。
⑧ 盛者則：《靈樞》無『則』字。下文『虛者則』，《靈樞》亦無『則』字。
⑨ 人迎：《靈樞》《甲乙》『迎』下有『也』字。

三焦手少陽之脉，上焦在心下，下膈在胃上口，主納①而不出，其理在膻中。中焦在胃中口，不上不下，主腐熟水穀，其理在齊傍。下焦在齊下，當膀胱上口，主分別清濁，主出而不內，其理在齊下一寸。上焦之氣如雲霧在天，中焦之氣如漚雨在空，下焦之氣如溝瀆流地也。手少陽脉是三焦經隧，通行三焦之血氣，故曰三焦手少陽脉也。起於小指次指之端，上出兩指之間，循手表出臂外兩骨之間，上貫肘，循臑外上肩，而交出足少陽之後，入缺盆，上肩交足少陽，行出足少陽之後，方入缺盆也。○平按：『手表』下，《靈樞》《甲乙經》均有『腕』字。布膻中，散絡心包，下鬲偏屬三焦②；偏，甫見反。散布膻中也。有本『布』作『交』者，檢非也。三焦是氣，血脉是形，而言屬者，謂脉氣相入也。○平按：《靈樞》『絡』作『落』；『偏』作『循』。其支者，從膻中上出缺盆，上項，係耳後直上，出耳上角，以屈下頰至䪼；其支者，從耳後入耳中，出走耳前，過客主人前，交頰，至目兑眥。係，古帝反，有本作俠也。○平按：『係』，《靈樞》作『繫』，《甲乙經》作『俠』。『下頰』，『頰』字，《甲乙經》作『額』。『兑』，《靈樞》作『鋭』，下同，不再舉。是動則病耳聾渾渾淳淳③，嗌腫喉痺。渾渾淳淳，耳聾聲也。○平按：『淳淳』，《靈樞》《甲乙經》作『焞焞』。是主氣所生病者，汗出，目兑眥痛，頰痛④，耳後肩臑肘臂外皆痛，小指次指不用。氣，謂三焦氣液。○平按：『頰痛』，『痛』字《甲乙經》無。『不用』《甲乙經》作『不爲用』。爲此諸病，盛則寫之，虛則補之，熱則疾之，寒則留之，陷下則灸之，不盛不虛，以經取之。盛者則⑤人迎大一倍於寸口，虛者則人迎反小於寸口⑥。

膽足少陽之脉，足少陽脉，起目兑眥，下行絡肝屬膽，下行至足大指三毛，通行膽之血氣，故曰膽足少陽脉也。○平按：注『屬膽』二字袁刻脱。起於目兑眥，上抵角，下耳後，循頸行手少陽之前，至肩上，却交出手少陽之後，入缺盆；角，謂額角也。項前曰頸。足少陽脉，從耳後下頸，向前至缺盆，屈迴向肩，至肩屈向後，復迴向頸，至

①納：底本作『內』，據仁和寺本改。按，『內』與『納』通。
②偏屬三焦：『偏』，仁和寺本作『徧』，楊注『偏』字同。按，『偏』與『徧（遍）』通，今從底本改作『偏』。《墨子·非儒》：『遠施周偏。』孫詒讓閒詁：『偏，與偏同。』楊注釋音『甫見反』，亦訓『偏』爲『徧』。《靈樞》作『循屬三焦』；人衛本《甲乙》作『遍屬三焦』。
③渾渾淳淳：仁和寺本『渾』字右側注『户昆反，又胡本反』；『淳』字右側注『《切》常倫反，清也。』按，『切』指《切韻》。
④頰痛：《甲乙》無『痛』字。
⑤盛者則：《靈樞》無『則』字。下文『虛者則』，《靈樞》亦無『則』字。
⑥寸口：《靈樞》《甲乙》此下均有『也』字。

頸始入缺盆。是則手少陽上肩[1]入缺盆，肩上自然交足少陽也。足少陽從頸前下至缺盆向肩，即是行手少陽前也；至肩交手少陽已向後，迴入缺盆，即是行手少陽之後也。〇平按：《靈樞》《甲乙經》『角』上有『頭』字。注『至肩交手少陽已』，『已』字袁刻誤作『也』。**其支者，從耳後入耳中，出走耳前，至目兑眥後；其支者，別目兑眥[2]，下大迎，合手少陽[3]於䪼[4]，下加頰車，下頸，合缺盆以下胸中，貫鬲絡肝屬膽，**大迎，在曲頷前一寸二分骨陷者中。足少陽至大迎已，向䪼，與手少陽合已，卻邪下[5]向頰車，加頰車已，然後下頸至缺盆，與前直者合。頰車，在大迎上，曲頰端。有本云：別目兑眥，迎手少陽於䪼，。無『大』『合』二字。以義量之[6]，二脉雙下，不得稱迎也。〇平按：『於䪼下』，《靈樞》《甲乙經》作『抵於䪼下』。**循脇裏，出氣街，繞毛際，橫入髀厭中；**街，衢道也。足陽明脉及足少陽脉氣所行之道，故曰氣街。股外髀樞，名曰髀厭也。**其直者，從缺盆下掖，循胸[7]過季脇，下合髀𤸬[8]中，**脇有前後，最近下後者爲季脇。有本作『肋』。〇平按：『𤸬』，《靈樞》《甲乙經》均作『厭』。**以下循髀太陽，出膝外廉，下外輔骨之前，直下抵絶骨之端，下出外踝之前，循足跗上，入小指次指之間[9]；**膀胱足太陽脉，從髀外下足，因名髀太陽。輔骨，絶骨窮也，外踝上陽輔穴也。〇平按：『太陽』，『太』字《靈樞》《甲乙經》無。**其支者，別跗上，入大指之間，循大指歧內出其端，還貫爪甲，出三毛。**其足少陽脉，出大指端，還屈迴[10]貫甲，復出三毛。一名藂[11]毛，在上節後毛中也。〇平按：『歧』下《靈樞》《甲乙經》有『骨』字。『爪』上《甲乙經》有『入』字。**是動則病口苦，善太息，心脇痛，不能反側，**膽熱，苦汁循脉入頰，故口苦，名曰膽

---

①肩：底本、日本摹寫本皆作『肩向』。按，仁和寺本『肩』下亦有『向』字，抄校者以筆勾除，今從之。

②別目兑眥：《靈樞》作『別鋭眥』，無『目』字。

③合手少陽：《靈樞》『合』下有『于』字。

④於䪼：《靈樞》作『抵于䪼』；《甲乙》『䪼』下注：『一本云：別目鋭眦，上迎手少陽於䪼。』

⑤邪下：『邪』通『斜』。

⑥以義量之：『量』，底本誤作『置』。劉衡如曰：『置，疑「量」之誤。』今檢仁和寺本作『以義量之』，不誤，今據改。

⑦循胸：《甲乙》作『循胸中』。

⑧下合髀𤸬：『𤸬』，仁和寺本同。按，『𤸬』爲『厭』俗體。

⑨入小指次指之間：『間』，當從《靈樞》改作『端』。《素問·陰陽離合論》王冰注引《靈樞》及明鈔本《甲乙》作『出小指次指之端』。

⑩屈迴：『屈』，底本誤作『出』，據仁和寺本改。

⑪藂：『叢』之俗體。《廣韻·東韻》：『藂』，『叢』之俗字。

癉①。脉循胸脇，喜太息及心脇皆痛也。○平按：『反側』，《靈樞》作『轉側』。**甚則面塵，體無膏澤，足少陽反熱，是爲陽厥。**甚，謂陽厥熱甚也。足少陽起面，熱甚則頭顱前熱，故面塵色也。陽厥，少陽厥也。○平按：『面塵』，《靈樞》作『面微有塵』，《甲乙經》作『面微塵』。『足少陽反熱』，《靈樞》《甲乙》作『足外反熱』。**是主骨所生病者，頭角顑痛，目兑皆痛，**水以主骨，骨生足少陽，故足少陽痛病還主骨也。額角，在髮際也。頭角，謂頂兩箱，額角後高骨角也。顑，謂牙車骨，上抵顱以下者，名爲顑骨。○平按：『角』，《靈樞》作『痛』，《甲乙經》作『面』。『顑』，《靈樞》作『頷』，《甲乙經》同。注『牙車骨』，『牙』字袁刻作『口』。**缺盆中腫痛，掖下腫，馬刀俠癭，汗出振寒瘧，**脉從缺盆下掖，故掖下腫；復從頰車下頸，故病馬刀俠癭也。馬刀，謂癧而無膿者是也。汗出、振寒、瘧等，皆寒熱病，是骨之血氣所生病也。○平按：『馬』字上，《甲乙經》有『痛』字。『癭』，《靈樞》《甲乙經》均作『瘻』。**胸脇肋髀膝外至脛絶骨②外踝前及諸節皆痛，小指次指不用。**足少陽脉主骨，絡於諸節，故病諸節痛也。○平按：『胸』下，《甲乙經》有『中』字。『至脛』，袁刻誤作『至經』。**爲此諸病，盛則寫之，虚則補之，熱則疾之，寒則留之，陷下則灸之，不盛不虚，以經取之。盛者則③人迎大一倍於寸口，虚者則人迎反小於寸口④。**

肝足厥陰之脉，足厥陰脉，從足指上行，環陰器，絡膽屬肝，通行肝之血氣，故曰肝足厥陰脉也。**起於大指藂毛之上⑤，循足跗上廉，去內踝一寸，上踝⑥八寸，交出太陰之後，上膕內廉，循陰股，入毛中，環陰器，抵少腹，俠胃屬肝絡膽，上貫鬲，布脇肋，**髀內近陰之股，名曰陰股。循陰器一周，名環也。○平按：《靈樞》《甲乙經》『藂』作『叢』；『上循』上，均有『際』字；『上踝』，《甲乙經》作『外踝』。『陰股』《靈樞》《甲乙經》作『股陰』。《靈樞》『環』作

---

① 膽癉：『癉』，底本及日本摹寫本均誤作『痺』，據仁和寺本改正。按，《太素·卷二十三·雜刺》楊上善云：『熱邪在於膽中，溢於苦汁，胃氣因逆，遂歐膽口苦，名曰膽癉。』可證仁和寺本『癉』字不誤。

② 至脛絶骨：《甲乙》作『至胻絶骨』。

③ 盛者則：《靈樞》無『則』字。又，下文『虚者則』，《靈樞》亦無『則』字。

④ 寸口：《靈樞》《甲乙》此下均有『也』字。

⑤ 藂毛之上：『藂』爲『叢』之俗字。《靈樞》《甲乙》均作『叢毛之際上』，『上』字屬下讀。

⑥ 上踝：《甲乙》作『外踝』。人衛本《甲乙》改作『上踝』。劉衡如注曰：『上，原作「外」，據《靈樞·經脉篇》《脉經·卷六》《千金·卷十一》《太素·卷八》《素問·厥論》王注、《銅人·卷一》及《發揮》改。』

『過』；『少腹』作『小腹』。『絡膽』下，正統本《甲乙經》有『其直者從肝』五字。**循喉嚨之後，上入頏顙，連目系，上出額，與督脉會於巔；**喉嚨上孔名曰頏顙①。督脉出兩目上巔，故與厥陰相會也。**其支者，從目系下頰裏，環脣內；其支者，復從肝別貫鬲，上注肺②。**肺脉手太陰從中焦起，以次四藏六府之脉皆相接而起，唯足厥陰脉環迴③，從肝注於肺中，不接手太陰脉，何也？但脉之所生，稟於血氣，血氣所生，起中焦倉廩④，故手太陰脉從於中焦，受血氣已，注諸經脉。中焦乃是手太陰受血氣處，非是脉次相接之處，故脉環周，至足厥陰，注入脉中，與手太陰脉相接而行，不入中焦也。**是動則病腰痛不可以俛仰⑤，丈夫頹疝，婦人少腹腫腰痛⑥，甚則嗌乾面塵。**肝合足少陽，陽盛并陰，故面塵色也。〇平按：『頹』，《靈樞》作『㿉』，《甲乙經》作『癩』。『塵』下《靈樞》《甲乙經》均有『脫色』二字。**是主肝所生病者，胸滿歐逆，飧洩狐疝遺溺閉癃⑦。**脉抵少腹俠胃，故生飧洩也。狐夜不得尿，至明始得，人病與狐相似，因曰狐疝。有本作頹疝，謂偏頹病也。癃，篆文痳⑧字，此經淋病也，音隆。〇平按：《甲乙經》『飧洩』作『洞泄』；『遺溺』作『遺精』；『閉癃』作『癃閉』。**爲此諸病，盛則寫之，虛則補之，熱則疾之，寒則留之，陷下則灸之，不盛不虛，以經取之。盛者則⑨寸口大一倍於人迎，虛者則寸口反小於人迎⑩。**

---

① 名曰頏顙：底本脱『曰』字，據仁和寺本補。
② 上注肺：《甲乙》『肺』下有『中』字。
③ 環迴：底本誤作『還迴』，據仁和寺本改。
④ 廩：仁和寺本作『稟』。按，『稟』與『廩』通。
⑤ 俛仰：『俛』同『俯』。《廣韻》：『俯，《漢書》又作俛。』
⑥ 少腹腫腰痛：《靈樞》《甲乙》均無『腰痛』二字；
⑦ 遺溺閉癃：『癃』即『癃』字。《靈樞》作『遺溺閉癃』；《甲乙》作『遺精癃閉』，人衛本改爲『遺溺閉癃』。劉衡如注：『據《靈樞·經脉篇》《脉經·卷六》《千金·卷十一》《太素·卷八》及《銅人·卷一》改。』
⑧ 痳：『痳』字之誤。『痳』音淋，《玉篇·疒部》：『痳，小便難也。』
⑨ 盛者則：《靈樞》無『則』字。又，下文『虛者則』，《靈樞》亦無『則』字。
⑩ 人迎：《靈樞》《甲乙》此下有『也』字。

經脉病解

平按：此篇見《素問·卷十三·第四十九脉解篇》。又按：《素問》新校正云：『詳此篇所解，多《甲乙經》是動所生之病，雖復少有異處，大概則不殊矣。』

太陽所謂腫、腰脽痛者，正月大陽寅。寅，大陽也①。脽，尻也，音誰也②。十一月一陽生，十二月二陽生，正月三陽生。三陽生寅之時，其陽已大，故曰太陽也。**正月陽氣出在上，**一陽在地下，深牙初發也；二陽在地中，淺牙出也；三陽在地上出，故曰正月陽氣出在上也。○平按：注二『牙』字，袁刻均誤作『少』。**而陰氣盛，陽未得自次也，**三陰猶在地上未沒，故陰氣盛也。以陰氣盛隔，陽氣未得次第專用，故發腫於膚肉，生痛於腰也。**故腫、腰脽痛**③。**所謂偏虛爲跛者，正月陽凍解地氣而出也。所謂偏虛者，冬寒頗有不足者，故偏虛，故跛。**正月已有三陽，故凍解，陽氣出於地也。先有三陰，故猶有冬寒，陽氣不足也。人身亦爾，半陽不足，故偏虛。跛，謂左脚偏跛也。○平按：《素問》『偏虛爲跛者』上，有『病』字；『凍』上有『氣』字；『故跛』作『爲跛也』。『頗有』下，袁刻脱『不足者』三字。注『故凍解』三字，袁刻在『出於地也』下。**所謂强上者，陽氣大上而爭，故强上**④。三陽向盛，與三陰戰，得大得上，而陰猶爭也。○平按：《素問》『所謂强上』四字下有『引背』二字。注『得上』，『得』字袁刻作『德』。**所謂耳鳴者，陽氣萬物上而躍，故耳鳴**⑤。正月陽氣令萬物勇躍鳴上，故生病氣上衝耳鳴也。○平按：『上而躍』，《素問》作『盛上而躍』。**所謂甚則狂癲**⑥**疾者，陽盡在上而陰氣從下，下虛上實，故狂癲疾。**三陽爻⑦與三陰爭，而三陽俱勝，盡在於頭，爲上實；三陰從下，即爲下虛。於是發病，脱衣登上，馳走妄言，即謂之狂；僵仆而倒，遂謂之顛也。○平按：《素問》『故癲疾』作『故狂巔疾也』。**所謂浮爲聾者，皆在**

---

① 太陽也：仁和寺本作『太陽也』。
② 音誰也：『也』字爲衍文。
③ 腰脽痛：《素問》『痛』下有『也』字。
④ 故强上：《素問》作『故强上也』。
⑤ 故耳鳴：《素問》『鳴』下有『也』字。
⑥ 狂癲：《素問》作『狂巔』。
⑦ 三陽爻：底本作『二陽爻』，據仁和寺本改。

氣也。診人迎之脉，得三陽浮者，皆是大陽之氣爲聾也。所謂人中爲瘖者，陽盛①已衰，故爲瘖②。大陽之氣中傷人者，即陽大盛，盛已頓衰，故爲瘖也。瘖，不能言也。〇平按：『人中』，《素問》作『入中』。內奪而厥，則爲瘖痱，此腎虛也，陽氣外衰，故但爲瘖也；左腎氣內虛奪而厥者，則爲瘖痱，音肥，風病不能言也。謂四支不用，瘖不能言，心無所知，甚者死，輕者生，可療也。〇平按：『痱』，《素問》作『俳』。注『左腎』，『左』字袁刻作『有』。少陰不至，少陰不至者厥也。少陰，腎脉也。足少陰脉不通，則血氣不資於腎，故厥爲瘖痱也。〇平按：『少陰不至』四字，《素問》不重。

少陽所謂心脇痛者，言少陽戌③也，戌者心之所表也，手少陽脉絡心包，足少陽脉循脇裏，故少陽病心脇痛也。戌爲九月④，九月陽少，故曰少陽也。戌少陽脉，散絡心包，故爲心之所表。〇平按：二『戌』字《素問》均作『盛』。九月陽盡而陰氣盛，故心脇痛⑤。陰氣已盛，陽氣將盡，少陽爲病，故心脇痛也。〇平按：『陽盡』，《素問》作『陽氣盡』。所謂不可反側者，陰氣藏物也，物藏則不動，故曰不可反側⑥。九月物藏，靜而不動，陰之盛也，故病不能反側也。所謂甚則躍者，九月萬物盡衰，草木畢落而墮也⑦，則氣去陽而之陰，躍，勇動也。甚，謂九月陰氣外盛。故萬物之氣極畢墮落，則萬物之氣去陽之陰也。〇平按：注『九月』下，袁刻脫『陰氣』二字。而陽之下長也⑧，故曰⑨躍。陰氣盛於地上，陽氣在於地下，勇動萬物之根，令其內長也。〇平按：『而陽』上，《素問》有『氣盛』二字，袁刻有『氣盛灸』三字。

陽明所謂洒洒振寒者，陽明，三陽之長也。午爲五月⑩，陽之盛也。在於廣明，故曰陽明。〇平按：『洒洒』，《素問》作『灑灑』。下同，不再舉。陽明者午也，五月盛陽之陰也，五月盛陽，一陰爻生，即是陽中之陰也。陽盛而陰氣加之，故洒洒振寒⑪。一陰始生，勁猛加陽，故洒洒振寒也。所謂脛腫而股不收者，

① 陽盛：底本作『陽氣』，據仁和寺本改。按，《素問》亦作『陽盛』。
② 故爲瘖：《素問》『瘖』下有『也』字。
③ 戌：仁和寺本作『成』，下『戌』字同。據楊注『戌少陽脉，散絡心包』，經文二『成』字當作『戌』。
④ 戌爲九月：『戌』，仁和寺本誤作『成』。按，月建『戌』爲九月，『成』當作『戌』，形近致誤也。蕭氏改作『戌爲九月』，是。
⑤ 故心脇痛：《素問》『痛』下有『也』字。
⑥ 故曰不可反側：《素問》作『故不可反側也』。
⑦ 而墮也：《素問》無『也』字。
⑧ 而陽之下長也：《素問》作『氣盛而陽之下長』。據楊注『陰氣盛於地上』，疑本書『而』上脱『氣盛』二字。
⑨ 故曰：《素問》作『故謂』。
⑩ 午爲五月：『爲』，仁和寺本誤作『與』。底本作『午爲五月』，是。
⑪ 振寒：《素問》『寒』下有『也』字。

五月①盛陽之陰也，陽者衰於五月，而陰氣一下，與陽始爭，故脛腫而股不收②。腰已上爲陽，腰已下爲陰，五月有一陰氣在下始生，與陽交爭，陽强實於上，陰弱虚於下，故脛腫股不收也。○平按：『陰氣一下』，《素問》作『一陰氣上』。所謂上喘爲水者③，曰陰氣下，下復上，上則邪客於藏府間，故爲水④。五月陽明，一陰爲病，謂上喘欬水病者也。一陰上下胸腹之中，不依常度，遂邪隨陰氣客於府藏之間，故爲水病也。○平按：『陰氣下，下復上』，《素問》作『陰氣下而復上』。注『常度』，『度』字袁刻作『處』。所謂胸痛少氣者，水在藏府也，水者陰氣也，陰氣在中故少氣。火爲陽氣，水爲陰氣，水在藏府之間，故陽氣少也。○平按：《素問》『水在藏府』作『水氣在藏府』；『故少氣』作『故胸痛少氣也』。所謂甚則厥，惡人與火，聞木音⑤惕然而驚者，陽氣⑥與陰氣相薄，水火相惡，故惕然而驚⑦。陽明脉氣與陰氣俱盛，水火相惡，故惕然驚也。木勝土，故聞木音惕然驚也。所謂志欲獨閉户牖而處者，陰陽相薄也，陽盡而陰盛也⑧，故欲獨閉户牖居⑨。陰陽相爭更勝，陽盛已衰，次陰氣盛，故好閉户牖獨居闇處也。○平按：『志欲』，『志』字《素問》無。所謂病重至則欲乘高而歌，棄衣而走者，陰陽復爭而外并於陽也⑩，故使之棄衣而走⑪。陰陽相爭，陰少陽多，陰并外陽，故欲棄衣走也。○平按：『病重至』，『重』字《素問》無。所謂客孫脉則頭痛鼻鼽腹腫者，陽明并於上，上者則其孫脉太陰也，故頭痛鼻鼽腹腫⑫。太陰經脉，至於舌下，太陰

---

① 五月：《素問》作『是五月』。
② 不收：《素問》此下有『也』字。
③ 爲水者：《素問》『爲』上有『而』字。
④ 故爲水：《素問》『水』下有『也』字。
⑤ 木音：《素問》『音』下有『則』字。
⑥ 陽氣：底本脱『氣』字，據仁和寺本補。
⑦ 惕然而驚：《素問》『驚』下有『也』字。
⑧ 陰盛也：《素問》無『也』字。
⑨ 居：《素問》作『而居』。
⑩ 外并於陽也：《素問》無『也』字。
⑪ 而走：《素問》『走』下有『也』字。
⑫ 腹腫：《素問》『腫』下有『也』字。

孫絡，絡於頭鼻，故陽明并於太陰孫絡，致鼻衄腹腫也①。〇平按：『則其孫脉』，《素問》『脉』作『絡』。

太陰所謂病脹者，曰太陰者子也②，十一月萬物氣皆藏於中，故曰病脹。以十一月陰氣大，故曰太陰。陰氣內聚，陽氣外通。十一月陰氣內聚，雖有一陽始生，氣微未能外通，故內病③爲脹也。**所謂上走心爲噫者，曰陰氣盛④而上走陽，陽者陽明絡屬心，故曰上走心爲噫⑤。**十一月有五陰爻，故陰氣盛也。太陰在內，所以爲下也；陽明居外，所以爲上也。陽明之正，上入腹裏，屬胃，散之脾，上通於心，故陽明絡屬心者也。寒氣先客胃中，復有厥氣從胃上散，其厥氣復出胃之中，上口胃⑥以連心，故曰上走心爲噫也。〇平按：『陰氣盛』，《素問》無『氣』字，袁刻脱『盛』字。『而上走陽，陽者』，《素問》作『而上走於陽明』。**所謂食則歐者，曰物盛滿⑦而上溢，故歐⑧。**胃中食滿，陽氣消之⑨。今十一月，一陽力弱，未能熟消，故胃滿而溢，謂之歐。此歐，吐也。〇平按：注『食滿』，袁刻誤作『氣滿』。『一陽』，『一』字袁刻脱。**所謂得後與氣則快然而衰者，曰十一月⑩陰氣下衰，而陽氣且出，故曰得後與氣則快然而衰⑪。**陽氣未大，故腹滿爲脹。陰氣向下，一陽引之，故得後便及洩氣，快然腹減。〇平按：『而衰』，兩『而』字《素問》均作『如』。『十一月』《素問》作『十二月』。

少陰所謂腰痛者，曰少陰者⑫腎也，七月萬物陽氣背傷⑬，故腰痛⑭。七月秋氣始至，故曰少陰。十一月少陰之氣大，三月少陰已厥，

---

① 致鼻衄腹腫也：仁和寺本作『致衄腹腫也』。底本『致』字誤作『至』，據仁和寺本改。又，底本『鼻』字似後世據經文而補者，待考。
② 曰太陰者子也：《素問》作『太陰子也』。
③ 內病：底本『病』字誤。仁和寺本作『內癰』。按，『癰』當作『壅』。
④ 曰陰氣盛：《素問》作『陰盛』。
⑤ 爲噫：《素問》此下有『也』字。
⑥ 上口胃：疑爲『上胃口』之誤。
⑦ 曰物盛滿：《素問》無『曰』字。
⑧ 故歐：《素問》作『故嘔也』。
⑨ 消之：『消』，仁和寺本作『銷』。
⑩ 十一月：趙府本、讀書堂本《素問》同。顧從德本、文成堂本《素問》作『十二月』，恐誤。
⑪ 快然而衰：《素問》作『快然如衰也』。
⑫ 曰少陰者：《素問》無『曰』字。
⑬ 背傷：底本『背』字誤，當據仁和寺本改作『皆傷』。
⑭ 腰痛：《素問》作『腰痛也』。

故少陰至腎七月之時，三陰已起，萬物之陽已衰，太陽行腰，太陽既衰，故腰痛也①。○平按：『七月』，《素問》作『十月』；『背傷』作『皆傷』。注『故少陰至腎』，袁刻脱『陰』字。所謂上氣欬，上氣喘者，曰陰氣在下②，陽氣在上，諸氣浮，無所依從，故歐欬上氣喘也。此腎欬也。陰陽二氣不和，各在上下，故諸陽氣浮無所依，好爲歐、欬、上氣喘也。○平按：《素問》『上氣欬』作『嘔欬』；『諸氣浮』作『諸陽氣浮』。所謂邑邑③不能久立坐④，起則目䀮䀮無所見者，萬物陰陽不定，未有主也，秋氣始至，微霜始下，而方殺萬物，陰陽內奪，故曰⑤目䀮䀮無所見也。七月陰陽氣均未有定主，秋氣始至，陽氣初奪，故邑然悵望，不能久立。又陰陽內各不足，故從坐起⑥，目䀮無所見也。有本作『露』，但白露即霜之微也⑦。十月已降甚霜，即知有本作『十月』者非也。○平按：『邑邑』，《素問》作『色色』，新校正云：『色色二字疑誤。』『坐』上，《素問》有『久』字；『䀮䀮』作『䀮䀮』。注『悵望』，『悵』字袁刻誤作『脹』。所謂少氣喜怒者⑧，陽氣熱不治⑨，陽氣不得出，肝氣當治而未得也⑩，故喜怒者⑪，名曰前厥。少陰氣用也，則陽氣熱而不用，故不得出也。肝以主怒，少陰用時，肝氣未得有用，故喜怒也。喜怒之病，名曰前厥者也。○平按：『陽氣熱不治』，《素問》無『熱』字，作『陽氣不治』二句；『故喜怒者』作『善怒，善怒者』；『前厥』作『煎厥』。注『肝以主怒』，『肝』字袁刻誤作『所』。所謂恐如人將捕之者，秋氣萬物未得畢去，陰氣少，陽氣入⑫，陰陽相薄，

---

① 故腰痛也：底本脱『故』字，據仁和寺本補。
② 曰陰氣在下：《素問》無『曰』字。
③ 邑邑：『邑』通『悒』。朱駿聲《説文通訓定聲·臨部》：『邑，叚借爲悒。』《説文·心部》：『悒，不安也。』楊注曰：『邑然悵望。』亦釋作『悒』。
④ 久立坐：《素問》作『久立久坐』。疑底本與仁和寺本『立』下脱『久』字。
⑤ 故曰：《素問》無『曰』字。
⑥ 故從坐起：『從』，據經文『久立坐』，疑爲『久』字之誤。
⑦ 白露即霜之微也：『霜』，仁和寺本誤作『露』字。《玉篇·雨部》：『霜，露凝也。』底本作『白露即霜之微也』，是。
⑧ 喜怒者：仁和寺本作『善怒者』。
⑨ 陽氣熱不治：《素問》作『陽氣不治，陽氣不治則』九字，無『熱』字。
⑩ 未得也：《素問》無『也』字。
⑪ 故喜怒者：《素問》作『故善怒，善怒者』。
⑫ 陽氣入：仁和寺本脱『入』字，與蕭氏所據鈔本同。

故恐①。七月萬物少衰，未至枯落，故未得畢去也。始涼未寒，故陰氣少也。其時猶熱，故陽氣入也。然則二氣相薄不足，進退莫定，故有恐也。〇平按：『陽氣入』，原鈔脱『入』字，謹依《素問》及本注補入。所謂惡聞食臭者，胃無氣，故惡聞食臭也。七月陽衰，胃無多氣，故惡聞食氣也。所謂面黑地色者②，秋氣內奪，故變於色也。七月三陽已衰，三陰已起，然陽去陰來不已，則陰强陽弱，故奪色而變。〇平按：注『而變』，袁刻誤作『而起』。所謂欬則有血者，陽脉傷也，陽氣未盛於上，腹滿則欬③，故血見於鼻也。七月金主肺也，肺主欬也，不欬則已，欬則傷陽，陽傷血脉，故腹滿，見血於鼻中也。〇平按：『腹滿則欬』《素問》作『而脉滿，滿則欬』六字。

厥陰所謂頽疝、婦人少腹腫者，曰厥陰者④辰也，三月陽中之陰也⑤，邪在中，故曰頽疝少腹腫⑥。三月陰氣將盡，故曰厥陰。三月爲陽，厥陰脉在中，故曰陽中之陰。邪客厥陰之脉，遂爲頽疝。頽，謂丈夫⑦少腹寒氣成⑧，積陰器之中而痛也。疝，謂寒積氣上，入小腹而痛也。病在少腹痛，不得大小便，病名曰疝也。〇平按：『頽』，《素問》作『癩』。注『上入小腹』，袁刻脱『上』字。所謂腰脊痛不可以俛仰者，三月一振榮華，而⑨萬物一俛而不仰也。振，動也。三月三陽合動而爲春，萬物榮華，低枝垂葉，俛而不仰，故邪因客厥陰，腰脊痛，俛不仰也。所謂釘癃膚脹者，曰陰一盛而脹，陰脹不通，故曰頽癃。毒熱客於厥陰，故爲釘腫。邪客於陰器，遂爲癃病，小便⑩難也。客於皮膚中，因爲膚脹。三月爲陽，陰氣一在而盛，故陰器腫脹。陰器腫脹不通，故爲頽癃也。〇平按：《素問》『釘』作『癩』；『膚』上有『疝』字；『一盛』作『亦盛』；『而脹，陰脹不通』作『而脉脹不通』；『故曰頽癃』作『故曰癩癃疝也』。所謂甚則嗌乾熱中者，陰陽相薄而熱，熱則乾，故曰⑪嗌乾也。甚，謂厥陰邪氣盛也。厥陰之脉，俠胃屬肝絡膽，上入頏顙，故陰陽相薄，熱中而嗌乾也。〇平按：《素問》無『則乾』二字。

---

① 故恐：《素問》此下有『也』字。
② 地色者：《素問》作『如地色者』。
③ 腹滿則欬：仁和寺本作『腹滿，滿則引』。
④ 曰厥陰者：《素問》無『曰』字。
⑤ 陽中之陰也：《素問》無『也』字。
⑥ 少腹腫：《素問》『腫』下有『也』字。
⑦ 丈夫：『丈』，仁和寺本誤作『大』。底本改作『丈夫』，是；日本摹寫本從仁和寺本，仍作『大夫』。
⑧ 寒氣成：仁和寺本、天保鈔本、日本摹寫本同。按，疑『成』乃『盛』字形誤，待考。
⑨ 而：《素問》無『而』字。
⑩ 小便：仁和寺本誤作『少便』。底本改作『小便』，是。
⑪ 故曰：《素問》無『曰』字。

陽明脉病

平按：此篇見《素問・卷八・第三十陽明脉解篇》，又見《甲乙經・卷七・第二》。

編者按：底本此篇標題誤作『陽明脉解』，今據仁和寺原鈔改正。

黄帝問於岐伯曰：陽明之脉病，惡人與火，聞木音則惕然而驚。鐘鼓不爲動，聞木音而驚者①，願聞其故。

岐伯對曰：陽明者胃之脉也②，胃者土也③，故聞④木音而驚者，土惡木也。十二經脉而別解陽明者，胃受水穀以資藏府，其氣强大，氣和爲益之大，受邪爲病之甚，故別解之。〇平按：《素問》《甲乙經》『黄帝問』下無『於岐伯』三字；『陽明之脉』作『足陽明之脉』。『鐘鼓不爲動，聞木音而驚者』《甲乙經》作『欲獨閉户牖而處』。

黄帝曰⑤：善。其惡火何也？

岐伯曰：陽明主肉，其血盛，邪客之則熱，熱甚則惡火。

其惡人何也⑥？

---

① 者：《素問》作『何也』。
② 胃之脉也：《素問》《甲乙》均無『之』字。
③ 胃者土也：《甲乙》無『者』字。
④ 故聞：《甲乙》無『故』字。
⑤ 黄帝曰：《素問》作『帝曰』。
⑥ 其惡人何也：《素問》此上有『帝曰』二字。

岐伯曰：陽明厥則喘如悗①，悗則惡人②。悗，武槃反，此經中爲『悶』字。○平按：『主肉』《甲乙經》作『主肌肉』。『其血盛』，《素問》作『其脉血氣盛』，《甲乙經》作『其血氣盛』。『則喘如悗，悗則惡人』，《素問》作『則喘而惋，惋則惡人』，《甲乙經》作『則喘悶，悶則惡人』。又『惡人』下，《甲乙經》有『陰陽相薄，陽盡陰盛，故欲獨閉户牖而處』十六字，注云：『按陰陽相搏至此，本《素問·脉解篇》，士安移續於此。』

黃帝曰：善③。或喘而死者，或喘生者④，其故何也⑤？

岐伯曰：厥逆連藏則死⑥，連經則生。連藏病深故死，連經病淺故生。

黃帝曰：善。陽明病甚⑦，則棄衣而走，登高而歌，或至不食數日，踰垣上屋，所上非其素時所能也⑧，病反能⑨，何也？

岐伯曰：四支者諸陽之本也，邪盛⑩則四支實，實則能登高⑪。

其棄衣何也⑫？

岐伯曰：熱盛於身，故棄衣而走⑬。

---

① 則喘如悗：《素問》作『則喘而惋』；《甲乙》作『則喘悶』。按，『如』與『而』同。《玉篇·女部》：『如，而也。』

② 悗則惡人：『悗』，《素問》作『惋』；《甲乙》作『悶』。

③ 黃帝曰善：《素問》作『帝曰』。

④ 或喘而死者，或喘生者：疑『生』上脱『而』字。《素問》《甲乙》『生』上均有『而』字。《甲乙》『或喘而生者』句在前。

⑤ 其故何也：《素問》《甲乙》均無『其故』二字。

⑥ 連藏則死：『死』，仁和寺本作『元』，據楊注『連藏病深故死』，『元』爲『死』字之誤。《素問》《甲乙》均作『連藏則死』。

⑦ 黃帝曰：善。陽明病甚：《素問》作『帝曰：善。病甚』；《甲乙》作『曰：病甚』。

⑧ 非其素時所能也：《素問》作『皆非其素所能也』；《甲乙》作『非其素所能』。

⑨ 病反能：《素問》《甲乙》『能』下均有『者』字。

⑩ 邪盛：《素問》作『陽盛』。

⑪ 登高：《素問》『高』下有『也』字；《甲乙》作『登高而歌』。

⑫ 其棄衣何也：《素問》作『帝曰：其棄衣而走者何也』。據文例，底本『其』上脱『黃帝曰』三字。下文『其罵詈不避親疏而歌者何也』之前亦脱『黃帝曰』三字。

⑬ 故棄衣而走：《素問》作『故棄衣欲走也』；《甲乙》作『故棄衣而欲走』。

其罵詈①不避親疏而歌者何也？

岐伯曰：陽盛則使人不欲食，故妄言②。素，先也。其人非是先有此能，因陽明病故也。手足陽明之脉盛實，好爲登陟。以其熱悶，所以棄衣也。〇平按：『所上』，《素問》作『所上之處』，《甲乙經》無此句。『病反能何也』，袁刻作『病反何能也』。『罵詈』上《素問》有『妄言』二字。『陽盛』下《素問》作『則使人妄言罵詈不避親疏而不欲食，不欲食故妄走也』，《甲乙經》作『故妄言罵詈，不避親疏』。

黄帝内經太素卷第八　經脉之一

仁安二年四月五日以同本書寫了

校合了　丹波賴基

本云

仁平元年七月二十四日以家本書寫移點校合了　憲基

①其罵詈：《素問》作『帝曰其妄言罵詈』。

②故妄言：《素問》作『故妄走也』。

黃帝內經太素卷第九　經脉之二

通直郎守太子文學臣楊上善奉　敕撰注
黃陂蕭延平北承甫校正

經脉正別

平按：此篇見《靈樞·卷三·第十一經別篇》，又見《甲乙經·卷二·第一（下篇）》。

黃帝問於岐伯曰：余聞人之合於天道也，內有五藏，以應五音、五色、五時、五味①、五位②；外有六府，以應③六律，六律建主陽。天地變化之理謂之天道，人從天生，故人合天道。天道大數有二，謂五與六，故人亦應之，內有五藏，以應音、色、時、味、位等立④，主陰也；外有六府，以應六律立⑤，主陽也。建，立也。○平按：『天道』，《甲乙經》作『天地』。『建主陽』，《靈樞》作『建陰陽』，《甲乙經》作『主持陰陽』。諸經而合之十二月、十二辰、十二節、

① 五時、五味：《甲乙》作『五味、五時』。
② 五位：《靈樞》作『五位也』。
③ 以應：《甲乙》作『以合』。
④ 等立：底本脱『立』字，據仁和寺本補。
⑤ 六律立：底本脱『立』字，據仁和寺本補。

諸經，謂人之十二經脉也，與月、辰、節、水、時等諸十二數合也。十二節，謂四時八節也。又，十二月各有節也。十二經水①、十二時。十二經脉者②，此五藏六府之所以應天道也③。夫十二經脉者，人之所以生，十二經脉乃是五藏六府經隧，故偏勸通之。擧其八德，以勸通之。人之受身時，一月而膏，二月而脉，爲形之先，故所以生也。病之所以成，邪客孫脉入經，通於府藏成病，故曰所以成也④。人之所以治，行諸血氣，營於陰陽，濡於筋骨，利諸關節，理身者⑤謂經脉。病之所以起，經脉是動所生，故病起也。學之所以始⑥，將學長生之始，須行導引，調於經脉也。工之所止也⑦，欲行十全之道濟人，可留心調於經脉。止，留也。粗之所易，愚人以經脉爲易，同楚人之賤寶也。工之所難也。智者以經脉爲妙，若和璧之難知也。〇平按：『工』，《靈樞》《甲乙經》均作『上』。請問⑧其離合出入奈何？經脉之別，曰離與出；復還本經，曰合與入也。廣陳其理，請解所由⑨，故曰奈何也。

岐伯稽首再拜答曰⑩：明乎哉問也。此粗之所過，工之所息也。請卒言之。近學淺知，謂之粗也；深求遠達，謂之工也。工者，宅心經脉之道，以十全爲意；粗者，志存名利之弊，假媒寄過而已。息，留也。爲益之大，故請卒言之。〇平按：『工』，《靈樞》《甲乙經》作『上』。『息』『卒』二字《甲乙》均作『悉』。

足太陽之正，別入於膕中，其一道下尻五寸，別入於肛，屬於膀胱，之腎，循膂當心入散；直者，從膂上出於項，復屬於太陽，此爲一經⑪。十二大經，復有正別。正，謂六陽大經⑫別行，還合府經。別，謂六陰大經別行，合於府經，不還本經，故名爲別。足少陰、足厥陰雖稱

---

① 十二經水：《甲乙》此四字在『十二時』之下。
② 十二經脉者：《甲乙》無『者』字。
③ 之所以應天道也：《甲乙》無『之』字；《靈樞》無『也』字。
④ 故曰所以成也：底本及仁和寺本皆脱『成』字，據經文『病之所以成』補入。
⑤ 理身者：檢以上四句文法，疑『理』下脱『於』字。
⑥ 學之所以始：《靈樞》《甲乙》皆無『以』字。
⑦ 工之所止也：《甲乙》無『也』字。
⑧ 請問：《甲乙》無此二字。
⑨ 請解所由：底本作『請解其所由』，誤增『其』字，據仁和寺本删。
⑩ 岐伯稽首再拜答曰：《靈樞》無『答』字。
⑪ 此爲一經：《靈樞》《甲乙》『經』下均有『也』字。
⑫ 大經：『大』，仁和寺本作『太』。

爲正，生別經不還本經也，唯此二陰爲正，餘陰皆別。或以諸陰爲正者，黃帝以後撰集之人，以二本莫定，故前後時有稱『或』，有言『一曰』，皆是不定之說。足太陽正者，謂正經也。別者，大經下行至足小指外側分出二道：一道上行至於膕中；一道上行至於尻臋①，下入於肛，肛謂白䐈，亦名廣腸，次屬膀胱，上散之腎，循膂上行，當心入內而散。直者，謂循膂上行至項，屬於太陽，此爲一正經之別。○平按：『膀胱』下，《靈樞》《甲乙經》有『散』字。『復屬於太陽』，『太陽』二字袁刻誤作『大腸』。注『唯此二陰』，別本無『唯』字；『黃帝』上別本有『乃』字。

足少陰之正，至膕中，別走太陽而合，上至腎，當十四椎，出屬帶脈；直者，繫舌本，復出於項，合於太陽，此爲一合。或以諸陰之別皆爲正。足三陽大經從頭至足，其正別則從足向頭，其別皆從足指大經終處別而上行，並至其出處而論屬合也。足三陰大經從足至胸，其正別則從足上行向頭，亦至其出處而言屬合。足少陰正，上行至膕，別走太陽，合而上行，至腎出屬帶脈。起季肋端②，故少陰當十四椎出屬帶脈也。直而不屬帶脈者③，上行至項，復合太陽，則此少陰二合太陽，此太陽、少陰表裏以爲一合也。○平按：自『足少陰』至『出屬帶脈』二十五字，又見本書卷十《帶脈篇》。『椎』，《靈樞》作『顀』；『或』作『成』。《甲乙》無『或以諸陰之別皆爲正』九字，注云：『《九墟》云：或以諸陰之別者皆爲正也。』又：本注『上行向頭』，『向』字袁刻作『項』。

足少陽之正，繞髀入毛際，合於厥陰④；別者，入季肋之間，循胸裏屬膽，散之上肝貫心⑤，上俠咽⑥，出頤頷中，散於面，繫目系，合少陽於外眥⑦。足少陽正，上行至髀，繞髀入陰毛中，厥陰大經環陰器，故即與合也。合厥陰外，別循胸裏屬膽，上肝貫心，上行至面，還合本經。○平按：『肋』，《靈樞》《甲乙經》作『脇』。『上肝』，《甲乙經》作『肝上』。

---

① 臋：同『臀』。
② 起季肋端：劉衡如曰：『起，此前疑脱「帶脉」二字。』
③ 不屬帶脉者：仁和寺本脱『脉』字。底本補入『脉』字，是。
④ 繞髀入毛際，合於厥陰：《甲乙》作『或以諸陰別者爲正』，劉衡如曰：『此句當系上條足少陰末句之文，誤植於此。原注別本所云，正與《靈樞·經別篇》及《太素·卷九》相同，今改從之。』
⑤ 散之上肝貫心：疑『上肝』爲『肝上』之誤。據本篇足太陽、足陽明等節文例，應改作『散之肝，上貫心』。檢楊注釋文，作『上肝貫心』，知此句非後世抄誤，楊上善所用底本即如此也。
⑥ 上俠咽：《靈樞》作『以上挾咽』；《甲乙》作『以上俠咽』。
⑦ 於外眥：《靈樞》『眥』下有『也』字。

足厥陰之正，別跗上，上至毛際，入合於少陽①，與別俱行，此爲二合②。足厥陰正，與大經並行，至跗上，上行陰毛，少陽行於此，故與之合已，並行向頭。此足少陽、厥陰表裏以爲二合。〇平按：『跗』，正統本《甲乙經》作『膝』。

足陽明之正，上至髀，入於腹裏，屬於胃③，散之脾，上通於心，上循咽，出於口，上頞䪼，還繫目系④，合於陽明⑤。足陽明正，上行至髀，入腹屬胃，之脾通心，上行至目系，還合本經也。〇平按：『上至髀』，『髀』字正統本《甲乙經》作『踝』。

足太陰之別，上至髀，合於陽明，與別俱行，上絡於咽，貫舌本，此爲三合。足太陰別，上行至髀，與陽明合並而行，上貫於舌中，故舌下中脉者足太陰也。此足陽明、太陰表裏以爲三合也。〇平按：『足太陰之別』，『別』字《靈樞》作『正』，《甲乙經》作『正則別』三字。《靈樞》『上絡』作『上結』；『舌本』作『舌中』。

手太陽之正，指地，別於肩解⑥，入掖走心，繫小腸。地，下也。手太陽正，從手至肩，下行走心，繫小腸，爲指地也。小腸，即太陽也。手之六經，唯此一經下行，餘並上行向頭也。

手少陰之別，入於泉掖⑦兩筋之間，屬於心，上走喉嚨，出於面，合目內眥，此爲四合⑧。手少陰別，上行入於泉掖，入屬心，上行出面，合目內眥，內眥即手太陽也。此手太陽、少陰表裏以爲四合。〇平按：《靈樞》《甲乙經》『手少陰之別』作『手少陰之正別』；『泉掖』均作『淵腋』。袁刻改『泉』作『淵』。查唐人諱『淵』爲『泉』，宜仍依原鈔作

---

① 入合於少陽：《靈樞》無『入』字。
② 此爲二合：趙府本《靈樞》作『此爲一合也』；人衛本《靈樞》改作『此爲二合也』，劉衡如曰：『二，原作一，據元刊本改。與前後文及《甲乙》《太素》均合。』
③ 屬於胃：《靈樞》無『於』字。
④ 還繫目系：《甲乙》無『系』字。
⑤ 合於陽明：《靈樞》『明』下有『也』字。
⑥ 別於肩解：《甲乙》『別』下有『入』字。
⑦ 入於泉掖：『泉』，仁和寺本作『淵』。《靈樞》作『入于淵掖』；《甲乙》作『下于淵腋』。按，唐代避太祖李淵名諱，故『淵』改作『泉』。但仁和寺本僅在楊上善注文中避諱，而經文不避諱，此『泉』字當系後人回改。
⑧ 四合：《靈樞》『合』下有『也』字。

『泉』，以存真相，下同，不再舉。『屬於心』，《甲乙經》作『屬心主』。

手少陽之正，指天，別於顛①，入於缺盆②，下走三焦，散於胸中③。天，上也。手少陽之正④，從手上顛⑤，爲指天也。下走三焦，即手少陽上散胸中也。

手心主之別，下泉掖⑥三寸，入於胸中⑦，別屬三焦，上循⑧喉嚨，出耳後，合少陽完骨之下，此爲五合⑨。手心主別，從手上行至掖，下掖三寸，至於泉掖，入於胸中，屬三焦已，上行出耳後寬骨下，合手少陽。此手少陽⑩、心主表裏以爲五合。○平按：《靈樞》《甲乙經》『手心主之別』，『之別⑪』作『之正別』；『上循』作『出循』。注『寬骨』，據經文應作『完骨』。

手陽明之正，至膺乳，別上於肩髃⑫，入柱骨之下⑬，走大腸，屬於肺，上循喉嚨，出缺盆，

---

① 顛：《靈樞》《甲乙》均作『巔』。
② 入於缺盆：《靈樞》無『於』字。
③ 胸中：《靈樞》作『胸中也』。
④ 手少陽之正：仁和寺本無『之』字。據經文，『正』上當有『之』字。
⑤ 從手上顛：仁和寺本『從手』二字蝕殘，辨其剩形，當作『從手』。底本、日本摹寫本均作『提□上顛』，二書『從』字誤作『提』；『手』字闕，空一格。今參照仁和寺本補改。
⑥ 泉掖：仁和寺本作『淵液』。下『泉掖』同。
⑦ 入於胸中：《靈樞》《甲乙》均無『於』字。
⑧ 上循：底本抄誤，當據仁和寺本改作『出循』。《靈樞》《甲乙》均作『出循』，《素問·繆刺論篇》新校正引《甲乙》作『上循』。
⑨ 五合：《靈樞》『合』下有『也』字。
⑩ 此手少陽：仁和寺本誤重『此手』二字。底本『此手』二字不重，是。
⑪ 之別：底本脱此二字，據文義補。
⑫ 別上於肩髃：《靈樞》《甲乙》均無『上』字。
⑬ 入柱骨之下：《靈樞》《甲乙》均無『之』字。

合於陽明①。手陽明正，從手上行，注於膺乳，上行至肩髃柱骨之下，下走大腸②，上屬於肺，上出缺盆之處，合大經也。〇平按：『至膺乳』，《靈樞》作『從手循膺乳』，《甲乙經》同。

手太陰之別③，入泉掖少陰之前，入走肺，散之大腸④，上出缺盆，循喉嚨，復合陽明。

此爲六合⑤。手太陰別，從手上行至掖，下掖至泉掖，至手少陰前，入走肺，之於大腸，上出缺盆，循喉嚨，合於陽明。至於大腸，已爲一合⑥，至喉嚨更合，故云復也。此陽明、太陰表裏以爲六合。此十二經脉正別行處，與十二大經大有不同，學者多不在意，所以診病生處，不能細知也。〇平按：《靈樞》《甲乙經》『之別』作『之正別』。『散之大腸』《靈樞》作『散之太陽』，正統本《甲乙經》作『散上大腸』。

脉行同異

平按：此篇自篇首至『因天之序』，見《靈樞・卷十・第七十一邪客篇》。自『手太陰之脉』至『逆數之曲折也』，見《甲乙經・卷三・第二十四》。又自『心主之脉』至『內絡心肺』，見《甲乙經・卷三・第二十五》。自『黃帝曰：手少陰』至『因天之叙』，見《甲乙經・卷三・第二十六》。自『黃帝曰：經脉十二』至末，見《靈樞・卷九・第六十二動輸篇》，又見《甲乙經・卷二・第一（下篇）》。

黃帝問於岐伯曰⑦：脉之屈折，出入之處，焉至而出？焉至而止？焉至而徐？焉至而疾？

---

① 合於陽明：《靈樞》『明』下有『也』字。

② 大腸：仁和寺本作『太腸』。底本改作『大腸』，是。

③ 手太陰之別：《靈樞》《甲乙》均作『手太陰之正別』，『別』字屬下讀。

④ 散之大腸：《靈樞》《甲乙》均作『散之太陽』。檢下文曰『上出缺盆，循喉嚨。』太陽在缺盆、喉嚨之上，不得言『上出』，當依《太素》作『大腸』。

⑤ 此爲六合：《靈樞》作『此六合也』。

⑥ 已爲一合：底本作『以爲六合』，據仁和寺本改。按，檢下文『至喉嚨更合，故云復也。』其中『更合』『復也』皆有『二合』『再合』之義，可證此處當作『一合』。

⑦ 黃帝問於岐伯曰：《靈樞》『曰』下有『余願聞持鍼之數，內鍼之理，縱舍之意，扞皮開腠理奈何』二十二字。劉衡如曰：『此後至篇末，帝與岐伯問答，與以前帝與伯高問答，文義俱不相屬，顯然另是一篇。《素問・三部九候論》王注引『少陰無輸』一段，謂出自《靈樞・持鍼縱舍篇》，諒即此篇。疑後世編輯《靈樞》者，既將《平人絶穀》自《腸胃》析出（《甲乙》《太素》均在一篇），自不得不將《持鍼縱舍論》併入《邪客》，以合八十一篇之數。其他篇章恐尚有分合或脱補者（如《難經・五十七難》虞注所引之《病總》篇，即不見於今本《靈樞》），但已無從詳考。』

焉至而入？六府之輸於身者，余願盡聞其序①。舉其五義，問五藏脉行處，并問身之六府之輸。〇平按：『其序』，《靈樞》作『少序』。別離之處，離而入陰，別而行陽，皆何道從行？願聞其方。

岐伯對曰②：窘乎哉問，明乎哉道③。問陰陽二脉離合之處也。〇平按：《靈樞》『別而行陽』作『別而入陽』；『皆何道從行』作『此何道而從行』；『窘乎哉問』二句，作『帝之所問，鍼道畢矣』二句。

黄帝曰：願卒聞之。

岐伯曰：手太陰之脉④出於大指之端，內屈循白肉，至本節之後⑤大泉⑥，留以澹⑦；以外屈⑧上於本節，手太陰脉，從藏行至腕後，一支上大指次指之端，變爲手陽明脉；其本從捥後上魚，循魚際出大指之端，即指端內屈迴，循大指白肉至本節後太泉穴處，停留成澹而動，然後外屈⑨上於本節也。澹，徒濫反⑩。〇平按：『內屈』《甲乙經》作『內側』。『循白肉』《靈樞》《甲乙經》均作『循白肉際』；『大泉』均作『大淵』。唐人諱『淵』作『泉』，説見前。『留』，《甲乙經》作『溜』。『上於本節』《甲乙》作『本指以下』。注『一支』袁刻誤作『一丈』。『本節後』，袁刻脱『後』字。以下內屈⑪，與手少陰心主諸絡會於魚際，數脉并注⑫，上本節已，方從本節以下內屈，與手少陰心主諸絡會於魚際，然後則與數絡共爲流注也。〇平按：『與手少陰心主諸絡』《靈樞》《甲乙經》作『與諸陰絡』。又注『與手少陰』，『與』字袁刻誤作『於』。其氣滑利，伏行壅骨之下，外屈出於寸口而行，上至於肘內廉，入於

---

① 其序：明刊本《靈樞》作『少叙』；趙府本及人衛本《靈樞》作『少序』。劉衡如曰：『少，應據《太素·卷九·脉行同異》改爲「其」。』
② 岐伯對曰：《靈樞》無『對』字。
③ 窘乎哉問，明乎哉道：趙府本《靈樞》此二句作『帝之所問，鍼道乖矣』，『乖』字誤；明刊本及人衛本《靈樞》作『帝之所問，鍼道異矣』。
④ 手太陰之脉：《甲乙》此上有『凡穴』二字。
⑤ 本節之後：《甲乙》無『之』字。
⑥ 大泉：『大』與『太』通。『泉』乃『淵』之避諱字。仁和寺本經文中避諱字多經後人回改，故經文作『大淵』。詳上篇腳注。
⑦ 留以澹：《甲乙》作『溜以澹』。
⑧ 以外屈：《靈樞》《甲乙》均無『以』字。
⑨ 外屈：底本誤作『外出』，據仁和寺本改。
⑩ 徒濫反：『徒』，底本誤作『從』，據仁和寺本改。劉衡如曰：『從，形近而誤，應據本書卷八首篇「心主」條楊注改爲「徒」。』
⑪ 以下內屈：《靈樞》無『以』字。劉衡如曰：『下，此前应據《太素·卷九·脉行同異》及楊注補「以」字。』
⑫ 數脉并注：《甲乙》此下注曰：『疑此處有缺文。』

大筋之下，內屈上行臑陰，入掖下，內屈走肺，壅骨，謂手魚骨也。臑陰，謂手三陰脉行於臑中，故曰臑陰。其脉元出中焦，以是肺脉，上屬於肺，今從外還[①]，俱至於肺，故手太陰經上下常通，是動所生[②]之病，療此一經也。〇平按：『外屈』下，《甲乙經》無『出』字，注云：『一本下有出字。』此順行逆數之屈折也。手太陰一經之中，上下常行，名之爲順數。其屈折從手向身，故曰逆數也。

心主之脉出於中指之端，內屈循中指[③]內廉以上，留於掌中，伏行兩骨之間[④]，外屈其兩筋之間，骨肉之際，其氣滑利，上行三寸，外屈行兩筋之間，上至肘內廉，入於小筋之下，兩骨之會，上入於胸中，內絡心肺。心主之脉，從心包起，出於中指之端，即中指端內屈迴，循中指內廉，上入胸中，內絡心肺。心主一經，上下恒通，是動所生，但療此經。舉手太陰、心主二經，餘之十經順行逆數例皆同也。營衛之氣，一日一夜行二十八脉五十周，如環無端，與正經異也。〇平按：『心主』上，《甲乙經》有『手』字。『外屈其』，《靈樞》『其』作『出』，《甲乙經》無『其』字。『上行三寸』，《靈樞》《甲乙經》作『上二寸』。『外屈行』，《靈樞》作『外屈出行』，《甲乙經》注云：『一本有出字。』『兩骨之會』，《靈樞》作『留兩骨之會』，《甲乙經》注云：『一本有留字。』『內絡心肺』，《靈樞》作『內絡心脉』，《甲乙經》作『內絡心包』。又，注『與正經異』，袁刻『與』作『於』，『正』作『五』。

黃帝曰：手少陰之脉獨無輸，何也？

岐伯曰：少陰[⑤]，心脉也。心者，五藏六府之大主也[⑥]，精神之舍也[⑦]，其藏堅固，邪弗能客[⑧]也，客之則心傷，心傷則神去，神去則死矣。故諸邪之在於心者，皆在於[⑨]心之包絡。包絡者，心主之脉也，故獨無輸焉。

① 今從外還：『今』，底本誤作『令』，據仁和寺本改。
② 所生：底本誤作『所主』，據仁和寺本改。
③ 循中指：《甲乙》無『循』字。
④ 伏行兩骨之間：《甲乙》同，『伏』字下注：『一本下有「行」字。』
⑤ 少陰：《甲乙》『陰』下有『者』字。
⑥ 大主也：《甲乙》作『大主也，爲帝王』；《脉經・卷六》作『大主也，心爲帝王』。
⑦ 精神之舍也：《靈樞》『之』下有『所』字。
⑧ 客：《靈樞》《甲乙》均作『容』。下『客』字同。
⑨ 皆在於：《甲乙》無『於』字。

黃帝曰：少陰①獨無輸者，不病乎？

岐伯曰：其外經病②而藏不病，故獨取其經於掌後兑骨之端。其藏堅固者，如五藏中心有堅脆，心脆者則善病消癉，以不堅故。善病消癉，即是受邪，故知不受邪者，不得多受外邪。至於飲食資心以致病者，不得無邪，所以少陰心之主所生病皆有療也。又《明堂》手少陰亦有五輸主病，不得無輸，即其信也。兑骨之端，手少陰輸也。〇平按：『輸』，《靈樞》作『腧』，《甲乙經》作『俞』。『大主也』下，《甲乙經》有『爲帝主』三字。『客』，《靈樞》《甲乙經》作『容』，正統本《甲乙經》作『客』。『少陰獨無輸』，《甲乙經》作『少陰脉獨無俞』。『不病乎』，《甲乙經》作『心不病乎』。『兑骨』，《靈樞》作『鋭骨』。其餘脉出入屈折，其行之徐疾，皆如手太陰、心主之脉行也。餘，謂十種經脉者也。〇平按：『屈折』，《甲乙經》作『曲折』。『其行之徐疾』，《甲乙經》無此句。『手太陰』，《靈樞》作『手少陰』，《甲乙經》同，注云：『少陰「少」字宜作「太」字。』《銅人經》作『厥』字，正統本《甲乙經》亦作『厥』。故本輸者，皆因其氣之實虚③疾徐以取之，是謂因衝而寫④，因衰而補，如是者邪氣得去，真氣堅固，是謂因天之序⑤。因衝，衝盛也。真氣，和氣也。是謂因天四時之序，得邪去真存也。

黃帝曰：經脉十二，而手太陰、足少陰、陽明獨動不休，何也？總問三脉常動所由⑥。〇平按：『太陰』下，《甲乙經》有『之脉』二字，無『足少陰、陽明』五字。

岐伯曰：足陽明，胃脉也。胃者⑦，五藏六府之海也⑧。穀入於胃，變爲糟粕、津液、宗氣，分爲三隧，泌津液注之於脉，化而爲血，以營四末，內注五藏六府，以應刻數，名爲營氣。其出悍氣慓疾，先行四末分肉皮膚之間，晝夜不休者，名爲衛氣。營出中焦，衛出上焦也。大氣摶而不行⑨，名爲宗氣，積於胸中，命曰氣海，出於肺，循喉嚨，呼則出，吸則入也。故胃爲五藏六府之海也。〇平按：『足陽明』，《靈樞》作『是明』二字。其

---

① 少陰：《甲乙》『陰』下有『脉』字。
② 其外經病：《甲乙》作『其外經脉病』。
③ 實虚：《靈樞》《甲乙》作『虚實』。
④ 寫：《甲乙》作『泄』。
⑤ 序：《甲乙》作『叙』。
⑥ 所由：底本作『之由』，據仁和寺本改。
⑦ 胃者：《靈樞》作『胃爲』。
⑧ 之海也：《靈樞》《甲乙》無『也』字。
⑨ 大氣摶而不行：『摶』，底本作『搏』，據仁和寺本改。

清氣上注於肺，氣從太陰而行之，胃之清氣，上注於肺，從手太陰一經之脉上下而行。〇平按：『肺』下，《靈樞》《甲乙經》重『肺』字。**其行也，以息往來。**其手太陰脉上下行也，要由胸中氣海之氣，出肺循喉嚨，呼出吸入，以息往來，故手太陰脉得上下行。**故人一呼脉再動，一吸脉亦再動，呼吸不已，故動而不止。**脉，手太陰脉也。人受穀氣，積於胸中，呼則推於手太陰，以爲二動，吸則引於手太陰，復爲二動，命爲氣海，呼吸不已，故手太陰動不止也。

黄帝曰：氣之過於寸口也，上焉息？下焉伏？何道從還？不知其極①。氣，謂手太陰脉氣，從手寸口上入肺而息，從肺下至手指而屈。伏，屈也。肺氣循手太陰脉道下手至手指端，還肺之時，爲從本脉而還？爲別有脉道還也？吾不知端極之也。〇平按：『上焉息？下焉伏』，《靈樞》作『上十焉息，下八焉伏』，《甲乙經》作『上出焉息，下出焉伏』。

岐伯曰：氣之離於藏也②，卒如弓弩之發，如水之下崖，上於魚以反衰，其餘衰散以逆上，故其行微③。氣，手太陰脉氣也。手太陰脉氣從胃中焦上入於肺，下腋向手上魚，至少商之時，以乘藏府盛氣，如弓弩之發機，比湍流之下岸，言其盛也。從少商反迴，逆上向肺，雖從本脉而還，以去藏府漸遠，其藏府餘氣衰散，故其行遲微也。〇平按：『卒如』，《靈樞》《甲乙經》作『卒然如』三字，袁刻作『卒然於』三字。『崖』，《靈樞》作『岸』，《甲乙經》作『如水岸之下』。『其餘衰散』，《靈樞》《甲乙經》作『其餘氣衰散』。

黄帝曰：足之陽明④，何因而動？十二經脉並皆有動⑤，餘之九經動有休時，唯此三經常動不息，太陰常動，已具前章，故次問陽明常動之義，故曰何因動也。〇平按：『何因』《甲乙經》作『因何』。

岐伯曰：胃氣上注於肺⑥，問曰：十二經脉別走，皆從藏之陰絡別走之陽，亦從府之陽絡別走之陰。此之別走，乃別胃府盛氣，還走胃脉陽明經者，何也？答曰：胃者水穀之海，五藏六府皆悉稟之，別起一道之氣合於陽明⑦，故陽明得在經脉中長動，在結喉兩箱，名曰人迎，五藏六府脉氣並出其中，所以別走與餘不同。〇平按：『肺』，《甲乙經》作『胃』。**其悍氣上衝頭者，循咽⑧上走空竅，**悍氣衝時，循咽上走七竅，使七竅通

---

① 不知其極：《甲乙》『極』下有『也』字。
② 離於藏也：《靈樞》無『於』字。
③ 故其行微：《甲乙》『微』下有『也』字。
④ 足之陽明：《甲乙》無『之』字。
⑤ 並皆有動：『並』，底本、日本摹寫本均誤作『此』，據仁和寺本改。
⑥ 胃氣上注於肺：明鈔本《甲乙》同。六經本《甲乙》『肺』誤作『胃』。
⑦ 合於陽明：『合』，仁和寺本誤作『答』。底本改作『合於陽明』，是。
⑧ 循咽：《甲乙》作『循喉』。

明也。悍，音汗。循眼系，入絡腦，出頷，下客主人，循牙車，合陽明，復循眼系，絡腦兩箱，出於頷下。頷，謂牙車骨，屬顱骨之下也。〇平按：『頷』，《靈樞》作『顱』。并下人迎，此胃氣別走於陽明者也。足陽明經及別走氣二脉引下①以爲人迎也，故胃別氣走陽明也。〇平按：《甲乙經》無『別』字。故陰陽上下，其動也若一。陰謂寸口，手太陰也；陽謂人迎，足陽明也。上謂人迎，下謂寸口，有其二義：人迎是陽，所以居上也；寸口是陰，所以居下也。又人迎在頸，所以爲上；寸口在手，所以爲下。人迎寸口之動，上下相應俱來，譬之引繩，故若一也。所論人迎、寸口，唯出黃帝正經，計此之外，不可更有異端。近相傳者，直以兩手左右爲人迎、寸口，是則兩手相望以爲上下，竟無正經可憑，恐誤物深也。故陽病而陽脉小者爲逆，陰病而陰脉大者爲逆。陽大陰小，乃是陰陽之性。陽病，人迎大小俱病，而大者爲順，小者爲逆；陰病，寸口大小俱病，而小者爲順，大者爲逆。順則易療，逆者②爲難也。故陰陽俱靜與其動，若引繩相頓③者，病也。謂人迎寸口之脉乍靜乍躁，若引繩相頓乍動乍靜者，病也。〇平按：『陰陽俱靜與其動』，《靈樞》作『陰陽俱靜俱動』，《甲乙經》作『陰陽俱盛與其俱動』。又，《靈樞》《甲乙經》『頓』均作『傾』。

黃帝曰：足少陰何因而動？已言陽明常動於前，次論足少陰脉動不休也。〇平按：『何因』，《甲乙經》作『因何』。

岐伯曰：衝脉者，十二經④之海也，與少陰之大絡起於腎下，出於氣街，循陰股內廉，邪入膕中，循脛骨內廉，並少陰之經，下入內踝之後，入足下⑤；其別者，邪入踝⑥，出屬跗上，入大指之間，注諸絡⑦以溫足脛，此脉之常動者也。少陰正經，從足心上內踝之後，上行循脛向腎。衝脉起於腎下，與少陰大絡下行出氣街，循脛入內踝，後下入足下。按《逆順肥瘦》『少陰獨下』中云：『注少陰太絡。』若爾，則衝脉共少陰常動也。若取與少陰大絡俱下，則是衝脉常動，少陰不能動也。〇平按：《甲乙經》『邪』作『斜』；『脛骨』作『胻骨』；『足脛』作『足跗』。注『少陰正經』，袁刻『經』作『陰』。

---

① 引下：仁和寺本『引』字蝕殘，辨其剩筆，當作『引』字，今補入。按，『引』，牽連之義。底本作『并下』，『并』字與仁和寺本殘筆不合；日本摹寫本未補，僅描摹殘筆。
② 逆者：底本作『逆則』，據仁和寺本改。
③ 相頓：『頓』，牽引之義。《鹽鐵論·詔聖》：『今之治民者若拙御馬，行則頓之，止則擊之。』宋·王安石《材論》：『一頓其轡而千里已至矣。』《靈樞》《甲乙》均作『相傾』。《太素》義勝。
④ 十二經：《甲乙》作『十二經脉』。
⑤ 入足下：《甲乙》無『入』字，當據本書補入。
⑥ 邪入踝：《甲乙》作『斜入踝內』。
⑦ 注諸絡：《甲乙》作『以注諸絡』。

黃帝曰：營衛之行也，上下相貫，如環之毋端①。今有其卒然遇邪氣②，及逢大寒，手足懈惰，其脉陰陽之道，相輸之會，行相失也，氣何由得還？營行手太陰，下至手大指次指之端，迴爲手陽明，上行至頭，下足陽明，如此十二經脉，陰陽相貫，如環無端也。卒有邪氣及寒客於四支，陰陽相輸之道不通，何由還也？〇平按：『營衛』，《甲乙經》作『衛氣』；『懈惰』作『不隨』。『得還』，『得』字《靈樞》《甲乙經》均無。

岐伯曰：夫四末陰陽之會者③，此氣之大絡也。四街④者，氣之徑也。故絡絕則經通⑤，四末⑥解則氣從合，相輸如環。四末，謂四支，身之末也。四街，謂胸腹頭胻脉氣道也。邪氣大寒客於四末，先客絡脉，絡脉雖壅，內經尚通，故氣相輸如環，寒邪解已，復得通也。〇平按：『氣之徑』，《靈樞》作『氣之徑路』，《甲乙》作『氣之經』，注：『經，一作徑。』正統本《甲乙經》作『徑』。『相輸』，袁刻作『相輔』，注同。

黃帝曰：善。此所謂如環之毋端⑦，莫知其紀，終而復始之謂也⑧。述其所解。

經絡別異

平按：此篇見《靈樞·卷三·第十經脉篇》，又見《甲乙經·卷二·第一（下篇）》。

黃帝曰：經脉十二，經脉者⑨伏行⑩分肉之間，深而不見，其常見者，足太陰過於內踝之上，

---

① 如環之毋端：《靈樞》作『如環之無端』；《甲乙》作『如環無端』，無『之』字。
② 其卒然遇邪氣：《甲乙》作『卒遇邪氣』。
③ 之會者：《甲乙》無『者』字。
④ 四街：『街』，《甲乙》作『衝』。按，『街』與『衝』文義相近，《說文·行部》：『街，四通道也。』《玉篇·行部》：『衝，交道也。』
⑤ 經通：《靈樞》作『徑通』。
⑥ 末：仁和寺本誤作『末』。據上文『四末陰陽之會』，當作『末』。底本改爲『四末』，是。楊注『末』字同。
⑦ 如環之毋端：《靈樞》《甲乙》皆作『如環無端』。
⑧ 之謂也：《靈樞》《甲乙》均作『此之謂也』。
⑨ 經脉十二，經脉者：《靈樞》此句作『經脉十二者』；《甲乙》作『十二經脉』。
⑩ 伏行：《甲乙》作『伏行於』。

毋①**所隱，故見也**②。**諸脈之浮而常見者，皆絡脈也。**十二經脈及諸絡脈：其不見者，謂十一經也；其可見者，謂足太陰經，上行至於踝上，以其皮薄故見也；諸餘③絡脈，皆見者也。〇平按：『足太陰』下，《甲乙經》有『脈』字。『內踝』，《靈樞》《甲乙經》均作『外踝』，正統本《甲乙經》作『內踝』。查陰脈行內，陽脈行外，足太陰爲陰脈，應行內踝。再檢本書『脾足太陰之脈，上內踝前廉』，楊注云：『十二經脈，皆行筋肉骨間；唯此足太陰經，上於內踝薄肉之處，脈④得見者也。』與此處正相發明。作『外踝』者，恐誤。**六經絡手陽明、少陽之大絡也**⑤，**起於**⑥**五指間，上合肘中。**六陽絡中：手陽明絡，肺府之絡也；手少陽絡，三焦之絡也。手陽明大腸之經，起大指次指之間，即大指次指及中指內間，手陽明絡起也。手少陽經，起小指次指間⑦，即小指次指及中指外間，手少陽脈起也⑧。故二脈絡起五指間也。〇平按：『少陽』，《甲乙經》作『少陰』。注『手少陽』，『手』字袁刻脱。**飲酒者，衛氣先行皮膚，先充絡脈，絡脈先盛，故衛氣已平，營氣乃滿，而經脈大盛也**⑨。酒是熟穀之液，入胃先行皮膚，故衛氣盛。衛氣注入脈中故平，營氣滿也。營氣滿於所入之經，則所入經脈絡大盛動也。〇平按：『故衛氣已平』，《甲乙經》作『則衛氣以平』。**脈之卒然動者，皆邪氣居之，留於本末，**十二經脈有卒然動者，皆是營衛之氣將邪氣入此脈中，故此脈動也。本末，即是此經本末也。絡脈將邪入於衛氣，衛氣將邪入於此脈本末之中，留而不出，故爲動也。酒即邪也。**不動則熱，**若邪在脈中，盛而不動，則當邪居處蒸而熱也。**不堅則陷且空，不與衆同，是以知其何脈之病**⑩。當邪居處，熱邪盛也，必爲堅鞕⑪。若寒邪盛多，脈陷肉空，與平人不同。以此候之，知十二經中何經之病。〇平按：『病』，《靈樞》《甲乙經》作『動也』二字。注『必爲堅鞕』，『鞕』字右旁有『五孟反』三字小注，袁刻作『必爲堅，堅，孟鞕反』，與原鈔不合。

---

① 毋：《靈樞》《甲乙》均作『無』。
② 故見也：《靈樞》作『故也』，屬上讀；《甲乙》作『故』，屬下讀。
③ 諸餘：疑爲『餘諸』之誤。
④ 脈：底本脱此字，據本書卷八《經脈連環》補。
⑤ 大絡也：《靈樞》《甲乙》無『也』字。
⑥ 起於：《甲乙》無『於』字。
⑦ 次指間：仁和寺本脱『指』字。據下文『即小指次指及中指外間』，『次』下當有『指』字。底本作『次指間』，是。
⑧ 手少陽脈起也：仁和寺本同。按，本節注文專論『六陽絡』，上文曰『手陽明絡起也』，此句當作『手少陽絡起也』，故疑本句『脈』字爲『絡』之誤。
⑨ 大盛也：《靈樞》無『也』字。
⑩ 何脈之病：仁和寺本『病』下有『之』字，疑爲『也』字之誤，待考。底本刪『病』下『之』字，今暫從底本。《靈樞》《甲乙》均作『何脈之動也』。劉衡如於人衛本《靈樞》注曰：『動，應據《太素·卷九·經絡別異》並參考楊注改爲「病」。』
⑪ 堅鞕：『鞕』，同『硬』。《玉篇·革部》：『鞕，堅也。亦作「硬」。』

雷公曰：何以知經脉之與絡脉異耶①？

黄帝曰：經脉者常不可見②，其虚實也，以氣口知之，脉之見者皆絡脉也。經脉不見，若候其虚實，當診寸口可知之也。絡脉横居，五色可見，即目觀之，以知虚實也。

雷公曰：細子無以明其然③。細子，謙稱也。經脉診氣口可知虚實，猶未明其絡脉見之然也。

黄帝曰：諸絡脉皆不能經大節之間，必行絶而道出，入復合於皮中，其會皆見於外。大節，謂四支十二大節等也。凡絡脉之行，至大節間止，緣於絡道出節至外，入於皮中，與餘絡合，見於皮。絶，止也。○平按：自『雷公曰』至『黄帝曰』，《甲乙經》無此十三字。『而道』，《靈樞》《甲乙經》作『道而』。故諸刺絡脉者，必刺其結上，甚血者雖毋結，急取之以寫其邪而出其血，留之發爲痺也④。此言療絡所在也。結，謂聚也。邪客於絡，有血聚處，可刺去之。雖無聚處，觀於絡脉血盛之處，即有邪居，可刺去之，恐其邪氣停留，發爲痺病也。○平按：『諸刺』，道藏本《靈樞》作『刺諸』。《甲乙經》『雖毋結』作『雖無血結』。凡診絡脉，脉色青則寒且痛，赤則有熱。胃中寒，手魚之絡多青矣⑤；胃中有熱，魚絡亦赤；魚黑者，留久痺也⑥；其有赤有青有黑⑦者，寒熱⑧；此言診絡虚實法也。絡色有三，青、赤、黑也。但青有寒，但赤有熱，但黑有痺，三色具者即有寒熱也。色之候者，青、赤二色候胃中也，皆候魚絡知者⑨。手陽明脉與太陰合，太陰之脉循胃口至魚，故候太陰之絡，知胃寒熱。胃中有

---

① 異耶：《靈樞》《甲乙》皆作『異也』。

② 不可見：《靈樞》《甲乙》『見』下均有『也』字。

③ 明其然：《靈樞》『然』下有『也』字。

④ 爲痺也：底本脱『也』字，據仁和寺本補。

⑤ 手魚之絡多青矣：《甲乙》作『則手魚際之絡多青』。

⑥ 留久痺也：《甲乙》作『久留痺也』。

⑦ 有青有黑：《靈樞》作『有黑有青』。

⑧ 寒熱：《靈樞》作『寒熱氣也』，劉衡如注曰：『氣，疑是後人沾注。』《甲乙》作『寒熱也』。

⑨ 候魚絡知者：底本作『候魚絡胃者』，『胃』字誤；仁和寺本作『候魚絡智者』，『智』字亦誤。據楊注『故候太陰之絡，知胃寒熱』，『智』當作『知』，今改正。

痺，亦可候魚，若邪客處久留成痺，即便診之。〇平按：《甲乙經》『胃中寒』作『胃中有寒』。『魚絡亦赤』，《靈樞》作『魚際絡赤』，《甲乙經》作『則魚際之絡赤』。『魚黑者』，《靈樞》《甲乙經》均作『其暴黑者』。『寒熱』下，《靈樞》有『氣也』二字。**其青而小短者，少氣也。**青色主寒，而短小者即寒氣少也。〇平按：《靈樞》無『而小』二字。**凡刺寒熱者，皆多血絡，必間日而一取之①，血盡而止，乃調其虛實②。**此言刺絡脉法也。寒熱，胃中寒熱也，以胃氣故青赤，絡脉血乃多者也。欲爲多日刺之，故間日取，得平乃止也。**其小而短者少氣，甚寫之則悗③，悗甚則仆，不能言④，悗則急坐之⑤。**陰絡小而短者，則陰氣少，故甚寫踣倒⑥；坐而屈之即脉滿，故醒而能言也。亦可陰陽絡皆小短⑦，即二氣俱少，寫之仆也。仆，踣也。〇平按：兩『甚』字，原鈔本均作『其』，謹依《靈樞》《甲乙經》作『甚』。『悗』《靈樞》《甲乙經》均作『悶』。注『踣』上原缺一字，袁刻作『則』。

十五絡脉

平按：此篇見《靈樞·卷三·第十經脉篇》，又見《甲乙經·卷二·第一（下篇）》。

手太陰之別，名曰列缺，十二正經，有八奇經，合二十脉，名爲之經。二十脉中，十二經脉、督脉及任衝脉⑧有十四經，各別出一脉，有十四脉。脾藏復出一脉，合有十五脉，名爲大絡。任衝及脾所出，散絡而已；餘十三絡，從經而出，行散絡已，別走餘經以爲交通。從十五絡別出小絡，名爲孫絡。任、衝二脉雖別，同稱一絡，名曰尾翳，似不別也。別於太陰正經⑨，故曰別也，餘皆放此⑩。此別走絡，分別大經，所以稱缺。此穴列於缺減大經之處，故曰列缺也。〇平按：注『別於太陰』下原缺一字，袁刻作『一』。

---

① 而一取之：《甲乙》無『一』字。
② 血盡而止，乃調其虛實：《甲乙》作『血盡乃止，調其虛實』。
③ 甚寫之則悗：『甚』，仁和寺本誤作『其』。據楊注『故甚寫踣倒』，當作『甚』。《靈樞》《甲乙》『甚者寫之則悶』。
④ 悗甚則仆，不能言：『甚』，仁和寺本誤作『其』。《靈樞》作『悶甚則仆，不能言』；《甲乙》均作『悶甚則仆，不得言』。
⑤ 悗則急坐之：《靈樞》《甲乙》作『悶則急坐之也』。
⑥ 甚寫踣倒：底本『寫』與『踣』之間空一格，檢辨仁和寺本，『寫』與『踣』之間無闕文，不宜空格。
⑦ 小短：底本作『短小』，據仁和寺本改。
⑧ 任衝脉：底本作『任脉衝脉』，與仁和寺本不合，今從仁和寺本。按，品味楊上善此注，乃視任脉、衝脉爲一經，故曰『有十四經』，又曰『任、衝二脉雖別，同稱一絡』。底本『任』下補入『脉』字，有悖楊注原意。
⑨ 太陰正經：底本闕『正』字。仁和寺本『正』字蝕殘，細辨之，當是『正』字，今補入。
⑩ 餘皆放此：『放』同『仿』。《廣雅·釋詁三》：『放，效也。』朱駿聲《說文通訓定聲》：『仿，俗亦作倣。經傳「放效」，字皆以「放」爲之。』底本作『餘皆放之』，『之』字與仁和寺本不合，今改作『此』。

起於掖下分間，掖下分間，即手太陰經也。○平按：『掖下』，《靈樞》《甲乙經》均作『腕上』，《千金》作『掖下』。並太陰之經直入掌中，散入於魚際。其病手兑掌熱①，取之去腕一寸半②，別走陽明。並，薄浪反。絡入魚際，別走陽明經也，陽明與太陰合也，餘皆放此。○平按：『之經』，『經』字袁刻誤作『道』。『手兑掌熱』《靈樞》作『實則手銳掌熱，虛則欠㰦，小便遺數』，《甲乙經》作『手兑骨掌熱』，餘與《靈樞》同。『一寸半』，《靈樞》作『半寸』，《甲乙經》作『一寸』。

手少陰之別，名曰通里，去腕一寸，別而上行，循經入于心中，繫舌本，屬目系。其實則支鬲③，虛則不能言，取之腕後④一寸，別走太陽⑤。里，居處也。此穴乃是手少陰脉氣別通，爲絡居處，故曰通里也。支，搘⑥也。少陰脉起心中，故實則搘膈而間之，虛則不能言也。○平按：『去腕』，『去』字《甲乙經》作『在』。『一寸』，《靈樞》《甲乙經》均作『一寸半』。『腕後一寸』，《靈樞》作『掌後一寸』。

手心主之別，名曰內關。手心主至此太陰、少陰之內，起於別絡，內通心包，入於少陽，故曰內關也。去腕二寸，出於兩筋間⑦，循經以上，繫於心，包絡心系。實則心痛，虛則爲煩，取之兩筋間⑧。檢《明堂經》，『兩筋間』下有『別走少陽』之言，此經無者，當是脱也。○平按：『爲煩』，《靈樞》作『爲頭强』，《甲乙經》作『爲煩心』。

手太陽之別，名曰支正，正，正經也。支，絡脉也。太陽正經之上，支別此絡，走向少陰⑨，故曰支正也。去腕五寸，內注少陰；其別者，上走肘，

---

① 手兑掌熱：《靈樞》作『實則手銳掌熱，虛則欠㰦，小便遺數』；《甲乙》作『實則手兑骨掌熱，虛則欠㰦，小便遺數』，『㰦』下注曰：『音掐，開口也。』

② 去腕一寸半：『腕』，仁和寺本作『捥』。按，底本『捥』字多改作『腕』，不再列舉。《靈樞》此句作『去腕半寸』；《甲乙》作『去腕一寸』；《脉經·卷六·第七》作『去腕一寸半』。

③ 其實則支鬲：『鬲』與『膈』通。《靈樞》作『其實則支膈』；《甲乙》作『實則支膈』。

④ 腕後：《靈樞》作『掌後』；《甲乙》作『腕後』。

⑤ 別走太陽：《靈樞》『陽』下有『也』字。

⑥ 搘：支柱；支撑。《正字通·手部》：『搘，同支。』

⑦ 兩筋間：《靈樞》《甲乙》『間』上均有『之』字。

⑧ 兩筋間：《靈樞》『間』下有『也』字。

⑨ 少陰：仁和寺本作『小陰』。底本改作『少陰』，是。

絡肩髃。實則節施①肘廢，虛則生肬，小者如指痂疥，取之所別②。施，縱緩也。肬，音尤，疴③也。又贅也，皮外小結也。疴，音目。痂，假瑕反，瘡甲也。疥，公薤反。〇平按：『去腕』《靈樞》《甲乙經》作『上腕』；『節施』作『節弛』。按，『施』與『弛』通。注『疴』，袁刻誤作『腫』。

手陽明之別，名曰偏歷，手陽明經上，偏出此絡，經歷手臂，別走太陰，故曰偏歷也。去腕三寸，別走太陰；其別者，上循臂，乘肩髃，上曲頰偏齒；其別者入耳，會於宗脉。實則齲耳聾，虛則齒寒癉鬲，取之所別④。手陽明絡，上於曲頰，偏入下齒之中。宗，總也。耳中有手太陽、手少陽、足少陽、足陽明絡四脉總會之處，故曰宗脉。手陽明絡別入耳中，與宗脉會，故實則齲而聾也。五陽之脉皆貫於膈，故陽虛膈中癉熱之病知此⑤也。〇平按：『別走』，《靈樞》作『別入』。『偏齒』，正統《甲乙經》作『徧齒』。按，《集韻》『偏』通作『徧』。『會』，《靈樞》作『合』。『齲耳聾』《靈樞》無『耳』字，《甲乙經》『耳』上有『齒』字。『癉』，《靈樞》《甲乙經》均作『痺』。注『四脉』，『四』字原鈔作『曰』，恐誤，袁刻作『四』。『五陽之脉』，『脉』字袁刻作『絡』。

手少陽之別，名曰外關，此處少陽之絡，別行心主外關，故曰外關也。去腕二寸，外繞臂，注胸中，合心主。其病實則肘攣，虛則不收，取之所別⑥。實則肘急，故攣；虛則緩縱，故肘不收也。〇平按：『其病』，『其』字《靈樞》無，《甲乙》無『其病』二字。

足太陽之別，名曰飛陽⑦，此太陽絡，別走向少陰經，迅疾如飛，故曰飛陽也。去踝七寸，別走少陰。實則鼻窒頭背痛；虛則鼽衄，取之所別⑧。窒，塞也，知栗反。太陽走目內眥，絡入鼻中，故實則鼻塞也。虛則無力自守，故鼻衄也。〇平按：『鼻窒』，《靈樞》作『鼽窒』，《甲乙經》作『窒鼻』。

足少陽之別，名曰光明，光明，即眼也。少陽、厥陰主眼，故少陽絡得其名也⑨。去踝五寸，別走厥陰，下絡足跗上。實則厥，

---

① 節施：『施』與『弛』通。仁和寺本作『弛』，注文『施』字同。
② 所別：《靈樞》『別』下有『也』字。
③ 疴：音目。《玉篇·疒部》：『疴，病也。』
④ 所別：《靈樞》『別』下有『也』字。
⑤ 知此：底本作『如此』，據仁和寺本改。
⑥ 所別：《靈樞》『別』下有『也』字。
⑦ 飛陽：《甲乙》作『飛揚』。
⑧ 所別：《靈樞》『別』下有『也』字。
⑨ 得其名也：『也』，仁和寺本誤作『之』。底本作『也』，是。

虚則痿躄，坐不能起，取之所别①。少陽之絡，腰以上實，多生厥逆病也；腰已下脉虚，則痿躄，跛不能行也。躄，音璧。○平按：『踝』下，《甲乙經》有『上』字。『厥陰』下，《甲乙經》有『並經』二字。『跗』下，《靈樞》《甲乙經》無『上』字。

足陽明之别，名曰豐隆，足陽明穀氣隆盛，至此處豐溢出於大絡，故曰豐隆。**去踝八寸，别走太陰；其别者，循脛骨外廉，上絡頭，合諸經之氣，下絡喉嗌。其病氣逆則喉痺卒瘖，實則狂癲疾，虚則足不收，脛枯，取之所别**②。實并於上，故爲癲疾。虚則下不足，故足不收。○平按：《靈樞》《甲乙經》『頭』下均有『項』字；『卒瘖』均作『瘁瘖』。『狂癲疾』，《靈樞》作『狂顛』，《甲乙經》作『顛狂』，均無『疾』字。

足太陰之别，名曰公孫，肝木爲公，心火爲子③，脾土爲孫。穴在公、孫之脉，因名公孫也。○平按：注『脾土』，袁刻誤作『啤上』；『因』誤作『固』。**去本節之後**④**一寸，别走陽明；其别者，入絡腸胃。厥氣上逆則霍亂，實則腹中切痛，虚則鼓脹，取之所别**⑤。陽明絡入腸胃，清濁相干，厥氣亂於腸胃，遂有霍亂。食多脉實，故腸中痛⑥。無食脉虚，故邪氣脹滿也。○平按：『腹中』，《靈樞》《甲乙經》作『腸中』。注『脹』，袁刻誤作『振』。

足少陰⑦**之别，名曰大鍾，**鍾，注也。此穴是少陰大絡别注之處，故曰大鍾。○平按：『大鍾』，正統本《甲乙經》作『太鍾』。**當踝後繞跟**⑧**，别走太陽；其别者，並經上走於心包，下貫腰脊。其病氣逆則煩悶，實則閉癃，虚則腰痛，取之所别**⑨。大鍾絡走心包，故病則煩悶，實則膀胱閉淋，不足則爲腰痛也。○平按：『貫』上，《靈樞》有『外』字。『閉癃』，《甲乙經》作『癃閉』。

---

① 所别：《靈樞》『别』下有『也』字。
② 所别：《靈樞》『别』下有『也』字。
③ 心火爲子：仁和寺本『火』字誤重。底本改作『心火爲子』，是；日本摹寫本作『心大火爲子』，『大』字與仁和寺本不合。
④ 之後：《甲乙》無『之』字。
⑤ 所别：《靈樞》『别』下有『也』字。
⑥ 故腸中痛：『腸』，底本誤作『腹』，據仁和寺本改。
⑦ 足少陰：『陰』，底本誤作『陽』，據仁和寺本改。《靈樞》《甲乙》均作『足少陰』。
⑧ 繞跟：仁和寺本『跟』字右側有小注曰：『古痕反，足後也。』
⑨ 所别：《靈樞》『别』下有『者也』二字。

足厥陰之別，名曰蠡溝①，蠡，力洒反②，瓢勺也③。胻骨之内，上下虚處有似瓢勺渠溝，此因名曰蠡溝。去内踝五寸，別走少陽；其別者，循脛上臯④，結於莖。其病氣逆則臯腫卒疝，實則挺長熱⑤，虚則暴癢，取之所別⑥。臯，囊也。此絡上囊，聚於陰莖也。挺長，陰挺出長也。虚則陰癢也。○平按：『踝』下，《甲乙經》有『上』字。『循脛上臯』，《靈樞》作『經脛上睾』，《甲乙經》作『循經上睾』。

督脉之別，名曰長强，督脉，諸陽脉長，其氣强盛，穴居其處，故曰長强也。俠膂上項，上散頭上⑦，下當肩甲左右，別走太陽，入貫膂。實則脊强，虚則頭重，高摇之，俠脊之有過者，取之所別⑧。俠脊有過，則知督脉兩道以爲定也。○平按：『督脉』一段，《靈樞》《甲乙經》均在『任脉』之後。『俠膂』，《靈樞》作『挾膂』，《甲乙經》作『俠脊』。『肩甲』《靈樞》《甲乙經》均作『肩胛』。『高摇之，俠脊之有過者』九字，《甲乙經》注：『《九墟》無此九字。』注『定』字，袁刻誤作『病』。

任衝之別，名曰尾翳，下鳩尾，散於腹。實則腹皮痛，虚則癢搔，取之所別⑨。尾即鳩尾⑩，一名尾翳，是心之蔽骨。此之絡脉，起於尾翳，故得其名。任、衝二經，此中合有一絡者，以其營處是同，故合之也。任衝浮絡，行腹皮中，故實盛痛也。虚以不足，故邪爲癢搔。桑牢反⑪。○平按：『任衝』，《靈樞》《甲乙經》均作『任脉』。『癢搔』《甲乙經》作『搔癢』。

脾之大絡脉，名曰大包，脾爲中土，四藏之主，包裹處也，故曰大包也。○平按：『大絡脉』，袁刻作『大脉絡』，《靈樞》《甲乙經》無『脉』字。注『中土』，袁刻誤作『中上』。出泉掖下

---

① 名曰蠡溝：仁和寺本此句上方欄綫外有小字注文，已漫漶，約略爲：『□《周禮·考工記》：「梓人爲器，勺一升。」《切》必移、裨疾反。□曰：取瓠割其蒂，以春爲酒□也。』按，注文『梓人爲器』，《周禮·冬官考工記·梓人》作『梓人爲飲器』。又按：『切』指《切韻》。

② 力洒反：『洒』音喜，『洗』之古字。《説文·水部》：『洒，滌也。』

③ 瓢勺也：仁和寺本此處下方欄綫外有注文，字小漫漶，今細辨之，約略爲：『《玉》裨焱反。《周禮》凡祭祀，禜門用瓢齎。言若陳楚宋魏之間，或認蠡爲瓢。郭璞云：瓢，勺也。野王案：俗語一瓢曰勺是也。』

④ 循脛上臯：『臯』與『睾』通。《靈樞》作『徑脛上睾』；《甲乙》作『循經上睾』。

⑤ 實則挺長熱：《靈樞》無『熱』字。

⑥ 所別：《靈樞》『別』下有『也』字。

⑦ 上散頭上：《靈樞》《甲乙》均作『散頭上』。

⑧ 所別：《靈樞》『別』下有『也』字。

⑨ 所別：《靈樞》『別』下有『也』字。

⑩ 尾即鳩尾：『即』，底本誤作『則』，據仁和寺本改。

⑪ 桑牢反：『桑』，底本誤作『葉』，據仁和寺本改。按，『桑牢反』上當有『搔』字，此承上而省。

三寸，布胸脇。實則身盡痛，虛則百節皆縱。此脉若羅絡之血者，皆取之所別。脾之盛氣，腋下三寸，當泉掖而出，布於胸脇，散於百體。故實則偏身皆痛，虛則穀氣不足，所以百節緩縱。此脉乃是人身之上羅絡之血脉也，由是有病皆取之也。〇平按：『泉掖』，《靈樞》《甲乙經》均作『淵腋』，說見前。『身』上，《甲乙》有『一』字。『百節』，《甲乙經》作『百脉』。『皆取之所別』《靈樞》作『皆取之脾之大絡脉也』，《甲乙經》無『所別』二字。

凡此十五絡者，實則必見，虛則必下，視之不見，求之上下，人經不同，絡脉異所。盛則血滿脉中，故必見。虛則脉中少血，故必下。脉下難見，故上下求之。人之稟氣得身，百體不可一者，豈有經絡而得同乎？故須上下求之方得見也。〇平按：『異所』下，《靈樞》《甲乙經》均有『別也』二字。注『脉下難見』，袁刻作『脉中』。

經脉皮部

平按：此篇自篇首至『而生大病黃帝曰善』，見《素問·卷十五·第五十六皮部論篇》。自『夫經絡之見也』至末，見《素問·卷十五·第五十七經絡論篇》。又，自篇首至末，見《甲乙經·卷二·第一（下篇）》。

黃帝問岐伯曰①：余聞皮有分部，前說十五大絡，循其行處，以求其病；次說皮部十二絡之②以十二經上之以皮③分十二部，以取其病，故曰皮有部也。脉有經紀，大絡小絡，總以十二大脉，以爲皮部經紀。筋有結絡，十二經筋，各有結聚，各有包絡。骨有度量，骨有大小長短度量。其所生病各異，以其皮脉筋骨各各不同，故皮脉筋骨生病異之。別其分部，左右上下，別在皮脉筋骨分部異者，有左有右，有上有下，有陰有陽，六種所在。陰陽所在，病之終始，病客前六，有初有極也。〇平按：『終始』，《素問》作『始終』。願聞其道。

岐伯曰④：欲知皮部，以經脉爲紀⑤，諸經皆然。欲知皮之部別，十二經爲綱紀也。十二經皮部絡，皆以此爲例也。〇平按：注『部別』，袁刻作『別部』。陽明

① 黃帝問岐伯曰：《素問》《甲乙》無『岐伯』二字。
② 十二絡之：『之』字誤衍。
③ 上之以皮：劉衡如曰：『以，疑衍。』
④ 岐伯曰：《素問》《甲乙》均作『岐伯對曰』。
⑤ 爲紀：《素問》《甲乙》此下均有『者』字。

之陽，名曰害蜚，上下同法，蜚，扶貴反①。陽明大經爲陽，故大小絡爲陽明之陽。陽明之脉有手有足，手則爲上，足則爲下。又手陽明在手爲下，在頭爲上；足陽明在頭爲上，在足爲下。診色行鍼，皆同法也，餘皆放此。〇平按：『蜚』下，《甲乙經》有『十二經』三字。視其部中有浮絡者，皆陽明之絡也，浮，謂大小絡見於皮者也。其色多青則痛，多黑則痺，絡脉俱有五色，然衆絡以色偏多者候其別病。邪客分肉之間，迫肉初痛，故絡青也。久留爲冷爲熱，或爲不仁以成於痺，故絡青深，爲炲黑也②。多黃赤則熱，瘅熱在中，氣溢皮膚，故絡黃赤也③。〇平按：《素問》《甲乙經》無『多』字。多白則寒，堊白，寒色④。故寒氣在中，絡白色也。五色皆見則寒熱⑤，青、赤、黃等爲陽色也，白、黑二種爲陰色也，今二色俱見，當知所病有寒熱也。絡盛則入於經，盛，大小絡盛也。大小絡中痛、痺、熱、寒、寒熱五邪盛者，則循絡入經也。〇平按：『入』下，《素問》《甲乙經》有『客』字。陽主外，陰主內。陽絡主外，陰絡主內也。在陽絡者主外，在陰絡者主內也。

少陽之陽，名曰樞特⑥，上下同法，視其部中有浮絡脉者，皆少陽之絡也，絡盛則入經⑦，故在陽者主內，在陰者主出，滲於內也⑧，諸經皆然矣⑨。少陽絡盛則入於經，故主內也；經盛外溢，故主出也。諸陰陽絡主內出者，例以此知也。滲，山蔭反，下入也。〇平按：『樞特』，《素問》作『樞持』，《甲乙經》作『樞杼』，注云：『一作持。』『上下同法』，《甲乙經》無此四字。『絡脉』，『脉』字《素問》《甲乙經》均無。『主出』，《甲乙經》作『主外』。注『下入也』三字，袁刻脫。

---

① 蜚，扶貴反：『扶』，仁和寺本作『状』，爲『扶』之俗字。《龍龕手鏡·雜部》：『状，音扶。』《廣韻·微韻》：『蜚，扶沸切。』底本作『蜚，妖貴反』，『妖』字誤，今改正。

② 爲炲黑也：仁和寺本『炲』字『火』旁漫漶，今細辨之，當爲『炲』字。按，『炲』，又作『炱』。《說文·火部》：『炱，灰，炱煤也。』朱駿聲通訓定聲：『今蘇俗謂之煙塵也。』底本及日本摹寫本『炲』皆誤作『胎』。今改作『炲』。

③ 黃赤也：『也』，仁和寺本誤作『之』。底本改作『也』，是。

④ 寒色：底本誤作『寒也』，據仁和寺本改。

⑤ 則寒熱：《素問》《甲乙》『熱』下有『也』字。

⑥ 名曰樞特：『特』字誤。檢仁和寺本『持』字起筆處連草，雖粗看似『特』，實爲『持』字，當據改。日本摹寫本作『名曰樞持』。《甲乙》作『名曰樞杼』，『杼』下注：『一作持。』

⑦ 入經：《素問》《甲乙》均作『入客於經』。檢下文太陽、少陰諸條均作『入客於經』，疑《太素》『入』下脫『客於』二字。

⑧ 滲於內也：《素問》作『以滲於內』；《甲乙》作『以滲於內也』。

⑨ 皆然矣：《素問》《甲乙》無『矣』字。

太陽之陽，名曰關樞，上下同法①，視其部中有浮絡脉者②，皆太陽之絡也，絡盛則入客於經。外盛者則入於大經也。

少陰之陰，名曰樞檽③，而泉反。〇平按：『檽』，《素問》作『儒』，新校正云：『《甲乙經》作檽。』今本《甲乙》仍作『儒』，正統本《甲乙經》作『檽』。日本丹波元簡《素問識》謂：檽，音軟，引《倉頡篇》爲『柱上承斗之曲木』，宜從《甲乙經》作『檽』。上下同法，視其部中有浮絡者，皆少陰之絡也，絡盛則入客於經，其入於④經也，從陽部注於經，從陽絡部注於陽經也。其經出者，從陰注於骨。從陰絡部出注陰經，內注於骨，少陰主骨也。〇平按：《素問》《甲乙經》無『經』字。『陰』字下，《素問》有『內』字，《甲乙經》有『部內』二字。

心主之陰，名曰害肩，上下同法，視其部中有浮絡者，皆心主之絡也，絡盛則入客於經。

太陰之陰，名曰關樞，〇平按：『關樞』，《素問》作『關蟄』，新校正云：『《甲乙》蟄作執。』今本《甲乙》仍作『蟄』，正統本《甲乙經》作『執』，袁刻亦作『蟄』。上下同法，視其部中有浮絡者，皆太陰之絡也，絡盛則入客於經。

凡十二經脉者⑤，皮之部也。皮有部者，以十二脉分爲部也。〇平按：『經脉者』，《素問》《甲乙經》作『經絡脉者』。是故百病之始生也，下廣論外邪生於⑥百病，次第所由也。必先客於⑦皮毛，邪中之則腠理開，開則入客於絡脉，留而不去傳入於經⑧，留而不去傳

---

① 上下同法：《甲乙》無此四字。按，此下三處『上下同法』《甲乙》均無。
② 浮絡脉者：《素問》《甲乙》無『脉』字。
③ 樞檽：『樞』，指古時門框上下承門軸之臼；『檽』，音如，本義爲梁上短柱，在此引申爲門樞，即古時門扇上下兩端之圓柱形短軸。《素問》《甲乙》均作『樞儒』。
④ 入於：《素問》無『於』字。
⑤ 凡十二經脉者：《素問》作『凡十二經絡脉者』；《甲乙》作『凡此十二經絡脉者』。
⑥ 生於：底本誤作『主於』，據仁和寺本改。
⑦ 客於：《素問》無『客』字。
⑧ 留而不去傳入於經：底本及仁和寺本無此八字，檢楊注有『絡脉傳入陽經』之解，可證經文脱與『入經』相關之文。今據《素問》《甲乙》補『留而不去傳入於經』八字，加左劃線以示區別。

入於府，稟①於腸胃。外邪氣，風、寒、暑、溼。邪入身爲病，先著皮毛，留而不去，則腠理孔開，因開而入②，即客於絡脈，絡脈傳入陽經，陽經傳入六府，於是稟承腸胃之氣以爲百病。〇平按：『絡脈』下，《素問》《甲乙經》均有『留而不去傳入於經』八字。邪之始入於皮也，泝然起豪毛，開腠理；泝，蘇護反，流逆③上也，謂寒邪逆入腠理也。外邪入身爲病也，初著皮毛，能開腠理也。〇平按：『泝』，《甲乙經》作『淅』。其入於絡也，則絡脈盛色變；能令絡盛色變也。其入客於經也，則減虛乃陷下；減氣④爲虛，乃血少脈陷也。〇平按：『減』，《素問》作『感』，道藏本作『盛』，《甲乙經》亦作『盛』。其留於筋骨之間，寒多則筋攣骨痛，熱多則筋施⑤骨消，肉爍䐃破，毛直而敗矣⑥。循經入於筋骨之間，留而不去。寒邪不去則爲二病：筋攣拘急，一也；骨乃疼痛，二也。若熱邪不去，則爲五病⑦：筋熱緩施，一也；骨熱消細，二也；身肉爍⑧，三也。爍，式藥反⑨，淫邪在肉也；䐃膞破裂，四也；毛焦而直⑩，五也。熱邪如此，客於筋骨之間，遂至於死也。〇平按：『施』，《素問》《甲乙經》作『弛』。『䐃』，《甲乙經》作『膕』。注『淫邪在肉』，袁刻『肉』作『內』。『䐃膞』，『䐃』字袁刻作『膕』。

黃帝曰⑪：夫子言皮之十二部，其生病何如⑫？

岐伯曰：皮者脉之部也，邪客於皮則腠理開，開則邪入客於絡脈，絡脈滿則注於經脈，

---

①稟：《素問》《甲乙》均作『廩』。
②因開而入：『因』，仁和寺本誤作『目』。按，仁和寺本『因』字多寫作俗體字『囙』，故與『目』字易混。
③流逆：據文義，疑當作『逆流』。
④減氣：仁和寺本作『咸氣』。按，『咸』與『減』通。
⑤筋施：仁和寺本作『筋弛』。楊注『施』字同。按，『施』與『弛』通。
⑥而敗矣：《素問》無『矣』字；《甲乙》作『而敗也』。
⑦則爲五病：『爲』，底本誤作『以』，據仁和寺本改。
⑧身肉爍：『爍』，《廣韻》：熱也。《文選·枚乘·七發》：『衣裳則雜遝曼煖，燂爍熱暑。』李善注：『爍，亦熱也。』
⑨式藥反：『式』，底本誤作『𠫤』，據仁和寺本改。
⑩毛焦而直：『直』，仁和寺本誤作『五』。底本作『毛焦而直』，是。
⑪黃帝曰：《素問》作『帝曰』。
⑫何如：《素問》作『皆何如』。

經脉滿則入舍於府藏①，故皮者②有分部，不與而生大病③。前明邪入皮毛乃至稟於腸胃，次言邪入乃至筋骨之間，今言邪入至於藏府，皆所以④從淺至深，以至於大，在淺不療，遂生大病也。與，療也。○平按：『不與』，今本《甲乙經》作『不愈』，正統本作『不與』，《素問》新校正云：『《甲乙經》不與作不愈，全元起本作不與，元起云：氣不與經脉和調，則氣傷於外，邪流入於内，必生大病也。本注「與」訓「療」，與元起所解亦異。』

黃帝曰：善⑤。夫絡脉之見也⑥，其五色各異，青、黃、赤、白、黑不同，其故何也？

岐伯曰⑦：經有常色，而絡無常變⑧。常，謂五色見者定是絡色也。然五藏六府之經⑨定屬五行，故藏府大經各有常色。陰絡隨於陰經，色亦不改。陽絡雖屬陽經，以是陽脉之陽，故隨時變也⑩。○平按：《甲乙經》無『青黃赤白黑不同』七字。『絡無常變』，正統本《甲乙經》作『絡脉無常變』。

黃帝曰⑪：經之常色何如？

岐伯曰：心赤，肺白，肝青，脾黃，腎黑，皆亦應其經脉之色⑫。五藏五行之色皆合經脉⑬，故經之色常□也⑭。○平按：注『常』下原缺一字，依經文當作『應』。

---

① 府藏：《素問》作『府藏也』。
② 故皮者：《甲乙》無『者』字。
③ 而生大病：《甲乙》『病』下有『也』字。《素問》『病』下有『也帝曰善』四字。按，『帝曰善』三字乃王冰所移改，參見後注。
④ 所以：底本作『可以』，據仁和寺本改。
⑤ 黃帝曰善：《素問》作『黃帝問曰』。按，《素問》此句在《經絡論》之首，林億等新校正云：『按，全元起本在《皮部論》末。王氏分。』據此，則全元起《素問訓解》與《太素》同，可證《素問·經絡論》乃王冰强分《皮部論》後半所成。
⑥ 之見也：《甲乙》無『也』字。
⑦ 岐伯曰：《素問》作『岐伯對曰』。
⑧ 絡無常變：《素問》『變』下有『也』字。
⑨ 五藏六府之經：『經』，底本誤作『注』，據仁和寺本改。
⑩ 故隨时變也：『也』，仁和寺本誤作『之』。底本改『之』爲『也』，是。
⑪ 黃帝曰：《素問》作『帝曰』，下同。
⑫ 經脉之色：《素問》《甲乙》『色』下有『也』字。
⑬ 皆合經脉：『合』，仁和寺本誤作『令』字。底本改作『皆合經脉』，是。
⑭ 故經之色常□也：仁和寺本『經』下一字不可辨認，據經文及楊注上文『皆令經脉』，當是『脉』字，森立之《素問考注》亦擬作『脉』字，故此句當作『故經脉色常也』。又，底本『常』下空一格，檢仁和寺本『常也』二字相連，無闕文，不宜空格。

黃帝曰：其絡之陰陽①，亦應其經乎？

岐伯曰：陰絡之色應其經。陽絡之色變無常，隨時而行②。絡有陰陽，陰絡是陰之陰，故隨經色不變；陽絡是陽之陽，故隨時變也。〇平按：『時』上，《素問》《甲乙經》均有『四』字。**寒多則涘泣③，涘泣則青黑；熱多則淖澤④，淖澤則黃赤。此其常色者，謂之無病也⑤。**淖，丈卓反⑥，濡⑦甚也。解其陽絡隨時而變⑧也，冬月寒甚，則經脉涘泣，涘泣不通則陽絡壅而青黑；夏日熱盛⑨，血氣濡甚，則陽絡熱而黃赤也。陽絡如此隨四時而變者，此爲陽絡常色，謂之無病之候也。不可見而色見者，病也。〇平按：『涘泣』，《素問》《甲乙經》均作『凝泣』。『淖澤』，今本《甲乙經》作『淖滜』，正統本《甲乙》作『淖澤』。『此其』，《素問》『其』作『皆』。『常色者』，『者』字袁刻作『也』。注『則經脉』，『則』字袁刻作『雖』。**色俱見者⑩，謂之寒熱。**

黃帝曰：善。隨一時中五色俱見者，此爲寒熱之病也。

黃帝內經太素卷第九　經脉之二

仁安二年四月十□日以同本書寫之　移點校合了　丹波賴基

本云

仁平元年八月二日以同家本移點校合　憲基

---

① 其絡之陰陽：《素問》無『其』字。
② 隨時而行：《素問》作『隨四時而行也』；《甲乙》作『隨四時而行』。
③ 涘泣：『涘』爲『凝』俗體；『泣』，與『澀』通。《六書故·地理三》：『泣，萱曰：又與澀通。』《素問》《甲乙》皆作『凝泣』。下『涘泣』同。
④ 淖澤：《甲乙》作『淖滜』，注曰：『音皐。』按，『滜』同『澤』。《篇海類編·地理類·水部》：『滜，音澤，義同。』
⑤ 謂之無病也：《素問》《甲乙》無『也』字。
⑥ 丈卓反：『丈』，底本誤作『文』，據仁和寺本改。
⑦ 濡：同『輭』。《莊子·天下》：『以濡弱謙下爲表。』
⑧ 隨時而變：仁和寺本『而』字殘甚，難以辨識。底本補入『而』字，可參。
⑨ 熱盛：底本作『熱甚』，據仁和寺本改。
⑩ 色俱見者：《素問》作『五色具見者』；《甲乙》作『五色俱見』。

黃帝內經太素卷第十　經脉之三

通直郎守太子文學臣楊上善奉　敕撰注

黃陂蕭延平北承甫校正

督脉

平按：此卷自卷首督脉、帶脉諸目錄以下至本篇『兩目之下中』以上，原鈔殘脱，平於日本仁和寺宮御殘卷十三紙中檢出，證以《素問・骨空論篇》及本書《骨空篇》《甲乙經・奇經八脉篇》，補在經文『央』字、楊注『督脉起於少腹』之上，而脱處復完。惟篇中楊注缺蝕過多，無由補入，不無遺憾。謹依缺處計字空格以存真相。自經文『央』字以下，見《素問・卷十六・第六十骨空論篇》，又見《甲乙經・卷二・第二》，並本書《骨空篇》。

編者按：蘭陵堂本『督脉』篇始於『岐伯曰：督脉起於少腹以下骨中央』，蕭氏稱『脱處復完』，實則尚有缺文。此次重校，自仁和寺原鈔《太素》二十五卷本補入自楊注『留於肺內』至楊注『故問鍼道攝養之理也』一段（加左劃綫以示區別）。惜自卷首至楊注『留於肺內』之上仍闕卷名、目錄、篇名及經文十一字、楊注若干字（仁和寺原鈔此篇之首注『首十三行缺』五字）。今據卷末所題卷第，補入標題『黃帝內經太素卷第十』九字；又據卷第八『經脉之一』、卷第九『經脉之二』，於『卷第十』之下補入『經脉之三』四字；卷首目錄則據正文各篇標題補入，其中『督脉』篇標題據內容擬補；篇首經文十一字則據本書卷十二《營衛氣別》移補。

黃帝曰：宗氣之道，內穀爲寶①。……留於肺內，則其道□。穀入於胃，乃傳之於肺，流溢於中②，布散於外，

① 黃帝曰：宗氣之道內穀爲寶：仁和寺本此十一字蝕盡，檢本書卷十二《營衛氣別》有相同經文，今移補於此。『宗氣』，《靈樞》《甲乙》均作『營氣』。

② 穀入於胃，乃傳之於肺，流溢於中：仁和寺本此十三字蝕爛，不可辨識，據本書卷十二《營衛氣別》補入。《靈樞・營氣》亦作此十三字；《甲乙》作『穀入於胃，氣傳之肺，流溢於中』。

流溢藏府之中①，布散□絡之脉也。精專者行於經隧，常營毋已②，終而復始，是謂天地之紀。穀入於胃，化其精微，上注於肺，清者爲營，濁者爲衛，營在脉中，衛在脉外，日夜行身，營五十周，如環無端，此爲天地之綱紀也③。故氣從太陰出，注陽明④。至肝，從肝上注肺⑤，□□□□□□□□□手足陽明，次□□□□□□□□□脉，還注□□⑥。上循喉嚨，入頏顙之竅，究于畜門⑦。手太陰別脉⑧入泉腋少陰之前，入走肺，散之太陽，上出缺盆，循喉嚨⑨上行，合陽明，故營氣從脾入此前脉⑩，上循喉嚨至頏顙，究于畜門。頏顙，上枯浪反，下蘓朗反，口中□□⑪也。口中肺系上雙穴⑫……喉嚨⑬至此……其別者⑭，上額循顛，下項中，循脊入骶，是督脉也，絡陰器⑮，上過毛中，入齊中，上循腹裏，入缺盆，下注肺中，復出太陰。其手太陰⑯別至此，合陽明已，更別起一脉也。上額循顛下項⑰，循脊入於□骶之骨⑱也。骶，脊窮骨也，丁

---

①流溢藏府之中：『藏府』，日本摹寫本誤作『成邪』。

②常營毋已：『毋』，《靈樞·營氣》《甲乙》均作『無』。

③此爲天地之綱紀也：仁和寺本此八字俱殘缺左半，細辨殘形，當爲此八字。日本摹寫本闕此八字，僅描摹其殘形。

④注陽明：《太素·卷十二·營衛氣行》作『注於陽明』；《靈樞·營氣》作『注手陽明』；《甲乙》作『循臂內上廉，注手陽明』。又，『注陽明』下《靈樞·營氣第十六》有『上行注足陽明』至『合足厥陰上行』一百五十八字；《甲乙·卷一·營氣第十》《太素·卷十二·營衛氣行》與《靈樞》同，惟文字略有出入，文多不錄。

⑤從肝上注肺：仁和寺本『肝上』二字蝕盡，唯『上』字下部一橫筆依稀可辨。《靈樞·營氣》此句作『從肝上注肺』；《甲乙》作『從肝上注鬲』。今據《靈樞》《甲乙》補入『肝上』二字。

⑥脉，還注□□：仁和寺本此五字漫漶，前三字勉强可辨，『注』下二字殘甚，略似『於肺』二字。日本摹寫本『注』下二字未補，僅描摹其殘筆。

⑦究于畜門：《甲乙》『門』下注曰：『一作關。』

⑧手太陰別脉：原鈔『手』『脉』二字殘甚，左合昌美辨作『手』『脉』，與殘筆合，今補入。

⑨喉嚨：仁和寺本『喉』字不可辨識，據經文『上循喉嚨』補入『喉』字。

⑩從脾入此前脉：原鈔『入』下三字漫漶，左合昌美辨作『此前脉』，與殘筆合，今補入。

⑪口中□□：仁和寺本『中』下二字蝕爛，不可辨識。檢《太素·卷十二·營衛氣別》楊上善曰：『頏顙，當會厭上雙孔。』疑『口中』下二字爲『雙孔』，待考。

⑫雙穴：仁和寺本『穴』字蝕殘，辨其剩筆，當是『穴』字。日本摹寫本描摹仁和寺本殘形，略似『矛』；左合昌美補作『雙涕』。

⑬喉嚨：仁和寺本『喉』字右半蝕殘。辨其剩筆，當作『喉』字。

⑭其別者：仁和寺本此三字不可辨識，據本書卷十二《營衛氣別》補。《靈樞》《甲乙》均作『其支別者』。

⑮骶，是督脉也，絡陰器：仁和寺本此八字殘缺右半，據《靈樞》《甲乙》補此八字，與殘筆合。

⑯其手太陰：仁和寺本『手太』二字漫漶，辨其殘形，當作『手太』。日本摹寫本闕此二字，僅描摹殘筆。

⑰上額循顛下項：仁和寺本『循』下二字殘甚，據經文『上額循顛下項中』，當是『顛下』二字，今補入。

⑱□骶之骨：仁和寺本『骶』上一字殘甚，不可辨認。據文義，疑當作『尾』字。

禮反。入絡陰器，上行過毛入齊，循腹裏，入於缺盆，下注肺中，復出大陰。若准①《素問》□□□□□□□□□□□□也。

黃帝問於岐伯曰②：余聞風者百病之始也③，以鍼治之④奈何？風、氣，一也。人在氣中，如魚在水，攝養有方則長生久視，縱情乖理，動爲百病，故問鍼道攝養之理也⑤。

岐伯曰⑥：督脉起於少腹⑦以下骨中央，女子入繫庭孔⑧，其孔溺孔之端⑨，此脉起少腹，循陰器，上至目內眥，復上額交顛入腦，還出別下項，俠脊，入循膂，絡腎，然後別從⑩腎上而還至於腎。《九卷》⑪：『別於畜門⑫，上額循顛，下項脊入骶，絡陰器⑬，入齊中上腹至缺盆⑭。』二經相證，督脉之意顯然。又按考古本，竟無此爲任脉之言⑮，而有不識，以此督脉⑯□□□□□□□□□腹。《八十一難》

---

① 准：日本摹寫本作『唯』。
② 黃帝問於岐伯曰：《素問》作『黃帝問曰』。
③ 百病之始也：仁和寺本『始也』二字蝕盡，據《太素·卷十一·骨空》及《素問》補入。
④ 以鍼治之：仁和寺本『之』上三字蝕爛，不可辨識。《素問》作『以鍼治之』；《太素·卷十一·骨空》前二字蝕落，作『□□治之』。今據《素問》補入『以鍼治』三字。
⑤ 故問鍼道攝養之理也：『攝』，日本摹寫本作『和』。
⑥ 岐伯曰：《素問》作『岐伯對曰』。
⑦ 督脉起於少腹：仁和寺本無『於』字，此底本所增。《素問》《甲乙》均作『督脉者起於少腹』。
⑧ 庭孔：《素問》《甲乙》均作『廷孔』。
⑨ 溺孔之端：《素問》《甲乙》『端』下有『也』字。
⑩ 別從：日本摹寫本作『則從』，『則』字誤。
⑪ 《九卷》：《靈樞》古稱『九卷』。又按，楊上善注文所引《九卷》與今本《靈樞》有異。
⑫ 別於畜門：仁和寺本『畜門』二字蝕爛，不可辨識。《靈樞》作『究于畜門』，與楊上善所引《九卷》不同。
⑬ 上額循顛，下項脊入骶，絡陰器：仁和寺本『器』上八字蝕爛，不可辨識。《靈樞》作『其支別者，上額循巔下項中，循脊入骶，是督脉也，絡陰器』，共二十二字，與楊上善所引有別。
⑭ 入齊中上腹至缺盆：仁和寺本『齊』下四字蝕爛，今細辨之，當爲『中上腹至』。底本作『入齊中上入缺盆』，與仁和寺本不合，今從仁和寺本。《靈樞》作『上過毛中，入臍中，上循腹裏，入缺盆』，爲十四字。
⑮ 竟無此爲任脉之言：仁和寺本『竟』下一字漫漶，左合昌美辨作『無』字，與仁和寺本殘筆合，今從之。
⑯ 督脉：底本『督』下闕一字，空一格。仁和寺本『督』下一字蝕落右半，僅餘左半『月』形。今據文義補入『脉』字。

云①：『起於下極。』橫骨一名下極，即是少腹之下也。骨之中央，髖骨中央也。又《八十一難》云：『起下極之輸，並脊上行，至於風府②，爲陽脈之海③。』義亦同也。庭孔，溺孔之端孔也。〇平按：『起於少腹』，『於』字本書《骨空篇》無。《素問》『端』下有『也』字。**其絡循陰器，合篡④間，繞篡後，**督脈之絡，出庭孔⑤，別左右，循男女陰器，於篡間合，復繞於篡後也。篡，音督，此□□□□後也⑥。〇平按：『篡』，《甲乙經》作『纂』，本書《骨空篇》亦作『纂』，注『音督』，義未詳。查《骨空論》類註⑦云：『篡，交篡之義，謂兩便爭行之所，前後二陰之間。』《金鑑》云：『篡者，橫骨下，兩股之前，相合共結之凹，前後兩陰之間。』是『篡』當依《甲乙經》及本書《骨空篇》作『纂』爲合。《說文》：『纂，似組而赤。』蓋兩陰之間，有一道縫處，其狀如纂組，故謂之纂。日本醫家丹波元簡已有此說，似較『篡奪』之『篡』於義爲長，特採入以備參考。又，注『此』下所缺三字，平擬作『兩陰前』三字。**別繞臀，至少陰與巨陽⑧中絡者，合少陰上股內⑨後廉，貫脊屬腎⑩，**從篡後復別兩箱繞臀，行至足少陰與足太陽經⑪合於少陰，行於股⑫，復貫脊屬腎也。**與太陽起於目內眥，**從腎與足太陽上行，起於目內眥⑬也。**上額交**

---

①《八十一難》云：底本脫『《八十一難》云』至『髖骨中央也，又』三十二字，據仁和寺本補入，加左劃綫以示區別。

②並脊上行，至於風府：仁和寺本『府』上七字漫漶，反復辨之，當作『並脊上行至於風』七字。丹波元堅《素問紹識·骨空論篇》引楊上善注亦作『並脊上行，至於風府』。《難經·二十八難》此二句作『並於脊裏，上至風府。』

③爲陽脈之海：『海』，仁和寺本作『𣳚』，乃『海』異體字。底本作『聚』，形誤，今改爲規範字。丹波元堅《素問紹識·骨空論篇》引楊上善注作『爲陽脈之海』。

④篡：仁和寺本凡『篡』字皆作『簒』。《素問·長刺節論》新校正云：『按，別本「篡」一作「基」。』丹波元堅《素問紹識·骨空論篇》謂：『堅按，《玉篇》：篡，居其切。無所取義。顧係於「篡」字之壞。』蕭延平謂『篡』乃『纂』字之誤，故在《太素·卷十一·骨空》篇中皆徑改作『纂』。下文『篡』字皆同，不再列舉。

⑤出庭孔：仁和寺本『庭』上一字漫漶，難以識別。底本作『出』，似是；左合昌美作『從』。

⑥此□□□□後也：仁和寺本『此』下四字蝕盡，不可辨識。底本『此』下空三格，與仁和寺本不合。又按，蕭氏『此』下擬作『兩陰前』三字，今空四格，似宜擬作『兩陰之前』，待考。

⑦類註：指張介賓《類經》注文。按，此下引文出自《類經·卷九·經絡類·任衝督脈爲病》。

⑧至少陰與巨陽：仁和寺本『陰與巨陽』四字蝕爛，《太素·卷十一·骨空》及《素問》《甲乙》均作『至少陰與巨陽』六字。

⑨上股內：仁和寺本『股』字誤作『腹』。底本及《素問》《甲乙》皆作『股』，是。

⑩貫脊屬腎：仁和寺本此四字不可辨識。底本及《太素·卷十一·骨空》《素問》《甲乙》均作『貫脊屬腎』，與楊注『復貫脊屬腎也』合。

⑪足太陽經：底本作『足太陽中絡者』，據仁和寺本改。

⑫行於股：『股』，仁和寺本誤作『腹』。底本改作『行於股』，是。

⑬目內眥：『眥』，底本作『**眥**』，據仁和寺本改。按，『**眥**』與『眥』同。宋慈《洗冤錄·論沿身骨脈》：『目兩旁者兩小**眥**。』

巔上，入絡腦，還出別下項，循肩髆內，俠脊抵腰中，入循膂絡腎而止①**。其男子循莖下至篡，與女子等。**督脉與太陽兩道上至二目②內眥，上額至巔相交已，入腦還出，別爲兩箱下項③，復循左右肩髆之內，俠脊抵腰，循膂絡於二腎方止，男女皆同也。舊來相傳爲督脉當脊中唯爲一脉者④，不可爲正也。○平按：『顛』，《素問》《甲乙經》作『巔』。『髆』《甲乙經》作『膊』。《素問》無『而止』二字。又按：《八脉考》：『督脉又別自腦下項，循肩胛，與手足太陽、少陽會於大杼，第一椎下兩旁去脊中一寸五分陷中，內俠脊抵腰中，入循膂絡腎。』足證本注別兩箱循左右肩髆之是，舊傳只一脉當脊中者，非也。**其少腹直上者，貫齊中央，上貫心入喉，上頤環脣，上繫兩目之下中央。**督脉起於少腹以下，至額前者⑤，從少腹至腎上行，還走⑥至腎而止。此從少腹直上至兩目之下也。貫齊、貫心、入喉、上頤，皆爲一道也。環脣以上，復爲二道，各當目下直瞳子，故曰中央也。○平按：『少腹』，《甲乙經》作『小腹』。『齊中央』，《甲乙經》作『臍中中央』。『兩目之下中央』，《甲乙經》作『兩目之中』。**此生病，從少腹**⑦**上衝心而痛，不得前後，爲衝疝，**從少腹上衝心痛，前後之脉爲病，不得前後便，衝疝病也。**其女子不字**⑧**癃痔遺溺嗌乾，督脉生病，治督脉。**不字，毋子不産病也。癃痔遺溺，脉從陰器上行至咽，故爲此等病也。任脉衝脉行處相似，故須細別。督脉生病，療之於督脉，勿療⑨任脉也。有本無『痔』字。○平按：『不字』，《素問》《甲乙經》均作『不孕』。又按，《素問》王注謂：『衝、任、督三脉，異名同體。』《甲乙經》注云：『《素問》言督脉，似謂任衝⑩，多聞闕疑，故並載以貽後之長者云。』

---

① 絡腎而止：《素問》《甲乙》均無『而止』二字。
② 二目：底本脱『二』字，據仁和寺本補。
③ 入腦還出別爲兩箱下項：仁和寺本『腦』下四字、『兩』下三字殘甚，難以辨識。底本作『入腦還出別爲兩箱下項』，與仁和寺本殘筆略合。
④ 爲一脉者：仁和寺本『者』上一字殘甚，僅左半『月』旁依稀可辨。底本作『爲一脉者』，可參。
⑤ 起於少腹以下，至額前者：仁和寺本『於』下六字蝕爛，不可辨認。底本作『起於少腹以下，至額前者』，可參。
⑥ 還走：底本誤作『還來』，據仁和寺本改。日本摹寫本亦作『還走』。
⑦ 少腹：《甲乙》作『小腹』。
⑧ 其女子不字：仁和寺本此處原爲二字，已蝕盡，不可辨認。據楊注『不字，毋子不産病也』，當作『不字』二字。《太素·卷十一·骨空》及底本均作『其女子不字』五字。《素問》《甲乙》作『其女子不孕』。按，『字』，生育，懷孕。《説文·子部》：『字，乳也。』段玉裁注：『人及鳥生子曰乳。』《續資治通鑑·元世祖至元二十三年》：『禽獸字孕時無畋獵。』
⑨ 勿療：仁和寺本作『勿之療』，疑『之療』二字抄倒。底本删『之』字，亦通。
⑩ 似謂任衝：『任』，《甲乙》作『在』，蕭氏引誤。

帶脉

平按：此篇自篇首至『屬帶脉』，見《靈樞·卷三·第十一經別篇》，又見《甲乙經·卷二·第一（下篇）》，又見本書卷九《經脉正別篇》。自『陽明者』至末，見《素問·卷十二·第四十四痿論篇》，又見《甲乙經·卷十·第四》。

足少陰之正，至①膕中，別走太陽心而合②，上至腎，當十四椎③，出屬帶脉。《八十一難》云：『帶脉起於季脅④，爲迴身一周。』既言一周，亦周腰脊也，故帶脉當十四椎，束帶腰腹，故曰帶脉也。○平按：『太陽』下，《靈樞》《甲乙經》均無『心』字。『當』字上半爲蟲蝕，只剩下半『田』字，據《靈樞》《甲乙經》及本注，應作『當』。『椎』，《靈樞》作『顀』。注『季脅』，袁刻作『季肋』，原鈔及《難經》均作『脅』；又『束帶腰腹』，袁刻作『束腰帶腹』。

陽明者，五藏六府之海也⑤，主潤⑥宗筋。宗筋者，束肉骨⑦而利機關⑧。陽明主於水穀，故爲藏府之海，能潤宗筋，約束骨肉，利諸機關也。○平按：『束肉骨』，《素問》《甲乙經》均作『主束骨』。**衝脉者，經脉之海也⑨，主滲灌谿谷，**陽明以爲藏府之海⑩。衝脉血氣壯盛，故爲經脉之海，主滲灌骨肉會處，益其血氣。**與陽明合於筋陰，總宗筋之會，會於氣街，而陽明爲之長，皆屬於帶脉而絡於督脉。**衝脉與陽明二脉合於陰器，總聚於宗筋，宗筋即二核及莖也，復會於左右氣街，以左右陽明爲主，共屬帶脉，仍絡於督脉，以帶脉爲控帶也。○平按：『筋陰』，《素問》《甲乙經》作『宗筋陰陽』四字。『氣街』，《甲乙經》作『氣衝』。**故陽明虛則宗筋縱，帶脉**

---

① 足少陰之正，至：仁和寺本此六字殘缺左半，底本與《靈樞》《甲乙》及《太素·卷九·經脉正別》皆作『足少陰之正至』六字，與殘筆合。
② 別走太陽心而合：『心』，仁和寺本作『之』。《靈樞》《甲乙》均無『之』字。
③ 十四椎：『椎』，《甲乙》作『顀』。按，『顀』與『椎』同。《廣韻·脂部》：『顀，項顀。』沈彤《釋骨》：『下起骨曰項大椎。』下注：『椎亦作顀。』
④ 季脅：『脅』，仁和寺本作『肋』。
⑤ 之海也：《素問》《甲乙》無『也』字。
⑥ 潤：《素問》作『閏』。按，『閏』與『潤』通。吳崑《素問注》曰：『閏，潤同。』
⑦ 宗筋者，束肉骨：據楊注『約束骨肉』，疑『肉骨』二字抄倒。《素問》此句作『宗筋主束骨』；《甲乙》作『宗筋者主束骨』。
⑧ 而利機關：《素問》此下有『也』字。
⑨ 經脉之海也：《甲乙》無『也』字。
⑩ 藏府之海：底本無『之』字。仁和寺本初脱『之』字，抄書者補於『府』字右下方，今據補。

不引，故足痿不用①。陽明穀氣虛少，則宗筋之莖施②縱，帶脈不爲牽引，則筋脈施舒，故足痿③。

陰陽喬脉

平按：此篇自篇首至『其不當數者爲絡』，見《靈樞·卷四·第十七脉度篇》，又見《甲乙經·卷二·第二》。自『陰喬陽喬』至『則瞑目』，見《靈樞·卷五·第二十一寒熱病篇》，又見本書二十六卷《寒熱雜説》，又見《甲乙經·卷十二·第四》。自『邪客於足陽喬』至末，見《素問·卷十八·第六十三繆刺論篇》，又見《甲乙經·卷五·第三》④。

黄帝問曰⑤：喬脉安起安止？何氣營此？喬，一作蹻⑥，禁嬌反，皆疾健皃⑦。人行健疾，此脉所能，故因名也⑧。喬，高也。此脉從足而出，以上於頭，故曰喬脉。問其終始之處，及問此脉何藏之氣營也⑨。○平按：『喬』，《靈樞》《甲乙經》均作『蹻』。『營此』，《靈樞》作『榮水』，《甲乙經》作『營也』。

岐伯對曰⑩：喬脉者少陰之別，起於然骨之後，上內踝之上，《九卷經》云：『喬脉從足至目，各長七尺五寸，總二喬當一丈五尺。』則知陰陽二喬俱起於跟，皆至目內眥，別少陰於然骨之後，行於跟中，至於照海⑪，上行至目內眥者，名爲陰喬；起於跟中，至於申脉，上行至目內眥者，名曰陽喬。故《八十一難》曰：『陰陽二喬皆起跟中上行。』陰喬至咽，交灌衝脉；陽喬入於風池。皆起跟中上行，是同入目內眥⑫，至咽中與衝脉

---

① 不用：《素問》『用』下有『也』字。
② 施：通『弛』。
③ 故足痿：仁和寺本『痿』下有『之』字，疑爲『也』字之誤。底本删『之』字，亦通。
④ 又見《甲乙經·卷五·第三》：此九字原脱，據人衛本補。
⑤ 黄帝問曰：《靈樞》無『問』字。
⑥ 喬一作蹻：『一』，底本作『亦』，據仁和寺本改。
⑦ 皃：同『貌』。
⑧ 故因名也：『因』，日本摹寫本作『目』，誤也。
⑨ 營也：底本脱『營』字，據仁和寺本補。
⑩ 岐伯對曰：《靈樞》作『岐伯答曰』。
⑪ 至於照海：『至』，仁和寺本作『生』，其右側注一『至』字，上方欄綫外復注『有本作至』四字。據文義，底本作『至』是。
⑫ 是同入目內眥：仁和寺本『同』上一字，『同』下四字漫漶，難以辨認。底本作『是同入目內眥』，可參；日本摹寫本作『是同入目□□』，『目』下空二格。

交，此猶言二脉行處，不言終處①，二脉上行②終於目内眥以爲極也。然骨之後，即跟中也。《九卷》與《八十一難》雖左右並具③，兩喬丈尺，義皆同也。□□□□□□是足少陰④别脉也。然骨，跟骨曲下⑤少前大起骨也。〇平按：注『皆起跟中』，『跟』字袁刻誤作『限』。又，注『是足少陰』上所缺六字，平擬作『然骨之後跟中』六字。又『跟中』下所缺一字，平據《甲乙經》擬作『陷』，袁刻作『之』。**直上循陰股入陰，上循胸裏入缺盆，上出人迎之前，入鼽⑥屬目内眥，合於太陽陽喬而上行。**入陰者，陰喬脉入陰器也。此是足少陰之别，名爲陰喬，入缺盆上行。陽喬從風池□至口邊⑦會地倉、承泣，與陰喬於目兑眥相交已，别行入鼽⑧，至目内眥。陰喬與太陽、陽喬三脉合而上行之也。〇平按：『上出人迎』，《甲乙經》作『上循人迎』。『入鼽』，《甲乙經》作『上入鼽』，《靈樞》作『入頄』，正統本《甲乙》亦作『入頄』。**氣并相還，則爲濡⑨目，氣不營則目不合⑩。**陰陽二氣⑪相并相還，陰盛故目中淚出濡濕也。若二氣不相營者，是則不和，陽盛故目不合也。〇平按：『氣并』，《甲乙經》作『氣相并』。『營』，《靈樞》作『榮』，下同。

黄帝問曰⑫：氣獨行五藏⑬，不營六府，何也？帝問陰藏少陰别者陰喬脉所營，謂陽氣⑭不營六府⑮，故致斯問也。

---

① 不言終處：仁和寺本『終』上二字漫漶，難以辨識，據文義當作『不言』。底本作『不言二脉終處』，與仁和寺本字数不合，今删『二脉』兩字。
② 二脉上行：仁和寺本『脉』下三字蝕盡，不可辨認。底本補入『上行』二字，與仁和寺本所闕字數不合。
③ 雖左右並具：仁和寺本『雖』下四字殘甚，僅『左右』二字可辨，餘二字不可識别。底本作『左右並具』四字，日本摹寫本作『左右□具』，二書皆脱『雖』字。據仁和寺本補入『雖』字，『並具』二字暫從底本。
④ □□□□是足少陰：仁和寺本『是』上四字蝕盡，不可辨認。底本『是』上空六格，字數與仁和寺本不合。
⑤ 跟骨曲下：仁和寺本『骨曲』二字蝕殘，辨其剩筆，當作『骨曲』。底本作『跟中□下』。今從仁和寺本。
⑥ 入鼽：『鼽』與『頄』通。按，『頄』，音奎，與『頯』同，指面頰顴骨。朱駿聲《説文通訓定聲·孚部》：『鼽，叚借爲頯（頄）。』又，《素問·氣府論第五十九》：『鼽骨下各一。』王冰注：『鼽，頄也。頄，面顴也。』《靈樞》作『入頄』；《甲乙》作『上入鼽』，注曰：『《靈樞》作「頄」字。』
⑦ □至口邊：仁和寺本『至』上一字不可辨識，底本補入『腦空』二字，與仁和寺本不合。
⑧ 别行入鼽：仁和寺本『入』下一字殘甚，難以辨識，據經文『入鼽屬目内眥』，當作『鼽』字。底本作『别出入鼽』，『出』字誤，今從仁和寺本作『行』。
⑨ 濡：《甲乙》『濡』下注曰：『一作深。』
⑩ 目不合：《甲乙》『合』下有『也』字。
⑪ 二氣：仁和寺本『氣』字殘甚，不可辨認。檢下文楊注曰：『若二氣不相營者，是則不合。』『若』字承上而言，故『二』下當作『氣』。底本作『二氣』，是。
⑫ 黄帝問曰：《靈樞》作『黄帝曰』。
⑬ 獨行五藏：仁和寺本『行』下二字蝕殘，『五』字尚存下半，『藏』字蝕盡。底本作『獨行五藏』，与《靈樞》《甲乙》合。
⑭ 謂陽氣：仁和寺本『謂』下一字蝕盡，不可辨認。底本作『謂陽氣』，可參。
⑮ 不營六府：仁和寺本『營六』二字蝕爛，唯『六』字一横筆猶存。據經文『不營六府何也』，當從底本作『不營六府』。

岐伯答曰①：氣之不得毋行②也，陰陽一氣③，相注如環，故不得無④行也。如水之流，如日月之行不休，故陰脉營其藏，陽脉營其府，如環之無端，莫知其紀，終而復始。水之東流，迴環天地，故行不休。日月起於星紀⑤，終而復始，故行不止也。三陰之脉，營藏注陽；三陽之脉，營府注陰。陰陽相注如環，比水之流，日月之行，終而復始，莫知其紀也。〇平按：注「日月起於星紀」，「日月」二字原不全，依經文當是「日月」二字。其流溢之氣，內溉藏府，外濡腠理。此謂二蹻之氣。

黃帝問曰⑥：蹻脉陰陽，何者當數⑦？〇平按：《靈樞》《甲乙經》「陰陽」作「有陰陽」；「當數」作「當其數」。

岐伯答曰：男子數其陽，女子數其陰，當數者爲經，其⑧不當數者爲絡⑨。

黃帝曰：善。男子以陽蹻爲經，以陰蹻爲絡；女子以陰蹻爲經，以陽蹻爲絡也。〇平按：「當數者」上，《甲乙經》重「其陰」二字。

陰蹻陽蹻，陰陽相交，陽入陰出⑩，陰陽交於⑪兑眥，陽氣盛則瞋目⑫，陰氣盛則瞑目⑬。

---

① 岐伯答曰：底本脱「答」字。仁和寺本「伯」下一字蝕爛，無法辨認，今據《靈樞》補作「答」。
② 毋行：《靈樞》《甲乙》均作「無行」。
③ 陰陽一氣：「一」，底本、日本摹寫本均作「二」，據仁和寺本改。
④ 無：底本作「毋」，據仁和寺本改。
⑤ 故行不休。日月起於星紀：仁和寺本「休」下二字蝕盡，據經文當作「日月」。底本補作「也日月」三字，與仁和寺本字數不合，今删「也」字。日本摹寫本「休」下作「也□」，「也」字下空一格，恐誤。
⑥ 黃帝問曰：《靈樞》無「問」字。
⑦ 何者當數：《靈樞》作「何脉當其數」；《甲乙》作「何者當其數」。
⑧ 其：《甲乙》無此字。
⑨ 爲絡：《靈樞》《甲乙》均作「爲絡也」，無下文「黃帝曰：善」四字。
⑩ 陽入陰出：《甲乙》同。《靈樞》作「陽入陰，陰出陽」。
⑪ 陰陽交於：《甲乙》同。《靈樞》無「陰」字。
⑫ 陽氣盛則瞋目：《甲乙》作「陽氣絶乃瞑目」。
⑬ 陰氣盛則瞑目：《甲乙》作「陰氣絶則眠」。

二喬交於目內眥，陽喬之氣從外入內，陰喬之氣從內出外。陽喬脉盛，目瞋不合；陰喬脉盛，則目瞑不開①矣。○平按：『兑眥』，《靈樞》作『目銳眥』。

邪客於足陽喬②，令人目痛，從內眥始。二喬交於目兑眥已③，俱至目內眥，故邪客痛從是內眥起也。○平按：注『兑眥』下所缺一字，據上注『陽喬與陰喬於目兑眥相交已』，應作『已』字。『從是內眥起』，『是』字恐係『目』字傳寫之誤。

任脉

平按：此篇自篇首至末，見《靈樞·卷十·第六十五五音五味篇》。自『衝脉任脉』至『故鬚不生』，見《甲乙經·卷二·第二》，惟編次前後稍異。自『黃赤者』至末，見《甲乙經·卷一·第十六》。

黃帝曰：婦人之毋鬚者④，毋血氣乎？欲明任脉、衝脉之故，因問以起。

岐伯曰：任脉、衝脉⑤皆起於胞中，上循脊裏⑥，爲經絡海⑦。此經任脉起於胞中，紀絡⑧於脣口。皇甫謐録《素問⑨》：『任脉起於中極之下，以上

---

① 目瞑不開：仁和寺本『瞑不』二字蝕爛，不可辨認。據經文『陰氣盛則瞑目』，當作『瞑不』二字。又，檢《太素·卷二十六·寒熱雜説》有相同之文，楊上善注曰：『陰盛則目瞑不得開。』亦當作『瞑不』二字。底本作『目瞑不開』，是。

② 邪客於足陽喬：《素問》《甲乙》作『邪客於足陽蹻之脉』。

③ 交於目兑眥已：底本闕『已』字。仁和寺本『已』字蝕殘，字形尚可辨識，今補入。

④ 婦人之毋鬚者：《靈樞》『毋』作『無』。下『毋』字同。

⑤ 任脉、衝脉：《靈樞》作『衝脉、任脉』；《甲乙》作『衝脉、任脉者』。

⑥ 脊裏：《靈樞》作『背裏』。

⑦ 爲經絡海：《靈樞》《甲乙》均作『爲經絡之海』。

⑧ 紀絡：『紀』，脉絡之横行者爲紀。《素問·皮部論》：『脉有經紀。』張志聰集注：『經，徑也；紀，維也。言脉絡有徑之經，横之維也。』

⑨ 素問：底本『問』下有『經』字，據仁和寺本刪。

毛際，循腹裏，上關元，至咽喉①。』吕廣所注《八十一難》本，言任脉與皇甫謐所錄文同。檢《素問》無此文②，唯《八十一難》有前所說。又吕廣所注《八十一難》本云：『任脉起於胞門子户，俠齊上行至胸中。』《九卷》又云：『會厭之脉，上經任脉③。』但中極之下④即是胞中，亦是胞門子户，是則任脉起處同也。《八十一難》一至胸中，一至咽喉。此經所言，別絡脣口。又云『會厭之脉，上經任脉⑤。』是循胸至咽⑥，言其行處，未爲終處。至脉絡脣口，滿四尺五寸，方爲極也。又《八十一難》：『俠齊上行⑦。』又《明堂》言：『目下巨窌、承泣，左右四穴，有陽蹻脉⑧、任脉之會。』則知任脉亦有分岐上行者也。又任、衝二脉上行雖別，行處終始其經是同也。舊來爲圖，任脉唯爲一道，衝脉分脉兩箱，此亦不可依也。此脉上行，爲經絡海，任維諸脉，故曰任脉。胞下爲膀胱⑨，膀胱包尿，是以稱胞，即尿脬也。胞門與子户相近，任衝二脉⑩起於中也。脊裏，謂不行皮肉中也。十二經脉、奇經八脉、十五絡脉、皮部諸絡⑪，皆以任、衝二脉血氣爲本⑫，故爲海。〇平按：『任脉衝脉』，《靈樞》《甲乙經》作『衝脉任脉者』。『循脊』，《靈樞》作『循背』。『海』上，《靈樞》《甲乙經》均有『之』字。又注『任脉亦』下所缺二字，據《難經》『任脉起中極之下，上毛際，循腹裏，上關元，至咽喉』，擬作『上行』二字。又『上經任脉』，兩『經』字袁刻均作『於』；『分脉兩箱』，『脉』字作『腋』；『不行皮肉中』，『行』字作『下』；『皮部諸絡』，『絡』字作『脉』。**其浮而外者，循腹上行，會於咽喉，別而絡脣口。**任衝二脉，從胞⑬中起，分爲二道：一道後行，內著脊裏而上；一道前行，浮外循腹，上絡⑭脣口也。〇平按：《靈樞》『腹』下有『右』字。**血氣盛，則充膚熱肉；血獨盛，則澹滲皮膚，生豪毛。**任衝之血獨盛，則澹聚滲入皮膚，生豪及毛。毛，即鬚髮及身毛也。〇平按：『澹滲』，《甲乙經》作『滲灌』。**今婦人生，**

① 至咽喉：仁和寺本『咽』下一字蝕爛，底本與《素問》《甲乙》均作『喉』，是。

② 檢《素問》無此文：劉衡如曰：『今通行本《素問·骨空論》有此文。』

③ 上經任脉：『經』，仁和寺本此字潦草，細辨之當是『絡』字。《靈樞》亦作『上絡任脉』。左合昌美作『上終任脉』。

④ 中極之下：仁和寺本『中』下一字蝕爛，不可辨認。

⑤ 上經任脉：《靈樞》作『上絡任脉』。

⑥ 是循胸至咽：仁和寺本『是』下一字蝕爛，殘筆略似『經』字，待考。今暫從底本作『循』。

⑦ 俠齊上行：底本作『任脉亦□□』，據仁和寺本改。按，《難經·二十八難》正作『俠齊上行』。

⑧ 有陽蹻脉：仁和寺本作『有□脉』，『脉』上一字不可辨認。按，查《外臺·卷三十九·十二身流注五藏六府明堂》，『承泣』下曰：『蹻脉任脉足陽明之會。』據此當作『有蹻脉』三字。底本作『有陽蹻脉』四字，與仁和寺本字數不合。

⑨ 胞下爲膀胱：仁和寺本作『胞□膀胱』，『胞』下一字漫漶。左合昌美辨作『謂』，與殘筆合。底本、通隱堂本此句均作『胞下爲膀胱』五字，疑『下』字衍。

⑩ 任衝二脉：仁和寺本『任』下二字漫漶，難以辨識。底本補入『衝二』二字，可參。

⑪ 皮部諸絡：仁和寺本『部』下一字蝕盡，不可辨識。底本『部』下作『諸』字，可參。

⑫ 血氣爲本：『本』，底本、日本摹寫本皆誤作『大』，據仁和寺本改。

⑬ 胞：仁和寺本作『包』。按，『包』與『胞』通。

⑭ 循腹上絡：仁和寺本『循』下二字蝕爛，不可辨識。據經文『循腹上行』，當作『腹上』二字。底本作『循腹上絡』，是。

有餘於氣，不足於血，以其數脫血故也①。任衝之脉②，不營其口脣③，故鬚不生焉。婦人氣多血少，任衝少血，故不得營口以生豪毛也。○平按：『今婦人生』，《靈樞》『生』上有『之』字，《甲乙經》無『今』『生』二字。『數脫』上，《甲乙經》有『月水下』三字；『脫血』下有『任衝並傷』四字；『鬚』上有『髭』字。

黃帝曰：士人有其④傷於陰，陰氣絕而不起，陰不用，然其鬚不去⑤，其故何也⑥？宮者之所獨去⑦，何也？願聞其故也⑧。士人或有自傷，其陰不能復起，然髭鬚不落。宮刑⑨之法傷者，陰亦不起，何因鬚獨去之也。○平按：『陰不用』，《甲乙經》作『陰不爲用』。『宮』，《靈樞》《甲乙經》均作『宦』，下同。按注：『宮刑之法』，《尚書·呂刑》五刑中有宮刑，即腐刑。『宦』，《說文》訓『仕』。《左傳》『宦三年矣』，訓『學』。雖後世有宦官，惟聞有自宮而爲宦者，未嘗設有宦刑。『宮刑』二字連稱，應以『宮』字爲允。

岐伯曰：宮者⑩去其宗筋，傷其衝脉，血寫不復，肉膚內結，口脣不營⑪，故鬚不生⑫。人有去其陰莖，仍有髭鬚，去其陰核⑬，鬚必去者，則知陰核并莖爲宗筋也。去其宗筋⑭，寫血過多，膚肉結澀，內不營其口，以無其血，故鬚不生也。○平按：『寫』《甲乙》作『瀉』。『肉膚』，《靈樞》《甲乙經》作『皮膚』；『口脣』，均作『脣口』。『須』上，《甲乙經》有『髭』字。

---

① 數脫血故也：《靈樞》無『故』字。
② 任衝之脉：《甲乙》作『任衝之交脉』，『脉』字屬下讀。
③ 不營其口脣：《靈樞》作『不榮口脣』；《甲乙》作『不營其唇』。
④ 有其：《靈樞》《甲乙》無『其』字。
⑤ 然其鬚不去：《甲乙》作『髭鬚不去』。
⑥ 其故何也：《甲乙》無此四字。
⑦ 宮者之所獨去：仁和寺本作『宦者之獨去』。《靈樞》《甲乙》作『宦者獨去』。
⑧ 願聞其故也：《靈樞》無『也』字；《甲乙》無此五字。
⑨ 宮刑：仁和寺本誤作『宦刑』。
⑩ 宮者：仁和寺本及《靈樞》《甲乙》均作『宦者』。
⑪ 不營：《靈樞》作『不榮』。
⑫ 故鬚不生：《甲乙》作『故無髭鬚』。
⑬ 去其陰核：仁和寺本『其』下二字蝕爛。底本作『去其陰核』，『陰核』二字與殘筆合。
⑭ 去其宗筋：仁和寺本此四字殘甚，難以辨識。底本作『去其宗筋』，與經文合。

黃帝曰：其有①天宮②者，未嘗被傷，不脱於血，然其鬚不生，其故何也？岐伯曰：此故③天之所不足也，其任衝不盛④，宗筋不成，有氣毋血，口脣不營⑤，故鬚不生⑥。人有天然形者⑦，未嘗被傷⑧，其血不脱而鬚不生者，此以天與⑨不足於血，宗筋不成，故鬚不生也。○平按：『其病』，《靈樞》作『有病』。注『天然形』，袁刻『形』作『刑』。

黃帝曰：善哉乎⑩！聖人之通萬物也，若日月之光影，音聲之鼓響⑪，聞其音⑫而知其形，其非夫子，孰能明萬物之精？見表而知裏，覩微而識著⑬，瞻日月而見光影，聽音聲而解鼓響，聞五聲而通萬形，察五色而辨血氣⑭者，非岐伯至聖，通萬物之精，孰能⑮若此也？是故聖人視其真色，黃赤者多熱氣，青白者少熱氣，黑色者多血少氣。表內不誤，故曰⑯真色。黃赤，太陽、陽明之色，故多熱也⑰。青白，少陽、陽明之色，故少熱也。黑爲陰色，故多血

---

① 有：原作『病』，據仁和寺本及《靈樞》改。
② 天宮：仁和寺本與《靈樞》皆作『天宦』。
③ 此故：《靈樞》無『故』字。
④ 其任衝不盛：《甲乙》作『夫宦者，其任衝之脉不盛』。
⑤ 有氣毋血，口脣不營：《靈樞》作『有氣無血，脣口不榮』。
⑥ 故鬚不生：《甲乙》作『故髭鬚不生』。
⑦ 天然形者：『形』，通隱堂本作『刑』。
⑧ 未嘗被傷：仁和寺本『嘗』下二字蝕爛，前一字似『被』，後一字不可辨識。底本補作『被傷』，可參；日本摹寫本作『未嘗破□』。
⑨ 與：底本原作『然』，據仁和寺本改。
⑩ 善哉乎：疑『哉乎』二字抄倒。《靈樞》作『善乎哉』。
⑪ 音聲之鼓響：《靈樞》無『之』字。檢上文『日月之光影』，《靈樞》脱『之』字。
⑫ 其音：《靈樞》作『其聲』。
⑬ 覩微而識著：仁和寺本『而』下二字蝕爛，難以辨認。底本作『覩微而識著』，可參。
⑭ 而辨血氣：仁和寺本『而』下一字蝕爛，不可辨認。底本作『而辨血氣』，與仁和寺本殘筆合。
⑮ 孰能：仁和寺本『孰』下一字漫漶，不可辨認。底本作『孰能』，可參。
⑯ 故曰：日本摹寫本作『故內』，恐誤。
⑰ 故多熱也：仁和寺本無此四字。檢下文曰『故少熱也』，此處脱『故多熱也』四字甚明。底本補入此四字，可從。

少氣也。〇平按：『真色』，《靈樞》作『顏色』。**美眉者太陽多血，通鬢極髮①者少陽多血，美鬚者陽明多血，此其時然也。**太陽之血營眉，故美眉之人，即知太陽多血。少陽之血營②通鬢③，故少陽行處通鬢多，則知少陽多血也。通鬢，頰上毛也。鬚美者則知陽明多血。鬚，謂頤下毛也。乃是其見眉鬚，則知血氣多少也。〇平按：『通鬢極髮』，《靈樞》《甲乙經》作『通髯極髮④』。注『乃是其見眉鬚』，袁刻脱『其鬚』二字。**夫人之常數，太陽常多血少氣，少陽常多氣少血，陽明常多血氣，厥陰常多氣少血，少陰常多血少氣，太陰常多血氣，此天之常數也。**手足少陰、太陽多血少氣，以陰多陽少也。手足厥陰、少陽多氣少血，以陽多陰少也。手足太陰、陽明多血氣⑤，以陰陽俱多穀氣故也。此乃⑥授人血氣多少之常數也⑦。〇平按：『陽明常多血氣』，《靈樞》《甲乙經》作『多血多氣』，袁刻作『多血少氣』。『太陰常多血氣』，《靈樞》作『常多血少氣』。

衝脉

平按：此篇自篇首至『孰能導之』，見《靈樞・卷六・第三十八逆順肥瘦篇》，又見《甲乙經・卷二・第二》。自『黃帝曰：願聞人之五藏』至末，見《素問・卷二十一・第三十九舉痛論篇》。

黃帝曰：脉行之逆順奈何？血氣相注，如環無端，未知行身逆順如何也。

---

① 通鬢極髮：『鬢』，仁和寺本作『鬚』。按，『鬢』『鬚』二字皆誤，檢楊注釋曰：『頰上毛也。』《玉篇・髟部》：『髯，頰鬚。』疑當作『髯』字。又按，楊上善於節末總括上文曰：『乃是其見眉鬚，則知血氣多少也。』未及於髮，故疑『極髮』爲『極鬚』之誤。《靈樞》《甲乙》均作『通髯極鬚』，於義爲長。

② 營：仁和寺本作『榮』。按，『營』與『榮』通。

③ 通鬢：仁和寺本作『通鬚』。疑作『鬢』作『鬚』均誤，當據《靈樞》《甲乙》改作『髯』，詳前注。以下二『通鬢』同此。

④ 通髯極髮：蕭氏『髮』字抄誤，檢《靈樞》《甲乙》均作『通髯極鬚』。

⑤ 手足太陰、陽明多血氣：仁和寺本『足太陰陽明多』六字殘甚，前五字左半蝕落，『多』字則蝕盡。分析楊注全文，此處當作『足太陰陽明多』六字，與仁和寺本殘筆及經文合。又，仁和寺本『血』字右側有抄書者所補『少』字，檢經文謂『太陰常多血氣』『陽明常多血氣』，意謂太陰、陽明二經皆『多血多氣』，今原抄者補入『少』字，則謂二經皆『多血少氣』，不能自圓其說，故補『少』字者誤也。今未補『少』字，錄以備考。

⑥ 此乃：底本誤作『此又』，據仁和寺本改。

⑦ 之常數也：仁和寺本作『常數之』三字，底本義勝。

岐伯曰：手之三陰，從藏起手①；夫衝脉亦起於胞中，上行循腹②而絡脣口，故經曰③：任脉、衝脉，皆起於胞中，上絡脣口。是爲衝脉上行與任脉同。《素問》『衝脉起於關元，隨腹直上。』呂廣注《八十一難》本云：『衝脉起於關元，隨腹裏直上，至咽喉中。』皇甫謐錄《素問》云：『衝脉起於氣街，並陽明之經，俠齊上行，至胸中而散。』此是《八十一難》說，檢《素問》無文④，或可出於別本。氣街近在關元之下，衝脉氣街⑤，即入關元上行，雖不言至咽，其義亦同也。《素問》又云：『衝脉與陽明宗筋會於氣街。』即衝脉與陽明宗筋會氣街已，並陽明之經⑥而上，亦不異也⑦。《九卷經》又云：『衝脉者，十二經之海也，與少陰之太絡⑧起於腎下，出於氣街，循陰股內廉，邪⑨入膕中，循脛骨內廉，並少陰之經，下入內踝之後，入足下；其別者，邪入踝，出屬、跗上，入大指之間，注諸絡以溫足脛，此脉之常動者也。』前云衝脉十二經海者⑩，黃帝謂跗上動者爲足少陰，岐伯別之以爲衝脉常動。前云上絡脣口，此云上出頏顙；此云注⑪少陰大絡⑫出氣街，前云起於腎下出氣街⑬；此云下至內踝之屬而別，前云入內踝之後入足下；前云出屬跗上入大指間，此云出跗屬下循跗入大指間。其義並同也。衝，壯盛皃。其脉起於齊下，一道下行入足指間，一道上行絡於脣口，其氣壯盛，故曰衝脉也。脉從身出向四支爲順，從四支上身⑭爲逆也。藏，謂心肺。心肺在內，故爲陰也。心肺之陰起於三脉向手，故曰手之三陰從藏走手。此爲從陰之陽，終爲陽中之陰也。○平按：『起』，《靈樞》《甲乙經》均作『走』。注『上行循腹』，袁刻脱『行』字；『至咽喉中』，袁刻脱『中』字；『注少陰大絡』，袁刻脱『注』字；『出氣街』，袁刻脱『出』字；『衝，壯盛貌』，袁刻作『則衝壯興盛』；『上身爲逆』，袁刻『身』作『行』。**手之三陽，從手至頭**⑮；手之三陰之脉，從藏受得血氣，流極手指端已，變而爲陽，名手三陽，從手上頭，此爲從陽之陽，終爲陽中之陽者也。○平按：『至』，《靈樞》《甲乙經》作『走』。**足之三陽，從頭走足**；手之三陽至頭，曲屈向足，至足指端，從陽之陰，終爲陰中之陽也。○平按：『頭』，《甲乙經》作『項』。**足之三陰，從足走腹。**足之三陽下行至足指極已，變而生足之三陰，上至胸腹，從陰之陰，終爲陰中之陰

---

① 從藏起手：『起』字抄誤，據楊注『故曰手之三陰從藏走手』，當作『走』字。《靈樞》《甲乙》此句均作『從藏走手』。
② 上行循腹：仁和寺本『行』下二字蝕爛，不可辨識。底本『行』下作『循腹』，可參。
③ 故經曰：仁和寺本『經』上一字蝕盡，不可辨識。底本補入『故』字，可參。
④ 檢《素問》無文：劉衡如曰：『今通行本《素問·骨空論》有此文，唯「陽明」作「少陰」，新校正云：「按《難經》《甲乙》作陽明。」』
⑤ 衝脉氣街：疑『衝』下脱『出』字，待考。仁和寺本作『衝氣街』，文義不明，當有脱文。
⑥ 陽明之經：仁和寺本『之』下一字蝕盡，不可辨識。底本作『陽明之經』，可從。
⑦ 亦不異也：底本作『其義不異也』，據仁和寺本改。
⑧ 太絡：『太』與『大』通。底本誤作『本絡』，據仁和寺本改，與《靈樞》合。
⑨ 邪：通『斜』。下『邪』字同。
⑩ 十二經海者：原脱『者』字，據仁和寺本補。按，據文義，疑仁和寺本與底本『海』上皆脱『之』字，待考。
⑪ 此云注：仁和寺本『此』下二字蝕爛，不可辨認。據上文『與少陰之太絡起於腎下』，疑『注』當作『與』。
⑫ 大絡：仁和寺本作『太絡』。
⑬ 前云起於腎下出氣街：仁和寺本『起』下四字蝕爛，底本作『於腎下出』四字，與上文『與少陰之太絡起於腎下，出於氣街』合。
⑭ 從四支上身：仁和寺本『上』下一字殘甚，不可辨認。據上文『從身出向四支爲順』，當作『身』字。底本作『從四支上身』，是。
⑮ 從手至頭：仁和寺本『手』下一字殘甚，據經文『手之三陽』『足之三陽』『足之三陰』諸段及《靈樞》《甲乙》，疑此句當作『從手走頭』，待考。

也。復從藏走手，如環無端。

黃帝曰：少陰之脉獨下行，何也？足之三陰從足上行，常見跗上動脉，謂是足少陰下行動脉，故致斯問也。〇平按：注『足少陰』，『少』字袁刻誤作『三』。

岐伯曰：不然。齊下腎間動氣，人之生命，是十二經脉根本。此衝脉血海，□是①五藏六府十二經脉之海也，滲於諸陽，灌於諸精，故五藏六府皆稟而有之，是則②齊下動氣在於胞也。衝脉起於胞中，爲經脉③海，當知衝脉從動氣生，上下行者爲衝脉也。其下行者，雖注少陰大絡下行，然不是少陰脉，故曰不然也。〇平按：注『根本』，『本』字袁刻作『者』；又『衝脉起於胞中』至『從動氣生』，袁刻脱此十八字。**夫衝脉者④，五藏六府之海也，五藏六府皆稟焉。其上者，出於頏顙，滲諸陽，灌諸精；**衝脉，氣滲諸陽，血灌諸精。精者，目中五藏之精。〇平按：『精』，《甲乙經》作『陰』。**其下者，注少陰之大絡，出之於氣街⑤，循陰股內廉入膕中，伏行骱骨內，下至內踝之屬而別；其下者，並於少陰之經，滲三陰；其前者，伏行出跗屬，下循跗入大指間，滲諸絡而温肌肉，故別絡結則跗上不動，不動則厥，厥則寒矣。**脛骨與跗骨相連之處曰屬也。至此分爲二道：一道後而下者，並少陰經，循於小絡，滲入三陰之中；其前而下者，至跗屬，循跗下入大指間，滲入諸陽絡，温於足脛肌肉。故衝脉之絡，結約不通，則跗上衝脉不動，不動則衛氣不行⑥，失逆名厥，故足寒也。〇平按：『氣街』，《甲乙經》作『氣衝』；『入膕中』《甲乙經》作『斜入膕中』。『骱』，《靈樞》作『骭』，《甲乙經》作『髀』。『內踝之屬』，《靈樞》《甲乙經》『屬』上有『後』字。『並於少陰』，『並』《甲乙經》作『至』。『三陰』上原脱『滲』字，據本注補入。『跗屬』《甲乙經》作『屬跗』。『則跗上不動』，袁刻脱『上』字。又注『衛氣』，袁刻作『衝氣』。

黃帝曰：何以明之？帝謂少陰下行至跗常動，岐伯乃言衝脉下行至跗上常動者，未知以何明之，令人知也。

---

① □是：仁和寺本『是』上一字不可辨識，疑爲『即』字，不能決，暫空一格。底本『是』上無闕文，與仁和寺本不合。
② 是則：底本誤作『則是』，據仁和寺本乙正。
③ 經脉：仁和寺本作『經絡』，『絡』字右側注一小字，筆劃蝕落過半，難以辨認。日本摹寫本『絡』旁補入『脉』字，可參。底本作『經脉』，今暫從之。
④ 夫衝脉者：《甲乙》無『夫』字。
⑤ 出之於氣街：《靈樞》作『出於氣街』；《甲乙》作『出於氣衝』。
⑥ 衛氣不行：仁和寺本『氣』上一字殘甚，只餘上三分之一，辨其殘形，頗似『胃』字，待考。底本作『衛氣不行』，『衛』與仁和寺本殘筆不甚吻合。

岐伯曰：以言①導之②，切而驗之，其非必動，然後乃可以③明逆順之行也。欲知衝脈下行④常動非少陰者，凡有二法：一則以言談導，衝脈少陰有動不動；二則以手切按，上動者爲衝脈，不動者爲少陰。少陰逆而上行，衝脈順而下行，則逆順明也。○平按：『以言』，《靈樞》作『五官』二字。『導』，《靈樞》作『導』，道藏本《靈樞》作『導』，《甲乙經》作『道』。

黃帝曰：窘乎哉！聖人之爲道也。明於日月，徹於豪釐，其非夫子，孰能導之⑤？窘，急也。聖人知慧通達之明於日月，故能徹照豪釐之微，如此非岐伯之鑒，誰能言也？○平按：『徹』，《靈樞》作『微』。

黃帝曰⑥：願聞人之五藏卒痛，何氣使然？或動喘應手者奈何⑦？

岐伯對曰：寒氣客於衝脈⑧，衝脈起於關元，隨腹直上，則脈不通，則氣因之，故喘動應手矣。○平按：『動喘』，《素問》作『喘動』；『直上』二字下，《素問》有『寒氣客』三字；『脈不通』下，《素問》復有『脈不通』三字。

陰陽維脈

平按：此篇見《素問・卷十一・第四十一刺腰痛篇》，又見《甲乙經・卷九・第八》。

陽維之脈，令人腰痛，痛上弗然脈腫，刺陽維之脈，脈與大陽合腨下間，上地一尺所。

---

① 以言：蕭延平注曰：『以言，《靈樞》作「五官」二字。』今檢趙府本、明刊本、人衛本《靈樞》，皆作『以言』。
② 導之：『導』即『道』字。《集韻・晧韻》：『導，説也。通作「道」。』《甲乙》作『道之』；《靈樞》作『以言導之』。
③ 然後乃可以：仁和寺本『以』上一字蝕盡，據文義當作『可』。《靈樞》作『然後乃可』；《甲乙》作『然後可以』。
④ 下行：仁和寺本『行』字蝕爛，不可辨識。底本作『下行』，可參。
⑤ 孰能導之：『導』即『道』字。《靈樞》作『孰能道之也。』
⑥ 黃帝曰：《素問》無『黃』字。
⑦ 或動喘應手者奈何：《素問》作『或喘動應手者』。按，《素問》此六字在下節『帝曰』之下，當爲王冰所移。
⑧ 寒氣客於衝脈：自此句至段末，《素問》在下節『岐伯曰』之下，當爲王冰所移。

飛陽之脉①，在內踝上二寸，大陰之前，與陰維會。《八十一難》云：陽維起於諸陽脉之會，則諸陽脉會也；陰維起於諸陰之交，則三陰交也。陽維維於陽，綱維諸陽之脉也；陰維維於陰，綱維諸陰之脉也。陰陽不能相維，則悵然失志，不能自持，陽不維於陽，陰不維於陰也。陽維陰維綺絡於身，溢蓄②不能還流溉灌，諸經血脉隆盛，溢入八脉而不還也。腨下間上地一尺所，即陽交穴，陽維郄也。陰維會即築賓穴，陰維郄也。〇平按：《素問》《甲乙經》『弗然脉腫』作『怫然腫』；『上地』作『去地』。《素問》『二寸』作『五寸』。《素問》《甲乙經》『大陰』作『少陰』；『陰維會』作『陰維之會』。

經脉標本

平按：此篇見《靈樞・卷八・第五十二衛氣篇》，又見《甲乙經・卷二・第四》。

黃帝曰：五藏者，所以藏精神魂魄也③。腎藏精也，心藏神也④，肝藏魂也，肺藏魄也。脾藏意智，爲五藏本，所以不論也。**六府者，所以受水穀而行化物者也。**膽之府，唯受所化木精汁三合，不能化物也，今就多者爲言耳。〇平按：『行化』，《甲乙經》無『行』字。**其氣內入于五藏，而外絡支節。**六府穀氣，化爲血氣，內即入于五藏，資其血氣，外則行于分肉，經絡支節也。〇平按：『入于』二字，《靈樞》作『干』，《甲乙經》作『循⑤』。**其浮氣之不循經者⑥，爲衛氣；其精氣之行於經者，爲營氣。**六府所受水穀，變化爲氣，凡有二別：起胃上口，其悍氣浮而行者，不入經脉之中，晝從於目，行於四支分肉之間二十五周，夜行五藏二十五周，一日一夜行五十周，以衛於身，故曰衛氣；其穀之精氣，起於中焦，亦並胃上口，行於脉中，一日一夜亦五十周，以營於身，故曰營氣也。**陰陽相隨，外內相貫，如環之無端⑦，混乎孰能窮之？**浮氣爲陽爲衛，隨陰從外貫內；精氣爲陰爲營，隨陽從內貫外也。陰陽相貫成和，莫知終始，故如環無

① 飛陽之脉：《素問》《甲乙》均作『刺飛陽之脉』，且此句之上有『衡絡之脉令人腰痛』等數段文字。
② 蓄：仁和寺本作『畜』。按，『畜』與『蓄』通。
③ 魂魄也：《靈樞》『也』上有『者』字。
④ 心藏神也：仁和寺本此四字誤重。底本刪重出之文，是。
⑤ 循：《甲乙》作『循於』。
⑥ 不循經者：《甲乙》作『不循於經者』。
⑦ 如環之無端：仁和寺本『無』作『毋』；《甲乙》作『如環無端』，無『之』字。

端也。〇平按：『混乎』，《靈樞》《甲乙經》作『亭亭淳淳乎』。**然其分別陰陽，皆有標本虛實所離之處。**夫陰陽之氣在於身也，即有標本，有虛有實，有所歷之處也。**能別陰陽十二經者，知病之所生。**十二經脈有陰有陽，能知十二經脈標本所在，則知邪入病生所由也。**知候虛實之所在者，能得病之高下。**十二經脈，上實下虛病在下，下實上虛病在其上，虛實為病，高下可知也。〇平按：《靈樞》《甲乙經》無『知』字。**知六府①之氣街者，能解經結挈紹於門户②。**街，六府氣行要道也。門户，輸穴也。六府，陽也。能知六府氣行要道，即能挈繼輸穴門户解結者也。紹，繼也。〇平按：『解』上，《靈樞》《甲乙經》有『知』字。『經結挈』，《靈樞》作『結契』二字，《甲乙經》作『結』，無『經挈』二字。**能知虛實之堅耎者，知補寫之所在。**知虛為耎，知實為堅，即能寫堅補耎也。耎，而免反，柔也。〇平按：《甲乙經》無『能』字。『實』，《靈樞》作『石』。『耎』，《靈樞》作『軟』，《甲乙經》作『濡』。**能知六經標本者，可以無惑於天下③。**三陰三陽，故曰六經也。標本則根條④。知六經脈根條，則天下皆同，所以不惑者也。

岐伯曰：博哉，聖帝之論！臣請盡意悉言之。讚帝所知極物之理也。盡意，欲窮所知也。悉言，欲極其理也。〇平按：《甲乙經》無『盡意』二字。

足太陽之本在跟以上⑤五寸中，標在兩緩命門。命門者，目也。血氣所出，皆從藏府而起，今六經之本皆在四支，其標在掖肝輸以上，何也？然氣生雖從府藏為根，末在四支，比天生物，流氣從天，根成地也。跟上五寸，當承筋下，足跟上，是足太陽脈為根之處也。其末行於天柱，至二目內眥，以為標末也。腎為命門，上通太陽於目，故目為命門。緩，太⑥也，命門為大故也。〇平按：『緩』，《靈樞》《甲乙經》作『絡』。

足少陽之本⑦在竅陰之間，標在窗籠之前。窗籠者，耳也。足少陽脈為根在竅陰，其末上出天窗，支入耳中，出走耳前，即在⑧窗籠之前也。以耳為身窗舍，籠音聾⑨，故曰窗籠也。

---

①六府：《甲乙》作『六經』。

②能解經結挈紹於門户：據楊注『解結者也』，疑『經』字抄衍。又，仁和寺本『挈』字右側注『苦節反』三字。

③天下：《甲乙》作『天下也』。

④標本則根條：『則』，疑為『即』字之誤。

⑤在跟以上：《甲乙》無『以』字。

⑥太：通『大』。

⑦足少陽之本：以下五段，諸書順序不同，《靈樞》作足少陽、足少陰、足厥陰、足陽明、足太陰；《甲乙》作足少陰、足少陽、足陽明、足厥陰、足太陰。

⑧即在：仁和寺本誤作『在即』。底本改為『即在』，是。

⑨籠音聾：『聾』，底本作『聾』，據仁和寺本改。

足陽明之本在厲兑，標在人迎頰下，上俠頏顙。足陽明之爲根在①厲兑，其末上至人迎頰下也。○平按：《甲乙經》『頰下上俠』作『上俠』二字，《靈樞》無『下』『上』二字。

足太陰之本在中封前上四寸之中，標在背輸與舌本②。足太陰脉出足大指端內側，行於內踝下微前商丘③，上於內踝，近於中封。中封雖是厥陰所行，太陰爲根，此中封之前四寸之中也。末在背第十一椎兩箱一寸半脾輸，及連舌本，散在舌下也。○平按：《甲乙經》無『上』字。『輸』，《靈樞》《甲乙經》均作『腧』，下同，不再舉。又按：《靈樞》『足陽明』『足太陰』兩段在『足厥陰』後。

足少陰之本在內踝下二寸中，標在背輸與舌下兩脉④。足少陰脉起小指⑤下，邪起趣足心，至內踝下二寸爲根也。末在背第四椎兩箱一寸半腎輸，及循喉嚨，俠舌本也。○平按：『二寸』，《靈樞》《甲乙經》作『上三寸』。注『第四椎』，據本書《氣穴篇》及《靈樞·背腧篇》，應作『第十四椎』。『一寸半』，袁刻誤作『一尺半』。又按：《甲乙經》『足少陰』一段在『足少陽』前。

足厥陰⑥之本在行間上五寸所，標在背輸⑦。足厥陰脉起於大指藂毛⑧之上，行大指歧內行間上五寸之中爲根也。末在背第九椎兩箱一寸半肝輸也。○平按：《甲乙經》『足厥陰』一段在『足太陰』前。

手太陽之本在外踝之後，標在命門之上三寸。手太陽脉起於小指之端，循手外側上腕，出外踝之後爲根也。手腕之處，當大指⑨者爲內踝，當小指者爲外踝也。其末在目上三寸也。○平按：『三寸』，《靈樞》《甲乙經》均作『一寸』。

---

① 根在：底本脱『在』字，據仁和寺本補。
② 舌本：《靈樞》『本』下有『也』字。
③ 商丘：底本作『商邱』，據仁和寺本改。
④ 兩脉：《靈樞》此下有『也』字。
⑤ 小指：仁和寺本作『少指』。底本改作『小指』，是。
⑥ 足厥陰：《甲乙》作『足厥陽』，『陽』字誤。
⑦ 背輸：《靈樞》作『背腧也』；《甲乙》作『背腧』。
⑧ 藂毛：『藂』爲『叢』俗體字。
⑨ 大指：仁和寺本作『太指』。底本改作『大指』，是。

手少陽之本在小指次指之間上二寸①，標在耳後上角下外眥②。手少陽脈起於小指次指之端，上出兩指間上二寸之中爲根也。末在耳後完骨下③，髮際上，出耳上角，下至外眥也。○平按：『二寸』，《甲乙經》作『三寸』。注『出兩指間』，『出』字袁刻作『在』。

手陽明之本在肘骨中，上至別陽，標在頰下合於鉗上④。手陽明脈⑤起大指次指之端，循指上廉至肘外廉骨中，上至臂臑，臂臑⑥手陽明絡，名曰別陽，以下至肘骨中，爲手陽明本也。末在頰下一寸，人迎後，扶突上，名爲鉗。鉗，頸鐵也，當此鐵處，名爲鉗上。渠廉反。○平按：『頰』，《靈樞》作『顏』，《甲乙經》作『腋』。

手太陰之本在寸口之中，標在掖內動脈。手太陰之脈⑦出大指次指之端，上至寸口爲根也。末在掖下天府動脈也。○平按：『掖』，《靈樞》《甲乙經》作『腋』。『內動脈』，《靈樞》『脉』作『也』，《甲乙經》『內』上有『下』字。

手少陰之本在兑骨之端，標在背輸⑧。手少陰脈出於手小指⑨之端，上至腕後兑骨之端神門穴爲根也。末在於背第五椎下兩傍一寸半心輸。問曰：少陰無輸，何以此中有輸？答曰：少陰無輸，謂無五行五輸，不言無背輸也，故此中有背輸也。若依《明堂》，少陰□⑩有五輸，如別所解也。○平按：『兑』，《靈樞》作『銳』。注『末在於背』，袁刻脱『於』字。『答曰：少陰無輸』，袁刻『無』作『天』。

手心主之本在掌後兩筋之間二寸中，標在腋下三寸。手心主脈出中指之端，上行至於掌後兩筋之間間使上下二寸之中爲根也。末在掖下三寸天池也。○平按：《甲乙經》無『二寸中』三字。《靈樞》『掖』下重『下』字。

---

① 二寸：《甲乙》作『三寸』，此下注曰：『一作二寸。』
② 外眥：《靈樞》『眥』下有『也』字。
③ 耳後完骨下：底本作『耳後完骨、枕骨下』，據仁和寺本刪『枕骨』二字。按，仁和寺本『完』下一字蝕爛，不可辨認，據文義當作『骨』。
④ 合於鉗上：《靈樞》作『合鉗上也』；《甲乙》作『合鉗上』。
⑤ 手陽明脈：通隱堂本同。仁和寺本『明』下有『厥』字，疑爲衍文。
⑥ 臂臑臂臑：底本誤作『背臑背臑』，據仁和寺本改。
⑦ 手太陰之脈：底本脱『之』字，據仁和寺本補。
⑧ 背輸：《靈樞》作『背腧也』；《甲乙》作『背腧』。
⑨ 手小指：仁和寺本『少』作『小』。底本改作『手小指』，是。
⑩ 少陰□：仁和寺本『陰』下一字蝕盡，據文義疑爲『經』字。底本『陰』下未空格，緊接下文，與仁和寺本不合，今空一格。

凡候此者，下虛則厥，下盛則熱痛；上虛則眩，上盛則熱痛。此，謂本標也。下則本也。上①，標即上也。諸本陽虛者，手足皆冷爲寒厥；諸本陽盛，則手足熱痛爲熱厥也。諸標陰虛，則爲眩冒②；諸標陰盛，則頭項熱痛也。〇平按：《甲乙經》『下虛』上有『主』字。『下盛則熱痛』，《靈樞》《甲乙》均無『痛』字。**故實者絶而止之，虛者引而起之。**陰陽盛實，絶寫止其盛也。陰陽虛者，引氣而補起也。〇平按：『實』，《靈樞》作『石』。

請言氣街：街，道也。補寫之法，須依血氣之道，故請言之也。**胸氣有街，腹氣有街，頭氣有街，胻氣有街。**胸、腹、頭、胻四種，身之要也。四處氣行之道，謂之街也。〇平按：『胻』，《靈樞》作『脛』，《甲乙經》作『䯒』。**故氣在頭者，止之於腦，**腦爲頭氣之街，故頭有氣，止百會也。〇平按：『止』，《甲乙經》作『上』，下同。**氣在胸者，止之膺與背輸。**膺中肺輸，爲胸氣之街，故胸中有氣，取此二輸也。〇平按：《甲乙經》『胸』下有『中』字。**氣在腹者，止之於③背輸與衝脈於齊左右之動者。**脾輸及齊左右衝脈，以爲腹氣之街，若腹中有氣，取此二輸也。〇平按：『動』下，《靈樞》《甲乙經》有『脈』字。**氣在胻④者，止之於氣街⑤與承山踝上下。**三陰氣街⑥，并與承山至踝上下，以爲胻氣之街。若胻有氣，取此三處也。〇平按：『上下』，《靈樞》《甲乙經》作『上以下』。**取此者用豪鍼，**取此四街之氣，宜用第七豪鍼也。〇平按：注『四街』，袁刻誤作『四時』。**必先按而在久，應於手，乃刺而予之。**刺氣街法也，皆須按之良久，或手下痛，或手下脈動應手知已，然後予行補寫之。〇平按：『在久』二字《甲乙經》作『久存之』三字。注『或手下痛』，袁刻脱『手』字；『或手下脈動』，袁刻作『動脈』。**所治者，謂頭痛眩仆⑦，腹中痛滿暴脹，**頭痛眩仆，可止之於腦，頭氣街也。腹中痛等，取之於胸及腹氣街也。〇平按：『治』，《甲乙經》作『刺』。『腹中痛滿』，《靈樞》《甲乙經》作『腹痛中滿』。**及有新積痛可移者，易已也；積不痛者⑧，難已也。**胸腹之中有積病，痛而可移者⑨易已；積而不痛，不可移者難已也。〇平按：『積痛』，『痛』字《甲乙經》無。

---

①上：底本無此字，據仁和寺本補。
②冒：原作『冐』，乃俗體字，今改爲規範字。
③止之於：《靈樞》無『於』字；《甲乙》作『上之於』。
④胻：《靈樞》作『脛』；《甲乙》作『䯒』。
⑤止之於氣街：《甲乙》作『上之氣街』。
⑥三陰氣街：仁和寺本『三』『街』二字殘甚，不可辨識。底本補作『三陰氣街』，可參。
⑦謂頭痛眩仆：《靈樞》《甲乙》無『謂』字。
⑧積不痛者：《靈樞》無『者』字。
⑨痛而可移者：底本脱『痛』字，據仁和寺本補。

經脉根結

平按：此篇見《靈樞・卷二・第五根結篇》，又見《甲乙經・卷二・第五》。

岐伯曰①：天地相感，寒煖相移，陰陽之道②，孰少孰多？推前後皆有其問，此中義例須説，岐伯即亦不待於問也。二儀之氣交泰，故曰相感。陰盛移爲陽，陽盛移爲陰，故陰陽之氣不可偏爲多少也。〇平按：『煖』，《靈樞》作『暖』，《甲乙經》作『熱』。注『岐伯』二字，袁刻脱。陰道偶而陽道奇③，陽爲天道，其數奇也；陰爲地道，其數偶也。發於春夏，陰氣少而陽氣多④，陰陽不調，何補何寫？有病發於春夏，春夏陽多陰少，是爲陰陽不調，若爲補寫也？發於秋冬，陽氣少而陰氣多⑤，陰氣盛而陽氣衰⑥，則莖葉⑦枯槁，溼而下⿰氵帚⑧，陰陽相移⑨，何補何寫⑩？有病發於秋冬，秋冬陰多陽少，陽氣衰故莖葉枯槁，陰氣盛故津液⿰氵帚根，是亦陰陽相移，多少不同，若爲補寫也？〇平按：『溼而下⿰氵帚』，《靈樞》《甲乙經》作『溼雨下歸』。考『⿰氵帚』與『浸』同，漬也。奇邪離經，不可勝數，風寒暑溼，百端奇異，侵經絡爲病，萬類千殊，故不可勝數也。離，歷也。不知根結五藏六府，折關敗樞開闔而走，陰陽大失，不可復取。根，本也。結，繫也。人之不知根結是藏府之要，故邪離經脉，折太陽骨

---

① 岐伯曰：《甲乙》作『黃帝曰』。
② 陰陽之道：『道』，《甲乙》作『數』。
③ 而陽道奇：《靈樞》無『而』字。
④ 而陽氣多：《靈樞》無『而』字。
⑤ 而陰氣多：《靈樞》無『而』字。
⑥ 而陽氣衰：《甲乙》無『而』字。
⑦ 則莖葉：《靈樞》《甲乙》均作『而莖葉』。
⑧ 溼而下⿰氵帚：『⿰氵帚』，仁和寺本此字左旁筆形連草，實即『歸』字；通隱堂本作『溼而下歸』，當據二書改作『歸』。注文『歸』字同。《靈樞》《甲乙》均作『濕雨下歸』。
⑨ 陰陽相移：『移』，《甲乙》作『離』。
⑩ 何補何寫：《靈樞》作『何寫何補』。

節關，亦敗少陽筋骨維樞，及開陽明之闔，胃及太陽氣有失洩也。良以不知根結，令關樞闔不得有守，故陰陽失於綱紀，病成不可復取也。○平按：注『骨節關』，『關』字袁刻誤作『開』。又『關樞闔』，袁刻誤作『開樞闔』。**九鍼之要，在於終始①，故知終始，一言而畢，不知終始，鍼道絶滅。**終始，根結也。知根結之言②，即一言也。○平按：『要』字上，《靈樞》有『玄』字。『故知』，《靈樞》作『故能知』，《甲乙經》作『能知』；『絶滅』，《靈樞》作『咸絶』，《甲乙經》作『絶矣』。

太陽根于至陰，結于命門。此太陽根結與標本同，唯從至陰上跟上五寸爲本有異耳。○平按：『命門』下，《靈樞》《甲乙經》有『命門者目也』五字。**陽明根于厲兌，結于顙大。顙大者鉗耳也③。**此與標本終始同也。○平按：『顙大』，《甲乙經》作『頏顙』。**少陽根于竅陰，結於窗籠。**亦與標本同也。○平按：『窗籠』下，《靈樞》有『窗籠者耳中也』六字，《甲乙經》同，惟無『中』字。**太陽爲關，陽明爲闔，少陽爲樞。**三陰三陽之□，□身④爲門，營衛身也。門有三種：一者門關，比之太陽；二者門扉，比之陽明；三者門樞，比之少陽也。○平按：『爲關』，《靈樞》《甲乙經》均作『爲開』，說見前《陰陽合》篇。注『身』上所缺二字，謹擬作『脉於』二字。**關折⑤則肉節殰⑥而暴疾⑦起矣，故暴病者⑧取之太陽，視有餘不足。殰者，肉宛燋而弱⑨。**太陽主骨氣爲關，故骨氣折，肉節內敗。殰，音獨，胎生內敗曰殰。肉節內敗⑩，故暴病起。暴病起者，則知太陽關折，所以調太陽也。○平按：『殰』，《靈樞》作『瀆』，《甲乙經》作『潰緩』二字。『肉宛燋』，《靈樞》作『皮肉宛膲』，《甲乙》作『皮肉緩膲』。注『骨氣折』下，袁刻脱『肉節內敗』四字。**闔折則氣無所止息⑪而痿疾起矣，故痿疾者取之陽**

---

① 九鍼之要，在於終始：《靈樞》作『九鍼之玄，要在終始』。
② 之言：仁和寺本『之』字誤重。底本刪重出『之』字，是。
③ 顙大者鉗耳也：《甲乙》作『頏顙者鉗大，鉗大者耳也。』
④ 之□□身：仁和寺本『身』上二字漫漶，辨其殘形，略似『脉爲』二字，待考。
⑤ 關折：今本《靈樞》《甲乙》均作『故開折』。檢《素問·陰陽離合論》新校正云：『按《九墟》云：「關折則倉廩無所輸……」《甲乙》同。』據此，則林億等所見之《九墟》（即《靈樞》）與《甲乙》『開』字皆作『關』，與《太素》同，今本作『開』者，傳寫之誤也。
⑥ 則肉節殰：《靈樞》作『則肉節瀆』；《甲乙》作『則內節潰緩』。
⑦ 暴疾：《甲乙》作『暴病』。
⑧ 故暴病者：《甲乙》『故』下有『候』字。
⑨ 肉宛焦而弱：《靈樞》作『皮肉宛膲而弱也』；《甲乙》作『皮肉緩膲而弱也』。
⑩ 肉節內敗：仁和寺本『肉』字誤作『內』。當從底本作『肉節內敗』。
⑪ 無所止息：仁和寺本作『毋以所止息』。《靈樞》《甲乙》、蕭注《太素》均作『無所止息』；日本摹寫本闕『以』字，空一格。

明①，視有餘不足。陽明主肉主氣，故肉氣折損，則正氣不能禁用，即身痿厥，痿而不收，則知陽明闔折也。○平按：『疾』，《甲乙經》作『病』。無②所止息者，謂真氣③稽留，邪氣居之④。能止氣不洩，能行氣滋息者，真氣之要也。陽明闔折，則真氣稽留不用，故邪氣居之⑤，痿疾起也。○平按：注『要』下，別本有『用』字。樞折則骨繇而不安於地，故骨繇者取之少陽，視有餘不足。少陽主筋，筋以約束骨節。骨節氣弛無所約束⑥，故骨搖。骨搖，故知⑦少陽樞折也。○平按：《甲乙經》『繇』作『搖』；『不安』作『不能安』。骨繇者，節緩而不收⑧。所謂骨繇者，搖也⑨，當窾其本⑩。骨節緩而搖動。窾，音核。診候研窾，得其病源，然後取之也。○平按：『不收』下，《甲乙经》有『者』字，無『骨繇者』及『所謂骨繇者搖也』十字。『窾』，《靈樞》作『窮』。

太陰根于隱白，結于太倉。隱白，足大指端。太倉⑪，在腹中管穴⑫，與標本不同。○平按：『隱白』，《甲乙經》作『陰白』，恐誤。注『中管』上所缺一字，袁刻作『脘』，按，中管穴本書作中管，《甲乙》作中脘，即太倉穴，在上脘下一寸，居心蔽骨與齊之中，乃任脉腹自鳩尾十五穴之一，謹擬作『腹』。少陰根于涌⑬泉，結于廉泉。少陰先出涌泉爲根，行至踝下二寸中爲本，上行至結喉⑭上廉泉爲結，上至舌本及腎輸⑮爲標，有此不同

---

① 取之陽明：《甲乙》『取』上有『皆』字。
② 無：仁和寺本作『毋』。
③ 謂真氣：《靈樞》無『謂』字。
④ 邪氣居之：《甲乙》此下有『也』字。
⑤ 故邪氣居之：仁和寺本『氣居』二字殘甚，底本作『故邪氣居之』，是。
⑥ 骨節氣弛無所約束：仁和寺本『氣』下三字蝕爛，不可辨認。底本補入『弛無所』，可參。
⑦ 故知：底本、日本摹寫本均作『則知』，據仁和寺本改。
⑧ 骨繇者，節緩而不收：《靈樞》『收』下有『也』字；《甲乙》此句作『節緩而不收者』。
⑨ 所謂骨繇者搖也：《靈樞》『搖』下有『故』字；《甲乙》無此八字。
⑩ 當窾其本：『窾』，據楊注『音核』，當作『覈』字。疑此『窾』字與楊注二『窾』字抄誤。《甲乙》作『當覈其本』；《靈樞》作『當窮其本也』。
⑪ 太倉：仁和寺本作『大倉』。
⑫ 在腹中管穴：仁和寺本『腹』字漫漶，辨其殘筆，當作『腹』。底本『中管』上闕一字，蕭氏擬作『腹』，與仁和寺本合。
⑬ 涌：《靈樞》《甲乙》均作『湧』。按，『湧』與『涌』同，《集韻·腫韻》：『涌，或作湧。』
⑭ 上行至結喉：仁和寺本『喉』上一字蝕爛，不可辨認。底本、日本摹寫本均作『結』字，可參。
⑮ 及腎輸：仁和寺本『腎』上一字蝕爛，難以辨識。底本、通隱堂本作『及』字，可參。

也。○平按：『湧』，《靈樞》《甲乙經》作『湧』。注『上至舌本』，袁刻『上』作『止』。**厥陰根于太敦①，結于玉英，終于膻中。**厥陰先出大敦爲根，行至行間上五寸所爲本，行至玉英、膻中爲結，後至肝輸爲標，有此不同也。○平按：『終』，《靈樞》《甲乙》作『絡』。『厥陰』一段，《甲乙經》在『少陰』之前。

太陰爲闗，厥陰爲闔，少陰爲樞②。門有二種，有內門、外門。三陰爲內門，三陽爲外門③。內門闗者，謂是太陰；內門闔者，謂是厥陰；內門樞者，謂是少陰也。○平按：『闗』，《靈樞》《甲乙經》作『開』，下同，說見前。**闗折④則倉廩無所輸鬲洞者，取之太陰，視有餘不足，故闗折者氣不足⑤而生病⑥。**太陰主水穀以資身肉，太陰脉氣闗折，則水穀無由得行，故曰倉無輸也。以無所輸，膈氣虛弱，洞洩無禁，故氣不足而生病也。○平按：《靈樞》《甲乙經》『鬲』作『膈』；『洞』下復有『膈洞』二字。**闔折則氣施而喜悲，悲者取之厥陰，視有餘不足。**厥陰主筋，厥陰筋氣緩縱，則無禁喜悲。○平按：『施』，《靈樞》作『絶』，《甲乙經》作『弛』。『喜』《甲乙經》作『善』。**樞折則脉有所結而不通，不通者取之少陰，視有餘不足，有結者皆取之。**少陰主骨，骨氣有損，則少陰之脉不流，故有所結不通。結，即少陰絡結也。○平按：『皆取之』下，《靈樞》有『不足』二字。

足太陽根于至陰，流于京骨，注於崑崙，入于天柱、飛陽也⑦。輸穴之中，言六陽之脉，流井、滎、輸、原、經、合，五行次第至身爲極。今此手足六陽，從根至入，流注上行，與《本輸》及《明堂流注》有所不同。此中『根』者皆當彼所出，此中『流』者皆當彼所過，唯手太陽流，不在完骨之過，移當彼經陽谷⑧之行，疑其此經異耳。此中『注』者皆當彼行，唯足陽明不當解谿之行，移當彼合下陵，亦謂此經異耳。此中『入』者並與彼不同，六陽之脉皆從手足指端爲根，上絡行至其別走大絡稱『入』。入有二處，一入大絡，一道上行至頭入諸天柱，唯手足陽明至頸⑨於前人迎、扶突。《流注》以所出爲井，此爲根者，井爲出水之處，故根即井也。天柱，俠項大筋外廉陷中，足太陽之正經也。飛陽

---

① 太敦：『太』與『大』通。《靈樞》《甲乙》均作『大敦』。
② 少陰爲樞：『陰』，趙府本《靈樞》誤作『陽』，明刊本及人衛本《靈樞》與《太素》同。
③ 三陽爲外門：仁和寺本『爲』上二字殘甚，底本作『三陽爲外門』，是。
④ 闗折：《靈樞》《甲乙》均作『故開折』。『開』，宜從《太素》作『闗』，說見前。下『闗折』同。
⑤ 氣不足：《甲乙》『氣』上有『則』字。
⑥ 生病：《靈樞》『病』下有『也』字。
⑦ 飛陽也：《靈樞》作『飛揚也』；《甲乙》作『飛揚』。
⑧ 陽谷：仁和寺本『谷』上一字蝕盡，不可識別。底本補作『陽』字，可參。
⑨ 手足陽明至頸：仁和寺本『明』下二字漫漶，辨其殘筆，略似『轉輸』二字，待考。蘭陵堂本、通隱堂本、左合昌美『明』下作『至頸』。按，『至頸』與殘筆不甚吻合，與下文似亦難合。

在足外踝上七寸，足太陽之大絡也。〇平按：『流』，《靈樞》作『溜』，下同，不再舉。注『稱入入』三字，袁刻空三格。**足少陽根于竅陰，流于丘虚①，注于陽輔，入于天容、光明也。**天容在耳下曲頰後，足少陽正經也。光明在外踝上七寸，足少陽大絡也。〇平按：『竅陰』，《甲乙》作『竅陽』。**足陽明根于厲兑，流于衝陽，注于下陵，入于人迎、豐隆也②。**人迎在結喉傍大脉動應手，足陽明正經也。豐隆在足外踝上八寸骭③外廉陷者中，足陽明④之大絡也。**手太陽根于少澤，流于陽谷，注于少海，入天窗⑤、支正也⑥。**天窗在曲頰下扶突後動應手陷者中，手太陽之正經也。支正在腕後五寸，手太陽之大絡也。〇平按：『陽谷』，《甲乙經》作『暘谷』。**手少陽根于關衝，流于陽池，注于支溝，入天牖⑦、外關也⑧。**天牖在頸，缺盆上，天容後，天柱前，完骨下，髮際上，手少陽正經也。外關在腕後三寸空中一寸，手少陽⑨之大絡⑩也。**手陽明根于商陽，流于合谷⑪，注于陽谿，入扶突⑫、偏歷也⑬。**扶突在曲頰下一寸，人迎後，手陽明正經也。偏歷在腕後三寸，手陽明之大絡也。**此所謂根十二經**

①丘虚：底本作『邱虚』，據仁和寺本改。
②豐隆也：《甲乙》無『也』字。
③骭：音贛，即脛骨。
④足陽明：仁和寺本脱『陽』字。底本作『足陽明』，是。
⑤入天窗：《靈樞》《甲乙》『入』下有『於』字。
⑥支正也：《甲乙》無『也』字。
⑦入天牖：《靈樞》《甲乙》『入』下有『於』字。
⑧外關也：《甲乙》無『也』字。
⑨手少陽：仁和寺本『手』下脱『少』字。底本作『手少陽』，是。
⑩大絡：仁和寺本作『太絡』。
⑪合谷：底本誤作『合骨』，據仁和寺本改。
⑫入扶突：《靈樞》《甲乙》『入』下有『於』字。
⑬偏歷也：《甲乙》無『也』字。

者①，盛絡者皆當取之②。此根入經，唯有六陽。具而論者，更有六陰之脉，言其略耳。此謂根者，皆是正經③。循此十二正經，傍有絡脉血之盛者，皆當其部內量而取之。〇平按：《靈樞》《甲乙經》無『根』字。『盛絡』《甲乙經》作『絡盛』。

黃帝內經太素卷第十　經脉之三

仁安二年四月二十七日以同本書寫了

以同本移點校合了　丹波賴基

本云

仁平元年八月二十五日以同本書寫移點比校了　憲基

① 十二經者：《甲乙》作『十二經絡也』。

② 盛絡者皆當取之：《靈樞》作『盛絡皆當取之』；《甲乙》作『絡盛者當取之』。

③ 正經：底本誤作『三經』，據仁和寺本改。

黃帝內經太素卷第十一　輸穴

通直郎守太子文學臣楊上善奉　敕撰注
黃陂蕭延平北承甫校正

平按：此篇自篇首至末，見《靈樞·卷一·第二本輸篇》。自『肺出少商』以下，散見於《甲乙經·卷三·第二十四至三十五》等篇，惟意義多同，而編次前後，文法繁簡有異。自『肺合大腸』至『所合者也』，見《甲乙經·卷一·第三》。

編者按：蕭氏在以上按語中稱：『自「肺出少商」以下，散見於《甲乙經·卷三·第二十四至三十五》等篇，惟意義多同，而編次前後，文法繁簡有異。』其說欠准確。《甲乙經》相關內容源自《明堂經》，而《太素》相關內容出自《靈樞》，這是造成文字差異較大原因。

本輸

黃帝問於岐伯曰：凡刺之道，必通十二經脉之所終始，手之三陰，始之於胸，終於手指；手之三陽，始於手指，終之於頭。足之三陽，始起於頭，終之於足；足之三陰，始起於足[①]，終之於腹。○平按：『經脉』，《靈樞》作『經絡』。**絡脉之所別起，**十五絡脉，皆從藏府正經別走相入。○平按：『別起』，《靈樞》作『別處』。**五輸之所留止，**各從井出，留止於合。○平按：《靈樞》無『止』字。**五藏六府之所與合，**五藏六經爲裏，六府六經爲表，表裏合也。○平按：《靈樞》無『五藏』二字。**四時之所出入，**秋冬，陽氣從皮外入至骨髓，陰氣出至皮外；春夏，陰氣從皮外入至骨髓，陽氣出至皮外。**藏府之所流行，**藏府出於營衛二氣，流行於身也。○平按：《靈樞》『藏府』作『五藏』；『流行』作『溜處』。**闊數之度，**營衛所行闊數度量。**淺深之狀，**絡脉爲淺，經脉爲深。

① 始起於足：仁和寺本『於』上二字蝕爛，辨其剩筆，略似『起之』二字，待考。底本作『始起於足』，『始起』二字似與仁和寺本殘筆不合。

高下所至，願聞其解。經脈高上於頭，下至於足。此之九義，並請聞之。**岐伯答曰：請言其次**①。次者，井、滎、輸、經、合等陰陽五行次第也。**肺出少商**②，**少商者**③**手大指**④**內側也**⑤，**爲井**⑥；肺脉從藏而起，出至大指次指之端；今至大指之端，還入於藏，此依經脈順行從手逆數之法也。井者，古者以泉源出水之處爲井也，掘地得水之後，仍以本爲名，故曰井也。人之血氣出於四支，故脉出處以爲井也。手足三陰皆以木爲井，相生至於水之合也；手足三陽皆以金爲井，相生至於土之合也。所謂陰脉出陽，至陰而合；陽脉出陰，至土而合也。〇平按：『指』下《靈樞》《甲乙經》有『端』字；『井』下《靈樞》有『木』字。**溜于魚際**⑦，**魚際者手魚也，爲滎；**腕前大節之後狀若魚形，故曰手魚也。脉出少商，溢入魚際，故爲滎也。烏迴反⑧。**注于太泉**⑨，**太泉者**⑩**魚後下陷者之中**⑪**也，爲輸；**輸，送致聚也。《八十一難》曰：五藏輸者，三焦行氣之所留止。故肺氣與三焦之氣送致聚於此處，故名爲輸也。〇平按：『太泉』，《靈樞》《甲乙》作『太淵』，說見前。『下』字，《靈樞》作『一寸』二字；『輸』作『腧』，《甲乙》作『俞』，下同，不再舉。**行于經渠**⑫，**經渠者寸口之中也，動而不居，爲經；**寸口之中，十二經脉歷於渠洫⑬，故曰經渠。居，停也。太陰之脉動於寸口不息，故曰不居。經者，通也，肺氣至此常通，故曰經也。〇平按：『行于經渠』上，《千金》有『過於列缺爲源』六字。**入于尺**

---

①請言其次：《靈樞》『次』下有『也』字。
②肺出少商：《靈樞》『出』下有『於』字。
③少商者：《甲乙·卷三·第二十四》『者』下有『木也』二字。
④手大指：《靈樞》作『手大指端』；《甲乙·卷三·第二十四》作『在手大指端』。據楊注『今至大指之端』，疑仁和寺本『指』下脱『端』字。
⑤內側也：《甲乙·卷三·第二十四》無『也』字。
⑥爲井：《靈樞》作『爲井木』；《甲乙》無『爲井』二字。
⑦溜于魚際：《甲乙》此段作『魚際者火也，在手大指本節後內側散脉中，手太陰脉之所溜也，爲滎』。按，《甲乙》內容源自《明堂經》，以下諸條異文多者皆屬此類。
⑧烏迴反：『烏』，底本作『焉』，據仁和寺本改。
⑨注於太泉：『泉』，仁和寺本作『淵』，下同。《甲乙》此段作『太淵者水也，在掌后陷者中，手太陰脉之所注也，爲俞。』
⑩太泉者：《靈樞》作『太淵』，無『者』字。
⑪魚後下陷者之中：《靈樞》作『魚後一寸陷者中』。
⑫行于經渠：《甲乙》此段作：『經渠者金也，在寸口陷者中，手太陰之所行也，爲經。』
⑬渠洫：仁和寺本『洫』下欄綫外注有『《玉》呼域反。洫，所以通水於川也』十二字。按，『玉』指《玉篇》。

澤①，尺澤者②肘中之動脉也，爲合，手太陰經也。如水出井以至海，爲合。脉出指井，至此合於本藏之氣，故名爲合。解餘十輪，皆放③於此。諸輪穴名義，已《明堂》具釋也。心出中衝④，中衝者⑤手中指之端也，爲井；溜于勞宮，勞宮者⑥掌中中指本節之內間也，爲滎；《明堂》一名五星也，掌中動脉也。〇平按：『心』《甲乙》作『心主』。《靈樞》『井』下有『木』字。注于大陵，大陵者⑦掌後兩骨之間⑧方下者也⑨，爲輸；〇平按：『爲輸』下，《千金》有『過於內關爲源』六字。『兩骨之間方下者也』《甲乙》作『兩筋間陷者中』。行于間使，間使道⑩兩筋之間⑪，三寸之中也，有過則至，毋⑫過則止，爲經；方下，陷中也。三寸之中者，三寸之際也。有虛實之過，則氣使至此；無過不至，故止也。《明堂》此手心主經下，有手少陰五輸，此經所說心不受邪，故手少陰無輸也。〇平按：『道』上，《靈樞》有『之』字。入于曲澤，曲澤者⑬肘內廉下陷者之中也⑭，屈而得之⑮，爲合，手心主經也⑯。

① 入于尺澤：《甲乙·卷三·第二十四》此段作：『尺澤者水也，在肘中約上動脉，手太陰之所入也，爲合。』
② 尺澤者：《靈樞》無『者』字。
③ 放：同『仿』。
④ 心出中衝：《甲乙·卷三·第二十五》此段作：『心主出中衝，中衝者水也，在手中指之端，去爪甲如韭葉陷者中，手心主脉之所出也，爲井。』
⑤ 中衝者：《靈樞》無『者』字。
⑥ 勞宮者：《靈樞》無『者』字。
⑦ 大陵者：《靈樞》無『者』字。《甲乙·卷三·第二十五》作『大陵者土也』。
⑧ 掌後兩骨之間：《甲乙·卷三·第二十五》作『在掌後兩筋間』。《靈樞》與《太素》同。
⑨ 方下者也：《甲乙·卷三·第二十五》作『陷者中，手心主脉之所注也』。
⑩ 間使道：《甲乙》作『間使者金也』；《靈樞》作『間使之道』。劉衡如曰：『之道，《太素·卷十一·本輸》作「道」，楊注未加解釋，例之前後各條，想系「者」字，初誤爲「道」，後人或以費解，又加「之」字。《甲乙》《千金》《外臺》及《素問·氣穴論》王注均無「道」字，應據改。』
⑪ 兩筋之間：自『兩筋之間』至『爲經』，《甲乙·卷三·第二十五》作『在掌後三寸兩筋間陷者中，手心主脉之所行也，爲經』。
⑫ 毋：原作『無』，據仁和寺本改。
⑬ 入于曲澤曲澤者：《靈樞》無『者』字。《甲乙·卷三·第二十五》作『曲澤者水也』。
⑭ 肘內廉陷者之中也：《甲乙·卷三·第二十五》作『在肘內廉陷者中』。
⑮ 屈而得之：『而』，《甲乙·卷三·第二十五》作『肘』。
⑯ 爲合手心主經也：《靈樞》作『爲合，手少陰也』；《甲乙·卷三·第二十五》作『手心主脉之所入也，爲合』。

肝出太敦①，太敦者②足大指之端③及三毛之中也④，爲井；足大指端及三毛皆是大敦，厥陰脉井也。○平按：『屈而得之』，《甲乙》作『屈肘得之』。『手心主』，《靈樞》作『手少陰』。『井』下，《靈樞》有『木』字。溜于行間，行間者⑤大指之間也⑥，爲滎；《明堂》足厥陰脉動應手也。○平按：《靈樞》『大指』上有『足』字。注于大衝，大衝者⑦在行間上二寸陷者之中也⑧，爲輸；《明堂》本節後二寸或一寸半陷中也。○平按：《靈樞》『行間』上無『者在』二字。行于中封，中封者⑨在內踝前⑩一寸半陷者中也⑪，使逆則宛，使和則通，搖足而得之⑫，爲經；氣行曰使。宛，不伸也，塞也。《明堂》內踝前一寸，仰足而取之，陷者中。伸足乃得之也。○平按：《千金》作『過於中封爲源，行於中郄爲經』，與此不同。入于曲泉，曲泉者⑬輔骨之下⑭，大筋之上也⑮，屈膝而得之⑯，爲合，足厥陰經也⑰。《明堂》在膝內輔骨下，大筋上，小筋下，陷中也。

---

① 肝出太敦：『太』與『大』通。《靈樞》作『肝出于大敦』。下文二『太』字，《靈樞》《甲乙》均作『大』。

② 太敦者：《甲乙·卷三·第三十一》作『大敦者木也』。

③ 足大指之端：《甲乙·卷三·第三十一》作『在足大指端去爪甲如韭葉』。

④ 三毛之中也：《甲乙·卷三·第三十一》作『三毛中，足厥陰脉之所出也』。

⑤ 溜于行間行間者：《靈樞》無『者』字。《甲乙·卷三·第三十一》作『行間者火也』。

⑥ 大指之間也：《甲乙·卷三·第三十一》作『在足大指間動脉陷者中，足厥陰之所溜也』。

⑦ 注于大衝大衝者：《靈樞》無『者』字；《甲乙·卷三·第三十一》作『太衝者土也』。

⑧ 在行間上二寸陷者之中也：《靈樞》無『在』字；《甲乙·卷三·第三十一》作『在足大指本節後二寸，或曰一寸五分陷者中，足厥陰脉之所注也』。

⑨ 行于中封中封者：《靈樞》無『者』字。《甲乙·卷三·第三十一》作『中封者金也』五字。

⑩ 在內踝前：《靈樞》作『內踝之前』；《甲乙·卷三·第三十一》作『在足內踝前』。

⑪ 一寸半陷者中也：『中也』，《靈樞》作『之中』。《甲乙·卷三·第三十一》此句作『一寸仰足取之陷者中』。

⑫ 搖足而得之：《甲乙·卷三·第三十一》作『伸足乃得之，足厥陰脉之所注也』。

⑬ 入于曲泉曲泉者：《靈樞》無『者』字；《甲乙·卷三·第三十一》作『曲泉者水也』。

⑭ 輔骨之下：《甲乙·卷三·第三十一》作『在膝內輔骨下』。

⑮ 大筋之上也：《甲乙·卷三·第三十一》作『大筋上小筋下陷者中』。

⑯ 屈膝而得之：《甲乙·卷三·第三十一》無『而』字。

⑰ 爲合足厥陰經也：《靈樞》無『經』字；《甲乙·卷三·第三十一》作『足厥陰脉之所入也，爲合』。

脾出隱白①**，隱白者**②**足大指之端內側也**③**，爲井；溜于太都，太都者**④**本節之後下陷者之中也**⑤**，爲滎；注于太白，太白者**⑥**核骨之下也**⑦**，爲輸；**核骨在大指本節之後，然骨之前高骨是也。核，莖革反。○平按：《靈樞》『井』下有『木』字；『太都』作『大都』。『核』，袁刻誤作『腕』，注同。注『核，莖革反』，袁刻無此四字。**行于商丘**⑧**，商丘者**⑨**內踝下之**⑩**陷者之中也**⑪**，爲經；**《明堂》足內踝下微前。○平按：『行于商丘』上，《千金》有『過於公孫爲源』六字。**入于陰之陵泉，陰之陵泉者**⑫**輔骨之下**⑬**陷者之中也**⑭**，屈伸而得之**⑮**，爲合，足太陰經也**⑯**。**膝下內側輔骨下也。○平按：《靈樞》無『屈』字；『太陰』下無『經』字。

腎出涌泉，涌泉者⑰**足心也**⑱**，爲井；**《明堂》一名地衝也。○平按：『涌泉』，《靈樞》《甲乙》作『湧泉』。『井』下，《靈樞》有『木』字。**溜于然谷，然**

---

① 脾出隱白：《靈樞》『出』下有『于』字；《甲乙·卷三·第三十》作『脾在隱白』。
② 隱白者：《甲乙·卷三·第三十》『者』下有『木也』二字。
③ 足大指之端內側也：《甲乙·卷三·第三十》作『足大指端內側去爪甲如韭葉，足太陰脉之所出也』。
④ 溜於太都太都者：『太都』，《靈樞》作『大都』，無『者』字；《甲乙·卷三·第三十》作『大都者火也』。
⑤ 本節之後下陷者之中也：《甲乙·卷三·第三十》作『在足大指本節後陷者中，足太陰脉之所溜也』。
⑥ 注于太白太白者：《靈樞》無『者』字；《甲乙·卷三·第三十》作『太白者土也』。
⑦ 核骨之下也：『核』，《靈樞》作『腕』；《甲乙·卷三·第三十》此句作『在足內側核骨下陷者中，足太陰脉之所注也』。
⑧ 丘：底本作『邱』，據仁和寺本改。下文『丘』字同。
⑨ 商丘者：《靈樞》無『者』字。《甲乙·卷三·第三十》作『商丘者金也』。
⑩ 內踝下之：底本無『之』字，據仁和寺本補。《靈樞》作『內踝之下』；《甲乙·卷三·第三十》作『在足內踝下微前』。
⑪ 陷者之中也：《甲乙·卷三·第三十》作『陷者中，足太陰脉之所行也』。
⑫ 陰之陵泉者：《靈樞》無『者』字；《甲乙·卷三·第三十》此句作『陰陵泉者水也』。
⑬ 輔骨之下：《甲乙·卷三·第三十》作『在膝下內側輔骨下』。
⑭ 陷者之中也：《甲乙·卷三·第三十》作『陷者中』。
⑮ 屈伸而得之：《靈樞》無『屈』字；《甲乙·卷三·第三十》『足』作『乃』。
⑯ 爲合足太陰經也：《甲乙·卷三·第三十》作『足太陰脉之所入也，爲合。』
⑰ 涌泉者：《甲乙·卷三·第三十二》作『湧泉者木也』。
⑱ 足心也：《甲乙·卷三·第三十二》作『一名地衝，在足心陷者中，屈足捲指宛宛中，足少陰脉之所出也』。

谷者①然骨之下也②，爲滎；《明堂》一名龍泉③，在足內踝前起大骨下陷中。即此大骨爲然骨。注于太谿，太谿者④內踝之後⑤跟骨之上⑥陷者之中也⑦，爲輸；《明堂》跟骨上動脉也。○平按：《靈樞》『太谿』作『大谿』；『陷』下無『者之』二字。『爲輸』下，《千金》有『過於水泉爲源』六字。行于復留，復留者⑧上踝二寸⑨，動而不休也，爲經；《明堂》一名昌陽，一名伏白，足少陰脉，動不休也。○平按：『復留』，《甲乙》作『復溜』。『踝』上，《靈樞》《甲乙》有『內』字。『二寸』下，《甲乙》有『陷者中』三字。入于陰谷，陰谷者⑩輔骨之後⑪，大筋之下，小筋之上也，按之應手，屈膝而得之⑫，爲合，足少陰經也⑬。《明堂》在膝內輔骨之後。按應手，謂按之手下覺異也。

膀胱出于至陰，至陰者⑭足小指之端也⑮，爲井；《明堂》在足小指外側，去爪甲角如韭葉也。○平按：《靈樞》『井』下有『金』字。溜于通谷，

---

① 然谷者：《靈樞》無『者』字；《甲乙·卷三·第三十二》作『然谷者火也，一名龍淵』。
② 然谷之下也：《靈樞》作『然谷之下者也』；《甲乙·卷三·第三十二》作『在足內踝前起大骨下陷者中，足少陰脉之所溜也』。
③ 龍泉：『泉』爲『淵』避諱字。《甲乙·卷三·第三十二》引《明堂經》作『一名龍淵。』
④ 太谿者：《靈樞》作『大谿』，無『者』字；《甲乙·卷三·第三十二》作『太谿者土也』。
⑤ 內踝之後：《甲乙·卷三·第三十二》作『足內踝後』。
⑥ 跟骨之上：《甲乙·卷三·第三十二》作『跟骨上動脉』。
⑦ 陷者之中也：《靈樞》作『陷中者也』；《甲乙·卷三·第三十二》作『陷者中，足少陰脉之所注也』。
⑧ 復留者：《靈樞》無『者』字。《甲乙·卷三·第三十二》作『復溜者金也，一名伏白，一名昌陽』。
⑨ 上踝二寸：《靈樞》作『上內踝二寸』。《甲乙·卷三·第三十二》作『在足內踝上二寸陷者中，足少陰脉之所行也』。
⑩ 陰谷者：《靈樞》無『者』字。《甲乙·卷三·第三十二》作『陰谷者水也』。
⑪ 辅谷之後：《甲乙·卷三·第三十二》作『在膝下內辅骨後』。
⑫ 屈膝而得之：《甲乙·卷三·第三十二》無『而』字。
⑬ 爲合足少陰經也：《甲乙·卷三·第三十二》作『足少陰脉之所入也，爲合』。
⑭ 至陰者：《甲乙·卷三·第三十五》作『至陰者金也』。
⑮ 足小指之端也：《甲乙·卷三·第三十五》作『在足小指外側去爪甲如韭葉，足太陽之所出也』。

通谷者①本節之前②，爲滎；《明堂》通谷者，小指外側本節前陷中也。〇平按：『前』下，《靈樞》有『外側也』三字。注于束骨，束骨者③本節之後也④，爲輸；《明堂》在足小指外側，本節後陷中也。〇平按：『後』下，《靈樞》有『陷⑤者中』三字。過于京骨，京骨者⑥外踝之下也⑦，爲原；齊下動氣者，人之生命，十二經之根本也，故名曰原。三焦者，原氣之别使，主行三氣，經營五藏六府。故原者，三焦之尊稱也，是以五藏六府皆有原也。肺之原出大泉，心之原出大陵也，肝之原出大衝，脾之原出太白，腎之原出大谿，手少陰經原出神門掌後兑骨之端。此皆以輸爲原者，以輸是三焦所行之氣留止處也。六府原者，膽原出丘虛⑧，胃原出衝陽，大腸原出合谷⑨，小腸原出完骨，膀胱原出京骨，三焦原出陽池⑩。六府者陽也，三焦行於諸陽，故置一輸名原，不應五時也。所以府有六輸，亦與三焦共一氣也。〇平按：『外踝』，《靈樞》作『外側大骨』四字。『原』，《千金》作『源』，下同。行于崑崙，崑崙者⑪在外踝之後⑫，跟骨之上也⑬，爲經；入于委中，委中者⑭膕中也⑮，爲合，委而取之，足太陽經也⑯。《明堂》在膕中央約文中動脉也。〇平按：『之上』下，《甲乙》有『陷中細脉動應手』七字。《靈樞》『膕中也』，『也』作『央』；『太陽』下，無『經』字。

---

① 通谷者：《靈樞》無『者』字；《甲乙·卷三·第三十五》作『通谷者水也』。
② 本節之前：《靈樞》『前』下有『外側也』三字；《甲乙·卷三·第三十五》作『在足小指外側本節前陷者中，足太陽脉之所溜也』。
③ 束骨者：《靈樞》無『者』字；《甲乙·卷三·第三十五》作『束骨者木也』。
④ 本節之後也：《甲乙·卷三·第三十五》作『在足小指外側本節後陷者中，足太陽脉之所注也』。
⑤ 陷：底本誤作『限』，據《靈樞》改。
⑥ 過于京骨京骨者：《靈樞》無『者』字；《甲乙·卷三·第三十五》作『京骨』二字。
⑦ 外踝之下也：《靈樞》作『足外側大骨之下』；《甲乙·卷三·第三十五》作『在足外側大骨下赤白肉際陷者中，按而得之，足太陽脉之所過也』。
⑧ 丘虛：底本作『邱虛』。今從仁和寺本。
⑨ 合谷：底本誤作『合骨』，據仁和寺本改。
⑩ 出陽池：『出』，仁和寺本作『在』，據上文，當從底本作『出』。
⑪ 行于崑崙崑崙者：《靈樞》無『者』字；《甲乙·卷三·第三十五》作『崑崙火也』四字。
⑫ 在外踝之後：《甲乙·卷三·第三十五》作『在足外踝後』。
⑬ 跟骨之上也：《靈樞》無『也』字；《甲乙·卷三·第三十五》作『跟骨上陷中，細脉動應手，足太陽脉之所行也』。
⑭ 委中者：《靈樞》無『者』字；《甲乙·卷三·第三十五》作『委中者土也』。
⑮ 膕中也：《靈樞》作『膕中央』；《甲乙·卷三·第三十五》作『在膕中央約文中動脉，足太陽脉之所入也』。
⑯ 委而取之足太陽經也：《甲乙·卷三·第三十五》無此九字。

膽出于竅陰，竅陰者①足小指次指之端也②，爲井；《明堂》足小指次指端，去爪甲角如韭葉。○平按：『井』下，《靈樞》有『金』字。溜于俠谿，俠谿者③小指次指之間也④，爲滎；《明堂》小指次指歧骨間本節前陷中。○平按：『小指』上，《靈樞》有『足』字。注于臨泣，臨泣者⑤上行一寸半陷者中也⑥，爲輸；《明堂》在足小指次指本節皮間⑦陷者中，去俠谿一寸半也。○平按：注『皮間』，《甲乙》作『後間』。過于丘虛⑧，丘虛者⑨外踝之下⑩陷者之中也⑪，爲原；《明堂》外踝下如前陷者中，去臨泣三寸也。○平按：『虛』，《靈樞》《甲乙》作『墟』。『下陷』上，《靈樞》有『前』字。注『去臨泣三寸』，《甲乙》作『去臨泣⑫一寸』。行于陽輔，陽輔者⑬外踝之上⑭，輔骨之前，及絶骨之端也⑮，爲經；《明堂》無『及』，及即兩處也。○平按：『輔骨』上，《甲乙》有『四寸』二字。『端』下，《甲乙》有『如前三分，去丘墟⑯七寸』九字。入于陽之陵泉，陽之陵泉者⑰外膝外⑱陷者中也⑲，爲合，伸足而得之⑳，足少陽經

---

①竅陰者：《甲乙·卷三·第三十四》作『竅陰者金也』。
②足小指次指之端也：《甲乙·卷三·第三十四》作『在足小指次指之端，去爪甲如韭葉，足少陽脉之所出也』。
③俠谿者：《靈樞》無『者』字；《甲乙·卷三·第三十四》作『俠谿者水也』。
④小指次指之間也：《靈樞》此上有『足』字；《甲乙·卷三·第三十四》作『在足小指次指二岐骨間本節前陷者中，足少陽脉之所溜也』。
⑤臨泣者：《靈樞》無『者』字；《甲乙·卷三·第三十四》作『臨泣者木也』。
⑥上行一寸半陷者中也：《甲乙·卷三·第三十四》作『在足小指次指本節後間陷者中，去俠谿一寸五分，足少陽脉之所注也』。
⑦皮間：仁和寺本『皮』字下方欄綫外注一『後』字，當謂『皮』字宜改作『後』。
⑧過于丘虛：『丘』，底本作『邱』，據仁和寺本改，下同。《甲乙·卷三·第三十四》無此四字。
⑨丘虛者：《靈樞》《甲乙》無『者』字。
⑩外踝之下：《甲乙·卷三·第三十四》作『在足外廉踝下如前』。
⑪陷者之中也：《靈樞》無『之』字；《甲乙·卷三·第三十四》作『陷者中，去臨泣一寸，足少陽脉之所過也』。
⑫去臨泣：底本脱此三字，據《甲乙·卷三·第三十四》補。
⑬陽輔者：《靈樞》無『者』字。《甲乙·卷三·第三十四》作『陽輔者火也』。
⑭外踝之上：《甲乙·卷三·第三十四》作『在足外踝上四寸』，注曰：『《氣穴論》注無「四寸」二字。』
⑮輔骨之前及絶骨之端也：《甲乙·卷三·第三十四》作『輔骨前絶骨端如前三分，去丘墟七寸，足少陽脉之所行也』。
⑯丘墟：底本作『邱虛』，據《甲乙·卷三·第三十四》改。
⑰陽之陵泉者：《靈樞》無『者』字；《甲乙·卷三·第三十四》作『陽陵泉者土也』。
⑱外膝外：仁和寺本作『在膝外』，當據改。《甲乙·卷三·第三十四》作『在膝下一寸骱外廉』。
⑲陷者中也：《甲乙·卷三·第三十四》無『也』字。
⑳爲合伸足而得之：《靈樞》無『足』字；《甲乙·卷三·第三十四》無『伸足而得之』五字，『爲合』二字在後。

也①。《明堂》在膝下外廉也。○平按：《靈樞》『外膝』作『在膝』；『伸』下無『足』字。胃出于厲兑②，厲兑者③足大指之內④，次指之端也⑤，爲井；《明堂》去爪甲角如韭葉也。○平按：『井』下，《靈樞》有『金』字。溜于內庭，內庭者⑥次指外間陷者中也⑦，爲滎；《明堂》足大指次指外間也。○平按：『外間』下，《靈樞》無『陷者中』三字。注于陷谷，陷谷者⑧中指內間上行二寸陷者之中也⑨，爲輸；《明堂》足大指次指外間本節皮⑩陷者中，去內庭二寸也。○平按：『陷谷者』下，《靈樞》有『上』字。注『皮』字，《甲乙》作『後』。過于衝陽，衝陽者⑪足跗⑫上五寸陷者中也⑬，爲原，摇足而得之⑭；《明堂》一名會原，足跗上五寸骨間動脉上，去陷谷三寸也。○平按：『跗』，《甲乙》作『趺』。行于解谿，解谿者⑮上衝陽一寸半⑯陷者中也⑰，爲經；《明堂》衝陽後一寸半腕上也。入于下陵⑱，下陵者⑲

---

① 足少陽經也：《靈樞》無『經』字；《甲乙・卷三・第三十四》作『足少陽脉之所入也，爲合』。
② 胃出于厲兑：《甲乙・卷三・第三十三》無『于』字。
③ 厲兑者：《甲乙・卷三・第三十三》作『厲兑者金也』。
④ 足大指之內：《靈樞》作『足大指內』；《甲乙・卷三・第三十三》作『在足大指』。
⑤ 次指之端也：《甲乙・卷三・第三十三》作『次指之端，去爪甲角如韭葉，足陽明脉之所出也』。
⑥ 內庭者：《靈樞》無『者』字；《甲乙・卷三・第三十三》作『內庭者水也』。
⑦ 次指外間陷者中也：《靈樞》作『次指外間也』；《甲乙・卷三・第三十三》作『在足大指次指外間陷者中，足陽明脉之所溜也』。
⑧ 注于陷谷陷谷者：《甲乙・卷三・第三十三》作『陷骨者木也』。
⑨ 中指內間上行二寸陷者之中也：《靈樞》作『上中指內間上行二寸陷者中也』；《甲乙・卷三・第三十三》作『在足大指次指間，本節後陷者中，去內庭二寸，足陽明脉之所注也』。
⑩ 皮：據《甲乙・卷三・第三十三》『本節後陷者中』，疑爲『後』字之誤。
⑪ 衝陽者：《靈樞》無『者』字。《甲乙・卷三・第三十三》作『衝陽一名會原』。
⑫ 足跗：仁和寺本作『足足跗』，下『足』字抄衍。《靈樞》作『足跗』；《甲乙・卷三・第三十三》作『在足趺』。
⑬ 陷者中也：《甲乙・卷三・第三十三》作：『骨間動脉上去陷谷三寸，足陽明脉之所過也』。
⑭ 摇足而得之：《甲乙・卷三・第三十三》無此五字。
⑮ 解谿者：《靈樞》無『者』字。《甲乙・卷三・第三十三》作『解谿者火也』。
⑯ 上衝陽一寸半：《甲乙・卷三・第三十三》作『在衝陽後一寸五分腕上』。
⑰ 陷者中也：《甲乙・卷三・第三十三》作『陷者中，足陽明脉之所行也』。
⑱ 入于下陵：自『入』字至『足陽明經也』，《甲乙・卷三・第三十三》與《太素》出入甚大，文多不引，詳見《甲乙》原書。
⑲ 下陵者：《靈樞》無『者』字。

膝下三寸，胻外三里也，爲合；復下三寸①，爲巨虛上廉也②；復下三寸，爲巨虛下廉也。大腸屬上，小腸屬下，足陽明胃脉也，大腸、小腸皆屬于此，足陽明經也③。人膝如陵，陵下三寸，一寸爲一里也。三里以下，三寸之下上下處，上際爲上廉，下際爲下廉。以在胻骨外側，故名爲廉。足陽明脉行此虛中，大腸之氣在上廉中與陽明合，小腸之氣在下廉中與陽明合，故曰大腸屬上，小腸屬下也。〇平按：《靈樞》『胻』下有『骨』字；上『復下』二字下，有『三里』二字；下『復下』二字下，有『上廉』二字；『皆屬於此』作『皆屬於胃』。

三焦者上合于④手少陽，出于關衝，關衝者⑤手小指⑥次指之端也⑦，爲井；溜于掖門，掖門者⑧小指之間也⑨，爲滎；注于中渚，中渚者⑩本節之後也⑪，爲輸；過于陽池，陽池者⑫在腕上陷者之中也⑬，爲原；陽池，《明堂》一名別陽，在手表腕上陷中也。〇平按：《靈樞》『井』下有『金』字；『掖』作『液』，《甲乙》作『腋』。『之間』上，《靈樞》有『次指』二字；『之後』下有『陷中者⑭』三字。

---

① 復下三寸：《靈樞》作『復下三里三寸』。
② 上廉也：《靈樞》無『也』字。
③ 足陽明經也：《靈樞》作『是足陽明也』。
④ 三焦者上合于：《靈樞》無『于』字；《甲乙·卷三·第二十八》無『者』『于』二字。
⑤ 關衝者：《甲乙·卷三·第二十八》作『關衝者金也』。
⑥ 手小指：《甲乙·卷三·第二十八》『手』上有『在』字。
⑦ 之端也：《甲乙·卷三·第二十八》作『之端，去爪甲如韭葉，手少陽脉之所出也』。
⑧ 掖門者：《靈樞》作『液門』；《甲乙·卷三·第二十八》作『腋門者水也』。
⑨ 小指之間也：《靈樞》『小指』下有『次指』二字；《甲乙·卷三·第二十八》作『在小指次指間陷者中，手少陽脉之所溜也』，疑《太素》脫『次指』二字。
⑩ 中渚者：《靈樞》無『者』字；《甲乙·卷三·第二十八》作『中渚者木也』。
⑪ 本節之後也：《靈樞》『後』下有『陷者中』三字。《甲乙·卷三·第二十八》作『在手小指次指本節後陷者中，手少陽脉之所注也』。
⑫ 陽池者：《靈樞》無『者』字；《甲乙·卷三·第二十八》作『陽池一名別陽』。
⑬ 在腕上陷者之中也：《甲乙·卷三·第二十八》作『在手表上腕上陷者中，手少陽脉之所過也』。
⑭ 陷中者：《靈樞》作『陷者中』，此蕭氏抄誤。

行于支溝，支溝者①腕上②三寸兩骨間③陷者中也④，爲經；入于天井，天井者⑤在肘外大骨之上⑥陷者中也⑦，爲合，屈肘而得之⑧。《明堂》在肘外大骨之後，肘後一寸兩筋間陷中也。○平按：《靈樞》『腕上』作『上腕』；『而得之』作『乃得之』。三焦下輸⑨，在於足太陽之前，少陽之後，出於膕⑩中外廉，名曰委陽，此太陽之絡也⑪。手少陽經也。上焦如霧，中焦如漚，下焦如瀆，此三焦之氣上下皆通，故上輸在背第十三椎下兩傍各一寸半，下輸在此太陽之間⑫出膕外廉足太陽絡。三焦下行氣聚之處，故曰下輸也。○平按：《靈樞》『足太陽』作『足大指』。足三焦者，太陽之所將⑬，太陽之別也，上踝五寸，而⑭別入貫腨腸，出於委陽，並太陽之正，入絡膀胱，約下焦⑮，腨⑯，遄免反，腓腸⑰也。腎間動氣，足太陽將原氣，別使三焦之氣，出足外側大骨下赤白肉際陷中爲原，上踝五寸，別入貫腨腸，出委陽，並大陽之正，入腹絡膀胱，下焦即膀胱也。原氣太陽絡於膀胱，節約膀胱，使溲便調也。以此三焦原氣行足，故名足三焦也。○平按：《靈樞》『三焦』上

①支溝者：《靈樞》無『者』字；《甲乙·卷三·第二十八》『者』下有『火也』二字。
②腕上：《靈樞》作『上腕』；《甲乙·卷三·第二十八》作『在腕後』。
③兩骨間：《靈樞》《甲乙·卷三·第二十八》均作『兩骨之間』。
④陷者中也：《甲乙·卷三·第二十八》無『也』字，『中』下有『手少陽脉之所行也』八字。
⑤天井者：《靈樞》無『者』字；《甲乙·卷三·第二十八》『者』下有『土也』二字。
⑥大骨之上：《甲乙·卷三·第二十八》作『大骨之後兩筋間』。
⑦陷者中也：《甲乙·卷三·第二十八》『中』下無『也』字，有『屈肘得之，手少陽脉之所入也』十二字。
⑧屈肘而得之：《靈樞》作『屈肘乃得之』；《甲乙·卷三·第二十八》此句在前。
⑨三焦下輸：自『三焦下輸』至『手少陽經也』，《甲乙·卷三·第三十五》作『委陽三焦下輔俞也，在足太陽之前，少陽之後，出於膕中外廉兩筋間，扶承下六寸，此足太陽之別絡也。』
⑩出於膕：仁和寺本『膕』字右側注有『古後反』三字。日本摹寫本作『古獲反』。
⑪此太陽之絡也：《靈樞》作『是太陽絡也』。
⑫下輸在此太陽之間：劉衡如曰：『據經文，此前疑脱「少陽」二字。』
⑬太陽之所將：《靈樞》作『足少陽、太陰之所將』，『陰』字下注云：『一本作陽。』
⑭而：《靈樞》無『而』字。
⑮約下焦：底本脱『約』字，據仁和寺本補。
⑯腨：仁和寺本此字右側有小字注文，已漫漶，似爲『腨，市環反；市，時止反』八字。日本摹寫本此八字作『唐，市緣反；市，時止反』。
⑰腓腸：仁和寺本『腓』字右側有小字注文，已漫漶，似爲『《玉》，扶非反，脛脚也』七字。

無『足』字；『太陽之所將』作『少陽太陰之所將』，注云：『一本作太陽。』**盛則閉癃，虛則遺溺，遺溺則補①，閉癃則寫②。**

小腸③上合于手太陽④，出于少澤，少澤者⑤小指之端也⑥，爲井；《明堂》一名少吉，去爪甲下一分陷中。○平按：《靈樞》『盛』作『實』；『小腸』上有『手太陽』三字；『井』下有『金』字。**溜于前谷，前谷者⑦手小指⑧本節之前⑨陷者中也⑩，爲滎；**《明堂》在手小指外側中也。○平按：『小指』，《靈樞》作『外廉』。**注于後谿，後谿者⑪本節之後也⑫，爲輸；**《明堂》在手小指外側本節後陷中也。○平按：『本節』上，《靈樞》有『在手外側』四字。**過于完骨，完骨者⑬，在手外側腕骨之前也⑭，爲原；**《明堂》在手外側腕前起骨下陷中。即此起骨爲腕骨，此經名完骨。胡端反。○平按：『完骨』，《靈樞》《甲乙》作『腕骨』。**行于陽谷，陽谷者⑮在兑骨之下陷者中也⑯，爲經；**《明堂》在手外側腕中兑骨之下也。○平按：『兑』，《靈樞》作『鋭』。**入于小海，小海者⑰在肘內大**

---

① 則補：《靈樞》作『則補之』。
② 則寫：《靈樞》作『則寫之』。
③ 小腸：《靈樞》作『手太陽小腸者』。
④ 上合于手太陽：《靈樞》無『手』字；《甲乙·卷三·第二十九》無『于』字。
⑤ 少澤者：《靈樞》無『者』字。《甲乙·卷三·第二十八》『者』下有『金也一名小吉』六字。
⑥ 小指之端也：《甲乙·卷三·第二十八》作『在手小指之端，去爪甲一分陷者中，手太陽脉之所出也』。
⑦ 前谷者：《靈樞》無『者』字。《甲乙·卷三·第二十八》『者』下有『水也』二字。
⑧ 手小指：《靈樞》作『在手外廉』；《甲乙·卷三·第二十八》作『在手小指外側』。
⑨ 本節之前：《靈樞》《甲乙》均無『之』字。
⑩ 陷者中也：《甲乙·卷三·第二十八》無『也』字，『中』下有『手太陽脉之所溜也』八字。
⑪ 後谿者：《甲乙·卷三·第二十八》『者』下有『木也』二字。
⑫ 本節之後也：《甲乙·卷三·第二十八》作『在手小指外側本節後陷者中，手太陽脉之所注也』。
⑬ 過于完骨完骨者：《靈樞》作『過于腕骨，腕骨』；《甲乙·卷三·第二十八》作『腕骨』二字。
⑭ 腕骨之前也：《靈樞》作『腕骨之前』；《甲乙·卷三·第二十八》作『腕前起骨下陷者中，手太陽脉之所過也』。
⑮ 陽谷者：《靈樞》無『者』字。《甲乙·卷三·第二十八》作『陽谷者火也』。
⑯ 在兑骨之下陷者中也：《甲乙·卷三·第二十八》作『在手外側腕中兑骨下陷者中，手太陽脉之所行也』。
⑰ 小海者：《靈樞》無『者』字。《甲乙·卷三·第二十八》『者』下有『土也』二字。

骨之外①，去肘端半寸②陷者之中也③，伸臂而得之④，爲合，手太陽經也⑤。《明堂》屈肘乃得之。〇平按：《靈樞》『端』上無『肘』字。

大腸上合于⑥手陽明，出于商陽，商陽者⑦大指次指之端也⑧，爲井；《明堂》一名而明，一名絶陽，大指次指內側，去爪甲角如韭葉也。〇平按：《靈樞》『井』下有『金』字。溜于二間⑨，二間在本節之前⑩，爲滎；《明堂》二間在手大指次指本節前內側陷中也。〇平按：『爲滎』上，《靈樞》作『溜於本節之前二間』八字。注于三間⑪，三間在本節之後，爲輸；《明堂》一名少谷，在手大指次指本節後內側陷中也。〇平按：此節《靈樞》作『注於本節之後三間，爲輸』。過于合谷，合谷者⑫在大指之間也⑬，爲原；《明堂》一名虎口，在大指歧骨間也。〇平按：『大指』下，《靈樞》有『歧骨』二字。行于陽谿，陽谿者⑭在兩筋之間⑮陷者中⑯，爲經；《明堂》一名中槐，在腕中上側兩筋間也。〇平按：『兩筋之間』，《甲乙》作『腕中上側兩傍間』七字。注『中槐』，《甲乙》作『中魁』。入于曲池，曲池者⑰在肘外輔曲骨

---

① 之外：《甲乙·卷三·第二十八》無『之』字。
② 半寸：《甲乙·卷三·第二十八》作『五分』。
③ 陷者之中也：《靈樞》作『陷者中也』；《甲乙·卷三·第二十八》作『陷者中』。
④ 伸臂而得之：《甲乙·卷三·第二十八》作『屈肘乃得之，手太陽脉之所入也』。
⑤ 手太陽經也：《甲乙·卷三·第二十八》作『手太陽脉之所入也』，在『爲合』二字前。
⑥ 大腸上合于：《靈樞》作『大腸上合』；《甲乙·卷三·第二十七》作『大腸合』。
⑦ 商陽者：《靈樞》無『者』字。《甲乙·卷三·第二十七》作『商陽者金也，一名絶陽』。
⑧ 大指次指之端也：《甲乙·卷三·第二十七》作『在手大指次指內側，去爪甲如韭葉，手陽明脉之所出也』。
⑨ 溜于二間：《靈樞》《甲乙·卷三·第二十七》無此四字。
⑩ 二間在本節之前：《甲乙·卷三·第二十七》作『二間者水也，一名間谷，在手大指次指本節前內側陷者中，手陽明脉之所溜也』。
⑪ 注于三間：《靈樞》《甲乙·卷三·第二十七》無此四字。
⑫ 合谷者：《靈樞》無『者』字；《甲乙·卷三·第二十七》作『合谷一名虎口』。
⑬ 在大指之間也：《甲乙·卷三·第二十七》作『在手大指次指間，手陽明脉之所過也』。
⑭ 陽谿者：《靈樞》無『者』字。《甲乙·卷三·第二十七》『者』下有『火也一名中魁』六字。
⑮ 在兩筋之間：《靈樞》無『之』字；《甲乙·卷三·第二十七》作『在腕中上側兩傍間』。
⑯ 陷者中：《靈樞》『中』下有『也』字；《甲乙·卷三·第二十七》『中』下有『手陽明脉之所行也』八字。
⑰ 曲池者：《甲乙·卷三·第二十七》作『曲池者土也』。

之中也①，屈肘而得之②，爲合，手陽明經也③。是謂五藏六府之輸，五五二十五輸，六六三十六輸④。心不受邪，手少陰無輸，故五藏各五輸，有二十五輸。依《明堂》手少陰有五輸，總有三十輸。六府有原輸，故有三十六輸。皆是藏府之氣，送致聚於此穴，故名爲輸也。〇平按：《靈樞》無『曲池者』三字；『輔曲骨之中』作『輔骨陷者中』，《甲乙》作『輔骨肘骨之中』。『屈肘』，《靈樞》作『屈臂』。六府皆出足三陽⑤，上合於手者也。六府足陽明脉上合手陽明，足太陽上合手太陽，足少陽上合手少陽也。

缺盆之中，任脉也，名曰天突。次任脉之側⑥動脉，足陽明也，名曰人迎⑦〔二〕；次脉手陽明也，名曰扶突〔二〕；次脉手太陽也，名曰天窗〔二〕；次脉足少陽也，名曰天容〔二〕；次脉手少陽也，名曰天牖〔二〕；次脉足太陽也，名曰天柱〔二〕；次脉項中央之脉督脉⑧，名曰風府〔二〕。掖內動脉，手太陰也，名曰天府。掖下三寸，手心主也，名曰天池。此言脉在胸項頸掖之下次，以任脉在陰，居於前中，督脉在陽，處於後中，任之左右，六陽爲次，兩側掖下，二陰所行，此之十輸，脉之要者也。〇平按：《靈樞》『天突』下有『一』字。自此以下，凡次字上，有二、三、四、五、六、七等字，本書原鈔均有小字旁注於左。『項中央』，《靈樞》作『頸中央』。『風府』下原本仍有小『二』字，《靈樞》無。注『胸項』，袁刻作『胸頂』。『掖』，《靈樞》作『腋』。

---

① 輔曲骨之中也：《甲乙·卷三·第二十七》作『輔骨肘骨之中』。
② 屈肘而得之：《靈樞》『肘』作『臂』。《甲乙·卷三·第二十七》無此五字，有『手陽明脉之所入也』八字。
③ 手陽明經也：《靈樞》無『經』字。
④ 三十六輸：《靈樞》作『三十六腧也』。
⑤ 足三陽：《靈樞》『足』下有『之』字。
⑥ 之側：《靈樞》作『側之』。
⑦ 人迎：底本與仁和寺本人迎、扶突、天窗、天容、天牖、天柱、風府七穴下均注有小字『二』，今加『〔〕』以區別之。《靈樞》自『人迎』至『天柱』六穴之下依次有二、三、四、五、六、七等字。
⑧ 督脉：《靈樞》作『督脉也』。

刺上關者，呿不能欠①；上關開口有空，刺之有傷，不得開口，故不能欠也。呿②，丘庶反，張口也。刺下關者，欠不能呿。下關合口有空，刺之有傷，不得合口，故不能呿也。刺犢鼻者，屈不能伸；犢鼻在膝臏下骭上俠解大筋中，刺之傷筋，筋病，屈不能伸也。《明堂》無禁也。刺內關者，伸不能屈。內關在手掌後③去腕二寸，別走手少陽④、手心主絡，《明堂》無禁。刺之傷骨，骨傷，伸不能屈也。〇平按：『內關』，《靈樞》作『兩關』。『者』字，袁刻誤作『音』。

手陽明次在其外，不至曲頰一寸。手陽明從缺盆上頸貫頰，入下齒中，不至曲頰，故去曲頰一寸是也。〇平按：『手陽明』上，《靈樞》有『足陽明挾喉之動脉也，其腧在膺中』十四字。『其外』，《靈樞》作『其腧外』。手太陽當曲頰。手太陽循頸上頰。頰，曲頰也，近牙車是也。足少陽在耳下曲頰之後；足少陽支從耳後出走耳前，至目兌眥後，故在耳下曲頰後是⑤。手少陽出耳後，上加完骨之上；手少陽上項俠耳後，故直上出耳上角；完骨在耳後，故上加完骨上是也。足太陽俠項大筋⑥之中髮際。兩大筋中髮際，此太陽輸也。陰尺動脉在五里，五輸之禁⑦。陽爲寸，故陰爲尺。陰尺之中，五藏動脉在肘上五里五輸大脉之上。《明堂》云：五里在肘上三寸，手陽明脉氣所發，行向裏⑧大脉中央，禁不可刺，灸十壯，左取右⑨，右取左。大脉，五藏大脉氣輸也，故禁刺不禁灸也。

肺合大腸，大腸⑩傳導之府也⑪；傳導糟粕⑫，令下之也⑬。心合小腸，小腸者受盛之府也⑭；胃化糟粕，小腸受而盛也。肝合膽，

---

① 呿不能欠：『呿』，音去，《玉篇·口部》：『呿，張口皃。』《甲乙·卷五·鍼道第四》作『㰦』，與『呿』音義皆同。《玉篇·欠部》：『㰦，張口也。』

② 呿：仁和寺本誤作『吹』。據經文『呿不能欠』，當爲『呿』字。底本改作『呿』，是。

③ 手掌後：底本脱『手』字，據仁和寺本補。

④ 別走手少陽：仁和寺本無『手』字。

⑤ 曲頰後是：據前後各節楊注，『是』下當脱『也』字。

⑥ 大筋：仁和寺本作『太筋』。

⑦ 五輸之禁：《靈樞》作『五腧之禁也』。

⑧ 行向裏：『向』，仁和寺本誤作『馬』。《甲乙·卷三·第二十七》作『行向裏』，是。

⑨ 左取右：仁和寺本『左』下誤衍一『右』字。底本作『左取右』，是。

⑩ 大腸：《靈樞》《甲乙》均作『大腸者』。

⑪ 傳導之府也：《靈樞》《甲乙》均作『傳道之府』。按，『道』與『導』通。

⑫ 傳導糟粕：仁和寺本『導』作『道』，據經文當作『導』。

⑬ 令下之也：底本無『之』字，據仁和寺本補。

⑭ 受盛之府也：《靈樞》《甲乙》無『也』字。

膽者中精之府也①；膽不同腸胃受傳糟粕，唯藏精液於中也。脾合胃，胃者五穀之府也②；受五穀之味也。腎合膀胱，膀胱者津液府也③。膀胱盛尿，故曰津液之府也。〇平按：『府』上，《靈樞》有『之』字。少陰屬腎，腎上連肺④，故將兩藏矣。足少陰脉貫肝入肺中，故曰上連也。腎受肺氣，腎便有一⑤，將爲兩藏。《八十一難》曰：五藏亦有六者，謂腎有兩藏也。〇平按：《靈樞》『少陰』作『少陽』；『兩藏』下，無『矣』字。三焦⑥，中瀆之府也⑦，水道出⑧，屬膀胱，是孤之府也⑨，中，謂藏府中也。下焦如瀆，從上焦下氣，津液入于下焦，下焦津液流入膀胱之中，無藏爲合，故曰孤府也。〇平按：《靈樞》『出』下有『焉』字。此六府之所與合者也⑩。府之聚也⑪。五穀清濁氣味皆聚於中，故六皆名府。孤府內與六府氣通，故曰合也。

春取絡脉諸滎大經分肉之間，甚者深取⑫，間者淺取之；春時陽氣，始生微弱，未能深至經中，故取絡脉及取諸滎，並大經⑬分肉之間也。夏取諸輸孫絡肌肉皮膚之上；陽氣始長，熱薰⑭腠理，內至於經⑮，然猶脉疲氣弱，故取諸輸孫絡之分、腠理肌肉皮膚之上也。〇平按：注『然猶』，『猶』字袁刻誤作『後』。秋取諸合，餘如春法；陰氣始殺，猶未能盛，故取於輸及以合也。春時陰氣衰少爲弱，陽氣初生爲微；秋時陽氣衰少爲弱，陰氣始生爲微。病間故如春法，取絡滎大經分間，亦隨病間甚、淺深爲度也。〇平按：注『故如春法』上，原本有『病間』二字，疑衍。冬取諸井、諸輸

---

① 中精之府也：《靈樞》無『也』字；《甲乙》作『清淨之府』。
② 五穀之府也：《靈樞》《甲乙》無『也』字。
③ 津液府也：據楊注『故曰津液之府也』，疑『府』上脱『之』字。《靈樞》作『津液之府也』；《甲乙》作『津液之府』。
④ 腎上連肺：《甲乙》無『腎』字。
⑤ 腎便有一：『一』，底本原作『二』，據仁和寺本改。
⑥ 三焦：《靈樞》《甲乙》均作『三焦者』。
⑦ 中瀆之府也：《甲乙》無『也』字。
⑧ 水道出：《靈樞》《甲乙》『出』下均有『焉』字。
⑨ 是孤之府也：《甲乙》無『也』字。
⑩ 此六府之所與合者也：《靈樞》『此』字作『是』，無『也』字；《甲乙》無『與』字。
⑪ 府之聚也：疑『之』爲『者』字之誤。劉衡如曰：『之，疑衍。』
⑫ 深取：《靈樞》『取』下有『之』字。
⑬ 大經：底本誤作『大筋』，據仁和寺本改。
⑭ 薰：仁和寺本作『熏』，二字義同。
⑮ 內至於經：『內』，仁和寺本誤作『肉』。底本作『內至於經』，是。

之分，欲深而留之。〔冬時足少陰氣急緊，足太陽伏沈，故取諸井以下陰氣，取榮以實陽氣，皆深爲之者也。〕此四時之序，〔依於四時行療次序。〕氣之所處，〔隨於四時人氣在處也。〕病之所舍，〔隨於四時邪之居所也。○平按：『居所』，袁刻作『所居』。〕藏之所宜也①。〔療五藏病，依四時所宜也。〕轉筋者，立而取之，可令遂已。〔人立，筋病痛聚，故立燔鍼刺之。〕痿厥者，張而刺之，可令立快②。〔手足痿厥，開張即得其輸，然後刺之。〕

變輸

平按：此篇自篇首至『味主合』，見《靈樞・卷七・第四十四順氣一日分爲四時篇》，又見《甲乙經・卷一・第二》。自『問曰：春取絡脉』至末，見《素問・卷十六・第六十一水熱穴論篇》，又見《甲乙經・卷五・第一（上篇）》。

黄帝曰③：余聞刺有五變，以主五輸④，願聞其數。

岐伯曰：人有五藏，藏有五變，變有五輸，故五五二十五輸，以應五時。〔五時，謂春、夏、長夏、秋、冬也。○平按：《甲乙》『輸』作『腧』，下同。無『余聞刺有』『以主』六字。《靈樞》『藏有五變』作『五藏有五變』；『變有五輸』作『五變有五輸』。〕

黄帝曰：願聞五變。

岐伯曰：肝爲牡藏，其色青，其時春，其音角，其味酸⑤，其日甲乙；心爲牡藏，其色赤，

---

① 藏之所宜也：《靈樞》無『也』字。
② 立快：《靈樞》『快』下有『也』字。
③ 黄帝曰：《靈樞》『曰』下有『善』字。
④ 余聞刺有五變以主五輸：《甲乙》作『五藏五腧』四字。
⑤ 其味酸：《甲乙》此句下有皇甫謐注文，文曰：『《素問》曰：「肝在味爲辛。」於經義爲未通。』

其時夏，其日丙丁，其音徵①，其味苦②；脾爲牝藏③，其色黄，其時長夏，其日戊己，其音宫，其味甘；肺爲牝藏，其色白，其音商，其時秋，其日庚辛，其味辛④；腎爲牝藏，其色黑，其時冬，其日壬癸，其音羽，其味鹹，是謂⑤五變。肝、心屬於木火，故爲牡藏；脾、肺、腎⑥屬於土金水，故爲牝藏。牝牡五藏、五色、五時、五音、五味，故有二十五之變也。

○平按：《甲乙》無『黄帝』至『岐伯曰』十字；『其日甲乙』在『其音角』之上；『其音商』在『其日庚辛』之下。注『二十五之變』，『二十』字⑦，袁刻誤作『其』。

黄帝曰：以主五輸奈何？

岐伯曰：藏主冬，冬刺井；冬時萬物收藏，故五藏主冬也。井，爲木也。木，春也。春時萬物始生，如井中泉水。冬時萬物始萌，如井水深，未出而刺之者，刺井微也。○平按：《甲乙》無『黄帝』至『岐伯曰』十二字，《靈樞》無『岐伯曰』三字。**色主春，春刺滎；**春時萬物初生鮮華，故五色主春。滎，火也。火，夏也。夏時萬物榮長，如水流溢。春時萬物始生，未榮而刺之者，亦刺滎微也。**時主夏，夏刺輸；**夏時萬物榮華，四時之勝，故五時主夏。輸，土也。土，長夏也。長夏之時，萬物盛極，如水致聚。夏時萬物榮未盛極而刺之者，亦刺輸微也。**音主長夏，長夏刺經；**長夏萬物榮盛，音律和四時之序，故五音主於長夏。經，金也⑧。金，秋也。秋時萬物將衰。長夏之時，萬物盛而未衰而刺之者，亦刺經微也⑨。**味主秋，秋刺合。**秋時萬物皆熟，衆味並盛，故五味主秋也。合，水也。水，冬也。冬時萬物收藏，如水之入海。秋時萬物收而未藏而刺之者，亦刺合微也。**是謂五變，以主五輸。**是萬物五變，主五行輸也。

黄帝曰：諸原安合以致六輸？五變合於五輸，原之一輸與何物合？○平按：『六輸』，《甲乙》作『五腧』。

---

① 其音徵：『徵』，仁和寺本誤作『微』。《靈樞》《甲乙》及蕭注《太素》均作『其音徵』，是。
② 其味苦：《甲乙》此句下有皇甫謐注文，文曰：『《素問》曰：「心在味爲鹹。」於經義爲未通。』
③ 脾爲牝藏：《甲乙》作『脾爲牡藏』。
④ 其味辛：《甲乙》此句下有皇甫謐注文，文曰：『《素問》曰：「肺在味爲苦。」於經義爲未通。』
⑤ 是謂：《靈樞》作『是爲』。
⑥ 脾、肺、腎：仁和寺本作『肺脾腎』。檢下文『屬於土金水』，底本所改合于『土金水』之序。
⑦ 『二十』字：仁和寺本『二十』皆作『廿』。按，疑袁昶所用底本亦作『廿』，此字與『其』形近，故袁刻有此誤也。
⑧ 金也：仁和寺本脱『也』字。底本作『金也』，是。
⑨ 亦刺經微也：仁和寺本脱『也』字。底本有『也』字，與前後文句式合。

岐伯曰：原獨不應五時，以經合之，以應其數，故六六三十六輸。六府者，陽也。人之命門之氣，乃是腎間動氣，爲五藏六府十二經脈性命根，故名爲原。三焦者，原氣之別使，通行原之三氣，經營五藏六府，故原者三焦之尊稱也，不應五時，與陽經而合以應其數，故有六六三十六輸也。

黃帝曰：何謂藏主冬，時主夏，音主長夏，味主秋，色主春？願聞其故①。

岐伯曰：病在藏者，取之井；井，木也。井主心下滿，是肝爲滿也。冬時心下滿病，刺其井者，遺其本也。病變於色者，取之滎；滎，火也。滎主身熱，是心爲熱也。春時身熱之病，刺其滎者，亦遺其本也。○平按：《甲乙》『滎』作『營』。病時間時甚者，取之輸；輸，土也。輸主體重節痛，時間時甚，是脾爲病也。夏時體重節痛，時間時甚，刺其輸者，亦遺其本也。病變於音者，取之經，經滿而血者，經，金也。金主喘欬寒熱，經血而滿，是肺爲病也。長夏喘欬寒熱，經血而滿，刺其經者，亦遺其本也。○平按：『經滿』，『經』字《甲乙》注云：『亦作絡。』病在胃，及以飲食不節得病者，取之於合②，合，水也。合主逆氣而洩，是腎爲病也。秋時飲食不節，逆而洩，刺其合者，亦遺其本也。○平按：『胃』，《甲乙》注云：『亦作胸。』故命曰味主合，故味病主合也。是謂五變③。

黃帝曰：善。以原不應五時，故有五變也。○平按：《靈樞》無『黃帝曰：善』四字，《甲乙》同。

問曰④：春取絡脈分肉，何也？

答曰：春者木始治，肝氣生，肝氣急，其風疾，經脈常深，其氣少，不能深入，故取絡脈分肉間也⑤。絡脈浮淺，經脈常深，春時邪在絡脈分肉間，故取之也。○平按：『肝氣生』，《素問》作『肝氣始生』，《甲乙》同。

---

① 願聞其故：《甲乙》無此四字。
② 取之於合：《甲乙》無『於』字。
③ 是謂五變：《靈樞》《甲乙》『變』下有『也』字。
④ 問曰：《素問》作『帝曰』。
⑤ 分肉間也：《素問》作『分肉間』；《甲乙》作『分肉之間』。

曰①：夏取盛經分腠，何也？

曰：夏者火始治，心氣始長，脉瘦氣弱，陽氣流溢，熏熱分腠，內至於經，故取盛經分腠，絶膚而病去者，邪居淺也。陽氣獨盛，故脉瘦氣弱也。熱氣內至於經，外熏分腠，故取盛經分腠淺處也。〇平按：『流』，《素問》作『留』，新校正云：『别本一作流。』『熏熱分腠』《甲乙》作『血温於腠』。所謂盛經者，陽脉也。三陽，盛經也。夏日其經熱盛，故取其盛經部內分腠。

曰：秋取經輸者何也②？

曰：秋者金始治，肺將初殺，金將勝火，陽氣在合，陰氣初勝③，溼氣及體④，陰氣未盛，未能深入，故取輸以寫陰邪，取合以虛陽邪，陽氣始衰，故取於合。經輸者，謂經之穴也。秋病在輸者，故取其輸以寫陰邪；陽衰在合，故取於合以虛陽邪也。〇平按：『初殺』，《素問》《甲乙》作『收殺』。『陰氣初勝』，《甲乙》無『初』字⑤。『及體』，《甲乙》作『反體』。『故取於合』下，《甲乙》有『是謂始秋之治變也』，《素問》新校正亦引此文。

曰：冬取井滎，何也？

曰：冬者水始治，腎方閉，陽氣衰少，陰氣緊，巨陽伏沈，陽脉乃去，緊，盛也。巨陽足太陽氣，伏沈在骨也。〇平按：『緊』，《素問》《甲乙》作『堅盛』二字。故取井⑥以下陰逆，取滎以實陽氣⑦。故取井滎⑧，春不鼽衄，此之謂也。井爲木也，滎

---

① 曰：《素問》作『帝曰』。下一『曰』字作『岐伯曰』。後同，不再列舉。
② 曰：秋取經輸者何也：《素問》『輸』字作『俞』，無『者』字。
③ 陰氣初勝：《甲乙》無『氣』字。
④ 溼氣及體：《甲乙》『及』作『反』。
⑤ 『陰氣初勝』《甲乙》無『初』字：檢《甲乙》作『陰初勝』，有『初』字，無『氣』字。疑蕭氏『初』字爲『氣』之誤，或另有所本。
⑥ 故取井：《甲乙》無『故』字。
⑦ 以實陽氣：《甲乙》作『以通氣』，此下注曰：『一云以實陽氣。』
⑧ 故取井滎：《素問》作『故曰冬取井滎』；《甲乙》作『又曰冬取井滎』。

爲火也。冬合之時取井滎者，冬陰氣盛，逆取其春井，寫陰邪也；逆取其夏滎，補其陽也。故冬無傷寒，春不鼽衄也。〇平按：『以實陽氣』，《素問》新校正云：『全元起本「實」作「遺」，《甲乙》《千金》作「通」。』『此之謂也』句，《甲乙》作『是謂末冬之治變也』，《素問》新校正亦引此文。

府病合輸

平按：此篇見《靈樞・卷一・第四邪氣藏府病形篇》。自『五藏六府之氣』至『此胃脉也』，見《甲乙經・卷四・第二（下篇）》。自『大腸府者』至『取三里』，見《甲乙經・卷九・第七》。自『小腸病者』至『取巨虛上廉』，見《甲乙經・卷九・第八》。自『三焦病者』至『取之委中央』，見《甲乙經・卷九・第九》。自『膽病者』至『陽陵泉』，見《甲乙經・卷九・第五》。自『刺此者必中氣穴』至末，見《甲乙經・卷五・第一（下篇）》。惟自『大腸』以下，《甲乙經》文義雖同，編次前後小異。

黃帝曰：余聞五藏六府之氣，滎輸所入爲合。今何道從入？入安連過①？願聞其故。問藏府脉之滎輸之合，行處至處也。〇平按：『輸』，《甲乙》作『俞』。『今』《靈樞》《甲乙》均作『令』。『連過』，《甲乙》作『從道』；無『願聞其故』及下『岐伯答』七字。

岐伯答曰：此陽脉之別②入于內，屬于府者也。此言合者，取三陽之脉別屬府者稱合，不取陰脉。以陽脉內屬於府，邪入先至於府，後至於藏故也。

黃帝曰：滎輸與合，各有名乎？

岐伯答曰：滎輸治外經，合治內府。五藏六府，滎輸未至於內，故但療外經之病。此言合者③，唯取陽經屬內府者，以療內府病也。〇平按：《甲乙》『外』下有『藏』字。

黃帝曰：治內府奈何？

---

① 入安連過：仁和寺本脱『入』字。
② 陽脉之別：《甲乙》作『陽明之別』。
③ 合者：仁和寺本初作『者合』，後抄書者於二字右側畫一曲綫，表示二字易位。

岐伯答曰①：取之於合。

黃帝曰：合各有名乎？

岐伯答曰：胃合入于三里，胃氣循足陽明脉合於三里，故胃有病取之三里，療胃府也。○平按：《靈樞》無『入』字。大腸合入于巨虛上廉，大腸之氣循胃足陽明脉，合巨虛上廉，故大腸有病療巨虛上廉也。小腸合入于巨虛下廉，小腸之氣循足陽明脉，合巨虛下廉，故小腸有病療巨虛下廉也。三焦合入于委陽，三焦之氣循足太陽合於委陽，故三焦有病療於委陽也。膀胱合入于委中，膀胱之氣循足太陽脉下合委中，故膀胱有病療於委中也。○平按：『中』下，《靈樞》《甲乙》均有『央』字。膽合入于陽陵泉。膽氣循足少陽脉下合陽陵泉，故膽有病療陽陵泉也。

黃帝曰：取之奈何？

岐伯答曰②：取之三里者，低跗；取之巨虛者，舉足；取之委陽者，屈伸而索之；委中者，屈而取之；陽陵泉者，正立竪膝，予之齊下，至委陽之陽取之；取諸外經者③，揄伸而從之④。以下取六合之輸，療內府法也。正立則膝竪。揄，與朱反，引也。○平按：《甲乙》『索』作『取』；『屈而取之』作『屈膝而取之』。《靈樞》『竪』上無『立』字；『伸』作『申』。

黃帝曰：願聞六府之病。六府與六輸而合療內府之病，而未知府病之形也。

岐伯答曰⑤：面熱者，足陽明病；以下言手足陽明病。面熱，陽明脉起面，故足陽明病，面熱爲候也。魚絡血者，手陽明病；手陽明脉行於魚後，故魚絡血見，手陽明病候也。兩跗之上脉堅若陷者，足陽明病，此胃脉也。足陽明下足跗入大指間，故跗上脉緊若陷，足陽明⑥病候。○平按：《靈樞》『堅若』二字作『竪』。

---

① 岐伯答曰：《靈樞》無『答』字。
② 岐伯答曰：底本脱『岐伯』二字，據仁和寺本補。
③ 取諸外經者：《甲乙》無『取』字。
④ 從之：《甲乙》作『取之』。
⑤ 答曰：底本脱『答』字，據仁和寺本補。
⑥ 足陽明：仁和寺本脱『陽』字。底本作『足陽明』，是。

大腸病者，腸中切痛而鳴濯濯，冬日重感於寒則洩，當齊而痛，不能久立，與胃同候，取巨虛上廉。以下言六府病形并取穴所在。當齊痛者，迴腸，大腸也，大腸當齊，故病當齊痛也。與胃同候者，大腸之氣與胃足陽明合巨虛上廉，故同候之。濯，徒角反，腸中水聲也。○平按：『則洩』，《靈樞》作『即泄』，《甲乙》無此二字。

胃病者，腹䐜脹，胃管當心而痛，上交兩脇，鬲咽不通，食飲①不下，取之三里②。胃管當心痛者，胃脉足陽明之正，上至髀，入於腹裏，屬胃散脾，上通於心，上循咽，其足陽明大絡，循脛骨外廉，上絡頭，故胃管及當心而痛，上交於脇，膈③中并咽，並不得通也。○平按：『胃管』，《靈樞》《甲乙》作『胃脘』。『上交』，《靈樞》作『上肢』，《甲乙》作『上榰』。『鬲』，《靈樞》作『膈』。

小腸病者，少腹痛④，腰脊控尻而痛，時窘之後，小腸當少腹附脊左環葉積，故少腹腰脊控尻而痛，時急之䐜⑤大便之處也。○平按：『少腹』，《靈樞》作『小腹』。『控尻』，《靈樞》《甲乙》作『控睾』。注『左環』，『左』字袁刻誤作『空』。**當耳前熱，若寒甚，若獨眉上熱甚，**小腸手太陽，上頔至目兑眥，卻入耳中⑥，故小腸病循此寒及熱也。○平按：《甲乙》『耳』上無『當』字。『眉』，《靈樞》《甲乙》作『肩』。**及手小指次指之間熱⑦，若脉陷者，此其候手太陽也⑧，取巨虛下廉⑨。**手太陽脉出行之處，故此處熱、脉陷以爲候也。○平按：《靈樞》『太陽』下有『病』字。

三焦病者，腹氣滿，少腹⑩尤堅，不得小便，窘急，尤，甚也。○平按：《甲乙》『腹』下有『脹』字；『尤堅』作『尤甚堅』。**溢則爲水，**

---

① 食飲：底本作『飲食』，據仁和寺本乙正。
② 取之三里：《靈樞》作『取之三里也』；《甲乙》作『取三里』。
③ 膈：底本作『鬲』，據仁和寺本改。
④ 少腹痛：仁和寺本作『小腹痛』。
⑤ 時急之䐜：『䐜』，脹也，起也。《廣韻·真韻》：『䐜，肉脹起也。』劉衡如曰：『䐜，疑當在「急之」之前。』
⑥ 卻入耳中：『卻』，仁和寺本誤作『劫』。底本作『卻入耳中』，是。
⑦ 之間熱：《甲乙》無『之』字。
⑧ 此其候手太陽也：《靈樞》作『此其候也，手太陽病也』；《甲乙》作『此其候也』。
⑨ 取巨虛下廉：《靈樞》『取』下有『之』字；《甲乙》無此五字。
⑩ 少腹：《靈樞》作『小腹』。

留則爲脹，候在足太陽之外大絡，絡在太陽①、少陽②之間，亦見于脉，取之委陽③。下焦溢則爲水也。大陽、少陽之間，三焦下輸委陽也。〇平按：《靈樞》『水』上無『爲』字；『留則』作『留即』。『委陽』，《甲乙》作『委中』。

膀胱病④，少腹⑤偏腫而痛，以手按之，則欲小便而不得，偏腫者，大腹不腫也，此府病也。〇平按：『則欲』，《靈樞》作『即欲』。肩上⑥熱若脉陷，及足小指外側及脛踝後皆熱若脉陷⑦，取之委中央⑧。膀胱足太陽脉，起目內眥，上額下項，循脛踝後至足小指外側，故膀胱病，循脉行處熱及脉陷以爲候也。〇平按：『肩上』《甲乙》作『眉上』，注云：『一本作肩。』《靈樞》『外側』作『外廉』。『取之委中央』，《甲乙》作『取委中』。

膽病者，善太息⑨，膽病則魂神不暢，故好太息也。口苦，歐宿汁，膽熱溢木精⑩，故口苦歐宿膽汁。〇平按：『汁』，《甲乙》作『水』。心下澹澹恐，如人將捕之，膽病心動怖畏，故如人將捕也。〇平按：《甲乙》『恐』上有『善』字。《靈樞》無『如』字。嗌中吤吤然數唾，候在足少陽之本末，吤吤，閡⑪，謂⑫咽嗌之中如有物閡也，居薤反。足少陽本在竅陰之間，標在窗籠，即本末也。〇平按：『數唾』，《甲乙》作『數欬唾』。《靈樞》『唾』下無『候』字。亦視其脉之陷下者灸之。其寒熱也⑬，取之⑭陽

① 絡在太陽：仁和寺本作『絡在大陽』。《靈樞》作『大絡在太陽』。
② 少陽：仁和寺本作『小陽』。『小』與『少』通。《靈樞》《甲乙》均作『少陽』。
③ 取之委陽：《靈樞》作『取委陽』；《甲乙》作『取委中』。
④ 膀胱病：《靈樞》『病』下有『者』字。
⑤ 少腹：《靈樞》作『小腹』；《甲乙》作『在少腹』。
⑥ 肩上：《靈樞》同。仁和寺本作『眉上』，據楊上善注，亦當作『眉上』。《甲乙》作『眉上』，注曰：『一本作肩。』
⑦ 皆熱若脉陷：《甲乙》作『皆熱者』。
⑧ 取之委中央：《靈樞》無『之』字。《甲乙》作『取委中』。
⑨ 太息：仁和寺本作『大息』。楊注『太息』同。
⑩ 木精：底本誤作『水精』，據仁和寺本改。
⑪ 閡：音荷，阻礙。《集韻．德韻》：『閡，礙也。』朱駿聲《說文通訓定聲》：『閡，與礙義近。』又按，據文義，疑『閡』下脱『也』字。
⑫ 謂：底本『謂』字在『閡』上，據仁和寺本乙正。
⑬ 其寒熱也：『也』，疑爲『者』字之誤。《靈樞》《甲乙》均作『其寒熱者』。
⑭ 取之：《靈樞》《甲乙》均無『之』字。

陵泉。脉陷下者寒，故灸之也。寒熱取陽陵泉，通行鍼灸也。

黃帝曰：刺之有道乎？

岐伯曰①：刺此者②必中氣穴，毋③中肉節。中氣穴則鍼遊於巷，中肉節則肉膚痛，以下行鍼法也。中於肉，肉者④不著分肉之間，中於節者，不鍼骨穴之內，皆不遊巷也。巷，謂街巷⑤，空穴之處也。○平按：『遊』，《靈樞》作『染』，注云：『一作遊。』『肉膚』，《靈樞》《甲乙》作『皮膚』。補寫反則病益篤，虛而寫之，實而補之，故曰反也。中筋則筋緩，中筋不中其痛，則筋傷無力，故緩也。邪氣不出，與真氣相薄，亂而不去，反還內著，用鍼不審，以順爲逆⑥。

黃帝曰：善⑦。若中肉節及中於筋，不當空穴，邪氣不出，與真氣相薄，正邪相亂，更爲內病也。以其用鍼不審，乖理故也。○平按：『與真氣相薄』，《靈樞》作『與其真相搏』，《甲乙》作『與真相薄』。注『內病』，袁刻誤作『內痛』。

氣穴

平按：此篇自篇首至『天府下五寸』，見《素問·卷十五·第五十八氣穴論》。自『問曰：少陰何以主腎』至『夫寒甚則生熱』，見《素問·卷十六·第六十一水熱穴論》。自『問曰：少陰何以主腎』至『名曰風水』，見《甲乙經·卷八·第五》。自『黃帝問於岐伯曰：願聞五藏之輸』至『須其火滅也』，見《靈樞·卷八·第五十一背腧篇》。自『欲知背腧』至『灸刺之度也』，見《素問·卷七·第二十四血氣形志篇》。自『黃帝問於岐伯曰：余以知氣穴之處』至末，見《素問·卷十五·第五十八氣穴論》，又見《甲乙經·卷三·第一⑧》。

黃帝問岐伯曰：余聞氣穴三百六十五以應一歲，未知其所謂，願卒聞之。三百六十五穴，十二經脉之氣發會之處，故曰氣穴

① 岐伯曰：《靈樞》作『岐伯答曰』。
② 刺此者：《甲乙》作『凡刺之道』。
③ 毋：《靈樞》《甲乙》作『無』。
④ 中於肉，肉者：底本作『中於肉者』，據仁和寺本補『肉』字。
⑤ 巷，謂街巷：仁和寺本『巷謂』二字抄倒。底本作『巷，謂街巷』，是。
⑥ 以順爲逆：《靈樞》《甲乙》『逆』下有『也』字。
⑦ 黃帝曰：善：《靈樞》《甲乙》無此四字。
⑧ 第一：原誤作『第二』，據《甲乙》改。

也。〇平按：《素問》無『岐伯』二字；無『謂』字。

岐伯稽首再拜曰：窘乎哉問也！其非聖帝，孰能窮其道焉？固請溢意盡言其處。

黃帝捧手遵循①而却曰：夫子之開余道也，目未見其處，耳未聞其數，而目以明，耳以聰矣。遵循，音逡巡。窮，究尋也。溢意，縱志也。處，三百六十五穴也。捧手，端拱也。遵循而卻，服應之動也。雖未即事見聞，因言具知，故已聰明也。〇平按：《素問》『拜』下有『對』字；『固』作『因』；『遵循』作『逡巡』。

岐伯曰：此所謂聖人易語，良馬易御②。

黃帝曰③：非聖人④易語也，世言其真數⑤，開人意也。帝言岐伯以有聖德，言其實理，雖非聖帝，亦可知矣。〇平按：《素問》『非』上有『余』字；『真』上無『其』字；『意』下無『也』字。

今余所方問者，此真數也⑥，如發蒙解惑⑦，未足以論也。然余願夫子⑧溢志盡言其處，今皆解其意⑨，請藏之金匱，不敢復出。余所問者，但可發蒙解惑，而未足以爲至極之論也。唯願夫子縱志言之，藏之不敢失墜也。〇平按：《素問》『方』作『訪』；『今皆』二字作『令』。

岐伯再拜而起曰：臣請言之。背與心相控而痛，所治天突與十椎及上紀、下紀⑩。上紀

---

① 黃帝捧手遵循：《素問》作『帝捧手逡巡』。
② 易御：《素問》『御』下有『也』字。
③ 黃帝曰：《素問》作『帝曰』。
④ 非聖人：《素問》作『余非聖人之』。
⑤ 世言其真數：《素問》無『其』字。
⑥ 此真數也：《素問》作『真數』二字。
⑦ 如發蒙解惑：《素問》無『如』字。
⑧ 願夫子：《素問》作『願聞夫子』。
⑨ 今皆解其意：《素問》作『令解其意』。
⑩ 及上紀下紀：《素問》脱『下紀』二字，當據《太素》補入。

者胃脘也，下紀者①關元也。任脉上於脊裏，爲經絡海，其浮而外者，循腹裏當齊上胸，至咽喉，絡唇口，故背胸相控痛者，任脉之痛也。此等諸穴是任脉所貫，所以取之也②。○平按：《素問》『上紀』下，無『下紀』二字。邪擊陰陽左右，如此其病前後痛濇，胸脇而痛，不得息，不得臥，上氣短氣偏痛，脉滿起邪③出尻脉，絡胸支心貫鬲，上肩加天突，邪下肩交十椎下藏④。量此脉行處生病，皆是督脉所爲。下藏者，下絡腎藏也。○平按：《素問》『邪擊』上有『背胸』二字；『擊』作『繫』；『而痛』作『痛而』；『絡胸』下有『脇』字；『十椎』下無『藏』字。

藏輸五十六穴，五藏各有五輸，合二十五輸，此一箱手足爲言。今兩箱合論，故有五十穴也。府輸七十二穴，六府各有六輸，此三十六輸，此亦一箱手足爲言。兩箱合論，故有七十二穴也。熱輸五十九穴，水輸五十七穴，頭上五行行五，五五二十五穴，中𦙶⑤兩傍傍五⑥，凡十穴，大杼上兩傍各一，凡二穴，○平按：《素問》『大杼』作『大椎』，王注未詳。新校正云：『按，大椎上傍無穴，大椎下傍穴名大杼。』目瞳子浮白二穴，兩髀厭中二穴，○平按：《素問》『厭』下有『分』字。犢鼻二穴，耳中多所聞二穴，眉本二穴，完骨二穴，項中央一穴，枕骨二穴，上關二穴，大迎⑦二穴，下關二穴，天柱二穴，巨虛上下四穴，○平按：『四穴』上，《素問》有『廉』字。曲牙二穴，天突一穴，天府二穴，天牖二穴，扶突二穴，天窗二穴，肩解二穴，關元一穴，委陽二穴，肩貞二穴，肩髃二穴，○平按：《素問》『肩髃』作『瘖門』。齊一穴，肓輸二穴，○平按：《素問》『肓輸』作『胸俞』；『二穴』作『十二穴』。背輸二穴，膺輸

① 下紀者：仁和寺本作『下紀』二字，檢上文曰『上紀者』，疑此處脱『者』字。《素問》亦作『下紀者』。
② 所以取之也：仁和寺本『之也』二字抄倒。底本作『所以取之也』，是。
③ 邪：通『斜』。下『邪』字同。《素問》作『斜』。
④ 交十椎下藏：《素問》新校正云：『詳自「背與心相控而痛」至此，疑是《骨空論》文，簡脱誤於此。』
⑤ 中𦙶：底本作『中侣』，據仁和寺本改。按，『𦙶』音吕，脊柱也。《改併四聲篇海》引《俗字背篇》：『𦙶，脊也。』《素問》亦作『中𦙶』。
⑥ 傍五：《素問》作『各五』。
⑦ 大迎：仁和寺本作『太迎』。《素問》作『大迎』。

二穴①，〇平按：《素問》『二穴』作『十二穴』。分肉二穴，踝上橫骨二穴，〇平按：《素問》無『骨』字。陰陽蹻②四穴，凡三百六十五穴，鍼之所由行也。以上九十九穴，通療諸病也。〇平按：《素問》『凡三百六十五穴，鍼之所由行也』十三字在『天府下五寸』之下。水輸在諸分，熱輸在氣穴，寒熱輸③在兩骸厭中二穴，以上言三種之輸穴之所在。骸，核皆反，骨也。別本爲骭，於靡反，骨端曲皃也。〇平按：《素問》『寒』下有『熱』字。大禁二十五，在天府下五寸。三百六十五穴中，有大禁者，五里穴也，在臂天府以下五寸，五五二十五往寫此穴氣，氣盡而死，故爲大禁也。

問曰④：少陰何以主腎？腎何以主水？問少陰之脉主之所由也。

答曰⑤：腎者至陰也，至，極也。腎者，陰之極也。陰者⑥盛水也，陰氣舍水，故曰盛水。〇平按：《素問》《甲乙》『陰』上有『至』字。腎者少陰⑦，少陰者冬脉也，一曰肺者，量爲不然也。少陰亦盛也，少陰之脉盛，屬於冬分也。〇平按：《素問》《甲乙》『腎者少陰』作『肺者太陰也』。故其本在腎⑧，其末在肺，皆積水也。腎脉少陰，上入肺中，故曰末在肺也⑨。所以腎之與肺，母子上下俱積水也。

問曰⑩：腎何以能⑪聚水而生病？腎爲至陰聚水，未知何由生病？

---

①膺輸二穴：《素問》作『膺俞十二穴』。王冰注云：『謂雲門、中府、周榮、胸卿、天谿、食竇，左右則十二穴也。』
②陰陽蹻：『蹻』，底本作『喬』，據仁和寺本改。
③寒熱輸：底本脱『熱』字，據仁和寺本補。《素問》作『寒熱俞』。
④問曰：《素問》作『黃帝問曰』。
⑤答曰：《素問》作『岐伯對曰』。
⑥陰者：《素問》《甲乙》作『至陰者』。疑《太素》脱『至』字。
⑦腎者少陰：《素問》《甲乙》均作『肺者太陰也』。楊上善注云：『一曰「肺者」，量爲不然也。』即謂此也。
⑧故其本在腎：《甲乙》無『故』字。
⑨末在肺也：仁和寺本『末』字作『未』，據經文『其末在肺』，顯爲筆誤。
⑩問曰：《素問》作『帝曰』。下同。
⑪何以能：《甲乙》無『能』字。

答曰①：腎者胃之關閉，關閉不利，故聚水而從其類②。上下溢於皮膚，故爲胕腫。胃主水穀，胃氣關閉不利，腎因聚水，肺氣之應，溢於皮膚，故爲胕腫。胕，扶府反，與腐同義也。○平按：《素問》《甲乙》「胃之關閉」作「胃之關也」；「關閉不利」作「關門不利」；「胕腫」下，有「胕腫者，聚水而生病也」九字。

問曰：諸水皆生於③腎乎？

答曰：腎者牝藏也，地氣上者屬於腎而生水液④，故曰至。牝，陰也。地氣，陰氣也。陰氣盛水，上屬於腎，生於津液也，故以腎爲極陰也。○平按：《素問》《甲乙》「至」下有「陰」字。勇而勞甚則腎汗出，汗出⑤逢風，內不得入其藏⑥，而外不得⑦越於皮膚，客於六府，行於皮膚，傳爲胕腫，本之於腎，名曰風水。勇者腰⑧脊用力勞甚，腎上腠開汗出，邪風因入，其風往來，內不得入府之餘藏，外不得洩府之皮膚，聚水客於六府之中，行於皮，傳爲胕腫，其本腎風所爲，名曰風水也。○平按：《素問》「逢風」作「逢於風」；「入其藏」作「入於藏府」；「六府」作「玄府」；「行於皮膚」作「行於皮裏」；「風水」下有「所謂玄府者，汗空也」八字。

問曰：水輸五十七處者，是何所主也？

答曰：腎輸五十七穴，積陰之所聚也，水所從出入也。以下言水輸也。腎爲積陰，故津液出入也⑨，皆腎爲主也。○平按：《素問》「是何所主也」作「是何主也」。尻上五行行五者，此皆腎輸也⑩。尻上五行合二十五輸者，有非腎脉所發，皆言腎輸，以其近腎，並在腎部之內，腎氣所及，故皆稱腎輸也。○平按：《素問》「此皆腎輸也」作「此腎輸」。故水

---

① 答曰：《素問》作「歧伯曰」。下同。
② 從其類：《素問》「類」下有「也」字。
③ 生於：《甲乙》作「主於」。
④ 而生水液：《素問》「液」下有「也」字。
⑤ 汗出：《素問》《甲乙》均作「腎汗出」。
⑥ 入其藏：《素問》作「入於藏府」；《甲乙》作「入于府藏」。
⑦ 而外不得：《素問》《甲乙》無「而」字。
⑧ 腰：仁和寺本作「要」。按，「要」與「腰」同。《說文·臼部》：「要，身中也。」
⑨ 出入也：「也」字爲衍文。
⑩ 此皆腎輸也：《素問》作「此腎俞」。

病下爲胕腫大腹，而上爲①喘呼不得臥者，標本俱病也②，故肺爲喘呼，腎爲水腫。標爲肺也，本爲腎也，肺爲喘呼，腎爲水腫，二藏共爲水病，故曰俱病也。〇平按：《素問》『胕腫』作『胻腫③』。注『共爲水病』，袁刻『共』誤作『其』。肺爲逆，故不得臥。肺以主氣，肺病氣逆，故曰水病不得臥也。〇平按：《素問》無『故』字。分之相輸受者，水氣之所留也。腎以主水，肺以主氣，故曰分之。二氣通聚，故曰相輸受也。相輸受者，水之與氣並留止也。〇平按：《素問》『分之相輸受者』作『分爲相輸俱受者』。伏菟上各二行行五者，此腎之所衝也。伏菟以上各二行者④，左右四行，合有二十輸者，皆是腎氣足少陰傍衝脉所衝之輸也。〇平按：《素問》『所衝』二字作『街』。袁刻『二行』上脫『各』字；『所衝』二字誤作『所腫』。三陰之所交結於脚者也⑤，踝上各一行行六者，足三陰脉交結脚者，從踝以上左右各有一行，行六輸，合有十二輸，故總有⑥五十七穴也。此腎脉之下行者也⑦，名曰太衝。衝脉上出於頏顙，下者注足少陰大絡，以下伏行出跗循跗，故曰腎脉下行名曰大衝也。〇平按：《素問》『太』作『大』。凡五十七穴者，皆藏陰之終也，水之所客也。是等諸穴，皆腎之陰藏所終之輸，水客之舍也。〇平按：『皆藏陰之終也』，《素問》作『皆藏之陰絡』。

黃帝問於岐伯曰⑧：夫子言治熱病五十九輸，余論其意，未能別其處也⑨，願聞其處，因聞其意。

岐伯曰：頭上五行行五⑩，以越諸陽之熱逆者⑪。以下言熱輸也。人頭爲陽，故頭上二十五輸，以起諸陽熱者也⑫。〇平按：《素問》『別』上有『領』字。大杼、

---

①而上爲：《素問》無『而』字。

②俱病也：《素問》無『也』字。

③胻腫：趙府本《素問》作『胻腫』；顧從德本、文成堂本《素問》作『胕腫』。

④各二行者：劉衡如曰：『者，疑衍。』

⑤脚者也：《素問》無『者』字。

⑥總有：底本誤作『聰有』，據仁和寺本改。

⑦下行者也：《素問》無『者』字。

⑧黃帝問於岐伯曰：《素問》作『帝曰』。按，《素問》此上有『帝曰：春取絡脉』至『春不鼽衄，此之謂也』百餘字長文，《太素》此百餘字在卷十一《變輸》。

⑨別其處也：《素問》作『領別其處』。

⑩行五：《素問》《甲乙·卷七·第一（中）》作『行五者』。

⑪熱逆者：《素問》《甲乙·卷七·第一（中）》作『熱逆也』。

⑫以起諸陽熱者也：『起』，劉衡如曰：『據經文疑當作「越」』。

膺輸、缺盆、背輸①，此八者以寫胸中之熱②；杼，除吕反。膺輸，膺中輸也。背輸，肺輸。此八前後近胸，故寫胸中熱也。氣街③、三里、巨虛上下廉，此八者以寫胃中之熱；此八皆是胃脉足陽明所貫之輸，故寫胃中熱氣也。雲門、髃骨、委中、髓空，此八者以寫四支之熱；雲門近肩，髃骨在肩，並向手臂也；委中在膕，髓空在腰，一名腰輸，皆主於脚，故寫四支之熱也。五藏輸傍五，此十者以寫五藏之熱。皆太陽五藏之輸，左右各有五輸，故有十輸，以寫五藏之熱也。凡此五十九穴者④，皆熱之左右也。皆熱病左右之輸也。

問曰：人傷於寒而傳爲熱，何也？

答曰：夫寒盛則生熱⑤。夫陽極則降，陰極則昇，是以寒極生熱，熱極生寒，斯乃物理之常也。故熱病號曰傷寒，就本爲名耳。

黄帝問於岐伯曰：願聞五藏之輸出於背者。五藏之輸者，有在手足，今者欲聞背之五輸也。○平按：『輸』，《靈樞》作『腧』，《素問》作『俞』，上下均同。

岐伯對曰⑥：胸中大輸在杼骨之端，杼骨，一名大杼，在於五藏六府輸上，故是胸之膻中氣之大輸者也。肺輸在三椎⑦之間，心輸在五椎之間，鬲輸在七椎之間，肝輸在九椎之間，脾輸在十一椎之間，腎輸在十四椎之間，皆俠脊⑧相去三寸所。輸，尸句反，送致也。此五藏輸俠脊即椎間相去遠近，皆與《明堂》同法也。○平按：《靈樞》『鬲』作『膈』；『椎』均作『焦』；『俠』作『挾』。即欲而驗之，按其處應中⑨而痛解，乃其輸也。以下言取輸法也。縱微有不應寸數，按之痛者爲正。○平按：『即欲而驗之』，《靈樞》作『則欲得而驗之』。灸之則可，刺之則可。氣盛則寫之，虛則補之。

---

① 背輸：《甲乙·卷七·第一（中）》作『背椎』。
② 胸中之熱：《素問》『熱』下有『也』字。按，下文『胃中之熱』『四支之熱』『五藏之熱』，《素問》『熱』下均有『也』字。
③ 氣街：《甲乙·卷七·第一（中）》作『氣衝』。
④ 五十九穴者：《甲乙·卷七·第一（中）》無『穴』字。
⑤ 寒盛則生熱：『盛』，底本誤作『甚』，據仁和寺本改。又，《素問》此下有『也』字。
⑥ 岐伯對曰：《靈樞》無『對』字。
⑦ 三椎：此段各『椎』字，《靈樞》均作『焦』。劉衡如曰：『焦，應據《太素·卷十一·氣穴》及《素問·血氣形志篇》王注引《靈樞》及《中誥》文改爲「椎」。』
⑧ 皆俠脊：《靈樞》作『背挾脊』。
⑨ 應中：《靈樞》作『應在中』。

以火補者，毋吹其火①，須自滅也。以火寫者，疾吹其火，傅其艾②，須其火滅也。鍼之補寫，前後數言，故於此中言灸補寫。火燒其處，正氣聚，故曰補也；吹令熱入，以攻其病，故曰寫也。傅，音付。以手擁傅其艾吹之，使火氣不散也。〇平按：『刺之則可』，《靈樞》作『刺之則不可』。

欲知背輸，先度其兩乳間中折之，更以他草度去其半已，即以兩禺相柱也，乃舉以度其背，令其一禺居上，齊脊大椎，兩禺在下，當其下禺者，肺之輸也，復下一度，心輸也③，復下一度，右角肝輸也④，左角脾輸也⑤，復下一度，腎輸也⑥，是謂五藏之輸，灸刺之度也。以上言量背輸法也。經不同者，但人七尺五寸之軀雖小，法於天地，無一經不盡也。故天地造化，數乃無窮，人之輸穴之分，何可同哉？昔神農氏錄天地間金石草木三百六十五種，法三百六十五日，濟時所用。其不錄者，或有人識用，或無人識者，蓋亦多矣。次黃帝取人身體三百六十五穴，亦法三百六十五日。身體之上，移於分寸，左右差異，取病之輸，實亦不少。至如⑦《扁鵲灸經》取穴及名字，即大有不同。近代《秦承祖明堂》《曹子氏灸經⑧》等所承別本，處所及名亦皆有異，而除痾遺疾⑨，又復不少，正可以智量之，適病爲用，不可全言非也。而并爲非者，不知大方之論。所以此之量法，聖人設教有異，未足怪之也。〇平按：『其半』，『其』字《素問》無；『禺』均作『隅』；『柱』作『拄』；『右角肝』作『左角肝』；『左角脾』作『右角脾』。注『草木』，袁刻誤作『草本』；『秦承祖』，袁刻『秦』誤作『奏』；『差異』，袁刻作『著異』，日本《醫心方》亦作『差』。

黃帝問於岐伯曰⑩：余以知氣穴之處，游鍼之居，願聞孫絡谿谷亦有所應乎⑪？

①毋吹其火：『毋』，底本作『勿』，據仁和寺本改。《靈樞》亦作『毋吹其火』。
②傅其艾：《靈樞》作『傳其艾』。劉衡如曰：『傳，應據《太素·卷十一·氣穴》改爲傅，楊注「傅，音付，以手擁傅其艾吹之，使火氣不散也。」《甲乙》卷三第八作「拊」，音義並同。』
③心輸也：《素問》作『心之俞也』。
④右角肝輸也：《素問》作『左角肝之俞也』。
⑤左角脾輸也：《素問》作『右角脾之俞也』。
⑥腎輸也：《素問》作『腎之俞也』。
⑦至如：原作『至於』，據仁和寺本改。
⑧曹子氏灸經：劉衡如曰：『子，應據《醫心方》刪，與《隋書·經籍志》合。』
⑨除痾遺疾：『痾』，仁和寺本作『痾』，《廣雅·釋詁一》：『痾，病也。』王念孫疏證：『痾與疴同。』
⑩黃帝問於岐伯曰：《素問》作『帝曰』。
⑪亦有所應乎：《甲乙》作『亦各有應乎』。

岐伯曰：孫絡①**三百六十五穴會，以應**②**一歲，**以下言孫絡之會也。十五絡脉從經脉生，謂之子也。小絡從十五絡生，乃是經脉孫也。孫絡與三百六十五穴氣會，以法一歲之氣也。○平按：《素問》『余以』作『余已』。**以洫奇邪，以通營衛。**洫，謂溝洫，水行處也。孫絡行於奇邪營衛之氣，故曰洫。火逼反。○平按：『洫』，《素問》作『溢』，《甲乙》作『洒』。『營』，《素問》《甲乙》作『榮』，下同。**稽留營洫，氣濁血著，外爲發熱，內爲少氣。**若稽留營血，洫中不行，遂令血濁血著③，皮膚發熱，營衛不行，故曰少氣也。○平按：『稽留營血』，《素問》作『榮衛稽留，衛散榮溢』八字。『氣濁』，《素問》作『氣竭』。《甲乙》無『稽留』至『岐伯曰』四十五字。**疾寫毋怠**④**，以通營衛，見而寫之，毋問所會。**如此孫絡血氣洫道不通，有血之處即疾寫之，以通營衛，不須求其輸會而生疑慮。

黄帝曰⑤**：善。願聞谿谷之會**⑥**。**

岐伯曰：分肉之大會爲谷，肉之小會爲谿，肉分之間，谿谷之會，以行營衛，以會大氣⑦**。**以下言分肉相合之間，自有大小。大者稱谷，小者名谿，更復小者以爲溝洫，皆行營衛以舍邪之大氣也。○平按：『分肉之大會』《素問》《甲乙》均無『分』字。『以會大氣』，《甲乙》『會』作『舍』。**邪溢氣壅，脉熱肉敗，營衛不行，必將爲膿，**以下言氣壅成熱以爲癰疽⑧。邪氣客此谿、谷、溝、洫之間，滿溢留止，營衛氣壅，脉熱肉腐，稱爲癰膿也。**內消**⑨**骨髓，外破大䐃，留於節腠，必將爲敗。**氣壅爲熱，消骨破䐃，留於骨節，聚於腠理，以爲癰疽，遂至敗亡也。○平按：《素問》『䐃』作『膕』；『腠』作『湊』。**積寒留舍，營衛不居，塞肉**⑩**縮筋，時不得伸，**

---

①孫絡：《甲乙》作『孫絡谿谷』。
②以應：《素問》作『亦以應』。
③血濁血著：據經文『氣濁血著』，上『血』字當作『氣』。
④毋怠：『毋』，《素問》作『無』。下同。
⑤黄帝曰：《素問》作『帝曰』。
⑥之會：《素問》作『之會也』。
⑦以會大氣：《甲乙》作『以舍大氣也』。據楊注『以舍邪之大氣也』，『會』當作『舍』。
⑧癰疽：『癰』，仁和寺本作『壅』，乃同音假借。底本改『壅』爲『癰』，是。下『壅』字同。
⑨內消：《素問》作『內銷』。
⑩塞肉：底本『塞』字抄誤，當據仁和寺本改作『寒肉』，與《素問》新校正引全元起《素問訓解》合。《素問》作『卷肉』。

內爲骨痺，外爲不仁，以下言寒氣留積谿、谷、溝、洫，爲痺不仁也。○平按：『塞肉』，《素問》作『卷肉』，新校正云：『全元起本作寒肉。』袁刻誤作『寒內』。『時不得伸』，『時』字《素問》作『肋肘』二字。命曰不足，大寒留於谿谷①。寒氣留積爲痺不仁者，命曰陽氣不足，大寒留於谿、谷、溝、洫故也。谿谷三百六十五會，亦應一歲。人之大小分肉之間，有三百六十五會也。○平按：《素問》『會』上有『穴』字。其小痺淫溢，循脉往來，微鍼所及，與法相思。寒溼之氣入於腠理，以爲微痺，淫溢流於脉中，循脉上下，往來爲痛，可用小鍼，相司爲當。○平按：『相思』，依本注應作『相司』。《素問》作『相同』。注『寒溼』，袁刻作『寒熱』。

黃帝曰：善②。乃辟左右，再拜而起③曰：今日發蒙解惑，藏之金匱，不敢復出。乃藏之金蘭之室，署曰④：氣穴所在。帝以道尊德貴，屈敬故也。金蘭之室，藏書府也。

岐伯曰：孫絡之脉別經者，其血盛而當寫者⑤，亦三百六十五脉，並注於絡，傳注十二絡脉，非獨十四絡脉也，舉可寫孫絡注大絡之數也，並注於十二皮部絡也。十二別走絡脉，並任督二脉，爲十四絡也。脾之大絡，從脾而出，不從脉起，故不入數。言諸孫絡傳注十二之絡，非獨注於十四絡也。○平按：注『並注於十二皮部絡也』，袁刻作『并注皮部十二絡也』。內解寫於中者十脉。解，別也。其諸絡脉別者，內寫十脉也。十脉，謂五藏脉兩箱合論，故有十也。

氣府

平按：此篇見《素問·卷十五·第五十九氣府論篇》，又見《甲乙經·卷三·第一至第二十二》，惟文法編次與此不同。

足太陽脉氣所發者七十三穴：兩眉頭各一，攢竹穴，二也⑥。○平按：『七十三穴』，《素問》作『七十八穴』，王注云：『兼氣浮薄相通者言之，當言九十三穴，非七十八穴也⑦。正

① 谿谷：《素問》『谷』下有『也』字。
② 黃帝曰：善：《素問》作『帝』字。
③ 再拜而起：《素問》作『而起再拜』。
④ 署曰：底本原作『署之曰』，據仁和寺本刪『之』字。
⑤ 其血盛而當寫者：『盛而』，仁和寺本誤作『而盛』。《素問》作『其血盛而當寫者』，是。
⑥ 二也：仁和寺本作『一之也』。據經文『兩眉頭各一』，則『一』爲『二』之誤。又，『之』爲誤衍虛詞。底本作『二也』，是。
⑦ 也：底本脫此字，據《素問》補。

經脉會發者七十八穴，浮薄相通者一十五穴，則其數也。』與本書經文及楊注均異。**入髮項二寸，間半寸，**額上入髮一寸，後從項入髮一寸，故曰入髮項二寸。間亦有一寸半處，故曰半寸也。〇平按：《素問》『項』上有『至』字；『二寸，間半寸[①]』作『三寸半』。**傍五相去二寸，其浮氣在皮中者凡五行，**《明堂》傍相去一寸半，有此不同也。其浮氣，足太陽浮氣在此五行穴之下也。〇平按：『二寸』，《素問》作『三寸』，王注謂：『大杼、風門二穴所在。』新校正謂：『是說下文浮氣之在皮中五行行五之穴，況大杼在第一椎下兩傍，風門又在第二椎下，上去髮際非止三寸半，其誤甚明。』據此，則本書楊注爲得，《素問》王注爲失矣。**行五，五五二十五，**二十五穴者，面上五脉上頭，並入髮一寸，以上周通高處，當前橫數，於五脉上凡有五處，處各五穴。當前謂亞會、前頂、百會、後頂、强間，五也。督脉兩傍，足太陽脉五處、承光、通天、絡郤[②]、玉枕，左右十也。足太陽兩傍，足少陽脉臨泣、目窗、正營[③]、承靈、腦空，左右十也[④]。太陽爲二陽之總，故皆爲太陽所營[⑤]，二十七也。〇平按：注『亞會』，《素問》《甲乙》作『顖會』，『亞』字當是古『囟』字之誤。**項中大筋兩傍各一，**兩傍天柱二穴，二十九也。**風府兩傍各一，**天牖二穴，三十一也。〇平按：注『天牖二穴』，《素問》王注作『風池二穴』，新校正云：『按《甲乙》風池足少陽陽維之會，非太陽之所發。此注於九十三數外，更剩前大杼、風門及此風池六穴。』**俠脊以下至尻二十一節十五間各有一，**太椎以下至尻尾二十一節十五間兩傍各有一輸，爲三十輸，六十一也。〇平按：《素問》『俠脊』作『俠背』；『尻』下有『尾』字；『各有一』作『各一』。王注云：『十五間各一者，今《中誥孔穴圖經》所存者十三穴，左右共二十六穴，謂附分、魄户、神堂、譩譆、鬲關、魂門、陽綱、意舍、胃倉、肓門、志室、胞肓、秩邊十三也。』《甲乙》所載背自第二椎兩傍俠脊各三寸，行至二十一椎下，兩傍俠脊凡二十六穴，其穴名自附分以下與王注同。惟《甲乙經》云：『自第二椎兩傍。』本書楊注云：『自大椎以下。』不能無異。且經云：十五間各一。楊注云：十五間兩傍各有一輸，與經文正合，惜未詳析穴名耳。**委中以下至足小指[⑥]傍六輸，**從足小指上至委中，有井、滎、輸、原、經、合等左右十二輸等，七十三也。〇平按：《素問》『委中』上有『五藏之俞各五，六府之俞各六』十二字；『六輸』上有『各』字。

足少陽脉氣所發者五十二穴：兩角上各二，兩角上等天衝、曲鬢，左右四穴也。〇平按：『五十』，《素問》作『六十』。**耳前角上各一，**

---

① 間半寸：底本脱此三字，據人衛本補。

② 絡郤：仁和寺本此二字漫漶，辨其剩形，當作『絡郄』。按，『郄』同『郤』，又作『隙』，孔隙也。《廣韻·陌韻》：『郤，俗從⿱仌厶。』《正字通·邑部》：『郄，同隙。』

③ 正營：仁和寺本『營』上一字蝕盡，不可辨識。按，足少陽膽經『目窗』與『承靈』之間爲『正營』，應作『正』字。底本作『正營』，是。

④ 左右十也：底本脱『十』字，據仁和寺本補。

⑤ 皆爲太陽所營：仁和寺本『營』上一字蝕盡，不可辨認，底本補作『所』，可參。

⑥ 足小指：仁和寺本『足小』二字蝕盡，據楊注當作『足小』二字。

頟厭左右二穴，六也。〇平按：《素問》『耳前』上有『直目上髮際內各五』八字。『頟厭』，袁刻誤作『領厭』。**客主人各一**①，一名上關，二穴，八也。〇平按：『客主人』上，《素問》有『耳前角下各一，銳髮下各一』十一字。**下關各一**，下關耳前動脈二穴，十也。〇平按：『下關』上，《素問》有『耳後陷中各一』六字。**耳下牙車之後各一**，大迎一名髓空，二穴，十二也。〇平按：注『大迎二穴』，《素問》王注作『頰車二穴』。**缺盆各一**，缺盆一名天蓋，二穴，十四。**掖下三寸，脇下下至胠八間各一**，掖下左右三寸間②，泉液、輙③筋、天池三穴。脇下至胠，章門、維道、日月三穴④，正經氣發也。腹哀⑤、大橫，此二穴正經雖不言發，近此三正經氣也。帶脉、五樞，此二穴少陽別氣至也。上窌一穴，少陽脉絡別至也。左右二十二，三十六穴也。是則掖下三寸爲脇，脇下八間之外爲胠，則胠脇之言可別矣。〇平按：《素問》『下』字不重。本注左右共二十二穴，《素問》王注左右共十八穴，無腹哀、大橫左右各四穴，『上窌』作『居髎』。**髀樞中傍各一**，環跳、居髎左右四穴，四十也⑥。〇平按：注『居髎』，《素問》王注無。**膝以下至足小指次指各六輸。**足少陽井等六輸，左右十二，五十二也。

足陽明脉氣所發者六十二穴：額顱髮際傍各三，頭維、本神、曲差，左右六穴也⑦。〇平按：『六十二』，《素問》作『六十八』。注『本神』『曲差』二穴，《素問》王注作『懸顱』『陽白』二穴。**面鼽骨空各一**，鼽，渠留反，鼻表也。有云鼻塞病，非也。顴窌左右二穴⑧，八也。《明堂》雖不言氣發⑨，足陽明⑩正別上頔係目系，故至顴窌也。〇平按：注『顴窌』，《素問》王注作『四白』。**大迎之骨穴各一**，左右二穴，十也⑪。〇平按：《素問》『骨穴』作『骨空』。『各一』下，《素問》有『人迎各一』四字。**缺盆外骨各一**，天窌左右二穴，十二也。天窌，足陽明大絡至此穴也。〇平按：《素問》『骨』下有『空』字。注『天窌』，《素問》作『天髎』。**膺中骨間各一**，膺中，膺窗也。左右二穴，十四也。〇平按：注『膺窗左右二穴』，《素問》王注作『膺窗等六穴』，蓋謂氣户、庫房、屋翳、乳中、乳根，并膺窗而六也。**俠鳩尾之外，當**

---

① 客主人各一：仁和寺本『客』下四字蝕盡，不可辨識。據《素問》當作『主人各一』四字。底本作『客主人各一』，是。
② 三寸間：仁和寺本『三』『間』二字殘甚。底本作『三寸間』，可參。
③ 輙：『輒』之俗字。《正字通·車部》：『輙，俗輒字。』
④ 日月三穴：仁和寺本『月』下二字蝕盡，不可辨認，據文義當作『三穴』。
⑤ 腹哀：仁和寺本誤作『腸哀』。底本作『腹哀』，是。
⑥ 四穴四十也：仁和寺本『四』及『四十也』三字殘不可辨。底本作『四穴四十也』，可從。
⑦ 左右六穴也：仁和寺本脱『六穴』二字。底本作『左右六穴也』，是。
⑧ 左右二穴：底本脱『左右』二字，據仁和寺本補。
⑨ 雖不言氣發：仁和寺本脱『言』字。底本補入『言』字，是。
⑩ 足陽明：底本作『之陽明』。按，原鈔『足』字蝕殘，其形似『之』，今辨作『足』，與文義合，今改作『足陽明』。通隱堂本、《素問考注》引《太素》楊注均作『之陽明』，『之』字屬上讀。
⑪ 左右二穴，十也：底本誤作『左右二十穴也』，據仁和寺本改正。

乳下三寸，俠胃腕[①]各五，乳根、不容、承滿、梁門、關門[②]，左右十六，二十四也。○平按：《素問》『腕』作『脘』。王注無『乳根穴』，有『太乙穴』。俠齊廣三寸各三，太乙[③]、滑肉、天樞，左右六穴，三十也。○平按：《素問》王注無『太乙穴』，有『外陵穴』；『滑肉』作『滑肉門』，《甲乙》同。下齊二寸俠之各六，外陵、太巨、水道、歸來、府舍、衝門，左右十二穴，四十二也。太陰脉穴更無別數，所以亦入陽明也。○平按：《素問》『各六』作『各三』。王注只水道、太巨、歸來三穴，無外陵、府舍、衝門三穴。查府舍、衝門均屬太陰，故本注云云。氣街動脉各一，氣街左右二穴，四十四。○平按：『氣街』，《甲乙》作『氣衝』。伏菟上各一，髀關二穴，四十六。三里以下至足中指各八輸，分上所在穴空。井滎等六輸及巨虛上下廉，左右十六穴，六十二也。巨虛上廉，足陽明與大腸合，巨虛下廉，足陽明與小腸合，故左右合有十六也。○平按：『分上』，《素問》作『分之』。

手太陽脉氣所發者二十六穴：『三十』錯爲『二十』字也。○平按：『二十』，《素問》作『三十』。目内眥各一，睛明左右二穴。巨骨下骨穴各一，巨骨左右二穴，四也。○平按：『巨骨』上，《素問》有『目外各一，鼽骨下各一，耳郭上各一，耳中各一』十八字。『巨骨』下，《素問》無『下骨』二字。曲掖上骨穴各一，曲垣左右二穴，六也。○平按：注『曲垣』，《素問》王注作『臑俞』。柱骨出陷者各一，肩井二穴，八也。○平按：『出陷』，《素問》作『上陷』。上天容四寸各一，足太陽近天容，手太陽脉未至天容，謂『天容』字錯，未詳所發[④]。左右八穴，十六。○平按：『天容』，《素問》作『天窗』，王注謂：『天窗、竅陰四穴。』本注疑『天容』字錯。考《甲乙經》『天窗，手太陽脉氣所發』，據此則『天容』乃『天窗』之誤。肩解各一，秉風左右二穴，十八。肩解下三寸者各一，天宗、臑輸、肩貞，左右六穴，二十四。○平按：《素問》無『者』字。王注有天宗二穴，無臑輸、肩貞四穴。肘以下至于手小指本各六輸。六輸左右十二穴，三十六也。○平按：《素問》無『于』字。

手陽明脉氣所發者二十二穴：鼻穴外廉項上各一，迎香、天窗，左右四穴，天窗去手陽明絡近，故得其氣也。○平按：《素問》『鼻穴』作『鼻空』；『各一』作『各二』。《素問》王注有『扶突』二穴，無『天窗』二穴。大迎骨空各一，大迎左右二穴，六也。柱骨之會各一，柱骨左右二穴，八也。上出柱骨之會，上下入缺盆中，過此二穴，故得其氣也。○平按：注『柱骨二穴』，《素問》王注作『天鼎二穴』。禺骨之會各一，肩髃二穴，十也。○平按：《素問》『禺』作『髃』。肘以下至手大指次指本各六輸。肘下六輸，左右十二穴，二十二也。○平按：《素

---

① 胃腕：底本『腕』字抄誤，當據仁和寺本改作『胃脘』。

② 關門：仁和寺本及《素問考注》引《太素》楊注、《醫心方·卷二·第一》皆作『關明』；底本、通隱堂本及《素問·氣府論》王冰注、《甲乙·卷三·第二十一》《千金·卷二十九·第一》《外臺·卷三十九》《銅人·卷四》皆作『關門』。

③ 太乙：仁和寺本作『太一』，義同。

④ 未詳所發：仁和寺本作『未詳所』三字，底本『所』下補『發』字，與上文『手太陽脉氣所發者』合。《素問考注》引《太素》楊注作『未詳所在』。

問》王注有『三里』而遺『曲池』，新校正已辨其誤。

手少陽脉氣所發者三十三穴：鼽骨下各一，顴窌二穴。〇平按：『三十三』，《素問》作『三十二』；注『窌』作『髎』。**眉本各一，**絲竹空左右二穴，四也①。〇平按：《素問》『眉本』作『眉後』。**角上各一，**頷②厭左右二穴，六也。〇平按：注『頷厭』，袁刻誤作『領厭』，《素問》王注作『懸厘』。**下完骨後各一，**天容左右二穴，八也。〇平按：『天容』，《素問》王注作『天牖』。**項中足太陽之前各一，**大椎、大杼，左右及中三穴，十一。〇平按：注『大椎、大杼左右及中三穴』，《素問》王注作『風池二穴』。**扶突各一，**扶突左右二穴，十三也。扶突近手少陽經也。〇平按：注『扶』上，《素問》有『俠』字。注『扶突左右二穴』，王注謂『天窗二穴』。**肩貞各一，**肩貞左右二穴，十五。**肩貞下三寸分間各一，**肩窌、臑會、消濼，左右六穴，二十一也。肩窌、臑會近手少陽也。〇平按：注『肩窌』，《素問》王注作『肩髎』。『消濼』，袁刻作『消鑠』。**肘以下至手小指次指本各六輸。**六輸左右十二穴，三十三也。一曰二十八者，數不同也，疑其錯。

督脉氣所發者二十六穴：項中央三，項中央者，項內也，非唯當中也，故項內下行，瘖門一，天柱二，爲三也；上行，風府一，風池二，爲三，總有六穴也。督脉上入風池，即爲信也。〇平按：『二十六』，《素問》作『二十八』；『中央三』作『中央二』，下有『髮際後中八，面中三』八字。**大椎以下至尻二十節間各一，胝③下凡二十一節，脊椎法④。**胝，竹尸反，此經音抵⑤，尾窮骨，從『骨』爲正。大椎至胝二十一節，有二十間，間有一穴，則二十六穴也。《明堂》從兌端上項，下至瘖門，有十三穴；大椎以下，至胝骨長强，二十一節，有十一穴。凡二十四穴，督脉氣所發。與此不同，未詳也。〇平按：《素問》『至尻』下無『二十節間各一』六字，有『尾及傍十五穴至』七字。

任脉之氣所發者十八穴：喉中央二，廉泉、天突二穴也。〇平按：《素問》『十八』作『二十八』；『中央二』下，有『膺中骨陷⑥中各一』七字。**鳩尾下三寸，**

---

① 四也：仁和寺本『四』下脱『也』字。底本作『四也』，是。
② 頷：仁和寺本誤作『領』。底本作『頷』，是。
③ 胝：底本作『骶』，據仁和寺本改，注文三『胝』字同。按，『胝』與『骶』通，故楊上善釋曰：『從骨爲正』。《素問》作『至骶下』。
④ 脊椎法：《素問》『法』下有『也』字。
⑤ 音抵：『抵』，底本誤作『低』，據仁和寺本改。
⑥ 陷：底本誤作『限』，據《素問》改。

胃腕①五寸，胃腕以下下至横骨八寸一一②，腹脉法③。鳩尾以下至横骨一尺六寸，寸有一穴，有一十六穴④。并已前有一十八穴也。《明堂》中央任脉氣所發穴⑤合有二十六，此經從旋機以下至庭中⑥□穴⑦，合□六⑧，此經從旋機以下至横骨雖發□下⑨，分寸復與《明堂》不同，亦未詳也。〇平按：《素問》『胃腕』作『胃脘』；『八寸』作『六寸』；『一一』作『半一』。

五藏之輸各五，凡五十穴⑩。足少陰舌下，厥陰毛中急脉各一⑪，五藏之輸有二十五，兩箱合論，故有五十。足少陰至舌下一穴⑫，亦不與《明堂》同。厥陰毛中急脉，當是同骨，故有五□□⑬。〇平按：《素問》無『五藏之輸各五，凡五十穴』十字，有『下陰別一，目下各一，下脣一，齗交一。衝脉氣所發者二十二穴：俠鳩尾外各半寸至齊寸一，俠齊下傍各五分至横骨寸一，腹脉法也』五十一字，在『足少陰』上。

手少陰各一，陰陽蹻⑭各一，手足諸魚際□氣⑮所發者，凡三百六十五穴⑯。手少陰左右二穴。陰蹻所生照海，陽蹻所起申脉⑰，左右四

---

① 胃腕：經文二『腕』字，仁和寺本均作『脘』，底本抄誤。
② 八寸一一：『一一』二字當有訛誤，待考。《素問》作『六寸半一』，新校正云：『詳「一」字疑誤。』
③ 腹脉法：《素問》『法』下有『也』字。
④ 一十六穴：底本脱『一』字，據仁和寺本補。
⑤ 所發穴：仁和寺本此處爲四字，『所』下二字蝕盡，疑是『發之』二字。底本作『所發穴』三字，與仁和寺本字數不合。
⑥ 庭中：疑爲『中庭』之誤。劉衡如曰：『庭中，《甲乙·卷三·第十四》《千金·卷二十九·第一》《外臺·卷三十九》《素問·氣府論》王注、《銅人·卷四》《資生·卷一》及《發揮·卷中》均作「中庭」。』
⑦ □穴：仁和寺本『穴』上一字蝕殘，辨其剩筆，當作『六』。劉衡如亦曰：『疑是六字。』
⑧ 合□六：底本合下闕一字，仁和寺本『合』下闕兩字，不可辨認。
⑨ 雖發□下：仁和寺本『發』下二字蝕盡，不可辨認。底本『發』下闕一字，與仁和寺本不合。
⑩ 五藏之輸各五，凡五十穴：《素問》無此十字，『五藏之輸各五』六字在《氣府論》篇首『足大陽脉氣所發』一段內，疑系王冰所移，待考。
⑪ 急脉各一：仁和寺本『脉』下二字殘不可辨，底本作『各一』，與《素問》合。
⑫ 一穴：仁和寺本作『一□□□』，『一』下三字蝕盡，不可辨識。底本作『一穴』二字，無闕文，與仁和寺本不合。
⑬ 五□□：底本與仁和寺本『五』下二字蝕盡。劉衡如曰：『疑是「十二」二字。』
⑭ 陰陽蹻：『蹻』，底本作『喬』，據仁和寺本改。楊注『蹻』字同。
⑮ □氣：底本『氣』上無闕文，亦未空格，今據仁和寺本空一格。按，仁和寺本『氣』上一字蝕盡，疑爲『脉』字。《素問》正作『脉氣』。
⑯ 凡三百六十五穴：《素問》『穴』下有『也』字。
⑰ 陽蹻所起申脉：仁和寺本『陽』下三字蝕盡，底本作『蹻所起』三字，可參。

穴。手魚際二①，足魚際、足太陰脉大白二，□□有十六②。總二十六脉，有三百八十四穴。此言三百六十五穴者，舉大數爲言，過與不及，不爲非也。三百八十四穴，乃是□□③諸脉發穴之義，若准《明堂》，取穴不盡，仍有重取，以此④……

骨空

平按：此篇自篇首至末，見《素問・卷十六・第六十骨空論篇》。自『督脉起少腹』至『治督脉』，見《甲乙經・卷二・第二》，又見本書《督脉篇》。

黃帝問於岐伯曰：余聞風者百病之始也，以鍼治之奈何⑤？

岐伯曰⑥：風從外入，令人振寒、汗出、頭痛、身重、惡風寒，治在風府，調其陰陽⑦，不足則補，有餘則寫。風爲百病之源，風初入身，凡有五種：一者振寒，二者汗出，三者頭痛，四者身重，五者惡風寒。□觀虛實，取之風府。風府，受風要處也。○平按：《素問》無『於岐伯』三字；『惡風寒』作『惡寒』。注『觀』上所缺一字，謹擬作『須』。**大風⑧頸項痛，刺風府，風府在上椎。**大風，謂眉鬢落，大風病也。在上椎者，大椎上入腦戶而至風府⑨。**大風汗出，灸譩譆，譩譆在背下俠脊傍三寸所，厭⑩之令病者呼譩譆，譩譆應手。從風增風⑪，刺眉頭。**上譩，一之反；下譆，火之反。謂

① 手魚際二：底本脱『二』字，據仁和寺本補。
② □□有十六：仁和寺本『有』上二字蝕盡，不可辨認，疑爲『左右』二字。又，底本『十六』上脱『有』字，據仁和寺本補。
③ 乃是□□：仁和寺本『是』下二字蝕爛，不可辨認。底本『是』下無闕文，亦未空格，與仁和寺本不合；日本摹寫本『是』下空一格。
④ 以此：仁和寺本『以』下文字蝕爛，據殘跡，似闕五至六字。
⑤ 以鍼治之奈何：仁和寺本『治』上二字蝕爛，不可辨認。底本補入『以鍼』二字，是。《素問》作『以鍼治之柰何』。
⑥ 岐伯曰：《素問》作『岐伯對曰』。
⑦ 調其陰陽：仁和寺本『調』下二字蝕盡，不可辨識。底本作『調其陰陽』，與《素問》合。
⑧ 大風：仁和寺本作『太風』。按，『太』與『大』通。
⑨ 上入腦戶而至風府：仁和寺本此處共約六字，『上入』下四字盡蝕，不可辨識。底本『入』下爲『腦戶而至風府』六字，似與仁和寺本不合。《素問考注》引《太素》楊注作『上入髮際一寸』。
⑩ 厭：音押，『壓』古字。《說文・厂部》：『厭，笮也。』段玉裁注：『《竹部》曰：「笮者，迫也。」此義今人字作「壓」，乃古今字之殊。』
⑪ 從風增風：仁和寺本『從』字蝕盡，底本作『從』，是。《素問》此句作『從風憎風』。

病①聲也。風起則風病發，故曰從風，皆取於攢竹也②。○平按：『增風』，《素問》作『憎風』。**失枕，在肩上之橫骨間。**失枕爲病，可取肩上橫骨間，謂柱骨間③。○平按：《素問》無『之』字。**折使揄臂齊肘④，正灸脊中，除胗絡季脇引少腹而痛。**折使中也，謂使引臂，當肘灸脊中，除胗絡季脇與少腹相引痛病也。○平按：《素問》『胗』上無『除』字。**脹，刺譩譆。**譩譆在足太陽，故大腸脹刺譩譆也。**腰痛不可以轉搖□⑤，急引陰卵，刺九窌與痛上，九窌在腰尻分間。**八窌與腰輸爲九窌。此經『窌』字音聊⑥，空穴也。○平按：《素問》『九窌』均作『八髎』。**鼠瘻寒熱，還刺寒府⑦，寒府在膝外解營。**寒熱府在膝外解之營穴也，名曰髖關⑧也。瘻，音漏也。○平按：『膝』上，《素問》有『附』字。**取膝上外者使之拜，取足心者使之跪。**凡取膝上外解使拜者，屈膝伏也。取涌泉者，屈膝至地，身不伏，爲跪也。○平按：『使之跪』下，《素問》有『任脉者，起於中極之下，以上毛際，循腹裏，上關元，至咽喉，上頤循面入目。衝脉者，起於氣街，並少陰之經，俠齊上行，至胸中而散。任脉爲病，男子內結七疝，女子帶下瘕聚。衝脉爲病，逆氣裏急。督脉爲病，脊强反折』凡八十一字。

督脉起少腹以下骨中央，女子入繫庭⑨孔，其孔溺孔之端⑩，骨中，尻下大骨空中也。下入骨空中，其女子⑪繫尾穴端，男子循陰莖也。○平按：《素問》『督脉』下有『者』字；『起』下有『於』字。**其絡循陰器⑫合纂⑬間，繞纂後，別繞臀至少陰，與巨陽中絡者合少陰上股內**

---

① 病：丹波元堅《素問紹識》云：『「病」疑「痛」譌。』
② 皆取於攢竹也：仁和寺本此處共五字，作『皆□攢竹也』，『皆』下一字蝕爛，不可辨識，據經文『刺眉頭』，疑是『刺』字。底本『皆』下爲『取於』二字，與仁和寺本不合。
③ 謂柱骨間：仁和寺本『間』下一字蝕盡，疑是『也』字。
④ 揄臂齊肘：《素問》作『榆臂齊肘』。
⑤ 轉搖□：仁和寺本『搖』下一字殘甚，辨其剩筆，略似『者』字，待考。底本『搖』字緊接下文，與仁和寺本不合，今空一格。《素問》作『轉搖』。
⑥ 聊：仁和寺本作『膠』，諸字書未見此字，疑爲『聊』字之訛。底本作『聊』，似是。
⑦ 還刺寒府：仁和寺本『還』下一字蝕盡，不可辨識。底本及《素問》作『還刺寒府』，是。
⑧ 髖關：『髖』爲『骸』字之誤。本篇下文曰：『膝解爲骸關。』楊注：『當膝解處，爲骸也。』
⑨ 庭：《素問》《甲乙》均作『廷』。
⑩ 溺孔之端：《素問》《甲乙》『端』下均有『也』字。
⑪ 其女子：底本無『其』字，據仁和寺本補。
⑫ 其絡循陰器：仁和寺本『絡』字蝕爛，不可辨識。底本作『其絡循陰器』，與本書卷十《督脉》篇合。
⑬ 纂：凡本篇『纂』字，仁和寺本皆作『簒』。詳本書卷十《督脉》脚注。又按，『纂』，《素問》作『篡』；《甲乙》作『纂』。下同。

後廉，貫脊屬腎，與太陽起於目內眥，督脉絡也。繞陰器合於纂間，繞纂後復合，然後亦分爲二道，繞臀至足少陰及足太陽二絡，合足少陰之經上陰股後廉，至脊屬腎，尋足太陽脉，從頏顙上至於[1]目內眥而出也。上額交巔上，入絡腦，還出別下項，循肩髆內[2]，俠脊抵腰中，入循膂絡腎而止；其男子循莖下至纂，與女子等；從目內眥出已，兩道上額，至頂上相交已，左右入腦中，還出兩箱別下項，各循肩髆之內俠脊下至腰中，各循脊膂，還復絡腎，從頏顙出兑端，上鼻上，下項，下至骶骨，氣發於穴，餘行之處，並不發之穴也。○平按：《素問》『顛』作『巔』；『絡腎』下無『而止』二字；『纂』作『篡』，説見前。注『上額至頂』，『頂』袁刻作『項』；『頏顙』袁刻誤作『頑顙』。其少腹直上者，貫齊中央，上貫心入喉，上頤環脣，上繫兩目之下中央。有人見此少腹直上者，不細思審，謂此督脉以爲任脉，殊爲未當也[3]。此生病，從少腹[4]上衝心而痛，不得前後，爲衝疝。其女子不字，癃痔遺溺嗌乾。督脉生病治督脉，此八種病，循督脉而生，故療督脉之穴也。○平按：《素問》『不字』作『不孕』。治在骨上，甚者在齊下營。以下言療督脉穴。骨上，量是骶骨骨上[5]督脉標也。齊下營者，督脉本也，營亦穴處也。

其上氣有音者，治其喉中央，在缺盆中者。有音，上氣喘喝[6]聲也。喉中央，廉泉也。缺盆中央天突穴也[7]。其病上衝喉者治漸，漸者上俠頤。上俠頤者，是大迎穴道也[8]。○平按：《素問》『治』下有『其』字。蹇膝伸不屈，治其楗。伸不得屈，骨病也[9]。楗，渠偃反[10]。在髀輔骨以上，陰上[11]橫骨以下，名楗也。坐而膝痛，

---

①上至於：底本『至』下無闕文，與仁和寺本不合。按，仁和寺本『於』字蝕爛，據《素問考注》引《太素》楊注補入。

②循肩髆內：『髆』，《甲乙》作『膊』。

③殊爲未當也：仁和寺本『當』上一字蝕盡，不可辨識。底本補入『未』字，可參。

④少腹：《甲乙》作『小腹』。

⑤骶骨骨上：仁和寺本『骶骨』下二字蝕盡，不可辨識。底本作『骶骨骨上』，可參。

⑥喘喝：底本作『喘鳴』，據仁和寺本改。

⑦缺盆中央天突穴也：仁和寺本『央』下四字蝕盡，底本作『天突穴也』四字，可參。

⑧上俠頤者，是大迎穴道也：仁和寺本『是』上四字，『道』上三字蝕盡，不可辨識。底本作『上俠頤者，是大迎穴道也』，可參。

⑨骨病也：仁和寺本『也』字殘不可辨，據《素問考注》引《太素》楊注補。底本作『骨病』，與仁和寺本不合。

⑩楗渠偃反：底本誤作『蹇，紀偃反』。仁和寺本『楗』『渠』二字殘不可辨，今據《素問考注》引《太素》楊注補。

⑪陰上：底本脱此二字。仁和寺本『陰』字殘不可辨，今據《素問考注》引《太素》楊注補入。

治其機。俠䯘骨①相接之處爲機。立而暑解，治其厭關。人立支節解處熱，治其②厭關。厭關，骸關也，□膝骨相屬，屈伸之處也。○平按：『厭關』，《素問》作『骸關』。注『骸關』上，袁刻脱『關』字。『□膝骨相屬』，袁刻作『痛引膝骨』，查原鈔本『膝骨』上缺一字，『膝骨』下不缺，袁刻將『膝骨』上所缺一字作『痛引』二字，又將『膝骨』下『相』字遺落，與原本不合。平擬將『膝骨』上所缺一字作『與』，文義較順。膝痛，痛及母指，治其膕。母指，小母指也。足少陰、足太陽皆行膕中至足小指，故療其膕也。○平按：『母指』，《素問》作『拇指』。坐而膝痛如物隱者，治其關。膕上髀樞爲關也。膝痛不可屈伸，治其背內；背內，謂足太陽背輸內也。連䯒若折，治陽明中輸窌；膝痛不得屈伸，連脚䯒其痛若折者，療足陽明中輸。足陽明中輸③，謂是巨虛上廉也。窌，輸穴也。○平按：《素問》『䯒』作『胻』；『輸窌』作『俞髎』。若別，治巨陽、少陽滎④。若䯒痛若別，可治足大陽⑤、足少陽二脉滎穴⑥也。○平按：『陽滎』，《素問》作『陰滎』。淫濼不能久立，治少陽之維，在外踝上四寸。濼，羅各反。淫濼，膝胻痺痛無力也。外踝上五寸，足少陽光明穴也；少陽維者，在四寸中也。○平按：《素問》『淫濼』下有『脛痠』二字；『外踝上四寸』作『外上五寸』。輔骨上横骨下爲楗，俠髖⑦爲機，膝解爲骸關，俠膝之骨爲患骸，骸下爲輔，輔上爲膕，膕上爲關，項横骨爲枕。膝輔骨上，横骨下爲楗；當膝解處，爲骸也。項横骨，項上頭後玉枕也。髖，孔昆反，又音完。○平按：《素問》『患骸』作『連骸』；『項』作『頭』。

水輸五十七穴者⑧，尻上五行，行五；伏菟上兩行，行五，左右各一行，行六穴。前已言水輸，今復重言者，此言水骨空，水輸主骨，故重言也。○平按：《素問》『一行』下有『行五，踝上各一行』七字。髓空腦後三分⑨，在顱際兑骨之下，一在新纂⑩下，一在

---

① 俠䯘骨：通隱堂本同。仁和寺本此處爲四字，『俠䯘』下二字不可辨識，疑爲『上下』二字，待考。《素問考注》引《太素》楊注作『俠䯘□機』；左合昌美作『俠䯘其機』。又按，『䯘』，音腕，指膝關節。《篇海類編》：『䯘，膝腕。』

② 治其：仁和寺本『其』上一字蝕盡，據經文『治其厭關』，當作『治』，然《太素》楊注凡『治』字多避唐高宗諱而改作『療』，故當補入『療』字。底本作『治其』，疑後人據經文而補。

③ 足陽明中輸：底本脱此五字，據仁和寺本補。

④ 少陽滎：『滎』，仁和寺本作『榮』，底本義勝。又，《素問》作『少陰滎』，王冰注：『足少陰滎，然谷也。』

⑤ 可治足大陽：仁和寺本脱『治』字。底本作『可治足大陽』，是。

⑥ 滎穴：仁和寺本作『營穴』，當從底本作『滎穴』。

⑦ 髖：仁和寺本作『䯒』。《廣韻·換韻》：『䯒，膝骨。』按，經文下句言膝，當從底本及《素問》作『髖』。

⑧ 五十七穴者：仁和寺本無『穴』字。

⑨ 三分：顧從德本《素問》同；趙府本《素問》作『五分』。

⑩ 新纂：仁和寺本作『新篹』。按『新』爲『齗』之俗訛，與『齦』同；『篹』爲『基』誤，改作規範字當作『齦基』。《素問》正作『齗基』。

項中復骨下，〇平按：『三分』，趙府本《素問》作『五分』；『腦』上有『在』字；『兑』作『鋭』；『新纂』作『齗基』；『項』下有『後』字。一在脊骨上空，在風府上，脊骨下空，在尻骨下空。數髓空在面俠鼻，或骨空在口下當兩肩。兩髆骨空，在髆中之陽。臂骨空在陽，去踝四寸兩骨之間。〇平按：《素問》『在陽』作『在背陽①』；『兩骨』下有『空』字。股骨上空在股陽，出上膝四寸。胻骨②空在輔骨之上端③。股際骨空在毛中動脉下。尻骨空在髀骨之後，相去四寸。遍骨有滲理④，毋髓空，易髓無空⑤。言骨上有空⑥，五穀津液入此骨空，資腦髓也。此骨空種數所在難分，有可知者⑦，不可知者，故置而不數也。兩肩，有本爲『脣』也。〇平按：《素問》『動』下無『脉』字；『遍骨』作『扁骨』；『滲理』下有『腠』字；『毋髓空』，『空』字作『孔』。

黄帝内經太素卷第十一　輸穴

仁安二年⑧五月十三日以同本書寫之

以同本移點了校合了　丹波賴基

本云

仁平⑨四年三月二十五日以家本移點校合之　憲基

---

① 在背陽：蕭氏『背』字抄誤，當據《素問》改作『在臂陽』。

② 胻骨：『胻』，《素問》作『骭』。

③ 上端：仁和寺本『端』上一字蝕盡，不可辨認。底本作『上端』，與《素問》合。

④ 有滲理：《素問》作『有滲理湊』。

⑤ 易髓無空：仁和寺本『無』下一字蝕爛，不可辨識；『易』字左側注『亦也』二字，爲抄書者注釋之文。《素問》作『易髓無空』。

⑥ 言骨上有空：仁和寺本『骨』上一字蝕爛，不可辨認。底本『骨』上作『言』字，可參。

⑦ 有可知者：底本作『此皆可知者』五字，與仁和寺本不合，今從仁和寺本。

⑧ 仁安二年：仁和寺本『仁安』二字蝕盡，不可辨認。檢本書卷十之末題記作『仁安二年四月廿七日』，卷十二之末題記作『仁安二年五月廿三日』，本卷抄寫時間當在上述兩卷之間，故所闕二字必爲『仁安』，故補之。

⑨ 本云仁平：仁和寺本『平』上三字蝕盡，不可辨認。檢卷十、卷十二等卷末題記，所闕當爲『本云仁』，今補入。

黃帝內經太素卷第十二　營衛氣

通直郎守太子文學臣楊上善奉　敕撰注

黃陂蕭延平北承甫校正

營衛氣別　營衛氣行

營五十周　衛五十周

營衛氣別

平按：此篇自『溢於中』以上殘脱不完，篇目亦不可考。其自『黃帝曰：營氣之道』至『肺，流』，凡二十字，從《靈樞》《甲乙》營氣篇補入。自『溢於中』以下至『逆順之常也』，見《靈樞・卷四・第十六營氣篇》，又見《甲乙經・卷一・第十營氣篇》。自『黃帝曰：願聞營衛之所行』至末，見《靈樞・卷四・第十八營衛生會篇》，又見《甲乙經・卷一・第十一營衛三焦篇》。

編者按：蕭延平校勘《太素》以楊守敬自日本攜歸之二十三卷本爲底本，故『溢於中』以上殘脱不完。今自仁和寺原鈔二十五卷本《太素》補齊蘭陵堂本所闕（包括本篇標題），所補文字加左劃綫以示區別。又按，自篇首至『故晝不精，夜不得瞑』，見於《靈樞・卷四・營衛生會第十八》，又見於《甲乙經・卷一・營衛三焦第十一》。

黃帝問岐伯曰①：人焉受氣？人之生也，稟氣而生，未知稟受何氣？陰陽焉會？未知所受陰陽正氣如何會②？何氣爲營？何氣爲衛③？

① 黃帝問岐伯曰：《靈樞》『問』下有『于』字。

② 陰陽正氣如何會：仁和寺本『陽』下五字漫漶。日本摹寫本補入『正氣如何會』五字，與殘筆合，今從之。

③ 何氣爲衛：仁和寺本此四字蝕爛，『何』字殘缺下半，尚可辨出；因原紙斷裂，裝裱時未能彌合，故『衛』字右半在上一紙，左半在下一紙，合觀之，亦可辨認；餘二字難以辨認。據上文『何氣爲營』，此句當作『何氣爲衛』，今補入『氣爲』二字。《靈樞》《甲乙》皆作『何氣爲衛』。

營安從生？衛於焉會①？問營衛知名之所由，□□□氣②生處□□③。老壯不同氣，陰陽異位，願聞其會。問□□□□□④。

岐伯答曰：人受氣於穀，穀入於胃，以傳肺⑤，五藏六府，皆以受氣，人之受氣，受穀氣也。肺以□氣⑥，故穀之精氣⑦傳之與肺，穀之濁氣⑧傳與藏府，故藏府皆受氣於肺也。其清者爲營，濁者爲衛，穀之清氣爲營⑨，穀之濁氣爲衛⑩。營在脉中⑪，衛在脉外⑫，清血之氣⑬在於脉中，周身不住⑭，以營於身，故曰營氣。穀之濁氣，在於脉外⑮，亦周身不住衛身，故曰衛氣也。營周不休，營氣法天，營身不息，故曰不休。五十而復大會。營氣營身五十周已，大會於兩手太陰中也。陰陽相貫，如

---

①衛於焉會：仁和寺本『衛』字從中部横斷，上半在上一紙，下半在下一紙，合而觀之，知爲『衛』字。《靈樞》作『衛于焉會』；《甲乙》作『衛安從會』。

②□□□氣：仁和寺本『氣』上三字蝕爛，據文義疑爲『營衛二』三字，待考。

③生處□□：仁和寺本『處』下二字殘蝕殆盡，僅存第二字收筆處殘痕，細辨之，略似『也』字末筆，待考。

④問□□□□□：仁和寺本『問』下六字（或七字）蝕爛，多不可辨，唯第四字略似『異』，第五字略似『何』，待考。

⑤以傳肺：《靈樞》作『以傳與肺』；《甲乙》作『氣傳於肺』。按，前後文皆四字句式，疑仁和寺本脱文。

⑥肺以□氣：仁和寺本『以』下一字不可辨識，據文義，疑當作『主』字。

⑦精氣：據下文楊注『穀之清氣爲營，穀之濁氣爲衛』，疑『精』乃『清』誤。

⑧穀之濁氣：原鈔『氣』上三字蝕盡，據上文『穀之精（清）氣傳之與肺』及下文楊注『穀之清氣爲營，穀之濁氣爲衛』，補入『穀之濁』三字。

⑨穀之清氣爲營：仁和寺本『之』上一字蝕盡，據下文『穀□濁氣』，當作『穀』字，今補入。

⑩穀之濁氣爲衛：仁和寺本『穀』下一字蝕盡，不可辨認，據上文『穀之清氣爲營』，當作『之』字，今補入。

⑪營在脉中：仁和寺本『在脉』二字蝕爛，難以辨識。《靈樞》作『營在脉中』，『在脉』二字與殘筆合，今補入。《甲乙》此句作『營行脉中』。

⑫衛在脉外：仁和寺本『脉外』二字蝕盡，不可辨識。檢《靈樞》此句作『衛在脉外』，《甲乙》作『衛行脉外』，據二書補入『脉外』二字。

⑬清血之氣：『血』，仁和寺本誤作『皿』，形近致訛，據文義改作『血』字。

⑭周身不住：原鈔此四字殘甚，第二字似『身』，第四字似『住』。據下文『亦周身不住』，當爲『周身不住』四字，今補入。

⑮在於脉外：仁和寺本『脉』下一字蝕盡，據上文『清血之氣，在於脉中』，當是『脉』字，今補入。

環毋端①。營氣起於中焦，下絡大腸，上膈屬肺，以肺系橫出掖下②，至手大指次指③之端入手陽明，從手陽明入足陽明，次入足大陰，次入手少陰，次入手大陽，次入足太陽，次入足□□④，次入手心主⑤，次入手□陽⑥，次入足少陽⑦，次入足□陰⑧，還□□□⑨，陰陽相貫⑩，終而復始，與天地同紀，大曰⑪如環無端也。**衛氣行**⑫**於陰二十五度**⑬**，行於陽亦二十五度**⑭**，分爲晝夜，**以下言衛氣之行也。度，周也。陰者，五藏也。陽者，三陽脉也。衛氣晝行三陽之脉二十五周，夜行五藏亦二十五周，故曰分爲晝夜⑮也。**故氣至陽**⑯**而起，至陰而止。**氣，衛氣也。陽，日陽也。陰，夜陰也。衛氣至平旦□⑰大陽而起，□□□陽□⑱，至夜陰時行腎等五藏，陽氣已止也。**故曰**

---

① 如環毋端：《靈樞》《甲乙》均作『如環無端』。

② 橫出掖下：仁和寺本『橫出掖』三字蝕殘右半，今細辨之，當作此三字。『掖』下一字蝕盡，無從辨識，據《靈樞·卷二·經脉第十》『肺手太陰之脉……從肺系橫出腋下』，當作『下』字，今補入。日本摹寫本亦補作『橫出掖下』。

③ 手大指次指：原鈔『手大』二字蝕盡，據《太素·卷八·經脉連環》『大腸手陽明之脉，起于（手）大指次指之端』，當作『手大』，今補入。

④ 次入足□□：仁和寺本『足』下二字蝕爛，不可辨識，據文義當作『少陰』。

⑤ 次入手心主：仁和寺本『手』上二字蝕爛，不可辨識，據前後文補。

⑥ 次入手□陽：仁和寺本『手』下一字蝕盡，不可辨識，據文義當作『少』字。日本摹寫本補入『少』字，可從。

⑦ 次入足少陽：仁和寺本『少』字蝕殘下半，辨其剩筆，當作『少』字，今補入。

⑧ 次入足□陰：仁和寺本『足』下一字蝕盡，不可辨識，據文義當作『厥』字。

⑨ 還□□□：仁和寺本『還』下三字蝕盡，不可辨識，據文義當作『手太陰』三字。

⑩ 陰陽相貫：原鈔『陰』字蝕盡，又脱『相』字。據經文『陰陽相貫』，當作此四字，今補入。

⑪ 大曰：『大』，疑爲『故』字之誤。

⑫ 衛氣行：仁和寺本『行』字與下文之間留大段空白，原抄者以小字注曰：『十一行缺』。今以《靈樞·營衛生會篇》校之，『衛氣行』三字與下文『於陰二十五度』正相銜接，中間並無缺文。

⑬ 於陰二十五度：仁和寺本『五』字蝕爛，難以辨認。檢《靈樞》作『於陰二十五度』，『五』字與殘筆合，與下文『亦二十五度』亦合，今補入。

⑭ 行於陽亦二十五度：仁和寺本『於』字漫漶，難以辨認。據上文『衛氣行於陰』，當作『於』字，與殘筆合，今補入。《靈樞》作『行于陽二十五度』，無『亦』字。

⑮ 故曰分爲晝夜：仁和寺本『曰分』二字漫漶，據經文『分爲晝夜』，當作『曰分』，與殘筆合，今補入。

⑯ 故氣至陽：《甲乙》無『氣』字。

⑰ 至平旦□：仁和寺本『旦』下一字殘甚，不可辨認。據下文『至夜陰時』，疑爲『時』字。

⑱ □□□陽□：仁和寺本『陽』上三字，『陽』下一字蝕爛。左合昌美辨作『行於三陽脉』，與上文『衛氣晝行三陽之脉』合，可參。

中①而陽隴②爲重陽，隴，大也，日中陽極③，故爲大也。日爲陽也，極至日中，故曰重陽也。夜半而陰隴爲重陰。夜爲陰極，至夜半，故曰重陰也。故大陰主內，大陽主外，各行二十五度，分爲晝夜。內，五藏也。外，三陽也。衛氣夜行五藏二十五周，晝行三陽二十五周，陰陽分晝夜也。夜半爲陰隴，夜半後而陰衰④，平旦陰盡而陽受氣⑤。日中而⑥陽隴，日西而陽衰，日入陽盡而陰受氣⑦。夜半而大會，萬民皆臥，命曰⑧合陰，平旦陰盡而陽受氣，如是毋已⑨，與天地同紀。□□之氣⑩更盛□衰⑪，終而復始，此爲物化之常也。夜半萬人皆臥⑫，人氣與□□⑬，故曰合陰。平旦陰盡陽生⑭，日中名爲合□□□□□□。

黃帝問曰⑮：老人之不夜瞑者⑯，何氣使然？少壯不夜寤者⑰，何氣使然？

---

① 故曰中：原作『故曰中』，據楊注『日中陽極』，當作『故曰日中』，今改正。《靈樞》作『故曰日中』。
② 陽隴：《甲乙》『隴』下注：『一作襲，下同。』
③ 日中陽極：仁和寺本『極』字漫漶，辨其殘形，復參以下文『極至日中』，及下節注文『夜半爲陰極』，當爲『極』字。
④ 夜半後而陰衰：仁和寺本『而陰衰』三字殘甚。《靈樞》作『夜半後而爲陰衰』；《甲乙》作『夜半後而陰衰』。今據二書補『而陰衰』三字。
⑤ 而陽受氣：《靈樞》『氣』下有『矣』字。
⑥ 而：《靈樞》《甲乙》皆作『爲』。
⑦ 日入陽盡而陰受氣：原鈔『陽』上衍『而』字，據《靈樞》《甲乙·卷一·第十一》刪，與上文『平旦陰盡而陽受氣』合。又，《靈樞》『氣』下有『矣』字。
⑧ 命曰：《甲乙》作『名曰』。
⑨ 如是毋已：『毋』，《靈樞》《甲乙》均作『無』。
⑩ □□之氣：仁和寺本『之』上二字蝕落，唯第二字殘存右下殘劃，略似『陽』字。據經文，疑此二字當作『陰陽』。
⑪ 更盛□衰：仁和寺本『盛』下一字蝕爛，據文義，疑當作『更』。
⑫ 夜半萬人皆臥：仁和寺本『人』下二字蝕盡，不可辨認。據經文『萬民皆臥』，當作『皆臥』，今補入。
⑬ 人氣與□□：仁和寺本『與』下二字殘甚，略似『陰合』二字，待考。
⑭ 陰盡陽生：仁和寺本『盡』字殘甚，不可識別，據經文『平旦陰盡而陽受氣』，當作『盡』字，今補入。
⑮ 黃帝問曰：《靈樞》無『問』字。
⑯ 老人之不夜瞑者：《甲乙》作『老人不夜瞑』。
⑰ 少壯不夜寤者：《靈樞》作『少壯之人不晝瞑者』。

岐伯答曰：壯者之氣血盛，其肌肉滑，氣道通①，營衛②之行不失其常③，故晝精而夜瞑。老者之氣血衰④，肌肉枯⑤，氣道濇，五藏之氣相薄⑥，其營氣衰小⑦而衛氣內代⑧，故晝不精，夜不得瞑⑨。亡年反。以上言⑩老壯之人營衛氣異也。營氣衰小，脉中□□⑪也；衛氣內代，脉外氣衰。代，蹇息也。

黃帝曰：宗氣之道⑫，內穀爲寶。人之生也，以氣爲宗。宗氣之道，無貴內穀，內穀即腸胃□□也。腸胃中氣，生身最重，故名寶也。穀入於胃，乃傳之於肺⑬，流溢於中⑭，布散於外，穀入胃已，精濁下流，清精注肺，肺得其氣，流溢五藏，布散六府也。精專者行於經隧，常營毋⑮已，終而復始，

①氣道通：《甲乙》作『氣道利』。
②營衛：《靈樞》《甲乙》均作『榮衛』。
③不失其常：仁和寺本『不』下一字蝕盡，不可辨識。《靈樞》《甲乙》均作『不失其常』，今據二書補入『失』字。
④氣血衰：《甲乙》作『氣血減』。
⑤肌肉枯：《靈樞》《甲乙》『肌』上有『其』字。
⑥相薄：《靈樞》作『相搏』。
⑦其營氣衰小：《靈樞》作『其營氣衰少』；《甲乙》作『營氣衰少』，無『其』字。
⑧衛氣內代：《靈樞》《甲乙》均作『衛氣內伐』。
⑨夜不得瞑：《靈樞》作『夜不瞑』；《甲乙》作『而夜不得瞑』。
⑩以□言：仁和寺本『言』上一字蝕盡，據文義疑爲『下』字。日本摹寫本補入『下』字。
⑪脉中□□：原鈔『中』下二字蝕盡，疑爲『氣濇』，待考。
⑫宗氣之道：《靈樞》《甲乙》作『營氣之道』。
⑬乃傳之於肺：《靈樞》作『乃傳之肺』；《甲乙》作『氣傳之肺』。
⑭流溢於中：底本『流』字下有蕭延平所加小字注文，其內容爲『以上從《靈樞》《甲乙經》〈營氣篇〉補入。平按，《甲乙經》無黃帝曰三字』二十四字。按，蕭氏所補僅『黃帝曰：宗氣之道，內穀爲寶。穀入於胃，乃傳之肺，流』二十字經文，因本書編者已據仁和寺本補入大量經文及楊注（加左劃綫部分），爲避免混亂，刪去蕭氏注文。
⑮毋：《靈樞》《甲乙》均作『無』。

是謂天地之紀。精專血氣，常營無已，名曰營氣也。故氣從太陰出①，注於陽明②，上行至面③，注足陽明，下行至跗上④，注大指間，與太陰合，以下言營行十二經脈也。氣，營氣也。營氣起於中焦，並胃口⑤，出上焦之後，注手太陰、手陽明，乃之足陽明也。〇平按：『出』下，《甲乙》有『循臂內上廉』五字。『注於陽明』，《靈樞》《甲乙》作『注手陽明』。《靈樞》無『至面』二字。上行抵脾⑥。從脾注心中，循手少陰出掖下臂，注小指之端，合手太陽，上行乘掖出䪼內⑦，注目內眥，上巔⑧下項，合足太陽，循脊下尻，行注小指之端，足太陰脈注心中，從心中循手少陰脈行也。合者，合手小指⑨端也。上巔下項者，十二經中，手太陽脈支者，別頰上䪼抵鼻至目內眥；足太陽脈⑩起目內眥。此言上巔者，循手太陽氣至目內眥，合足太陽之氣，與之共行，上頂下項，然後稱合，理亦無違也。〇平按：『抵脾』，《靈樞》作『抵髀』。『掖』，《靈樞》《甲乙》均作『腋』，下同，不再舉。『下臂，注小指之端』，《靈樞》無『之端』二字。『尻』下，《靈樞》《甲乙》有『下』字。循足心，注足少陰，上行注腎。從腎注心，外散於胸中，循心注〇平按：『注』，《靈樞》《甲乙》作『主』。脈⑪出掖下臂，入兩筋之間⑫，入掌中，出中指之端，〇平按：《甲乙》作『手中指』。還注小指次指之端，合手少陽，上行注膻中，散於三焦，從三焦注膽，〇平按：『膽』《甲乙》作『膻』。出

---

① 故氣從太陰出：仁和寺本『陰』下一字蝕盡，不可辨識。底本補入『出』字，與《靈樞》《甲乙》同。

② 注於陽明：仁和寺本『於』上一字蝕盡，不可辨識。底本補入『注』字，是。《靈樞》《甲乙》均作『注手陽明』。按，據楊注『注手太陰、手陽明，乃之足陽明也』，疑底本及仁和寺本『陽明』上均脫『手』字。

③ 上行至面：《甲乙》同。仁和寺本及《靈樞》皆作『上行』，無『至面』二字。

④ 跗上：底本脫『上』字，據仁和寺本補。

⑤ 並胃口：仁和寺本『胃』下一字漫漶，難以辨認。檢《太素·卷五·十二水》楊上善注『營氣從中焦並胃口』，當從底本作『口』。

⑥ 脾：《靈樞》作『髀』。按，《靈樞》字誤，當從《太素》《甲乙》作『脾』。

⑦ 出䪼內：《甲乙》『䪼』下注：『一作項。』

⑧ 巔：《靈樞》作『巔』。

⑨ 合手小指：仁和寺本『合』字抄重。底本刪重出之『合』字，是。

⑩ 足太陽脈：『足』，底本誤作『手』，據仁和寺本改。劉衡如先生亦云：『手，詳文義當是「足」字之誤。』

⑪ 循心注脈：據下文所述，此脈指『手厥陰心包經』，即『心主脈』，故『注』字當從《靈樞》《甲乙》作『主』。

⑫ 入兩筋之間：《靈樞》作『出兩筋之間』；《甲乙》作『入兩筋之間』，『入』下注：『一作出。』

脇注足少陽，下行至跗上，復從跗注大指間，合足厥陰，上行至肝。從肝上注肺①，上循喉嚨②，入頏顙之竅③，究於畜門④。其別者，〇平按：《靈樞》《甲乙》作『其支別者』。**上額循顛下項中，循脊入骶，是督脉也，絡陰器，上過毛中，入臍⑤中，上循腹裏，入缺盆，下注肺中，復出太陰。此營氣之行，逆順之常也。**問曰：肝脉足厥陰，上貫膈，布脇肋，循喉嚨之後，上入頏顙，連目系⑥，上出額，與督脉會於顛。此言足厥陰脉循喉嚨，究於畜門，循顛入骶等是督脉者，未知督脉與足厥陰脉同異何如？答曰：足厥陰脉從肝上注肺，上循喉嚨，上至於顛，與督脉會。督脉自從畜門上額至顛，下項入骶，與厥陰不同。此言別者上額循顛之言，乃是營氣行足厥陰至畜門，別於厥陰之脉，循督脉上額至顛，下項入骶絡陰器，上循腹裏入缺盆，復別於督脉，注于肺中，復出手太陰之脉，此是營氣循列度數常行之道，與足厥陰及督脉各異也。頏顙，當會厭上雙孔。畜門，鼻孔也。逆順者，在手循陰而出，循陽而入；在足循陰而入，循陽而出，此爲營氣行逆順常也。〇平按：『此營氣之行』，《甲乙⑦》作『此營氣之所行也』。

黃帝曰：願聞營衛之所行，皆何道從行？

岐伯答曰：營出於中焦，衛出於上焦⑧。夫三焦者，上焦在胃上口，主內而不出，其理在膻中；中焦在胃中口，不上不下，主腐熟水穀，其理在臍旁；下焦在臍下，當膀胱上口，主分別清濁，主出而不內，其理在臍下一寸。故營出中焦者，出胃中口也；衛出上焦者，出胃上口也。〇平按：『從行』，《靈樞》作『從來』；《甲乙》作『從始』，無『岐伯答』三字。

黃帝曰：願聞三焦之所出。前問營衛二氣所出，出於三焦，未知上焦衛氣出在何處？故致斯問。〇平按：《甲乙》無『黃帝曰：願聞』至⑨下『岐伯曰』十三字。

---

① 注肺：《甲乙》作『注鬲』。
② 上循喉嚨：仁和寺本『喉』下一字蝕盡，據楊注『循喉嚨之後』，當從底本作『嚨』。《靈樞》《甲乙》皆作『上循喉嚨』。
③ 入頏顙之竅：仁和寺本『顙』上二字蝕盡，據楊注『循喉嚨之後，上入頏顙』，當從底本作『入頏』二字。《靈樞》《甲乙》均作『入頏顙之竅』。
④ 究於畜門：《甲乙》『門』下注：『一作闕。』
⑤ 臍：仁和寺本作『齊』。按『齊』與『臍』通。《靈樞》《甲乙》均作『臍』。下文『臍』字同。
⑥ 連目系：仁和寺本『目』字蝕殘，辨其殘形，當作『目』字。底本、日本摹寫本均作『目』。
⑦ 甲乙：此二字當作『靈樞』。《甲乙》與《太素》同，《靈樞》作『此營氣之所行也』。
⑧ 上焦：《靈樞》作『下焦』。
⑨ 至：底本誤作『及』，據《甲乙》改作『至』。

岐伯曰①：上焦出於胃上口②，並咽以上，貫膈布胸中，走掖，循太陰之分而行，還注陽明，上至舌，咽胃之際，名胃上口。胃之上口出氣，即循咽上布於胸中，從胸中之掖，循肺脉手太陰行至大指次指之端，注手陽明脉，循指上廉上至下齒中。氣到於舌，故曰上至舌也。此則上焦所出與衛氣同，所行之道與營共行也。〇平按：『布』上，《靈樞》《甲乙》有『而』字。『還注陽明』，《靈樞》作『還至陽明』，《甲乙》作『還至手陽明』。注『從胸中』，『從』字袁刻作『循』。下足陽明，其脉還出俠口交人中，左之右，右之左，上俠鼻孔，與足陽明合。足陽明下行至足太陰等，與營氣俱行也。〇平按：『下足陽明』，《甲乙》作『下注足陽明』。注『交人中』，『交』字袁刻誤作『夾』。常與營俱行於陽二十五度，行於陰亦二十五度，一周也，故五十周而復大會於手太陰。營氣行晝，故即行陽也；行夜，故即行陰也。其氣循二十八脉十六丈二尺，晝行二十五周，夜行二十五周，故一日一夜行五十周，平旦會手太陰脉也。一度有一周，五十周③爲日夜一大周矣。上焦衛氣循營氣行，終而復始，常行無已也。〇平按：『行於陽』二句，《甲乙》作『行於陰陽各二十五度』；『一周也』作『爲一周』；『故』下有『日夜』二字；『復』下有『始』字。

黃帝曰：人有熱飲食下胃，其氣未定，汗則出，或出於面④，或出於背，或出於身半，其不循營衛氣之道⑤而出，何也？

岐伯曰：此外傷於風，內開腠理，毛蒸理洩⑥，衛氣走之，固⑦不得循其道，此氣慓悍⑧滑疾，見開而出，故不得從其道，故命曰漏洩⑨。蒸，之冰反，火氣上行也。衛氣在於脉外分肉之間，腠理傷風，因熱飲食，毛蒸理洩，腠理內開。慓，芳昭反，急也。悍，胡旦反，勇也。

---

① 岐伯曰：《靈樞》作『岐伯答曰』。
② 胃上口：《甲乙》作『胃口』。
③ 五十周：仁和寺本『五十周』三字誤重。底本『五十周』三字不重，是。
④ 汗則出，或出於面：《靈樞》同。《甲乙》作『則汗出於面』。
⑤ 營衛氣之道：《靈樞》《甲乙》均無『營』字。檢楊上善注文，只言衛氣，未及營氣，疑『營』字抄衍。
⑥ 毛蒸理洩：『洩』爲『泄』之避諱字，說見前。仁和寺本『毛』下一字蝕盡，不可辨識。據楊注『毛蒸理洩』，當從底本作『蒸』。《靈樞》《甲乙》均作『毛蒸理泄』。
⑦ 固：《甲乙》作『故』。
⑧ 慓悍：《甲乙》作『悍慓』。
⑨ 故命曰漏洩：《靈樞》作『故命曰漏泄』；《甲乙》作『名曰漏泄』。

言衛氣勇急，遂不循其道，即出其汗，謂之漏洩風也。〇平按：『營衛氣』，《靈樞》《甲乙》無『營』字。『命曰』，《甲乙》作『名曰』，袁刻脱『命』字。『洩』，《靈樞》《甲乙》均作『泄』。

黄帝曰：願聞其中焦①之所出。

岐伯曰②：中焦亦並胃口③，出上焦之後，此所謂受氣者④，泌糟粕，承津液，化其精微，上注於肺脉⑤，乃化而爲血，以奉生身，泌，音必。中焦在胃中口，中焦之氣從胃中口出已，並胃上口，出上焦之後，□五穀之氣也，泌去糟粕，承其津液⑥之汁，化其精微者，注入手太陰脉中，變赤稱血，以奉生身。〇平按：《甲乙》無『黄帝曰』至『岐伯曰』十四字。《靈樞》『胃口』作『胃中』。《靈樞》《甲乙》『承津液』，『承』字均作『蒸』。注『五穀』上原缺一字，依經文擬作『受』。**莫貴於此，故獨得行於經隧，命曰營氣。**人眼受血，所以能視；手之受血，所以能握；足之受血，所以能步。身之所貴，莫先於血，故得行於十二經絡之道，以營於身，故曰營氣也。隧，道也⑦。故中焦□□營氣也。〇平按：『命曰營氣』，《甲乙》無『氣』字。注『中焦』下原缺二字，因上節問中焦之所出，故此處擬作『所出』二字。

黄帝曰：夫血之與氣⑧，異名同類，何也⑨？

岐伯曰：營衛者精氣也，血者神氣也，故血之與氣，異名同類焉⑩。故奪血者毋汗⑪，奪氣者

---

① 願聞其中焦：仁和寺本『願』字盡蝕，底本作『願』，是。《靈樞》作『願聞中焦』，無『其』字。
② 岐伯曰：《靈樞》『曰』上有『答』字。
③ 並胃口：《靈樞》作『並胃中』；《甲乙》作『並於胃口』。
④ 此所謂受氣者：《靈樞》無『謂』字；《甲乙》此句作『此所以受氣』。
⑤ 肺脉：《甲乙》無『脉』字。
⑥ 承其津液：仁和寺本『承』下一字殘甚，僅餘末筆『、』，今補作『其』，與下文『化其精微』合。底本作『承津液』三字，與仁和寺本不合。
⑦ 隧，道也：仁和寺本『道』下脱『也』字。
⑧ 夫血之與氣：《甲乙》無『夫』字。
⑨ 何也：《靈樞》作『何謂也』。
⑩ 同類焉：《甲乙》作『同類也』。
⑪ 故奪血者毋汗：『毋』，《靈樞》《甲乙》作『無』。以下諸『毋』字同。

毋血，故人生①有兩死而毋兩生②。營衛者③人之至精之氣④，然精非氣也；血者神明之氣，而神非血也，故比之□水氣無異也⑤。脱血⑥亦死，脱氣⑦亦死，故有兩死也；有血亦生，有氣亦生，隨有一即生⑧，故無⑨兩生也。

黄帝曰：願聞下焦之所出。

岐伯答曰：下焦者，别迴腸⑩，注於膀胱而滲入焉⑪。故水穀者，常并居於胃中，成糟粕，而俱下於大腸，而成下焦，滲而俱下，濟泌别汁，循下焦而滲入膀胱焉⑫。迴腸，大腸也。下焦在臍下，當膀胱上口，主分别清濁，出而不內⑬，此下焦處也。濟泌别汁，循下焦滲入膀胱，此下焦氣液也。膀胱，尿脬也。○平按：《甲乙》無『黄帝曰』至『岐伯答』十四字；『而成』作『而爲』；『濟泌』作『滲泄』。

黄帝曰：人飲酒⑭亦入胃⑮，穀⑯未熟而小便獨先下⑰，何也？

---

① 故人生：《甲乙》無『生』字。
② 而毋兩生：《甲乙》作『而無兩生也』。
③ 營衛者：仁和寺本『衛』下一字盡蝕，據楊注下文『血者神明之氣』，當從底本作『者』。
④ 至精之氣：仁和寺本『精』字盡蝕，不可辨認。據下文『然精非氣也』，當作『精』字。底本作『至精之氣』，是。
⑤ 故比之□水氣無異也：仁和寺本『氣』上二字蝕殘，據經文疑是『精神』二字（或『精氣神』三字），然與殘筆不甚合，待考。底本與左合昌美『氣』上皆作『□水』，『水』字於義難通，通隱堂本作『故比之□□水氣無異也』，『水』上闕二字。
⑥ 脱血：底本作『毋血』，據仁和寺本改。日本摹寫本亦作『脱血』。
⑦ 脱氣：仁和寺本『脱』字右下部蝕殘，而『脱』字之形尚可辨認。底本誤作『毋氣』，今從仁和寺本作『脱氣』。
⑧ 有一即生：底本作『有二即生』，『二』字誤，據仁和寺本改正。
⑨ 無：底本作『毋』，據仁和寺本改。
⑩ 别迴腸：《甲乙》作『别於迴腸』。
⑪ 而滲入焉：仁和寺本『滲』下二字蝕盡，不可辨認。《靈樞》《甲乙》均作『而滲入焉』。
⑫ 焉：《甲乙》作『也』。
⑬ 出而不內：仁和寺本『不』上二字蝕爛，據《太素·卷八·經脉連環》楊注『下焦在齊下，當膀胱上口，主分别清濁，主出而不內』，當作『出而』二字，今補入。底本作『而不內』三字，無闕文，與仁和寺本不合。
⑭ 人飲酒：仁和寺本『酒』上一字蝕盡。底本作『人飲酒』，與《靈樞》《甲乙》合。
⑮ 亦入胃：《靈樞》《甲乙》『亦』上有『酒』字。
⑯ 穀：《甲乙》作『米』。
⑰ 先下：《甲乙》作『先下者』。

岐伯答曰：酒者熟穀之液也，其氣悍以滑①，故後穀入②而先穀出焉③。其氣悍者，酒爲熟穀之氣，又熱，故氣悍□□□。○平按：注『又熱』，袁刻脱『又』字。『悍』下原缺三字，依經文擬作『以滑也』三字。

黃帝曰：善。余聞上焦如霧，中焦如漚，下焦如瀆，此之謂也。上焦之氣，如霧在天，霧含水氣，謂如雪霧也。漚，屋豆反，久漬也④。中焦⑤血氣在於脉中⑥潤漬⑦，謂之漚也。下焦之氣溲液等，如溝瀆流在地也。○平按：注『雪』字，恐係『雲』字傳寫之誤。

營衛氣行

平按：此篇自篇首至『三飲而已』，見《靈樞・卷十・第七十一邪客篇》，又見《甲乙經・卷十二・第三》。自『黃帝曰：余聞十二經脉』至『以數調之』，見《靈樞・卷六・第四十陰陽清濁篇》。自『黃帝曰：願聞人之清濁』至『以數調之』，又見《甲乙經・卷一・第十二》。自『黃帝曰：經脉十二者』至末，見《靈樞・卷六・第三十四五亂篇》，又見《甲乙經・卷六・第四陰陽清濁順治逆亂大論》。

黃帝問伯高曰⑧：夫邪氣之客於人也⑨，或令人目不瞑⑩不臥出者，何氣使然⑪？厥邪客人爲病，目開不得

---

① 其氣悍以滑：『滑』，《靈樞》作『清』；《甲乙》作『滑』，下注：『一作清。』

② 故後穀入：仁和寺本『後』上一字蝕盡，不可辨識。《靈樞》《甲乙》均作『故後穀而入』。

③ 而先穀出焉：《靈樞》作『先穀而液出焉』；《甲乙》作『先穀而液出也』。

④ 久漬也：仁和寺本『久』下二字蝕盡。檢《説文・水部》：『漚，久漬也。』楊注下文曰：『在於脉中潤漬。』當從底本作『久漬也』。

⑤ 中焦：仁和寺本『中』字蝕爛，不可辨認。底本、日本摹寫本均作『中』，是。

⑥ 在於脉中：底本脱『於』字，據仁和寺本補。

⑦ 潤漬：底本、日本摹寫本均作『潤一頃』三字。今從仁和寺本作『潤漬』。

⑧ 黃帝問伯高曰：《靈樞》作『黃帝問于伯高曰』；《甲乙》作『黃帝問曰』。

⑨ 客於人也：《靈樞》無『於』字。

⑩ 或令人目不瞑：仁和寺本『目』上一字蝕盡，不可辨認，據楊注『厥邪客人爲病』，當從底本作『人』字。

⑪ 不臥出者何氣使然：《甲乙》作『何也』二字。

合①，臥起□□起也②。〇平按：『目不瞑』至『使然』十一字，《甲乙》作『目不得眠者何也』七字。

伯高答曰③：五穀入於胃也，其糟粕、津液、宗氣，分爲三隧。宗，總也。隧，道也。糟粕、津液、總氣，分爲三隧也④。故宗氣積於胸中，出於喉嚨，以貫心肺⑤而行呼吸焉。糟粕津液，濁穢下流，以爲溲便。其清者宗氣，積於膻中，名曰氣海，其氣貫於心肺，出入喉嚨之中而行呼吸，一也。〇平按：『心肺』，《靈樞》作『心脉』。營氣者，泌其津液，注之於脉，化而爲血⑥，以營⑦四末，內注五藏六府⑧，以應刻數焉。營氣起於中焦，泌五穀津液，注於肺脉手太陰中⑨，化而爲血，循脉營於手足，迴入⑩五藏六府之中，旋環⑪以應刻數，二也⑫。衛氣者，出其悍氣之慓疾，而先行四末分肉皮膚之間而不休者也⑬，晝日行於陽，夜行於陰，其入於陰也，常從足少陰之分間，行於五藏六府。衛氣起於上焦，上行至目，行手足三陽已，夜從足少陰分，上行五藏，至晝⑭還行三陽，如是行五藏。行六府者，夜行五藏之時，藏脉絡府，故兼行也，以府在內故。三也。〇平按：『四末』上，《靈樞》《甲乙》有『於』字。『不休者也』，《甲乙》作『不休息也』。

---

① 目開不得合：仁和寺本『開』下三字蝕爛，唯第三字殘存左半『目』旁。據經文，疑當作『不得瞑』三字。底本作『不得合』，『合』與仁和寺本殘筆不合。
② 臥起□□起也：疑上『起』字爲『之』之誤，第三、第四字爲『不欲』，全句似當作『臥之不欲起也』，待考。
③ 伯高答曰：《靈樞》無『答』字；《甲乙》作『伯高對曰』。
④ 分爲三隧也：仁和寺本此五字（或六字）蝕爛，唯『三』字末筆尚存。據經文『分爲三隧也』，當作『分爲三隧也』五字。底本作『分爲三隧』四字，與仁和寺本字數不合，今補入『也』字。
⑤ 以貫心肺：仁和寺本『肺』上二字蝕盡，不可辨認。《靈樞》作『以貫心脉』；《甲乙》作『以貫心肺』，與底本同。
⑥ 化而爲血：《靈樞》『而』字作『以』。
⑦ 營：《靈樞》作『榮』。
⑧ 五藏六府：仁和寺本『五』字蝕盡，『藏』字略可辨認。《靈樞》《甲乙》皆作『五藏六府』。
⑨ 注於肺脉手太陰中：仁和寺本『太陰』二字蝕盡，不可辨識。檢《太素·卷八·經脉連環》楊上善注曰：『肺脉手太陰從中焦起。』當作『太陰』。
⑩ 迴入：底本脱『入』字，據仁和寺本補。
⑪ 旋環：底本作『旋還』。今從仁和寺本。
⑫ 二也：仁和寺本脱『也』字，當從底本補入。
⑬ 不休者也：仁和寺本作『不休□□之』，『休』下二字不可辨認。《靈樞》作『不休者也』；《甲乙》作『不休息也』。據二書推斷，仁和寺本『休』下當作『者也』二字，『之』字爲衍文。底本作『不休者也』，可從。
⑭ 至晝：『晝』，仁和寺本作『書』，形近致誤。據經文『晝日行於陽』，當從底本作『晝』。

『晝』下，《甲乙》無『日』字。《靈樞》無『其入於陰也』句。

今厥氣客於藏府，則衛氣獨衛其外，衛其外則陽氣瞋①，瞋則陰氣益少，陽喬滿，是以陽盛，故目不得瞑。厥氣，邪氣也。邪氣客於內藏府中，則衛氣不得入於藏府，衛氣唯得衛外，則爲盛陽。瞋，張盛也。藏府內氣不行，則內氣益少。陽喬之脉在外營目，今陽喬盛溢，故目不得合也。瞑，音眠②。○平按：『藏府』，《靈樞》作『五藏六府』，《甲乙》作『五藏』。『獨衛其外』，《甲乙》作『獨營其外』。『衛其外則陽氣瞋』至『目不得瞑』二十五字，《靈樞》作『行於陽則陽氣盛，陽氣盛則陽蹻陷，不得入於陰，陰虛故目不瞑』二十五字，《甲乙》同，惟《甲乙》『陽喬陷』作『陽喬滿』；『陰虛』作『陰氣虛』；『故目不瞑』作『故目不得眠』，與《靈樞》小異。

黃帝曰：善。治之奈何？

伯高曰：補其不足，寫其有餘，調其虛實，以通其道而去其邪，不足，陰氣也。有餘，外陽氣。飲以半夏湯一齊，陰陽以③通，其臥立至。以下言半夏湯方，以療厥氣，厥氣既消，內外氣通，則目合得臥。○平按：『齊』，《靈樞》《甲乙》作『劑』。

黃帝曰：善。此所謂④決瀆壅塞，經絡大通，陰陽和得者也。願聞其方。溝瀆水壅，決之則通。陰陽氣塞，鍼液導之，故曰決瀆，所以請聞其方也。

伯高曰：其湯方以流水千里以外者八升，揚之萬遍，取其清五升煮之，炊以葦薪，大沸，量秫米一升，治半夏五合，徐炊，令竭爲一升半，去其滓⑤，飲汁一小杯，日三，稍益，以知爲度。故其病新發者，覆杯則臥，汗出則已矣；久者，三飲而已⑥。飲湯覆杯即臥，汗出病已者，言病愈速也。三飲者，一升半爲一齊。

---

① 衛其外則陽氣瞋：自此句至『目不得瞑』二十五字，《靈樞》作『行於陽不得入於陰，行於陽則陽氣盛，陽氣盛則陽蹻陷，不得入於陰，陰虛故目不瞑』三十三字，《甲乙》作『行於陽，不得入於陰，行於陽則陽氣盛，陽氣盛則陽蹻滿，不得入於陰，陰氣虛故目不得眠』三十五字。
② 音眠：仁和寺本『眠』下衍『也』字。
③ 以：與『已』字通。《靈樞》《甲乙》均作『已』。
④ 此所謂：《甲乙》作『此所以』。
⑤ 滓：《甲乙》作『柤』。按，『柤』，音渣，渣滓之義。
⑥ 三飲而已：《靈樞》『已』下有『也』字。

久病三服即差，不至一齊，新病一服即愈也。〇平按：『大沸』，『大』字《靈樞》《甲乙》均作『火』。

黄帝曰：余聞十二經脉以應十二經水。十二經水者，其五色各異，清濁不同，人之血氣若一，應之奈何？十二水，謂涇、渭、海、湖、汝、沔、淮、漯、江、河、濟、漳。此十二水，十二經所法，以應五行，故色各異也。江清河濁，即清濁不同也。若，如也。人血脉如一，若爲彼十二經水也？〇平按：『十二經水』四字，《靈樞》不重。

岐伯曰：人之血氣，苟能若一，則天下爲一矣，惡①有亂者乎？人之血氣苟能一種無差異者②，不可得應於十二經水，正以血脉十二經不同，故得應於十二經水，所以有相亂也。

黄帝曰：余問一人，非問天下之衆。

岐伯曰：夫一人者，亦有亂氣；天下之衆，亦有亂氣③，其□爲一耳。非直天下衆人血脉有亂，一人自有十二經脉，故有亂也。〇平按：『其』下原缺一字，《靈樞》作『合』，袁刻作『理』。

黄帝曰：願聞人氣之清濁④。

岐伯曰：受穀者濁，受氣者清，受穀之濁，胃氣也；受氣之清，肺氣也。清者注陰，陰，肺也。濁者注陽⑤，陽，胃也。濁而清者上出於咽，穀氣濁而清者，上出咽口，以爲噫氣也。清而濁者則下行⑥，穀氣清而濁者，下行經脉之中，以爲營氣。〇平按：『則下行』，《甲乙》作『下行於胃』。清濁相干，命曰

① 惡：音屋，疑問代詞。
② 無差異者：仁和寺本『異』字蝕爛，唯最下兩點尚存。據上文楊注『十二經所法，以應五行，故色各異也。』，當爲『異』字，今補入。底本作『無差者』三字，與仁和寺本不合。
③ 亦有亂氣：《靈樞》作『亦有亂人』。
④ 人氣之清濁：《甲乙》此下有『者何也』三字。
⑤ 濁者注陽：仁和寺本『陽』字不可辨認，當從底本及《靈樞》《甲乙》作『陽』，與上文『清者注陰』合。
⑥ 則下行：《甲乙》作『下行於胃』，此下又有『清者上行，濁者下行』八字。

亂氣。清者爲陰，濁者爲陽，清濁相干，則陰陽氣亂也。〇平按：『命』，《甲乙》作『名』。

黄帝曰：夫陰清而陽濁，濁者有清，清者有濁①，别之奈何？問清濁之狀也。〇平按：『别』上，《靈樞》有『清濁』二字。

岐伯曰：氣之大别，氣之細别多種，今言其大略耳。清者上注於肺，穀之清氣，上注於肺。濁者下流②於胃。穀之濁者③，下流於胃。胃之清氣上出於口，胃中穀氣濁而清者，上咽出口，以爲噫氣。肺之濁氣下注於經，內積於海。注肺清，而濁氣下注十二經，并積膻中，以爲氣海而成呼吸也。

黄帝曰：諸陽皆濁，何陽獨甚乎④？諸陰皆清，諸陽皆濁。諸陽之脉皆濁，未知何經獨受中之濁也。

岐伯曰：手太陽獨受陽之濁。胃者，腐熟水穀，傳與小腸，小腸受盛，然後傳與大腸，大腸傳過，是爲小腸受穢濁最多，故小腸經受陽之濁也。手太陰獨受陰之清，其清者上走空竅，肺脉手太陰受於清氣，其有二别。有清之清氣⑤，行於三百六十五絡，皆上於面，精陽之氣上行目而爲精，其别氣走耳而爲聽，其宗氣上出於鼻而爲臭，其濁氣出於脣口爲味，皆是手太陰清氣行之故也。〇平按：『空竅』，《甲乙》作『孔竅』。注『精陽』二字，袁刻作『清』。其濁者下行諸經。手太陰清而濁者下入於脉，行十二經中也。諸陰皆清⑥，足太陰獨受其濁。六陰之脉皆清，足太陰以是脾脉，脾主水穀濁氣，故足太陰受陰之濁也。〇平按：注『脾主』，『主』字上半蟲傷不全，下半剩『土』字，當是『主』字剩文。袁刻作『上』。

黄帝曰：治之奈何？

岐伯曰：清者其氣滑，濁者其氣濇，此氣之常也。故刺陽者深而留之，刺陰者淺而疾之，清濁相干者以數調之⑦。諸經多以清者爲陽，濁者爲陰；此經皆以穀之悍氣爲濁爲陽，穀之精氣爲清爲陰，有此不同也。故人氣清而滑利者，刺淺而疾之；其氣濁而濇者，刺深而留之；陰陽清濁氣并亂，以理調之，理數然也。〇平按：《靈樞》

---

① 濁者有清，清者有濁：《甲乙》二『者』字均作『中』。
② 下流：《靈樞》作『下走』。
③ 穀之濁者：仁和寺本『濁』字蝕爛，不可辨認。底本作『濁』字，與經文『濁者下流於胃』合。
④ 獨甚乎：《甲乙》無『乎』字。
⑤ 有清之清氣：底本作『有清清之氣』。按，仁和寺本作『有清之清之氣』。據下段楊注『手太陰清而濁者』，此句當作『有清之清氣』，下『之』字誤衍，今改正。
⑥ 諸陰皆清：《甲乙》『諸』上有『故』字。
⑦ 以數調之：《靈樞》《甲乙》『之』下均有『也』字。

『刺陽』作『刺陰』；『刺陰』作『刺陽』，《甲乙》同。『疾之』，《甲乙》作『疾取之』。

黃帝曰：經脉十二者，別爲五行，分爲四時，何失而亂？何得而治？

岐伯曰：五行有序，四時有分，相順則治，相逆則亂①。相順者，十二經脉皆有五行四時之分。諸攝生者攝之當分，則爲和爲順；乖常失理，則爲逆爲亂也。

黃帝曰：何謂相順？○平按：《甲乙》有『而治』二字。

岐伯曰：經脉十二者②，以應十二月。十二月者，分爲四時。四時者，春夏秋冬③，其氣各異，營衛相隨，陰陽已和④，清濁不相干，如是則順而治⑤。營在脉中，衛在脉外，內外相順，故曰相隨，非相隨行，相隨和也。

黃帝曰：何謂逆而亂⑥？

岐伯曰：清氣在陰，濁氣在陽，清氣在於脉內，爲營爲陰也；濁氣在於脉外，爲衛爲陽也。營氣順行脉，衛氣逆行，營衛氣順逆十二經而行也。衛之悍氣，上至於目，循足太陽至足指爲順行；其悍氣散者，復從目循手太陽向手指，是爲逆行也。此其常也。○平按：《靈樞》《甲乙》『脉』上無『行』字。清濁相干，亂於胸中，是謂大悗⑦。悗，音悶。陽氣入陰，陰氣入陽，即清濁亂也。營氣逆行，衛氣順行，即逆順亂也。故氣亂於心，則煩心密嘿⑧，俛首靜伏；密嘿煩心，不欲言也。俛首，低頭靜伏也。○平按：『嘿』，《甲乙》作『默』。亂於肺，則俛仰喘喝，接手以呼；肺手太陰脉行臂，故肺氣亂，肺及臂手悶，所以接手以呼也。○平按：『接』，《甲乙》作『按』。亂於腸胃，則爲霍亂；腸胃之中，營衛之氣相雜爲亂，故爲霍

---

① 相順則治，相逆則亂：二『則』字，《甲乙》均作『而』。
② 經脉十二者：《甲乙》無『者』字。
③ 春夏秋冬：《靈樞》作『春秋冬夏』。
④ 已和：《甲乙》作『相合』。
⑤ 順而治：《靈樞》作『順之而治』；《甲乙》作『順而治矣』。
⑥ 逆而亂：《甲乙》作『相逆而亂』。
⑦ 悗：《甲乙》作『悅』，形近致誤。
⑧ 嘿：同『默』。《玉篇·口部》：『嘿，與默同。』

亂。霍亂，卒吐利也。**亂於臂脛，則爲四厥；**四厥，謂四支冷，或四支熱也。**亂於頭，則爲厥逆，頭重眩仆。**厥逆頭重，謂頭寒或熱，重而眩仆也。○平按：『頭重』，《甲乙》作『頭痛』，注：『一作頭重。』

黃帝曰：五亂者，刺之有道乎？

岐伯曰：有道以來，有道以去，審知其道，是謂身寶。有道者，理其亂，使從其道。

黃帝曰：善。願聞其道①。

岐伯曰：氣在於心者②，取之手少陰經、心主輸；氣在於心取手少陰經者，《上經》云：心不受邪。今氣在心，若爲不受邪也？若言邪在心之包絡，即應唯療手心主之經③，何爲心病二經俱療？故知心者亦受邪也。輸，謂手少陰、手心主二經各第三輸也。○平按：『其』下原缺一字，《靈樞》作『道』，袁刻作『旨』。『少陰經心主輸』，《靈樞》《甲乙》作『少陰心主之輸』。**氣在於肺④，取之手太陰滎、足少陰輸；**手太陰滎，肺之本輸。足少陰輸，乃是腎脉。以其腎脉上入於肺，上下氣通，故上取太陰滎，下取足少陰輸。**氣在於腸胃⑤，取之足太陰⑥、陽明，下者取三里；**足太陰，脾脉也。脾胃府藏陰陽氣通，故腸胃氣亂，取足太陰也。陽明之脉，是胃本經，胃之上輸在背，下輸在三里也。○平按：『下者』，《靈樞》《甲乙》作『不下者』。**氣在於頭⑦，取之天柱、大杼；**

---

① 願聞其道：底本及仁和寺本『其』下一字均闕，據上文『刺之有道乎』，當作『道』字，與《靈樞》合，今補入。
② 氣在於心者：《甲乙》脱『於』字。
③ 手心主之經：仁和寺本作『手心之經』。檢經文謂『心主輸』，楊上善釋文亦曰『手少陰、手心主二經』，疑『之』爲『主』誤。底本作『手心主之經』，疑系後人於『之』上補『主』字。
④ 氣在於肺：《靈樞》《甲乙》『肺』下皆有『者』字。
⑤ 氣在於腸胃：《靈樞》《甲乙》『胃』下均有『者』字。
⑥ 足太陰：《甲乙》作『手足太陰』。
⑦ 氣在於頭：《靈樞》《甲乙》『頭』下均有『者』字。

足太陽脉行頭，天柱、大杼，並是足太陽脉氣所發，故取之也。**不知，取足太陽滎輸①；**取前二穴不覺愈者，可取足太陽第二滎穴及第三輸也。**氣在於臂足②，先去於血脉③，後取陽明④、少陽之滎輸。**手足四厥，可先刺去手足盛絡之血，然後取於手足陽明滎之與輸，及手足少陽滎及輸也。○平按：《靈樞》『足』下有『取之』二字；『血』上無『於』字。

黃帝曰：補寫奈何⑤？

岐伯曰⑥：徐入徐出，謂之⑦導氣，補者徐入疾出，寫者疾入徐出，是謂通導營衛之氣，使之和也。**補寫無形，所以謂之⑧同精，是非有餘不足也，亂氣之相逆也。**補寫雖復無形無狀，所以同欲精於氣之是非有餘不足及亂氣之逆也。故精者，補寫之妙，意使之和也。

黃帝曰：光乎哉道⑨，明乎哉論，請著之玉板⑩，命曰治亂⑪。黃帝⑫讚岐伯之言有二：一則所言光揚大道，二則所論開道巧便。故請傳之不朽⑬也。○平按：自『黃帝曰光乎哉』至末，《甲乙》無。

---

① 取足太陽滎輸：《甲乙》作『取足太陽之滎俞』，『足』字下注：『《靈樞》作「手」。』今檢諸本《靈樞》皆與《太素》同，其作『手』者，或林億等所見之古本也。
② 氣在於臂足：《甲乙》作『氣在臂足者』。
③ 先去於血脉：《甲乙》無『於』字。
④ 后取陽明：《靈樞》《甲乙》『取』下均有『其』字。
⑤ 奈何：底本作『若何』，據仁和寺本改。《靈樞》亦作『奈何』。
⑥ 岐伯曰：仁和寺本脱『曰』字。
⑦ 謂之：《甲乙》作『是謂之』。
⑧ 所以謂之：《靈樞》作『謂之』，《甲乙》作『是謂之』，均無『所以』二字。
⑨ 光乎哉道：『光』，《靈樞》作『允』。
⑩ 玉板：《靈樞》作『玉版』。
⑪ 命曰治亂：《靈樞》『亂』下有『也』字。
⑫ 黃帝：仁和寺本無『黃』字。
⑬ 朽：仁和寺本誤作『杇』。

營五十周

平按：此篇自『黃帝曰：余願聞五十營』至末，見《靈樞・卷四・第十五五十營篇》，又見《甲乙經・卷一・第九氣息周身五十營四時日①分漏刻篇》。

黃帝曰：余願聞五十營②。

岐伯答曰：天周③二十八宿，宿三十六分，此據大率言耳，其實弱三十六分。○平按：《甲乙》無『余願聞』三字。《靈樞》『營』下有『奈何』二字。**人氣行一周，**謂晝夜周。**一千八分。**其實千分耳，據三十六全數賸④之，故剩八分也⑤。宿各三十五分七分分之五，則千分也。知必然者，下云氣行一周，日行二十分，氣行再周，日行四十⑥分，人晝夜五十周，故知一千分也。○平按：『千』上，《靈樞》《甲乙》無『一』字。注『日行三十分』，當係『四十分』之誤，玩下經文自明。**日行二十八分，人經脉上下⑦、左右、前後二十八脉，周身十六丈二尺，**日行二十分，人經脉一周，言八分者誤也，以上下文會之可知也。○平按：『日行二十八分』，『分』字《靈樞》作『宿』，《甲乙》無此句。**以應二十八宿，漏水下百刻，以分晝夜。**以二十八脉氣之周身，上應二十八宿，漏水之數，晝夜之分，俱周匝⑧。**故人一呼，脉再動，氣行三寸；一吸，脉亦再動，氣行三寸。呼吸定息，氣行六寸。**一息之間，日行未一分，故不言日行之數。**十息，氣行六尺，日行二分。**一息六寸，十息故六尺也。二分，謂二十七分分之四分⑨也。人氣十息，行亦未一分也。十三息半，則一分矣。○平按：注『四分』，據下注『十息得二十七分之二十』，此『四』字恐係『二十』之誤。**二百七十息，氣行十六丈二尺，氣行交通於中，一周於身，**

---

① 日：底本誤作『十』，據《甲乙》改。

② 黃帝曰余願聞五十營：《甲乙》作『黃帝問曰：五十營奈何』。

③ 岐伯答曰天周：《甲乙》作『岐伯對曰：周天』。

④ 賸：仁和寺本作『剩』，與『勝』同。疑二書皆誤，據楊注文義當作『乘』字。

⑤ 故剩八分也：『剩』，底本作『賸』，據仁和寺本改。

⑥ 四十：底本誤作『三十』，據仁和寺本改。按，仁和寺本原作『卌』，音细，爲合體字，即『四十』。

⑦ 人經脉上下：《甲乙》作『經絡上下』。

⑧ 俱周匝：底本、日本摹寫本、左合昌美均作『俱周遍』。按，仁和寺本『周』下一字漫漶，辨其剩形，當作『迊』字。按，『迊』爲『匝』俗體，今補作『匝』。

⑨ 四分：仁和寺本作『廿分』。按，『廿』音念，即『二十』。底本、日本摹寫本均誤作『四分』，不可從。

下水二刻，日行二十分。十息六尺，故二百七十息，氣行一百六十二尺。又日行二十分者，十息得二十七分之二十，百息得二百，二百息得四百，二百七十息得五百四十分，以二十七除之，則爲二十分矣。○平按：『二十分』，《靈樞》作『二十五分』，《甲乙》作『二十分有奇』。五百四十息，氣行再周於身，下水四刻，日行四十分。倍一周身之數。○平按：『四十分』，《甲乙》作『四十分有奇』。二千七百息，氣行十周於身，下水二十刻，日行五宿二十分。十倍一周，故日行二百分也。宿各三十六分，故當五宿二十分也。由此言之，故知五十周以一千分爲實也。○平按：『二十分①』，《甲乙》作『二百十分有奇』。一萬三千五百息，氣行五十營於身，水下百刻，日行二十八宿，漏水皆盡，脉終矣。此人晝夜之息數，氣行二十八脉之一終，與宿漏相畢。○平按：《甲乙》注引王冰曰：『此略而言之也，細言之，則常以一千周加一分又十分之六，乃奇分盡也。』所謂交通者，并行一數②，謂二手足脉氣并行，而以一數之，即氣行三寸者，兩氣各三寸也。而二氣之行，相交於中，故曰交通。上有交通之文，故云所謂也。故五十營備，得盡天地之壽矣，壽，即終之義也。天地以二十八宿下水百刻爲一終也。氣凡行八百一十丈③。即二十八脉相續五十周之數也。○平按：《靈樞》無『氣』字。

衛五十周

平按：此篇自篇首至末，見《靈樞·卷十一·第七十六衛氣行篇》。《甲乙》同上。

黄帝問於伯高④曰：願聞衛氣之行⑤，出入之合何如？

伯高答曰：歲有十二月，日有十二辰，子午爲經，卯酉爲緯，天周二十八宿而面有七星，

① 二十分：底本誤作『二分』，劉衡如先生改作『二十分』，與經文合，今從之。
② 一數：《靈樞》《甲乙》此下有『也』字。
③ 八百一十丈：《靈樞》《甲乙》『丈』下有『也』字。
④ 伯高：《靈樞》作『岐伯』。下『伯高』同。
⑤ 願聞衛氣之行：《甲乙》無『願聞』二字。

四七二十八星①，房昴②爲緯，虛張③爲經。經云『虛張爲經』者錯矣，南方七宿星爲中也。〇平按：《甲乙》『天周二十八宿而面有七星』作『天一面七宿，周天』七字。『面有』，《靈樞》作『一面』。『房卯』，『卯』字《靈樞》《甲乙》均作『昴』。是故房至畢爲陽，昴至尾爲陰，經云『昴至尾爲陰』，便漏心宿也。〇平按：『尾』，《靈樞》《甲乙》均作『心』。陽主晝，陰主夜。故衛氣之行，一日一夜五十周於身，晝日行於陽二十五周，夜行於陰④二十五周於五藏⑤。晝行手足三陽，終而復始，二十五周；夜行五藏，終而復始，二十五周也。〇平按：『於五藏』上，《靈樞》《甲乙》重『周』字。是故，平旦陰氣盡⑥，陽氣出於目，目張則氣上行於頭⑦，循項⑧下足大陽，循背下至小指之端⑨；行於五藏，陰氣盡也。衛氣出目，循足大陽氣出於目也。小指之端，足小指外側端也。其散者，別於目兑眥⑩，〇平按：『別於目兑眥』，《甲乙》作『分於目別』。下手太陽，下至小指之端外側⑪。其散者，別目兑眥⑫，下足少陽⑬，注小指次指之間，以上循手少陽之分，〇平按：『分』下，《靈樞》《甲乙》有『側』字。下至小指次指之間；〇平按：《靈樞》《甲乙》無『次指』二字。別者，

---

① 星：《甲乙》作『宿』。
② 昴：底本作『卯』，據仁和寺本改。
③ 虛張：《甲乙》作『張虛』。
④ 於陰：《甲乙》『陰』下有『亦』字。
⑤ 於五藏：《靈樞》作『周於五歲』；《甲乙》作『周於五藏』，其下注曰：『一本作「歲」。』
⑥ 陰氣盡：《靈樞》無『氣』字。
⑦ 上行於頭：《甲乙》無『上』字。
⑧ 循項：《甲乙》作『循於項』。
⑨ 小指之端：《甲乙》無『之』字。
⑩ 別於目兑眥：『兑』與『銳』通。《靈樞》『兑』作『銳』；《甲乙》作『分於目別』，注曰：『一云：別於目銳眥。』
⑪ 小指之端外側：《甲乙》作『手小指外側』；《靈樞》作『手小指之間外側』，劉衡如曰：『間，應據《太素》卷十二《衛五十周》改爲「端」。』
⑫ 別目兑眥：《靈樞》《甲乙》均作『別於目銳眥』。
⑬ 足少陽：仁和寺本作『足小陽』。『小』與『少』通。《靈樞》《甲乙》皆作『足少陽』。

至耳前①，合於頷脉，注足陽明，下行②至跗上，入五指之間③。其散者，從耳下④，下手陽明入大指之間⑤，入掌中；眥，才詣反⑥，目崖，一曰目眶⑦。散者，衛之悍氣，循足太陰脉而有餘別，故曰散者。別目兑眥，目外決眥也。目之兑眥，有手太陽，無足大陽，今言別者，足大陽脉係於目系，其氣至於兑眥，故衛氣別目兑眥，下手大陽，至小指之端外側也。行此手足大陽，一刻時也。衛之悍氣別者，循足少陽至小指次指之間，別者循手少陽至於小指次指之間，二刻時也。衛之悍氣別者，合於頷脉，謂足陽明也。入五指間者，謂⑧足陽明絡，散入十指間，故刺瘧者先刺足陽明十指間也。手陽明偏歷大絡乘肩髃⑨上曲頰偏齒，其別者從齒入耳，故衛別於耳下，下手陽明至大指間。入掌中者，手陽明脉不入掌中，而言入者，手陽明脉氣雖不至掌中，衛之悍氣循手陽明絡至掌中，三刻時也。〇平按：『頷』，《靈樞》《甲乙》作『頷』。《説文》：頷，頤也。《唐韻》：音頷。亦通。**其至於足也⑩，入足心，出內踝下，行陰分，復合於目⑪，爲一周⑫。**衛之悍氣，晝日行手足三陽已，從於足心，循足少陰脉上，復合於目，以爲行陽一周，如是晝日行二十五周也。〇平按：此一段二十二字，袁刻混入注中，查《靈樞》《甲乙》均有此文，應作大字爲經，餘小字爲注。**是故日行一舍，人氣行一周於身⑬與十分身之八；**以下具⑭言行陽二十五周，人氣行身一周，復行第二周內十分之中八分，即日行之一舍也。**日行二舍，人氣行三周於身⑮與十分身之六；日行三舍，人氣行於身五周與十分**

---

①至耳前：《靈樞》《甲乙》作『以上至耳前』。

②下行：《靈樞》作『以下行』。

③入五指之間：《甲乙》『入』下有『足』字。

④從耳下：《甲乙》無『下』字。

⑤入大指之間：底本脱『入』字，據仁和寺本補，與《靈樞》合。《甲乙》作『入大指次指之間』。

⑥才詣反：仁和寺本作『才支反』。

⑦眶：仁和寺本作『匡』。

⑧謂：仁和寺本作『之謂』，疑爲『謂之』之誤。

⑨乘肩髃：底本作『斜肩髃』；日本摹寫本作『余肩髃』，皆與仁和寺本不合。檢《太素·卷九·十五絡脉》『手陽明之別，名曰偏歷……其別者，上咽臂乘肩髃』，亦佐證當作『乘』字，今從仁和寺本。

⑩其至於足也：自此至『爲一周』二十二字本爲經文，宜作大字，仁和寺本皆作小字，混於上下兩節楊注之間，當據底本改作大字。又，『其至於足也』，《甲乙》誤作『直至於足』。

⑪復合於目：《甲乙》作『復合於口』。

⑫爲一周：《靈樞》作『故爲一周』。

⑬一周於身：《靈樞》無『於身』二字；《甲乙》作『於身一周』。

⑭具：底本作『俱』，據仁和寺本改。

⑮三周於身：《靈樞》誤作『二周於身』；《甲乙》作『於身三周』。

身之四；日行四舍，人氣行於身七周與十分身之二；日行五舍，人氣行於身九周；日行六舍，人氣行於身十周與十分身之八；日行七舍，人氣行於身十二周於身①與十分身之六；日行十四舍，人氣行②二十五周於身有奇分③十分身之四④，人氣晝日行陽，二十五周於身有奇分十分身之二，言『四』誤也。○平按：『身之四』，《靈樞》作『二』，楊注言『四』誤也。按上文日行七舍，人氣行身十二周與十分身之六，此十四合倍七舍，則十二周與十分身之六亦復倍之，當爲二十五周與十分身之二。陽盡而⑤陰受氣矣。其始入於陰，常從足少陰注於腎，腎注於心，衛之陽氣，晝日行三陽二十五周已，至夜行於五藏二十五周。腎脉支者從肺出絡心，故衛氣循之注心者也。衛氣夜行五藏，皆從能剋⑥注於所剋之藏以爲次也。心注於肺，心脉直者手少陰復從心系卻上肺，故衛氣循心注肺者也。肺注於肝，肝脉支者復從肝別貫膈上注肺，故衛氣循肺注肝者也。肝注於脾，肝脉俠胃，胃脉絡脾，故得肝脉注於脾也。脾復注於腎，爲一周⑦。脾脉足太陰從下入少腹，氣生於腎，故衛氣循之注腎者也。是故夜行一舍，人氣行於陰藏一周與十分藏之八，亦如陽之行⑧二十五周而復合於目。前行陽中，日行一舍，人氣行身一周，復行後周十分身之八分；此夜行一舍，人氣行陰藏一周，復行後周十分藏之八，與前行陽二十五周數同，亦有二十五周。合五十周，復合於目，終而復始也。○平按：『陰藏』，《甲乙》作『身』，注：『一云陰藏。』『合於目』，《甲乙》作『會於目』。陰陽一日一夜，合有⑨奇分十分身之二⑩與十分藏之二⑪，行陽奇分十分身之二，行陰奇分亦有十分藏之二，其數同也。○平按：兩『二』字，《甲乙》均作『四』，注云：『亦作二。』

① 十二周於身：《靈樞》《甲乙》均作『十二周在身』。
② 人氣行：《靈樞》《甲乙》均脱『行』字。
③ 有奇分：《靈樞》《甲乙》『分』下均有『與』字。
④ 身之四：《靈樞》《甲乙》同。按，蕭延平謂『《靈樞》作二』，檢趙府本、明刊本及人衛本《靈樞》皆作『身之四』，疑蕭氏所引《靈樞》爲錢熙祚守山閣校刻本。
⑤ 陽盡而：《靈樞》《甲乙》均作『陽盡於陰』。
⑥ 剋：仁和寺本作『刻』。按，『刻』與『剋』通。下『剋』字同。
⑦ 爲一周：《靈樞》作『爲周』。
⑧ 陽之行：《靈樞》作『陽行之』。
⑨ 合有：《甲乙》作『舍於』。
⑩ 身之二：《靈樞》《甲乙》作『身之四』。劉衡如於人衛本《靈樞》注曰：『應據《太素·卷十二·衛五十周》改爲「二」。』
⑪ 藏之二：《甲乙》作『藏之四』，林億等注：『一作「二」。上文「十分藏之八」，此言「十分藏之四」，疑有誤。』

是故人之所以臥起之時有早晏者，奇分①不盡故也。

黃帝曰：衛氣之在於身也②，上下往來不以期，候氣而刺之奈何？〇平按：『不以期』《甲乙》作『無已其』。

伯高曰：分有多少，日有長短，春秋冬夏，各有分理，然後常以平旦爲紀，以③夜盡爲始。是故一日一夜，水下④百刻，二十五刻者，半日之度也，常如是毋已，日入而止，隨日之長短，各以爲紀而刺之⑤。謹候其時，病可與期；失時反候⑥，百病不治。故曰：刺實者刺其來也⑦，刺虛者刺其去也⑧。此言氣⑨存亡之時，以候實虛而刺之⑩。刺實等，衛氣來而實者，可刺而寫之；衛氣去而虛者，可刺而補之。〇平按：自『謹候其時』至『以候實虛而刺之』數句，《甲乙》編次在後。是故謹候氣之所在而刺之，是謂逢時。補寫之道，必須候於邪氣所在刺之。病在三陽⑪，必候⑫其氣之加在於陽分⑬而刺之；病在於三陰⑭，必候其氣之加在於陰分⑮而刺之。病在手足三陽刺之，可以用療陽病之道也；病在三陰刺之，

① 奇分：《甲乙》作『以奇分』。
② 在於身也：《甲乙》無『於』字。
③ 以：《甲乙》無『以』字。
④ 水下：《甲乙》作『漏水』。
⑤ 各以爲紀而刺之：《甲乙》無『而刺之』三字。
⑥ 失時反候：《靈樞》此下有『者』字。
⑦ 刺其來也：《甲乙》無『也』字。
⑧ 刺其去也：《甲乙》無『也』字。
⑨ 此言氣：《甲乙》『氣』下有『之』字。
⑩ 以候實虛而刺之：《甲乙》『之』下有『也』字。
⑪ 病在三陽：《靈樞》作『在於三陽』；《甲乙》作『病在於陽分』。
⑫ 必候：《甲乙》作『必先候』。下文『必候』同此。
⑬ 其氣之加在於陽分：《靈樞》作『其氣在於陽』。
⑭ 三陰：《甲乙》作『陰分』。
⑮ 其氣之加在於陰分：《靈樞》作『其氣在陰分』。

可以取療陰病之道也。〇平按：『加在於陽分』與『加在於陰分』，《靈樞》無兩『加』字、兩『分』字。《甲乙》『刺之』下，有『謹候其時，病可與期，失時反候，百病不除』十六字。

水下一刻，人氣在太陽；在太陽者，在手足大陽也。水下二刻，人氣在少陽；在少陽者，謂是手足少陽。水下三刻，人氣在陽明；在陽明，謂是手足陽明也。水下四刻，人氣在陰分。水下五刻，人氣在大陽；水下六刻，人氣在少陽；水下七刻，人氣在陽明；水下八刻，人氣在陰分。水下九刻，人氣在大陽；水下十刻，人氣在少陽；水下十一刻，人氣在陽明；水下十二刻，人氣在陰分。水下十三刻，人氣在大陽；水下十四刻，人氣在少陽；水下十五刻，人氣在陽明；水下十六刻，人氣在陰分。水下十七刻，人氣在大陽；水下十八刻，人氣在少陽；水下十九刻，人氣在陽明；水下二十刻，人氣在陰分。水下二十一刻，人氣在大陽；水下二十二刻，人氣在少陽；水下二十三刻，人氣在陽明；水下二十四刻，人氣在陰分①。水下二十五刻，人氣在大陽，此半日②之度也。從房至畢一十四舍③，水下五十刻，日行半度，迴④行一舍，水下三刻與七分刻之二。迴行一舍，水下三刻與七分刻之四⑤，言『七分刻之二』者錯矣。置五十刻，以十四舍除之，得三刻十四分之八，法實俱半之，得七分之四也。〇平按：《甲乙》『日行半度，迴行一舍』八字，作『從昴至心，亦十四度，水下五十刻，終日之度也。日行一舍者』二十三字；『七分刻之二』，作『十分刻之四』，注云：『《素問》「十」作「七」。』又，《靈樞》『刻之二』作『刻之四』。大要曰：常

---

① 陰分：仁和寺本『分』字蝕盡，不可辨認。檢上文『人氣在陽明』之下均爲『人氣在陰分』，應補入『分』字。底本作『陰分』，是。

② 半日：《靈樞》誤作『半月』。人衛本《靈樞》改作『半日』，劉衡如曰：『日，原作「月」，據元刊本改，與《甲乙》及《太素》合。』又，《甲乙》作『少半日』。

③ 舍：《甲乙》作『度』。

④ 迴：《靈樞》作『回』。劉衡如曰：『回，應據《甲乙·卷一·第九》改爲「日」，與《素問·八正神明論》王注合。』

⑤ 七分刻之四：仁和寺本『之四』二字蝕爛，不可辨識。據楊注後文『得七分之四也』，當是『之四』二字。底本補入『之四』二字，是。

以日之加於宿上也，人氣在太陽①。衛氣行三陽上於目者，從足心循足少陰脉上至目②，以爲一刻。若至於夜，便入腎中③，從腎注於肺，晝夜行藏二十五周，明至於目，合五十周，終而復始，以此爲准，不煩注解也。〇平按：《甲乙》無『曰』字；『之加』作『加之』；『氣』上有『則知』二字。注『上至目』及『至於目』，兩『目』字原本均作『日』。平按，上注『衛氣循少陰脉上，復合於目，以爲行陽一周』，又本篇經文『人氣行於陰藏，亦如陽之行二十五周而復合於目』，據此，則『日』字當係『目』字傳寫之誤。**是故日行一舍**④**，人氣行三陽**⑤**與陰分**⑥**，常如是無已，與天地同紀，紛紛盼盼**⑦**，終而復始，一日一夜，下水**⑧**百刻而盡矣。**紛，孚云反⑨，亂也。盼，普患反。謂衛氣行身不息，紛紛盼盼，無有窮期⑩也。〇平按：『盼盼』，原鈔作『昐昐』，查『昐』，方文切，日光也；『盼』，普巴切，謂雜亂紛紜也，與注『無有窮期』之義近。《靈樞》《甲乙》均作『盼盼』，注均云：『普巴切。』擬作『盼盼』。又《甲乙》『盡矣』下，有『故曰刺實者刺其來，刺虛者刺其去，此言氣之存亡之時，以候虛實而刺之也』三十字。

黃帝內經太素卷第十二　營衛氣

仁安二年五月二十三日以同本書之

以同本移點了一校了　丹波賴基

本云

仁平四年五月三日以家本書寫移點

校合了　憲基

---

① 人氣在太陽：《甲乙》作『則知人氣在太陽』。
② 上至目：蕭氏謂此『目』字，與下文『至於目』之『目』字，『原本』均誤作『日』。今檢仁和寺本，二字均作『目』，不誤。
③ 便入腎中：底本作『便入腎常』，『常』字屬下讀。今據仁和寺本改作『便入腎中』。
④ 舍：《甲乙》作『宿』。
⑤ 行三陽：《甲乙》作『在三陽』。
⑥ 與陰分：《靈樞》作『行與陰分』。
⑦ 盼盼：仁和寺本作『盼盼』。《靈樞》《甲乙》均作『盼盼』。《靈樞》注曰：『按，《太素音義》云：普巴切。』據此，南宋史崧所見之古本《太素》作『盼盼』。
⑧ 下水：《甲乙》作『水行』。
⑨ 孚云反：『孚』，底本原作『字』，據仁和寺本改。
⑩ 無有窮期：『期』，仁和寺本誤作『之』，疑爲『乏』誤。底本作『無有窮期』，與仁和寺本不合。

黃帝內經太素卷第十三　身度

通直郎守太子文學臣楊上善奉　敕撰注

黃陂蕭延平北承甫校正

經筋　骨度

腸度　脉度

經筋

平按：此篇自篇首至末，見《靈樞·卷四·第十三經筋篇》，又見《甲乙經·卷二·第六經筋篇》。

足大陽之筋，起於小指之上，結於踝，邪上結於膝，其下者，循足外側結於踵，上循根結於膕；其別者，結於腨外，上膕中內廉，與膕中并上結於臀，上俠脊上項；其支者，別入結於舌本；其直者，結於枕骨，上頭下顔，結於鼻；其支者，爲目上綱，下結於鼽；其下支者，從掖後外廉結於肩髃；其支者，入掖下，上出缺盆，上結於完骨；其支者，出缺盆，邪上出於鼽。十二經筋與十二經脉，俱稟三陰三陽行於手足，故分爲十二。但十二經脉主於血氣，內營五藏六府，外營頭身四支。十二經筋內行胸腹郭中，不入五藏六府。脉有經脉、絡脉；筋有大筋、小筋、膜筋。十二經筋起處與十二經脉流注並起於四末，然所起處有同有別。其有起維筋、緩筋等，皆是大筋別名也①。十二筋起處、終處②及卻結③之處，皆撰爲圖，畫六人④，上具如《別傳》。小指上，謂足指表上也。結，曲也，筋行迴曲之處謂之結。卻結⑤，經脉有卻，筋有結也。顏，眉上也。下結於鼽，鼽中出氣之孔謂之鼻也，鼻形謂之鼽也。〇平按：『小指』上，《靈樞》《甲乙》有『足』字。『邪』，《甲乙》作『斜』。『俠』，《靈樞》作『挾』。『顏』，《甲乙》作『額』。『鼽』，《靈樞》作『頄』。『出於鼽』，《甲乙》作『入於鼽』。注『俱稟』，袁刻誤作『同稟』；『膜筋』，袁刻誤作『膹筋』。

其病小指支，跟腫痛⑥，膕攣，脊反折，項筋急，肩不舉，腋支，缺盆紉痛，不可左右搖。紉，女巾反，謂轉戾痛也⑦。〇平按：『攣』下，《甲乙》有『急』字。『紉』，《靈樞》《甲乙》均作『紐』。**治在燔鍼刼刺⑧，**脉病⑨言鍼灸之言，筋病但言燔鍼者，但鍼灸、湯藥之道，多通療百病，然所便非無偏用之要也。**以知爲數，**所以惟知病差爲鍼度數，如病筋痛，一度刼刺不差，可三四度，量其病差爲數也。**以痛爲輸，**輸，謂孔穴也。言筋但以筋之所痛之處即爲孔穴，不必要須依諸輸也。以筋爲陰陽氣之所資，中無有空，不得通於陰陽之氣上下往來，然邪入腠襲筋爲病，不能移輸，遂以病居痛處爲輸，故曰：筋者無陰無陽，無左無右⑩以候痛也⑪。《明堂》依穴療筋病者，此乃依脉引筋氣也。**名曰仲春痹。**聖人南面而立，上覆於天，下載於地，總法於道，造化萬物，故人法四大而生，所以人身俱⑫應四大。故正月即是少陽，以陽始起，故曰少陽；六月少陽，以陽衰少，故曰少陽。二月大陽，以其陽大，故曰大陽；五月大陽，以陽正大，故曰大陽。三月、四月陽明，二陽相合，故曰陽明。十二經筋，感寒、溼、風三種之氣，所生諸病皆曰筋痺。筋痺燔鍼爲當，故偏用之。餘脉、肉、皮、筋等痺，所宜各異也。

足少陽之筋，起於小指次指之上，上結外踝，上循胻外廉，結於膝外廉；其支者，別起

---

① 別名也：『也』，底本作『凡』，屬下讀。據仁和寺本改作『也』。
② 終處：『終』，底本、日本摹寫本皆誤作『結』，今據仁和寺本改正。
③ 卻結：底本作『循結』，據仁和寺本改，與下文楊注『經脉有卻，筋有結也』合。又按，『卻』與『隙』通，孔隙也，在此指穴位。
④ 畫六人：『六』，底本誤作『示』，據仁和寺本改正。
⑤ 卻結：底本作『□結』，『結』上闕一字。仁和寺本『結』上一字蝕爛，據下文楊注『經脉有卻，筋有結也』，當是『卻』字，今補入。
⑥ 跟腫痛：《甲乙》作『踵跟痛』。
⑦ 轉戾痛也：原鈔『戾』字蝕殘，左合昌美辨作『戾』，是。按，『戾』，彎曲之義。《說文·犬部》：『戾，曲也。』底本作『轉展痛也』，『展』字與仁和寺本殘筆不合，今改正。
⑧ 刼刺：『刼』爲『刧』俗體字。仁和寺本作『却刺』。按，『却』爲『卻』俗體，與『隙』通，孔隙也，在此指穴位。據上節楊注『卻結，經脉有卻，筋有結也』，『卻』『結』指經脉、經筋中穴位，『卻刺』即『穴刺』之義，若作刼掠之『刼（劫）』，於義難通，當據仁和寺本改作『卻刺』。以下經文、注文中各『刼刺』同，不再列舉。《靈樞》作『劫刺』；《甲乙》作『急刺』。
⑨ 脉病：底本作『病脉』，據仁和寺本改。
⑩ 無左無右：仁和寺本作『無左以右』，疑『以』字爲『無』之誤。底本改作『無左無右』，可參。
⑪ 以候痛也：仁和寺本作『候病也』。按，底本『痛』字之誤甚明，仁和寺本作『候病也』，與上文亦不合，疑此句當作『以痛候病也』，待考。
⑫ 俱：仁和寺本作『具』。按，『具』與『俱』通。

外輔骨，上走髀，前者結於伏菟之上，後者結於尻；其支者，起外輔骨，凡有二支也。故前支上結伏菟，後支上走髀，結於尻前也。○平按：『次指』下，《靈樞》無『之上』二字；『胻』作『脛』。『伏菟』下，《甲乙》無『之上』二字。其直者，上眇乘季脇，上走掖①前廉，繫於膺乳，結於缺盆；眇，季脇下也，以沼反。○平按：『眇乘』，《靈樞》《甲乙》作『乘眇』。其直者，上出掖，貫缺盆，出太陽之前，循耳後，上額角，交顛上，下走頷，上結於鼽；其支者，結目外眥爲外維。其病足小指次指支轉筋，引膝外轉筋，膝不可屈伸，膕中筋急，前引髀，後引尻，上即②眇季脇痛，上引缺盆膺乳頸，外維，大陽爲目上綱，陽明爲目下綱，少陽爲目外維也③。○平按：《靈樞》『鼽』作『頄』；『結目外眥』作『結於外眥』；『小指』上無『足』字，《甲乙》同。『膕中』，《靈樞》《甲乙》無『中』字。維筋急，從左之右，右目不可開④，此筋本起於足，至項上而交，至左右目，故左箱有病，引右箱目不得開；右箱有病，引左箱目不得開也。上過右角，並蹻脉而行，左絡於右，故傷左角，右足不用，命曰維筋相交。蹻脉至於目眥，故此筋交顛，左右下於目眥，與之並行也。筋既交於左右，故傷左額角，右足不用；傷右額角，左足不用，以此維筋相交故也。治在燔鍼刼刺，以知爲數，以痛爲輸，名曰孟春痺⑤。

足陽明之筋，起於中三指，結於跗上，邪外上加於輔骨，上結於膝外廉，直上結於髀樞，上循脇屬脊；刺瘧者，刺足陽明十指間，是知足陽明脉入於中指內間外間，脉氣三指俱有，故筋起於中指并中指左右二指，故曰中三指也⑥。有本無『三』字。髖骨如臼，髀骨如樞，髀轉於中，故曰髀樞也。其直者，上循骭，結於膝；其支者，結於外輔骨，合於少陽；直者，上循伏菟，上結於髀，聚於陰器，上腹而布，

---

① 掖：仁和寺本作『腋』。按，『掖』與『腋』同，底本與仁和寺本二字常互用，不再列舉。
② 上即：底本作『上乘』，據仁和寺本改。《靈樞》作『即上乘』；《甲乙》作『上乘』。
③ 目外維也：底本無『也』字，據仁和寺本補。
④ 不可開：《靈樞》《甲乙》無『可』字。
⑤ 孟春痺：《靈樞》『痺』下有『也』字。
⑥ 故曰中三指也：仁和寺本脱『曰』字，底本義勝。

至缺盆結，布，謂分布也。○平按：『骱』，《靈樞》《甲乙》作『骭』。『至缺盆結』，《靈樞》《甲乙》作『至缺盆而結』。上頸，上俠口，合於鼽，下結於鼻，上合於大陽爲目上綱，陽明則爲目下綱；其支者，從頰結於耳前。大陽爲目上綱，故得上眥動也；陽明爲目下綱，故得下眥動也。其病足中指支，骱轉筋，脚跳堅，伏菟轉筋，髀前腫，頹①疝，腹筋急，引缺盆頰口卒噼，急者目不合，熱則筋施縱②，目不開。寒則目綱上下拘急，故開不得合也。熱則上下緩縱，故合不得開。噼，音僻。○平按：『骱』，《靈樞》作『胻』，《甲乙》同。『頹』，《靈樞》作『㿉』。『腹筋急』，《甲乙》作『腹筋乃急』。『頰口』，《靈樞》《甲乙》作『及頰』；『卒噼』作『卒口僻』。《靈樞》『縱』上無『施』字。『噼』，袁刻作『僻』，下同，據原本更正。頰筋有寒則急，引頰移口；有熱則筋施縱緩，不勝故噼。足陽明筋俠口過頰，故曰頰筋。移，謂引口離常處也。不勝，謂熱不勝其寒，所以緩口移去，故喎噼也。○平按：『緩不勝』，《靈樞》《甲乙》作『不勝收』。治之以馬膏，膏其急者，以白酒和桂，以塗其緩者，馬爲金畜，剋木筋也，故馬膏療筋急病也③。桂酒洩熱，故可療緩筋也。以桑鉤鉤之④，即以生桑炭置之坎中，高下與坐等，以膏熨急頰，且飲美酒，噉美炙。不飲酒者，自强也，爲之三拊而已。治在燔鍼刼刺，以知爲數，以痛爲輸，名曰季春痺。以新桑木麄細如指，以繩繫之，拘其緩箱⑤，挽急箱。仍於壁上爲坎，令與坐等，坎中生桑炭火。以馬膏塗其急箱，猶須飲酒噉炙，和其寒温。如此摩拊飲噉，爲之至三，自得中平。噉，徒敢反⑥。拊，摩也，音撫。○平按：『炭』，《靈樞》《甲乙》作『灰』。『噉』，《甲乙》作『啖』。『美炙』，《靈樞》作『美炙肉』，《甲乙》作『炙肉』。注『粗』，袁刻作『對』。

足太陰之筋，起於大指之端內側，上結於內踝；其直者，上結於膝內輔骨，膝內下小骨輔大骨者，長三寸半，名爲內輔骨也。○平按：『上結於膝』，《靈樞》《甲乙》作『上絡於膝』。上循陰股，結於髀，聚於陰器，陰器，宗筋所聚也。上腹結於齊，循腹裏結於脇，

---

① 頹：《靈樞》作『㿉』；《甲乙》作『癩』。
② 施縱：仁和寺本『施』字作『弛』。以下諸『施』字同。按，『施』與『弛』通。
③ 筋急病也：仁和寺本此下衍『急』字，底本義勝。
④ 以桑鉤鉤之：『鉤』，仁和寺本作『鈎』。《龍龕手鏡·金部》：『鈎』，『鉤』之俗字。日本摹寫本作『以桑鈎鈎之』，二『鈎』字誤。
⑤ 拘其緩箱：『拘』，音溝，與『句』字通，彎曲之義。朱駿聲《說文通訓定聲·需部》：『拘，叚借爲句。』《後漢書·鄧訓傳》：『訓考量隱括。』唐李賢注：『拘木必待隱括蒸揉，然後直也。拘音鉤，謂曲者也。』
⑥ 噉徒敢反：仁和寺本作『徒敢反』三字，位於上文『噉』字右側，爲抄書者所加旁注。

散於胸中；其內者，著於脊。循腹裏，即別著脊①也。○平按：『脇』，《靈樞》作『肋』。其病足大指支，內踝痛，轉筋痛②，膝內輔痛，陰股引髀而痛，陰器紉痛，上引齊與兩脇痛③，引膺中與脊內痛。治在燔鍼刧刺，以知爲數，以痛爲輸，名曰仲秋痺。七月足之少陰始起，故曰少陰；十二月手之少陰，以其陰衰，故曰少陰。八月足之大陰，以其陰大，故曰大陰；十一月手之大陰，以其陰正大，故曰大陰。九月足之厥陰，十月手之厥陰，交盡，故曰厥陰。八月之筋感三氣之病，名曰筋痺。有本以足大陰爲孟春④，足少陰爲仲秋，誤耳。○平按：『內輔』下，《靈樞》《甲乙》有『骨』字；『紉』均作『紐』；『上引齊與兩脇痛』，《甲乙》作『上齊兩筋痛』。『仲秋』，《靈樞》作『孟秋』，《甲乙》同。本注『孟春』，恐係『孟秋』傳寫之誤。

足少陰之筋，起於小指之下，並大陰之筋，邪走內踝之下，結於踝，與足大陰之筋合，而上結於內輔之下，○平按：『并』上，《甲乙》有『入足心』三字；『并』下，《靈樞》有『足』字。『結於踝』，《靈樞》《甲乙》『踝』作『踵』；『足大陰』均作『大陽』。並大陰之筋而上循陰股，結於陰器，循脊內俠膂，上至項，結於枕骨，與足太陽之筋合。其病足下轉筋，及所過而結者皆痛及轉筋，病在此者主癇瘈及痓⑤，在外者不能俛⑥，在內者不能仰。故陽病者腰反折不能俛，陰病者不能仰。瘈，充曳反。痓，擎井反，身强急也。在此，謂在足少陰也。在小兒稱癇，在大人多稱癲。背爲外爲陽也，腹爲內爲陰也。故病在背筋，筋急故不得低頭也；病在腹筋，筋急不得仰身也。○平按：『循脊內俠膂』，《甲乙》作『循膂內俠脊』。『瘈』，醫統《靈樞》作『瘛』，道藏本《靈樞》作『瘈』，《甲乙》同。『痓』，《靈樞》作『痙』。治在燔鍼刧刺，以知爲數，以痛爲輸，在

---

① 別著脊：仁和寺本『別』下一字蝕爛，不可辨認。據經文『其內者，著於脊』，當作『著』字。
② 轉筋痛：《甲乙》無『痛』字。
③ 上引齊與兩脇痛：《靈樞》作『下引臍兩脇痛』，『下』字誤；《甲乙》作『上臍兩脇痛』。
④ 孟春：底本誤，當據仁和寺本改作『孟秋』。
⑤ 痓：當據仁和寺本及《靈樞》改作『痙』。注文『痓』字同。按，『痙』，强直、紧急之義。《説文·疒部》：『痙，彊急也。』楊注曰：『擎井反，身强急也。』亦訓爲『痙』。
⑥ 俛：同『俯』。

內者熨引飲藥，痛在皮膚筋骨外者，可療以燔鍼；病在腹胸內者，宜行①熨法及道引并飲湯液藥等也。此筋折紐發數甚者，死不治，名曰孟秋痹。其筋轉痛，輕而可爲燔鍼；若折曲紐發之甚，死而不療也。〇平按：《靈樞》《甲乙》『紐』均作『紐紐』二字；『孟秋』均作『仲秋』。『發』，袁刻誤作『緩』。

足厥陰之筋，起於大指之上，上結於內踝之前，上循脛，上結於內輔之下，上循陰股，結於陰器，結絡諸筋。足三陰及足陽明筋皆聚陰器，足厥陰屈絡諸陰，故陰器名曰宗筋也。〇平按：『上循脛』，《甲乙》作『上衝胻』。『結絡諸筋』，《靈樞》無『絡』字②；『筋』，《甲乙》作『經』。其病足大指支，內踝之前痛，內輔痛，陰股痛轉筋，陰器不用，傷於內則不起，傷於寒則陰縮入，傷於熱則縱挺不收。治在行水清③陰氣，其病筋者，燔鍼刼刺，以知爲數，以痛爲輸，名曰季秋痹。婦人挺長爲病，丈夫挺不收爲病。陰氣，即丈夫陰氣，謂陽氣虛也④。陽氣虛，故縮或不收，得陰即愈也。〇平按：『陰氣』，《甲乙》作『陰器』。『其病筋者』，《靈樞》《甲乙》『病』下有『轉』字；『燔』上均有『治則』二字。

手大陽之筋，起於小指之上，上結於腕，上循臂內廉，結於肘內兑骨之後，彈之應於小指之上，上入結於掖下；手小指表，名上。肘兑⑤，謂肘內箱尖骨，名曰兑骨。應，引也。其支者，後走掖後廉，上繞肩甲，循頸出足大陽之筋前，結於耳後完骨；其支者，入耳中；其直者，出耳上，下結於顑，含感反。〇平按：『後走掖後廉』，《甲乙》作『從掖走後廉』；『上繞肩甲』作『上繞臑外廉上肩胛』。『顑』，《靈樞》《甲乙》均作『頷』。上屬目外眥。其病手小指支痛，肘內兑骨後廉痛，循臂陰入掖下，掖下痛，掖後廉痛，繞肩肩甲⑥引頸而痛，應耳中鳴痛，引頷目瞑，良久乃能視，臂臑肉爲臂陰

---

① 宜行：底本作『宜用』，據仁和寺本改。
② 無『絡』字：檢《靈樞》有『絡』字，無『結』字，當改作『結』。
③ 清：仁和寺本作『清』。按，『清』，音慶，寒冷之義。《説文·仌部》：『清，寒也。』《集韻·勁韻》：『清，寒也。或作清。』《靈樞》《甲乙》均作『清』。
④ 謂陽氣虛也：仁和寺本脱『虛』字。據下文『陽氣虛故縮』，『氣』下當有『虛』字。
⑤ 肘兑：劉衡如曰：『疑當作「肘內兑骨」四字。』
⑥ 繞肩肩甲：疑下『肩』字衍。《靈樞》《甲乙》皆作『繞肩胛』。

也①。瞑，目閉也，音眠。○平按：『支痛』二字，《甲乙》作『及』。頸筋急則爲筋痿②頸腫，寒熱在頸者，治在燔鍼刼刺，以知爲數，以痛爲輸，其爲腫者，傷而兑之。其支者③，上曲耳，循耳前屬目外眥④，上額⑤結於角，其病當所過者支轉筋。治在燔鍼刼刺，以知爲數，以痛爲輸，名曰仲夏痺。筋痿，此之謂也。筋痿頸腫者，皆是寒熱之氣也。故療寒熱筋痿頸腫者，可以鍼傷於兑骨後彈應小指之處，兑之令盡。兑，尖鋭盡端也。傷，或爲復也⑥。六月手之少陽，正月足之少陽，五月手之太陽，二月足之太陽，四月手之陽明，三月足之陽明，筋於此時感氣爲病，故曰仲夏等痺也。○平按：『頸筋急』『頸腫』，『頸』字袁刻作『頭』，《靈樞》《甲乙》均作『頸』；『傷』，均作『復』。『上曲耳』，『耳』字《靈樞》作『牙』，《甲乙》注同。又注『筋痿』，袁刻『痿』誤作『瘻』。

手少陽之筋，起於小指次指之端，結於腕，上循臂，結於肘，上繞臑外廉，上肩走頸，合手大陽；其支者，當曲頰入繫舌本；其支者，上曲耳，循耳前，屬目外眥，上乘頷，結於角。其病當所過者支轉筋，舌卷。治在燔鍼刼刺，以知爲數，以痛爲輸，名曰季夏痺。曲頰，在頰曲骨端。足少陽筋循頸向曲頰後，當曲頰入繫舌本，謂當風府下，舌根後，故風府一名舌本也。○平按：『腕上』，趙府本《靈樞》作『腕中』。『曲耳』，《靈樞》《甲乙》作『曲牙』；『頷』均作『頷』。『其病』，袁刻誤作『是病』。

手陽明之筋，起於大指次指之端，結於捥，上循臂，上結於肘外，上臑，結於髃；其支者，繞肩甲，俠脊；直者，從肩髃上頸；其支者，上頰，結於頄；肩髃，肩角也，音隅，又音偶也。○平按：『肘外』，《甲乙》無『外』字；『上臑』作『上繞臑』。『肩甲』，《靈樞》《甲乙》均作『肩胛』。『頄』，《靈樞》作『頄』。其直者，上出手大陽之前，上左角，絡頭，下右顑。其病當所過者

① 臂臑肉爲臂陰也：『肉』，劉衡如曰：『疑「内」之誤。』

② 痿：仁和寺本及《靈樞》作『瘻』，《甲乙》作『痿』。又，楊注三『痿』字仁和寺本均作『瘻』。

③ 其支者：《靈樞》作『本支者』。

④ 屬目外眥：仁和寺本作『屬外目眥』，疑『外目』二字抄倒。《靈樞》《甲乙》均作『屬目外眥』。

⑤ 上額：《靈樞》作『上頷』。

⑥ 傷，或爲復也：底本及仁和寺本均誤作『或爲傷復也』。劉衡如曰：『傷，疑當在「或爲」之前，《靈樞》《甲乙》「傷」正作「復」。』今從此説乙正。

支痛及轉筋①，肩不舉，頸不可左右視。治在燔鍼劫刺，以知爲數，以痛爲輸，名曰孟夏痺。其筋左右交絡，故不得左右顧視。今經不言上右角、絡頭、下左顑，或可但言一邊也。○平按：『顑』，《靈樞》《甲乙》均作『頷』。『支』下，《甲乙》無『痛及』二字。

手大陰之筋，起於大指之上，循指上行，結於魚後，大指表名爲上，循手向胸爲上行也。○平按：『魚』下，《甲乙》有『際』字。行寸口外側，上循臂結於肘中，上臑內廉，入掖下，出缺盆，結肩前髃，並大陰脉行，故在臑也。肩端之骨名肩髃，是則在後骨之前，即肩前髃也。上結缺盆，下絡胸裏，散貫賁，合賁下，下抵季肋。賁，謂膈也。筋雖不入藏府，仍散於膈也。○平按：『合賁下』，《甲乙》作『合脇下』。『下抵季肋』，《靈樞》作『抵季脇』。其病當所過者支轉筋痛，其成息賁者，脇急吐血。治在燔鍼劫刺，以知爲數，以痛爲輸，息，謂喘息。肺之積，名息賁，在右脇下，大如杯，久不愈，令人洒淅振寒熱，喘欬，發肺癰也。○平按：『其成息賁者』，《靈樞》《甲乙》作『甚成息賁』。名曰仲冬痺。十二月手之少陰，七月足之少陰，十一月手之大陰，八月足之大陰，十月手心主厥陰，九月足厥陰，筋於此時感氣爲病，名爲仲冬痺也。十二經脉，足之三陰三陽，配十二月，手之三陰三陽，配甲乙等十數②，與此十二經筋不同，良以陰陽之氣成物無方故耳。

手心主之筋，起於中指，與大陰之筋並行，結於肘內廉，上臂陰，結掖下，下散前後俠脇；其支者入掖，下散胸中，結於賁，結於膈也。○平按：『與大陰③之筋并行』，《甲乙》作『與大陽之經并行』。『賁』，《靈樞》《甲乙》均作『臂』。其病當所過者支轉筋，及胸痛息賁。治在燔鍼劫刺，以知爲數，以痛爲輸，名曰孟冬痺。當此筋所過之處爲痺，即是所行之筋爲病也。○平按：『轉筋』下，《靈樞》有『前』字，《甲乙》有『痛手心主前』五字。

手少陰之筋，起於小指之內側，結於兑骨，上結肘內廉，上入掖，交太陰，伏乳裏，結

① 支痛及轉筋：《甲乙》作『支轉筋痛』，『支』下注：『一本下有「痛」字、「及」字。』
② 配甲乙等十數：底本脱『十』字，據仁和寺本補入。
③ 大陰：原作『太陰』，據經文改。

於胸中，循賁，兌骨，謂掌後①當小指下尖骨也。交手太陰已，伏於乳房之裏，然後結於胸也。〇平按：《靈樞》《甲乙》『伏乳』作『挾乳』；『循賁』作『循臂』。下繫於齊。其病內急，心承伏梁，下爲肘綱。其病當所過者則支轉筋，筋痛。治在燔鍼刼刺，以知爲數，以痛爲輸。其成伏梁唾膿血者，死不治。心之積，名曰伏梁，起齊上，如臂，上至心下。其筋循膈下齊，在此痛下，故曰承也。人肘屈伸，以此筋爲綱維，故曰肘綱也。〇平按：『唾』，《甲乙》作『吐』。

經筋之病，寒則筋急，熱則施縱不收，陰痿不用也。凡十二經筋，寒則急，熱則縱，不用之也。〇平按：『寒則』下，《靈樞》有『反折』二字，《甲乙》同。陽急則反折，陰急則俛不伸。人背爲陽，腹爲陰。故在陽之筋急者，反折也；在陰之筋急，則俛而不伸也。焠刺者，刺寒急，熱則筋縱，毋用燔鍼。焠，千內反②，謂燒鍼刺之也。問曰：熱病皆有行灸，筋熱爲病，何以不用火鍼？答曰：皮肉受於熱病，脉通而易，故須行灸；筋自受病，通之爲難，寒熱自在於筋，病以痛爲輸，不依餘輸也。〇平按：『縱』下，《靈樞》《甲乙》有『不收』二字。『鍼』下，《甲乙》有『急刺』二字。名曰季冬痺。經筋之病下，總論十二經筋；此之一句，屬手少陰筋也。

足之陽明，手之太陽，筋急則口目爲辟③，目眥急不能卒視，治皆如右方。檢手太陽有耳中鳴、引頷、目瞑之言，無口目辟，亦可引頷即口目辟也。皆用前方寒急焠刺也。〇平按：『辟』，《靈樞》作『噼』，《甲乙》作『僻』。『眥』上，《靈樞》無『目』字。

骨度

平按：此篇自篇首至末，見《靈樞·卷四·第十四骨度篇》，又見《甲乙經·卷二·第七骨度腸度腸胃所受篇》。

黃帝問伯高曰：脉度言脉之長短，何以立之也？脉度，謂三陰三陽之脉所起之度，但不知長短也。〇平按：『言脉之長短』，《靈樞》《甲乙》作『言經脉之長短』。

---

① 掌後：仁和寺本『掌』下一字蝕殘，檢《太素·卷八·經脉連環》楊上善注曰：『直小指掌後尖骨，謂之兌骨也。』據此，『掌』下一字當從底本作『後』。通隱堂本作『掌外』；左合昌美作『掌下』。

② 千內反：『千』，底本誤作『十』，據仁和寺本改。

③ 辟：仁和寺本作『噼』。按，仁和寺本此字『口』旁蝕殘，然剩筆猶存，當作『噼』字。檢楊注『無口目噼』『皆口目噼』，均作『噼』字，可爲佐證。底本、日本摹寫本、左合昌美均作『辟』，蓋以『口』旁殘跡爲污漬也，當據仁和寺本改正。楊注二『辟』字同。

伯高答曰①：先度其骨節之小大廣狹長短，而脉度定矣。人之皮肉可肥瘦增減，骨節之度不可延縮，故欲定脉之長短，先言骨度也。

黃帝問曰：願聞衆人之度，人長七尺五寸者，其骨節之大小長短各幾何？聖人、賢人及天②，別與分者之外。衆人之骨，度量多同，故請衆人之度，及請中度之人大小長短也。〇平按：《甲乙》無「願聞衆人之度」六字；「各」上有「知」字。

伯高答曰：頭之大骨圍二尺六寸，衆人之中，又爲三等：七尺六寸以上，名爲大人；七尺四寸以下，名爲小人；七尺五寸，名爲中人。今以中人爲法，則大人、小人皆以爲定。何者？取一合七尺五寸人身量之，合有七十五分，則七尺六寸以上大人，亦准爲七十五分，七尺四寸以下乃至嬰兒，亦准七十五分，以此爲定，分立經脉長短并取空穴。自頸項骨以上爲頭顱骨，以爲頭大骨也，當其矓處以繩圍也。胸圍四尺五寸，缺盆以下，䯧骬③以上，爲胸，當中圍也。〇平按：注「䯧」原作「髑」，當係「䯧」字傳寫之誤。查蔽心者爲䯧骬，亦曰鳩尾，臆前蔽骨也。謹作「䯧」。別本作「䯧」。腰圍四尺二寸。當二十一椎腰輸之中圍也。髮所覆者，顱至項長尺二寸，頭顱骨，取髮所覆之處，前後量也。〇平按：「所覆」，「所」字袁刻誤作「至」。髮以下至頤長一尺，君子參折。髮際以下至頤端，量之一尺。一尺面分中分爲三，三分謂天地人。君子三分齊等，與衆人不同也。參，三也。〇平按：「參折」，《靈樞》作「終折」，《甲乙》作「參」，注云：「又作三，又作終。」

結喉以下至缺盆中長四寸，頤端，橫當結喉端也。結喉端至缺盆中，不取上下量。缺盆以下至䯧骬長九寸，從缺盆中至䯧骬皮際④量也。〇平按：「䯧骬」，說見前。《靈樞》注云：「音曷于，肩骨也。」恐未安。注「皮」字，別鈔本亦作「岐」。過則肺大，不滿則肺小。心肺俱在胸中，心在肺間，故不言大小也。䯧骬以下至天樞長八寸，天樞俠齊，故量䯧骬下但八寸。過則胃大，不滿⑤則胃小。八寸之中亦有脾藏，以其胃大，故但言胃大小也。天樞以下至橫骨長六寸半，過則迴腸⑥廣長，不滿則短。橫骨，謂陰上橫骨⑦。迴腸，大腸也。大腸當齊，小腸在後附脊齊上，故不言之也。〇平按：《靈樞》《甲乙》「則短」作「則狹短」。橫骨長六寸半，橫量非數。下至內輔之上廉

---

① 伯高答曰：底本脱「答」字，據仁和寺本補。
② 賢人及天：「天」，底本誤作「無」，據仁和寺本改正。
③ 䯧骬：仁和寺本「䯧」字略殘，細辨之當是「䯧」字。底本作「䯧骬」，是。
④ 皮際：底本「皮」字誤，當據仁和寺本改作「岐」。又按，「岐」與「歧」通。
⑤ 不滿：《靈樞》《甲乙》作「不及」。
⑥ 迴腸：《甲乙》作「胃腸」。
⑦ 謂陰上橫骨：「謂」，底本誤作「在」，據仁和寺本改正。

長一尺八寸，內輔，膝下內箱骨，輔脛也。○平按：『下至內輔之上廉』《靈樞》《甲乙》作『橫骨上廉以下至內輔之上廉』。注『脛』，袁刻誤作『頸』。內輔之上廉以下至下廉長三寸半，內輔骨長三寸半也內輔之下廉以下至①內踝長尺三寸②，內踝以下至地長三寸，內踝端至地也。膝膕以下至跗屬長尺六寸③，跗屬以下至地長三寸，從膝以下，當膝後曲處量也。故骨圍大則太過④，小則不及。故頭骨圍大，則過於身骨；頭骨圍小，不及身骨也。角以下至柱骨長一尺，缺盆左右箱上下高骨，名曰柱骨。後額角至此⑤柱骨端，合有一尺，與頭端齊也。計柱骨上下長四寸，《經》不言也。行腋中不見者長四寸，排手而行，取掖下不見處以上至柱骨，四寸也。掖以下至季脇長尺二寸⑥，季肋曰季脇。季脇以下至髀樞長六寸，尻、髀二骨相接之處，名曰髀樞。髀樞以下至膝中長尺九寸，當膝側中。膝以下至外踝長尺六寸，至外踝之中也。外踝以下至京骨長三寸，京骨以下至地長一寸。外踝下如前高骨，名曰京骨。

耳後當完骨者廣九寸，耳前當耳門者廣尺三寸，頭顱圍有二尺六寸，此完骨相去九寸，耳門相去尺三寸，合有二尺二寸，小四寸者⑦，各取完骨之前至耳二寸，兩箱合有四寸，并前即有二尺六寸，《經》不言之也。○平按：『廣尺三寸』，《甲乙》作『廣一尺二寸』，注云：『一作三寸。』兩顴之間相去七寸⑧，兩乳之間廣九寸半，兩髀之間廣六寸半。兩顴、兩乳取其端，兩髀取中也。○平按：原鈔本『兩顴』右旁有『顴，巨員⑨反，頰骨也』七字，恐係後人校記，非楊注。足長尺二寸，廣四寸半。取足中指至足跟端量之，以取長也；以尺二長中折

---

① 之下廉以下至：《靈樞》作『下廉下至』；《甲乙》作『下廉至』。

② 尺三寸：《靈樞》《甲乙》作『一尺三寸』。

③ 尺六寸：《靈樞》《甲乙》作『一尺六寸』。

④ 故骨圍大則太過：『太過』，底本作『大過』，據仁和寺本改。人衛本《太素》與底本同，『過』字屬下讀。檢楊注『故頭骨圍大則過於身骨』，『過』字宜屬上讀。《靈樞》《甲乙》作『故骨圍大則大過』。

⑤ 後額角至此：『後』，疑爲『從』字之誤。

⑥ 尺二寸：《靈樞》《甲乙》作『一尺二寸』。本書以下『尺九寸』『尺六寸』等，『尺』字《靈樞》《甲乙》均作『一尺』，義同，不再列舉。

⑦ 小四寸者：『小』字當作『少』。

⑧ 相去七寸：《甲乙》作『廣九寸半』，注：『《九墟》作七寸。』按，《九墟》即《靈樞》。

⑨ 員：原作『莫』，人衛本改作『員』，劉衡如注：『員：原作「莫」，據日抄本改。』今從之。

處橫量之，以取廣也。**肩至肘長尺七寸，**從肩端至肘端量也。**肘至捥長尺二寸半，**肘端至捥。捥者，臂手相接之處。**捥至中指本節長四寸，**指有三節，此爲下節，故曰本節。**本節至其末長四寸半。**從本節端至中指末，合四寸半。今人取手大指次指①第一節爲寸，以定鍼灸分寸者，不相當也。**項髮以下至膂骨長三寸半，**膂骨，脊骨□②。從後髮際下至脊端量之也。○平按：『膂』，《靈樞》作『背』，《甲乙》作『脊』。『三寸半』，《靈樞》作『二寸半』，《甲乙》注云：『一作二寸。』**膂骨③以下至尾骶二十一節長三尺，**每七節長一尺也，故二十一節長三尺也，下文具之。**上節長一寸四分分之一，奇分在下④，**舉上一節以爲例，餘皆同也。分之一者，一寸□□之外⑤，更有餘分之一也，其實則七分分之二也。○平按：『分之一奇分在下』，《甲乙》作『分之七奇分之一』。注『一寸』下原缺二字，據經文當作『四分』二字。**故上七節下至於膂骨九寸八分分之七。**此七節之數也。每節一寸四分分之一，故七節得九寸八分分之七，其實一尺也⑥。何者？每節餘分七分分之二，七節有餘分十四，以七除十四得二分，二分並九寸八分，故爲一尺也。

此衆人之骨度也，所以立經脉之長短也。此爲衆人骨度多同者爲准，以立經脉長短也。**是故視其⑦經絡⑧之在於身也，其見浮而堅者⑨，其見明而大者，多血；細而沈者，少氣也⑩。**見而浮堅者，絡脉也。見而明大者，血盛也。細而沈者，少氣少血⑪。或作多氣也。○平按：『少氣』，《靈樞》《甲乙》作『多氣』。注『見而明大』，袁刻誤作『其見明而大』。

---

① 取手大指次指：底本脱『次指』二字，據仁和寺本補。又，仁和寺本『大』作『太』。檢《醫心方·卷二·灸例法第六》引《太素》楊注作『取手大指次指』。
② 脊骨□：仁和寺本『骨』下一字蝕盡，不可辨識，疑爲『也』字。底本『脊骨』下無闕文，今據仁和寺本空一格。
③ 膂骨：《甲乙》作『脊骨』。
④ 奇分在下：仁和寺本『奇』字蝕盡，不可辨識。底本與《靈樞》皆作『奇分在下』。
⑤ 一寸□□之外：底本與仁和寺本『寸』下二字蝕盡，不可辨識。蕭氏擬作『四分』，可參。
⑥ 一尺也：底本作『一尺全也』，據仁和寺本刪『全』字。
⑦ 視其：仁和寺本『視』下一字蝕爛，不可辨識。《靈樞》、蕭注《太素》均作『視其』，當是『其』字。
⑧ 經絡：《靈樞》《甲乙》皆作『經脉』。
⑨ 浮而堅者：《靈樞》《甲乙》無『者』字。
⑩ 少氣也：《靈樞》作『多氣也』；《甲乙》作『多氣，乃經之長短也』。
⑪ 少氣少血：仁和寺本作『少氣小血』，『小』字當從底本作『少』。

腸度

平按：此篇自篇首至『三十二曲』，見《靈樞・卷六・第三十一腸胃篇》。自『黄帝曰：願聞人之不食』至末，見《靈樞・卷六・第三十二平人絶穀篇》，《甲乙》同上篇。

黄帝問伯高曰①：余願聞②六府傳穀者，腸胃之大小長短，受穀之多少奈何？三焦府傳於穀氣，膽府受於穀精③，三腸及胃傳穀糟粕。傳糟粕者，行穀之要，故腸胃有六種之別者④。

伯高答曰⑤：請盡言之。穀之所從⑥出入、淺深、遠近、長短之度：黄帝問六種也，外更請説四種，故曰盡言之也。穀行從口曰入，洩肛曰出，自脣至齒爲淺，從咽至腸曰深，穀至於胃曰近，從胃向䐈曰遠，腸十六曲曰長，咽一尺六寸曰短也。**脣至齒長九分，口廣二寸半⑦，齒以後至會厭深三寸半，大容五合；**會厭，舌後喉嚨上，出氣入鼻口之孔，上有肉厭蓋孔，開闔氣之出入也。**咽大二寸半，至胃長一尺六寸⑧。**咽，會厭後下食孔也。下至胃，長一尺六寸。〇平按：『咽』上，《靈樞》有『舌重十兩，長七寸，廣二寸半』十一字；『咽』下有『門重十兩』四字；『大』作『廣』，《甲乙》同。『二寸半』，《靈樞》作『一寸半』。『至胃長一尺六寸』，原鈔『長』字上脱『至胃』二字，『長』下脱『一尺』二字，謹依《靈樞》《甲乙》補入。**胃紆曲屈，伸之，長二尺六寸，大一尺五寸⑨，徑五寸，大容三斗⑩。**胃中央大，兩頭小⑪，伸而度之，二尺六寸也。圍之，有一尺五寸，曰大。量徑，有五寸也。容水穀，三斗也。

---

① 黄帝問伯高曰：《靈樞》『問』下有『于』字；《甲乙》作『曰』，無上五字。
② 余願聞：《甲乙》無『余』字。
③ 穀精：底本誤作『骨精』，據仁和寺本改正。
④ 六種之別者：『者』，疑爲『也』字之誤。
⑤ 伯高答曰：《靈樞》無『答』字。
⑥ 穀之所從：《靈樞》無『之』字。
⑦ 口廣二寸半：《甲乙》無『口』字。
⑧ 至胃長一尺六寸：仁和寺本作『長六寸』，脱『至胃』『一尺』四字。蕭延平據《靈樞》《甲乙》補作『至胃長一尺六寸』，與楊注『下至胃，長一尺六寸』合。
⑨ 大一尺五寸：仁和寺本『大』下脱『一尺』二字。檢楊注曰：『圍之，有一尺五寸。』顯然脱『一尺』二字，應補入。底本與《靈樞》《甲乙》均作『大一尺五寸』，是。
⑩ 大容三斗：『大』，仁和寺本作『太』。底本改作『大』，是。
⑪ 兩頭小：『小』，仁和寺本作『少』。底本改作『兩頭小』，是。

○平按：『大容三斗』，《靈樞》作『二斗五升①』，《甲乙》作『三斗五升』，注云：『一作二。』**小腸後傅脊，左環葉積，其注於迴腸者，外傅於齊上，迴運環反②十六曲，大二寸半，徑八分分之少半，長三丈二尺。**傅，附也。糟粕從胃傳入小腸③，小腸附脊，外注迴腸於齊上也。○平按：『傅』，《靈樞》《甲乙》均作『附』。『葉積』，《靈樞》作『迴周疊積』，《甲乙》作『迴周葉積』。**迴腸當齊，左④環迴周葉積而下，迴運環反十六曲，大四寸，徑一寸少半，長二丈一尺。**迴腸，大腸也。小腸附脊而在後，大腸近齊而在前，故大腸輸在上，小腸輸在其下也。○平按：『少半』上，《靈樞》《甲乙》有『寸之』二字。**廣腸傅脊以受迴腸，左環葉積上下辟，大八寸，徑二寸大半，長二尺八寸。**廣腸，白䐈也，附脊以受大腸糟粕。辟，著脊也。謂白䐈當中寬八寸，上受大腸之處，下出洩處，皆徑有二寸半，總長二尺八寸也。○平按：『葉積』，《靈樞》作『葉脊』。『大半』上，《靈樞》《甲乙》有『寸之』二字。**腸胃所入至所出，長六丈四寸四分，**咽之上口爲所入，廣腸之下以爲所出，脣齒相去九分，齒與會厭相去三寸半⑤，會厭至胃咽長一尺六寸，胃之終始長二尺六寸，小腸終始長三丈二尺，廣腸終始長二尺八寸，故有六丈四寸四分也。○平按：注『小腸終始』下，原鈔作『長二丈一尺』，檢上文經云『小腸長三丈二尺』，『迴腸長二丈一尺』，應於『小腸終始』下補注『長三丈二尺，迴腸終始』九字，方與經文『六丈四寸四分』之數合，當係傳鈔脱此九字也。**其迴曲環反三十二曲。**胃有一曲，小腸十六曲，大腸十六曲，合而言之，計有三十三曲，其胃大曲短，不入其數，故有三十二曲，皆以七尺五寸中度之人爲准也。

黄帝曰：願聞人之不食⑥，七日而死，其故何也⑦？七日不食而死，餘時之言，既聞腸胃大小，未知所盛水穀多少而盡，至七日而死之也⑧。

伯高曰：臣請言其故。胃大尺五寸，徑五寸，長二尺六寸，橫屈受三斗，其中之穀常留

---

① 二斗五升：檢《靈樞》作『三斗五升』，疑蕭氏『二』字抄誤。
② 迴運環反：《靈樞》無『反』字。
③ 小腸：仁和寺本作『少腸』。底本改作『小腸』，是。下『小腸』同此。
④ 左：劉衡如曰：『《素問·奇病論》王注引《靈樞》文、《難經·四十二難》及《千金·卷十八·第一》均作「右」。』
⑤ 三寸半：仁和寺本『三』字蝕殘，辨其剩筆，當作『三』字。日本摹寫本作『二寸半』。
⑥ 願聞人之不食：《甲乙》作『人不食』三字。
⑦ 其故何也：《靈樞》《甲乙》無『其故』二字。
⑧ 至七日而死之也：『之』字誤衍。按，仁和寺本誤衍『之』字處甚多，蕭氏多予刪落，此『之』字漏刪。

者二斗①，水一斗而滿。故事所由，水穀合有三斗，滿於胃中也②。○平按：『橫屈受三斗』，《靈樞》《甲乙》作『橫屈受水穀三斗五升』。『水一斗而滿』，均作『水一斗五升而滿』。上焦泄氣③，出其精微，慓悍滑疾，上焦之氣從胃上口而出，其氣精微，慓悍滑疾，晝夜行身五十周，即衛氣也。○平按：『上焦』下原缺一字，依《靈樞》《甲乙》補作『泄』，袁刻作『中焦』二字。又注『上焦』，袁刻作『二焦』，均與原鈔不合。下焦下溉諸腸。下焦別迴腸，注於膀胱④，譬之溝瀆□□⑤，下溉諸腸，膀胱爲黑腸，及廣腸等也⑥。○平按：『諸腸』，《甲乙》作『泄諸小腸』。小腸大二寸半，徑八分分之少半，長三丈二尺，受一斗三合合之大半⑦，穀四升，水六升三合合之大半。言以一分三⑧，則二爲大半⑨，一爲少半也。○平按：『受一斗三合合之大半穀四升』十二字，《靈樞》《甲乙》作『受穀二斗四升』六字。迴腸大四寸，徑一寸○平按：《靈樞》《甲乙》有『寸之』二字。少半，長二丈一尺，受一斗七升升之半，穀一斗，水七升升之半。升之半，半升也。○平按：『受一斗七升升之半穀一斗水七升升之半』十七字，《靈樞》《甲乙》作『受穀一斗，水七升半』八字。廣腸大八寸，徑二寸大半，長二尺八寸，受九升三合八分合之一。廣腸受水穀之數也。○平按：《靈樞》『大半』上有『寸之』二字；『受』下有『穀』字，《甲乙》同。腸胃之長，凡長⑩六丈四寸四分，受水穀六斗六升六合八分合之一，此腸胃所受水穀之數⑪。計腸胃所受之數⑫，垂升之半⑬合之太半也。○平按：『六丈四寸

---

① 常留者二斗：《靈樞》《甲乙》無『者』字。

② 滿於胃中也：『也』，仁和寺本誤作『之』。底本改作『也』，是；日本摹寫本仍作『之』。

③ 泄氣：仁和寺本『氣』上一字蝕爛，辨其剩筆，當作『洩』。按，『洩』爲『泄』避諱字，蕭延平補作『泄』，亦可。

④ 注於膀胱：底本脫『於』字，據仁和寺本補。又，仁和寺本『膀』字蝕盡，當從底本、通隱堂本作『膀』。

⑤ 譬之溝瀆□□：仁和寺本『瀆』下二字蝕盡，不可辨識。據《太素·卷八·經脉連環》楊注『下焦之氣如溝瀆流地也』，《太素·卷十二·營衛氣別》楊注『下焦之氣溲液等，如溝瀆流在地也』，疑爲『流地』二字。底本『瀆』下無闕文，與仁和寺本不合，今空二格。

⑥ 膀胱爲黑腸，及廣腸等也：古人以五色類分五種消化器官，『黑腸』指膀胱。《難經·三十五難》曰：『小腸謂赤腸，大腸謂白腸，膽者謂青腸，胃者謂黃腸，膀胱者謂黑腸。』又，疑『及』爲『与（與）』形誤。

⑦ 大半：仁和寺本作『太半』。底本改作『大半』。以下經文、楊注二『大半』同。

⑧ 言以一分三：仁和寺本『以』字蝕殘，據文義補入。底本作『一二爲三』四字，與仁和寺本不合。

⑨ 則二爲大半：仁和寺本『爲』上二字蝕盡，底本作『則二』，與下文『一爲少半』合。

⑩ 凡長：《靈樞》《甲乙》均無『長』字。

⑪ 水穀之數：《靈樞》《甲乙》『數』下有『也』字。

⑫ 計腸胃所受之數：仁和寺本『計』下二字殘不可辨。據經文『此腸胃所受水穀之數』，當爲『腸胃』二字，底本是。

⑬ 垂升之半：『垂』字費解，疑爲『乘』字筆誤。按，『乘』乃『剩』字俗省。

四分』，《靈樞》《甲乙》作『五丈八尺四寸』；『受水穀六斗六升六合八分合之一』作『受水穀九斗二升一合合之大半』十三字。注『垂』，袁刻作『乘①』，其義均未詳。**平人則不然，胃滿則腸虛，腸滿則胃虛，更滿更虛②，故氣得上下，**前之所論，乃據③腸胃之量□受數④。若言生平之人，則腸胃之中盈虛更起，不得一時則有前數也。食滿胃中，則胃實腸虛也，腸虛故氣得下也；糟入腸中⑤則胃虛腸實也，胃虛故氣得上也。以其腸胃盈虛，氣得上下之也⑥。〇平按：注『量』下所缺一字，謹擬作『容』。**五藏安定，**欲資水穀之味，故須盈也。欲受水穀之氣，故待虛也。氣味內和，故五藏安定也。**血脉和利，**氣味通於上下，故脉和利。**精神乃居，**藏安脉和，則五神五精居其藏也。**故神者水穀之精氣⑦。**水穀精氣，資成五神，故水穀竭，神乃亡也。**故腸胃之中，常留⑧穀二斗四升，水一斗一升。**計腸胃所受六斗六升六合八分合之一，據其盈虛，在人常須三斗五升也。〇平按：『穀二斗四升』，《靈樞》作『二斗⑨』；『水一斗一升』，《靈樞》作『一斗五升⑩』。《甲乙》作『穀二斗四升，水一斗五升』。**故平人日再後⑪，後二升半，一日中五升，七日⑫五七三斗五升，而留水穀盡矣。**再後五升，還須資食，合有三斗五升。若一日不食後五升者，則少五升也。若七日常後，七日不食，則五七三斗五升皆盡。**故平人不飲食⑬，七日而死者，水穀、精氣、津液皆盡矣⑭，故七日而死矣⑮。**命門所藏，謂之精也。

---

① 乘：『乘』字之俗體。參見前注。
② 更滿更虛：《靈樞》《甲乙》作『更虛更滿』。
③ 乃據：仁和寺本『據』上一字蝕殘，不可辨認。底本補作『乃』字，可參。
④ □受數：仁和寺本『受』上一字蝕盡，疑當作『所』字。蕭氏擬作『容』，亦通。
⑤ 糟入腸中：疑『糟』下脫『粕』字。
⑥ 氣得上下之也：『之』字誤衍。
⑦ 精氣：《靈樞》《甲乙》作『精氣也』。
⑧ 常留：《甲乙》同；《靈樞》作『當留』。
⑨ 二斗：《靈樞》作『穀二斗』。蕭氏脫『穀』字。
⑩ 一斗五升：《靈樞》作『水一斗五升』，蕭氏脫『水』字。
⑪ 故平人日再後：《甲乙》作『故人一日再至後』。
⑫ 七日：《甲乙》無此二字。
⑬ 不飲食：《靈樞》作『不食飲』；《甲乙》作『不飲不食』。
⑭ 皆盡矣：《靈樞》作『皆盡故也』；《甲乙》作『皆盡』，無『矣』字。
⑮ 故七日而死矣：《甲乙》無『而』字；《靈樞》無此六字。

上焦宣五穀味，薰膚充身澤毛，如霧露之溉，遂謂之氣。腠理發洩出汗，謂之津。穀氣淖澤注於骨，骨屬屈伸，淖澤補益髓腦，皮膚潤澤，謂之爲液。水穀既盡，精、氣、津、液四物皆盡①，故七日死。〇平按：注『四物』下所缺一字，謹依經文作『皆』。

脉度

平按：此篇自篇首至末，見《靈樞・卷四・第十七脉度篇》，又見《甲乙經・卷二・第三脉度篇》。

黄帝問曰②：願聞脉度。先言骨度及腸胃度大小長短③於前，次當依□④以論諸脉長短，故須問之也。〇平按：注『依』下原缺一字，謹擬作『次』。**岐伯答曰⑤：手足之六陽，從手至頭五尺⑥，**手陽明，大腸脉也。手大陽，小腸脉。手少陽，三焦脉也。三脉分在兩手，故有六脉，餘放此。各依營行次第，手之三陰，足之三陽，皆從內起，向於手足；手之三陽，足之三陰，皆從外起，向於頭腹⑦。此數手足之脉長短，故皆從手足向內數之，與手□脉⑧十二經流注入身數亦同也。〇平按：『手足之六陽』，《靈樞》《甲乙》均無『足』字，疑衍。注『向於頭』下原缺一字，左方剩月旁，依經文『足之三陰從足走腹』，擬作『腹』，袁刻作『項』，恐未安。『與手』下原缺三字，謹擬作『足外起』三字。**五六三丈⑨。**計手六陽從指端至目，循骨度直行，得有五尺，不取循繞并下入缺盆屬腸胃者，以循骨度⑩爲數，去其覆迴行者及與支別，故有三丈也。**手之六陰，**

① 皆盡：底本闕『皆』字，空一格，據仁和寺本補。
② 黄帝問曰：《靈樞》無『問』字。
③ 大小長短：仁和寺本『大』字殘甚，不可辨識。底本作『大小長短』，是。
④ 次當依□：仁和寺本『依』下一字盡蝕。蕭氏曰：『注「依」下原缺一字，謹擬作「次」。』按，蕭氏所擬『次』字雖合於文義，然上文有『次』字，則語多重復，今改擬作『序』字。
⑤ 岐伯答曰：底本無『答』字，據仁和寺本補。
⑥ 五尺：《靈樞》《甲乙》皆作『長五尺』。
⑦ 向於頭腹：底本無『腹』字，蕭氏擬作『腹』。按，仁和寺本『腹』字不闕，今補入。
⑧ 與手□脉：仁和寺本『手』下一字蝕盡，據文義，疑當作『足』字。底本『手』下空三格，與仁和寺本不合。今從仁和寺本，『手』下空一格。
⑨ 五六三丈：《甲乙》作『五六合三丈』。
⑩ 以循骨度：底本脱『以』字，亦未空格。仁和寺本『以』字蝕殘，辨其剩形，當作『以』字，今補入。

從手至胸中三尺五寸①，**三六丈八尺**②，**五六三尺**③，手大陰，肺脉也。手少陰，心脉也。手心主，心包絡脉也。手之三陰，皆亦直循骨度，從手至胸三尺五寸，不取下入屬藏絡府者，少陰從心系上係目系，其支別者④亦不取。**凡**⑤**二丈一尺。足之六陽，從足至頂八尺，六八四丈八尺**⑥。足陽明，胃脉也。足太陽，膀胱脉也。足少陽，膽⑦脉也。計人骨度，從地至頂⑧七尺五寸，□□□□八尺者何⑨？以其足六陽脉從足指端當至踝五寸，故有八尺也，亦不取府藏及支別矣。**足之六陰，從足**⑩**至胸中六尺五寸**⑪，**六六**⑫**三丈六尺，五六三尺**⑬，□□□□□。足少陰，腎脉也。足厥陰，肝脉也⑭。足六陰脉從足至胸中六尺五寸⑮。太陰、少陰俱至舌下，厥陰至頂，及入藏府□□□□□數之也⑯。○平按：注『足少陰』上原缺六字，擬作『足太陰，脾脉也』六字。袁刻將『太陰脾脉』補在『六陰』二字之上，『陰』下復脱『脉』字，與原鈔不合。又『藏府』下原缺五字，謹依上下注，作『與支別亦不』五字。袁刻於此處既不闕文，復脱『數之也』三字，與原鈔不合。**凡三丈九尺。喬**⑰**脉從足至目七尺五**

---

① 三尺五寸：《甲乙》『三』上有『長』字。
② 丈八尺：《靈樞》《甲乙》作『一丈八尺』，義同。
③ 五六三尺：《甲乙》作『五六合三尺』。
④ 其支別者：『其』，底本作『及』，與文義不合，仁和寺本此字殘甚，不可辨識。今據通隱堂本改作『其』。
⑤ 凡：《靈樞》作『合』。
⑥ 六八四丈八尺：仁和寺本『六八』二字蝕盡，據下文『四丈八尺』，當作『六八』。《靈樞》作『六八四丈八尺』；《甲乙》作『六八合四丈八尺』。
⑦ 足少陽，膽：仁和寺本『足』下三字蝕盡。底本、日本摹寫本皆作『足少陽膽』，與文義合。
⑧ 從地至頂：仁和寺本『頂』字左半漫漶，據經文『從足至頂』，當作『頂』字。日本摹寫本作『項』，恐誤。
⑨ □□□□八尺者何：底本作『所謂八尺者何』六字，無闕文。仁和寺本『八』上四字殘不可辨，據經文，疑當作『從足至頂』四字。又按，據文義，疑『何』下脱『也』字。
⑩ 從足：仁和寺本『足』字蝕爛，不可辨認，上文言『足之六陰』，當從底本作『足』。
⑪ 六尺五寸：《甲乙》『六』上有『長』字。
⑫ 六六：《甲乙》作『六六合』三字。
⑬ 五六三尺：仁和寺本『三尺』二字蝕殘，當從底本作『三尺』，與《靈樞》《甲乙》合。
⑭ 肝脉也：仁和寺本作『肝脉』，據上文『脾脉也』，『脉』下脱『也』字。底本作『肝脉也』。
⑮ 從足至胸中六尺五寸：仁和寺本『足』下六字不可辨識，底本作『至胸中六尺五』，與經文合。
⑯ 入藏府□□□□□數之也：仁和寺本『府』下五至六字蝕盡，不可辨認。底本『府』下空五格，蕭氏按曰：『「藏府」下原缺五字，謹依上下注，作「與支別亦不」五字。』日本摹寫本從蕭氏之説，『府』下補入『與支別亦不』五字。
⑰ 喬：《靈樞》《甲乙》均作『蹻』，下同。

寸①，二七丈四尺②，二五一尺③，蹻，陰陽二蹻也，起處終處長短是同□□□□也④。按中人長⑤七尺五寸，二蹻⑥皆起跟中，上□□□□□⑦七尺五寸，若爲合數？然二蹻至目內眥⑧，與足大陽合，上行絡左右額角，故得合數，檢足少陽筋⑨即知也。○平按：注『是同』下原缺四字，袁刻只空二格，不合。『五寸』下，原鈔直接『二蹻』，無缺文，袁刻空七格，不合。『跟中上』三字下，原鈔缺四字，謹依《陰陽蹻脉篇》擬作『至目內眥』四字，袁刻只空二格，不合。又『額角』，『額』字袁刻誤作『頞』；『故得合數』，『得』字誤作『爲』。均依原本更正。凡一丈五尺⑩。督脉、任脉各四尺五寸⑪，二四八尺⑫，二五一尺⑬，□□□□□□□□，上行至頭，任脉唯至兩目之下。督脉上行至目，復上□□□□□□極骶行所，其長與任脉不同，若爲皆有四尺五寸？然任脉□□□□□⑭，外循腹上行而絡脣口者；督脉取其起於下極之輸⑮，□於脊⑯，脊上至風府者，以充四尺五寸之數，餘不入數□⑰。○平按：注『上行至頭』上原缺八字，謹依《督脉篇》擬作『督脉起於少腹以下』八字。『極骶』上原缺六字，謹依《督脉篇》，擬作『顛，別下項，至下』六字。『然任脉』下原缺五字，謹擬作『取其起胞中』五字。『故』下原缺一字，謹依《督脉篇》擬作『俠』。凡九尺⑱。凡

---

① 七尺五寸：《甲乙》作『長七尺五寸』。

② 二七丈四尺：仁和寺本『七丈四』三字蝕盡，據文義當作此三字。《靈樞》《甲乙》作『二七一丈四尺』。

③ 一尺：《甲乙》作『合一尺』。

④ 是同□□□□也：仁和寺本『是同』下四字蝕盡，不可辨識。檢《太素·卷十·陰陽蹻脉》楊注曰：『《九卷經》云：蹻脉從足至目，各長七尺五寸，總二蹻當一丈五尺。』則『是同』下當作『七尺五寸』。

⑤ 按中人長：底本脱『長』字，據仁和寺本補。

⑥ 二蹻：底本作『二蹻脉』，據仁和寺本刪『脉』字。

⑦ 上□□□□□：仁和寺本『上』下五字蝕盡，疑爲『至於目內眥』五字。底本『上』下空四格，蕭氏擬作『至目內眥』四字，與仁和寺本字數不合。日本摹寫本補入『至於目內眥』五字。

⑧ 至目內眥：仁和寺本脱『眥』字。底本作『至目內眥』，是。

⑨ 足少陽筋：底本脱『足』字。據仁和寺本補入。

⑩ 凡一丈五尺：仁和寺本『一丈五尺』四字蝕盡，不可辨識。據上節經文，二蹻脉各『七尺五寸』，相加后得『一丈五尺』，當補入此四字。《靈樞》作『合一丈五尺』；《甲乙》作『凡一丈五尺』。

⑪ 四尺五寸：《甲乙》『四』上有『長』字。

⑫ 二四八尺：《甲乙》作『二四合八尺』。

⑬ 二五一尺：《甲乙》作『二五合一尺』。

⑭ 然任脉□□□□□：仁和寺本『脉』下闕四字，與底本不同。

⑮ 起於下極之輸：底本『輸』作『故』，據仁和寺本改。按，《太素·卷十·督脉》楊注引《八十一難》曰：『起下極之輸，並脊上行。』亦佐證『輸』字爲正。

⑯ □於脊：仁和寺本作『□於齊』，疑『齊』字爲『脊』形誤。蕭延平擬作『俠於脊』，似是。

⑰ 餘不入數□：仁和寺本『數』下一字蝕爛，據文義，疑當作『也』字。底本『數』下無闕文，與仁和寺本不合。

⑱ 凡九尺：仁和寺本作『□□九』，『九』上二字蝕盡，不可辨識。檢上文『二四八尺，二五一尺』，八尺加一尺爲九尺，故此三字當從《靈樞》作『合九尺』。疑仁和寺本作『合尺九』，『尺』與『九』抄倒，待考。又，《甲乙》作『凡九尺』，蕭氏謂《靈樞》作『凡九尺』，記誤。

都合十六丈①二尺，此氣之大經隧也。經脉爲裏②，支而横者爲絡，絡之别者爲孫絡，盛而有血者③疾誅之，盛者徐寫之④，虚者飲藥⑤以補之。人之血脉，上下縱者爲經，支而横者爲緯□□□足⑥左右各有十二，合二十四脉。陰蹻、陽蹻、任脉、□□□二十八脉⑦，在膚肉之裏，皆上下行，名曰經脉。十五絡脉及□絡⑧見於皮表，横絡如緯，名曰絡脉。皆是血氣所□□，□⑨稱爲隧也。凡大小絡虚，皆須飲藥補之，不可去血，去血虚虚，不可不禁也。〇平按：『凡九尺』三字，原鈔作『九』字，依《靈樞》《甲乙》及本經上文，應作『凡九尺』三字。『爲孫』下，《靈樞》無『絡孫絡之』四字；『寫』上無『徐』字。注『爲緯』下原缺二字，擬作『凡手』二字，袁刻空六格，不合。『任脉』下原缺三字，擬作『督脉合』三字，袁刻空五格，不合。『及』下原缺一字，擬作『别』，袁刻空四格，不合。『所』下原缺三字，擬作『貫注故』三字，袁刻空五格，不合。

黃帝內經太素卷第十三　身度

仁安二年六月七日以同本書寫了

移點校合了　丹波賴基

本云

久寿二年四月一日以相傳本移點比校了　憲基

---

① 十六丈：《靈樞》《甲乙》作『一十六丈』，義同。

② 經脉爲裏：仁和寺本『經』下二字蝕盡，不可辨認。《靈樞》《甲乙》皆作『經脉爲裏』。

③ 盛而有血者：仁和寺本『血』上三字蝕盡，不可辨識。《靈樞》作『盛而血者』；《甲乙》作『孫絡之盛而有血者』。按，仁和寺本此處共五字，應補入『盛而有』三字。底本作『孫絡之盛而有血者』，字數過多，今删『孫絡之』三字。

④ 盛者徐寫之：『徐』，仁和寺本作『條』；《靈樞》《甲乙》均無此字。底本補入『徐』字，『徐寫之』與上文『疾誅之』互文，可從。

⑤ 飲藥：仁和寺本此二字蝕落，不可辨認。底本作『飲藥』，與《靈樞》《甲乙》合。

⑥ 支而横者爲緯□□□足：仁和寺本『爲緯』下三字蝕盡，不可辨識。底本『爲緯』下空二格，蕭氏擬作『凡手』二字。蕭氏所補可參，然與仁和寺本字數不合，今擬補『也凡手』三字。

⑦ 任脉、□□□二十八脉：仁和寺本『任脉』下三字蝕盡，蕭氏擬作『督脉合』三字，與文義合。

⑧ 十五絡脉及□絡：仁和寺本『及』下一字蝕盡，據經文『絡之别者爲孫絡』，當作『孫』字。蕭氏擬作『别』字，亦通。

⑨ 所□□，□：仁和寺本『所』下三字蝕盡，蕭氏擬補入『貫注故』三字，可參。

黃帝內經太素卷第十四　診候之一

通直郎守太子文學臣楊上善奉　敕撰注
黃陂蕭延平北承甫校正

平按：此篇自『形氣相得者生』以上殘缺，袁刻據《素問・三部九候論》自『黃帝問曰：余聞九鍼於夫子』至『胸中多氣者死』補入。檢《素問》原文自『上部天』至『下部人足太陰也』一段，詳本書篇末，乃宋臣林億等所移，玩《素問》新校正自明。此篇若據《素問》篇首補入，則『上部天』至『下部人，足太陰也』一段未免重復。茲據《素問》及《甲乙》『帝曰：決死生奈何』以下補入，證以新校正云『全元起本名此篇爲決死生』，於義亦合。自『形義相得』以下，見《素問・卷六・第二十三部九候論》，又見《甲乙經・卷四・第三三部九候篇》。

編者按：底本卷十四闕文甚多，仁和寺本除卷首標題、本篇標題及篇首二十九字經文佚失外，幾成完璧。今據原鈔補入蘭陵堂本所闕，並加左劃綫以示區別。又，蕭氏謂袁昶本（即通隱堂本）誤以《素問・三部九候論》『黃帝問曰：余聞九鍼於夫子』至『胸中多氣者死』一段經文補入篇首，其説誤也。今檢仁和寺原鈔《太素》二十五卷本，與袁昶所補正合。又按，仁和寺原鈔本篇標題闕。考《素問》新校正云：『全元起本名此篇爲決死生。』又，《太素・卷第十四》名『診候之一』，本篇爲首篇，其內容察形、觀色、按脉諸診法咸備，皆決死生大法，今擬作『死生診候』，似可總括全篇。日本摹寫本擬作『死生脉形』，亦可參。又，本卷第四篇『四時脉診』，底本誤作『四時診脉』，今據仁和寺本乙正。

死生診候

黃帝問曰①：余聞九鍼於夫子，衆多博大，不可勝數。余願聞要道，以屬子孫，傳之後

① 黃帝問曰：仁和寺本闕『黃帝問曰』至『以屬子孫傳』二十九字，今據《素問・三部九候論》補入。又，玩味此下楊注，乃注釋『余願聞要道，以屬子孫，傳之後世』三句經文，自『黃帝問曰』至『不可勝數』，當另有注文，惜已佚失。

代①，（言其術之要，貽之於將來也。）著之骨髓，藏之肝腎②，（言貴而秘之。）歃血而受，不敢妄洩③，（歃，山輒反，㱃也④。言敬之之誠也。）令合天道⑤，必有終始，（所爲契理，隨變而益。）上應天光星辰曆紀，（合於□□。）下副⑥四時五行，貴賤更互，（順氣而變。）冬陰夏陽，以人應之奈何？願聞其方。（請人同其數⑦。）

岐伯對曰：妙乎哉問也！此天地之至數也⑧。（前陰陽□□□⑨，天地至理之數也。）

黄帝曰⑩：願聞天地之至數，合於人形⑪，血氣通，以決死生⑫，爲之奈何？（重請人之合道之數也。）

岐伯對曰⑬：天地之至數，始於一，終於九焉。一者天，二者地，三者人，因而三之，三三者九，以應九野。（言三中各有三，數合於九野也。）故人有三部，部各有三候⑭，以決死生，以處百病，以之調

---

① 後代：《素問》作『後世』。按，《太素》改『世』爲『代』，乃避唐太宗李世民名諱。
② 著之骨髓，藏之肝腎：仁和寺本『骨』下五字蝕盡，不可辨認。《素問》此處作『著之骨髓，藏之肝腎』，今補入『髓藏之肝腎』五字。
③ 不敢妄洩：仁和寺本『敢』下二字蝕爛，僅第二字『氵』依稀可辨。《素問》作『不敢妄泄』。《太素》全書避『世』字，凡『泄』均改作『洩』，今補作『妄洩』二字。日本摹寫本作『不敢不洩』，下『不』字誤。
④ 㱃也：『㱃』，仁和寺本誤作『歛』，形誤，今改正。按，『㱃』與『飲』同。《說文·欠部》『歃，㱃也。』段玉裁注：『歃者，㱃也。凡盟者歃血。』
⑤ 令合天道：《素問》同，新校正曰：『按全元起本云「令合天地」。』
⑥ 副：仁和寺本此字右側有小字注文，已漫漶，略似『分畐反，判也，分也』七字。
⑦ 請人同其數：疑『請』下脱『問』字。
⑧ 此天地之至數也：仁和寺本『此』下六字蝕殘左半，辨其剩形，當作『天地之至數也』。《素問》作『此天地之至數』，無『也』字。
⑨ 前陰陽□□□：仁和寺本『陽』下三字蝕盡，不可辨認。據經文疑作『至數者』三字。日本摹寫本於『陽』下補入『之』字，『之』下空二格。
⑩ 黄帝曰：《素問》無『黄』字。
⑪ 天地之至數，合於人形：仁和寺本『至』下五字蝕盡，不可辨識。《素問》此二句作『天地之至數，合於人形』，今據《素問》補入『數合於人形』五字。
⑫ 以決死生：《素問》無『以』字。
⑬ 岐伯對曰：《素問》無『對』字。下文『岐伯對曰』，亦無『對』字。
⑭ 部各有三候：《素問》無『各』字。

虛實①，而除邪疾②。□□人身③分爲三部，部各有三，故爲九候④，以決死生。因之以候百病，得調虛實⑤。

黃帝曰：何謂三部⑥？

岐伯對曰：有下部，有中部，有上部⑦，部⑧各有三候，三候者，有天、有地、有人⑨，必指而道之，乃以爲真⑩。詳指其身，以道九候所候之藏也。故下部之天以候肝⑪，地以候腎，人以候脾胃之氣。

---

① 以之調虛實：疑仁和寺本『之』字抄衍。檢上文曰『以決死生』，曰『以處百病』，皆四字句式，『以調虛實』句不當獨用『之』字，宜刪之。《素問》作『以調虛實』。

② 而除邪疾：仁和寺本此四字蝕盡，據《素問》補。

③ □□人身：原鈔『人』上文字蝕盡，闕文約二至四字，不能決，暫空二格。

④ 故爲九候：仁和寺本『爲』下二字蝕盡，據經文補入『九候』二字。日本摹寫本亦補作『故爲九候』。

⑤ 得調虛實：仁和寺本『實』字蝕盡，據經文補。

⑥ 黃帝曰：何謂三部：仁和寺本此七字蝕盡，不可辨認。《素問》作『帝曰：何謂三部』六字；《甲乙》作『黃帝問曰：何謂三部』八字。按，仁和寺本剝蝕之處可容納七字，今補入『黃帝曰：何謂三部』七字。日本摹寫本補入『黃帝曰：謂何虛實』，恐誤。

⑦ 有下部，有中部，有上部：《甲乙》作『上部，中部，下部』。

⑧ 部：《甲乙》作『其部』。

⑨ 有人：《素問》作『有人也』。

⑩ 必指而道之，乃以爲真：『道』，《素問》作『導』；《甲乙》無此九字。

⑪ 故下部之天以候肝：《素問》此段之上有『上部天，兩額之動脈；上部地，兩頰之動脈；上部人，耳前之動脈。中部天，手太陰也；中部地，手陽明也；中部人，手少陰也。下部天，足厥陰也；下部地，足少陰也；下部人，足太陰也。』六十六字；《甲乙》同，惟無六『也』字。按，此六十六字乃宋林億等所移，《素問》新校正云：『詳自上部天至此一段，舊在當篇之末，義不相接，此正論三部九候，宜處於斯，今依皇甫謐《甲乙》編次例，自篇末移置此也。』上述六十六字《太素》在後，與《素問》原書正同。

身爲三部，頭爲天也，咽下膈上①至手爲人，膈下至足②以爲地也。三部之中各復有三，故有九處。地中之上，肝爲天③也，足厥陰脉爲天□□□也④；地中之下⑤，腎爲地也⑥，足少陰脉爲□□□腎也⑦；地中之中，脾與胃爲人也⑧，足大陰脉、足陽明脉爲人以候□胃藏府也⑨。胃爲五藏資粮，吉凶在胃，故□□候之也⑩。

黃帝曰⑪：中部之候奈何？

岐伯對曰⑫：亦有天，亦有地，亦有人⑬。天⑭以候肺，地以候胸中之氣，人以候心。

人中之上，肺爲天也，手太陰脉爲天以候肺藏也；人中之下，胸中之氣以爲地也，手陽明脉爲地以候胸中之氣⑮，手陽明脉主氣，故⑯候胸中氣也；人中之中，心爲人也，手少陰脉人⑰以候心藏也。

---

①膈上：『膈』，仁和寺本誤作『⿰月悤』。據下節楊注『膈上胸中法人』改作『膈』。

②膈下至足：『膈』，仁和寺本誤作『⿰月悤』。據後節楊注『從膈以下法地』改作『膈』。

③天：日本摹寫本誤作『尺』。

④□□□也：仁和寺本『也』上三字蝕盡，不可辨認。據文義疑爲『以候肝』，待考。

⑤地中之下：仁和寺本『地中』二字蝕爛，不可辨認。據上文『地中之上，肝爲天也』，補入『地中』二字。

⑥腎爲地也：仁和寺本『腎』下一字蝕殘，難以辨認。據上文『肝爲天也』，補入『爲』字。

⑦爲□□□腎也：仁和寺本『爲』下三字蝕盡，不可辨識。據文義當作『地以候』三字。

⑧地中之中，脾與胃爲人也：仁和寺本『人也』上七字蝕盡。檢下文曰『足大陰脉、足陽明脉爲人』，足太陰爲脾脉，足陽明爲胃脉，故此句當作『地中之中，脾與胃爲人也』，今補入。

⑨以候□胃藏府也：仁和寺本『胃』字蝕殘，辨其殘筆，當作『胃』。『胃』上一字蝕盡，不可辨識，據文義當作『脾』字。日本摹寫本此二字闕，空二格。

⑩故□□候之也：仁和寺本『故』下二字蝕爛，不可辨識。據文義，疑作『以胃』二字。

⑪黃帝曰：《素問》作『帝曰』。又，《甲乙》無『黃帝曰』至『亦有人』二十二字。

⑫岐伯對曰：《素問》無『對』字。

⑬亦有天，亦有地，亦有人：仁和寺本『地』上三字，『人』上一字蝕殘。今與下節『亦有天，亦有地，亦有人』九字對校，皆能吻合，故補入。

⑭天：《甲乙》作『中部之天』。

⑮胸中之氣：仁和寺本原作『胸中氣汝之氣』，『氣汝』二字抄衍，今删之。

⑯故：仁和寺本『故』字之後留大量空白，下注『首二紙缺』四小字。今細讀下文『候胸中氣也』等句，與『故』上之文正相連屬，並無闕文。

⑰手少陰脉人：據上文『手太陰脉爲天』『手陽明脉爲地』，此句『脉』下脱『爲』字。

黃帝曰：上部之候奈何①？

岐伯對曰②：亦有天，亦有地，亦有人。天以候③頭角之氣，地以候口齒之氣，人以候耳目之氣。天中之上，頭角之氣以爲天也。兩額動脉爲天④，以候頭角之氣。頭角，謂是頭之兩額角也。足少陽脉起目兑眥，上抵角；足陽明脉從上關上角循髮際，二脉皆至額角。《明堂經》雖不言脉動，額角惟有此二脉也。此經兩額動脉以候頭角之氣，即知此二脉動也。又，人額角並有動脉，即其信也。天中之下，口齒之氣以爲地也。兩頰動脉爲地，以候口齒之氣。足陽明脉循頤後，動在大迎之中，循頰車，故以爲候也。天中之中，耳目之氣⑤以爲人也⑥。耳前動脉爲人，以候耳目之氣⑦。手□□□□□□□少陽二脉⑧會於耳前，目後和窌穴□□而動，故以爲候也。三部者⑨，各有天，各有地，各有人。三而成天⑩，三而成地⑪，三而成人，合則爲九⑫，人身分爲三部：頭上法天，天有三部；從膈以下法地，地有三部；膈上胸中法人，人有三部。故合有九之也⑬。九分爲九野，九野九藏⑭。故神藏五，形藏四，故爲九

① 黃帝曰：上部之候奈何：仁和寺本『何』上八字蝕落，僅『黃帝』二字略可辨識，餘六字蝕盡。據上文『黃帝曰中部之候奈何』，當作『曰上部之候奈』六字，今補入。《素問》作『帝曰：上部以何候之』。日本摹寫本補入『曰候之上部奈』六字，與《太素》上文及《素問》均不合，不知其所據。

② 岐伯對曰：《素問》無『對』字。

③ 天以候：《甲乙》作『上部之天以候』。

④ 兩額動脉爲天：『天』，日本摹寫本作『尺』，誤也。

⑤ 耳目之氣：仁和寺本此四字蝕殘，『耳目』二字不可辨認。據經文『人以候耳目之氣』，當作『耳目』二字，今補入。

⑥ 以爲人也：仁和寺本『爲』上一字蝕盡，據文義補作『以』字。日本摹寫本亦作『以爲人也』。

⑦ 以候耳目之氣：仁和寺本『候』下四字蝕殘，據上文『耳目之氣以爲人也』，當作『耳目之氣』四字，與殘筆合，今補入。

⑧ 手□□□□□□□少陽二脉：仁和寺本『手』下七字蝕盡，不可辨識。據楊注『手太陽脉支者，至目兑眥，卻入耳中』，擬於『手』下補入『太陽脉循目與手』七字，待考。

⑨ 三部者：仁和寺本『者』上二字蝕盡，據楊注『人身分爲三部』，當是『三部』二字，今補入。《素問》作『三部者』；《甲乙》作『此三部者』。

⑩ 三而成天：仁和寺本『成天』二字蝕殘，不可辨識。據下文『三而成地』『三而成人』，當作『成天』，今補入。《素問》《甲乙》皆作『三而成天』。

⑪ 三而成地：仁和寺本『三』字蝕殘，僅餘末筆。據上文『三而成天』，下文『三而成人』補入『三』字。《素問》《甲乙》皆作『三而成地』。

⑫ 合則爲九：《甲乙》無『則』字。又，《素問》《甲乙》『合』上有『三而三之』四字。

⑬ 故合有九之也：『之』字誤衍，當刪。

⑭ 九野九藏：《素問》《甲乙》作『九野爲九藏』。

藏①。《呂氏春秋》云：『天有九野，中央曰鈞天，東方曰蒼天，東北方曰旻天，北方曰玄天，西北方曰幽天，西方曰皓天，西南方曰朱天，南方曰炎天，東南方曰陽天，是謂九天之分。』今此九野以五神藏②及四形藏以爲九野之分也。五藏藏神，故□□□□□□□□□③及膀胱並藏水穀，不同三焦無形，故曰形□□□□□□□□□□④，故不入四藏。又，頭角一，口齒二，耳目三，胸中四⑤，並有其形，各藏其氣，故曰形藏，并五神藏，合爲九藏，以爲九野也。五藏以⑥敗，其色必夭，夭必死矣。人之爲形，譬諸草木，根荄⑦先變，而枝隨之。五藏將敗，是知必然之期矣。

黃帝曰⑧：以候奈何？

岐伯對曰⑨：必先度其形之肥瘦，以調其氣之虛實，實則寫之，虛則補之。必先去其血脉，而後調之，無問其病，以平爲期。色未夭前，肥而實者，調而寫之；瘦而□□⑩，調而補之。補寫之前，必先□□□絡□□⑪，然後行於鍼藥，補寫道也。

黃帝曰：決死生奈何？

---

① 故爲九藏：《素問》《甲乙》作『合爲九藏』。

② 五神藏：仁和寺本『五』下一字殘甚，不可辨識。據下文『并五神藏，合爲九藏』，當作『神』字，今補入。

③ 故□□□□□□□□□：仁和寺本『故』下九字蝕盡，不可辨認。日本摹寫本『故』下補入『膽藏□汁，大腸、小腸、胃』九字，不知其所本。

④ 故曰形□□□□□□□□□□：仁和寺本『形』下十字蝕爛，難以辨認。第三字略似『喉』字，待考。

⑤ 耳目三，胸中四：仁和寺本『三』下三字剝蝕殆盡，僅第二字殘筆略似『中』字。檢後節楊注曰：『肺心胸中以爲中部。』《太素·卷二十四·真邪補寫》楊注曰：『手太陰天，手陽明地，手少陰人，以候肺、胸、心三種人也。』據此則胸爲九藏之一，故『三』下當作『胸中四』，今補入。日本摹寫本『三』下亦補入『胸中四』。

⑥ 以：通『已』。《正字通·人部》：『以，與已同。』《素問》《甲乙》均作『已』。

⑦ 荄：音該，草根也。《說文·艸部》：『荄，艸根也。』

⑧ 黃帝曰：《素問》作『帝曰』，下『黃帝曰』同。

⑨ 岐伯對曰：《素問》無『對』字，下『岐伯對曰』同。

⑩ 瘦而□□：仁和寺本『而』上一字蝕爛，不可辨識，殘筆之右注一『瘦』字，當爲丹波氏校勘時所改，今從之作『瘦』。又，仁和寺本『而』下二字蝕盡，據經文，當爲『虛者』二字。

⑪ 必先□□□絡□□：仁和寺本此八字蝕爛，唯『必先』及『絡』字依稀可辨。日本摹寫本『必先』下補入『去其』二字，當系摹寫者據經文所補。

岐伯對曰：形盛脉細，少氣不足以息者危；形瘦脉大，胸中多氣者死①；決於死生，凡有十八候②，其形衰盛，診三部九候並皆細小，仍膻中氣少③，不足以息，是形勝氣，其人性命是危④。一也。其形痟瘦，診三部脉皆虛大，膻中⑤呼吸氣多，是氣勝形，爲死。二也。**形氣相得者生；**形盛氣盛，形瘦氣細者得生。三也。**參伍不調者病；**謂其人形氣有時相得，有時不相得⑥，參類品伍不能調者⑦，其人有病。四也。**以三部九候⑧皆相失者死；**三部九候不得齊一，各各不同，相失故死。五也。○平按：《素問》《甲乙》無『以』字。**上下左右之脉相應參舂者⑨病甚；**三部九候之脉，動若引繩，不可前後也⑩。今三部在頭爲上，三部在足爲下，左手三部爲左⑪，右手三部爲右，脉之相應參動，上下左右更起更息，氣有來去，如碓舂不得齊一。又舂，其脉上下參動也，束恭反⑫。所以病甚。六也。○平按：《素問》《甲乙》『參』上有『如』字。**上下左右相失不可數者死；**上下左右脉動各無次第，數動脉不可得者，脉亂故死。七也。**中部之候雖獨調，與衆藏相失者死⑬；**肺、心、胸中，以爲中部，診手太陰、手陽明、手少陰，呼吸三脉調和，與上下部諸藏之脉不相得者爲死。八也。○平按：『衆』，袁刻作『諸』。**中部之候相減者死；**中部手太陰、手陽明、手少陰三脉動

---

① 胸中多氣者死：底本此處原有『平按：以上從《素問·三部九候論》及《甲乙·三部九候篇》補入』二十三字。今據仁和寺本補入《太素》經文及楊注，故刪蕭氏按語。
② 十八候：仁和寺本誤作『十候』。據下文楊注『戴目而死，爲十八也』，補入『八』字。
③ 仍膻中氣少：原鈔『中』上二字蝕殘，左合昌美辨作『仍膻』，與殘筆合，與下文『膻中呼吸氣多』亦合，今補入。按，據經文，疑『仍膻』爲『乃胸』筆誤；下文『膻』字爲『胸』筆誤，待考。
④ 性命是危：『是』，疑爲『足』字之誤。
⑤ 膻中：『膻』，據經文『胸中多氣』，疑當作『胸』字。
⑥ 有時不相得：仁和寺本無『時』字。
⑦ 不能調者：『能』，底本作『得』。據仁和寺本改。
⑧ 以三部九候：《素問》《甲乙》無『以』字。
⑨ 參舂者：仁和寺本『參』上有『如』字，當補入。
⑩ 不可前後也：底本闕『不可』二字，據仁和寺本補入。
⑪ 左手三部爲左：仁和寺本『左手』二字殘甚，難以辨認。據下文『右手三部爲右』，當作『左手』二字，與殘劃合。底本亦補入『左手』二字；日本摹寫本未補，僅描摹仁和寺本殘筆。
⑫ 束恭反：底本作『東恭反』，據仁和寺本改。
⑬ 相失者死：仁和寺本『相』下二字蝕盡，不可辨識。《素問》作『相失者死』。檢楊注曰：『不相得者爲死。』『不相得者』即『相失者』，當從底本補入『失者』二字。

數，一多一少，不相同者爲死。九也①。目內陷者死。五藏之精，皆在於目，故五藏敗者爲目先陷，爲死也。以上十候，決死生也。

黃帝曰：何以知病之所在？病之所在，在於死生，與決死生，亦不易也，但決有多端，故復問也。

岐伯對曰：察其九候②，獨小者病③，獨大者病，獨疾者病，獨遲者病，獨熱者病，獨寒者病，脉獨陷者病④。以次復有一十八候，獨小大等即爲七也。九候之脉，上下左右均調若一，故偏獨者爲病也⑤。〇平按：『察』下，《素問》《甲乙》無『其』字。以左手上去踝⑥五寸而按之，右手⑦當踝而彈之，其應過五寸以上需需然⑧者不病；脉⑨和調也。人當內踝之上，足大陰脉見，上行至內踝上八寸，交出厥陰之後，其脉行胃氣於五藏，故於踝上五寸以左手按之，右手當踝彈之，左手下需調動，其人不病，爲候八也。需需，動不盛也。需，而免反⑩。〇平按：《素問》『左手』下有『足』字，《甲乙》有『於左足』三字。『按之』上，《素問》無『而』字，下有『庶』字；『右手』下有『足』字。『需』《素問》《甲乙》作『蠕蠕』。又檢《素問》宋臣林億等引全元起注云：『內踝之上，陰交之出，通於膀胱，係於腎，腎爲命門，是以取之，以明吉凶。』今文少一「而」字，多一「庶」字及「足」字。王注以手足皆取爲解，殊爲穿鑿。當從全元起注舊本及《甲乙經》爲正。」其應疾中手⑪渾⑫然者病；彈之，左手之下渾渾動而不調者病，其候九也。中手徐徐者病，其應上不能至五寸者⑬，彈之不應者死；足大陰血氣微弱，彈之

---

① 爲死。九也：仁和寺本作『爲□□□之』，『爲』下三字蝕盡，不可辨識。據以上數節『爲死八也』『爲死七也』等句，此處所闕乃『死九也』三字，『之』字爲衍文。
② 察其九候：《素問》《甲乙》無『其』字。
③ 獨小者病：『小』，仁和寺本作『少』，據楊注當作『小』。
④ 脉獨陷者病：《素問》《甲乙》作『獨陷下者病』。
⑤ 爲病也：仁和寺本作『爲病耳也』，『也』字誤衍。底本刪『耳』字，作『爲病也』，亦通。
⑥ 以左手上去踝：《素問》作『以左手足上上去踝』；《甲乙》作『以左手於左足上去踝』。
⑦ 右手：《甲乙》作『以右手』。
⑧ 需需然：仁和寺本及底本均作『需然』，據楊注『需需，動不盛也。』當脫一『需』字，今補入。又，『需』爲『需』之俗字。《龍龕手鏡·而部》『需，俗；需，正。』按，『需』，在此讀軟，與『耎』字通。《集韻》：『需，柔也。』楊注曰：『而免反。』亦訓作『耎』。《素問》《甲乙》均作『蠕蠕然』。
⑨ 脉：仁和寺本『脉』字蝕殘，僅餘左半『月』旁，底本作『脉』字，可從。
⑩ 而免反：『免』，底本作『勉』。據仁和寺本改作『免』。
⑪ 中手：仁和寺本『中』下一字漫漶，不可辨識，據楊注『彈之，左手之下渾渾動』及下節經文『中手徐徐者』，當作『手』字，與《素問》《甲乙》合。
⑫ 渾渾：仁和寺本此處上方欄綫外有小字注文『音滚滚，動盛也。』日本摹寫本注文作『音胡□，動盛也。』
⑬ 至五寸者：《素問》《甲乙》無『者』字。

徐徐者有病；不至五寸，不應其手者爲死。十也。○平按：『徐徐』下，《素問》《甲乙》有『然』字。**脱肉身不去者①死；**去者，行也。脱肉羸瘦，身弱不能行者爲死。十一也。○平按：原鈔無『不』字，據本注應有，《素問》《甲乙》均作『不去』，謹補入。**中部乍疏乍數者死；**中部，謂手太陰、手陽明、手少陰。乍有疏數爲死。十二也。**其脉代而勾者②，病在絡脉；**中部之脉，手太陰，秋脉也；手少陰，夏脉也③。秋脉王時，得於脾脉，土來乘金，名曰虚邪，故爲病也。夏脉王時，得脾脉者，土來乘火，名曰實邪，故爲病也。夏脉其病皆在絡脉，可刺去血。爲病十三也。○平按：『其脉代』三字，《甲乙》作『代脉』二字。**九候之相應也，上下若一，不得相失，一候後則病，二候後則病甚，三候後則病危。所謂後者，應不俱也。察其病藏，以知死生之期；**九候上下動脉，相應若一，不得相失，忽然八候相應俱動，一候在後，即有一失，故病；二候在後，不與七候俱動，即爲二失，故病甚也；三候在後，不與六候俱動，即爲三失，故病危也。三候在後爲病，宜各察之，是何藏之候，候之即知所候之藏，病有間甚，死生之期。三候在後爲病有三失，爲十六也。○平按：《素問》《甲乙》『病藏』作『府藏』。**必先知經脉，然後④知病脉，真藏脉見勝者死；**欲依九候察病，定須先知十二經脉及諸絡脉行所在，然後取於九候，候諸病脉，有真藏脉，無胃氣之柔，獨勝必當有死，爲十七也。○平按：『勝者死』，《素問》作『者勝死』，《甲乙》作『者邪勝死也』五字。注『無胃氣』，『無』字袁刻誤作『見』。**足大陽⑤氣絶者，其足不可屈伸⑥，死必戴眼。**足大陽脉，從目絡頭至足，故其脉絶，脚不屈伸，戴目而死，爲十八也。

黄帝曰：冬陰夏陽奈何？九候之脉並沈細絶，故爲陰也⑦，然極於冬分，故曰冬陰；九候之脉盛躁喘數，故爲陽也，極於夏分，故曰夏陽。請陳其理也。

岐伯對曰：九候之脉，皆沈細懸絶者爲陰，主冬，故以夜半死；深按得之，曰沈。動猶引線，曰細。來如斷繩，故曰懸絶。九候之脉皆如

---

① 身不去者：仁和寺本脱『不』字。檢楊注云：『去者，行也……身弱不能行者爲死。』其『不能行』明指『不去』者，宜從底本補『不』字。

② 其脉代而勾者：『勾』，與『鉤』同。《素問》作『其脉代而鉤者』；《甲乙》作『代脉而鉤者』。

③ 手少陰，夏脉也：仁和寺本『手』『夏』二字蝕爛，不可辨識。檢《太素·卷十五·色脉》楊上善注曰：『心脉手少陰屬火色赤，故曰赤脉。赤脉，夏脉。』據此，當從底本補入『手』『夏』二字。

④ 然後：《甲乙》作『而後』。

⑤ 足大陽：《素問》作『足太陽』；《甲乙》作『足太陽之』。

⑥ 不可屈伸：仁和寺本『屈』字蝕盡，不可辨識。據楊注『脚不屈伸，戴眼而死』，當從底本作『屈』字。《素問》作『不可屈伸』；《甲乙》作『不可以屈伸』。

⑦ 故爲陰也：『故』，底本誤作『微』，屬上讀，與仁和寺本不合。檢下文有『故爲陽也』之句，足證此句亦當作『故』，今據仁和寺本改正。

此者，陰氣勝。陽氣外絶，陰氣獨行①，有裏無表，死之於冬，陰極時也。夜半死者，陰極時也。此一診也。**盛躁而喘數者②爲陽，主夏，以日中死③；**其氣洪大，曰盛。去來動疾，曰躁。因喘數而疾，故曰喘數。九候皆如此者，皆陽氣勝。陰氣內絶，陽氣獨行④，有表無裏，死之於夏，陽極時也。日中死者，陽極時也。此爲二診。**是故寒熱者，以平旦死⑤；**脾病寒熱，死於平旦，平旦木也，木剋於土，故脾病至平旦死。此爲三診也。○平按：『是故寒熱者，以平旦死』九字，原鈔在注『二診』下，均作小字，混入注中，應據《素問》《甲乙》作經，方與本注『三診』之義合。袁刻於九字中，依《素問》《甲乙》加一『病』字，作大字，移刻，與上經文『以日中死』相連，復於二診下，仍存此九字於注中，既嫌重復，亦失真相。茲於注『二診』下，將原鈔小字改書大字作經，庶上注二診，下注三診，眉目朗然。又『寒熱』下，《素問》《甲乙》有『病』字。『寒熱』上，《甲乙》無『是故』二字。**熱中及熱病，以日中死；**肺中熱、傷寒熱病，皆是陽病，故死於日中陽極時也。此爲四診也。○平按：『病』下，《素問》《甲乙》有『者』字。注『日中』二字袁刻重；『極』下脱『時』字。**風病者，以日夕死。**風爲肝病⑥，酉爲金時，金剋於木，故日夕死，此爲五診也。○平按：『風病』，《素問》《甲乙》作『病風』。**病水者，以夜半死；**水病，陰病也。夜半子時，陰極死也。此爲六診。**其脉乍疏乍數⑦，乍遲乍疾⑧，以日乘四季死，**脾者土也，王於四季，平和時，脉在中宮，靜而不見，有病見時，乍疏乍數，故以日乘四季時死也。○平按：《素問》『疾』下有『者』字，無『以』字，《甲乙》有『者』字。**形肉已脱，九候雖調猶死。**土爲肉也，肉爲身主，故脉雖調，肉脱故死。此爲七診也。○平按：《甲乙》『調』下有『者』字。**七診雖見，九候皆順者不死。所言不死者，風氣之病及經間之病，似七診之病而非也，故言不死。若有七診之病，其脉候亦敗者死矣，必發噦噫。**雖有七診死徵，九候之脉順四時者，謂之不死。言七診見脉順生者，謂風及氣并經脉間有輕之病見，微似於七診⑨，非真七診，所以脉順得生。若有七診，其脉復敗，不可得生。五藏先壞，其人必發噦而死也。○平按：《素問》『順』作『從』。『經間』，《素問》《甲乙》作『經月』。**必審問其故，所始、所病與今之所方病，**候病之要，凡有四種：一者望色而知，謂之神也；二者聽聲而知，謂之明也；三者尋問而知，謂之工也；四者切脉而知，謂之巧也。此問有三：一問得病元始，謂問四時何時而得，飲食男女因何病等；二

---

① 陽氣外絶，陰氣獨行：仁和寺本『絶』字蝕盡，不可辨識。檢下節楊注『陰氣內絶，陽氣獨行』，則此处當作『陽氣外絶，陰氣獨行』，當從底本補入『絶』字。
② 盛躁而喘數者：《素問》《甲乙》無『而』字。
③ 以日中死：《素問》《甲乙》『以』上有『故』字。
④ 陽氣獨行：仁和寺本脱『行』字。檢上節楊注『陽氣外絶，陰氣獨行』，當有『行』字。
⑤ 是故寒熱者，以平旦死：此九字爲經文，仁和寺本誤作小字，混入楊注。蕭氏改作經文，是。《甲乙》作『寒熱病者，以平旦死』。
⑥ 風爲肝病：仁和寺本『風』下一字蝕盡，不可辨識。底本、日本摹寫本均補作『爲』，可參。
⑦ 乍疏乍數：《甲乙》作『乍數乍疎』。
⑧ 乍遲乍疾：《素問》《甲乙》『疾』下有『者』字。
⑨ 微似於七診：『微』，底本誤作『徵』，與上文『見』字連讀。據仁和寺本改。

問所病，謂問寒熱痛癢①諸苦等；三問方病，謂問今時病將作種種異也。〇平按：『其故所始所病』，《素問》《甲乙》作『其所始病』。**而後切循其脈，**先問病之所由，然後切循其脈，以取其審。切，謂切割，以手按脈，分割吉凶；循，謂以手切脈，以心循歷脈動所由，故曰切循其脈也。〇平按：『切』上，《素問》有『各』字。注『分割』，袁刻作『分別』。**視其經絡浮沈，**經，謂十二經並八奇經。絡，謂十五大絡及諸孫絡。切循之道，視其經脈浮沈，絡脈浮沈，沈者爲陰，浮者爲陽，以知病之寒溫也。**以上下逆順循之，其脈疾者不病，其脈遲者病，脈不往來②者死，皮膚著者死。**上，謂上部；下，謂下部。亦上謂咽之左右，下謂手之左右。寸口脈從藏起，下向四支者，名之爲順；脈從四支，上向藏者，稱之爲逆。切循上下順逆之脈，疾行應數，謂之不病；上下有失，遲不應數，謂之病也。手之三陰爲往③，三陽爲來；足之三陽爲往，三陰爲來。皆不往來，謂之死也。人之氣和，皮肉相離；絕勁强相著者④，死也。〇平按：『順』，《素問》《甲乙》作『從』。『往』下，《甲乙》有『不』字。

黃帝曰：其可治者奈何？前帝所言，多有死候，故問有病可療者，三也⑤。

岐伯對曰：經病者⑥治其經，孫絡病者治其孫絡，以下言有可療病也。邪在經者取其經，邪在孫絡取孫絡也。〇平按：《素問》『治其孫絡』作『治其孫絡血』。《甲乙》無二『孫』字。**血病身有痛者而治其經絡⑦。**大經大絡共爲血病，身體痛者，經與大絡皆治之也。〇平按：《甲乙》無『血病』二字。袁刻『病』誤作『痛』。**真病者在奇邪，奇邪之脈則繆刺⑧之。**真，正也。當藏自受邪，病不從傳來，故曰正病。奇邪，謂是大經之上奇大絡也。宜行繆刺，左右互取也⑨。〇平按：『真病』，《素問》《甲乙》作『其病』。**留瘦不移，節而刺。**

---

① 寒熱痛癢：底本與仁和寺本原皆作『寒熱痛熱痛癢』，下『熱痛』二字誤重，據文義刪。
② 脈不往來：《甲乙》作『不往不來』。
③ 三陰爲往：仁和寺本『三』字蝕殘，僅餘最下一横筆。檢下文『三陽爲來；足之三陽爲往，三陰爲來』，當作『三』字。
④ 絕勁强相著者：據文義，『絕』字抄衍。左合昌美謂『絕』字當屬上讀，恐誤。
⑤ 可療者，三也：仁和寺本作『可療三者也』，疑『三』字抄衍。底本作『可療者，三也』，檢下文『可療者』非止三種，底本恐不可從。
⑥ 經病者：底本脱『者』字，據仁和寺本補。《素問》《甲乙》均作『經病者』。
⑦ 而治其經絡：《甲乙》無『而』字。
⑧ 繆刺：『繆』，音糾，交錯之義。《後漢書·輿服志》：『金薄繆龍，爲輿倚較。』李賢注引徐廣曰：『繆，交錯之形。』繆刺，即交錯而刺。《太素·卷二十二·刺法》楊上善釋『繆刺』曰：『左刺右，右刺左。』亦交錯之意。
⑨ 左右互取也：『互』，仁和寺本作『㸦』。按，『㸦』乃『互』之俗字。《龍龕手鏡·雜部》：『㸦，俗；互（互），正。音護，更互也。』底本、日本摹寫本『㸦』均作『平』，誤甚，今改作『互』。

留，久也。久瘦有病之人，不可頓刺，可節量刺之。○平按：『刺』下，《素問》《甲乙》有『之』字。

上實下虛者，切順之，索其經絡脈①，刺出其血以通之。上實下虛，可循其經絡之脈，血之盛者皆刺去其血，通而平之。○平按：『切』上，《素問》《甲乙》無『者』字；『切』下有『而』字。『順』，《素問》作『從』。『以通之』《素問》作『以見通之』，《甲乙》作『以通其氣』。

瞳子高者大陽②不足，戴眼者大陽絶③，此決死生之要，不可不察也。大陽之脈爲目上綱④，故大陽脈足，則目本視也；其氣不足，急引其精，故瞳子高也；其脈若絶，瞼精痿下，故戴目也。此等皆是決生死之大要，不可不察也。

手指及手外踝上五寸指間留鍼⑤。前大陽不足及足大陽絶者，足大陽脈也；此療乃是手大陽脈者，以手之大陽上下接於目之內眥，故取手之大陽療目高、戴也，取手小指端及手外踝上五寸小指之間也。○平按：『留』上，《素問》無『間』字。此節《素問》注謂錯簡文。

上部天，兩額之動脈也；上部地，兩頰之動脈也；上部人，耳前之動脈也。上部之天，兩額足少陽、陽明二脈之動，候頭角氣。上部之地，兩頰足陽明在大迎中動，候口齒氣。上部之人，目後耳前，手大陽、手少陽、足少陽三脈在和窌中動，候耳目之氣也。

中部天，手大陰也；中部地，手陽明也；中部人，手少陰也。中部之天，手大陰脈動，在中府、天府、俠白、尺澤四處，以候肺氣。中部之地，手陽明脈，檢《經》無動處，呂廣注《八十一難》云：『動在口邊，以爲候者，候大腸氣。』中部之人，手少陰動，在極泉、少海二處，以候心氣也。

下部天，足厥陰也；下部地，足少陰也⑥；下部人，足大陰也。下部之天，足厥陰脈動，在曲骨、行間、衝門三處，以候肝氣。下部之地，足少陰脈動，在大谿一處，以候腎氣。下部之人，足大陰脈動，在中府、箕門、五里、陰廣⑦、衝門、雲門六處，以候脾氣。十二經脈，手心主無別心藏，不入九候。手大陽、手少陽、足大陽、足少陽、足陽明，此五皆是五藏表經，候藏知表，故不入於⑧九候也。○平按：自『上部天』至『下部人，足太陰

---

① 索其經絡脈：《素問》作『索其結絡脈』；《甲乙》作『索其結絡脈』。
② 大陽：《素問》《甲乙》均作『太陽』。
③ 大陽絶：《素問》《甲乙》作『太陽已絶』。
④ 爲目上綱：『綱』，仁和寺本誤作『絶』字。檢《太素·卷十三·經筋》『足太陽之筋……其支者，爲目上綱。』此『絶』字當從底本作『綱』。左合昌美及日本摹寫本作『爲目上綳』。
⑤ 手指及手外踝上五寸指間留鍼：『五寸指間』，《素問》作『五指』，注曰：『錯簡文也。』《甲乙》無此十二字。
⑥ 下部地，足少陰也：仁和寺本脱此七字。檢楊注『下部之地，足少陰脈動』，所釋者顯然爲『下部地足少陰也』七字。復檢《素問》《甲乙》均有此七字，當從底本補此七字。
⑦ 廣：劉衡如曰：『廣，據《甲乙·卷三·第三十一》，疑「廉」之誤。』
⑧ 故不入於：底本原作『故不入越於』，『越』字衍。按，仁和寺本『於』字初作『越』，抄書者于下方欄綫外另書一『越』字，其旁注一『於』字，意謂『越』字宜改爲『於』，今從之。

也』，《素問》新校正依《甲乙》編次移前。

四時脉形

平按：此篇自篇首至末，見《素問・卷六・第十九玉機真藏論篇》，又見《甲乙經・卷四・經脉第一（上篇）》。

黃帝問岐伯曰①：春脉如弦，何如而弦？

岐伯曰②：春脉者肝脉也③，東方木也，萬物所以始生也。故其氣來濡弱輭虛④而滑，端直以長，故曰弦，反此者病。凡人之身，與天地陰陽四時之氣皆同，故內身外物雖殊，春氣俱發。肝氣春王，故春脉來，比草木初出。其若琴弦之調品者，不大緩，不大急，不大虛，不大實，不濇不曲。肝氣亦然，濡潤、柔弱、輭小、浮虛、輕滑、端直，而尺部之上長至一寸，故比之弦。輭，如遄反。〇平按：《素問》《甲乙》『濡弱』作『耎弱』；『輭虛』作『輕虛』。注『調品』，袁刻作『調和』。

黃帝曰：何如而反？

岐伯曰：其氣來實而强，此謂大過⑤，病在外；其氣來不實而微，此謂不及，病在中。其春脉堅實勁直，名爲來實而强，此爲春脉少陽有餘，邪在膽府少陽，故曰在外⑥。一曰『而弦』，疑非也。其春脉厥陰脉來，雖然不實而更微弱，此爲不足，邪在肝藏厥陰，故曰在中也。

---

① 黃帝問岐伯曰：《素問》無『岐伯』二字。
② 岐伯曰：《素問》作『岐伯對曰』。
③ 春脉者肝脉也：《素問》作『春脉者肝也』；《甲乙》作『春脉肝也』。
④ 濡弱輭虛：『輭』與『軟』同，仁和寺本作『軟』，注文『輭』字同。《素問》作『耎弱輕虛』。按，『輭（軟）』與『濡』義同，《素問》作『輕』爲順。據楊氏注文，《太素》古本如此，非後世所改。
⑤ 大過：《素問》《甲乙》作『太過』。下『大過』同。
⑥ 故曰在外：仁和寺本無『曰』字，檢楊注下文『故曰在中也』，當有『曰』字。

黃帝曰：春脉大過與不及，其病皆何如？

岐伯曰：大過則令人喜忘，忽忽眩冒而癲疾；春脉大過，以邪在膽少陽，少陽之脉循胸裏，屬膽，散之上肝貫心，又抵角上頭，故喜忘，忽忽眩⿰目冒①而癲也。〇平按：『喜忘』，《素問》《甲乙》作『善忘』，新校正云：『按《氣交變大論》云：木大過，甚則忽忽善怒。「忘」當作「怒」。』其不及②則令人胸痛引背，下則兩脇胠滿。

黃帝曰：善哉③。肝虛則胸痛引背，兩脇胠滿，皆肝藏病也。胠，去居反。腋下三寸以下，脇也；脇下至八間之外，胠也。〇平按：『胸痛』，《甲乙》作『胸滿』，注云：『一作痛。』注『胸痛』，『胸』字袁刻誤作『胃』。

黃帝問岐伯曰④：夏脉如鉤，何如而鉤？

岐伯對曰⑤：夏脉者心脉也⑥，南方火也，萬物所以盛長也⑦，故其氣來盛去衰，故曰鉤，反此者病。夏陽氣盛，萬物不勝盛長，遂復垂下，故曰鉤也。夏脉從內起，上至於手，不勝其盛，迴而衰遲，故比之鉤也。

黃帝曰：何如而反？

岐伯曰：其氣來盛去亦盛，此謂大過，病在外；其氣來不盛，去反盛，此謂不及，病在中⑧。來去俱盛，大陽氣盛也，邪在少陽⑨、大陽，故曰在外也。其來不盛，陽氣有衰，脉行衰遲，去反盛者，陰氣盛實，病在心藏也，故曰病在中⑩。〇平按：《素問》新校正云：『詳越人肝心肺腎四藏脉，俱以強實爲太過，虛微爲不及，與《素問》不同。』

---

① ⿰目冒：底本作『冒』，據仁和寺本改。按，『⿰目冒』爲『瞀』俗體字。《集韻·候韻》：『瞀，《說文》：低目謹視也。一曰目不明也。或從冒。』又，經文『冒』字與『瞀』通。

② 其不及：《甲乙》無『其』字。

③ 黃帝曰：善哉：《素問》作『帝曰善』。

④ 黃帝問岐伯曰：《素問》無此六字。

⑤ 岐伯對曰：《素問》無『對』字。

⑥ 夏脉者心脉也：《素問》無下『脉』字；《甲乙》作『夏脉心也』。

⑦ 萬物所以盛長也：《素問》《甲乙》『所』上有『之』字；《甲乙》無『以』字。

⑧ 病在中：《甲乙》作『病在內』。

⑨ 少陽：仁和寺本作『小陽』。底本改作『少陽』，是。

⑩ 故曰病在中：仁和寺本作『故曰在中之』，『之』爲衍文。底本『曰』下有『病』字，疑後人據經文而補。

黃帝曰：夏脉大過與不及，其病皆何如？

岐伯曰：大過①則令人身熱而骨痛，爲浸淫；腎主骨，水也。今大陽大盛，身熱乘腎，以爲微邪，故爲骨痛。浸淫者，滋長也。〇平按：『骨痛』，《素問》作『膚痛』。其不及②則令人煩心，上見噬唾，下爲氣。

黃帝曰：善哉③。陽虛陰盛，故心煩也。心脉入心中，繫舌本，故上見噬唾④。噬，市滯反，謂嚼唾也。氣，謂廣腸洩氣也。〇平按：《素問》『噬』作『欬』；『氣』下有『洩』字，《甲乙》同。

黃帝問於岐伯曰⑤：秋脉如浮，何如而浮？

岐伯對曰⑥：秋脉者肺脉也⑦，西方金也，萬物所以收也⑧，故其氣來輕虛以浮，其氣來急去皆散，故曰浮，反此者病。秋時陽氣已衰，陰氣未大，其氣輕虛，其來以急，其去浮散，故曰如浮也。〇平按：《素問》《甲乙》『收』下有『成』字；『其氣來急去皆散』作『來急去散』。

黃帝曰⑨：何如而反？

岐伯曰：其氣來毛⑩而中央堅，兩傍虛，此謂大過，病在外；其氣來毛而微，此謂不及，病在中。其脉來如以手按毛，毛中央堅，此爲陽盛，病在大腸手陽明，故曰在外。如手按毛，毛中央微，肺氣衰微，故曰在中也。

---

① 大過：仁和寺本作『太過』。按，『大』與『太』通，仁和寺本此二字互用，與底本每有不同，不再列舉。
② 其不及：《甲乙》無『其』字。
③ 黃帝曰：善哉：《素問》作『帝曰：善』。
④ 故上見噬唾：仁和寺本脱『噬唾』二字，當據底本補入。
⑤ 黃帝問於岐伯曰：《素問》無此七字。
⑥ 岐伯對曰：《素問》作『岐伯曰』。
⑦ 秋脉者肺脉也：《素問》無下『脉』字；《甲乙》作『秋脉肺也』四字。
⑧ 所以收也：《素問》作『之所以收成也』；《甲乙》作『之所收成也』。
⑨ 黃帝曰：《素問》作『帝曰』。下同。
⑩ 其氣來毛：《甲乙》無『氣』字。

黃帝曰：秋脉大過與不及，其病皆何如？

岐伯曰：大過則令人氣逆而背痛温温然；府陽氣盛，則氣逆連背痛。温温然，熱不甚也。〇平按：《素問》《甲乙》「氣逆」作「逆氣」；「温温」作「慍慍」。其不及①，則令人喘呼而欬，上氣見血，下聞病音。肺氣不足，喘呼欬而上氣，唾而有血，下聞胸中喘呼氣聲也。〇平按：「呼」下，《素問》有「吸少氣」三字，《甲乙》有「少氣」二字。

黃帝曰：善哉②。

黃帝問於岐伯曰③：冬脉如營，何如而營？

岐伯對曰：冬脉腎脉也④，萬物所以藏也⑤，故其氣來沈以搏⑥，故曰營，反此者病。營，聚也。謂萬物收藏歸根，氣亦得深搏骨，沈聚內營，故曰如營也。〇平按：「萬物」上應脱「北方水也」四字，依前春、夏、秋三段經文，均有東方木、南方火、西方金等句，宜據《素問》《甲乙》補入。「沈以搏」，《甲乙》作「沈以濡」，按《素問》新校正云：「搏，當從《甲乙經》作濡。以脉沈而濡，濡，古「軟」字，乃冬脉之平調脉；若沈而搏擊於手，則冬脉之太過脉。」又引越人云：「冬脉石者，北方水也，萬物之所藏，盛冬之時，水凝如石，故其脉來沈濡而滑，故曰石也。」

黃帝曰⑦：何如而反？

岐伯曰：其氣來如彈石者，此謂大過，病在外；其脉如石，以爲平也。彈石，謂令⑧石脉上來彈手，如石擊手，如彈之以石，謂腎大陽氣有餘，病在膀胱大陽，故曰在外也。其氣去如毛者，此謂不及，病在中。腎氣不足，故其氣去，按之如按於毛，病在於腎，故曰在中。一曰「如數」也。〇平按：「如毛」，《素問》《甲乙》作「如數」。

---

① 其不及：《甲乙》無「其」字。
② 黃帝曰：善哉：《素問》作「帝曰善」。
③ 黃帝問於岐伯曰：《素問》無此七字。
④ 冬脉腎脉也：《素問》作「冬脉者腎也」；《甲乙》作「冬脉腎也」。
⑤ 所以藏也：《素問》作「之所以合藏也」；《甲乙》作「之所合藏也」。
⑥ 搏：當據仁和寺本改作「摶」，注文「搏」字同。按，摶者，聚也。楊上善注文謂冬脉「沈聚內營」，《難經·十五難》謂「冬脉石者……盛冬之时，水凝如石」，「聚」「凝」之義與「摶」字合。《甲乙》作「濡」；《素問》作「搏」。
⑦ 黃帝曰：《素問》作「帝曰」。下同，不再列舉。
⑧ 令：劉衡如曰：「准前「夏脉太過」注文，疑「今」之誤。」

黃帝曰：冬脉大過與不及，其病皆何如？

岐伯曰：大過則令人解㑊、腹痛而少氣不欲言；大過，足大陽盛①，大陽之脉行頭背脚，故氣盛身解㑊也。解，音懈。㑊，相傳音亦，謂怠惰運動難也。大陽既盛，腎陰氣少，氣少故不欲言也。〇平按：『腹痛』，《素問》《甲乙》作『脊脉痛』。不及則令人心如懸病飢，脊中痛，少腹滿，小便變。腎脉上入於心，故腎虛心如懸狀，如病於飢。當脊中腎氣不足，故痛也。又小腹虛滿，小便變色也。〇平按：『心如懸病飢』，《素問》《甲乙》作『心懸如病飢』。『飢』下，《素問》有『眇中清』三字。《甲乙》無『脊中痛』以下三句。

黃帝曰：善哉。

黃帝曰：四時之序，逆順之變異矣②，然脾脉獨何主乎③？四時四藏氣，候脉之逆順、弦鈎浮營、大過不及等，變異多端，已聞之矣。然四藏之脉於四時而王，未知脾脉獨主何時也。〇平按：《素問》『順』作『從』。

岐伯曰：脾者土也④，孤藏以灌四傍者也。孤，尊獨也。五行之中，土獨爲尊，以王四季。脾爲土也，其味甘淡，爲酸苦辛鹹味液，滋灌四傍之藏，其脉在關中宮，獨四時不見，故不主時也。

黃帝曰：然則脾之善惡⑤，亦可得見乎⑥？

岐伯曰：善者不可見，惡者可見。善，謂平和不病之脉也。弦、鈎、浮、營四脉見時，皆爲脾胃之氣滋灌俱見，故四藏脉常得平和⑦。然則脾脉以他爲善，自更無善也，故曰善者不可見也。惡者，病脉也。脾受邪氣，脉見關中，診之得知，故曰可見也。〇平按：注『惡者病脉也』五字，袁刻脱。

---

① 足大陽盛：『足』，仁和寺本誤作『腎』。
② 異矣：《素問》作『異也』。
③ 何主乎：《素問》無『乎』字。
④ 脾者土也：《素問》作『脾脉者土也』；《甲乙》作『脾脉土也』。
⑤ 脾之善惡：《素問》無『之』字。
⑥ 亦可得見乎：《素問》作『可得見之乎』。
⑦ 平和：底本作『和平』。據仁和寺本乙正。

黃帝曰：惡者何如可見也？

岐伯曰：其來如水流者①，此謂大過②，病在外；其來如鳥之啄者，此謂不及，病在中。當關指下有脈，如水之流動，即脾氣大過也，此陽氣病在胃足陽明，故曰在外。其脈來時如鳥啄③指，此爲脾虛受病，故曰在中。一曰『鳥距』，如鳥距隱人指也。○平按：《素問》《甲乙》『在外』下無『其來』二字；『啄』均作『喙』。

黃帝曰：夫子之言④脾之孤藏也，中央土也⑤，以灌四傍，其大過與不及，其病皆何如？

岐伯曰：大過則令人四支不舉，胃氣雖盛，脾病不爲行氣四支，故曰四支不舉也。其不及⑥則令人九竅不通，名曰重强。脾虛受病，不得行氣於九竅，故不通也⑦。不行氣於身，故身重而强也。巨兩反。

黃帝懼然起⑧，再拜稽首⑨，懼，敬起也。道大於天，故受道拜而稽首也。○平按：『懼』，《素問》作『瞿』。注『受道』二字，袁刻誤作『再』。曰：吾得脈之大要，天下至數，弦、鈎、浮、營等脈，大過不及之理，名曰脈之大要。至數，至理也。○平按：《素問》『曰』下有『善』字。脈變，揆度奇恒，道在於一數，神轉而不迴，迴則不轉，乃失其機，至數之要，迫近以微，唯是血氣一脈，隨四時而變，故曰脈變。方欲切脈以求，謂之揆也。以四時度之，得其病變，謂之度也。有病不得以四時死者，曰奇也。得以四時死者，曰恒也。雖有此二種不同，道在一數。言一數者，謂之神轉，神轉謂是神動而營，神而營者不可動⑩，曲而不動則失神藏機。機，微也。故脈診至理，近機微也。○平按：『脈』上，《素問》有『五色』二字；『神轉』上，《素問》無『數』字。注『謂是』，『是』字袁刻作『動』。

---

① 如水流者：《素問》《甲乙》作『如水之流者』。
② 此謂大過：仁和寺本作『此謂此太過』，下『此』字衍。
③ 啄：仁和寺本作『⿰口求』，當爲『啄』之俗訛字。據經文亦當作『啄』。
④ 夫子之言：《素問》無『之』字。
⑤ 中央土也：《素問》無『也』字。
⑥ 其不及：《甲乙》無『其』字。
⑦ 故不通也：仁和寺本脱『故』字。
⑧ 黃帝懼然起：《素問》作『帝瞿然而起』。
⑨ 再拜稽首：《素問》『拜』下有『而』字。
⑩ 神而營者不可動：劉衡如曰：『動，疑「曲」之誤。』

著之玉版①，藏之於府，每旦讀之，名曰生機。書而藏之，日日讀之，以爲攝生機要，故曰生機也。○平按：《素問》『於府』作『藏府』；『生機』作『玉機』。

真藏脉形

平按：此篇自篇首至末，見《素問·卷六·第十九玉機真藏論篇》，又見《甲乙經·卷八·第一五藏傳病發寒熱篇》。

大骨枯稾②，大肉陷下，胸中氣滿，喘息不便，其氣動形③，期六月死，真藏見④，乃予之期日。骨爲身幹，人之將死，肉不附骨，遂至大骨亦無潤澤，故曰枯稾，即骨先死也。身之小肉皆脱，乃至大肉亦陷，即肉先死也。肺氣虚少，邪氣盈胸，故喘息不安也。喘息氣急，肩膺皆動，故曰動形也。肺病次傳，至肺再傷，故六月死也，此乃不至七傳者也。有前病狀，真藏未見，期六月死。真藏脉見，即與死期，不至六月也。古本有作『正藏』，當是秦皇名『正』，故改爲『真』耳，真、正，義同也。○平按：『真藏』下，《素問》有『脉』字。

大骨枯稾，大肉陷下⑤，胸中氣滿，喘息不便，内痛引肩項，期一月死，真藏見，乃予之期日。内痛，謂是心内痛也。心府手太陽脉從肩絡心，故内痛引肩項也。心不受痛，受病不離一月，故一月死。真藏脉見，即不至一月，可即與死期也。○平按：『真藏』下，《甲乙》有『脉』字。

大骨枯稾，大肉陷下，胸中氣滿，喘息不便，内痛引肩項，身熱脱肉破䐃⑥，真藏見，十月之内死。此内痛，即脾胃痛也。手少陽脉偏應⑦三焦，脾胃即中焦也，上出缺盆上項，故脾胃中痛引肩項也。脾主身肉，故脾胃病，身熱脱肉破䐃者也。䐃，其涓反⑧。前之病狀，真藏未見，十月已上而死。真藏脉見，十月内死，良以脾胃受於穀氣，故至十月而死也。

---

① 玉版：仁和寺本作『玉板』。按，『版』與『板』同。
② 稾：即『槁』字。
③ 動形：《甲乙》作『勝形』。
④ 真藏見：《素問》《甲乙》均作『真藏脉見』。
⑤ 大肉陷下：仁和寺本『肉』字誤重。底本作『大肉陷下』，是。
⑥ 䐃：仁和寺本誤作『膕』，據楊注『脱肉破䐃者也』，當作『䐃』字。底本作『䐃』，是。
⑦ 偏應：『偏』，與『徧（遍）』通。《墨子·非儒》：『遠施周偏。』孫詒讓閒詁：『偏，與徧同。』劉衡如曰：『偏應，疑是「遍屬」之誤。』
⑧ 䐃，其涓反：仁和寺本作『其殞反』，無『䐃』字，蓋從上而省。

〇平按：《甲乙》『身熱』作『痛熱』；『真藏』下有『脉』字。注『湏』，袁刻誤作『涓』；『已上』，袁刻作『以上』。

大骨枯槀①，大肉陷下，肩隨內消，動作益衰，真藏未見，期一歲死，見其真藏，乃予之期日。 腎府足大陽脉循肩髆內，故腎病，肩隨內藏消瘦也。又，兩肩垂下曰隨。腎間動氣，五藏六府十二經脉之原，故腎病，動運皆衰也。腎間動氣强大，故真藏脉未見者②，腎氣未是甚衰，所以期至一年。腎氣衰甚，真藏即見，故與之死日之期也。〇平按：《素問》『肩隨』作『肩髓』；『未見』作『來見』，新校正云：『當作「未」字之誤。』『期日』，袁刻作『日期』。注『動運』，袁刻作『運動』。

大骨枯槀，大肉陷下，胸中氣滿，肉痛中不便③，肩項身熱，破䐃脱肉，目匡陷，真④藏見，目不見人，立死，其見人者，至其所不勝之時則死。 真藏脉見，少陽脉絶，兩目精壞，目不見人，原氣皆盡，故即立死。真脉雖見，目猶見人，得至土時而死也。〇平按：『肉痛』，《素問》《甲乙》作『腹內痛』。注『土時』未詳，《素問》王注謂：『不勝之時，謂於庚辛之月。』以金剋木也。

急虛身卒至，五藏絶閉⑤，脉道不通，氣不往來，辟於隨溺，不可爲期。 四時虛邪，名曰經虛。八風從其虛之鄉來，令人暴病卒死，名急虛身。辟於隨溺，辟，卑尺反⑥，除也，謂不得隨意溺也。如此，急虛之病亦有生者，故不可與爲死期也。〇平按：『身』下，《素問》有『中』字。《甲乙》『身』上有『中』字。『辟於隨溺』《素問》作『譬於墮溺』，《甲乙》作『譬之墮溺』。**其脉絶不來，若人一息五六至，其形肉不脱，真藏雖不見，猶死也⑦。** 中於急虛，其脉絶而不來，有來一息脉五六至，不待肉脱及真藏見，必當有死也。〇平按：『若』下，《甲乙》無『人』字。《素問》新校正云：『按，人一息脉五六至，何得爲死？必「息」字誤，當作「呼」乃是。』平按，『一息五六至』，乃連上文『脉絶不來』而言，以脉絶不來，或來而一息五六至，復絶不來，此即經所謂『不滿十動而一代者，五藏無氣，予之短期』，

① 大骨枯槀：《甲乙》脱『大骨枯槀』至『乃予之期日』三十三字。
② 故真藏脉未見者：仁和寺本『者』下衍『腎氣未見者』五字。蕭氏刪所衍五字，是。
③ 中不便：《素問》《甲乙》作『心中不便』。
④ 真：仁和寺本此節經文至『真』字止，參看以上各節，必有脱文。底本此下有『藏見，目不見人，立死，其見人者，至其所不勝之時則死』二十一字，與楊上善注文合。按，底本『真』下二十一字與《素問》同。
⑤ 絶閉：《甲乙》作『閉絶』。
⑥ 卑尺反：底本作『卑至反』，據仁和寺本改。
⑦ 猶死也：《甲乙》無『也』字。

故真藏雖不見猶死。

真肝脉至，中外急，如循刀刃清清然①，如按瑟弦②，色青白不澤，毛折乃死。清，寒也。如以衣帶盛繩，引帶不引繩，即外急也；引繩不引帶，即內急也；繩帶俱引，即內外急也。今真肝脉見，中外皆急，如人以手猶摩刀刃，中外堅急，令人洒淅③寒也。又如以手按瑟④，弦急⑤不調耎者，此無胃氣，即真肝脉也。青爲肝色，白爲肺色，是肺乘肝也，故青不澤也。肺主於氣，氣爲身本，身之氣衰，即皮毛不榮，故毛折當死也。○平按：《素問》《甲乙》『清清』作『責責』。注『猶摩』，『猶』字恐係『循』字傳寫之誤。**真心脉至，堅而揣，如循薏苢累累然，其色赤黑不澤，毛折乃死。**薏，於極反。苢，義當苡，即十珠也⑥。堅而揣者，譬人以手循摩薏苡之珠，累累然堅鈎，無胃氣之柔，即真心脉也。赤爲心色，黑爲腎色，是腎乘心也，故赤不澤也。○平按：『揣』，《素問》作『搏』。《甲乙》『堅』作『緊』；『揣』作『搏』。『薏苢』，《素問》作『薏苡』，《甲乙》作『薏苡子』。**真肺脉至，大而虛，如毛羽中人膚然，其色赤白⑦不澤，毛折乃死。**其真肺脉，如毛羽擲來，中人皮膚，大而浮虛者，毛無胃氣，即真肺脉也。赤爲心色，白爲肺色，是心乘肺也⑧，故白不澤也。○平按：《素問》《甲乙》『如』下有『以』字；『膚』下無『然其』二字。**真腎脉至⑨，揣而絕，如循彈石辟辟然，其色黃黑⑩不澤，毛折乃死。**揣，初委反，動也。其真腎脉至，如石彈指辟打指者，營無胃氣，即真腎脉也。黃爲脾色，黑爲腎色，是脾乘腎，故黑不澤也。○平按：《素問》《甲乙》『揣』作『搏』；『循』作『指』。《甲乙》此段在『真脾脉』一段下。注『黃爲脾色』，袁刻『爲』作『色』。**真脾脉至，弱而乍疏乍數然⑪，其色青黃不澤，毛折乃死。**

---

① 清清然：仁和寺本作『清清然』。按，『清』與『清』通，寒冷之義。
② 瑟弦：《素問》『瑟』上有『琴』字。
③ 洒淅：通隱堂本同。仁和寺本作『洫淅』，疑『洫』爲『洒』形誤。
④ 以手按瑟：仁和寺本『按』字誤重。
⑤ 弦急：仁和寺本作『急弦』，疑抄倒。底本作『弦急』，義勝。
⑥ 即十珠也：劉衡如曰：『「十，疑「小」之誤。」』可參。
⑦ 其色赤白：《素問》作『色白赤』；《甲乙》作『色赤白』。
⑧ 是心乘肺也：仁和寺本無『也』字。
⑨ 真腎脉至：『脉』，底本誤作『色』，據仁和寺本改正。《素問》亦作『真腎脉至』。
⑩ 其色黃黑：《素問》《甲乙》作『色黑黃』。
⑪ 乍疏乍數然：《素問》作『乍數乍踈』；《甲乙》作『乍踈乍數』。

真脾脉至，乍疏乍數也。疏，謂動稀也。數，謂速動①。此無胃氣，即真脾脉也。青爲肝色，黃爲脾色，是肝乘脾，故黃不澤也。〇平按：『色』上，《素問》《甲乙》無『然其』二字。**諸真藏見者②，皆死不治③。**藏脉獨見，以無胃氣，故死④不療也。〇平按：《素問》《甲乙》『藏』下有『脉』字。又按：《素問》此節下新校正引楊注甚詳。

四時脉診

平按：此篇自篇首至『名曰逆四時』，見《素問·卷六·第十九玉機真藏論篇》，又見《甲乙經·卷四·經脉第一（下篇）》。自『黃帝問於岐伯曰：脉其四時』至『持脉之大法也』，見《素問·卷五·第十七脉要精微論篇》，《甲乙》同上。又自『是故陰盛則夢涉大水』至『肺氣甚則夢哀』，見《甲乙經·卷六·第八正邪襲內生夢大論》。自『春得秋脉』至末，見《素問·卷七·第二十三宣明五氣篇》，又見《甲乙·卷四·經脉第一（中篇）》。

編者按：底本此篇標題誤作『四時診脉』，據仁和寺原鈔乙正。

凡治病⑤，察其形氣色澤，脉之盛衰，病之新故，乃治之，無後其時。形之肥瘦，氣之大小，色之澤夭，脉之盛衰，病之新故，凡療病者，以此五診，診病使當，爲合其時。不當，爲後其時也。**形氣相得，謂之可治；**形瘦氣大，形肥氣小，爲不相得；形肥氣大，形瘦氣小，爲相得也⑥。**脉色澤以浮⑦，謂之易已；**其病人五色，浮輕潤澤，其病易已。〇平按：《素問》無『脉』字。**脉順四時，謂之可治；**四時王脉，皆有胃氣，無他來剋，故曰順時。〇平按：『順』，《素問》作『從』。**脉弱以滑，是有胃氣，命曰易治，趣之以時。**四時之脉皆柔弱滑者，謂之胃氣，依此療病，稱曰合時也。〇平按：『趣之以時』，《素問》作『取之以時』，《甲乙》作『治之趨之，無後其時。』**形氣相失，謂之難治；**

① 速動：底本、日本摹寫本均誤作『連動』，據仁和寺本改正。
② 諸真藏見者：《素問》作『諸真藏脉見者』；《甲乙》作『諸真藏脉見』。
③ 不治：《素問》『治』下有『也』字。
④ 故死：底本及仁和寺本皆作『死故』，據上文楊注乙正。
⑤ 凡治病：《素問》此上有『黃帝曰』三字。
⑥ 爲相得也：仁和寺本無『爲』字。按，上文曰『爲不相得』，此句當作『爲相得也』。
⑦ 脉色澤以浮：《素問》無『脉』字。檢《太素》楊上善注曰：『其病人五色，浮輕潤澤，其病易已。』與脉象無涉，疑仁和寺本及底本『脉』字誤衍。

色夭不澤，謂之難已；脉實以堅，謂之益甚；脉逆四時，謂之不治。必察四難而明告之，勿趣以時。此之四診，趣之爲難，可明告病人，宜以變常設於療法，不得依常趣之以時也。○平按：『謂之不治』，《素問》作『爲不可治』，無『勿趣以時』句。《甲乙》無『必察四難』以下十二字。

所謂逆四時者，春得肺脉，夏得腎脉，秋得心脉，冬得脾脉，其至皆懸絶沈濇者，命曰逆四時，未有藏形，四時皆得勝來剋己之脉，己脉懸絶沈濇，失四時和脉，雖未有病藏之形，不可療也。○平按：『命曰』，《甲乙》作『名曰』。春夏脉沈濇，秋冬而脉浮大，此脉反四時也。○平按：《素問》《甲乙》『春』上有『於』字。『浮大』下，《素問》有『名曰逆四時也』六字。病熱脉清靜，熱病脉須熱而躁也，今反寒而靜。清，寒也。○平按：《素問》《甲乙》無『清』字。洩①而脉大，人之洩利，脉須小細，今反洪大也②。脱血而脉實病在中，人之脱血，脉須虚弱，今反强實，病在中也。而脉實堅③病在外。脱血脉實堅，病在外也。而脉不實堅爲難治④，名曰逆四時⑤。脱血而脉不實不堅，難療也。以上七診，皆逆四時也。○平按：『爲難治』，《素問》作『皆難治』。又按，《素問》新校正云：『按《平人氣象論》云：「病在中脉虚，病在外脉濇堅。」與此相反，此經誤，彼論爲得。自「未有藏形春夏」至此，與《平人氣象論》相重，注義備於彼。』

黄帝問於岐伯曰⑥：脉其⑦四時動，奈何知？病所在⑧，奈何知？病之所變，奈何知？病乍在內，奈何知？病乍在外，奈何知？請問此六者可得聞乎？六，謂六問。此中唯有五問，當是脱一問也。○平按：《素問》『請』上無『知』字；『六』作『五』。據本篇下經文『此六者持脉之大法』，應作『六』。楊注云『當是脱一問』，於義正合。

---

① 洩：『泄』之避諱字，説見前。《素問》《甲乙》均作『泄』，下同。
② 今反洪大也：『反』，底本作『爲』，據仁和寺本改。
③ 而脉實堅：《素問》無『而』字。
④ 而脉不實堅爲難治：《素問》作『脉不實堅者皆難治』；《甲乙》作『而脉不實堅者皆爲難治』。
⑤ 名曰逆四時：《素問》無此五字；《甲乙》『時』下有『也』字。
⑥ 黄帝問於岐伯曰：《素問》作『帝曰』。
⑦ 脉其：自『脉其』至『可得聞乎』四十四字，《甲乙》作『脉有四時動，奈何』七字。
⑧ 病所在：《素問》作『病之所在』。

岐伯對曰①：請言其與天轉運。量下答中，文當有六，故爲六合也。人身合天，故請言人身與天合氣轉運之道也。〇平按：『與天轉運』，《素問》作『與天轉運大也②』。**夫萬物之外，六合之內，天地之變，陰陽之應，**萬物各受一形，自萬物一形之外，從於六合苞裹之內，皆是天地爲其父母，變化而生，故萬物皆與天地之氣應而合也。〇平按：《素問》無『夫』字。《甲乙》無『夫萬物之外』五字。**彼春之暖，爲夏之暑，**春夏者，陰氣終始也。春之三月，陽氣之始，氣和日暖。夏之三月，陽盛暑熱，乃是春暖增長爲之也。〇平按：注『陰氣終始』，『陰』字當是『陽』字之誤。**彼秋之急，爲冬之怒，**秋冬者，陰氣終始也。秋之三月，陰氣之始，風高氣切③，故名爲急。冬之三月，陰氣嚴烈，乃是秋涼增長爲之也。〇平按：『急』，《素問》《甲乙》作『忿』，王注云：『忿一作急。』注『氣切』，『切』字恐是『勁』字之誤。**四變之動，脉與之上下。**暖、暑、急、怒，是天之運四氣變動。人之經脉，與彼四氣上下變動亦不異也。春夏之脉，人迎大於寸口，故爲上也；寸口小於人迎，故爲下也。秋冬之脉，寸口大於人迎，故爲上也；人迎小於寸口，故爲下也。此乃盛衰爲上下也，此答初問也。〇平按：注『秋冬之脉』至『故爲下也』五句，袁刻脱，依原鈔補入。**以春應中規，夏應中矩，**春三月時，少陽之氣用，萬物始生未正，故曰應規也。夏三月時，大陽之氣用，萬物長正，故曰應矩也。**秋應中衡④，冬應中權。**秋三月時，少陰之氣用，萬物長極，故曰應衡也。冬三月時，太陰之氣用，萬物歸根，故曰應權也。〇平按：『衡』，原鈔作『衝』，注同，謹依《素問》《甲乙》作『衡』。**是故冬至四十五日，陽氣微上，陰氣微下⑤；**冬至以後，陽氣漸長，故曰微上；陰氣漸降，故曰微下也。**夏至四十五日，陽氣微下，陰氣微上⑥。**夏至以後⑦，陰氣漸長，故曰微上；陽氣漸降，故曰微下也。**陰陽有時，與脉爲期，期而相失，知脉所分⑧，分之有期，故知死時。**陰陽以有四時，四時與脉爲期，爲期在於四時相得失處，即知四時之脉分在四時之際，脉分四時有期，則死

---

① 岐伯對曰：《素問》無『對』字。
② 與天轉運大也：『轉運』，《素問》作『運轉』，蕭氏抄誤。
③ 風高氣切：底本『切』字誤，當據仁和寺本改作『勁』。
④ 秋應中衡：『衡』，仁和寺本誤作『衝』（楊注『衝』字同）。通觀二句經文，乃以『權』『衡』設喻，下文曰『冬應中權』，故此處當作『秋應中衡』。蕭氏據《素問》《甲乙》改作『衡』，可從。
⑤ 陽氣微上，陰氣微下：《甲乙》作『陰氣微上，陽氣微下』，人衛本《甲乙》據《素問》《太素》改正。
⑥ 陽氣微下，陰氣微上：據以上『冬至四十五日』句及本節楊注，疑『陰氣微上』句在前。《素問》《甲乙》均作『陰氣微上，陽氣微下』。
⑦ 以後：仁和寺本作『已後』。按，『已』與『以』通。
⑧ 知脉所分：『知』，仁和寺本誤作『和』，據楊注『即知四時之脉』，當作『知』。《素問》作『知脉所分』；《甲乙》作『如脉所分』，人衛本《甲乙》據《素問》及蕭注《太素》改『如』爲『知』。

生之期可知。此答第二，病所在也。〇平按：『知脉所分』，『知』字原鈔作『和』，謹依《素問》《甲乙》及本注作『知』。

微妙在脉，亦不可不察，察之有紀，從陰陽始，欲知人之死生者，無勝察之妙，察脉綱紀①，必以陰陽爲本也。〇平按：《素問》《甲乙》無『亦』字。**始之有經，從五行生，**陰陽本始，有十二經脉也。十二月經脉，從五行生也。**生之有度，四時爲數，**五行生十二經脉，各有法度。脉從五行生，木生二經，是足厥陰②、足少陽也；火生四經，手少陰、手大陽、手厥陰、手少陽也；土生二經，足大陰、足陽明也；金生二經，手大陰、手陽明也；水生二經，足少陰、足大陽也。此爲五行生十二經脉。法度者，春有二經，夏有四經，季夏有二經，秋有二經，冬有二經，故十二經脉以四時爲數也。〇平按：《素問》『數』作『宜』，新校正云：『按《太素》宜作數。』**循數勿失，與天地如一，得一之誠，以知死生。**於寸關尺三部之中，循十二經之脉，得其弦、鉤、浮、營四時之氣而不失錯，與天地氣宜然爲一，如此即③能了知死生之期也。〇平按：『循數』，《素問》作『補寫』；『誠』作『情』。自『始之有經』至『以知死生』，《甲乙》無此八句。**是故聲合五音，色合五行，脉合陰陽。**人之音聲，合於五音；人之形色，合於五行；人之脉氣，合於陰陽。此答第三，知④病之所變也。〇平按：注『知病』，『知』字原鈔作『之』，據上經文宜作『知』。

是故⑤陰盛則夢涉大水恐懼⑥，陽盛則夢大火燔灼⑦，陰陽俱盛則夢相殺⑧毀傷；上盛則夢飛揚，〇平按：《素問》《甲乙》無『揚』字。**下盛則夢墮墜；**〇平按：《素問》《甲乙》無『墜』字。**甚飽則夢予，甚飢則夢取；肝氣甚則夢怒，肺氣甚⑨則夢哀；**〇平按：『甚』，《素問》《甲乙》作『盛』。《素問》『哀』作『哭』。《甲乙》作『哭泣恐懼飛揚』。**短蟲多則夢聚，長蟲多則夢相擊破傷⑩。**

---

① 綱紀：通隱堂本同。仁和寺本作『繩紀』，疑誤。
② 是足厥陰：底本無『是』字，據仁和寺本補入。
③ 即：底本作『則』，據仁和寺本改。
④ 第三，知：『知』，仁和寺本作『之』，疑爲衍文。蕭氏改作『知』，似與前後句式不合。
⑤ 是故：《素問》作『是知』；《甲乙》作『曰：有餘不足有形乎？曰』。
⑥ 恐懼：《甲乙》『恐』上有『而』字。
⑦ 燔灼：《甲乙》作『而燔灼』。
⑧ 殺：仁和寺本作『煞』。凡仁和寺本『煞』字，底本多改作『殺』，二字音義皆同，不再列舉。
⑨ 甚：仁和寺本作『盛』。
⑩ 破傷：《素問》作『毀傷』。

凡夢有三種：人有吉凶，先見於夢，此爲徵夢也；思想情深，因之見夢，此爲想夢也；因其所病，見之於夢，此爲病夢也。此十一種夢，皆病夢也，並因陰陽氣之盛衰、內有飢飽、肝肺氣盛、長短蟲多以爲夢也。此所以因傷致夢，即以夢爲診也。此爲夢診，可爲四答問之脫也。〇平按：《甲乙》無短、長『蟲多』二句，《素問》新校正云：『詳此二句，亦不當出此，應他經脫簡文也。』

是故持脉有道，虛靜爲保。持脉之道，虛心不念他事，凝神靜慮，以爲自保，方可得知脉之浮沈，氣之內外也。〇平按：《甲乙》無『是故』二字；『保』作『寶』。**春日浮，如魚之遊在皮；夏日在膚，沈沈乎①萬物有餘；**春時陽氣初開，脉從骨髓流入經中，上至於皮，如魚游水，未能周散。夏時陽氣榮盛，脉從經溢入孫絡膚肉之中，如水流溢，沈沈盛長，萬物亦然，茂盛有餘。此答第五，病在於外也②。〇平按：『皮』，《素問》《甲乙》作『波』。

秋日下膚，蟄蟲將去；冬日在骨，蟄蟲固密，君子居室。秋日陽氣從膚漸伏於內，故曰下膚③。蟄蟲趣④暖入穴，故曰將去。是時陰氣從內出在皮膚，腠理將開也。冬日陽氣內伏，蟄蟲閉處周密⑤，君子去堂居室，人之脉氣行骨，故持脉者深按得之。此答第六，病乍在內也。〇平按：『固』《素問》《甲乙》作『周』。

故曰：知內者按而⑥紀之，知外者終而始之。秋冬脉氣爲陰在內，故按得綱紀；春夏脉氣爲陽在外，故趣得終始⑦也。春夏之脉爲秋冬脉終⑧，即爲陽之始也。**此六者，持脉之大法也。**以爲診脉大法。

春得秋脉，夏得冬脉，秋得春脉，冬得夏脉，陰出之陽，陽病善怒不治，是謂五邪，皆同命死不治。春得秋脉，夏得冬脉，皆賊邪來乘也。秋得春脉，冬得夏脉，雖是微邪來乘，以秋冬得之，陰出之陽交爭者，不療也。〇平按：《素問》『夏得冬脉』下，有『長夏得春脉』五字；『秋得春脉』作『秋得夏脉』；『冬得夏脉』作『冬得長

---

① 沈沈乎：《素問》《甲乙》作『泛泛乎』。
② 病在於外也：底本無『於』字，據仁和寺本補入。
③ 故曰下膚：仁和寺本作『故曰下虛膚』。據經文『秋日下膚』，『虛』字抄衍。
④ 趣：音驅，向，趋向。《集韻·虞韻》：『趣，嚮也。』
⑤ 閉處周密：底本作『閉户固蜜』，後三字與仁和寺本不合，今改正。
⑥ 而：仁和寺本作『如』，下『而』字同。按，『如』與『而』同。《玉篇·女部》：『如，而也。』經文二『如』字《素問》《甲乙》均作『而』。底本作『而』者，疑後人據《素問》等書而改。
⑦ 趣得終始：仁和寺本作『趣終得始』，『終得』二字抄倒。底本作『趣得終始』，是。
⑧ 脉終：底本誤作『脉絡』，據仁和寺本改，與經文合。

夏脉」；『陰出』上有『名曰』二字，《甲乙》同。又《甲乙》『死不治』上無『命』字。

人迎脉口診

平按：此篇自篇首至『無勞用力也』，見《靈樞·卷八·第四十八禁服篇》，又見《甲乙經·卷四·經脉第一（上篇）》。自『雷公曰：病之益甚』至『傷於食飲』，見《靈樞·卷八·第四十九五色篇》，《甲乙》同上。自『一日一夜五十營』至『乍數乍疏也』，見《靈樞·卷二·第五根結篇》，《甲乙》同上。自『黃帝曰：氣口何以獨爲五藏主氣』至『治之無功矣』，見《素問·卷三·第十一五藏別論篇》，又見《甲乙·卷二·十二經脉絡脉支別第一（下篇）》。自『凡刺之道』至『取之其經』，見《靈樞·卷二·第九終始篇》，又見《甲乙·卷五·第五鍼道終始篇》。自『人迎一盛』至『命曰關格』，又見《素問·卷三·第九六節藏象論篇》。自『黃帝問於岐伯曰：人病胃管』至『故胃管爲癰。帝曰：善』，見《素問·卷十三·第四十六病能論篇》，又見《甲乙·卷十一·第八邪氣聚於下脘發內癰篇》。自『安臥』至末，見《靈樞·卷十一·第七十四論疾診尺篇》，又見《甲乙·卷十一·第六五氣溢發消渴黃癉篇》。

雷公問於黃帝曰：細子得之受業①，通九鍼②六十篇，旦暮勤服之，近者編絶，遠者簡垢，然尚諷誦弗置，未盡解於意矣。南方來者，九鍼之道有六十篇，其簡之書，遠年者編有斷絶，其近年者簡生塵垢，言其深妙，學久日勤，未能達其意也。○平按：『遠者』，《靈樞》作『久者』二字。『近』『遠』二字，據注宜互易。**《外揣》言渾束爲一，未知其所謂也③。**揣，初委反，度也。渾，户昆反，合也。束，總要也。五藏六府吉凶善惡，其氣在內，循手大陰脉總合爲一，見於寸口外部之中，可以手按度量，令人得知者，未通其意也。**夫大則無外，小則無內，大小無極，高下無度，束之奈何？**經脉之氣，合天地之數，與道通洞，苞裹④六合，故大無外也。氣貫毫微，則小無內也。然則無形不可以大小極，不可以高下測，欲以總爲一者，殊不可知也。○平按：注『與道通洞』四字，袁刻脱。**士之才力，或有厚薄，智慮褊淺⑤，不能博大深奥，自强**

---

① 得之受業：《靈樞》無『之』字。
② 通九鍼：《靈樞》作『通于九鍼』。
③ 未知其所謂也：《靈樞》無『其』字；《甲乙》無『也』字。
④ 苞裹：『苞』，通『包』，包裹之義。段玉裁《説文解字注·艸部》：『苞，叚借爲包裹。』
⑤ 智慮褊淺：『褊』，音扁，狹小之義。『智』，底本作『知』，據仁和寺本改。

於學未若細子，細子恐其散於後世，絶於子孫也①，敢問約之奈何？編，鞭湎反②。人之所學，未若細子，惟恐③其至道絶於後代，無及子孫，敢問其要，傳之不朽④也。細子者，雷公自謙之辭也。〇平按：『若』上，《靈樞》無『未』字。

黃帝答曰⑤：善乎哉問也！此先師所禁⑥坐私傳之也，割臂歃血爲盟⑦也。子若欲得之，何不齊⑧乎！〇平按：『歃』原作『缺』，恐傳寫之僞，謹依《靈樞》作『歃』。『爲盟』，《靈樞》作『之盟』；『齊』作『齋』，下同。

雷公再拜而起曰：請聞命矣。

於是⑨乃齊宿三日而請曰：敢問今日正陽，細子願以受盟。

黃帝乃與俱入齊室，割臂歃血。

黃帝祝曰⑩：今日正陽，歃血傳方，敢⑪背此言者，必受⑫其殃。

雷公再拜曰：細子受之。

---

① 子孫也：《靈樞》無『也』字。
② 鞭湎反：『湎』，底本作『缅』。據仁和寺本改。
③ 惟恐：『惟』，仁和寺本作『唯』。按，二字通。
④ 朽：仁和寺本誤作『杇』。按，『杇』，音屋，粉飾；粉刷。此爲『朽』字形誤。底本作『朽』，是。
⑤ 黃帝答曰：《靈樞》無『答』字。
⑥ 所禁：《靈樞》作『之所禁』。
⑦ 歃血爲盟：『歃』，仁和寺本誤作『鈌』。按『鈌』當作『歃』，與『歃』同。《改併四聲篇海·欠部》引《龍龕手鏡》：『歃，所洽、山輒二切。』下文二『歃』字同。
⑧ 齊：此節三『齊』字皆應作『齋』，形近致誤。《靈樞》此三字均作『齋』。
⑨ 請聞命矣。於是：《靈樞》作『請聞命于是也』。
⑩ 黃帝祝曰：《靈樞》作『黃帝親祝曰』。
⑪ 敢：《靈樞》作『有敢』。
⑫ 必受：《靈樞》作『反受』。

黃帝乃左握其手，右授之書曰：慎之！慎之！上古貸季傳至岐伯，岐伯授之黃帝，故貸季爲先師也。非其人不可授道，故須禁之坐私傳也。方，要道，以盟誓授人。吾爲子言之。凡刺之理，經脉爲始，吾方愈病，各爲其要，聖人雜合行之，以鍼爲輕小，能愈大疾，故先言之。人之十二經脉、奇經八脉、十五絡脉經絡於身，營衛陰陽氣之經墜，生之夭壽，莫不由之，故爲始也。〇平按：注『墜』字恐係『隧』字傳寫之誤。營其所行，知其度量，刺之理者，必須經營循十二經諸絡脉等所行之氣，并知脉之長短度量也。〇平按：注『脉之長短』，『脉』字袁刻誤作『肺』。內次五藏，別其六府①，從於藏府，流出經脉行身外，故藏府稱內。知內之道，先次五藏內中之陰，次別六府內中之陽也。〇平按：注『知內』，袁刻誤作『知道』。審察衛氣，爲百病母，調其虛實，乃止寫其血絡，血絡盡而不殆。次知衛氣爲陽行外，受諸邪氣以爲百病。次欲知經絡虛實，實者乃止而寫之，先寫大小血絡，血邪盡已，得無危殆也。〇平按：『虛實』下，《靈樞》重『虛實』二字。『血絡盡而不殆』《靈樞》作『血盡不殆矣』。

雷公曰：此皆細子之所以通也②，未知其所約也。

黃帝曰：夫約方者，猶約囊也。囊滿不約③則輸洩，方成弗約，則神弗與俱④。約，節量也。方，法也。方以診氣，囊以盛氣，故得比之。囊滿不爲節約，必洩其氣；診法成已，不爲節約，必洩神氣。神氣去矣，不與周運，故曰不俱也。

雷公曰：願爲下材者，勿滿而約之。

黃帝曰：未滿而知約之以爲工，不可以天下師焉⑤。攝生之道，材有上下。診法成已，節約合理，得長生久視，材德之上，可爲天下之師；診法未能善成，而能節而行，得爲國師，是按脉而知病生所由，稱之爲工，材之不下也。〇平按：《靈樞》『天下』上有『爲』字。

雷公曰：願聞爲工。爲工是持脉之道，故問也。

---

① 內次五藏，別其六府：《靈樞·卷八·禁服》作『內刺五藏，外刺六府』。劉衡如先生認爲：二『刺』字，宜據《靈樞·經脉》及《太素》分別改作『次』『別』。
② 所以通也：《靈樞》無『也』字。
③ 囊滿不約：《靈樞》作『囊滿而弗約』。
④ 神弗與俱：《靈樞》作『神與弗俱』。《太素》義勝。
⑤ 不可以天下師焉：《靈樞》作『不可以爲天下師』。按，當據《靈樞》補入『爲』字，與上文『以爲工』及楊注『可爲天下之師』合。

黃帝曰：寸口主中①，按此《九卷》《素問》肺藏手大陰脉動於兩手寸口中、兩手尺中。夫言口者，通氣者也。寸口通於手大陰氣，故曰寸口。氣行之處，亦曰氣口。寸口、氣口更無異也。中，謂五藏，藏爲陰也。五藏之氣，循手大陰脉見於寸口，故寸口脉主於中也。人迎主外，結喉兩箱，足陽明脉迎受五藏六府之氣以養於人，故曰人迎。《下經》曰：『人迎，胃脉也。』又云：『任脉之側動脉，足陽明，名曰人迎。』《明堂經》曰：『頸之大動脉，動應於手，俠結喉，以候五藏之氣。人迎胃脉，六府之長，動在於外，候之知內，故曰主外。寸口居下，在於兩手，以爲陰也；人迎在上，居喉兩傍，以爲陽也。』《九卷·終始篇》②曰：『平人者不病也，不病者脉口人迎應四時也，應四時者上下相應，俱往俱來也。』脉口，謂是手大陰脉行氣寸口，故寸口、脉口亦無異也。既上下俱往俱來，豈以二手爲上下也？又《九卷·終始篇》云：『人迎與大陰脉口俱盛四倍以上，命曰關格。』即知手大陰無人迎也。又《素問·第五卷》云③：『胃管癰診，岐伯曰：當得胃脉沈細，胃沈細者氣逆，氣逆者人迎甚盛，盛則熱，人迎者胃脉也，逆盛則熱聚於胃口而不行，故胃管爲癰。』此《經》所言人迎、寸口之處數十有餘，竟無左手寸口以爲人迎，右手關上以爲寸口，而舊來相承，與人診脉，縱有小知，得之別注，人多以此致信，竟無依據，不可行也。○平按：注兩『胃管』，『管』字袁刻均誤作『營』。兩者相應，俱往俱來，若引繩小大④齊等，寸口、人迎兩者，上下陰陽雖異，同爲一氣，出則二脉俱往，入則二脉俱來，是二人共引一繩，彼牽而去，其繩並去；此引而來，其繩並來。寸口人迎，因呼吸牽脉往來，其動是同，故曰齊等也。春夏人迎微大，秋冬寸口微大，如是者名曰平人。譬彼引繩之動，大小齊等，細尋其動，非無小異，故此牽，此動之端爲大，彼端微小；彼動之端爲大⑤，此端微小。脉亦如之，上下雖一，因呼吸而動，以春夏之陽，秋冬之陰，故微有大小。春夏陽氣盛實，故脉順之，微大爲平；秋冬陰氣盛實，故脉順之，微大爲平。平者，氣和⑥無病者也。○平按：注『故微有大小』，袁刻脫『微』字。人迎大一倍於寸口，病在少陽；人迎二倍⑦，病在大陽；人迎三倍⑧，病在陽明。計春夏人迎大於寸口少

---

①寸口主中：『中』，《甲乙》作『內』。

②《九卷·終始篇》：『終始』，仁和寺本誤作『始終』，據楊注下文及《靈樞》，當作『終始』。底本作『終始』，是。又按，下文楊上善所引《九卷》（即《靈樞》）與今本《靈樞》稍異，《靈樞·終始篇》作：『平人者不病，不病者脉口人迎應四時也，上下相應而俱往來也。』

③《素問·第五卷》云：楊上善稱所引《素問》之文見於『第五卷』，檢今本《素問》，其文在卷十三《病能論》。林億《新校正》云：『按全元起本在第五卷。』楊、林二氏之說吻合，足證楊上善撰《太素》所用之《素問》爲全元起《素問訓解》（或同一傳本系統），亦證明王冰注《素問》對原書移改甚大。又按，楊注所引《素問》與今本《素問》稍異，文多不錄。詳見顧從德本《素問·卷十三·病能論篇第四十六》。

④小大：《靈樞》《甲乙》作『大小』。

⑤彼動之端爲大：據上文『故此牽，此動之端爲大』，疑『彼動』上脫『彼牽』二字。

⑥氣和：底本作『和氣』，據仁和寺本改。

⑦人迎二倍：《甲乙》作『再倍』二字。

⑧人迎三倍：《甲乙》作『三倍』二字。

半已去，少陽即已有病，其病猶微，故未言之。成倍方言，以病成可名，故曰病在少陽，言一倍等。按不病之人，寸口、人迎脉動大小一種，春夏之時，人迎之動微大寸口，以爲平好①。人迎之脉漸大小半、大半，至於一倍，即知少陽有病。少陽盛氣未大，故得過陰一倍，名曰少陽之病②，致使人迎之脉一倍大於寸口。少陽病氣漸盛，過於陰氣二倍，名曰大陽之病，則人迎之脉二倍大於寸口。大陽病氣漸盛，過於陰氣三倍，名曰陽明之病，則人迎之脉三倍大於寸口也。〇平按：《靈樞》『病在少陽』作『病在足少陽，一倍而躁，在手少陽』；『病在太陽』作『病在足太陽，二倍而躁，病在手太陽』；『病在陽明』作『病在足陽明，三倍而躁，病在手陽明』。《甲乙》『二倍』作『再倍』。**盛則爲熱，**陽氣內盛爲熱，故人迎脉盛也。**虛則爲寒，**陽氣內虛，陰乘爲寒，故人迎脉虛也。**緊則爲痛痺，**其氣動緊似急也。此肌肉之間有寒温氣，故爲痛痺也。〇平按：注『寒温』，『温』字依下注『寒溼氣居』，恐係『溼』字傳寫之訛。**代則乍甚乍間。**代，止也。脉絶不來，故曰代也。代者，邪氣客於血絡之中，隨飲食而變，故病乍甚乍間也③。**盛則寫之，**人迎一盛者寫於少陽，二盛寫於大陽，三盛寫於陽明也。**虛則補之，**人迎虛者，人迎小於寸口也。小於寸口一倍補於少陽，二倍補於大陽，三倍補於陽明也。**緊痛則④取之分肉，**分肉之間，寒溼氣居。**代則取血絡⑤且飲藥⑥，**邪在血絡，致令脉代，可刺去邪血，飲湯實之⑦。**陷下則灸之⑧，**謂其諸脉血氣不滿，陷下不見，是中寒，故須灸之。**不盛不虛⑨，以經取之，名曰經刺。**不盛不虛，正經自病也。假令心痛，中風得之，肝來乘心，從後而來，名爲虛邪。飲食勞倦，脾來乘心，從前來者，名爲實邪。傷寒得之，肺來乘心，從所不勝來者，名曰微邪。中溼得之，腎來乘心，從所勝來者⑩，名曰賊邪。以上四病，皆是他邪爲之，須⑪視心之虛實，補寫他經。傷暑得病，起於自藏，以爲正邪，宜療自經，故曰以經取之，名曰經刺也。**人迎四倍者⑫，且大且數⑬，名曰外格，死不治。**人迎三倍，各病一陽，至四倍，其陽獨盛，外拒於陰，陰氣不行，故曰格陽。格，拒也。陽氣獨盛，故大而且數。以無陰氣，獨盛必衰，故死不療。〇平按：《靈樞》『名曰』下有『溢陽溢陽爲』五字。**必審按其本末，察其寒熱，以驗**

①以爲平好：仁和寺本脱『爲』字。檢此下『寸口大於人迎一倍』一節楊注曰：『秋冬之時，寸口之動微大人迎，以爲平好。』可證當有『爲』字。
②名曰少陽之病：『之病』，仁和寺本誤作『病之』。據下文『名曰大陽之病』『名曰陽明之病』，當爲『之病』。底本改作『之病』，是。
③乍甚乍間也：仁和寺本無『也』字。
④緊痛則：《甲乙》無『痛』字。
⑤取血絡：《甲乙》『取』下有『之』字。
⑥且飲藥：《甲乙》作『且飲以藥』。
⑦飲湯實之：仁和寺本誤重『實』字。
⑧陷下則灸之：《甲乙》作『陷下者則從而灸之』。
⑨不盛不虛：《甲乙》『虛』下有『者』字。
⑩從所勝來者：仁和寺本無『者』字。
⑪須：仁和寺本作『慎』，當從底本作『須』。
⑫人迎四倍者：《甲乙》無『者』字。
⑬且大且數：《甲乙》作『外格者且大且數則』，在下句『名曰外格』之下。

其藏府之病。必須審按人迎寸口，內外本末，察其脉中寒暑，然後驗知藏府中之病也。**寸口大於人迎一倍①，病在厥陰；寸口二倍②，病在少陰；寸口三倍，病在太陰。**秋冬寸口大於人迎少半已去，厥陰即已有病，其病猶微，故未言之③。以病成可名，故曰病在厥陰，言一倍等。按不病人，寸口、人迎脉動大小一種，秋冬之時，寸口之動微大人迎，以爲平好。寸口之脉至於一倍，即知厥陰有病。厥陰之氣衰少，故得過陽一倍，名曰厥陰之病，致使寸口之脉一倍大於人迎。陰氣雖少，得過陽氣二倍，名曰少陰之病，則寸口之脉二倍大於人迎。太陰最大，過於陽氣三倍，名曰太陰之病，則寸口之脉三倍大於人迎也。〇平按：《靈樞》『病在厥陰』作『病在足厥陰，一倍而躁，在手心主』；『病在少陰』作『病在足少陰，二倍而躁，在手少陰』；『病在太陰』作『病在足太陰，三倍而躁，在手太陰』。《甲乙》『二倍』作『再倍』。又《甲乙》無『寸口三倍，病在太陰』八字。**盛則脹滿，寒中，食不化，**寸口陰氣大於④人迎三倍，病在太陰，太陰之病自有虛實，是以寸口陰盛，則腹中寒氣脹滿，有寒中，食不化也。〇平按：『寒中食不化』，《甲乙》作『寒則食不消化』。**虛則熱中，出糜，少氣，溺色變，**陰虛陽氣來乘，腸胃中熱，故大便出强如黃糜。少陰氣虛，故少氣溺色黃也。〇平按：注『出强如黃糜』，袁刻作『出糜如黃疸』。**緊則爲痺⑤，**風寒溼氣，留於分肉間爲痺，故令寸口脉緊實也。**代則乍痛乍止。**寸口脉動而中止不還曰代。邪客分肉，致令衛氣之行乍行乍止，故令其痛乍有乍止也。〇平按：《甲乙》作『代則乍寒乍熱，下熱上寒』，注云：『《太素》作代則乍痛乍止。』**盛則寫之，虛則補之，**下言療方，盛寫之法，准⑥人迎可知也。**緊則先刺⑦而後灸之，**緊有痺痛，先以痛爲輸滎，鍼刺已，然後於其刺處灸之。〇平按：注『滎』，袁刻作『營』；『刺處』，袁刻作『刺後』。**代則取血絡而洩之，**代則乍痛乍止，故刺去邪血之絡也。〇平按：『而洩之』，《靈樞》作『而後調之』，《甲乙》同，注云：『《太素》作泄。』注『乍痛』，袁刻誤作『乍病』。**陷下⑧則徒灸之。陷下者，脉血⑨結於中，中有著血，血寒故宜灸之⑩。**徒，空也。諸脉陷下不見，是脉中寒，血結

---

① 大於人迎一倍：《甲乙》作『大一倍於人迎』。
② 寸口二倍：《甲乙》作『再倍』二字。
③ 故未言之：『未』，仁和寺本誤作『末』。
④ 大於：仁和寺本作『太於』，當從底本作『大於』。
⑤ 緊則爲痺：《靈樞》作『緊則痛痺』；《甲乙》作『緊則爲痛痺』。
⑥ 准：底本誤作『惟』，據仁和寺本改。
⑦ 先刺：《甲乙》作『先刺之』。
⑧ 陷下：《甲乙》作『陷下者』。
⑨ 脉血：《甲乙》作『其脉血』。
⑩ 血寒故宜灸之：底本脱『之』字，據仁和寺本補。《甲乙》作『血寒則故宜灸』。

聚，宜空灸之，不假先刺也。○平按：『徒灸』，《甲乙》作『從灸』。注『血結』，袁刻作『血倍』；『不假』誤作『不復』。**不盛不虛，以經取之。**准人迎可知也。**寸口四倍①，名曰內關。內關者，且大且數，死不治②。**陰氣三倍大於陽氣，病在三陰③。至於四倍，陰氣獨盛，內皆閉塞，陽不得入，故為內關。關，閉也。寸口大而又數，即陰氣將絕，故死不療也。○平按：『內關』，袁刻誤作『內閉』，注同，依原本更正。**必察④其本末之寒溫，以驗其藏府之病，**必察寸口人迎大小終始寒溫，則知內外藏府之病也。○平按：『之寒溫』，《甲乙》作『察其寒熱』。**通其滎輸⑤，乃可傳於大數。大數日盛則徒寫⑥，虛則徒補⑦，**候知五藏六府病之所在，先須鍼藥通其滎輸，然後傳於灸刺大數，謂空補寫之數也。○平按：《甲乙》『大數曰盛』作『大曰盛』；『虛』上有『小曰』二字；兩『徒』字，均作『從』。**緊則灸刺⑧且飲藥，**脈之緊者，三療俱行。緊，謂動而中止。小數中有還者，曰結也。**陷下則徒灸之，**准前人迎。○平按：《甲乙》『徒』作『從』。**不盛不虛，以經取之。所謂經治者，飲藥，亦曰灸刺。**不盛不虛，經療之法，亦三療俱行之。○平按：『亦曰』，《甲乙》作『亦用』。**脈急則引，**引，挽也。寸口脈急，可以鍼導引令和也。**脈代以弱則欲安靜，無勞用力⑨也。**脈衰代絕，至復微弱，不欲煩動者，宜安靜恬逸，不得自勞也。○平按：《靈樞》『代』作『大』。《甲乙》無『以弱』二字。

雷公曰⑩：病之益甚，與其方衰何如⑪？問其切脈知病衰甚。

黃帝曰⑫：外內皆在焉。外府內藏，並有甚衰，故曰皆在。**切其脈口，滑小緊以沈者，其病益甚⑬，在中；**脈口，陰位

---

① 寸口四倍：《靈樞》《甲乙》『倍』下有『者』字。
② 死不治：《甲乙》『死』上有『則』字。
③ 病在三陰：『在』，仁和寺本誤作『於』。底本作『在』，是。
④ 必察：《靈樞》作『必審察』；《甲乙》作『必審按』。
⑤ 滎輸：《靈樞》作『營輸』；《甲乙》作『滎俞』。
⑥ 大數日盛則徒寫：疑『日』當作『曰』。《靈樞》作『大數曰盛則徒寫』；《甲乙》作『大曰盛則從寫之』。
⑦ 虛則徒補：《靈樞》『補』下有『之』字；《甲乙》作『小曰虛則從補』。
⑧ 緊則灸刺：《甲乙》作『緊則從灸刺之』。
⑨ 無勞用力：《靈樞》作『用力無勞』。劉衡如注：『應據《甲乙·卷四·第一（上）》及《太素·卷十四·人迎脈口診》改爲「無勞用力」。』
⑩ 雷公曰：《甲乙》作『黃帝問曰』。
⑪ 方衰何如：《靈樞》作『方衰如何』。
⑫ 黃帝曰：《甲乙》作『岐伯對曰』。
⑬ 其病益甚：《甲乙》無『其』字。下節『其病益甚』同。

也。滑爲陽也。小、緊、沈者，皆爲陰也。按於脈口，得一陽三陰，則陰乘陽，故病益甚。病在五藏，故曰在中也。**人迎氣大緊以浮者，其病益甚，在外。**人迎，陽位也。緊爲陰也。大、浮，陽也。二陽一陰，則陽乘陰，故病益甚。病在六府，故曰在外也。**其脈口滑而浮者①，病日損②；**滑、浮皆陽，在於陰位而得二陽，其氣以和，故病③日日瘳損也④。○平按：『滑而浮』，《靈樞》作『浮滑』。**人迎沈而滑者，病日損；**一陰一陽在於陽位，其氣易和，故病損。**其脈口滑以沈者⑤，其病日進⑥，在內；**一陰一陽在於陰位，故病日漸進⑦，在五藏。**其人迎脈滑盛以浮者，其病日進⑧，在外。**滑、盛、浮等，俱爲陽也。又其在陽位⑨，名曰太過，病增，在於六府也。**脈之浮沈及人迎與寸口⑩氣小大等者⑪，其病難已⑫。**諸有候脈浮沈及人迎、寸口中氣大小齊等者，是陰陽不得相傾，故病難已也。○平按：注『相傾』，袁刻作『相顧』。**病之在藏⑬，沈而大者，易已⑭，小爲逆⑮；**人迎、寸口之中候之，知病在於內五藏中，其脈且沈且大，是爲陰陽氣和，雖病易已；其脈沈而小者，純陰，故逆而難已也。**病之在府⑯，浮而大者，病易已⑰。**候之知病在外六府中，

① 滑而浮者：《靈樞》作『浮滑者』；《甲乙》作『浮而滑者』。
② 病日損：《靈樞》《甲乙》作『病日進』。劉衡如曰：『進，應據《太素·卷十四·人迎脈口診》及楊注改爲「損」。』
③ 故病：仁和寺本誤作『故病病』，當從底本刪一『病』字。
④ 日日瘳損也：仁和寺本無『也』字。
⑤ 滑以沈者：『以』，《甲乙》作『而』。
⑥ 其病日進：《靈樞》《甲乙》無『其』字。
⑦ 故病日漸進：『病日』，仁和寺本誤作『日病』。據經文『其病日進』，當從底本作『病日』。
⑧ 其病日進：《甲乙》無『其』字。
⑨ 其在陽位：底本無『其』字，據仁和寺本補。
⑩ 人迎與寸口：底本無『與』字，據仁和寺本補。『寸口』，《甲乙》作『氣口』。
⑪ 氣小大等者：《甲乙》作『氣大小齊等者』。
⑫ 其病難已：《靈樞》無『其』字。
⑬ 病之在藏：《甲乙》無『之』字。
⑭ 易已：《甲乙》作『其病易已』。
⑮ 小爲逆：《甲乙》此上有『以』字。
⑯ 病之在府：《靈樞》作『病在府』；《甲乙》作『病在腑』。按，『府』與『腑』通。
⑰ 病易已：《靈樞》《甲乙》『病』上有『其』字。

其脉浮而且大，得其時易已。人迎盛緊者，傷於寒；人迎盛爲陽也，緊則爲陰也，謂冬因蟄寒氣入腠[①]，名曰傷寒，春爲温病也。〇平按：『盛緊』，《靈樞》作『盛堅』，下同。脉口盛緊②者，傷於食飲。盛爲陰也。脉口盛而緊者，是因飢多食，傷藏爲病也。〇平按：《靈樞》《甲乙》無『飲』字。

一日一夜五十營，以營五藏之精，不應數者，名曰狂生③。所謂五十營者，五藏皆受氣也④。營氣一日一夜，周身五十營於身者也，經營五藏精氣，以奉生身。若其不至五十營者，五藏無精，雖生不久，故曰狂生。持其脉口，數其至也，五十動而不一代者，五藏皆受氣矣⑤；脉口、寸口，亦曰氣口。五十動者，腎藏第一，肝藏第二，脾藏第三，心藏第四，肺藏第五，五藏各爲十動，故曰從脉十動，以下次第至腎，滿五十動，即五藏皆受於氣也。持脉數法，先持[⑥]不病人之脉口以取定數，然後按於病人脉口，勘知病人脉數多少，謂從平旦，陰氣未散，陽氣未行，按於脉口，以取定數也。四十動而一代者⑦，一藏無氣矣⑧；其脉得四十動已，至四十一動已去，有一代者，即五十數少，故第一腎藏無氣也。三十動而一代者，二藏無氣矣；其脉得三十動已，至三十一動已去，有一代者，即四十數少，故第二肝藏無氣。二十動而一代者，三藏無氣矣；其脉得二十動已，至二十一動已去，有一代者，即三十數少，故第三脾藏無氣。十動而一代者，四藏無氣矣；其脉得十動已，至十一動已去，有一代者，即二十數少，故第四心藏無氣。不滿十動而一代者，五藏無氣矣，其脉不滿十數，有一代者，即十數少，故第五肺藏無氣。予之短期。肺主五藏之氣，肺氣既無，所以五藏氣皆不至，故與之短期也。〇平按：『予』，《甲乙》作『與』，下同。袁刻誤作『子』。要在終始，所謂五十動而不一代者，以爲常也，五十動而不一代者，蓋是五藏終始，常道之要也。以知五藏之期也⑨。予⑩之短期者，乍數

---

① 謂冬因蟄寒氣入腠：『蟄』，仁和寺本作『熱』。據下文『春爲溫病』，似當作『蟄』字，待考。
② 脉口盛緊：《靈樞》作『氣口盛堅』。
③ 名曰狂生：《甲乙·卷一·第九》作『謂之狂生』。
④ 皆受氣也：《靈樞》無『也』字。
⑤ 皆受氣矣：《靈樞》無『矣』字。
⑥ 先持：底本誤作『先將』，據仁和寺本改。
⑦ 而一代者：《靈樞》無『而』字。以下四『而一代者』同。
⑧ 無氣矣：《靈樞》《甲乙》均無『矣』字。以下四『無氣矣』同。
⑨ 之期也：《靈樞》無『也』字。
⑩ 予：《甲乙》作『與』。趙府本《靈樞》作『子』，形誤。古林堂本、人衛本《靈樞》作『予』。

乍疏也。與短期者，謂五藏脉乍疏乍數，不合五十之數，故可與之死期也。

黃帝曰①：氣口何以獨爲五藏主氣？謂九候②各候五藏之氣，何因氣口獨主五藏六府十二經脉等氣也。○平按：《素問》《甲乙》『主』下無『氣』字。岐伯曰：胃者，水穀之海也③，六府之大也。五味入口④，藏於胃以養五氣，氣口亦太陰也。是以五藏六府之氣味，皆出於胃，變見於氣口。胃爲水穀之海，六府之長，出五味以養藏府。血氣、衛氣行手太陰脉至於氣口，五藏六府善惡，皆是衛氣所將而來，會手太陰，見於氣口，故曰變見也。○平按：《素問》《甲乙》『大』下有『源』字；『五氣』作『五藏氣』。故五藏氣入於鼻⑤，藏於心肺，心肺有病⑥而鼻爲之不利也。穀入於胃，以養五藏，上薰入鼻，藏於心肺，鼻中出入，鼻爲肺官，故心肺有病，鼻氣不利也⑦。故曰⑧：凡治病者⑨，必察其上下，適其脉候，觀其志意，與其病能⑩。乃拘於鬼神⑪者，不可與言至治。療病之要，必須上察人迎，下診寸口，適於脉候。又觀志意有無，無志意者，不可爲巫⑫。及説療疾，復觀其人病態，能可療以否⑬。若人風寒暑濕爲病，乃情繫鬼神，斯亦不可與言也。○平按：《素問》『察其上下』作『察其下』三字；『脉』下無『候』字；『病』下無『能』字。袁刻『能』誤作『熊』。《素問》新校正云：『按《太素》作必察其上下，適其脉候，觀其志意，與其病能。』與此正合。又，『至治』，《素問》作

---

① 黃帝曰：《素問》作『帝曰』。
② 謂九候：仁和寺本作『请候』，疑誤。
③ 水穀之海也：《素問》《甲乙》無『也』字。
④ 入口：《甲乙》作『入於口』。
⑤ 故五藏氣入於鼻：《素問》作『故五氣入鼻』；《甲乙》作『故五氣入於鼻』。
⑥ 心肺有病：《甲乙》無『心』字。
⑦ 鼻氣不利也：仁和寺本脱『不』字。底本有『不』字，與經文『而鼻爲之不利』合。
⑧ 故曰：《素問》無此二字。
⑨ 凡治病者：《素問》無『者』字。
⑩ 與其病能：『能』與『態』通。《素問》作『與其病也』。
⑪ 拘於鬼神：『拘』，仁和寺本作『㸴』，爲『抅』字俗訛。按，『抅』爲『拘』之俗字，《正字通·手部》：『抅，俗拘字。』底本作『拘於鬼神』，是。日本摹寫本『拘』作『物』，誤也。
⑫ 不可爲巫：『巫』，巫醫也。底本作『不可爲至』，『至』字誤，據仁和寺本改正。
⑬ 能可療以否：『否』，仁和寺本作『不』。按，『不』與『否』通。

『至德』。惡於鑱石者①，不可與言至巧。治病②不許治者，病不必治也③，治之無功矣。鑱，仕監反，鈹也。其病非鍼石不爲而惡之者，縱岐、黃無所施其功。其病可療而不許療者，縱倉、扁不可爲其功也。○平按：『鑱』，原抄作『鏡』，據注應作『鑱』，《素問》作『鍼』。

凡刺之道，畢於終始，明知終始，五藏爲紀，陰陽定矣。凡刺之道，其要須窮陰陽氣之終始。人之陰陽氣終始者，必本五藏以爲綱紀，以五藏藏神居身，故爲陰陽氣之綱紀，即陰陽定矣。陰者主藏，陽者主府，陰氣主於五藏，在內；陽氣主於六府，在外也。陽受氣於四末，陰受氣於五藏。清陽實於四支，濁陰者走於六府，故陽受氣於四末也。清陰起於五藏，濁陽者營於四支，故陰受氣於五藏也。○平按：《甲乙》『末』作『支』。故寫者迎之，補者隨之，知迎知隨，氣可令和。和氣之方，必通陰陽，故補寫之道，陰陽之氣，實而來者，迎而寫之，虛而去者，隨而補之，人能知此隨、迎、補、寫之要，則陰陽氣和，有疾可愈也。五藏爲陰，六府爲陽，傳之後代④，以血爲盟，敬之者昌，慢之者亡，無道行私，必得夭殃。敬其傳方，令守道去私也。○平按：《靈樞》『後代』作『後世』。《甲乙》無『傳之後代』以下六句。

謹奉天道，請言終始。言其奉誠，因請五藏終始之紀也。終始者，經脉爲紀，持其脉口人迎，以知陰陽有餘不足，平與不平⑤，天道畢矣。五藏終始紀者，謂經脉也。欲知經脉爲終始者，可持脉口、人迎動脉，則知十二經脉終始陰陽之氣有餘不足也。所謂平人者不病⑥，不病者，脉口人迎應四時也，春夏人迎微大⑦寸口，秋冬寸口微大人迎，即應四時也。○平按：注兩『微』字，原作『後』，依前經文應作『微』。

---

①惡於鑱石者：仁和寺本『鑱』字誤作『鏡』，據楊注『鑱，仕監反，鈹也。』當作『鑱』，形近致訛。蕭氏改作『鑱』，是。

②治病：《素問》無『治』字。

③病不必治也：《素問》作『病必不治』。

④代：《靈樞》作『世』。《太素》改『世』爲『代』者，避唐太宗名諱也。

⑤平與不平：『平』，仁和寺本作『𠀚』。按，『𠀚』即『丕』字，《爾雅·釋詁》『丕，大也。』引申爲强盛貌。《靈樞》《甲乙》均作『平與不平』。按，當據仁和寺本改作『丕與不丕』。

⑥不病：《甲乙》作『不病也』。

⑦微大：仁和寺本誤作『後大』，蕭氏改作『微大』，可從。下『微大』同。

上下相應而俱往俱來也，人迎在結喉兩傍，故爲上也。寸口在兩手關上，故爲下也。上下雖别，皆因呼吸而動，故俱往來也。『往』謂陽出，『來』謂陰入也，往來雖别異，同時而動，故曰俱也。〇平按：《靈樞》《甲乙》『來』上無『俱』字。**六經之脉不結動也，**陰陽之脉俱往來者，即三陰三陽經脉動而不結。**本末之寒温相守司也，**春夏是陽用事，時温，人迎爲本也。秋冬是陰用事，時寒，脉口爲本也。其二脉不來相乘，復共保守其位，故曰相守司也。〇平按：《靈樞》『温』下有『之』字。《甲乙》作『本末相遇』，無『之』字。**形肉血氣必相稱也，是謂平人**①**。**形，謂骨肉色狀者也。肉，謂肌膚及血氣□者也。衰勞減等□□好，即爲相稱也。如前五種皆爲善者，爲平人。〇平按：注『血氣』下原缺一字，上半作『四』；『衰勞』，『勞』字原校作『榮』。**少氣者**②**，脉口、人迎俱少而不稱尺寸也**③**，如是**④**則陰陽俱不足。**脉口，寸口也。寸部有九分之動，尺部有一寸之動。今秋冬寸口反小於人迎，即脉口⑤不稱尺寸也。春夏人迎反小於寸口，即人迎不稱尺寸也⑥。如此勘檢，則知藏府陰陽二氣俱少也。〇平按：注『勘』，袁刻誤作『甚』。**補陽則陰竭**⑦**，寫陰則陽脱。如是者可將以甘藥，不愈，可飲以至齊**⑧**。**夫陽實陰虚，可寫陽補陰；陰實陽虚，可寫陰補陽。今陰陽俱虚，補陽，其陰益以竭；寫陰之虚，陽無所依，故陽脱。所以不可得於鍼石，可以甘善湯液將扶補之，若不已，可至於齊也。〇平按：《靈樞》《甲乙》無『愈』字；『齊』作『劑』。注『甘善』，袁刻作『甘藥』。**如此者弗灸不已**⑨**，因而寫之，則五藏氣壞矣。**如此二皆是虚，可以湯液補者，日漸方愈，故曰不久不已。若不如此，即用鍼寫，必壞五藏之氣也。爲『不灸⑩』於義不順，『灸』當爲『久』也。**人迎一盛**⑪**，病在足少陽**⑫**，一盛而躁，在手少陽；**病在足少陽。足少陽病，大於足厥陰一倍，故人迎盛於寸口一倍。一盛而躁，病在於手少陽經也。**人迎**

① 是謂平人：仁和寺本脱『平人』二字及此下楊注四十一字。按，蕭氏校訂《太素》以楊守敬自日本攜歸之日本鈔本為底本，該本此四十餘字不闕，對校勘仁和寺本《太素》有重要意義。
② 少氣者：《甲乙》作『若少氣者』。
③ 不稱尺寸也：《甲乙》無『也』字。
④ 如是：《靈樞》《甲乙》作『如是者』。
⑤ 脉口：底本作『寸口』，據仁和寺本改。按，楊注上文曰：『脉口，寸口也。』蓋『寸口』與『脉口』義同。
⑥ 尺寸也：仁和寺本『寸』字誤重。
⑦ 補陽則陰竭：『補』，仁和寺本誤作『稱』。底本與《靈樞》《甲乙》皆作『補陽則陰竭』。
⑧ 不愈，可飲以至齊：『齊』與『劑』通。《靈樞》《甲乙》均作『不可飲以至劑』。
⑨ 弗灸不已：《甲乙》『已』下有『者』字。『灸』，趙府本、明刊本《靈樞》作『炙』；文成堂本《靈樞》作『灸』。
⑩ 不灸：據經文『弗灸不已』，當作『弗灸』。
⑪ 人迎一盛：《素問》『人』上有『故』字。
⑫ 病在足少陽：《素問》無『足』字及下文『一盛而躁，在手少陽。人迎』十字。

二盛，病在足太陽①，二盛而躁，在手大陽；躁，手道反，擾也。陽氣漸大，在足大陽。足大陽病，大於足少陰二倍，故人迎盛於寸口二倍也。人迎三盛，病在足陽明②，三盛而躁，在手陽明；陽氣更盛，在足陽明。足陽明病，大於足大陰三倍③，故人迎盛於寸口三倍也。○平按：注『足大陰』，『陰』字原鈔作『陽』，據上注擬作『陰』。人迎四盛④，且大且數者⑤，名曰溢陽，溢陽爲外格。人迎盛至四倍，大而動數，陽氣盈溢在外，格拒陰氣不得出外，故曰外格也。○平按：《素問》作『四盛以上爲格陽』。脉口一盛⑥，病在足厥陰，一盛而躁，在手心主；足厥陰盛，病大於足少陽一倍，故脉口盛於人迎一倍也。脉口二盛，病在足少陰，二盛而躁，在手少陰；足少陰盛，病大於足大陽二倍，故脉口盛於人迎二倍也。脉口三盛，病在足大陰，三盛而躁，在手少陰；足太陰盛，病大於足陽明三倍，故脉口盛於人迎三倍也。○平按：『手少陰』，《靈樞》《甲乙》均作『手太陰』，依經文亦應作『太』，當係傳寫之誤。脉口四盛，且大且數者⑦，命曰溢陰⑧，爲內關⑨，內關不通⑩，死不治。陰氣四盛於陽，脉口大而且數，陰氣盈溢在內，關閉陽氣不得復入，名曰內關，不可療也。人迎與大陰脉口⑪俱盛四倍以上者⑫，命曰⑬關格，關格者與之短期⑭。脉口，寸口也。陽盛四倍，格而不關；陰盛四倍，關而不

① 病在足太陽：《素問》無『足』字及以下『二盛而躁，在手太陽。人迎』十字。
② 病在足陽明：《素問》無『足』字及下文『三盛而躁，在手陽明』八字。
③ 大於足大陰三倍：『陰』，仁和寺本誤作『陽』。檢上文『人迎一盛』『人迎二盛』，下文『人迎四盛』諸節楊注，均爲陽經大於陰經相應倍數，故『陽』字爲『陰』之誤。蕭氏改作『陰』，是。
④ 人迎四盛：自『人迎四盛』至『爲外格』十八字，《素問》作『四盛已上爲格陽』七字。
⑤ 且大且數者：《靈樞》無『者』字。
⑥ 脉口一盛：自『脉口』至『內關不通死不治』七十四字，《素問》作『寸口一盛，病在厥陰；二盛，病在少陰；三盛，病在太陰；四盛已上爲關陰』二十七字。
⑦ 且大且數者：《甲乙》無『者』字。
⑧ 命曰溢陰：《靈樞》《甲乙》作『名曰溢陰』。
⑨ 爲內關：《靈樞》《甲乙》作『溢陰爲內關』。
⑩ 內關不通：《甲乙》作『不通者』。
⑪ 太陰脉口：《素問》作『寸口。』
⑫ 以上者：《素問》《靈樞》《甲乙》均無『者』字。
⑬ 命曰：《素問》作『爲』；《甲乙》作『名曰』。
⑭ 關格者與之短期：《素問》作『關格之脉羸，不能極於天地之精氣，則死矣』。

格。皆與死期。脉口、人迎俱四倍已上，稱曰關格，死之將近，故與短期。此云人迎與太陰脉口，即知手大陰脉無人迎也。〇平按：『關』字，袁刻均誤作『開』。

人迎一盛，寫足少陽而補足厥陰，人迎一倍大於脉口，即知少陽一倍大於厥陰，故足少陽一倍大於厥陰①，寫足少陽②，補足厥陰，餘皆准此也。**二寫一補，**其補寫法，陽盛陰虛，二寫於陽，一補於陰。陰盛陽虛，一寫於陰，二補於陽。然則陽盛得二寫，陽虛得二補；陰盛得一寫，陰虛得一補。療陽得多，療陰得少者③何也？陰氣遲緩，故補寫在漸；陽氣疾急，故補寫在頓，倍於療陰④也。餘放此也⑤。〇平按：注『放此』，『放』字原作『故』，謹擬作『放』，袁刻作『倣』。**日一取之，**一取，一度補寫也。足大陽盛，足少陰虛；足少陰盛，足大陽虛。此二經者氣血最少，故二日一補寫也。足少陽盛，足厥陰虛；足厥陰盛，足少陽虛。此二經者血氣次多，故日一補寫也。足陽明盛，足太陰虛；足太陰盛，足陽明虛。此二經者血氣最富，故日二補寫，以爲例准。厥陰血氣最少，少陰次多，太陰最多。此中少陰二日一取，厥陰一日一取，大陰一日二取，或《經》錯耳。**必切而驗之，**必須切診人迎、脉口，以取驗也。**躁取之上，**人迎躁而上行，皆在手脉，故曰取上。取者，取於此經所發穴也。〇平按：『躁』，《靈樞》《甲乙》作『疏』，下同。**氣和乃止。**寫實補虛，令陰陽氣和乃止，亦爲例也。**人迎二盛，寫足大陽而補⑥足少陰，二寫一補，二日一取之，必切而驗之，躁取之上，氣和乃止。人迎三盛，寫足陽明而補足大陰，二寫一補，日二取之，必切而驗之，躁取之上⑦，氣和乃止。**

脉口一盛，寫足厥陰而補足少陽，二補一寫，日一取之，必切而驗之，躁取之上⑧，氣和乃止。脉口二盛，寫足少陰而補足大陽，二補一寫⑨，二日一取之，必切而驗之，躁取之上，

---

① 故足少陽一倍大於厥陰：底本與通隱堂本皆脱『故』下九字，據仁和寺本補。
② 寫足少陽：仁和寺本誤作『故足少陽』，據經文『寫足少陽而補足厥陰』，『故』爲『寫』誤。
③ 療陰得少者：底本無『者』字。據仁和寺本補入。
④ 倍於療陰：『陰』，底本與仁和寺本皆誤作『陽』。按，本句所論即『療陽』，焉可與『療陽』對舉？字誤無疑，故劉衡如先生曰：『陽，疑「陰」之誤。』今從此説。
⑤ 餘放此也：『放』，底本與仁和寺本皆作『故』，形近致誤。蕭氏改作『放』，可從。按，『放』與『仿（倣）』同，《廣雅·釋詁三》：『放，效也。』
⑥ 而補：《靈樞》無『而』字。
⑦ 躁取之上：『取之』，仁和寺本誤作『之取』。檢前後五處均作『躁取之上』，當從底本作『取之』。《靈樞》《甲乙》作『疏取之上』。
⑧ 躁取之上：《靈樞》作『疏而取上』；《甲乙》作『疏取之』，在下句『氣和乃止』之後。
⑨ 二補一寫：《甲乙》作『二寫一補』。

氣和乃止①。脉口三盛，寫足大陰而補足陽明，二補一寫，日二取之，必切而驗之，躁取之上②，氣和乃止。所以日二取之者，大陰主胃③，大富於穀氣④，故日二取⑤。釋此二經，多取所由也。○平按：『大陰主胃』，《靈樞》作『陽明主胃』。《甲乙》『穀』下無『氣』字。

人迎、脉口⑥俱盛三倍以上，命曰⑦陰陽俱溢，如是者不開，則血脉閉塞，氣無所行，流淫於中，五藏內傷。如此者，因而灸之，則變易而爲他疾⑧矣。人迎、脉口俱三倍已上，未至四倍，陰陽俱有溺溢，當爾之時，必須以鍼開寫通之；若不開者，氣無所行；淫溢反流，內傷五藏，不可灸也。○平按：『三倍以上』，《甲乙》作『四倍以上』，注：『《靈樞》作三倍。』注『當爾』，『爾』字袁刻作『診』。

凡刺之道，氣調而止⑨，補陰寫陽，夫寫陰爲易，補陰爲難；補陽爲易，寫陽爲難。刺法補陰寫陽，二氣和者，即可停止也⑩。○平按：注『寫陰』，『陰』字袁刻誤作『陽』。音氣並章，耳目聰明，反此者，血氣不行身中⑪。陰陽和者，言音清朗，吐納和暢，故曰並章。七竅開通，所以耳目聰明；反此爲逆，故血氣不行也。○平按：『音氣並章』，《靈樞》作『音氣益彰』，《甲乙》作『音聲益

---

① 躁取之上，氣和乃止：《靈樞》『躁』作『疏』；《甲乙》作『氣和乃止，疏取之』。

② 躁取之上：仁和寺本脱『之』字，據前後文例宜補『之』字。底本作『躁取之上』，是。《靈樞》作『疏而取之』；《甲乙》作『疏取之』，在下句『氣和乃止』之後。

③ 大陰主胃：《甲乙》同。趙府本、明刊本《靈樞》作『太陽主胃』；文成堂本《靈樞》作『陽明主胃』。守山閣本《靈樞》改作『太陰主胃』，注曰：『原刻太陰作太陽，依《甲乙經》改。馬注本作「陽明」，亦淺人以意改也。太陰屬脾，脾與胃相爲表裏，上文「人迎三盛，寫足陽明」，「脉口三盛，寫足太陰」，並日二取之，故言太陰主胃，以互發其義。若作陽明主胃，則「寫足太陰，日二取之」之義不著矣。』

④ 大富於穀氣：『大』，仁和寺本作『太』。底本改作『大』，是。《甲乙》作『大富於穀』，無『氣』字。

⑤ 故日二取：《靈樞》《甲乙》作『故可日二取之也』。

⑥ 人迎、脉口：《靈樞》『迎』下有『與』字。

⑦ 命曰：《甲乙》作『名曰』。

⑧ 而爲他疾：《靈樞》作『而爲他病』；《甲乙》作『爲他病』。

⑨ 氣調而止：『止』，仁和寺本誤作『上』，形近致訛也。檢楊注『二氣和者，即可住止也』，當作『止』字。《靈樞》、蕭注《太素》均作『氣調而止』；《甲乙》作『氣和乃止』。

⑩ 即可停止也：『停』，仁和寺本此字蝕殘，辨其剩筆，當作『住』字。

⑪ 血氣不行身中：《靈樞》《甲乙》無『身中』二字。

彰」。《靈樞》《甲乙》無『身中』二字。注『爲逆』，袁刻作『者逆』。所謂氣至而有効①者，鍼入膚內②，轉而待氣，氣至行補寫而得驗者，謂有効也。○平按：『効』，《甲乙》作『效』。寫則益虛③，虛者脉大如其故而不堅也，堅如其故者④，適雖言快⑤，病未去也。以其有實，所以須寫。寫者，益虛損實。其實損者，其脉大如故而脉中不堅，即爲損實也。若寫已，脉大如故，脉中仍堅者，去鍼適雖以損稱快，病未除也。○平按：『快』，《靈樞》作『故』。補則益實，實者脉大如其故而益堅也，大如其故⑥而不堅者，適雖言快，病未去也。以其有虛，所以須補。補者，補虛益實者也。其得實者，脉大如故而脉中堅，即爲得實。若補已脉大如故，脉不中堅⑦，去鍼適雖快，病未愈也。故補則實，寫則虛，痛雖不隨鍼，病必衰去⑧。故補則補虛令實，寫則寫實令虛。補寫未盡，其工去鍼，適雖言差，病未除也；若補寫窮理，其痛雖不隨鍼去，病必衰去也。○平按：『鍼』下，《甲乙》有『減』字。必先通十二經脉⑨之所生病，而後可得傳於終始矣⑩。十二經病⑪所由通之者，知諸邪氣得之初始⑫，亦知萬病所差之終，是以可得傳於終始，貽諸後代也。○平按：『經』下，《甲乙》無『脉』字；『傳』上無『得』字。故陰陽不相移，虛實不相傾，取之其經。是故，學者須知陰陽虛實不相傾移者，可取十二經脉行補寫也。○平按：『傾』，袁刻誤作『頎』，注同。

黃帝問於岐伯曰⑬：人病⑭胃管癰者，診當何如？

---

① 効：《玉篇·力部》：「効，俗效字。」
② 鍼入膚內：『內』，底本誤作『肉』，據仁和寺本改正。
③ 益虛：《甲乙》作『脉虛』。
④ 堅如其故者：《甲乙》作『大如故而益堅者』。
⑤ 適雖言快：『快』，《靈樞》《甲乙》均作『故』。
⑥ 大如其故：《甲乙》作『大如故』。
⑦ 脉不中堅：仁和寺本作『脉中不堅』。據上文『而脉中堅』，底本義勝。
⑧ 衰去：《甲乙》作『衰去矣』。
⑨ 十二經脉：《甲乙》無『脉』字。
⑩ 可得傳于終始矣：《甲乙》作『可傳於終始』。
⑪ 十二經病：『經』，仁和寺本作『生』。據經文『必先通十二經脉之所生病』，當從底本作『經』。
⑫ 知諸邪氣得之初始：『諸』，仁和寺本誤作『請』。底本作『諸』，是。
⑬ 黃帝問於岐伯曰：《素問》作『黃帝問曰』。
⑭ 人病：《甲乙》作『有病』。

岐伯曰①：診此者當得胃脉②，其脉當沈細，沈細者③氣逆，氣逆者④人迎甚盛，盛則熱⑤。人迎者胃脉也，逆而盛，則熱聚於胃口而不行，故胃管爲癰⑥。

黄帝曰：善⑦。胃管癰者，胃口有熱，胃管生癰也。得胃脉者，寸口脉也。寸口者，脉之大會手大陰之動也，故五藏六府十二經脉之所終始也。平人手之寸口之中，胃脉合浮與大也。今於寸口之中，診得沈細之脉，即知胃有傷寒逆氣，故寸口之脉沈細，上之人迎洪盛者也，盛則胃管熱也。上人迎者，在喉兩邊，是足陽明胃脉者也。胃氣逆者，則手之寸口沈細，喉邊人迎盛大，故知熱聚胃口不行爲癰。紆恭反，腫也。○平按：『胃管』，《素問》《甲乙》作『胃脘』。『沈細』《甲乙》作『沈濇』，《素問》新校正云：『《太素》作沈細。』

安臥，小便黄赤，脉小而濇者，不嗜食。安臥，小便黄赤，脉小濇，脾病，故不嗜食也。○平按：『濇』，《靈樞》作『澀』。人病，其寸口之脉與人迎之脉，大小及其浮沈等者，病難已也。寸口，即脉口也。人病，寸口之脉秋浮冬沈，人迎之脉春小夏大，縱病易已。四時大小浮沈皆同，即四時脉亂，故難已也。○平按：《靈樞》『大小』作『小大等』三字。

黄帝内經太素卷第十四　診候之一

仁安二年六月二十日以同本書寫之

移點校合了　丹波賴基

本云

久壽二年十月四日以家本移點比校了　憲基

---

①岐伯曰：《素問》作『岐伯對曰』。
②當得胃脉：『得』，《素問》《甲乙》作『候』。
③其脉當沈細，沈細者：《甲乙》作『其脉當沉濇沉濇者』，上『濇』字下注：『《素問》作細。』
④氣逆者：底本作『逆者』，無『氣』字，據仁和寺本補。《素問》作『逆者』；《甲乙》『者』下有『則』字。
⑤盛則熱：《素問》《甲乙》作『甚盛則熱』。
⑥故胃管爲癰：《素問》作『故胃脘爲癰也』；《甲乙》作『故胃脘爲癰』。
⑦黄帝曰：善：《素問》作『帝曰善』。

黃帝內經太素卷第十五　診候之二

通直郎守太子文學臣楊上善奉　敕撰注

黃陂蕭延平北承甫校正

色脉診　色脉尺診　尺診

尺寸診　五藏脉診

色脉診

平按：此篇自篇首至『失神者亡。黃帝曰：善』，見《素問・卷四・第十三移精變氣論篇》。自『黃帝曰：余聞揆度奇恒』至『診要畢矣』，見《素問・卷四・第十五玉版論要篇》。自『診病之始』至末，見《素問・卷三・第十五藏生成篇》，又見《甲乙經・卷六・第九五味所宜五藏生病①大論》，又見《甲乙經・卷四・第一（下篇）》。

黃帝問於岐伯曰：余欲臨病人，觀死生，決嫌疑，欲知其要，如日月之光②，可得聞乎？聞決死生之要也。〇平按：《素問》無『黃帝問於岐伯曰』七字③。注『決』字，袁刻誤作『次』。

岐伯曰：色脉者，上帝之所貴也，先師之所傳也。上古之時，使貸季理色脉而通神明，

① 生病：底本誤作『生成』，據《甲乙經》改正。
② 日月之光：《素問》無『之』字。
③ 七字：底本誤作『六字』，據實際字數改正。

合之金木水火土、四時、陰陽①、八風、六合②，不離其常，變化相移，以觀其妙，以知其要。上帝，上古帝王者也。貸季，上古真人者也③。上帝使貸季調理人之色脉，令通神明，外合五行、四時、陰陽、八風、六合等物變化常道，深觀常道物理之妙，能知深妙色脉之用也。〇平按：《素問》『上古』下，無『之時』二字；『貸』上有『僦』字。『六合』，『六』字原缺，謹依《素問》補入。欲知其要，則色脉是矣。安生④未病之要，無加色脉，故爲要也。〇平按：注『加』字，袁刻作『如』。色以應日，脉以應月，帝求其要，則其要已。形色外見爲陽，故應日也。脉血内見爲陰，故應月也。日應三百六十日也，月應十二月也，故知色脉以爲要也。〇平按：《素問》『帝求』作『常求』；『要已』作『要也』。夫色脉之變化，以應四時之勝，此上帝之所貴，以合於神明也，所以遠死而近生也⑤，四時和氣爲勝，上代帝王，貴爲帝道，用合神明，以寶於生，所以遠死，長生久視也。〇平按：《素問》『色』下無『脉』字；『之勝』作『之脉』。上道以長，命曰聖王。上帝理色脉，通神明，合於常道，長生久視者，稱曰聖王也。〇平按：『上道』，《素問》作『生道』。中古之治病，病至而治之湯液，十日以去八風五痺之病。未病之病至已，方服湯液，以其病微，故十日病除也。〇平按：《素問》『病』字不重。十日不已，治以草荄，草荄之枝，本末爲眇，標本已得，邪氣乃服。荄，古來反，草根莖也。眇，亡紹反。藥草根莖，療病之要也。服湯液十日不已，可服藥草根莖枝葉，丸散醪醴，又得病本藥末，故邪氣皆伏也。〇平按：《素問》上『荄』字作『蘇』；『爲眇』作『爲助』。暮代⑥之治病也則不然，治不本四時，不知日月，不審逆順，病形已成，乃欲微鍼治其外，湯液治其內，前云上古、中古，黄帝之時即以爲暮代。下黄帝曰上古、中古、當今之時，即其信也。療病者，療已病之病也。暮代療病，與古不同，凡有五别：一則工⑦不知根尋四時之療，二則不知色脉法於日月之異，三則不審病之逆順，四則不知病成未成，五則不知所行療方。故欲以微鍼湯液，去其已成之病也。〇平按：《素問》『暮代』作『暮世』；『逆順』作『逆從』。粗工凶凶，以爲可攻，舊病未已，新病復起⑧。凶，許容反，惡勇

---

①陰陽：《素問》無此二字。

②六合：仁和寺本『六』字殘不可辨，據楊注『外合五行四时陰陽八風六合』，當作『六合』二字。《素問》亦作『六合』。

③真人者也：底本作『真者也』三字。按，仁和寺本此處爲四字，『真』下一字殘甚，難以辨識。檢本篇下文曰：『去故就新，乃得真人。』所闕之字當作『人』，今補入。

④安生：森立之《素問考注》云：『生恐知訛。』

⑤近生也：《素問》無『也』字。

⑥暮代：《素問》作『暮世』。按，《太素》改『世』爲『代』，乃避唐太宗名諱。

⑦一則工：底本無『工』字，據仁和寺本補。

⑧粗工凶凶，以爲可攻，舊病未已，新病復起：仁和寺本作『粗工凶，以爲可，病復起，未已新』十二字，疑有脱誤。《素問》與底本同，惟『舊』字作『故』。

也①。以微鍼小液，攻已成之病，更加他病，不工而勇於事，故曰凶也。〇平按：『凶』下原缺一字，應據《素問》仍作『凶』，袁刻不重。『舊病』，《素問》作『故病』。

黃帝曰②：願聞要道。

岐伯曰：治之要極，無失脉色③，用之不惑，治之大則。逆順倒行，標本不得，亡神失國。去故就新，乃得真人。言失知色脉，不知損益也。〇平按：『逆順倒行』，《素問》作『逆從到行』。

黃帝曰：余聞其要於夫子④，夫子言不離脉色，脉色此余之所知也。〇平按：『脉色』二字，《素問》作『色脉』，不重。

岐伯曰：治之極於一。

黃帝曰：何謂一？

岐伯曰：一者因得之。

黃帝曰：奈何？

岐伯曰：閉户塞牖，繫之病者，數問其情，以順其意，得神者昌，失神者亡。

黃帝曰：善。一，得神也。得神，謂問病得其意也。得其意者，加之鍼藥，去死得生，故曰昌也。〇平按：《素問》『順』作『從』。

黃帝曰⑤：余聞揆度、奇恒，所指不同，用之奈何？

岐伯曰：揆度者，度病之淺深也。奇恒者，言奇恒病。切求其病，得其處，知其淺深，故曰揆度也。奇者，有病不得以四時死，故曰奇也。恒者，有病以四時

---

① 凶，許容反，惡勇也：仁和寺本『凶』作『切』。按，『切』指《切韻》。又，仁和寺本此七字爲抄書者所加旁注，非楊上善注文，應刪除。
② 黃帝曰：《素問》作『帝曰』。以下『黃帝曰』同。
③ 脉色：《素問》作『色脉』。
④ 於夫子：《素問》此下有『矣』字。
⑤ 黃帝曰：《素問》作『黃帝問曰』。

死，不失其常，故曰恒也。○平按：『言奇恒病』，《素問》作『言奇病也』。**請言道之至數，五色脉變，揆度奇恒，道在於一，神轉不迴，迴則不轉，乃失其機。**數，理也。請言道其至理。其至理者，五色五脉之變，揆度奇恒之機，道在其一，謂之神轉。神轉者，神清鑒動之謂也。若鑒而不動，則不通物變，故失機。○平按：『請』，《素問》新校正云：『全元起本作謂。』『迴』，《素問》作『回』。**至數之要，迫近以微，著之玉版①，命曰合生機。**神動物之理者，近於萬物機微之妙，故書玉版，命曰合於養生之機也。○平按：『生機』，《素問》作『玉機』。注『養生』，『養』字袁刻誤作『義』。

客色見上下左右，各在②其要。人之五時正王色上，相乘色見，名曰客色。客色見面上下左右，各當正色所乘要處者，有病也。○平按：『客色』，《素問》作『容色』，新校正云：『全元起本容作客。』**其色見淺者，湯液主治，十日已；其見深者，必齊主治，二十一日已；其見大深者，醪酒主治，百日已；其色夭面兑，不爲治。**五色各有二種：一者生色，赤如雞冠；二者死色，赤如衃③血。其赤色輕淺，不如雞冠，此有病也，其病最輕，故以湯液，十日得已。赤色復深，不如雞冠，其病次輕，故以湯液，二十一日方已。赤色大深，不如雞冠，其病將重，故以藥醪，百日方差。赤色如衃血，其病必死，面兑亦死④，皆不可療⑤也。兑，尖小，謂面瘦無肉也。○平按：『色夭』上，《素問》無『其』字；『治』上無『爲』字。『兑』，《素問》作『脱』。『夭』，袁刻作『赤』。**百日盡已，然脉短氣絶死，病温最甚死。**色大深者，療經百日，然脉短氣來絶者，亦死。病温脉短氣絶，亦死也。○平按：《素問》『已』下無『然』字；『最』作『虚』。

色見上下左右，各在其要，上爲逆，下爲順。女子右爲逆，左爲順；男子左爲逆，右爲順。易，要，色見生病之處，謂是色部上下左右也。上者部上，下者部下，左者部左，右者部右。凡相剋之色見者，見部上爲逆，部下爲順。見女子部右當要，故爲逆也；見女子部左非其要⑥，故爲順也。見男子部左要處，故爲逆也；見男子部右非其要處，故爲順也。○平按：『順』，《素問》作『從』。

---

① 玉版：仁和寺本作『板』。楊注『版』字同。
② 在：《爾雅·釋詁下》：『在，察也。』
③ 衃：音呸，《説文·血部》：『衃，凝血也。』
④ 亦死：底本作『赤色』，日本摹寫本作『赤死』，均未安。今從仁和寺本。
⑤ 皆不可療：『療』，底本誤作『瘳』。據仁和寺本改。
⑥ 見女子部左非其要：仁和寺本『見』字誤重；『其要』誤作『要其』。據下文『見男子部右非其要處』，當作『見女子部左非其要處』。底本作『見女子部左非其要』，疑脱『處』字。

重陽死，重陰死。陰陽反他①，治在權衡相奪，奇恒事也；陰陽反他，揆度事也。陰盛反陽爲病，陽盛反陰爲病，還用陰陽權衡虛實，補寫相奪，此爲奇恒事也。直知陰陽反他，此爲揆度事也。○平按：《素問》『揆度』上，無『陰陽反他』四字。

摶脉②痺辟，寒熱之交。脉動之時，二脉相摶附而動，不能相去者，此爲痺辟之病，是寒熱之氣相交摶③。○平按：『辟』《素問》作『躄』。脉孤爲消，陰陽之脉各獨見爲孤，如足少陽脉氣獨見，無厥陰者，病爲消癉也。○平按：注『消癉』，袁刻作『消痺』。虛爲洩，爲奪血。病洩利奪血者，其脉虛也。○平按：『虛爲洩』，《素問》作『氣虛泄』。孤爲逆，虛爲順。陰陽各獨見，其時盛者爲逆；獨見虛者，氣易和，故爲順也。

行奇恒之法，以大陰爲始，行所不勝曰逆，逆則死；行所勝曰順，順則活。太陰，肺手太陰脉，主氣者也。欲行補寫權衡相奪之法，以太陰五行之氣以爲始也。行五行氣於不勝，被他乘剋，故爲逆，死也；行於所勝，能剋於他，故爲順也。假令爲肝病④，以金療之，即行所不勝也；以土療之，即行所勝也⑤。○平按：《素問》『太陰』下無『爲』字；『順』作『從』。八風四時之勝，終而復始，八風剋勝，四時代勝，平爲終始也。逆行一過，不復數，診要畢矣。八風四時，順行所勝也。若逆行一勝，爲一過也。再過爲死，故不數也。假令肝病，肺氣來乘爲一過，再過即死也，故不至於數也。此爲診要理極，故爲畢也。○平按：《素問》『數』上有『可』字。注『肺氣』，袁刻作『肺脉』。

診病之始，五決爲紀，欲得其始，先建其母。所謂五決者，五脉也。診五藏之脉，以知其病，故爲其母。母，本也。○平按：《素問》『得』作『知』。是以⑥頭痛癲疾，下虛上實，過在少陰、巨陽，甚則入腎。腎脉足少陰爲裏，藏也；膀胱脉足太陽⑦爲表，府也。少陰在舌本以下，故爲

① 陰陽反他：《素問》新校正云：『按，《陰陽應象大論》云「陰陽反作」。』
② 摶脉：『摶』，底本作『搏』，據仁和寺本改。楊注二『摶』字同。按，『摶』，聚也。楊上善曰：『二脉相摶附而動，不能相去。』亦訓爲『聚』。
③ 相交摶：底本作『相交搏也』。據仁和寺本改『搏』爲『摶』，刪『也』字。
④ 假令爲肝病：底本無『爲』字。據仁和寺本補。
⑤ 即行所勝也：『也』，仁和寺本誤作『之』。據上文『即行所不勝也』，當作『也』字。
⑥ 是以：《甲乙》作『又曰』。
⑦ 膀胱脉足太陽：仁和寺本『陽』下有『脉』字，據上文『腎脉足少陰爲裏』，此『脉』字抄衍。

下也[①]；太陽在頭，故爲上也。少陰虛，太陽實，故爲頭痛癲疾也。此之二脉盛則入藏也。〇平按：『少陰上，』《素問》《甲乙》有『足』字。『巨陽』，《甲乙》作『太陽』。注『少陰虛』，『陰』字袁刻作『陽』。**徇**[②]**蒙招尤，目瞚**[③]**耳聾，下實上虛，過在少陽、厥陰，甚則入肝。**徇蒙，謂眩冒也。招尤，謂目招搖，頭動戰尤也。尤，音宥。過者，少陽脉虛，厥陰脉實也。〇平按：『瞚』未詳，《素問》作『冥』，《甲乙》作『瞑』，恐係『瞑』字傳寫之訛。『少陽』上，《素問》《甲乙》有『足』字。又《素問》新校正云：『王注徇蒙，言目暴疾而不明，義未甚顯。徇蒙者，謂目瞚瞤動疾數而矇暗也。』**腹滿**[④]**䐜脹，支鬲胠**[⑤]**，下厥上冒，過在足太陰、陽明。**脾藏、胃府二經病也。〇平按：『支鬲胠』，《甲乙》作『支滿胠脇』，《素問》作『支鬲胠脇』。『瞚』，袁刻作『瞋』。**欬嗽上氣**[⑥]**，厥在胸中，過在手陽明、太陰。**肺藏、大腸府二經病。〇平按：『厥』，《甲乙》作『病』，注云：『《素問》作厥。』**心煩頭痛，病在鬲中，過在手巨陽、少陰。**手太陽上頭，故頭痛也。心藏、小腸府二經病也。後之三脉皆有入藏，略而不言也。〇平按：此一段《甲乙》作『胸中痛、支滿、腰脊相引而痛，過在手少陰、太陽。』注引《素問》與本書同。

夫脉之小大[⑦]**滑濇浮沈，可以指別也**[⑧]**；**寸口六脉之形，指下得之，故曰指別。**五藏之象，可以類推；**皮、肉、筋、脉、骨等，五藏外形，故爲象也。五脉爲五象之類，推脉可以知也。〇平按：注『五象』，袁刻作『五藏』。**上醫相音，可以意識；五色微診，可以目察；能合脉色，可以萬全。**耳聽五音，目察五色，以合於脉，用此三種候人病者，所爲皆當，故得萬全也。〇平按：『上醫』，《素問》作『五藏』。

赤脉之至也，喘而堅，診之有積氣在中，時害於食，名曰心痺，心脉手少陰屬火色赤，故曰赤脉。赤脉，夏脉。夏脉如鈎，其氣來盛去

---

① 少陰在舌本以下，故爲下也：底本及仁和寺本均無『故爲下也』四字。劉衡如先生曰：『此後疑脱「故爲下也」四字。』據下文『太陽在頭，故爲上也』，當有『故爲下也』四字，今補入。

② 徇：仁和寺本作『侚』。按，『侚』與『徇』同，音迅，疾速貌。《說文·人部》：『侚，疾也。』王筠句讀：『《書·泰誓》：「王乃徇師而誓。」傳曰：「徇，循也。」《史記·五帝本紀》：「黃帝幼而徇齊。」裴駰曰：「徇，疾；齊，速也。」按，竝當作「侚」。』

③ 瞚：『瞑』之俗訛字。

④ 腹滿：《甲乙》此上有『又曰』二字。

⑤ 支鬲胠：『鬲』，仁和寺本誤作『高』。底本作『支鬲胠』，是。

⑥ 欬嗽上氣：《甲乙》『欬』上有『又曰』二字。

⑦ 脉之小大：『小』，仁和寺本作『少』。底本作『小』，是。

⑧ 可以指別也：《素問》無『也』字。

衰，以爲平好。今動如人喘又堅，故有積氣在胸中，滿悶妨食，名曰心痺。積者陰氣，聚者陽氣；積者五藏所生，聚者六府所成；積者其始有常處，聚者發無根本，無所留止也。〇平按：『診之』，《素問》《甲乙》作『診曰』。**得之外疾，思慮而心虛，故邪從之。**得之急疾，思慮外事，勞傷心虛①，邪氣因襲，不從內傳，以爲痺也。〇平按：注『心虛』，『心』字原缺，謹依經文作『心』。

白脉之至也，喘而浮，上虛下實，驚，有積氣在胸中，喘而虛，名曰肺痺，寒熱，肺脉手太陰屬金也，色白，故曰白脉。白脉，秋脉。秋脉如浮，其氣來輕虛以浮，來急去散，以爲平好。今雖得浮，然動如人喘，即知肺氣并心，心實故驚，肺虛故有積氣在於胸中，出氣多噓，名曰肺痺。亦以肺虛，故病寒熱也。〇平按：『驚有』，『有』字《甲乙》作『爲』。**得之醉而使內②。**以因酒醉力意入房，喘呼傷肺之所致也。

黃脉之至也，大而虛，有積氣在腹中，有厥氣，名曰厥疝，女子同法，脾脉足太陰屬土色黃，故曰黃脉。黃脉好者，代而不見；惡者，見時脉大而虛，即知積氣在於腹中，腹中厥氣，名曰厥疝，男女同病。〇平按：『黃脉』一段，《素問》在『青脉』一段下。注『同病』，袁刻『同』誤作『內』。**得之疾使四支汗出當風；**脾主四支，急役用力③，四支汗出，受風所致。

青脉之至也，長而左右彈，有積氣在心下支胠，名曰肝痺，肝脉足厥陰屬木色青，故曰青脉。青脉，春脉。春脉如弦，氣來濡弱，輭④虛而滑，端直以長，以爲平好。今青脉至，長而左右彈，即知有積氣在心下，支胠而妨，名曰肝痺。〇平按：《甲乙》『左』上有『弦』字。注『妨』下，袁刻有『食』字。**得之寒溼，與疝同法，腰痛足清⑤頭痛；**得之因於寒溼，足冷而上，以成其病，與疝病同。足厥陰脉從足循少腹上頭，故腰足頭痛。〇平按：《甲乙》注云：『一本云：頭脉緊。』

黑脉之至也，上堅而大，有積氣在腹中與陰，名曰腎痺，腎脉足少陰屬水色黑，故曰黑脉。黑脉，冬脉。冬脉如營，其氣來沈而摶⑥，以爲平好。今黑脉

---

① 心虛：仁和寺本『心』字殘甚，幾不可辨。據經文『思慮而心虛』，當作『心』字，與殘筆合。
② 醉而使內：《素問》《甲乙》『內』下有『也』字。
③ 急役用力：『役』，底本作『促』，據仁和寺本改。按，『役』與『役』同。《說文·殳部》：『役，戍邊也。役，古文「役」從人。』
④ 輭：仁和寺本作『軟』。按，『輭』與『軟』同。
⑤ 清：通『清』，寒冷也。《集韻·勁韻》：『清，寒也。或作清。』
⑥ 摶：底本誤作『搏』，據仁和寺本改正。

至，上堅而大，即知有積氣在腹中及陰中，名曰腎痺。○平按：『腹中』，《素問》作『小腹』，《甲乙》作『少腹』。**得之沐浴清水而臥。**得之因以冷水沐髮及洗浴而臥也。

凡相五色之奇脉①，面黃目青，面黃目赤②，面黃目白，面黃目黑者，皆不死。相前五色異脉，先相於面五色者也③，面得黃色，目之四色見於面者，以土爲本，故皆生④。○平按：注『以土爲本』，袁刻『土』作『上』。**面青目赤⑤，**肝病心乘，名曰實邪。**面赤目白，**心病肺乘，名曰微邪。**面青目黑，**肝病腎乘，名曰虛邪。**面黑目白，**腎病肺乘，亦曰虛邪⑥。**面赤目青者，**心病肝乘，名曰虛邪。○平按：《素問》無『者』字。**皆死⑦。**此之五色，皆爲他剋，不得其時，不療皆死。但色難知，且依一義如此也。○平按：《素問》『死』字下有『也』字。

色脉尺診

平按：此篇自篇首至末，見《靈樞·卷一·第四邪氣藏府病形篇》，又見《甲乙經·卷四·第二（上篇）》。

黃帝曰：邪之中人，其病形何如？

岐伯答曰：虛邪之中身也，洫泝⑧動形⑨。正邪之中人也微，先見於色，不知于身，若有

---

① 五色之奇脉：《甲乙》無『之奇脉』三字。

② 面黃目赤：仁和寺本『赤』下衍『白』字。檢楊注謂『目之四色』，亦佐證此句不當作『赤白』二色。《素問》《甲乙》均作『面黃目赤』。

③ 五色者也：仁和寺本『也』字蝕殘，僅餘末筆殘形，據文義當作『也』字。底本、日本摹寫本均誤作『見』，今據仁和寺本改作『也』。

④ 故皆生：仁和寺本『生』下有『之』，疑爲『也』字之誤。底本刪『之』字，亦通。

⑤ 面青目赤：《甲乙》『赤』字下注曰：『一作青。』

⑥ 亦曰虛邪：仁和寺本作『邪』下衍『之也』二字。

⑦ 皆死：《素問》《甲乙》作『皆死也』。

⑧ 洫泝：『泝』，仁和寺本誤作『沂』，據楊注『如水逆流於洫』，當作『泝』字。按，『泝』，音素，逆水而上，後作『溯』。底本作『洫泝』。《靈樞》《甲乙》均作『洒淅』。

⑨ 動形：《甲乙》作『動其形』。

若無，若亡若存①，有形無形，莫知其情。黃帝曰：善②。虛邪，謂八虛邪風也。正邪，謂四時風也。四時之風，生養萬物，故爲正也。八虛之風，從虛鄉來，傷損於物，故曰虛風。虛正二風③，性非穀氣，因腠理開輒入，故曰邪風。虛邪中人，入腠理，如水逆流於洫，毛立動形，故爲人病。正邪中人，微而難識，先見不覺於身，故輕而易去也。〇平按：《甲乙》無『黃帝曰』至『岐伯答曰』十六字。『洫泝』，《靈樞》《甲乙》作『洒淅』。《甲乙》無『若有若無』四字。

黃帝問岐伯曰：余聞之，見其色，知其病，命曰明；按其脉，知其病，命曰神；問其病而④知其處，命曰工。余願聞之⑤，見而知之，按而得之，問而極之，爲之奈何？察色之明，按脉之神，審問之工，爲診之要，故並請之。〇平按：《甲乙》無此一段及下『岐伯答曰』四字。『問其病』，『問』字原鈔作『間』，謹依《靈樞》及本注作『問』。

岐伯答曰：夫色脉與尺之相應也⑥，如桴鼓影響之相應也，不得相失也，桴，伏留反，擊鼓⑦槌也。答中色、脉及尺，以爲三種，不言問也。色，謂面色。脉，謂寸口。尺，謂尺中也。五藏六府善惡之氣，見於色部、寸口、尺中，三候相應，如槌鼓、形影、聲響，不相失也。如肝色面青，寸口脉弦，尺膚有異，內外不相失也⑧。〇平按：『尺之』下，《甲乙》有『皮膚』二字。此亦本末根葉之出候也，故根死則葉枯矣。此則尺地以爲根莖，色脉以爲枝葉，故根死枝葉枯變。〇平按：《甲乙》『根』上無『故』字。注『莖』，袁刻作『基』。色脉形肉不得相失也，形肉，即是尺之皮膚。色、脉、尺膚三種不相失也。故知一則爲工，知二則爲神，知三則神且明矣。故但知問極一者，唯可爲工；知問及脉二者，爲神；知問及脉，并能察色，稱曰神明也。〇平按：注『可』原作『有』，旁改作『可』，袁刻『可有』二字并列，非是。

---

① 若亡若存：《甲乙》作『若存若亡』。
② 黃帝曰：善：《靈樞》作『黃帝曰：善哉』；《甲乙》無此四字。
③ 虛正二風：仁和寺本『風』上一字蝕盡，不可辨識。底本作『二』，可參。
④ 問其病而：《靈樞》無『而』字。蕭氏按曰：『「問」字原鈔作「間」。』所謂『原鈔』指蕭氏所據鈔本。
⑤ 余願聞之：疑『之』字衍。《靈樞》無『之』字。
⑥ 尺之相應也：《甲乙》『之』下有『皮膚』二字，『應』下無『也』字。又，此下二『也』字，《甲乙》亦無。
⑦ 擊鼓：『擊』，仁和寺本誤作『繫』，形近致訛。底本作『擊鼓』，是。
⑧ 內外不相失也：『也』，仁和寺本誤作『之』。底本改作『也』，是。

黃帝問曰①：願卒聞之。

岐伯答曰：〇平按：《甲乙》無『色脉形肉』至『岐伯答曰』三十九字。色青者其脉弦②，青爲肝色，弦爲肝脉，故青、弦爲肝表也。問色、脉、尺三種之異，今但答色、脉，不言尺者，以尺變同脉故也。色赤者其脉鈎③，赤爲心色，鈎爲心脉，赤、鈎爲心表也。色黃者其脉代④，黃爲脾色，代爲脾脉，黃、代爲脾表也。色白者⑤其脉毛，白爲肺色，毛爲肺脉，白、毛爲肺表也。色黑者⑥其脉石。黑爲腎色，石爲腎脉，黑、石爲腎表也。石，一曰『堅』，堅亦石也。見其色而不得其脉，反得其⑦相勝之脉，則死矣；假令肝病得見青色，其脉當弦，反得毛脉，是肺來乘肝，被剋故死。餘藏准此也。得其相生之脉⑧，則病已矣。假令肝病見青色，雖不見弦而得石脉，石爲腎脉，是水生木，是得相生之脉，故病已也。

黃帝問岐伯曰⑨：五藏之所生，變化之病形何如？

岐伯答曰：必先⑩定其五色五脉之應，其病乃可別也。欲知五藏所生變化之病，先定面之五色、寸口五脉，即病可知矣。

黃帝問曰⑪：色脉已定，別之奈何？

岐伯答曰⑫：調其脉之緩急、小大、滑濇，而病變定矣。雖得本藏之脉，而一脉便有六變，觀其六變，則病形可知矣。〇平按：『小大』，《甲乙》作『大

---

① 黃帝問曰：《靈樞》無『問』字。
② 色青者其脉弦：《靈樞》作『色青者其脉絃也』；《甲乙》作『故色青者其脉弦』。
③ 色赤者其脉鈎：『鈎』，仁和寺本作『勾』。楊注『勾』字同此。《靈樞》作『赤者其脉鈎也』；《甲乙》作『色赤者其脉鈎』。按，『勾』『鈎』『鉤』三字音義皆同。
④ 色黃者其脉代：《靈樞》作『黃者其脉代也』。
⑤ 色白者：《靈樞》無『色』字。
⑥ 色黑者：《靈樞》無『色』字。
⑦ 反得其：《甲乙》無『其』字。
⑧ 相生之脉：《甲乙》作『相勝之脉』。
⑨ 黃帝問岐伯曰：《靈樞》『問』下有『於』字。
⑩ 必先：《靈樞》《甲乙》無『必』字；
⑪ 黃帝問曰：《靈樞》作『黃帝曰』，下同。
⑫ 岐伯答曰：《靈樞》無『答』字。

小』；『病變』作『病形』。注『矣』字，袁刻脫。

黃帝問曰：調之奈何？

岐伯答曰：脉急者，尺之皮膚亦急；脉急者，寸口脉急也。尺之皮膚者，從尺澤至關，此爲尺分也；尺分之中，關後一寸動脉，以爲診候尺脉之部也；一寸以後至尺澤，稱曰尺之皮膚。尺皮膚下，手太陰脉氣從藏來至指端，從指端還入於藏，故尺下皮膚與尺寸脉六變同也。皮膚者，以手捫循尺皮膚，急與寸口脉同。脉緩者，尺之皮膚亦緩；寸口脉緩，以手捫循尺皮膚緩也①。脉小者，尺之皮膚亦減而少氣；寸口脉小，尺之皮膚減而少氣也。脉大者，尺之皮膚亦賁而起；寸口脉大，尺之皮膚賁起能大。一曰『亦大』，疑是人改從大。○平按：『亦賁而起』，《甲乙》作『亦大』。脉滑者，尺之皮膚亦滑；按寸口脉滑，即尺皮膚亦滑。○平按：『脉滑』上，《甲乙》有『脉沈者，尺之皮膚亦沈』九字。脉濇者，尺之皮膚亦濇。寸口脉來蹇濇，尺之皮膚亦濇不滑也。凡此六變者，有微有甚，故善調尺者，不待於寸口，寸口與尺各有六變，而六變各有微甚，可審取之。前調寸口脉六變，又調於尺中六變，方可知病。若能審調尺之皮膚六變，即得知病，不假診於寸口也。○平按：《靈樞》《甲乙》『變』上無『六』字；『寸』下無『口』字。善調脉者，不待於色。善調寸口之脉知病，亦不假察色而知也。能參合而行之者，可以爲上工，上工十全②九；行二者爲中工，中工十全七；行一者爲下工，下工十全六。察色、診脉、調尺，三法合行，得病之妙，故十全九，名曰上工。但知尺、寸二者，十中全七，故爲中工。但明尺一法，十中全六，以爲下工也。○平按：《甲乙》『上工』『中工』『下工』不重；『全』下均有『其』字。

尺診

平按：此篇自篇首至末，見《靈樞·卷十一·第七十四論疾診尺篇》，又見《甲乙經·卷四·第二（上篇）》，惟編次小異。

黃帝問於岐伯曰：余欲無視色持脉，獨調其尺，以言其病，從外知內，爲之奈何？無視面之五色，無

① 尺皮膚緩也：『也』，仁和寺本誤作『之』。底本作『也』，是。
② 十全：《甲乙》『全』下有『其』字。以下二『十全』同。

持寸口之脉，唯診尺脉及尺皮膚，望欲①從外知內病生所由。

岐伯答曰：審其尺之緩、急、小、大、滑、濇，肉之堅脆，而病形定矣。尺之緩急等，謂尺脉及尺皮膚緩、急、小、大、滑、濇六種別也。肉堅脆者，謂尺分中肉之堅脆也。知此八者，即內病可知也。○平按：注『即內病』，『即』字袁刻誤作『知』。**視人之目果上微癰，如新臥起狀，其頸脉動時欬，按其手足上，窅②而不起者，風水膚脹也。**目果，眼瞼也。癰，微腫起也。頸脉，足陽明人迎也③。動，不以手按之，見其動也。窅，烏蓼反④，深也。不起者，手足腫，脉按之久而不起，如按泥也。此爲風水膚脹者。○平按：『目果』，《靈樞》作『目窠』。《甲乙》無自『黃帝問』至『膚脹也』一段。**尺溼以淖澤者，風也。**尺分之中有潤，故溼也。淖澤，光澤也。此風之候也。○平按：『尺』下，《靈樞》《甲乙》有『膚』字。『溼』，《靈樞》作『滑』，《甲乙》作『温』，注云：『一作滑。』『以』，《靈樞》作『其』。**尺肉弱者，解㑊安臥。**解㑊，懈惰也⑤。尺肉耎弱者，身體懈惰⑥而欲安臥。○平按：『㑊』下《甲乙》有『也』字。**脱肉者，寒熱不治。**骨寒熱病，羸瘦脱肉，不可療也。○平按：《甲乙》『熱』下有『也』字，無『不治』二字，注云：『一本下作「不治」。』**尺膚滑澤脂者，風也。**尺之膚滑而潤澤有脂者，內有風也。○平按：《靈樞》『滑』下有『而』字。《甲乙》無『滑』『脂』二字；『風』下有『痺』字。**尺膚濇者，風痺⑦。**尺膚濇者內寒，故有風痺也⑧。○平按：《甲乙》無此句。**尺膚麤如枯魚之鱗者⑨，水泆飲也。**泆飲，謂是甚渴暴飲，水泆腸胃之外，皮膚之中，名曰泆飲。尺分之膚，麤如魚鱗者，以爲候也。**尺膚熱甚，脉盛躁者，病溼也；**尺分皮膚甚熱，其一寸之內，尺脉盛躁，溼病候也。○平按：『溼』，《靈樞》《甲乙》作『温』，依下篇《尺寸診》云『尺熱曰病温』，應作『温』，袁刻亦作『温』。**其脉盛而滑者，汗且出也。**一寸之內，尺脉盛而滑者，汗將出。○平按：《靈樞》『汗』作『病』。**尺膚**

---

① 望欲：底本作『帝欲』，據仁和寺本改。
② 窅：音舀，本指目睛深陷，在此指陷下。《説文·目部》：『窅，深目也。』
③ 足陽明人迎也：仁和寺本『陽』下脱『明』字。
④ 烏蓼反：底本作『焉蓼反』，『焉』字誤，據仁和寺本改正。
⑤ 懈惰也：『惰』，仁和寺本作『隨』，檢下文『身體懈墮』，當爲『墮』之筆誤。按，『墮』與『惰』通。底本作『懈惰也』，是。
⑥ 身體懈惰：『惰』，仁和寺本作『墮』，二字通。
⑦ 風痺：《靈樞》『痺』下有『也』字。
⑧ 故有風痺也：『也』，仁和寺本誤作『之』。底本改作『也』，是。
⑨ 枯魚之鱗者：《甲乙》無『之』字。

寒甚，脉小者，洩，少氣也①。尺膚冷，尺脉小者，其病洩利，又少氣也。〇平按：『甚』，《靈樞》作『其』。《甲乙》『脉小』作『脉急』，注云：『一作「小」。』尺膚炬然②，先熱後寒者，寒熱也；按尺皮膚，先熱後冷，病寒熱也。〇平按：『炬然』，《靈樞》作『炬然』，《甲乙》作『燒灸人手③』四字，注云：『一作炬然。』尺膚先寒，久持之④而熱者，亦寒熱候者也⑤。尺皮膚先冷，久持乃熱，亦是寒熱之病也⑥。〇平按：《靈樞》《甲乙》無『候』字。

肘所獨熱者，腰以上熱；當肘皮膚獨熱者，即腰以上至頭熱也。手所獨熱者，腰以下熱；肘前獨熱者，膺前熱；腕以前爲手也，手之獨熱，主腰以下熱。從肘向手爲肘前，獨熱者，主胸前熱也。〇平按：『腰以下』，《甲乙》作『腰已上』，注云：『一作「下」。』肘後獨熱者，背熱；從肘向肩爲肘後，肘後皮膚熱者，主肩背熱也。〇平按：『背』上，《靈樞》《甲乙》有『肩』字。臂中獨熱者，腰腹熱；從肘至腕中間爲臂，當臂中央熱，腰腹熱也⑦。肘後麤以下三四寸者，腹中有蟲。從肘後下向臂三四寸許，皮膚麤起，是腹中有蟲之候也⑧。〇平按：『麤』，《甲乙》作『廉』。《靈樞》《甲乙》『寸』下有『熱』字；『腹』均作『腸』。掌中熱者，腸中熱⑨；掌中寒者，腹中寒⑩。掌中冷熱，主大腹、小腹冷熱⑪。〇平按：『腸』，《靈樞》《甲乙》作『腹』。魚上白肉有青血脉者，胃中有寒⑫。青脉主寒，故胃中寒。〇平按：『魚上』，《甲乙》作『魚際』。尺炬然熱，人迎

---

① 少氣也：《靈樞》無『也』字。

② 炬然：『炬』音匡，含義不明。《脉經·卷四·第一》作『烜然』。按，《玉篇·火部》：『烜，火盛貌。』《正字通·火部》：『烜，篆作烜。』『烜（烜）』與『炬』形近，疑《太素》『炬』即『烜』字，待考。

③ 燒灸人手：蕭氏『灸』字抄誤，當據《甲乙》改作『炙』。

④ 久持之：《靈樞》作『久大之』。劉衡如於人衛本《靈樞》注曰：『大，應據《甲乙·卷四·第二（上）》《脉經·卷四·第一》《太素·卷十五·尺診》及楊注改爲「持」。』

⑤ 亦寒熱候者也：《靈樞》《甲乙》無『候者』二字。

⑥ 寒熱之病也：仁和寺本『病』下有『者』字。

⑦ 腰腹熱也：仁和寺本『熱』下有『者』字。

⑧ 之候也：仁和寺本『候』下有『者』字。

⑨ 腸中熱：《甲乙》『熱』下有『也』字。

⑩ 腹中寒：《甲乙》『寒』下有『也』字。

⑪ 主大腹、小腹冷熱：仁和寺本無『冷』字。據楊注上文『掌中冷熱』，及經文『腸中熱』『腹中寒』，當有『冷』字。底本『熱』上補入『冷』字，是。

⑫ 胃中有寒：《甲乙》『寒』下有『也』字。

大者，當奪血①。尺之皮膚烜然而熱，喉邊人迎復大於常者，奪血之候也。○平按：《甲乙》『尺』下有『膚』字。『烜』，《靈樞》《甲乙》作『炬』。尺堅大，脉小，甚少氣悗有因加，立死。尺之皮膚堅而賁大，寸脉反少②，主於少氣而悗，若更因加少氣悗者，立當死也。○平按：『甚』下，《甲乙》有『則』字；《靈樞》無『因』字。『有因加』，《甲乙》作『有加者』。注『反少』，依經文應作『反小』。

尺寸診

平按：此篇自篇首至末，見《素問·卷五·第十八平人氣象論篇》，又見《甲乙經·卷四·第一》，惟編次小異。

黃帝問岐伯曰③：平人何如？

對曰④：人一呼脉再動，人一吸脉亦再動，命曰⑤平人。平人者，不病也。醫不病，故爲病人平息以論法也。平人病法，先醫人自平，一呼脉再動，一吸脉再動，是醫不病調和脉也。然後數人之息，一呼脉再動，一吸脉再動，即是彼人不病者也。若彼人一呼脉一動，一吸脉一動等，名曰不及，皆有病也。故曰：醫不病，爲病人平息者也。○平按：《素問》《甲乙》『一吸』上無『人』字；『命曰』上有『呼吸定息，脉五動，閏以太息』十一字。『醫不病』上，《素問》有『常以不病調病人』七字，《甲乙》有『常以不病之人以調病人』十字。『以論法也』，《素問》作『以調之爲法』五字，《甲乙》作『以調之』三字。人一呼脉一動，人一吸脉一動者⑥，曰少氣。呼吸皆一動，名曰不及，故知少氣。○平按：『一吸』上，《素問》《甲乙》無『人』字。人一呼脉三動，一吸脉三動而躁及尺熱，曰病温；尺不熱，脉滑曰風，濇曰痺。脉之三動，以是氣之有餘，又加躁疾，尺之皮膚復熱，即陽氣盛，故爲病温。病温，先夏至日前發也；若後夏至日發者，病暑也。一呼三動而躁，尺皮不熱，脉滑曰風，脉濇曰痺也。○平按：《甲乙》無『一吸脉三動』五字。『躁』下，《素問》《甲乙》無『及』字；『風』上有『病』字。《素問》『濇』上有『脉』字。《甲乙》無『濇曰痺』三字。人一呼

---

① 當奪血：《甲乙》『血』下有『也』字。
② 寸脉反少：『反』，仁和寺本作『返』。底本改作『反』，是。
③ 黃帝問岐伯曰：《素問》無『岐伯』二字。
④ 對曰：《靈樞》作『歧伯對曰』。
⑤ 命曰：《甲乙》作『名曰』。
⑥ 一動者：《素問》無『者』字。

脈四至曰死，四至，陽氣獨盛，陰氣衰絶[①]，故死。○平按：『四至』，《素問》作『四動以上』，《甲乙》同。**脈絶不至曰死，**以手按脈，一來即絶，更復不來，故死。**乍疏乍數曰死。**乍疏曰陰，乍數曰陽，陰陽動亂不次，故曰死也。**平人之常氣稟於胃，胃者平人之常氣也，人無胃氣曰逆，逆曰死。**和平之人，五藏氣稟承胃氣；一一之藏若無胃氣，其脈獨見爲逆，故致死。○平按：『無胃氣』上，《甲乙》作『人常稟氣於胃，脈以胃氣爲本』十二字。

春胃微弦曰平，胃者，人迎胃脈也[②]。五藏之脈，弦、鉤、代、浮、石，皆見於人迎胃脈之中。胃脈即足陽明脈，主於水穀，爲五藏六府十二經脈之長，所以五藏之脈欲見之時，皆以胃氣將至人迎也。胃氣之狀，柔弱是也。故人迎五脈見時，但弦、鉤、代、毛、石各各自見，無柔弱者，即五藏各失胃氣，故脈獨見，獨見當死。春脈胃多弦少曰微，微曰平人。**弦多胃少曰肝病，**弦多胃少，即肝少穀氣，故曰肝病也。**但弦無胃曰死，**肝無穀氣，致令肝脈獨見，故死也。**胃而有毛曰秋病，**春胃見時，但得柔弱之氣，竟無有弦，然胃中有毛，即是肝時有肺氣來乘，以胃氣無弦[③]，故至秋有病。○平按：注『故至秋』，『故』字袁刻誤作『欲』。**毛甚曰金病。**春得毛脈甚於胃氣，以金剋火，故曰金病也。○平按：『金』，《素問》《甲乙》作『今』。注『火』字恐『木』字傳寫之訛。**藏真散於肝，肝藏筋之氣**[④]**。**藏真者，真弦脈也。弦無胃氣曰散，弦脈不能自散，以其肝藏散無胃氣，所以藏真[⑤]散於肝也。故肝藏神，藏於魂也；肝藏氣者，藏筋氣也。○平按：《素問》《甲乙》『筋』下有『膜』字。

夏胃微鉤[⑥]**曰平，**夏脈人迎胃多鉤少，曰微鉤，微鉤曰平也。**鉤**[⑦]**多胃少曰心病，**心病食少穀氣少，令脈至人迎鉤多胃少，故知心病也。○平按：注『令』字，袁刻作『今』。**但鉤無胃曰死，**心病害食，心無穀氣，致令鉤無胃氣，故死。**胃而有石曰冬病，**心，火也。夏心王時遂得腎脈，雖有胃氣，唯得石，冬時當病，以水剋火[⑧]。**石甚曰今病，**夏有胃氣，雖得石脈，

---

①衰絶：底本作『絶衰』，據仁和寺本乙正。
②胃脈也：仁和寺本『也』上有『者』字。
③以胃氣無弦：底本與仁和寺本原作『以胃氣弦』。劉衡如云：『弦，此前疑脱「無」字。』據上文『竟無有弦』，當有『無』字，今補入。
④肝藏筋之氣：《素問》『氣』下有『也』字。
⑤藏真：底本作『真藏』，據仁和寺本乙正，與經文『藏真散於肝』合。
⑥微鉤：仁和寺本作『微勾』。按，『勾』與『鉤』同。
⑦鉤：仁和寺本作『句』。按，『句』與『勾』『鉤』二字同。
⑧冬時當病，以水剋火：仁和寺本『病以』二字抄倒。

至秋致病；今夏得石脉甚，少胃氣，賊邪來剋，故曰今病。**藏真痛於心，心藏血脉之氣**①。心無胃氣，即心有痛病，致令藏真脉見人迎，故曰藏真痛於心也。故心藏神，藏於神氣也；心藏氣，藏血脉之氣也②。○平按：『痛』，《素問》《甲乙》作『通』。

長夏胃微耎弱曰平，胃少弱多③**曰脾病，**耎，而免反，柔也。長夏，六月也。脾行胃氣以灌四藏，故四藏脉至於人迎皆有胃氣，即四藏平和也；若脾病，不得爲胃行氣至於人迎，即四藏之脉各無胃氣，故四藏有病也。問曰：長夏是脾用事，此言胃氣，不言脾者何也？答曰：脾爲其君，不可自見，是以於長夏時得胃氣者，即得脾氣。故於長夏胃氣見時微有不足，名曰平好。若更胃少復虛弱者④，即是脾病，致使胃氣少而虛弱也。○平按：『胃少弱多』《素問》作『弱多胃少』，《甲乙》作『耎弱』。注『爲胃行氣』，袁刻作『氣行』。『若更胃少復虛弱者』，袁刻『胃』作『至』；『復』作『腹』。**但代無胃曰死，**人之一呼出心與肺，脉有二動；一吸入肝與腎，脉有二動。人呼吸已定息之時，脾受氣於胃，資⑤與四藏以爲呼吸，故當定息。脾受氣時，其脉不動，稱之曰代。代，息也。當代之時，胃氣當見；若脉代時無胃氣，則脾無穀氣，所以致死也。**耎弱有石曰冬病，**長夏脾胃見時，中有腎脉，是爲微邪來乘不已，至秋當病也。○平按：注『至秋』，『秋』字依經文應作『冬』。**弱甚曰今病，**脾胃之脉虛弱，其穀氣微少，故即今病也。○平按：『弱』，《甲乙》作『耎』，注云：『《素》作「弱」。』**藏真傳於脾，脾藏肌肉之氣**⑥。脾藏真脉，謂之唯代之無胃氣⑦。唯代之脉從脾傳來，至於人迎也。故脾藏藏神，藏於意也；脾藏藏氣，藏肌肉氣也。○平按：『傳』《素問》《甲乙》作『濡』。注『之無胃氣』，『之』字袁刻作『若』。

秋胃微毛曰平，秋時人迎胃多毛少，曰平人也。**胃少毛多曰肺病，**穀氣少也。○平按：『胃少毛多』，《素問》《甲乙》作『毛多胃少』。**但毛無胃曰死，**真藏見脉。**毛而有弦曰春病，**肝來乘肺，是邪來乘不已，至春木王之時當病。○平按：注『是邪』，依上下注，應作『微邪』。**弦甚曰今病，**有胃無毛，但有弦者，是木反剋金，故曰今病。**藏真高於肺，以行營衛**⑧**，陰洩曰死。**藏真之脉見時，高於肺藏和平之氣。高，過也。肺爲陰也。無胃之氣既過肺之和氣，即是肺傷。肺主行營衛，肺既傷已，即是陰氣洩漏，故致死也。○平按：『陰洩曰死』，《素問》《甲乙》作『陰陽也』三字。

---

①之氣：《素問》《甲乙》作『之氣也』。
②藏血脉之氣也：仁和寺本作『藏血脉氣之也』，疑『之』爲誤衍虛詞。底本作『藏血脉之氣也』，亦通。
③胃少弱多：《甲乙》作『胃少耎弱多』。
④若更胃少復虛弱者：仁和寺本作『若更至少腹虛弱者』。檢經文曰『胃少弱多曰脾病』，疑『至』爲『胃』之誤，『腹』爲『復』之誤。底本義勝。
⑤資：底本作『輸』，據仁和寺本改。
⑥肌肉之氣：《素問》《甲乙》此下均有『也』字。
⑦唯代之無胃氣：『之』與『而』義同。清吴昌瑩《經詞衍釋·卷九》：『之，猶而也』。《戰國策·秦策二》：『臣恐王爲臣之投杼也。』
⑧以行營衛：《素問》作『以行榮衛』；《甲乙》作『肺行營衛』。

冬胃微石曰平，冬人迎脉，胃耎弱氣多，石脉微者，名曰平人。胃少石多曰腎病，腎少穀氣，故令耎弱氣少，堅石脉多，故知腎病。○平按：『胃少石多』，《素問》作『石多胃少』。但石無胃曰死，藏真脉見，故致死也。石而有鈎①曰夏病，石脉，水也。鈎脉，火也。石脉見時，有鈎見者，微邪來乘不已，至夏當病也。鈎甚曰今病，雖有胃氣，鈎甚，所以今病也。藏真下於腎，腎藏骨髓之氣②。腎爲五藏和氣之下，今腎無胃氣，乃過下於腎也。故腎藏藏神，藏於志也；腎藏藏氣，骨髓氣也。自此以上，即是人迎胃脉候五藏氣也。

胃之大絡，名曰虛里，貫鬲絡肺，出於左乳下，其動應衣脉③。下診胃絡之脉④。虛，音墟。虛里，城邑居處也⑤。此胃大絡，乃是五藏六府所稟居處，故曰虛里。其脉出左乳下，常有動以應衣也。○平按：『應衣』，《甲乙》作『應手』。注『胃絡之脉』，『脉』字原缺右方，左方有『月』字，當是『脉』字，袁刻作『法』。宗氣盛喘數絶者，則病在中；宗，尊也。此之大絡，一身之中血氣所尊，故曰宗氣。其脉動如人喘數而絶者，病在藏中也。○平按：『脉宗氣』，《素問》作『脉宗氣也』，《甲乙》作『脉之宗氣也』。結而橫，有積矣；此脉結者，腹中有積居也。積，陰病也。絶不至曰死。此虛里脉，來已更不復來，是胃氣絶，所以致死。○平按：『曰死』下，《素問》有『乳之下其動應衣宗氣泄也』十一字，新校正云：『按全元起本無此十一字，《甲乙經》亦無。』本書在後。

欲知寸口脉⑥太過與不及，寸口之脉⑦中手短者，曰頭痛；上來⑧診人迎法，以下診寸口法，故曰欲知診寸口之脉有病，唯有太過與不及也。口者，氣行處也。從關至魚一寸之處，有九分之位，是手太陰氣所行之處，故曰寸口。其脉之動，不滿九分，故曰短也。短者陽氣不足，故頭痛也。○平按：《甲乙》無『欲知寸口脉太過與不及』十字。乳之下，其動應於衣，宗氣泄。乳下虛里之脉，若陽氣盛溢，其脉動以應衣，是爲宗氣洩溢者也。寸口之脉⑨中手長者，足脛痛⑩；寸口之脉過九分以上曰長。長者陽氣有餘，陰氣不足，故脛痛也。喘數絶不至，曰

---

① 鈎：仁和寺本作『句』。《素問》《甲乙》及蕭注《太素》均作『鈎』。按，仁和寺本『句』『勾』『鈎』互用，如此句楊注作『鈎』，下節經文作『勾甚曰今病』。凡仁和寺本『勾』『句』等字，底本多改作『鈎』，不逐一列舉。
② 骨髓之氣：《素問》《甲乙》『氣』下有『也』字。
③ 其動應衣脉：《素問》『脉』字屬下讀；《甲乙》作『其動應手脉』，『脉』字亦屬下讀。底本從《素問》，移『脉』字於下節『宗氣』之上。今仍據仁和寺本回改。
④ 胃絡之脉：仁和寺本『脉』字蝕殘，僅餘左半『月』旁，據文義當作『脉』。蕭氏亦補作『脉』字。
⑤ 城邑居處也：仁和寺本『也』字誤重。底本刪誤重之『也』字，是。
⑥ 寸口脉：《素問》無『脉』字。
⑦ 寸口之脉：《甲乙》無『之』字。
⑧ 上來：據下文『以下診寸口法』，疑『來』爲『言』誤。
⑨ 寸口之脉：《素問》《甲乙》均無『之』字。
⑩ 足脛痛：《素問》《甲乙》『足』上均有『曰』字。

死①。長而喘數，所以致死。〇平按：《素問》無此句。寸口脉中手如從下上擊者②，曰肩背痛。脉從下向上擊人手，如從下有物上擊人手，是陽氣盛，陽脉行於肩背，故知肩背痛也。〇平按：『如從下上擊者』，《素問》作『促上擊者』；《甲乙》作『促上數者』，注云：『《素問》作「擊」。』又按：『從下』，『下』字袁刻作『物』。寸口脉中手沈而緊者，曰病在中③；沈緊者，陰脉也。病在於藏，故沈緊也。〇平按：《素問》無『中手』二字；『緊』作『堅』。寸口脉浮而盛者，病在外④。浮盛，陽也。病在於府，故浮盛也。寸口脉沈而弱⑤，曰寒熱及疝瘕、少腹痛；沈，陰氣甚也⑥。弱，陽氣虛也。陰盛陽虛，故有寒熱、疝瘕病、少腹痛也。寸口之脉⑦沈而橫堅，曰胠下有積⑧，腹中有橫積痛。其脉沈橫而堅者，陰盛，故知胠下有積。積，陰病也。橫，指下脉橫也。胠側箱即下穴處也⑨。又，其陰病，少腹中有橫積也。〇平按：《素問》無『堅』字。『胠下』，《素問》《甲乙》作『脇下』。《甲乙》『沈』作『緊』，注云：『《素問》作沈而橫。』『腹中』上，《甲乙》無『有積』二字。注『即下穴處也』，別本作『掖下奭處也』。寸口脉盛滑堅者，病曰甚，在外⑩；寸口陽也，滑亦陽也，堅爲陰也，陽盛陰少，故病曰甚，在六府也。〇平按：『寸口』下，《素問》有『脉沈而喘曰寒熱』七字，本書在後。脉小⑪實而堅者，病曰甚，在內⑫；小實爲陰，堅亦是陰⑬，故病曰甚，在五藏也。〇平按：《素問》無『曰甚』二字。有胃氣而和者，病曰無

---

①喘數絶不至，曰死：《素問》《甲乙》無此七字。
②中手如從下上擊者：『下』，仁和寺本誤作『中』字，涉上而誤。
③曰病在中：《甲乙》無『曰』字。
④病在外：據前後文例，疑『病』上脱『曰』字。《素問》作『曰病在外』。
⑤寸口脉沈而弱：《甲乙》無『寸口』至『少腹痛』十五字。《素問》新校正云：『按《甲乙》無此十五字，況下文已有「寸口脉沉而喘，曰寒熱。脉急者，曰疝瘕少腹痛。」此文衍，當去。』
⑥陰氣甚也：『甚』，底本作『盛』，據仁和寺本改。
⑦寸口之脉：《素問》《甲乙》無『之』字。
⑧曰胠下有積：《甲乙》無『有積』二字。
⑨即下穴處也：底本『即』字誤，當據仁和寺本改作『肋』。
⑩病曰甚，在外：《素問》作『曰病在外』。
⑪脉小：《甲乙》作『寸口脉小』。
⑫病曰甚，在內：《素問》作『病在內』；《甲乙》作『曰病在內』。
⑬堅亦是陰：『是』，底本作『爲』，據仁和寺本改。

他①。寸口之脉雖小實堅，若有胃氣和之，雖病不至於困也。○平按：《素問》無此條。《甲乙》『有胃氣』上，有『病甚』二字。**脉小弱以濇者**②**，謂之久病；**小弱以濇，是陰陽虛弱，故是久病。**脉濇浮而大疾者，謂之新病。**濇爲陰也，浮大陽也，其脉雖濇，而浮流利，即知新病。○平按：『濇浮而大疾』《素問》作『滑浮而疾』，《甲乙》作『浮滑而實大』，注云：『《素問》作「浮而疾」。』**脉滑曰風**③**，**氣虛而行利，即是風府之候也。○平按：《素問》『脉滑』上，有『脉急者曰疝瘕，少腹痛』九字，本書在後。注『風府』，別本作『風病』。**脉緩而滑**④**曰熱中，**緩滑，陽也。指下如按緩繩，而去來流利，是熱中候者。**脉濇曰痺，**濇，陰也。按之指下濇而不利，是寒溼之氣聚爲痺也。**脉盛而緊**⑤**曰脹。**寸口脉盛緊實者，是陰氣內積，故爲脹也。**脉順陰陽，病易已；**人迎、脉口大小順四時者，雖病易愈也。○平按：『順』，《素問》作『從』。**脉逆陰陽脱者，病難已；**人迎寸口大小不順四時，既逆陰陽，故病難已也。○平按：《素問》無『脱者』二字。**脉逆四時，病難已。**春夏人迎小於寸口，秋冬寸口小於人迎，即知是脉反四時，故病難已也。○平按：此條《素問》作『脉得四時之順，曰病無他，脉反四時及不間藏，曰難已』，《甲乙》同，惟『脉』字作『按寸口』三字，『難已』作『死』。**脉急者曰疝瘕，少腹痛，**按其脉如按弓弦，是陰氣積，故知疝瘕少腹痛也。**寸口脉沈而喘曰寒熱，**沈，陰氣也。脉動如人喘者，是爲陽也。即知寒熱也。○平按：《素問》此條在前『有橫積痛』下。**臂多青脉曰脱血。**臂，尺地也。尺地絡脉青黑爲寒，即知脱血。以其陽虛，陰盛乘陽，故脉青⑥。**尺脉緩濇者**⑦**，謂之解㑊安臥；**緩爲陽也，濇爲陰，以從關至尺⑧取一寸以爲尺部，尺部又陰⑨，以陰氣多，懈惰安臥也。○平按：注『以從關』，『以』字袁刻脱。**尺脉盛**⑩**，謂之脱血。**尺脉盛，謂陰氣盛，陽氣虛，故脱血也。○平按：上『安臥』二字，《素問》王注作屬下『尺脉盛』解釋。**尺濇脉滑，謂之多汗；**尺之皮膚麤濇，尺之脉

---

① 病曰無他：《甲乙》作『曰病無他』。
② 以濇者：《素問》無『者』字。
③ 脉滑曰風：《素問》『風』下有『脉濇曰痺』四字，《太素》在後。
④ 脉緩而滑：《素問》《甲乙》無『脉』字。
⑤ 脉盛而緊：《素問》《甲乙》無『脉』字。
⑥ 故脉青：仁和寺本『青』下有『之』，疑爲『也』字之誤。底本刪『之』字，亦通。
⑦ 尺脉緩濇者：《素問》無『者』字。
⑧ 以從關至尺：疑『以』爲『也』字之誤，屬上讀。
⑨ 尺部又陰：『又』字疑誤，據文義似當作『爲』。
⑩ 尺脉盛：《素問》無『尺』字。

滑，是爲①陽盛陰虛，故洩汗也②。尺寒脉細，謂之後洩；尺之皮膚冷，尺脉沈細，是爲內寒，故後洩也。脉尺麤常熱者，謂之熱中。脉之尺地皮膚麤，又常熱，是其熱中也。肝見庚辛死，心見壬癸死，脾見甲乙死，肺見丙丁死，腎見戊己死。是謂真藏見，皆死。真藏各見被剋之時，故皆死也。

頸脉動疾喘欬③曰水，頸脉，是胃諸脉④人迎也。人迎常動，今有水病，故動疾可見喘欬也。有本爲腎脉動也。目果⑤微腫如臥起之狀曰水；目果，目上下瞼也。瞼之微腫，水之候。○平按：《素問》『果』作『裹』；『臥』下有『蠶』字。足脛腫曰水。寒溼氣盛，故足脛腫，水之候也。目黄者，曰黄疸也⑥；三陽脉在目，故黄疸熱病，目爲黄也。疸，多但反⑦。○平按：『足脛』二句，《素問》在『面腫曰風』之下。溺黄安臥者，曰黄疸⑧；腎及膀胱中熱，安臥不勞者，黄疸病候也。○平按：《素問》『黄』下有『赤』字。已食⑨如飢者，胃疸也。胃中熱消食，故已食如飢⑩，胃疸病。面腫曰風。風，陽也。諸陽在面，故風病面先腫也。女子⑪手少陰脉動甚者，任子⑫。手少陰脉，心經脉也。心脉主血，女人⑬懷子，則月血⑭外閉不通，故手少陰脉內盛，所以動也。○平按：《素問》『任』作『姙』。注『月血』，袁刻作『經血』。

---

① 是爲：底本作『是謂』，據仁和寺本改。
② 故洩汗也：底本作『數故洩汗也』，據仁和寺本删『數』字。劉衡如曰：『數故，疑倒。』
③ 動疾喘欬：《素問》作『動喘疾欬』。
④ 是胃諸脉：底本脱『諸』字，據仁和寺本補。按，此『諸』字爲虛詞，與『之』同。《廣雅·釋言》：『諸，之也。』
⑤ 目果：顧從德本《素問》誤作『目裹』；金刻本、讀書堂本、古林堂本、趙府本《素問》作『目裹』。
⑥ 曰黄疸也：《素問》無『也』字。
⑦ 疸，多但反：仁和寺本作『多但反也』，此注釋『疸』字讀音，承上而省『疸』字。又，『也』字爲衍文。
⑧ 曰黄疸：《素問》無『曰』字。
⑨ 已食：仁和寺本作『以食』。按，『以』與『已』通。
⑩ 故已食如飢：仁和寺本無『如』字，據經文當有『如』字。
⑪ 女子：《素問》作『婦人』。
⑫ 任子：底本作『任子也』，據仁和寺本删『也』字。《素問》作『姙子也』。按，『任』爲古『妊（姙）』字。
⑬ 女人：底本作『女子』，據仁和寺本改。
⑭ 月血：仁和寺本作『曰血』，底本義勝。

脉有逆順①，四時未有藏形。寸口人迎，且逆且順，即四時未有真藏脉形也。春夏而脉瘦者②，秋冬浮大③。春夏人迎微大爲順，今反瘦小爲逆；秋冬人迎微小爲順，今反浮大爲逆也。○平按：『浮大』下，《素問》有『命曰逆四時也』六字。風熱而脉盛④，脉盛者，風熱之病也。○平按：『盛』，《素問》作『靜』。洩而脱血⑤。風熱之病虛，故多脱洩血脱也。脉實者病在中，是陽虛陰實，故病在五藏。○平按：《素問》『脉實』二字屬上文，『實』下無『者』字。脉虛者病在外。陰虛陽實，故病在六府也。○平按：《素問》『脉虛』二字屬上文，『虛』下無『者』字。脉濇堅⑥皆難治，命曰反四時者也⑦。脉濇及堅，二者但陰無陽⑧，故皆難療，名曰反四時之脉也。○平按：《素問》新校正云：『自前未有藏形春夏至此五十三字，與後《玉機真藏論》文相重。』本書見十四卷《四時脉診篇》。

人以水穀爲本，故人絶水穀則死；反四時之脉，無水穀之氣者⑨致死。脉無胃氣亦死。所謂無胃氣者，但得真藏脉，不得胃氣也。所謂肝不弦，腎不石也。雖有水穀之氣，以藏有病無胃氣者，肝雖有弦，以無胃氣不名乎弦也；腎雖有石，以無胃氣不名乎石。故不免死也。○平按：『肝不弦』上，《素問》有『脉不得胃氣者』六字。太陽脉至，鴻大以長；以手按人迎脉⑩鴻大以長者，是太陽脉也，即手足太陽小腸膀胱脉之狀也。○平按：『鴻』，《素問》《甲乙》作『洪』。注『人迎脉』別本作『尺脉』。少陽脉至，乍疏乍數，乍短乍長；按之乍疏乍數⑪，乍短乍長者，少陽脉也，即手足少陽三焦及膽脉之狀。○平按：『乍疏乍數』，《素問》《甲乙》作『乍數乍疏』。陽明脉至，浮大而短，是謂三陽脉也。按之浮大而短者，陽明脉也，即手足陽明胃及大陽之候也。是爲⑫三陽脉之形。○平按：《素問》《甲乙》無『是謂三陽脉也』六字。《素問》新校正云：『詳無三陰脉，應古文闕也。按《難經》云：太陰之至，緊大而長；少陰之至，緊細而微；厥陰之至，沈短以敦。』

---

① 順：《素問》作『從』。
② 脉瘦者：《素問》無『者』字。
③ 秋冬浮大：《素問》作『秋冬而脉浮大，命曰逆四時也』。
④ 風熱而脉盛：《素問》作『熱而脉靜』。
⑤ 洩而脱血：『洩』爲『泄』避諱字，説見前。《素問》作『泄而脱血』。
⑥ 脉濇堅：《素問》『堅』下有『者』字。
⑦ 者也：《素問》無『者』字。
⑧ 但陰無陽：『但』，仁和寺本作『俱』，底本義勝。
⑨ 無水穀之氣者：『氣』，仁和寺本作『逆』，據下節楊注『雖有水穀之氣』，當從底本作『氣』。
⑩ 以手按人迎脉：仁和寺本無『迎』字。
⑪ 按之乍疏乍數：仁和寺本『之』下有『人』字，疑衍。
⑫ 是爲：底本作『是謂』，據仁和寺本改。

五藏脉診

平按：此篇自『肝脉弦』至『是謂五藏脉』，見《素問・卷七・第二十三宣明五氣篇》，又見《甲乙經・卷四・第一經脉（上篇）》。自『平心脉來』至『腎死』，見《素問・卷五・第十八平人氣象論篇》，《甲乙》同上。自『岐伯曰：心脉揣堅而長』至『身寒有痺』，見《素問・卷五・第十七脉要精微論篇》，又見《甲乙經・卷四・第一（中、下篇）》。自『黄帝曰：請問脉之緩急』至『調其甘藥』，見《靈樞・卷一・第四邪氣藏府病形篇》，又見《甲乙經・卷四・第二病形脉診（下篇）》。自『肝滿腎滿』至末，見《素問・卷十三・第四十八大奇論篇》。自『肝滿腎滿』至『偏枯』又見《甲乙經・卷十一・第八》。自『心脉滿大』至末，又見《甲乙經・卷四・第一經脉（下篇）》。

肝脉弦，心脉勾，脾脉代，肺脉毛，腎脉石，是謂五藏脉。肝、心、脾三脉，《素問》《九卷》上下更無别名。肺脉稱毛，又名浮，腎脉稱石，又名營，是五脉同異。若隨事比類，名乃衆多也。○平按：《素問》『肝脉』上有『五脉應象』四字；『五藏』下有『之』字。《甲乙》無『是謂五藏脉』五字。

平心脉來，累累①如連珠，如循琅玕②，曰心平，心脉，夏脉也。夏日萬物榮華，故其脉來累累如連珠，以手按之，如循琅玕之珠，以爲平和之脉也。而稱勾者，曲也，連珠③高下，不如弦直，故曰勾也④。○平按：《素問》『平心脉』上有『夫』字。《甲乙》無『平』字；『曰心平』作『曰平』。**夏以胃氣爲本；**胃爲五藏資粮，故五時之脉皆以胃氣爲本也。**病心脉來，喘喘連屬，其中微曲，曰心病；**病心脉來，動如人喘息連屬，然指下微覺曲行，是爲⑤心之病脉者也。○平按：《甲乙》無『夏以胃氣爲本，病心脉來』十字；『喘喘』作『累累』；『曰心病』作『曰病』，下同。**死心脉來，前曲後居，如操帶勾，曰心死。**心脉來時，按之指下覺初曲後直，如操捉帶鈎前曲後直，曰心死脉。居，直也。○平按：《甲乙》無『死心脉來』四字；『前曲』作『前鈎』；『曰心死』作『曰死』，下同。

平肺脉來，厭厭聶聶，如落榆莢，曰肺平，秋以胃氣爲本；厭，伊葉反。聶，尼蕎反。厭厭聶聶，如人以手按⑥已落榆莢，得之指下者，曰肺平脉也。

---

① 累累：《甲乙》作『累累然』。
② 琅玕：音郎杆，形似玉珠之石。《説文・玉部》『琅，琅玕，似珠者。』《廣韻・唐韻》：『琅，琅玕，石而似玉。』
③ 連珠：底本作『珠連』。據仁和寺本改。
④ 故曰勾也：『勾』，仁和寺本誤作『鈞』，檢此句解釋『稱勾（鈎）者』，『鈞』顯爲『鈎』筆誤。按，『勾』與『鈎』同。
⑤ 是爲：底本作『是謂』。據仁和寺本改。
⑥ 以手按：『按』，仁和寺本此字漫漶，略似『接』字。按，品味下文『已落』二字，疑『接』乃『挼』形誤。《説文・手部》：『挼，推也，一曰兩手相切摩也。』

○平按：《甲乙》『平肺脉來』作『肺脉來』；『落榆莢』作『循榆葉』；『曰肺平』作『曰平』；無『秋以胃氣爲本』六字。**病肺脉來，不下不上①，如循雞羽，曰肺病；**按於毛脉，如人以手摩循雞翅之羽得於心者，以爲肺之病脉也。○平按：《甲乙》無『病肺脉來』四字。『不下不上』，《素問》作『不上不下』，《甲乙》同。**死肺脉來，如物之浮，如風之吹毛，曰肺死。**夫五色有形，目見爲易；五聲無形，耳知爲難②；五脉之動，非耳目所辨，斯最微妙，唯可取動指下以譬喻之，亦得在於神③，不可以事推之知也④。○平按：《甲乙》無『死肺脉來』四字。《素問》『吹』上無『之』字，《甲乙》同。注『以譬喻之，亦得在於神』，『之亦』二字，原鈔作『亦知⑤』二字。平按『亦知』恐係『之亦』二字顛倒，謹擬作『之亦』，『之』字屬上句讀。

平肝脉來，濡弱招招，如揭長竿，曰肝平，春以胃氣爲本；揭，奇哲反，高舉也。肝之弦脉，獨如琴瑟調品⑥之弦⑦，不緩不急⑧，又如人高舉竹竿之梢，招招勁而且耎，此爲平也。○平按：《甲乙》『肝脉』上無『平』字。《素問》『濡』作『耎』；『竿』下有『末梢』二字，《甲乙》同，無『春以胃氣爲本』六字。**病肝脉來，盈實而滑，如循長竿⑨，曰肝病⑩；**盈，滿實也。肝氣實滑，如循長竿，少於胃氣，故肝有病也。○平按：《甲乙》無『病肝脉來』四字。**死肝脉來，急而益勁，如新張弦，曰肝死⑪。**肝真藏脉來，勁急猶如新張琴瑟之弦，無有濡弱⑫，是無胃氣，故爲死候也。○平按：《甲乙》無『死肝脉來』四字。《素問》『弦』上有『弓』字，《甲乙》同。

---

① 不下不上：仁和寺本作『不上不下』，與《素問》《甲乙》同，當據改。
② 耳知爲難：『爲』，仁和寺本誤作『次』，據文義，疑乃『以』字形誤，待考。
③ 之，亦得在於神：底本與仁和寺本原作『亦之得在於神』，據文義，『之得』二字誤倒，應改作『亦得之在於神』。蕭氏謂『亦之』二字誤倒，『之』字屬上讀，可商榷。
④ 推之知也：底本脱『知』字，據仁和寺本補入。
⑤ 亦知：按，仁和寺本作『亦之』。下『亦知』同。
⑥ 調品：『品』，琴柱，亦稱『駒』。
⑦ 調品之弦：『品』，琴類樂器上的構件，亦稱柱、駒。底本作『調和之弦』，與仁和寺本不合，今從仁和寺本。
⑧ 不緩不急：『緩』，仁和寺本誤作『缘』，形近致訛。底本作『不缓不急』，是。
⑨ 如循長竿：『竿』，仁和寺本誤作『杆』，據楊注『如循長竿』，當從底本改作『竿』字。
⑩ 曰肝病：《甲乙》無『肝』字。
⑪ 曰肝死：《甲乙》無『肝』字。
⑫ 濡弱：仁和寺本作『調弱』，恐誤，底本義勝。

平脾脉來，和柔相離，如雞踐地①，曰脾平，長夏以胃氣爲本。按脾脉和柔②，胃氣也。相離中間空者，代也，如雞行踐地，跡中間空也。中間代者，善不見也。〇平按：《甲乙》『脾脉』上無『平』字；『曰』下無『脾』字；無『長夏以胃氣爲本』七字。『脉』下，袁刻脱『來』字。病脾脉來，實而盈數，如雞舉足，曰脾病；實而盈數，如雞之舉足爪聚，中間不空，聚而惡見，比之無代，故是脾病也。〇平按：《甲乙》無『病脾脉來』四字；『曰』下無『脾』字。死脾脉來，堅兑如鳥之喙③，如鳥之距，如水之流，如屋之漏，曰脾死。按脾脉來，堅尖聚兑而不相離，上觸人指，如鳥喙，如水流之動④，又如⑤屋漏之滴人指，脾脉死候也。〇平按：《甲乙》無『死脾脉來』四字；『堅兑』，《素問》作『鋭堅』。『鳥之喙』，《素問》《甲乙》『鳥』作『烏』，《千金》作『雞』。『如屋之漏』，《素問》《甲乙》在『如水之流』上。

平腎脉來，喘喘累累如旬，按之而堅⑥，曰腎平，冬以胃氣爲本⑦；旬，平也。手下堅實而平，此爲石脉之形，故爲平也。有本爲『揣揣果果』之也⑧。〇平按：《甲乙》『腎脉』上無『平』字。『如旬』，《素問》作『如鈎』，《甲乙》同。『曰』下，《甲乙》無『腎』字，無『冬以胃氣爲本』六字。病腎脉來，如引葛，按之而益堅⑨，曰腎病；腎之病脉，按之如按引葛，逐指而下也。益堅，始終堅者。是爲⑩腎平。初耎後堅，故是腎病也。〇平按：《甲乙》無『病腎脉』三字；『曰』下無『腎』字。死腎脉來，發如奪索，辟辟如彈石，曰腎死。腎之石脉來，指下如索，一頭繫之，彼頭控之，索奪而去，如以彈石彈指辟辟之狀，是腎之死脉候也。〇平按：《甲乙》無『死腎脉來』四字；『曰』下無『腎』字。『發』字，袁刻脱。

岐伯曰：心脉揣堅而長，當病舌卷不能言；揣，動也。長，謂寸口脉長一寸也。此爲心脉盛動堅。心脉上至舌下，故盛動堅，舌卷不能言。〇平按：《素問》《甲乙》無『岐伯曰』三

---

① 如雞踐地：《甲乙》『雞』下有『足』字。
② 按脾脉和柔：仁和寺本『脾』下衍『大』字。
③ 如鳥之喙：『鳥』，當據仁和寺本改作『烏』，與《素問》《甲乙》合。
④ 如水流之動：底本無『之』字，據仁和寺本補。
⑤ 又如：底本無『又』字，據仁和寺本補。
⑥ 按之而堅：《甲乙》無『而』字。
⑦ 冬以胃氣爲本：仁和寺本無『氣』字，據以上春、夏、長夏、秋諸段，『胃』下當有『氣』字。
⑧ 之也：『之』字衍。
⑨ 而益堅：《素問》《甲乙》無『而』字。
⑩ 是爲：底本作『是謂』，據仁和寺本改。

字。『揣』，《素問》作『搏』，下同。《甲乙》無『當』字。**其耎而散者，當消渴自已。**動而堅者病舌卷，耎而散者病消渴，以有胃氣，故自已，由手少陰①貫腎絡肺繫舌本故也②。〇平按：《甲乙》『當』作『病』。《素問》『消渴』作『消環』，新校正云：『《甲乙》環作渴。』

肺脉揣堅而長，當病唾血；肺脉浮短，今動堅長，知血絡盛傷，故唾血也。〇平按：《甲乙》無『當』字。**其耎而散者，當病灌汗，至令不復散發。**以肺氣虛，故脉耎散也。虛故腠理開，遂汗出如灌③，至令不復也。〇平按：《甲乙》無『當』字。《素問》『至令』作『至今』。

肝脉揣堅而長，色不青，當病墜若摶④。因血在脇下，令人善喘；肝脉耎而弦，今動堅而長，其色又不相應者，是人當有墜傷，墜傷損血在脇下，又令喜喘故也。〇平按：《甲乙》無『當』字。《素問》《甲乙》『善喘』作『喘逆』。**若耎而散者，其色澤，當病溢飲⑤，溢飲者，渴暴多飲而易入肌皮腸胃之外⑥。**易，音亦。若脉耎散，色又光澤者，當因大渴暴飲，水溢腸胃之外，易入肌皮之中，名曰溢飲之病也。〇平按：『若耎而散者⑦，其色澤』，《素問》《甲乙》作『其耎而散，色澤者』。《甲乙》『暴渴』作『渴渴』；『易』作『溢』。

胃脉揣堅⑧而長，其色赤，當病折髀；胃脉耎弱，今動堅長，又他色來剋，故當病折髀⑨，足陽明脉行髀故也。〇平按：《甲乙》無『當』字。以**其耎而散者，當病食痺、臏痛。**胃虛不消水穀，故食積胃中⑩，爲痺而痛。又脉行於膝⑪，故病膝臏痛。臏，膝端骨也。〇平按：《素問》無『臏痛』二字。《甲乙》無『當』字，『臏痛』作『痛髀』。

---

① 由手少陰：『手』，仁和寺本誤作『下』。
② 繫舌本故也：『也』，仁和寺本作『之』，當從底本作『也』。
③ 虛故腠理開，遂汗出如灌：仁和寺本『遂』字蝕落末筆，辨其殘形，當作『遂』。底本、日本摹寫本均作『虛故腠理相逐，汗出如灌』，『相逐』二字誤，據仁和寺本改正。
④ 病墜若摶：底本作『病墜若搏』，『搏』字誤。據楊注『墜傷損血在脇下』，明指瘀血停聚脇下，與搏擊之『搏』無涉。今從仁和寺本作『摶』。
⑤ 當病溢飲：《甲乙》無『當』字。
⑥ 之外：《素問》《甲乙》作『之外也』。
⑦ 若耎而散者：蕭氏脱『者』字，據經文補。
⑧ 胃脉揣堅：《甲乙》同。《素問》作『胃脉搏堅』，疑『搏』當作『摶』。
⑨ 故當病折髀：底本脱『故』字，據仁和寺本補入。
⑩ 故食積胃中：『積』，仁和寺本作『即』，當從底本改作『積』。
⑪ 脉行於膝：底本無『於』字，據仁和寺本補入。

脾脉揣堅而長，其色黃，當病少氣；脾脉耎弱，今動堅長，雖得本色，以其陽虛，故病少氣。○平按：《甲乙》無『當』字。注『陽虛』，袁刻作『陽盛』。其耎而散，色不澤者，當病足胻①腫，若水狀②。足太陰脉循胻，故脾虛色不澤者，胻腫若水之狀也。○平按：《甲乙》無『當』字。

腎脉揣堅而長，其色黃而赤，當病折腰；腎脉沈石，今動堅長，黃色賊邪及赤色微邪來剋，故病腰痛，以足少陰脉誉腰故也。○平按：《素問》『赤』下有『者』字，《甲乙》有『者』字，無『當』字。其耎而散者，當病少血，至今不復③。陰盛太陽氣虛，故少血。得之在久，至今不復也。○平按：《甲乙》無『當』字；『今』作『令』。以下，《素問》有『帝曰：論得心脉』至『以其勝治之愈也』百六十七字，新校正云：『此一段，全元起本在《湯液篇》。』據此，則本書無此一段，與全元起本同。

黃帝問於岐伯曰：故病五藏發動因傷色，各何以知其久暴至之病乎？其病發於五藏，有傷其候五色，何以知其久病、新暴之别？○平按：《素問》『黃帝問於岐伯曰』作『帝曰』，『曰』下有『有』字，『傷』下有『脉』字。《甲乙》無此一段。

岐伯對曰：悉乎哉問也！故其脉小色不奪者，新病也；邪始入於五脉，故脉小，未甚傷於血氣④，故部內五色不奪，是知新病。○平按：《素問》『故』作『徵』，下同。《甲乙》無『岐伯』至『故其』十一字。故其脉不奪，其色奪者，久病也⑤。脉爲其本，色爲標也，本受邪氣已，方受與標，故脉本不奪⑥，色甚奪者，知是久病。○平按：《甲乙》無『故』字及二『其』字。故其脉與五色俱奪者，此久病也。內之五脉，外之五色，二俱奪者，知病已成在久。○平按：《甲乙》無『故其』二字；『久』上無『此』字。故其脉與五色俱不奪者，新病也。人之有病，五脉五色二俱不奪者，其病未行血氣，故知新病也。○平按：《甲乙》無『故其』二字。故肝與腎脉並至，其色蒼赤，當病擊傷⑦不

---

① 胻：《素問》作『骭』。按，『骭』與『胻』同。
② 若水狀：《素問》『狀』下有『也』字。
③ 至今不復：『今』，當據仁和寺本改作『令』。注文『今』字同。
④ 未甚傷於血氣：『未』，仁和寺本誤作『赤』。檢經文曰：『故其脉小色不奪者，新病也。』乃言初病症輕，故當作『未』。底本『赤』字改作『未』，是。
⑤ 久病也：《素問》『久』上有『此』字。
⑥ 故脉本不奪：仁和寺本脱『不奪』二字，當據經文『故其脉不奪』，補入『不奪』二字。底本作『故脉本不奪』，是。
⑦ 擊傷：《素問》《甲乙》均作『毀傷』。

見血，見血而溼若水中①也。弦石俱至而色見青赤，其人當病被擊内傷。其傷見色，故青赤者也②。若被擊出血，血溼若居水中者，此爲候也。〇平按：《素問》《甲乙》『肝』上無『故』字；『見血而溼』作『已見血溼』。尺内兩傍，則季脇也，從關至尺澤爲尺也。季脇之部當在尺中央兩傍，不在尺外兩傍，季脇有病，當見此處。尺外以候腎，尺中兩傍之外，以候兩腎，之有病③當見此部也。尺裏以候腹中，自尺内兩中間，總候腹中。跗上以候胸中，『跗』當爲『膚』，古通用字，故爲『跗』耳。當尺裏以上皮膚，以候胸中之病。〇平按：《素問》作『附上，左外以候肝，内以候鬲；右外以候胃，内以候脾。上附上，右外以候肺，内以候胸中；左外以候心，内以候膻中。』《甲乙》同。前候前，後候後。當此尺裏跗前，以候胸腹之前，跗後以候背後。〇平按：《素問》《甲乙》作『前以候前，後以候後』。跗上，鬲上也；當尺裏跗上皮膚，以候膈上也。一曰④『竟上』，疑錯。鬲下者，腹中事也。當尺裏膚上以下，以爲鬲下之分，即腹中事。〇平按：『附上，鬲上也；鬲下者，腹中事也』，《素問》作『上竟上者，胸喉中事也；下竟下者，少腹腰股膝脛足中事也。』《甲乙》同，惟『脛』下無『足』字。

麤發⑤者，陰不足，陽大有餘，爲熱中，跗之下也。尺之皮膚文理麤發者，是陰衰陽盛，熱氣薰膚，致使皮膚麤起，故爲熱中。〇平按：《素問》『麤發』作『麤大』；『陽』下無『大』字；『熱中』下無『跗之下』三字。《甲乙》同。來疾去徐者⑥，上實下虛，爲厥癲疾；來疾陽盛，故上實也。去徐陰虛，故下虛也。上實下虛，所以發癲疾也。來徐去疾，上虛下實，爲惡風⑦。上虛受風，故惡風也。有俱沈細數者，少陰厥⑧。沈細皆陰，故沈細數，少陰厥逆。〇平按：《素問》《甲乙》『有』上有『故中惡風者陽氣受也』九字；『俱』上，有『脉』字。沈細數散者，寒熱也；沈細陰也，散爲陽⑨，故病寒熱也。浮而散者，爲眴仆。眴，玄遍反，目搖。諸浮而躁者皆在陽，

---

① 若水中：《素問》《甲乙》均作『若中水』。

② 故青赤者也：底本無『者』字。據仁和寺本補入。

③ 以候兩腎，之有病：疑『之』爲代替符號『ミ』之誤，故當作『腎』字，屬下讀。劉衡如曰：『「之」字與下文「有病」連讀，恐未安。』

④ 曰：底本誤作『日』，據仁和寺本改。

⑤ 麤發：『發』字誤。仁和寺本作『麤夭』，楊注『麤發』同。按，『夭』字亦誤，據楊注『皮膚麤起』，疑爲『大』字形誤。《甲乙》作『粗大』；《素問》作『麤大』，王冰注云：『麤大，謂脉洪大也。』

⑥ 來疾去徐者：《素問》《甲乙》無『者』字。

⑦ 爲惡風：《素問》《甲乙》『風』下皆有『也』字。

⑧ 少陰厥：《素問》《甲乙》『厥』下均有『也』字。

⑨ 散爲陽：據經文『沈細數散者』，此上應補『數』字。

則爲熱，其右躁者在左手；浮躁皆陽，故在陽則爲熱也。諸陽絡脉，左者絡右，右者絡左，故其右躁而病，本在左手也。〇平按：『而躁』，《素問》作『不躁』，《甲乙》作『而不躁』。『右躁』，《素問》《甲乙》作『有躁』；『手』上均無『左』字。諸細而沈者皆在陰，則爲骨痛，細之與沈，皆是陰脉，主於骨痛。其有靜者在足。其脉沈細仍靜者，在足骨痛也。數動一代者，病在陽之脉，溏洩及便膿血。三動已去稱數，數動一代息者，陽脉虛也。故數動一息，即是陰實陽虛，故溏洩便膿血也。〇平按：《素問》『脉』下無『溏』字，有『也』字；《甲乙》有『也』字，無『溏洩及便膿血』六字。注『三動』，袁刻作『三陽』。諸過者切之，濇者陽氣有餘也，陽氣有餘稱過，陽過之脉應浮而滑，更濇者，以其陽氣太盛，故極反成濇。〇平按：《甲乙》無『諸過者切之』五字；『濇』上有『其』字。滑者陰氣有餘也；陰脉沈濇，今反滑者，以陰過極，反成滑也①。陽氣有餘，爲身熱無汗，陽盛有餘，極反爲陰，外閉腠理，故汗不出，其身熱也。陰氣有餘，爲多汗身寒②。陰氣有餘，極反爲陽，外開腠理，故汗多出，其身寒也。〇平按：『身寒』下，《素問》有『陰陽有餘則無汗而寒』九字。推而外之，內而不外③，有心腹積④；推而內之，外而不內者⑤，有熱。五藏爲內，陰也。六府爲外，陽也。用鍼者欲寫陰補陽，即推而外也，而內實難寫，即內而不外，故知心腹病積也。欲寫陽補陰，即推而內之也，而外實難寫，即外而不內，故知外有熱。〇平按：『有熱』，《素問》作『身有熱也』，《甲乙》作『中有熱也』。推而上之，上而不下⑥，腰足清⑦；推而下之，下而不上者，頭項痛⑧。上爲頭項，下爲腰足。推下向上，氣不能下，故知腰足冷也。推上向下，氣不能上，故知頭項痛也。〇平按：《素問》『清』作『清』，《甲乙》同。『上而不下』，《甲乙》作『下而不上』；『下而不上』作『上而不下』。按之至骨，脉氣少者，腰脊痛而身寒有痺⑨。脉之沈細，按之至骨，少得其氣，即知有寒，腰脊爲痛，身寒痺也。〇平按：《素問》『身』下無『寒』字，《甲乙》同。

黃帝曰：請問脉之緩、急、小、大、滑、濇之病形何如？請問五藏之脉，各有六變，以候病形。

---

①反成滑也：仁和寺本無『也』字。

②爲多汗身寒：《甲乙》『爲』上有『則』字；『身寒』下有『陰陽有餘則爲無汗而寒』十字。

③內而不外：《甲乙》『外』下有『者』字。

④有心腹積：《素問》《甲乙》『積』下有『也』字。

⑤外而不內者：《素問》無『者』字。

⑥上而不下：《甲乙》作『下而不上者』。

⑦腰足清：《素問》《甲乙》作『腰足清也』。

⑧頭項痛：仁和寺本『頭』上空一格，細辨之當無闕文，待考。《素問》《甲乙》『痛』下有『也』字。

⑨身寒有痺：《素問》《甲乙》作『身有痺也』。

岐伯曰①**：臣請言五藏之變病也。心脉急甚者爲瘛**②**；**心脉鉤，脉緩、大、滑等三變爲熱，陽也；急、小、濇等三變爲寒，陰也。夏時診得心脉如新張弦急甚者，寒也，筋脉急痛以爲瘛也。下言急者，皆如弦急，非急疾也。〇平按：『變病』，《靈樞》作『病變』。《甲乙》無『臣請言五藏之變病也』九字。『瘛』下《靈樞》《甲乙》有『瘲』字。**微急爲心痛引背，食不下。**其心脉來，如弦微急，即脉微弦急，心微寒，故心痛引背心輸而痛，胸下寒，咽中不下食也。**緩甚爲狂笑；**心脉緩甚者，緩爲陽也，緩甚熱甚也，熱甚在心，故發狂多笑。**微緩爲伏梁在心下，上下**③**，時唾血。**心脉微緩，即知心下熱聚，以爲伏梁之病，大如人臂，從齊上至於心，伏在心下，下至於齊，如彼橋梁，故曰伏梁。其氣上下行來，衝心有傷，故時唾血。〇平按：『時』上《靈樞》有『行』字，《甲乙》有『行有』二字。**大甚**④**爲喉吤**⑤**；**心脉至氣甚，氣上衝於喉咽，故使喉中吤吤而鳴也。吤，古介反。**微大爲心痺引背，善淚出。**心脉微盛，發風溼之氣，衝心爲痺痛，痛後引背輸及引目系，故喜淚出也。〇平按：《甲乙》『淚』下無『出』字。**小甚爲善噦，**小爲陰也，小甚，心之氣血皆少，心氣寒甚，則胃咽氣有聚散，故爲噦也。噦，於月反。**微小爲消癉。**小而不盛曰微。小者，陰也。心氣內熱而有小寒來擊⑥，遂內熱更甚，發爲消癉。癉，熱也。內熱消瘦，故曰消癉。癉，音丹⑦。**滑甚爲善渴；**滑，陽也。陽氣內盛，則中熱喜渴也。**微滑爲心疝引齊，少腹鳴**⑧**。**陽氣盛，內有微熱衝心之陰，遂發爲心疝，痛引少腹腸鳴者也。**濇甚爲瘖；**濇，陰也。濇者，血多氣少。心主於舌，心脉血盛上衝於舌，故瘖不能言也⑨。**微濇爲血溢，維厥**⑩**，耳鳴，癲疾**⑪**。**微濇，血微盛也。血微盛者，溢於鼻口而出，故曰血溢。維厥，血盛陽維脉厥也。陽維上衝則上實下虛，故爲耳鳴癲疾。

肺脉急，爲癲疾；肺脉毛，脉有弦急，是爲冷氣上衝，陽瞋發熱在上，上實下虛，故爲癲疾。〇平按：『急』下《靈樞》《甲乙》有『甚』字。**微急爲肺寒熱，怠惰，欬唾血，**

---

① 岐伯曰：《甲乙》作『岐伯對曰』。
② 急甚者爲瘛：《靈樞》作『急甚者爲瘛瘲』；《甲乙》作『急甚爲瘛瘲』。
③ 上下：仁和寺本作『上下行』，底本脱『行』字，當補入。
④ 大甚：趙府本《靈樞》作『太甚』。以下肺脉、肝脉、脾脉、腎脉四節『大甚』同。
⑤ 爲喉吤：據楊注『使喉中吤吤而鳴也』，疑『吤』下脱一『吤』字。《甲乙》作『爲喉吤吤』。
⑥ 有小寒來擊：底本脱『小』字，據仁和寺本補。
⑦ 音丹：仁和寺本作『音丹也』，當從底本删『也』字。
⑧ 少腹鳴：《靈樞》作『小腹鳴』。
⑨ 不能言也：仁和寺本『言』下衍『之』字。
⑩ 維厥：《甲乙》『維』下注：『經絡有陽維、陰維。』
⑪ 癲疾：《靈樞》作『顛疾』。

引腰背胸，若鼻宿肉不通。肺以惡寒弦急，即是有寒乘肺，肺陽與寒交戰，則二俱作病，爲肺寒熱也。肺病不行於氣，身體怠惰。肺得寒，故發欬。欬甚傷中，故唾血。欬復引腰及背輸而痛。肺病出氣壅塞，因即鼻中生於宿肉也。〇平按：『宿』，《素問》《甲乙》作『息』。**緩甚爲多汗；**緩爲陽也，肺得熱氣，外開腠理，故爲多汗。**微緩爲痿，漏風，頭以下汗出不可止。**肺脈行於兩手，肺得於熱，故手痿緩。又肺脈不上於頭，故肺之熱開腠，自頭以下漏風汗不止也。〇平按：『漏風』，《靈樞》作『瘻偏風』，《甲乙》同，『止』上無『可』字。**大甚爲脛腫；**肺氣甚，故曰肺大甚也。肺脈手太陰與足太陰相通，足太陰行脛，故肺氣熱盛①，上實下虛，故爲脛腫也。**微大爲肺痺引胸背，起惡日。**肺氣微大，又得秋時寒氣，故發爲痺痛，前引胸，後引背輸。以是陰病，故引胸背，起不用②見日光也。惡，烏故反③。〇平按：《靈樞》《甲乙》『日』下有『光』字。**小甚爲洩，**肺之氣血小甚，即是氣寒，即是胃氣甚④，不消水穀，故洩利矣。**微小爲消癉。**腸肺之氣血微小也。虛寒傷肺，反爲熱病，消肌肉也。**滑甚爲息賁上氣，**滑甚，陽氣盛也。陽盛擊陰，爲積在右箱⑤近膈，猶如覆盃，令人上氣喘息，故曰息賁。賁，膈也，音奔。**微滑爲上下出血。**陽氣微盛則內傷絡脈，絡脈傷則上下出血，陽絡傷則⑥上衄血，陰絡傷則下洩血也。**濇甚爲歐血；**氣爲陽也，血爲陰也。濇爲陽也，今得濇脈，即知血盛衝於肺府陽絡，陽絡傷便歐血也。〇平按：『歐』，《靈樞》《甲乙》作『嘔』。**微濇爲鼠瘻，在頸支掖之間，下不勝其上，其能喜酸。**微濇，血微盛也。血微盛者，循肺府手陽明脈上脛爲瘻，又循肺手太陰脈下支腋之間爲瘻，其脈下虛不勝上實，金實遂欲剋木，爲味故喜酸也。酸，木味也。〇平按：『其能喜酸』，《靈樞》作『其應善痠矣』，《甲乙》作『甚能善酸』。

肝脈急甚爲惡言⑦；診得弦脈急者，是寒氣來乘於肝，魂神煩亂，故惡出語言⑧也。〇平按：《靈樞》『甚』下有『者』字。《甲乙》注云：『惡言，一作忘言。』**微急爲肥氣，在脇下若覆杯。**肝脈微急是肝受寒氣，積在左脅之下，狀若覆杯，名曰肥氣。**緩甚爲喜歐，**緩甚者，肝熱氣衝咽，故喜歐也。〇平按：『喜歐』，《靈樞》《甲乙》作『善嘔』。**微緩爲水、瘕、痺也⑨。**

---

① 熱盛：底本作『熱甚』，據仁和寺本改。
② 不用：疑爲『不欲』之誤。
③ 烏故反：『烏』，底本作『焉』，據仁和寺本改。
④ 即是胃氣甚：疑『甚』上脱『小』字。
⑤ 在右箱：『在』，底本作『左』，據仁和寺本改。
⑥ 上下出血，陽絡傷則：仁和寺本脱此八字（無空格）。底本此八字不闕，可見蕭氏所據『日本鈔本』能補仁和寺本之脱誤，對校勘《太素》有重要意義。
⑦ 惡言：『惡』字當讀作厄，『惡言』即狂言。楊注曰：『惡出語言』，訓爲厭惡之『惡』，恐誤。
⑧ 語言：底本作『言語』。據仁和寺本改。
⑨ 痺也：《甲乙》無『也』字。

陽氣微熱，肝氣壅塞，飲溢爲水，或結爲瘕，或聚爲痺。**大甚爲內癰，善歐衄；**大甚氣盛，熱氣結爲內癰也。肝氣上逆，故喜歐喜衄。**微大爲肝痺陰縮①，欬引少腹。**微大，少陽微盛擊肝，乃爲陰病肝痺者也。陰寒故筋縮，又發肝欬，循厥陰下引少腹痛。○平按：『陰縮』，『陰』字原鈔脱，謹據《靈樞》《甲乙》補入，袁刻作『筋縮』，據注應作『筋縮』。**小甚爲多飲，**肝脉小甚②，是爲氣血皆少，故渴而多飲也。**微小爲消癉。**微小，氣血俱少，有寒氣衝肝氣，遂發熱爲癉，消肌肉。**滑甚爲㿗疝，**滑甚，少陽氣盛也。少陽氣盛則肝虚不足，發爲㿗疝，丈夫小腹中爲塊，下衝陰痛。○平按：『㿗』，《靈樞》作『㿉』，《甲乙》作『癩』。**微滑爲遺溺。**陽氣微盛，陰虚不禁，故爲遺寒也。○平按：注『寒』，依經文應作『溺』。**濇甚爲溢飲，**肝脉濇者，肝氣血多寒也。肝血多而寒，不得洩，溢入腸胃皮膚之外，故爲溢飲也。**微濇爲瘛③攣筋。**微濇，血多而寒，即厥陰筋寒，故瘛急而攣也。○平按：《靈樞》『筋』下有『痺』字。《甲乙》『瘛』作『瘈瘲』。

脾脉急甚爲瘛瘲；診得代脉急甚，多寒爲病，手足引牽來去，故曰瘛瘲也。○平按：《甲乙》『瘛』作『瘈』。**微急爲鬲中，食飲入而還出，後沃沫。**微急者，微寒也。脾氣微寒，即脾胃中冷，故食入還歐出，大便沃冷沫也。鬲中當咽冷，不受食也。○平按：『鬲』，《靈樞》作『膈』。注『即』，袁刻作『則』。**緩甚爲痿厥；**緩甚者，脾中虚熱也。脾中④主營四支⑤，脾氣熱不營，故曰四支痿弱。厥，逆冷也。**微緩爲風痿，四支不用，心慧然若無病⑥。**微緩，脾中微熱也。脾中有熱受風，不營其四支⑦，令其痿弱不用。風不入心，故心慧然明了，安若無病⑧。○平按：『支』，《靈樞》《甲乙》作『肢』。**大甚爲擊仆；**脾脉大甚，是脾氣盛血衰⑨，當是被擊，或是倒仆有傷，故發此候。**微大爲疝氣，腹裹⑩大膿血，在腸胃之外。**脾氣微大，即知陰氣內盛爲

---

① 肝痺陰縮：『陰』，當據通隱堂本及明鈔本《甲乙》改作『筋』，與楊注『陰寒故筋縮』合。仁和寺本作『肝痺縮』，脱『筋』字。《素問》及六經本《甲乙》作『肝痺陰縮』。

② 肝脉小甚：『肝脉』，仁和寺本誤作『脉肝』。底本作『肝脉』，是。

③ 瘛：仁和寺本作『瘈』。下同，不再列舉。按，『瘈』與『瘛』同。

④ 脾中：仁和寺本作『中脾』。據上文『脾中虚熱也』，當作『脾中』。

⑤ 主營四支：『營』，仁和寺本誤作『當』。據下文『脾氣熱不營』，應作『營』。

⑥ 若無病：『無』，仁和寺本作『毋』。

⑦ 不營其四支：底本與仁和寺本皆脱『不』字，據上文楊注『脾氣熱不營，故曰四支痿弱』，當有『不』字，今補入。

⑧ 安若無病：仁和寺本作『安無若病』，『無若』二字抄倒。

⑨ 脾氣盛血衰：『衰』，底本誤作『裹』，據仁和寺本改正。

⑩ 腹裹：《靈樞》《甲乙》同。《脉經·卷三·第三》《千金·卷十五·第一》作『腹裏』，義勝。按，《素問·腹中論》云：『帝曰：伏梁何因而得之？岐伯曰：裹大膿血，居腸胃之外，不可治。』岐伯所述伏梁病之部位、症狀與此相同，可證《太素》經文、注文『裏』字爲『裹』形誤。

疝，大腹裏膿血，在腸胃之外也。**小甚爲寒熱**，脾脉小甚，氣血皆少，是病諸寒熱病也。**微小爲消癉**。微小氣血俱少①，故多內熱，熱消肌肉也。**滑甚爲頹癃**，滑甚者，陽氣盛熱也。陰氣虛弱，發爲頹癃。癃，淋也，音隆。○平按：『頹癃』，《靈樞》《甲乙》作『㿉癃』。**微滑爲蟲毒蛕蝎腹熱**。微滑，陽氣微盛有熱也。蛕，胡灰反，腹中長蟲也。蝎，胡竭反，謂腹中蟲如桑蠹也。陽盛有熱，腹內生此二蟲，爲病絞作腹中。○平按：注『桑蠹』，袁刻作『長蠹』。**濇甚爲腸頹**；頹，徒迴反。脉濇，氣少血多而寒，故冷氣衝下，廣腸脱出②，名曰腸頹，亦婦人帶下病也。○平按：『頹』，《靈樞》作『潰』，《甲乙》作『癩』，注云：『一作潰。』**微濇爲內潰③，多下膿血**。微濇，是血多聚於腹中，潰壞而下膿血也。

腎脉急甚爲骨癲疾；診得石脉急甚者④，是爲⑤寒氣乘腎，陽氣走骨而上，上實下虛，故骨癲也。○平按：《甲乙》『骨』下有『痿』字。**微急爲沈厥，足不收，不得前後**。微急者，腎冷發沈厥之病，足脚沈重，逆冷不收，膀胱大腸壅閉，大小便亦不通。○平按：《靈樞》『沈厥』下有『奔豚』二字，《甲乙》『奔豚』二字在『沈厥』上。**緩甚爲折脊**；陽氣盛熱，陰氣虛弱，腎受寒氣，致令腰脊痛如折。**微緩爲洞，洞者食不化，下嗌還出**。腎脉從腎而上，貫肝膈，循喉嚨，故腎有熱氣，則下津液不通，上衝喉嗌，通洞不禁，其食入腹還出。○平按：二『洞』字下，《甲乙》均有『泄』字。**大甚爲陰痿**；大甚，多氣少血，太陽氣盛，少陰血少，精血少故陰痿不起也。○平按：注『精』字，袁刻誤作『積』；『起』下脱『也』字。**微大爲石水，起齊以下，至少腹⑥垂垂然，上至胃管，死不治**。太陽氣盛血少，津液不得下通，結而爲水，在少腹之中。垂垂，少腹垂也。其水若至胃脘，盛極故死也。○平按：《靈樞》『少腹』作『小腸』；『垂垂』作『腄腄』；『管』作『腕』。《甲乙》『少腹』作『小腹』。**小甚爲洞洩**，腎氣小甚，是血氣皆少也。腎之血氣皆少，則上下俱冷，故食入口還出，故曰洞洩⑦。**微小爲消癉**；血氣俱少，是爲⑧陰虛陽盛，熱爲消癉。**滑甚爲癃頹**；滑甚，太陽熱盛⑨，少陽虛而受寒，故爲癃頹也。○平按：《靈

---

① 俱少：仁和寺本作『俱小』，當從底本作『俱少』。
② 廣腸脱出：『脱』，仁和寺本作『肛』。底本義勝。
③ 內潰：《靈樞》作『內㿉』。
④ 石脉急甚者：仁和寺本『急』下衍『脉』字。
⑤ 是爲：底本作『是謂』，據仁和寺本改。
⑥ 少腹：《靈樞》《甲乙》均作『小腹』。蕭氏按語謂《靈樞》作『小腸』，恐誤記。又，劉衡如於人衛本《靈樞》注曰：『小腹，《脉經·卷三·第五》及《千金·卷十九·第一》，此後有「腫」字。』
⑦ 故食入口還出，故曰洞洩：按，『入口還出』則爲嘔吐，疑『還』爲『旋』字之誤，待考。
⑧ 是爲：底本作『是謂』，據仁和寺本改。
⑨ 熱盛：底本作『熱甚』，據仁和寺本改。

樞》『頹』作『癀』，《甲乙》作『癰癩』。**微滑爲骨痿，坐不能起，起目毋①所見。**微滑，太陽微盛，熱入骨髓，發爲骨痿，骨弱坐不能起也。太陽自目內眥而起②，上衝於目③，故目無見也。〇平按：《靈樞》《甲乙》『目』上有『則』字。《甲乙》『所見』下有『視黑丸』三字。**濇甚爲大癰；**濇甚多血少氣不宣，故聚爲大癰。**微濇爲不月，沈痔。**微濇者，血微盛也。血多氣少不通，故女月經不得以時下也。又其氣少血聚，復爲廣腸內痔也。沈，內也。

黃帝問曰④：病之六變者，刺之奈何？問前五脉各有六變補寫之道。〇平按：《甲乙》『曰』上無『黃帝』二字；『病之六變』作『病亦有甚變』。

岐伯答曰⑤：諸急者多寒，脉之弦急，由於多寒，有甚有微，即五藏急合有十種，故曰諸急。自餘諸變，皆放⑥此也。**緩者多熱。**由其當藏多熱，致脉遲緩。**大者多氣少血，**由其當藏氣多血少，至令脉有洪大。**小者血氣皆少。**由此⑦當藏血氣皆少，故令脉衰小也。**滑者陽氣盛，微有熱⑧；**由其當藏陽盛熱微，故令脉有滑疾也。**濇者，多血少氣，微有寒⑨。**由其當藏血多氣少，微寒，故令脉濇。**是故刺急者，深內而久留之。**寒則氣深來遲，故深內而久留也。**刺緩者，淺內而疾發鍼，以其熱。**熱退氣淺行疾，故淺內疾發。〇平按：『以其熱』，《靈樞》《甲乙》作『以去其熱』。**刺大者，微寫其氣，毋⑩出其血。**大者氣多，故須微寫；以其少血，故不出血。**刺滑者，疾發鍼而淺內之，以寫其陽氣而去其熱⑪。**以其氣盛而微熱，故淺內鍼，仍疾發之。〇平按：《甲乙》『寫』作『瀉』。**刺濇者，必中其脉，**

---

① 毋：《靈樞》《甲乙》均作『無』。
② 太陽自目內眥而起：仁和寺本作『太陽起自力意而起』，文意不通，當有脱誤，待考。
③ 上衝於目：仁和寺本此上有『太陽』二字，疑爲衍文，待考。
④ 黃帝問曰：底本無『問』字，據仁和寺本補。
⑤ 岐伯答曰：底本無『答』字，據仁和寺本補。
⑥ 放：同『仿』。
⑦ 由此：底本作『由其』，據仁和寺本改。
⑧ 微有熱：《甲乙》『微』上有『而』字。
⑨ 微有寒：《甲乙》『微』上有『而』字。
⑩ 毋：《靈樞》《甲乙》均作『無』。
⑪ 而去其熱：《甲乙》無『而』字。

隨其逆順而久留之，必先捫而循之，以發鍼，疾按其痏，毋令其血出①，以和其脈。脈濇，即多血也。以其多血，故先須以手捫循，然後刺之，中其脈血，隨其逆冷者，久而留鍼。以其氣少，恐其洩氣，故發鍼已，疾按其痏。痏，于軌反，謂瘡瘢也②。〇平按：『捫』，《靈樞》《甲乙》作『按』；『以發鍼』，『以』作『已』。《甲乙》『其血出』作『出血』；『脈』上有『諸』字。注『逆冷』，依經文應作『逆順』。**諸小者，陰陽形氣俱不足，勿取以鍼，調其甘藥。**諸脈小者，五藏之陰，六府之陽，及骨肉形，并其氣海之氣，四者皆悉虛少。若引陰補陽，是則陰竭；引陽補陰，即使陽盡。陰陽既竭，形氣又微，用鍼必死。宜以甘味之藥調其脾氣，脾胃氣和，即四藏可生也。〇平按：『小』上，《甲乙》無『諸』字。『調其甘藥』，《靈樞》作『而調以甘藥也』，《甲乙》作『而調之以甘藥』。

肝滿、腎滿、肺滿，皆實，皆爲腫③；此三藏之滿實，皆爲癰腫。〇平按：『皆爲腫』，《素問》《甲乙》作『即爲腫』。**肺之癰，喘④，兩脇滿；**肺以主氣，故肺生癰有喘也。肺脈上膈近脇，故肺癰脇滿也。〇平按：《素問》『癰』作『雍』；『脇』作『胠』，《甲乙》作『脛』，注云：『《素問》作胠。』**肝癰，兩胠滿，臥則驚，不得小便；**兩胠，謂在側箱兩肋下空處。肝府足少陽脈行在脇下，故肝癰兩胠滿也。足少陽⑤別脈上肝貫心，故熱盛爲癰，因即心驚也。肝脈環陰，故肝病熱甚，不得小便。有本作『小和』，字誤。〇平按：『癰』，《素問》作『雍』。《甲乙》『胠』作『脇下』二字。**腎癰，胠下至少腹滿，脛有大小，髀胻大跛，易，偏枯。**腎脈⑥上至十四椎，屬於帶脈，行兩胠，故從兩胠至少腹滿。以少陰脈虛，受病行於兩腳，故脛大小⑦，髀胻⑧大跛。左右二腳更病，故爲易也。又爲偏枯病也。胻稱膝胻、股胻、髀胻，謂胻通膝上下也。〇平按：『癰』，《素問》作『雍』；『胠』作『腳』。《甲乙》『胻』作『脛』，無『大』字。**心脈滿大，癇瘛筋攣。**心脈滿實仍大，是則多氣熱盛，故發小兒癇病。以其少血陰氣不足，故寒而筋攣也。〇平按：《甲乙》『瘛』作『痓』，下同。

肝脈小急，癇瘛筋攣。小則陰陽二氣不足，急即爲寒，是爲虛寒熱乘爲癇，及寒爲筋攣。**肝脈騖暴，有所驚駭，脈不至若瘖，不治自已。**

---

① 毋令其血出：『毋』，《靈樞》作『無』。

② 謂瘡瘢也：底本『也』上衍『之』字，據文義刪。仁和寺本作『謂瘡⿸疒盤之也』，『⿸疒盤』爲『瘢』誤，『之』爲誤衍虛詞。

③ 皆爲腫：《素問》作『即爲腫』；《甲乙》作『則爲瘇』。

④ 喘：《素問》《甲乙》均作『喘而』。

⑤ 足少陽：仁和寺本作『足小陽』，當從底本作『足少陽』。

⑥ 腎脈：底本誤作『督脈』，據仁和寺本改。

⑦ 故脛大小：據經文，疑『故』下脱『有』字。

⑧ 髀胻：仁和寺本作『脾䯒』。按，『脾』爲『髀』誤，『䯒』與『胻』同，今從底本。又，楊注六『胻』字，仁和寺本均作『䯒』，底本皆改作『胻』。

肝至有驚氣者，是因驚魂，失瘖不言或脉不至，皆不療自已也。〇平按：『驚暴』，《素問》作『驚暴』，《甲乙》作『瞀暴』。**腎脉小急，肝脉小急，心脉不鼓，皆爲瘕。**腎肝二脉小急及心脉不鼓，皆內虛寒氣，故爲瘕也。〇平按：《素問》《甲乙》『不鼓』上有『小急』二字。**腎脉大急沈，肝脉大急沈，皆爲疝。**腎、肝二脉大，爲多氣少血，急沈皆寒，是爲寒氣內盛，故爲疝病也。〇平按：『腎脉大急沈』上，《素問》有『腎肝并沈爲石水，并浮爲風水，并虛爲死，并小弦欲驚』二十一字，新校正云：『詳「腎肝并沈」至下「小弦欲驚」，全元起本在《厥論》中，王氏移於此。』本書見卷二十六《經脉厥篇》，據此，則本書與全元起本同。**心脉揣滑急爲心疝，**揣，動也。滑，陽氣盛而微熱。急爲多寒。心氣寒，寒盛而微熱，寒勝故結爲心疝也。〇平按：『揣』，《素問》作『搏』，下同。**肺脉沈揣爲肺疝。**肺脉應虛浮，今更沈，寒多故爲肺疝也。〇平按：『肺疝』下，《素問》有『三陽急爲瘕，三陰急爲疝，二陰急爲癎厥，二陽急爲驚』二十一字，新校正云：『詳「三陽急爲瘕」至「爲驚」，全元起本在《厥論》，王氏移於此。』本書見卷二十六《寒熱相移篇》。**脾脉外鼓沈爲腸辟，久自已；**脾脉向外鼓，外鼓仍沈，沈寒爲利，胃氣强盛，故久自已也。〇平按：『辟』，《素問》《甲乙》作『澼』，下同。**肝脉小緩爲腸辟，易治；**肝脉氣血雖少，胃氣强盛①，故療易差也。**腎脉小揣沈爲腸辟，下血、温身熱者死；**腎脉氣血俱少，仍冷利下血者，胃氣虛冷，故死。下血、温身熱，皆胃氣散去也。〇平按：《素問》『血』字重。《甲乙》『温』作『溼注』；《素問》作『温』。**心肝辟亦下血，二藏同病者可治，其身熱者死，熱見七日死。**心肝二氣共爲腸澼②下血，是母子相扶，故可療也。身熱，以胃氣散去，遠至七日當死③。〇平按：『可治』下，《素問》《甲乙》有『其脉小沈濇爲腸澼』八字。『熱見』，《甲乙》作『熱甚』，注云：『《素問》作熱見。』**胃脉沈鼓濇，胃外鼓大，心脉小堅急，皆鬲偏枯，男子發左，女子發右。不瘖舌轉，可治，三十日起；其順者瘖，三歲起；年不滿二十者，三歲死。**胃脉足陽明，陽也。胃脉反更沈細，鼓動而濇。濇，寒也。其脉向外而鼓，其氣傷多。如此診得足陽明脉沈鼓而寒，向外鼓而氣多，又得心脉血氣俱少，堅實而寒。然則胃之與心，二者同病，名膈偏枯，男子發於左箱，女子發於右箱。若瘖不能言，舌不轉者，死。若能言，舌轉④者，療之三十日能行。雖瘖，舌轉順者，三年得差。若年不至二十得前病者，三年而死也。〇平按：《甲乙》『轉』下有『者』字。『順』，《素問》《甲乙》作『從』。**脉至而揣，血衄身有熱者，死。**脉至而動，又陽虛衄血，身體應冷，而衄血身熱，虛爲逆，故死也。〇平按：『血衄』，《甲乙》作『衄血』。《素問》『熱』上無『有』字。**脉來懸**

---

① 胃氣强盛：仁和寺本『盛』字誤作『熱』。
② 腸澼：底本作『腸辟』，據仁和寺本改。
③ 七日當死：底本無『當』字，據仁和寺本補。
④ 舌轉：底本作『轉舌』，據仁和寺本改，與經文合。

勾浮爲脉鼓。夏秋二脉並至，以爲脉鼓。○平按：『浮爲脉鼓①』，《素問》作『浮爲常脉』，《甲乙》作『浮者爲熱』。脉至如喘②，名曰氣厥者，不知與人言。氣厥不知言也。○平按：『氣厥者』，《素問》《甲乙》作『暴厥，暴厥者』。脉至如數，使人暴驚，三四日自已。卒驚不療，三四日自已也。○平按：『如數』，《甲乙》作『而數』。

脉至浮合，浮合如數，一息十至以上，是與經氣予不足，微見，九十日死。浮合之脉，經氣不足，微而見，九十日即死也。○平按：《素問》《甲乙》『是』下無『與』字；『足』下有『也』字。脉至如火新燃③，是心精之④予奪也，草乾死。心脉如勾，今如火新燃，是心脉急疾，火精奪，故至草乾水時，被剋而死。○平按：『新燃』，《素問》作『新然』，《甲乙》作『新然』。《素問》《甲乙》『死』上有『而』字。脉至如散采，肝氣予虚也⑤，木葉落死⑥。肝脉如弦，今散如五彩⑦，變見不定，是爲肝木氣之虚損，至木葉落金時，被剋而死，有本爲『蘽棘⑧』『散葉』也。○平按：『散采』，《素問》作『散葉』，《甲乙》作『蘽棘』。脉至省容，省容者脉寒如鼓也⑨，是腎氣予不足也，懸去棗華死⑩。腎脉如石，今如省容，寒而鼓動，是爲腎之水氣有傷⑪，故至棗華土時，被剋而死也。○平按：『省容』，《素問》《甲乙》作『如省客』。『脉寒』，《素問》作『脉塞』。脉至如丸泥，是胃精⑫予不足也，榆莢落而死。莢，兼牒反，如豆莢等草實。胃脉耎弱，今反如丸泥乾堅之丸，即是胃土兼氣⑬之有損，故至榆莢木時而死也。脉至如横格，是膽氣予不

① 浮爲脉鼓：原脱『浮爲』二字，劉衡如先生據文義徑補，今從之。下『浮爲』二字同。
② 脉至如喘：《素問》同。《甲乙》作『脉至而揣』。按，此『如』字與『而』義同。
③ 新燃：《素問》《甲乙》皆作『新然』；《脉經·卷五·第五》作『新然』。按，『然』爲『燃』本字。《説文·火部》：『然，燒也。』徐鉉注：『然，今俗别作燃。』
④ 是心精之：《甲乙》無『之』字。
⑤ 肝氣予虚也：《素問》《甲乙》『肝』上有『是』字。
⑥ 木葉落死：《素問》《甲乙》『死』上有『而』字。
⑦ 五彩：底本作『五采』，據仁和寺本改。
⑧ 蘽棘：『蘽』爲『叢』俗體。
⑨ 脉寒如鼓也：《素問》作『脉塞而鼓』；《甲乙》作『脉寒如故也』，『寒』下注：『一本作「塞」。』
⑩ 棗華死：《素問》《甲乙》『華』下有『而』字。
⑪ 腎之水氣有傷：『水』，仁和寺本誤作『火』。檢下文『故至棗華土时，被剋而死』，土剋水，當從底本作『水』字。
⑫ 胃精：《素問》《甲乙》作『是胃精』。
⑬ 兼氣：底本無『兼』字，據仁和寺本補入。

足也，禾熟而死。膽脉如弦，今如橫格之木，即是木之膽氣有損，故至禾熟秋金時被剋而死也。**脉至如弦縷，胞精①予不足也，病善言，下霜而死；不言，可治。**心胞脉至如鈎，今如弦之縷線，散而不聚，是爲心胞火府有損，故至霜雪水時，被剋而死。不好言者，心氣未盡，故可療也。**脉至如交莢，交莢者，左右傍至也，微見，三十日而死。**莢，兼牒反，如豆莢②等草實也。脉至如相交左右傍，至是次轉，故微見三十日死也。○平按：『莢』，《素問》作『漆』，《甲乙》作『棘』。注『次轉』二字疑有誤。**脉至如泉，浮鼓胞中，太陽氣③予不足也，少氣味，韭④華死。**足太陽是腎之府脉，今如泉之浮鼓而動，即膀胱胞氣水之不足，故至韭莢華土時被剋而死。一曰韭英也。○平按：『泉』上，《素問》有『涌』字，《甲乙》有『湧』字。『胞中』，《素問》《甲乙》作『肌中』。『韭華死』，《素問》作『韭英而死』，《甲乙》作『韭花生而死』。**脉至如委土之狀，按之不得，肌氣予不足⑤，五色先見⑥，黑白累發死⑦。**脾脉代，如雞足踐地，中間代絶。今按如⑧委土之狀⑨，無有脾胃耎弱之氣，又先累見黑白之色，是肺腎來乘，故死也。○平按：『委土』，《素問》作『頽土』。『不得』，《甲乙》作『不足』。『累發』，《素問》作『壘發』。**脉至如懸離，懸離者，浮揣切之益大，十二輸之予⑩不足也，水凝而死亟。**浮實切之益大，此是懸離之狀。懸離脉見，即五藏六府、十二經輸氣皆不足。十二經輸皆屬太陽，故至水凍冬時而死。亟，急也。病至水凝而死亟。居力反。○平按：『懸離』，《素問》作『懸雍』，《甲乙》作『懸癰』，《素問》新校正云：『按全元起本「懸雍」作「懸離」，元起注云：懸離者，言脉與肉不相得也。」』『水凝』，《甲乙》作『水凍』。《素問》無『亟』字，《甲乙》同。**脉至如偃刀，偃刀者浮小急，按之堅急**

---

① 胞精：《素問》《甲乙》『胞』上有『是』字。
② 如豆莢：仁和寺本作『如莢』二字，據上文『脉至如丸泥』後楊注，『如』下脱『豆』字。
③ 太陽氣：《甲乙》此上有『是』字。
④ 韭：底本作『韮』，據仁和寺本改。注文『韭』字同。
⑤ 肌氣予不足：《素問》《甲乙》作『是肌氣予不足也』。
⑥ 五色先見：仁和寺本脱『見』字，據楊注『又先累見黑白之色』，當補入『見』字。《素問》作『五色先見』；《甲乙》作『五色見』。
⑦ 黑白累發死：《甲乙》『死』上有『而』字。
⑧ 今按如：底本作『今按止如』，據仁和寺本刪『止』字。
⑨ 委土之狀：『之』，仁和寺本誤作『足』，據經文『脉至如委土之狀』，當作『之』字。
⑩ 十二輸之予：《素問》作『是十二俞之予』；《甲乙》作『是十二俞之氣予』。

大①，五藏宛熟寒熱，獨并於腎也②，如此其人不得坐，立春而死。浮之小急，按之堅急大者，此是偃刀之狀也。浮手取之即小，爲氣血俱少；按之堅實急大③，多氣少血，即知五藏宛熟寒熱之氣，唯并於腎，至春實邪來乘致死。○平按：《素問》「浮」下有「之」字；「急大」作「大急」；「宛熟」作「菀熟」，《甲乙》作「寒熱」，注云：「《素》作「菀熟」。」脉至如丸，滑不直手④，按之不得⑤也，膽氣⑥予不足也，棗葉生而死。直，當也。脉如彈丸，按之不可當於指下，此是滑不直，膽氣病脉狀也。至於孟夏棗葉生⑦，實邪來乘而死⑧。○平按：「膽」，原鈔作「瞻」，注同，疑是「膽」字之誤。《素問》《甲乙》作「大腸」，查大腸爲肺之府，屬金；膽爲肝府，屬木。本注云：「至於孟夏棗葉生，實邪來乘而死⑨。」按《五十難》曰：「邪從前來者爲實邪。」滑氏《本義》云：「我生者相，氣方實也。居吾之前而來爲邪，故曰實邪。」孟夏火旺之時，爲木所生，乃木之實邪，應從「膽」爲是。再按，上注「并於腎，至春實邪來乘致死。」腎爲水藏，水來生木，爲腎之實邪，其義正同。脉至如華者，令人善恐，不欲坐臥，行立常聽，小腸⑩予不足也，季秋而死。脉之浮散，故如華也。心府小腸虛小，故多恐，坐臥不安。心虛，耳中如有物聲，故恒聽。至於季秋，爲肺氣來乘，遂致於死也。○平按：「如華」，《甲乙》作「如春」。

黃帝內經太素卷第十五　診候之二

仁安二年六月十三日以同本書寫

以同本移點校合了　丹波頼基

本云

保元元年□月廿五日以家本校合移點了　憲基

---

① 堅急大：《素問》作「堅大急」；《甲乙》作「堅大」。

② 獨并於腎也：《甲乙》無「也」字。

③ 按之堅實急大：「大」，仁和寺本誤作「寒」，據經文「按之堅急大」，應作「大」字。

④ 滑不直手：《素問》作「滑不直手，不直手者」八字；《甲乙》作「滑不著手，丸滑不著者」九字。

⑤ 不得：《素問》《甲乙》作「不可得」。

⑥ 膽氣：「膽」，仁和寺本訛作「瞻」。《素問》《甲乙》《脉經》均作「大腸氣」。

⑦ 孟夏棗葉生：仁和寺本無「生」字，據經文「棗葉生而死」，「葉」下脱「生」字。

⑧ 來乘而死：「而」，仁和寺本作「時」。

⑨ 而死：據仁和寺本楊注，當改作「時死」。

⑩ 小腸：《素問》《甲乙》作「是小腸氣」。

黃帝內經太素卷第十六　診候之三

通直郎守太子文學臣楊上善奉　敕撰注

編者按：《太素》卷第十六蕭延平蘭陵堂本闕，本次重校據仁和寺原鈔補入。

虛實脉診

雜診　脉論

編者按：此卷自篇首至『則實可活，此其候也』，見《素問・卷六・玉機真藏論第十九》，又見《甲乙經・卷四・經脉第一（下）》。自『黃帝問岐伯曰：願聞虛實之要』至『入虛者，左手閉也』，見《素問・卷十四・刺志論第五十三》，《甲乙》同上，惟編次在前。自『黃帝問曰：何謂虛實』至末，見《素問・卷八・通評虛實論第二十八》。自『黃帝問曰：何謂虛實』至『所謂逆者，手足寒也』，見《甲乙經・卷七・六經受病發傷寒熱病第一（中）》；自『問曰：乳子而病熱』至『急則死』，見《甲乙經・卷十二・婦人雜病第十》；自『問曰：腸辟便血何如』至『以藏期之』，見《甲乙經・卷十一・足太陰厥脉病發溏泄下痢第五》；自『問曰：癲疾何如』至『實則死』，見《甲乙經・卷十一・陽厥大驚發狂癎第二》；自『問曰：消癉虛實何如』至『病久不可治死』，見《甲乙經・卷十一・五氣溢發消渴黃癉第六》；自『問曰：虛實何如』至末，見《甲乙經・卷七・六經受病發傷寒熱病第一（中）》。

虛實脉診

黃帝問於岐伯曰①：余聞虛實以決死生，願聞其情。

岐伯曰：五實死，五虛死。人之所病，五實具有者，不洩當死；所病五虛具有者，不下食當死也。

① 黃帝問於岐伯曰：《素問》作『黃帝曰』。

黃帝曰①：何謂②五實五虛？

岐伯曰：脉盛，其皮熱③，腹脹，前後不通，悗瞀④，此謂⑤五實。人迎、脉口脉大洪盛，一實也；皮膚温熱，陽盛，二實也；心腹脹滿，三實也；大小便不通，四實也；悶瞀不醒，五實也。悗，音悶；瞀，木候反，低目也。**脉細，皮寒，氣少，洩注利前後⑥，飲食不入，此謂⑦五虛。**人迎、脉口脉小細，一虛也；皮膚寒冷陽虛，二虛也；心腹少氣，三虛也；大小便利，四虛也；飲食不下，五虛也。

黃帝曰：其時有生者何也？

岐伯曰：漿粥入胃，洩注止，則虛者活；漿是穀液，爲粥止利。具有五虛，粥得入胃，即虛者可生也。**身汗得後利，則實可活⑧。**服藥發汗，或利得通，則實者可活也。**此其候也。**

黃帝問岐伯曰⑨：願聞虛實之要。虛實是死生之本⑩，故爲要也。

岐伯對曰：氣實形實，氣虛形虛，此其常也，反此者病；氣，謂衛氣也；形，身也。**穀盛氣盛，穀虛氣虛，此其常也，反此者病；**食多入胃，曰穀盛也。胃氣多，曰氣盛也。**脉實血實，脉虛血虛，此其常也，反此者病。**脉，謂人迎、寸口脉也。血，謂經絡血也。

---

① 黃帝曰：《素問》作『帝曰』，下同，不再列舉。
② 何謂：《素問》作『願聞』。
③ 其皮熱：《素問》《甲乙》無『其』字。
④ 悗瞀：《素問》《甲乙》作『悶瞀』。
⑤ 此謂：《甲乙》作『是謂』。下『此謂』同。
⑥ 洩注利前後：《素問》《甲乙》無『注』字。
⑦ 此謂：《甲乙》作『是謂』。
⑧ 則實可活：《素問》《甲乙》作『則實者活』。
⑨ 黃帝問岐伯曰：《素問》作『黃帝問曰』。
⑩ 死生之本：仁和寺本『之本』二字漫漶，辨其殘筆，當作『之本』。盛文堂本亦補作『之本』；日本摹寫本未補，僅描摹其殘筆。

黃帝曰：何如①而反？

岐伯曰：氣虛身熱②，此謂反③。衛氣虛者，陰乘必身冷。今氣虛，其身更熱，故爲逆也。穀入氣少④，此謂反；穀不入氣多⑤，此謂反；食多入胃者，胃氣還多；食不入胃，胃氣還少，此爲順也。食多入胃⑥，胃氣反少；食不入胃⑦，胃氣反多，此爲逆也。脈盛血少，此謂反；脈少血多，此謂反。寸口、人迎脈盛，經絡血盛；寸口、人迎脈少⑧，經絡血少，此爲順也。寸口、人迎脈盛，而血反少；寸口、人迎脈少，而經絡血多，此爲逆也。

氣盛身寒者⑨，病得之傷寒⑩。氣虛身熱者⑪，得之傷暑。衛氣盛者，其身當熱，今反身冷，此以傷寒所致也。衛氣虛者，其身當冷，今反熱者，此以傷熱所致也。穀多⑫而氣少者，得之有所脫血，居濕下也⑬。多食當噫，胃氣多也，而反少者，此爲脫血虛劣，安臥處濕，濕傷脾氣，故少氣也。穀入少⑭，氣多者，邪⑮在胃及與肺也。食少當胃氣少也，而反多者，因胃及肺受於邪氣，以爲呼吸，故氣多也。脈小⑯血多者，飲中熱也。寸口、人迎脈小，經絡之血當少，今反多者，因傷熱飲，故經絡血盛也。

---

① 何如：《素問》作『如何』。
② 氣虛身熱：《甲乙》此上有『氣盛身寒』四字。
③ 此謂反：《素問》作『此謂反也』；《甲乙》作『曰反』。以下四『此謂反』同此。
④ 穀入氣少：《甲乙》作『穀入多而氣少』。
⑤ 穀不入氣多：《素問》《甲乙》『入』下有『而』字。
⑥ 食多入胃：仁和寺本『入』字抄重，據盛文堂本刪，與上文『食不入胃』合。
⑦ 食不入胃：仁和寺本『不』字抄重，據盛文堂本刪，與上文『食不入胃』合。
⑧ 少：通『小』。
⑨ 氣盛身寒者：《素問》《甲乙》無『者』字。
⑩ 病得之傷寒：《素問》《甲乙》無『病』字。
⑪ 氣虛身熱者：《素問》《甲乙》無『者』字。
⑫ 穀多：《素問》《甲乙》均作『穀入多』。據下文『穀入少』，疑仁和寺本脫『入』字。
⑬ 居溼下也：《甲乙》作『濕居其下也』。
⑭ 穀入少：《素問》《甲乙》『少』下均有『而』字。
⑮ 邪：仁和寺本『邪』字多作『耶』，爲通假字。今皆從底本之例改作『邪』，下同，不再列舉。
⑯ 脉小：仁和寺本原作『脉少』，據盛文堂本改。

脉大血少者，脉有風氣，水漿不入，此之謂也①。寸口、人迎脉大，經脉之血應多，今反少者，因脉有邪氣，漿水之液不得入脉，故血少也。夫實者，氣入也；夫虛者②，氣出也。以下方刺之法，邪氣入中爲實也，正氣出中爲虛也。地③實者，熱也。地虛者，寒也。地者，行於補寫病之處者也。以手捫循，其地熱者，所病即實，可行寫也；其地冷者，所病即虛，宜行補也。入實者，左手開鍼空④；左手以鍼刺入於實，行其寫已，可徐出鍼，用左手開其鍼空，令氣得出，以爲寫也。入虛者，左手閉也⑤。右手刺入於虛，行其補已，可疾出鍼，用左手閉其鍼空，使氣不出，以爲補也。

黃帝問曰：何謂虛實？

岐伯答曰⑥：邪氣盛則實，精氣奪則虛。風寒暑濕客身，盛滿爲實，五藏精氣奪失爲虛也。

何謂重實⑦？

曰⑧：所謂重實者，言大熱病⑨，氣熱脉滿，是謂重實。傷寒熱病，大熱曰實。經絡盛滿，故曰重實也。

問曰⑩：經絡俱實何如？何以治之？

---

①此之謂也：《甲乙》作『此謂反也』。
②夫虛者：《素問》《甲乙》無『夫』字。
③地：本節兩『地』字，《素問》《甲乙》均作『氣』。
④空：《素問》作『空也』二字；《甲乙》作『孔也』。
⑤左手閉也：《素問》作『左手閉鍼空也』；《甲乙》作『左手閉鍼孔也』。
⑥岐伯答曰：《素問》作『岐伯對曰』。
⑦何謂重實：據本篇文例，疑此上脱『問曰』二字。《素問》作『帝曰：何謂重實』。又按，《素問》此上有『帝曰：虛實何如。岐伯曰：氣虛者肺虛也，氣逆者足寒也，非其時則生，當其時則死，餘藏皆如此』三十六字，《太素》此段文字在後。
⑧曰：《素問》作『岐伯曰』。據本篇文例，疑當作『答曰』。
⑨言大熱病：《甲乙》『言』作『內』。
⑩問曰：《素問》作『帝曰』，下同。

答曰①：經絡皆實，是寸脈急②而尺緩也，皆當俱治之③，故曰滑則順④，濇則逆⑤。脈，寸口陽也，尺脈陰也。脈急寒多也，尺緩熱多也。寸口是陽，今反急寒；尺地是陰，今反爲熱，是爲經絡皆實，可俱寫之。經絡雖實，脈滑氣盛爲順，易已；脈濇氣少爲逆，難已也。**夫虛實者，皆從其物類終始⑥，五藏⑦骨肉滑利，可以長久⑧。**萬物之類，虛實終始，皆滑利和調，物得久生也。是以五藏六府筋脈骨肉柔弱滑利，可以長生，故曰『柔弱者生之徒⑨』者也。

問曰⑩：寒氣暴上，脈滿實⑪，何如？

答曰：實如滑則生⑫，實如逆則死矣⑬。雖實，柔滑可生也。實而寒溫濇，死之徒也。

問曰：其形盡滿何如？

答曰：舉形盡滿者⑭，脈急大堅，尺滿⑮而不應也，如是者，順則生⑯，逆則死。舉身滿悶，曰形盡滿也。寸

---

①答曰：《素問》作『岐伯曰』，下同。
②寸脈急：原作『絡急』，涉上而誤。今據《素問》《甲乙》改，與楊注『寸口是陽，今反急寒』合。
③皆當俱治之：《素問》無『俱』字；《甲乙》無『之』字。
④滑則順：《素問》作『滑則從』；《甲乙》作『消則順』。
⑤濇則逆：《素問》『逆』下有『也』字。
⑥物類終始：《素問》作『物類始』；《甲乙》作『物類治』，『治』下注：『《素問》作「始」。』
⑦五藏：《素問》《甲乙》作『故五藏』。
⑧長久：《素問》作『長久也』；《甲乙》作『久長』。按，《素問》此句之下有『帝曰：絡氣不足』至『如此者，滑則生，濇則死也』一百六十三字長文（《太素》此文分別在卷三十《經絡虛實》及本篇下文『急則死』之後），當系王冰所移。
⑨柔弱者生之徒：此語出自老子《道德經》。按，『徒』與『途』通。
⑩問曰：《素問》作『帝曰』。下同。
⑪脈滿實：《素問》《甲乙》作『脈滿而實』。
⑫實如滑則生：《素問》作『實而滑則生』；《甲乙》作『實而滑順則生』。按，『如』與『而』同。
⑬實如逆則死矣：《素問》《甲乙》均作『實而逆則死』。
⑭舉形盡滿者：《素問》作『其形盡滿者』；《甲乙》作『盡滿者』。
⑮尺滿：《素問》作『尺濇』，新校正云：『按《甲乙》《太素》「濇」作「滿」。』
⑯順則生：《素問》作『故從則生』。

口之脉寒，氣盛堅，然尺脉不應其滿悶，然①手足溫者順，療之易已，故生；手足寒者逆，故死也。

問曰：何謂順②則生，逆則死？

答曰：所謂順者，手足溫也；所謂逆者，手足寒也。寒氣滿身，手足冷者，陽氣盡，故死；手足溫者，陽氣在四體，漸來通陽，氣和則生。

問曰：乳子而病熱，脉懸小者何如？

答曰：足溫③則生，寒則死。乳子病熱，脉應浮滑，而反懸小者，足溫氣下，故生；足寒氣不下，逆者而致死也。

問曰：乳子中風病熱者④，喘鳴肩息者何如⑤？

答曰：喘鳴肩息者，脉實大也，緩則生，急則死。乳子中風病熱，氣多血少，得脉緩，熱宣洩，故生；得急，爲寒不洩⑥，故死也。

問曰：何謂重虛？

答曰：脉氣虛⑦，尺虛，是謂重虛也⑧。寸口脉虛，尺地及脉不虛⑨，故曰重虛也。

問曰：何以知之⑩？

---

① 然：上句已有『然』字，疑此字衍。
② 順：《素問》作『從』。下同。
③ 足溫：《素問》《甲乙》『足』上均有『手』字。
④ 中風病熱者：下文有『者』字，疑此『者』字抄衍。《素問》作『中風熱』；《甲乙》作『中風病熱』。
⑤ 喘鳴肩息者何如：《甲乙》作『喘渴肩息』，『渴』下注：『《素問》作鳴。』
⑥ 爲寒不洩：仁和寺本『洩』字蝕爛，辨其剩筆，當作『洩』字。盛文堂本作亦作『洩』；日本摹寫本脱『洩』字，亦未空格，與仁和寺本不合。
⑦ 脉氣虛：《素問》作『脉氣上虛』；《甲乙》作『脉虛氣虛』。
⑧ 是謂重虛也：《素問》無『也』字。
⑨ 尺地及脉不虛：據經文『脉氣虛，尺虛，是謂重虛也』，『不』字爲『亦』之誤。
⑩ 何以知之：《素問》作『何以治之』。按，據下文答語，《素問》『治』字誤。

答曰：所謂氣虛者，言無常也。尺虛者，行步恇然也①。脉虛者，不象陰也。恇，區方反②，怯也。謂行步虛，怯然也。重虛者何以知其候也？膻中氣虛不足，令人無言志定③。診得尺脉虛者，陰氣不足，腰腳有病，故行步不正也。診得寸口之脉虛，則手太陰肺虛，陰氣不足，故曰不象也。

問曰：如此者何如？

答曰④：滑則生，濇則死⑤。寸口雖不得大陰和脉，而得溫滑者生，寒濇者死也。

問曰：腸辟⑥便血何如？

答曰：身熱則死，寒則生。血虛陽乘，故死。血未甚虛，其身猶寒，所以得生也。

問曰：腸辟下白沫何如？

答曰：脉沈則生，脉浮⑦則死。脉沈，陰氣猶在，故生；脉浮，陰盡陽乘，故死也。

問曰：腸辟下膿血何如？

答曰：脉懸絶⑧則死，滑大則生。脉懸絶，陽氣盡絶也，故死；滑大，氣盛猶溫也，故生也。

---

① 恇然也：《素問》無『也』字。按，『恇』，音匡。《說文·心部》：『恇，怯也。』

② 區方反：『區』，仁和寺本作『⿱𠂉品』，爲『區』字俗誤。檢杏雨書屋所藏仁和寺原鈔《太素·卷二十一·九鍼要道》『取三脉者恇』下楊注曰：『恇，區方反。』，亦證當作『區』。左合昌美作『區方反』，是。

③ 無言志定：此四字釋經文『言無常也』，於義難通，疑當作『言無定也』，待考。

④ 問曰：如此者何如？答曰：《素問》作『如是者』三字；《甲乙》作『如此者』三字。

⑤ 濇則死：《素問》『死』下有『也』字。

⑥ 辟：《素問》《甲乙》均作『澼』。下文數『辟』字同。

⑦ 脉浮：《甲乙》無『脉』字。

⑧ 脉懸絶：《甲乙》無『脉』字。

問曰：腸辟之病①，身不熱②何如？

答曰：身不熱，脉不懸絶③，滑大皆曰生④，懸濇皆曰死⑤，以藏期之。脉不懸絶，陰氣猶在；滑大是陽氣盛好，故生。其脉懸絶，濇爲寒，是爲陽絶，以其藏之病次傳爲死期也。

問曰：癲疾何如？

答曰：脉摶⑥大滑，久自已；脉小堅急，死不治⑦。大者，氣多血少；滑者，氣盛微熱。以其氣盛微熱，故久自差。脉小，氣血俱少，堅急爲寒，是則陽虛陰乘，故死之⑧。

問曰：癲疾之脉，虛實何如？

答曰：虛則可治⑨，實則死。癲疾，陽盛病也，故陽脉盛而實者，不離於死；陽虛陰和，故可療也。

問曰：消癉虛實何如？

答曰⑩：脉實大，病久可治；脉懸小堅⑪，病久不可治，死⑫。脉實又氣多血少，病雖久，可療。其脉懸絶，血氣俱少，又脉堅病久，不可療，當死。

---

① 腸辟之病：《素問》《甲乙》均作『腸澼之屬』。
② 身不熱：《素問》《甲乙》此下有『脉不懸絶』四字。
③ 身不熱，脉不懸絶：《素問》《甲乙》無此七字。
④ 滑大皆曰生：《素問》作『滑大者曰生』；《甲乙》作『脉滑大皆生』。
⑤ 懸濇皆曰死：『皆』，《素問》作『者』；《甲乙》無『曰』字。
⑥ 摶：盛文堂本及《素問》《甲乙》作『搏』。
⑦ 脉小堅急，死不治：《甲乙》此下注：『一作「脉沉小急實，死不治；小牢急，可治」。』《素問》新校正云：『按巢元方云：「脉沉小急實，死不治；小牢急，亦不可治。」』
⑧ 故死之：『之』字誤衍。
⑨ 虛則可治：《甲乙》作『癲疾，脉虛可治』。
⑩ 問曰：消癉虛實何如？答曰：《甲乙》作『消癉』二字。
⑪ 脉懸小堅：檢楊注『其脉懸絶』，疑『懸』下脱『絶』字。《甲乙》作『脉懸絶小堅』。
⑫ 死：《素問》無『死』字；《甲乙》作『也』。

問曰：虛實何如？

答曰：氣虛者肺虛也，氣逆足寒①，非其時則生，當其時則死。餘藏皆如是也②。氣虛者，肺氣虛也。脉虛，故足寒，寒爲氣逆也。秋時肺王，肺氣虛者爲死，餘時肺氣虛不死。如有肝氣虛，肝氣逆者足逆冷，當春時肝氣王時，虛者爲死，非其時爲生。如此，餘藏以爲例也。

問曰：脉實滿，手足寒，頭熱，何如？

答曰③：春秋則生，冬夏則死。下則陽虛陰盛，故手足冷也；上則陰虛陽盛，故頭熱也。春之時陽氣未大，秋時陰氣未盛，各處其和，故病者遇之得生。夏日陽盛陰格，則頭熱加病也。冬時陰盛陽閉，手足冷者益甚也，故病遇此時即死也。

雜診

編者按：自篇首至『陰陽不相應，病名曰關格』，見《素問·卷五·脉要精微論第十七》；自『夫精明五色者』至『其壽不久』，見《甲乙經·卷一·第十五》；自『五藏者，中之府也』至『身有病而毋邪脉也』，散見於《甲乙》（其篇第詳腳注）。自『診血脉者，多赤多熱』至『手足温，易已也』，見《靈樞·卷十一·論疾診尺第七十四》。『黃帝問曰：何以知懷子之且生也？岐伯曰：身有病而毋邪脉也』二十四字，見《素問·卷十一·腹中論第四十》。自『黃帝問岐伯曰：診得心脉而急』至『病之變化，不可勝數』，見《素問·卷五·脉要精微論第十七》。自『黃帝曰有病厥者』至『黃帝曰善』，見《素問·卷十三·病能論第四十六》，又見《甲乙經·卷九·第八》。自『厥陰有餘病陰痺』至末，見《素問·卷十八·四時刺逆從論第六十四》，又見《甲乙經·卷四·第一（中）》。

黃帝問岐伯曰④：診法常以平旦，陰氣未動，陽氣未散，診法在旦，凡有五要，故須旦以診色脉。肺氣行至手大陰十二經絡，所有善惡之氣皆集寸口，故曰未動；未入

---

① 氣逆足寒：《素問》《甲乙》皆作『氣逆者足寒也』。

② 皆如是也：《素問》作『皆如此』；《甲乙》作『皆如此也』。

③ 頭熱，何如？答曰：《甲乙》作『頭熱者』三字，『熱』下注：『一作痛』。

④ 黃帝問岐伯曰：《素問》作『黃帝問曰：診法何如？岐伯對曰』。檢下文楊注曰：『上黃帝將問自說，其義周備。』故《太素》『問』下無闕文。

諸陽脈中，故曰未散，此爲一也。**飲食未進**，進飲食已，其氣即行，善惡散而難知，故曰未進食，此爲二也。**經脈未盛**，未進飲食，故十二經氣未盛，此爲三也。**絡脈調均**①，以經未盛，大絡亦未盛，故絡脈調均，此爲四之也②。**氣血未亂，故迺可診。**衛氣營血相參以行其道，故名爲亂。今並未行，即氣血未亂，此爲五也。平旦有斯五義，故取平旦察色診脈，易知善惡之也③。**有過之脈，切脈動靜**，營衛將諸脈，善惡行手大陰，過寸口時，以手切按其脈動靜，即知其善惡之也④。**而視精明，察五色**，視其面部及明堂、藏府、分肉、精明，夭惡五色之別。**觀五藏有餘不足**⑤**，五府**⑥**强弱，形之盛衰**，五府，謂頭、背、腰、膝、髓五府者也。以此切脈察色，視⑦知五藏氣之虛實，五府氣之强弱，及身形盛衰之也⑧。**以此參伍，決死生之分。**以此平旦切脈察色，知藏府形氣參伍商量，以決人之死生之分之也⑨。

夫脈者，血之府⑩，以下切脈也。穀入於胃，化而爲血，行於經脈，以奉生身，故經脈以爲血之府之也⑪。**長則氣治，短則氣病**，寸口之中，滿九分者爲長，八分、七分爲短也。**數則爲煩心**⑫，動疾曰數。**大則病進**，洪盛曰大。**上盛則氣高**，人迎脈不時盛⑬。**下盛則氣脹**，寸口脈不盛⑭，氣脹□也⑮。**代則氣衰，**

---

①調均：《素問》作『調匀』。
②此爲四之也：『之』字誤衍。
③易知善惡之也：『之』字誤衍。
④即知其善惡之也：『之』字誤衍。
⑤有餘不足：仁和寺本『有』下衍『輸』字，據《素問》刪。
⑥五府：《素問》作『六府』。
⑦視：仁和寺本『視』字蝕殘，辨其剩形，當作『視』字。盛文堂本亦作『視』；左合昌美作『觀』。
⑧身形盛衰之也：『之』字誤衍。
⑨死生之分之也：下『之』字誤衍。
⑩血之府：《素問》『府』下有『也』字。
⑪府之也：『之』字誤衍。
⑫數則爲煩心：《素問》無『爲』字。
⑬人迎脈不時盛：『不』與『丕』通；『時』爲衍文。《説文》『丕，大也。』段玉裁注：『丕與不音同，故古多用不爲丕，如不顯即丕顯之類。』『丕盛』即大盛。檢《太素·卷三·陰陽雜説》楊注曰：『三陽行胃人迎之脈，在頭；三陰行太陰寸口之脈，在手也。』此節經文言『上盛則氣高』，楊注以『人迎脈丕盛』解之，於義正合。
⑭寸口脈不盛：『不』與『丕』通。詳前注。
⑮氣脹□也：原鈔『脹』下一字蝕盡，盛文堂本補入『充』字。檢《太素》全書，楊上善無『氣脹充』之説，當系刊刻者臆補，不可輕從。按，原鈔『也』上每衍『之』字，疑此句或爲『氣脹之也』，所闕爲衍文『之』，待考。

久而一至爲代。滑則氣少①，脉滑利，故氣少。濇則心痛，脉之動難爲濇也。渾渾單至如涌泉，病進②，如涌泉，上衝人手也。而絶弊弊綽綽，其去如弦絶者，死③。弊弊綽綽，未詳。脉來卒去，比之弦斷，此爲死候。有本『絶』爲『化』之也④。

夫精明五色者，氣之華也，次察色者也。五行之氣變爲精華之色，各見於面及明堂部內。明堂，鼻之也⑤。赤⑥，欲如以帛裹朱⑦，不欲如赭也⑧；白，欲如白壁之澤⑨，不欲如堊也⑩；一曰白欲如鵞羽，不欲如鹽⑪。黃，欲如羅裹雄黃，不欲如黃土也；黑，欲如重漆色，不欲如炭也⑫；一曰如地⑬。青，欲如青壁⑭之澤，不欲如

---

①滑則氣少：『滑』，《素問》《甲乙》作『細』。

②渾渾單至如涌泉，病進：『單』，《素問》作『革』。《素問》新校正云：『《甲乙》及《脉經》作「渾渾革革，至如涌泉，病進而色獘獘，綽綽其去如弦絶者，死。」』按，《太素》『單』字當作『革革』，『革』音『急』，疾速也。『渾渾革革』言脉來洪大而疾急。又，『病進』二字當與下句連讀，詳後注。

③而絶弊弊綽綽，其去如弦絶者，死：《素問》作『而色弊綿綿，其去如弦絶，死』。按，本書『綽綽』爲『綿綿』之訛；『而絶』當從《甲乙·卷四·第一（中）》《脉經·卷一·第十三》作『而危』，與上文『病進』連讀；『弦絶』當作『絶弦』，與『泉』『綿』合韻。經校正，自上文『渾渾』至此當作：『渾渾革革，至如涌泉，病進而危，弊弊綿綿，其去如絶弦者，死。』

④爲『化』之也：『之也』二字爲衍文。

⑤鼻之也：『之』字誤衍。

⑥赤：本節赤、白、黃、黑、青諸句，《素問》《甲乙》以赤、白、青、黃、黑爲序。

⑦以帛裹朱：《素問》作『白帛裹朱』。《甲乙》作『白裹朱』。

⑧不欲如赭也：《甲乙》『赭』下有『色』字。本節五『也』字，《素問》均無。

⑨白，欲如白壁之澤：『壁』當作『璧』。《素問》作『白欲如鵝羽』；《甲乙》作『白欲如白璧之澤』，注曰：『一云鵝羽。』

⑩不欲如堊也：《素問》作『不欲如鹽』；《甲乙》作『不欲如堊也』，『堊』下注曰：『一云鹽。』

⑪一曰白欲如鵞羽，不欲如鹽：此十一字當爲古注，《素問》新校正云：『按《甲乙》作「白欲如白璧之澤，不欲如堊。」《太素》兩出之。』林億等注文證明仁和寺本《太素》仍保留了唐代舊貌。

⑫不欲如炭也：《素問》作『不欲如地蒼』。

⑬一曰如地：此四字當爲古注，與上文『一曰白欲如鵞羽，不欲如鹽』相類。『如地』，據今本《素問》似當作『如地蒼』。

⑭青壁：『壁』爲『璧』形誤。盛文堂本徑改作『璧』。《甲乙》作『蒼璧』。

藍青也①。赭，赤土也。堊②，白土，阿洛反。五色精微象見矣③，其壽不久④。精明五色，微闇象見者，名曰色夭，壽命不久之也⑤。夫精明者，所以視萬物，別白黑，審短長。以長爲短，以白爲黑，是精則衰矣⑥。萬物精明，則黑白辨矣。若不精明，則黑白不分，是夭色也。

五藏者⑦，中之府也⑧。中盛滿⑨，氣傷恐⑩，音聲⑪如從室中言，是中氣之濕也；次聽聲者也。六府貯於水穀，以爲外府；五藏藏於精神，故爲中府。五藏之氣有餘盛滿，將有驚恐。有傷者，乃是中氣得濕，上衝胸嗌，故使聲重如室中言也。言而微，終日乃復言者，此奪氣也；言聲微小，又不用言者，當是有所奪氣，氣少故爾也。衣被不斂，言語善惡不避親疏者，此神明之亂也；是其陽明之氣熱盛爲病心亂，故其身不知所爲，其言不識善惡，以其五神失守故也。倉廩所不藏⑫，是門户不要也⑬；脾胃之氣失守，則倉廩不藏，以其咽口門户不自要約，遂食於身不便之物也。水泉不止⑭，是膀胱不藏也。水泉，小便也。人之小便不能自禁者，以尿胞⑮不能藏約，故遺尿不止也。得守者生，失守者死。如前之病，神明不亂，得守者生；其神明亂，失守者死也之⑯。

---

① 不欲如藍青也：疑『青』字抄衍。《素問》《甲乙》均無『青』字。
② 堊：仁和寺本作『[illegible]』。按，該字未見於字書，據經文及以下釋文，當爲『堊』字，今改正。盛文堂本亦改作『堊』。
③ 象見矣：《甲乙》無『矣』字。
④ 其壽不久：《素問》《甲乙》『久』下有『也』字。
⑤ 壽命不久之也：『之』字誤衍。
⑥ 是精則衰矣：據文義，疑『精則』二字誤倒。《素問》作『如是則精衰矣』。
⑦ 五藏者：《甲乙》『五』上有『凡』字。
⑧ 中之府也：《素問》作『中之守也』；《甲乙》作『中之府』，無『也』字。
⑨ 中盛滿：《素問》《甲乙》均作『中盛藏滿』。
⑩ 氣傷恐：《素問》《甲乙》作『氣勝傷恐者』。
⑪ 音聲：《素問》《甲乙》無『音』字。
⑫ 倉廩所不藏：仁和寺本脱『不』字，據楊注『脾胃之氣失守，則倉廩不藏』，當有『不』字，今補入。《素問》作『倉廩所不藏者』；《甲乙·卷六·第十一》作『倉廩不藏者』。
⑬ 不要也：『要』，仁和寺本誤作『惡』，據《素問》《甲乙·卷六·第十一》改，與楊注『門户不自要約』合。
⑭ 水泉不止：《素問》《甲乙》此下有『者』字。
⑮ 尿胞：仁和寺本原作『浘胞』，『浘』乃『屘』俗訛，即『尿』字，今改爲規範字。《龍龕手鏡》：『屘』，同『尿』。
⑯ 失守者死也之：『之』字誤衍。

夫五藏者，身之强也。五藏藏神，神爲身主①，故是身之强也。頭者精明之府也②，頭憊③視深，精將奪矣。頭爲一身之天，天有日月，人之頭有二目，五藏之精皆成於目，故人之頭爲精明府，所以精明將奪，力極頭頃④。視深，力意視也。憊，蒲介反。背者胸之府⑤，背曲肩隨，府將壞矣。心肺二輸在上，當背大陽，故背爲胸府。背曲肩隨而乘胸臆，將壞也。腰者腎之府，轉摇不能，腎將憊矣。腎在腰脊之中，故腰不隨，腎將憊矣。憊，病也。膝者筋之府，屈伸不能，行則僂跗⑥，筋將憊矣。身之大筋，聚結於膝，膝之屈伸不能，行則曲腰向跗，皆是膝筋急緩，故知筋將病也。骨者髓之府⑦也，不能久立，行則掉慄⑧，骨將憊。髓爲骨液，髓傷則脛疼，不能久立，行則掉慄戰動，即知骨將病矣。得强則生，失强則死。攝養前之五府，得身强者爲生，失者爲死也。

岐伯曰：反四時者，有餘爲精，不足爲消。上黃帝將問自說，其義周備，故岐伯言强之得失，所以人雖失强，反於四時，得有餘者，則五藏精勝爲生；人之失强，得不足者，則五藏消損爲死。應大過，不足爲精，有餘爲消⑨。寸口、人迎相過一倍以上，爲應大過也。大過得氣不足，則五藏精勝，氣過有餘則熱，故五藏消損之也⑩。陰陽不相應，病名曰關格。人迎、寸口四倍以上，曰陰陽不相應，不相應者，陽氣外格，陰氣內關之病也。

診血脉者，多赤、多熱、多青、多痛⑪、多黑爲久痹。多赤、多黑、多青皆見⑫，寒熱

---

① 神爲身主：盛文堂本『神』上衍『藏』字。
② 精明之府也：《素問》《甲乙》無『也』字。
③ 頭憊：《素問》《甲乙》均作『頭傾』。檢楊注曰：『所以精明將奪，力極頭頃。』疑《太素》『憊』字爲『傾』之誤，然楊注釋音曰：『憊，蒲介反。』則楊上善撰《太素》時所用《內經》底本即作『憊』。
④ 頃：『傾』之本字。
⑤ 胸之府：《素問》《甲乙》皆作『胸中之府』。
⑥ 僂跗：『跗』，《素問》《甲乙》皆作『附』。又，仁和寺本『僂』字右側注『《玉》力矩反』四字。按，『玉』指《玉篇》。
⑦ 骨者髓之府：原鈔『髓』『骨』二字抄倒，據《素問》《甲乙》乙正，與楊注『髓爲骨液』合。
⑧ 掉慄：『慄』，仁和寺本作『摽』，形誤，據《甲乙》改正。楊注『慄』字同。《素問》作『振掉』。盛文堂本作『掉標』，『標』字誤。
⑨ 有餘爲消：《素問》《甲乙》『有』上有『應不足』三字。
⑩ 消損之也：『之』字誤衍。
⑪ 多痛：原作『痛多』，據《靈樞》乙正，與上下文合。
⑫ 多青皆見：《靈樞》『見』下有『者』字。

也①。身痛面色微黃，齒垢黃，爪甲上黃，黃癉②。血脉者，絡脉也。癉，音丹，内黃病也。

診目痛，赤脉從上下者，大陽病；足太陽經從目内眥上額，故有赤脉從上下貫瞳子者，太陽之絡令人目痛，當療大陽。從下上者，陽明病；手足陽明之經並從鼻至目内眥，故有赤脉從下上者，陽明之絡令目有痛，當療陽明之也③。從外走内者，少陽病。手足少陽之經④皆從目外來去於目兑眥，走於目内，故有赤脉從外入目者，少陽之絡令目有痛，當療少陽。

診寒熱，赤脉從上下⑤至瞳子，見一脉，一歲死；見一脉半，一歲半死；見二脉，二歲死；見二脉半，二歲半死；見三脉，三歲死。赤脉從上下者，大陽之絡也。太陽絡脉從上下至瞳子，三脉一時至者，至三年死，乃至唯見一脉至，一年死者，三陽者大陽也，大陽之氣最大，故獨見者至一年死；二陽者陽明也，至陽明有二絡見，其氣不大，故二年死；一陽者少陽也，至少陽有三絡見，其陽氣少，故得三年死也。

診齲齒痛，按其陽明之脉來⑥，有過者獨熱，在左左熱⑦，在右右熱，在上上熱，在下下熱。手陽明脉從左右手指上行，入下齒中，上至於鼻；足陽明脉從鼻下行，入上齒中，下至左右足指。手足二陽明脉有病，經所部過時獨熱者，二脉一箱獨偏熱也。手足陽明獨熱，在左箱者，即左箱熱也；獨熱在右箱者，即右箱熱也；得手陽明脉熱，即知下齒齲也。足陽明左右得熱，准手陽明可知，然得足陽明熱即知上齒齲也。獨熱在頭在左爲上，在足在右爲下，准手則足之左右可知。齲者，上下牙齒腫痛，或出膿血，此皆因熱風氣所致，故得熱爲候也。據此正經兩箱俱診陽明，即大陰兩手俱有，如何脾肺獨出於右？理必不然也。

嬰兒病，其頭毛皆逆上者，必死。腎主於血，腎府足大陽脉上頭以榮頭毛，嬰兒血衰將死，故頭毛逆上也。耳間⑧青脉起者，瘛痛⑨。耳間青脉，足

---

① 寒熱也：《靈樞》無『也』字。
② 黃癉：《靈樞》作『黃疸也』。
③ 當療陽明之也：『之』字誤衍。
④ 手足少陽之經：盛文堂本脱『之』字。
⑤ 從上下：《靈樞》無『從』字。
⑥ 陽明之脉來：《靈樞》作『陽之來』三字。
⑦ 在左左熱：趙府本《靈樞》誤作『在左右熱』。人衛本《靈樞》作『在左左熱』。《甲乙·卷十二·第六》與《太素》同。
⑧ 耳間：《甲乙》作『嬰兒耳間』。
⑨ 瘛痛：《靈樞》作『掣痛』；《甲乙》作『瘈腹痛』。

少陽膽脉也。嬰兒無病則絡陷，有病則起。起者，瘛痛之候也。**大便赤青辦①，飧洩脉小者②，手足寒，難已；飧洩脉小，手足温，易已也③。**嬰兒大便所出青赤瓣異者，名曰飧洩。飧，音孫。脉小手足冷者，飧洩難已；脉小爲順，手足温，陽氣榮四末，故易已也。

黃帝問曰④：何以知懷子之且生也⑤？

岐伯曰：身有病而毋邪脉也。以子在身，故雖病，其病之氣不至於脉，故無邪脉也。

黃帝問岐伯曰⑥：診得心脉而急，此爲何病？病形何如？

答曰⑦：病名心疝，少腹當有形⑧。

曰⑨：何以言之？

曰⑩：心爲牡藏，小腸爲之使，故曰少腹當有形⑪。診得心脉，心爲陽也，急爲寒也，寒氣在心太陽小腸，故少腹有形。形，疝積者也。

黃帝曰：善⑫。

---

① 大便赤青辦：『辦』與『瓣』通。《靈樞》作『大便赤辦』；《甲乙·卷十二·第十一》作『大便青辦』。盛文堂本作『大便赤青辨』，『辨』字抄誤。
② 飧洩脉小者：仁和寺本原作『食洩小者』，檢下文『飧洩脉小』及楊注『飧，音孫。脉小手足冷者，飧洩難已。』則『食』爲『飧』訛，又脱『脉』字，今補改。《靈樞》作『飧泄脉小者』；六經本《甲乙·卷十二·第十一》作『飧泄脉大』；明鈔本《甲乙》作『飧泄脉小』。
③ 易已也：《靈樞》作『泄易已』；《甲乙》作『易已』。
④ 黃帝問曰：《素問》作『帝曰善』。
⑤ 之且生也：《甲乙》無『之』字。
⑥ 黃帝問岐伯曰：《素問》作『帝曰』。
⑦ 答曰：《素問》作『岐伯曰』。
⑧ 當有形：《素問》『形』下有『也』字。
⑨ 曰：《素問》作『帝曰』。
⑩ 曰：《素問》作『岐伯曰』。
⑪ 當有形：《素問》此下有『也』字。
⑫ 黃帝曰：善：《素問》無此四字。

黃帝曰：診得胃脉，病形①何如？

岐伯曰：胃脉實則脹，虛則洩。胃脉耎弱爲平，今得胃氣實脉，即知胃中脹滿。若得胃氣虛脉，即知洩利。胃虛，故脉虛也。

曰②：病成而變何如③？人病成極，變爲他病，未知變作何病之也④。

曰⑤：風成爲寒熱，風病在中成極，變爲諸寒熱病也。癉成爲消中，癉，脾胃熱也。脾胃內熱，日久變爲消中。消中，湯飲內消病也。厥成爲癲疾⑥，陽明熱厥成極，上實下虛，變爲癲疾也。久風爲飧洩⑦，春傷於風，在腸胃之間，日久變爲洩利之病。賊風⑧成爲癘，賊風入腠，不洩成極，變爲癘，亦謂之⑨大疾，眉落鼻柱等壞之也。病之變化，不可勝數。夫病變爲他疾，有斯五種，若隨心隨物，曼衍多端，不可勝數。但可以智量處，調之取中，縱醫方千卷，未足以爲當之也⑩。

黃帝曰：有病厥者，診右脉沈紧⑪，左脉不然⑫，病主安在⑬？

岐伯曰：冬診之，右脉固當沈緊⑭，此應四時，厥，寒厥也。左手不得沈緊，得浮遲，故曰不然也。冬，陰也。右手亦陰也，沈緊亦陰也。冬時右手得沈緊之脉，固當順

---

①病形：仁和寺本原誤作『疝形』，據《素問》改，與本節文義及上節經文『診得心脉而急，此爲何病？病形何如』合。
②曰：《素問》作『帝曰』。
③何如：《素問》作『何謂』。
④未知變作何病之也：『之』字誤衍。
⑤曰：《素問》作『岐伯曰』。
⑥癲疾：《素問》作『巔疾』。
⑦飧洩：『洩』爲『泄』避諱字。《素問》作『飱泄』。按，『飱』與『飧』同。
⑧賊風：《素問》作『脉風』。
⑨謂之：原誤作『之謂』，據文義乙正。
⑩未足以爲當之也：『之』字誤衍。
⑪診右脉沈紧：仁和寺本脱『緊』字，據下文『右脉固得沈緊』，當有『緊』字，今補入。《素問》作『診右脉沈而緊』；《甲乙》作『診右脉沈堅』。
⑫左脉不然：《素問》作『左脉浮而遲不然』；《甲乙》作『左手浮遲』。
⑬病主安在：《甲乙》作『不知病生安在』。
⑭沈緊：《甲乙》作『沈堅』。

四時也。**左浮而遲**①**，此逆四時。在左當主病診在腎**②**，頗在肺**③**，當腰痛**④**。**左，陽也。浮，肺脉也。冬時得左手肺脉，虛邪來乘，故腎病腰痛，頗在於肺，此即是左手有肺脉之也⑤。

曰：何以言之？

曰：少陰脉貫腎上胃肓⑥**，絡肺。今得肺脉，腎爲之病，故腎爲腰痛**⑦**。**

黃帝曰：善。腎脉足少陰從腎上膈入肺中，故冬時左手得肺脉，腎爲腰痛也。

厥陰有餘病陰痺，足厥陰，肝脉也。脉循股陰入毛中，環陰器，上抵小腹，故脉氣有餘者，是其陰氣盛，故爲陰痺者，謂陰器中寒而痛。**不足病生熱痺，**厥陰脉氣虛者，少陽⑧來乘陰器，中熱而痛也。痺，痛之也⑨。**滑則狐疝風**⑩**，**厥陰脉氣滑者，陽氣盛微熱，以其氣盛，微熱乘陰，故爲狐疝風也。風，氣也。狐夜不得尿，日出方得。人之所病與狐同，故曰狐疝。一曰孤疝，謂三焦孤府爲疝，故曰孤疝也。**濇則病少腹積厥氣也**⑪**。**濇，多血少氣，微寒。以其厥陰多血少氣，有寒，故少腹中血積，厥氣也。

少陰有餘病皮痺，隱軫⑫**，**少陰，足少陰腎脉也。從足涌泉上貫肝，入肺中。肺主皮毛，故少陰陰氣有餘，病於皮痺。又病皮中，隱軫皮起，風疾也。**不足病腎痺**⑬**，**少陰之肺虛，

---

① 左浮而遲：《素問》作『左脉浮而遲』；《甲乙》作『左脉浮遲』。
② 主病診在腎：《素問》作『主病在腎』；《甲乙》作『主病診左在腎』。
③ 頗在肺：《素問》作『頗關在肺』。
④ 當腰痛：《素問》作『當腰痛也』。
⑤ 左手有肺脉之也：『之』字誤衍。
⑥ 上胃肓：『肓』，仁和寺本作『盲』，形誤，據文義改正。《素問》《甲乙》無此三字。
⑦ 故腎爲腰痛：《素問》作『故腎爲腰痛之病也』；《甲乙》作『故爲腰痛』。
⑧ 少陽：仁和寺本原作『小陽』，據盛文堂本改。
⑨ 痛之也：『之』字誤衍。
⑩ 狐疝風：《素問》《甲乙》此上有『病』字。
⑪ 少腹積厥氣也：《素問》《甲乙》作『少腹積氣』。
⑫ 隱軫：『軫』與『疹』通。《甲乙》作『隱疹』。
⑬ 腎痺：《素問》《甲乙》均作『肺痺』。

受寒濕之氣入腎，故爲腎痺也。**滑則病腎風疝**①，少陰氣虛，大陽氣乘，微熱，故爲腎風疝痛也。**濇則病積溲血**。氣少微寒，爲血多，爲血積，盛而尿血。

大陰有餘則②**病肉痺，寒中**，足太陰，脾脈也，主肉，故太陰盛，以爲肉痺寒中也。**不足病脾痺**，大陰不足，即脾虛受邪，故爲脾痺也。**滑則病脾風疝**，得足太陰脉滑，則是脾虛，陽明氣乘，故脾病風疝之也③。**濇則病積，心腹時脹滿**④。得太陰脉濇，即少氣微寒多血，故爲血積。太陰脉注心中，心腹時脹滿也。

陽明有餘病脉痺，身時熱，胃足陽明脉正别上至脾，入腹裹屬胃，散而之脾，上通於心，故陽明有餘不足，心有病也。心主於脉，是以陽明有餘爲脉痺，身時時⑤熱者也。**不足病心痺**，陽明氣虛不足，太陰乘，故爲心痺。**滑則病心風疝**，陽明氣盛微熱，故心病風疝也。**濇則病積，時善驚**。陽明氣虛陰乘，微寒血多爲積，積氣時上衝心，故喜驚之也⑥。

太陽⑦**有餘病骨痺身重**，足太陽，膀胱脉也。足太陽脉氣有餘，盛乘於少陰，少陰主骨，今少陰病，名曰骨痺。寒濕在骨，故身重之也⑧。**不足病腎痺**，太陽虛而不足，則少陰腎氣便盛，故爲腎痺。**滑則爲**⑨**腎風疝**，太陽脉滑，則陽盛微熱乘腎，腎病風疝之⑩。**濇則病積，善時癲疾**⑪。診得太陽脉濇，則少氣微寒多血，下爲血積也。善積氣，時上衝頭，則爲癲疾之也⑫。

少陽有餘病筋痺脇滿，足少陽，膽脉也。肝主筋也，足少陽盛陰病，故爲筋痺。肝病，脇滿也。**不足病肝痺**，陽虛陰盛，故爲肝痺也。**滑則病肝風疝**，得少陽滑者，則少陽氣盛，微熱乘肝，故肝病風疝也。**濇則病積，時筋急目痛**。得少陽脉濇，少陽氣少，微寒多血爲積也。足少陽脉起目兑眥，故脉寒筋急目痛也。

---

① 腎風疝：《素問》《甲乙》均作『肺風疝』。
② 則：《素問》《甲乙》無『則』字。
③ 風疝之也：『之』字誤衍。
④ 心腹時脹滿：《素問》《甲乙》無『脹』字。
⑤ 時時：原作『時之』，『之』爲代替符號『〻』之誤，今改作『時時』。
⑥ 故喜驚之也：『之』字誤衍。
⑦ 太陽：仁和寺本誤作『太陰』。按，上文先論三陰，此下專論三陽，且楊注明謂：『足太陽，膀胱脉也。』故『陰』乃『陽』筆誤，今改正。《素問》《甲乙》均作『太陽』。
⑧ 故身重之也：『之』字誤衍。
⑨ 滑則爲：《素問》《甲乙》作『滑則病』。
⑩ 腎病風疝之：『之』，疑爲『也』誤。
⑪ 善時癲疾：疑『善時』二字抄倒。《甲乙》作『時善癲疾』；《素問》作『善時巔疾』。
⑫ 則爲癲疾之也：『之』字誤衍。

脉論

編者按：自篇首至『期在盛水也』，見《素問・卷二十四・陰陽類論第七十九》；自『三陽爲經』至『沉爲臏胕』，又見《甲乙經・卷四・經脉第一（下）》；自『冬三月之病』至『期在盛水也』，又見《甲乙經・卷六・陰陽大論第七》。自『黄帝坐明堂，召雷公問曰』至『合之五行』，見《素問・卷二十三・著至教論第七十五》。自『黄帝燕坐，召雷公而問之曰』至『是謂至道』，見《素問・卷二十三・示從容論第七十六》。自『問曰：人之居處動靜勇怯』至『末』，見《素問・卷七・經脉別論第二十一》。

孟春始至，黄帝燕坐，臨觀八極，始正八風之氣①而問雷公曰：陰陽之類，經脉之道，五中所主，何藏最貴？八極，即八方也。八方之風，即八風也。夫天爲陽也，地爲陰也，人爲和。陰而無其陽，衰殺無已；陽無其陰，生長不止。生長不止則傷於陰，陰傷則陰災起矣。衰殺不已，則傷於陽，陽傷則禍生矣。故須聖人在人在天地間②和陰陽氣，令萬物生也。和，氣之道也③。謂先脩身爲德，則陰陽氣和，陰陽氣和則八節風調，八節風調正則八虚風正，於是疵癘不起，嘉祥競集。此不和，所以然而亦然也④。故黄帝問身之經脉貴賤，依之調攝，脩德於身，以正八風之氣，斯是廣成所問之道也。

雷公曰⑤：春甲乙青，中主肝，治七十二日，是脉之主時，臣以其道⑥最貴。雷公以肝主春，甲乙萬物之始，故五藏脉中，謂肝藏脉爲貴。

黄帝曰⑦：卻念上下經，陰陽從容，子所貴⑧，最其下也。

---

① 始正八風之氣：『八風』，仁和寺本誤作『風八』。檢楊注『八方之風，即八風也。』當作『八風』，今改正。《素問》作『正八風之氣』，無『始』字。
② 在天地間：此上原衍『在人』二字，據文義删。
③ 氣之道也：仁和寺本『道也』二字抄倒，據文義改。盛文堂本、日本摹寫本均作『氣之也道』。
④ 亦然也：原誤作『然亦也』，據文義乙正。
⑤ 雷公曰：《素問》作『雷公對曰』。
⑥ 其道：《素問》作『其藏』。
⑦ 黄帝曰：《素問》作『帝曰』。下同。
⑧ 子所貴：《素問》『貴』上有『言』字。

雷公致齋七日，復侍坐①。三陰三陽，五藏終始②之總，此最爲貴。肝脉主時，爲下。故雷公自以爲未通，致齋得詔之也。**黃帝曰：三陽爲經，**三陽，足太陽也，膀胱脉也。足大陽從二目內眥上頂，分爲四道，下項③并正、別脉，上下六道，以行於背與身，爲經也。以是諸陽之主，故得總名也。**二陽爲維**④**，**二陽，足陽明脉也。以是二陽之總，故得名也。足陽明脉者胃脉也⑤，爲經絡海，從鼻而起，下咽分爲四道，并正、別脉六道，上下行腹，綱維於身，故曰爲維也。**一陽游部**⑥**，**一陽，足少陽膽脉者也。足少陽脉以是少陽，故曰一陽。遊部有三部：頭法於天，以爲上部；腰下法地，以爲下部；腰中法人，以爲中部。此一少陽⑦起目外眥，絡頭分爲四道，下缺盆，并正、別脉上下，主經營一節，流氣三部，故曰游部也。**此知五藏終始。**此三陽脉起於五藏，終於五藏，故知此脉者，知五藏終始之也⑧。**三陽爲表，二陰爲裏，一陰至絶，作明晦**⑨**，卻具合以政其理**⑩。三陽，太陽也。太陽在外，故爲表也⑪。二陰，少陰也。少陰居中，故爲裏也。一陰，厥陰也。厥陰脉至十二經脉絶環之終，寸口、人迎亦然，故曰至絶。如此三陽三陰之脉見於寸口、人迎表裏，作日夜之變，卻審委具共相合會，以政身之理之也⑫。

雷公曰：受業未能明也⑬。雷公自申不通之意。

黃帝曰：所謂三陽者，太陽爲經，三陽脉至手太陰而弦⑭**，浮而不沈，決以度，察以心，**

---

① 復侍坐：《素問》『復』上有『旦』字。
② 終始：『終』，原誤作『給』，據下文『此知五藏終始』，當是『終』字，今改正。
③ 下項：『下』原作『不』，據文義改。
④ 二陽爲維：『維』，仁和寺本誤作『經』，據楊注『故曰爲維也』，當是『維』字，今改正。《素問》《甲乙》皆作『二陽爲維』。
⑤ 足陽明脉者胃脉也：原鈔『者胃』二字抄倒，據文義改。
⑥ 一陽游部：《素問》《甲乙》作『一陽爲游部』。
⑦ 此一少陽：疑『少』字抄衍。
⑧ 終始之也：『之』字誤衍。
⑨ 明晦：《素問》作『朔晦』。
⑩ 以政其理：『政』，仁和寺本作『攻』，形誤。據楊注『以政身之理』，當作『政』，今改正。按，《説文·攴部》：『政，正也。』《素問》作『以正其理』。
⑪ 故爲表也：『故』下原衍『也』字，據文義删，與下文『故爲裏也』合。
⑫ 以政身之理之也：下『之』字誤衍。
⑬ 未能明也：《素問》無『也』字。
⑭ 至手太陰而弦：《素問》無『而』字。

合之陰陽之論。太陽總於三陽之氣，衛氣將來，至手太陰寸口，中見洪太①以長，是太陽平也。今至寸口弦浮不沈，此爲病也。如此商量，可決之以度數，察之以心神也。所謂二陽者②，陽明③，至手太陰，弦而沈急不鼓，炅至以病皆死。炅，音桂，見也④。此經熱也，陽明之氣總於二陽也。陽明脉至於寸口，見時浮太而短，是其陽明平也。今至寸口弦而沈急不鼓，是陰擊陽，又爲熱病，熱至故爲陽明、大陽之病，皆死也。一陽者，少陽也，至手太陰，上連人迎，弦急懸不絕，此少陽之病也，專陰則死⑤。陽氣始生，故曰少陽。少陽脉至寸口，乍疏乍數⑥，乍長乍短，平也。今見手太陰寸口，并及喉側胃脉人迎，二處之脉并弦急懸微不斷絕，是爲少陽之病也。若弦急實，專陰無陽，懸而絕者死也。

三陰者，此六經之所主也⑦，三陰，太陰也。六經謂太陰、少陰、厥陰之脉。手足兩箱，合有六經脉也。此六經脉總以太陰爲主，太陰有二，足太陰受於胃氣，與五藏六府以爲資粮。手太陰主五藏六府之氣，故曰六經所主也。交於太陰，伏鼓不浮，上空志心⑧。交，會也。三陰六經之脉，脉皆會於手太陰寸口也。肺氣手太陰脉寸口見時浮濇，此爲平也。今見寸口伏鼓不浮，是失其常也⑨。腎脉足少陰，貫脊屬骨⑩，絡膀胱，從腎貫肝上鬲入肺中，從肺出絡心⑪。肺氣下入腎志，上入心神之空也⑫。二陰至肺⑬，其氣歸膀胱，外連胃脾⑭。二陰，少陰也。少陰上入於肺，下合膀胱之府也。外連脾胃者，脾胃爲藏府之海，主出津液

① 洪太：『太』與『大』通。下同。
② 所謂二陽者：《甲乙》無『所謂』二字。
③ 陽明：《素問》《甲乙》作『陽明也』。
④ 見也：『見』，仁和寺本作『皃』，據楊注『見時浮太而短』，當爲『見』字，今改正。按《説文》：『炅，見也。』
⑤ 專陰則死：『專』，《甲乙》作『摶』。《太素》義勝。
⑥ 乍疏乍數：上『乍』字原作『正』，據《太素·卷十五·尺寸診》『少陽脉至，乍疏乍數，乍短乍長』，當作『乍』，今改正。
⑦ 此六經之所主也：《素問》《甲乙》無『此』字。
⑧ 志心：王冰釋爲『小心』，《素問》新校正云：『按楊上善云：「肺脉浮濇，此爲平也。今見伏鼓，是腎脉也。足少陰脉貫脊屬腎，上入肺中，從肺出絡心。肺氣下入腎志，上入心神也。」王氏謂「志心」爲「小心」，義未通。』又，『志心』，《甲乙》作『至心』。
⑨ 失其常也：『失』，仁和寺本誤作『夫』，形近致誤，今改正。盛文堂本、日本摹寫本均作『夫其常也』。
⑩ 屬骨：《素問》新校正引楊上善注作『屬腎』，疑仁和寺本抄誤。
⑪ 從肺出絡心：仁和寺本『絡』字誤作『肺』，據《素問》新校正引楊上善注改正。
⑫ 上入心神之空也：《素問》新校正引《太素》楊注無『之空』二字。
⑬ 二陰至肺：仁和寺本『肺』字誤作『脉』，據楊注『少陰上入於肺』，當作『肺』，今改正。《素問》《甲乙》均作『二陰至肺』。
⑭ 胃脾：據楊注『脾胃爲藏府之海』，疑當作『脾胃』。《素問》作『脾胃』；《甲乙》作『脾腎』。

以資少陰。少陰在內，外與脾胃藏府相連①者也。**一陰獨至，絶氣浮②不鼓，句③而滑。**一陰，厥陰也。厥陰之脉，不兼餘脉，故爲獨也。在寸口亦至絶，雖浮動，不鼓盛也。句，實邪來乘也。滑者，氣盛而微熱之也④。

此六脉者，乍陽乍陰⑤，交屬相并⑥，繆通其五藏⑦，而合於陰陽⑧，五藏六府，三陰三陽，氣之盛衰，故見寸口則乍陰乍陽也。繆，互也⑨。藏脉别走入府，府脉别走入藏，皆交相屬，互通藏府，合陰陽之也⑩。**先至爲主，後至爲客。**陰陽之脉見寸口時，先至爲主，後至爲客也。假令先得肝脉，肝脉爲主，後有餘脉來乘，即爲客也。

雷公曰：臣悉書⑪，嘗受傳經脉⑫，誦得從容之道⑬，以合從容⑭，不知次第陰陽⑮，不知雌雄。三陰三陽，經脉容從之道⑯，悉書以讀之，未知陰陽造物⑰次第，及雄雌⑱之别也。從容，審理也。雷公自謂得審理之經行之，合理身之理也。

---

① 相連：仁和寺本原作『相之』，據經文『外連胃脾』，當爲『相連』，今改正。盛文堂本、日本摹寫本皆作『相之』。
② 絶氣浮：《素問》《甲乙》此上皆有『經』字。
③ 句：同『勾』，與『鉤』字通。《素問》《甲乙》作『鉤』；盛文堂本改作『勾』。
④ 微熱之也：『之』字誤衍。
⑤ 乍陽乍陰：據楊注『故見寸口則乍陰乍陽也』，疑仁和寺本『陰』『陽』二字抄倒。《素問》《甲乙》作『乍陰乍陽』。
⑥ 交屬相并：『交』，仁和寺本作『六』，據楊注『皆交相屬』，當作『交』字，今改正。《素問》《甲乙》作『交屬相并』。
⑦ 繆通其五藏：繆，音糾，交錯之意。《後漢書·輿服志（上）》：『金薄繆龍，爲輿倚較。』李賢注引徐廣曰：『繆，交錯之形。』《素問》《甲乙》作『繆
通五藏』，無『其』字。
⑧ 而合於陰陽：《素問》《甲乙》無『而』字。
⑨ 互也：『互』，仁和寺本作『牙』，乃『㸦』字筆誤。按，『㸦』爲『互』俗體，今改作規範字。下『互』字同。
⑩ 合陰陽之也：『之』字誤衍。
⑪ 臣悉書：《素問》作『臣悉盡意』。
⑫ 嘗受傳經脉：《素問》無『嘗』字。
⑬ 誦得從容之道：《素問》作『頌得從容』。
⑭ 以合從容：此上原衍『以合從容之道』六字，據《素問》删。
⑮ 不知次第陰陽：《素問》無『次第』二字。
⑯ 容從之道：據經文，疑『容從』二字抄倒。
⑰ 未知陰陽造物：仁和寺本原脱『陰』字，據經文『不知次第陰陽』，當有『陰』字，今補入。
⑱ 雄雌：仁和寺本『雌』字誤作『唯』，據經文『不知雌雄』，當作『雌』字，今改正。盛文堂本亦改作『雄雌』。

黃帝曰：三陽爲父，三陽，太陽也。太陽陽脉在背，管五藏六府氣輸以生身，尊比之於天，故爲父也。**二陽爲衛，**二陽，陽明也。陽明脉在腹，經絡於身，故爲衛。**一陽爲紀。**一陽，少陽也。少陽之脉在身兩側，經營百節，綱紀於身，故爲紀者之①。**三陰爲母②，**三陰，太陰也。太陰脉氣，內資藏府以生身，尊比之內地，故爲母之也③。**二陰爲雌，**二陰，少陰也。少陰既非其長，又非其下，在內居中，故爲雌也。**一陰獨使④。**一陰，厥陰也。厥陰之脉，唯一獨行，故曰獨使也。**是二陽一陰⑤，陽明主病⑥，不勝一陰⑦，需而動⑧，九竅皆沈。**需當動義，蠕動，輕動。二陽，陽明也。一陰，厥陰也。是陽明、厥陰二脉至者，即陽明爲病，以陽明不勝厥陰，以厥陰蠕動勝陽，故九竅沈塞不利也。**三陽一陰，太陽勝⑨，一陰不能止，內亂五藏，外爲驚駭。**三陽，太陽也。一陰，厥陰也。診得太陽、厥陰之脉，是爲外陽勝陰，陰氣內虛，厥陰不能止陽，則陽乘於內，五藏氣亂，外陽復發盛，爲驚駭之病之⑩。**二陰一陽⑪，病在肺，少陰沉⑫，勝肺傷脾，故外傷四支⑬。**二陰，少陰也。一陽，少陽也。少陰氣盛，少陽氣微，少陰脉氣上乘於肺，傍及於脾，故使四支不用也。**二陰二陽，皆交至，病在腎，罵詈妄行，癲疾爲狂⑭。**二陰，少陰也。二陽，陽明也。少陰、陽明⑮俱至交會，則陰虛陽勝，遂發爲狂，罵詈馳走。若上實，則爲癲疾倒仆也。**二陰一陽，病出於腎，陽氣客**

---

①故爲紀者之：疑『之』爲『也』誤。
②三陰爲母：『陰』原作『陽』，據《素問》《甲乙》改，與楊注『三陰，太陰也』合。
③故爲母之也：『之』字誤衍。仁和寺本『之』字略似代替符號『〻』，故盛文堂本誤作『故爲母母也』。
④一陰獨使：《素問》《甲乙》作『一陰爲獨使』。
⑤是二陽一陰：『陽』，仁和寺本誤作『陰』。據楊注『二陽，陽明也』，當作『陽』字，今改正。盛文堂本亦改作『是二陽一陰』。《素問》《甲乙》作『二陽一陰』，無『是』字。
⑥陽明主病：《甲乙》作『陽明主脾病』，注曰：『一本無脾字。』
⑦不勝一陰：仁和寺本作『不脉一陰』，『脉』字抄誤，據楊注『以陽明不勝厥陰』，當作『勝』，今改正。《素問》《甲乙》均作『不勝一陰』。
⑧需而動：『需』爲『需』俗體字，與『耎』通。《素問》作『耎而動』；《甲乙》作『脉耎而動』。
⑨太陽勝：《素問》《甲乙》作『太陽脉勝』。
⑩爲驚駭之病之：疑下『之』字爲『也』之誤。
⑪二陰一陽：《素問》《甲乙》作『二陰二陽』。
⑫少陰沉：《素問》作『少陰脉沉』；《甲乙》作『少陽脉沉』，『陽』字下注曰：『一作陰。』
⑬故外傷四支：《素問》無『故』字。
⑭癲疾爲狂：此下原衍『陰』字，據《素問》《甲乙·卷四·第一（下）》刪。又按，『癲』，《素問》作『巔』。
⑮少陰、陽明：仁和寺本脫『少』字，據盛文堂本補，與上文『二陰，少陰也』合。

游於心管①下空竅，堤②閉塞不通，四支別離。二陰，少陰也。一陽，少陽也。診得少陰、少陽二脉，是爲陰實爲病，故曰出腎也。足少陽正、別之脉，上肝貫心，故少陽客於心管之下。陽實爲病，故心管下空竅皆悉堤障閉塞，不通利也。心管，心系也。心府手太陽之脉絡心，循咽抵胃，胃主四支，故不通爲四支之病也。手足各不用，不相得，故曰別離之也③。**一陰一陽代絶，此陰氣至心，上下無常，出入不知，喉嗌乾燥，病在土脾。**一陰，厥陰也。一陽，少陽也。厥陰，肝脉也。少陽，膽脉也。少陽之脉上肝貫心，診得二脉，更代上絶，陰脉盛時，乘陽至心，從心更代，上下無常不可定，其陽出陰入，故曰出入不知④也。厥陰上抵少腹，俠胃上貫膈，布脇肋，循喉嚨，故其病喉嗌乾燥，病在於脾。脾胃同氣也，厥陰之氣連土脾胃之也⑤。**二陽三陰，至陰皆在，陰不過陽，陽氣不能止陰，陰陽並絶，浮爲血瘕，沉爲膿胕。**二陽，陽明也。三陰，大陰也。至陰，脾也。足陽明絡脾，故與大陰皆在陰也。其陰不能過，入出土陽，陽復不能過土陰，是爲陰陽隔絶，陽脉獨浮，故結爲血瘕；陰脉獨沈結，以爲膿胕。扶付反⑥，義當腐壞⑦。**陰陽皆壯，以下至陰⑧，**大陰、陽明皆盛，以下入脾爲病。**陰陽之解⑨，上合昭昭，下合冥冥，診決死生之期，遂次合歲年⑩。**如前經脉陰陽論解之道，言其生也，上合昭昭，陽之明也；語其死也，下合冥冥，陰之闇也。如此許診決死生，不失其候，遂得次第，各合日月歲年之期之也⑪。

雷公曰：請問短期。

黃帝不應。

---

①陽氣客游於心管：『客』原作『容』，據盛文堂本改，與楊注『故少陽客於心管之下』合。《素問》《甲乙·卷四·第一（下）》作『陰氣客游於心脘』。

②堤：《甲乙》作『隄』。按，『隄』與『堤』同。

③故曰別離之也：『之』字誤衍。

④出入不知：『知』，仁和寺本誤作『如』，據盛文堂本改，與經文『出入不知』合。

⑤脾胃之也：『之』字誤衍。

⑥扶付反：仁和寺本脱反切下字『付』。檢《太素·卷二十九·風水論》楊注曰：『胕，扶付反，義當腐也。』據此補入『付』字。

⑦義當腐壞：仁和寺本『壞』字下有代替符號『〻』，故盛文堂本作『義當腐壞壞』。今再三辨之，『〻』視爲草書『之』字、『乙』字，亦無不可。然作『壞』、作『之』則爲衍文，作『乙』則爲段尾標記，並非文字，皆宜删之。

⑧以下至陰：《素問》作『下至陰陽』。

⑨陰陽之解：《素問》無此四字。

⑩遂次合歲年：『合』，原作『含』，據楊注『遂得次第各合日月歲年之期也』，當作『合』，今改正。《素問》作『遂合歲首』。

⑪之期之也：下『之』字誤衍。

雷公復問。

黃帝曰：在經論中。指在此經論短期中者也。

雷公曰：請問①短期。請問短期之論。

黃帝曰：冬三月之病，病合土陽者②，至春正月，脉有死徵，皆歸出春③。冬，陰也。時有病，有陽氣來乘，至正月少陽王時，陰氣將盡，故脉有死徵，其死冬三月④，病皆歸土春，春時出土萬物，故曰出春也。冬三月之病⑤，病在理已盡⑥，草與柳葉皆殺，陰陽皆絶⑦，期在孟春。理，中也。冬時陽氣在內⑧，冬之陰氣爲陽所傷，已盡在草柳葉，火時反而死。若陰陽隔絶，正月時死之者也⑨。春三月之病，陽病日殺⑩，陰陽皆絶，期在乾草⑪。春爲陽也，春陽氣王，今陽病者，是陽衰，故死也。若陰陽隔絶，不相得者，至土季秋金氣王時，被剋而死之也⑫。夏三月之病，病至陰⑬，不過十日，陰陽交，期在溓水⑭。夏，陽也。至陰，脾也。夏

---

① 請問：《素問》作『請聞』。
② 病合土陽者：『土』，《素問》作『於』。《甲乙》作『病合陽者』，無『土』字。
③ 皆歸出春：《甲乙》作『皆歸於春』，注曰：『《素問》作「始春」。』按，今本《素問》作『皆歸出春』。
④ 故脉有死徵，其死冬三月：『徵其』，仁和寺本初誤作『其徵』，原抄書者於二字右側畫一連綫，表示二字互倒，今據此乙正。日本摹寫本、盛文堂本均作『其徵』。
⑤ 冬三月之病：《甲乙》作『春三月之病』。
⑥ 病在理已盡：《素問》《甲乙》無『病』字。
⑦ 陰陽皆絶：《素問》《甲乙》作『春陰陽皆絶』。《素問》新校正云：『《太素》無「春」字。』
⑧ 冬時陽氣在內：『內』，原鈔作『肉』，據上文『理，中也。』當作『內』。又，《太素·卷三十·經絡虛實》楊上善注曰：『以秋冬陽氣在內，陰氣在外；春夏陰氣在內，陽氣在外故也。』亦證當作『內』，今改正。
⑨ 正月時死之者也：『之者』二字誤衍。
⑩ 陽病日殺：《素問》《甲乙》皆作『曰陽殺』。
⑪ 乾草：《素問》《甲乙》作『草乾』。
⑫ 被剋而死之也：『之』字誤衍。
⑬ 病至陰：《素問》《甲乙》皆無『病』字。
⑭ 十日，陰陽交，期在溓水：仁和寺本『水』上八字污損難辨，據日本摹寫本、盛文堂本補，與《素問》《甲乙》合。

陽脾病，爲陽所擾①，故不過脾之成數十日而死。若陰陽交擊，期在溓水。廉檢反，水靜也。七月，水生時之也②。**秋三月之病，三陽俱起，不治自已。陰陽交合者③，立不能坐，坐不得起④。三陽獨至，期在石水。**三陽，太陽、陽明、少陽也。秋三月病，診得三陽之脉同時而起，是陽向衰，少陰雖病，不療自已。若陰陽交爭，一上一下⑤，故立不能坐，坐不能起也⑥。若三陽之脉各別獨至者，陽不勝陰，故至十月水凍時死也。寒甚水凍如石，故曰石水也。**二陰獨至，期在盛水也⑦。**二陰，少陰也。少陰獨至，則陰不勝陽，故至春月冰解，水盛時死之也⑧。

黃帝坐明堂，召雷公問曰⑨：子知醫之道乎？

雷公對曰⑩：誦而頗能解，解而未能別⑪，別而未能明，明而未能章⑫，足以治群僚，不足至侯主⑬。明堂，天子所居室也。習道有五：一誦、二解、三別⑭、四明、五章。子能誦之，未能解別，且可行之士群僚⑮，不可進之⑯尊貴。**願得受樹天之度，四時陰陽合之，別星**

① 爲陽所擾：『擾』，仁和寺本誤作『優』，據文義改。盛文堂本、日本摹寫本均作『爲陽所優』。
② 水生時之也：『之』字誤衍。
③ 陰陽交合者：此下原衍『立』字，據《素問》《甲乙》刪。
④ 坐不得起：『得』，據楊注『故立不能坐，不能起也』，疑當作『能』。《素問》《甲乙》均作『坐不能起』。
⑤ 一上一下：原作『一上下』，脱下『一』字，據文義補。
⑥ 坐不能起也：仁和寺本原脱『坐』字，據經文『坐不得起』，當有『不』字，今補入。
⑦ 期在盛水也：《素問》《甲乙》無『也』字。
⑧ 水盛時死之也：『之』字誤衍。
⑨ 召雷公問曰：《素問》作『召雷公而問之曰』。
⑩ 雷公對曰：此四字原脱，據《素問》補，加左劃綫以別之。
⑪ 解，解而未能別：仁和寺本脱『別』上五字，據《素問》補入，加左劃綫以別之。
⑫ 章：通『彰』。《素問》作『彰』。下『章』字同。
⑬ 侯主：《素問》作『侯王』。
⑭ 二解、三別：仁和寺本原作『二別』，脱『解三』兩字。《素問·卷二十三·著至教論篇》新校正引本文曰：『楊上善云：習道有五：一誦，二解，三別，四明，五彰。』今據此補入『解三』兩字。盛文堂本亦補作『二解三別』。
⑮ 行之士群僚：『士』字誤，疑爲衍文，或系『于』字之誤，待考。盛文堂本改作『士』；左合昌美擬作『下』。
⑯ 進之：仁和寺本誤作『之進』，據文義乙正。

辰與日月光①，以章經術，後世益明，上通神農，若著至教②，疑於二皇③。樹，立也。雷公所願，立天之道，以章經術，益明後代，上通神農至教，擬於古之伏羲、神農二皇大道也。『疑』，當爲『擬』者也。

黃帝曰④：善。毋失此陰陽⑤、表裏、上下、雌雄輸應也⑥，誡令至誠。而道上知天文，下知地理，中知人事，可以長久，言其所教合道，行之長生久視也。以教衆庶，亦不疑殆，醫道論篇，可傳後世，可以爲寶。誡令傳至寶也⑦。

雷公曰：請受道，諷誦用解。

黃帝曰：子不聞《陰陽傳》乎？

曰：不知。

曰：夫三陽，太陽爲葉⑧，上下毋常⑨，合而病至，偏周陰陽⑩。三陽，太陽也。諸陽之行，從頭至足，若上下行，不能依度數，合而爲病，則內傷

① 星辰與日月光：原鈔作『星與日月光』，脱上文『願得受樹天之度，四時陰陽合之，別』十四字及『星』下『辰』字，今據《素問》補入闕文，加左劃綫以別之。按，檢此下楊注有『樹，立也。雷公所願，立天之道』之語，與此十五字正合；後文楊注又云：『上雷公請願受樹天度，四時陰陽，今已爲子具言之耳。』亦證原鈔脱以上文字。

② 若著至教：《素問》無『若』字。

③ 疑於二皇：『疑』，原作『擬』，檢楊注曰：『疑，當爲「擬」者也。』可見『擬』字乃抄書者所改。爲避免混亂，今仍恢復其原貌作『疑』。《素問》亦作『疑於二皇』。

④ 黃帝曰：《素問》無『黃』字。下同。

⑤ 毋失此陰陽：《素問》作『無失之，此皆陰陽』。

⑥ 輸應也：《素問》作『相輸應也』。

⑦ 令傳至寶也：仁和寺本『傳至』二字抄倒，據文義乙正。

⑧ 太陽爲葉：《素問》作『天爲葉』。

⑨ 毋常：《素問》作『無常』。

⑩ 偏周陰陽：『偏』，同『遍』。《素問》作『偏害陰陽』。盛文堂本作『偏周陰陽』。

五藏，外害六府，無所不周也。

雷公問曰①：三陽莫當，請聞其解。莫當，言其力太②。

黃帝曰：三陽獨至者，是三陽并至，并至如風雨，上爲癲③疾，下爲漏病。外毋期④，內毋正，不正中⑤經紀，診毋上下，以書別。三陽獨至，謂太陽獨至也。太陽獨至，即太陽、陽明、少陽并於太陽，以太陽爲首而至，故曰并至也。陽氣好昇，上走於頭，如風雨暴疾，上盛下虛。上盛，故爲癲疾；下虛，發爲漏病。漏病，謂膀胱漏洩，大小便數⑥，不禁守也。

雷公曰：臣治疏荂⑦，脫⑧意而已。

黃帝曰：三陽者，至陽也。積并則爲驚，病起而如風⑨，至如礔礰，九竅皆塞，陽氣傍泏⑩，乾嗌喉塞。太陰之極，以爲至陰；太陽之極，以爲至陽也。太陽與陽明、少陽爲總。若別用，則無病；若并聚總用，則陽氣盛，故爲驚也。驚狂起速，故如風也；病作甚重，如礔礰也。陽氣熱盛，傍溢上下，則九竅不通，嗌乾喉塞也。泏，溢也。**并於陰，則上下無常，薄爲腸辟⑪。**陰，謂脾腎。陽盛并於脾腎，則腸胃中氣上下無常。若盛氣停薄腸胃之中，發爲腸辟，腸辟下利膿血，是傷寒熱者也。**此謂二陽⑫直心，坐**

---

① 雷公問曰：《素問》無『問』字。
② 言其力太：『太』當作『大』。
③ 癲：《素問》作『巔』。
④ 外毋期：『外』，仁和寺本原作『亦』，據《素問》改，與下文『內毋正』互文。又按，本節三『毋』字，《素問》均作『無』。
⑤ 不正中：《素問》無『正』字。
⑥ 大小便數：仁和寺本『小』原作『少』，據盛文堂本改。
⑦ 臣治疏荂：『荂』字未見於諸字書，待考。《素問》作『臣治疏愈』。孫詒讓《札迻》云：『此當以「臣治疏」三字爲句，「愈說意而已」五字爲句。「愈」即「愉」字之變體。……此「愈」亦當讀爲「偷」。……蓋雷公自言臣之治疾爲術疏淺，但苟且取說己意而已。』
⑧ 脫：疏略之義。《史記·禮書》：『凡禮始乎脫，成乎文，終乎稅。』司馬貞索隱：『脫，猶疏略也。』《素問》作『說』。
⑨ 病起而如風：《素問》作『病起疾風』。
⑩ 傍泏：《素問》作『滂溢』。
⑪ 辟：《素問》作『澼』。
⑫ 二陽：《素問》作『三陽』。

不得起，臥者身全①，二陽之病也②。二陽，陽明也。陽明正、別之脉屬胃散脾，上通於心，故曰直心。陽明脉，胃也。脾胃生病，四支不用，坐臥身重，即陽明之病也。且以知天下，可以③別陰陽，應四時，合之五行。上雷公請願受樹天度，四時陰陽，今已爲子具言之耳也④。

黄帝燕坐⑤，召雷公而問之曰：汝受術誦書⑥，善能⑦覽觀雜學，及於比類，通合道理，爲余言子所長。帝令雷公言己所長。五藏六府，膽、胃、大腸⑧、脾、胞⑨、腦髓、涕唾，哭泣悲哀，水所從行，此皆人之所生，治之過失也⑩，子務明之，不以十全⑪，即不能知，爲世所怨。脾胃糟粕，入於小腸，小腸盛受，即是脾之胞也。并腦髓，此衆人有爲六府。并涕⑫、唾、泣諸津液等，衆人莫不以此爲生也。其理生失者，子乃欲明理生之術，使病者十全而不能明，必爲天下人所怨也。

雷公曰：臣請誦《脉經·上下篇》甚衆多⑬，別異比類，由未能⑭以十全也⑮，安足以別

① 身全：《素問》作『便身全』。
② 二陽之病也：《素問》作『三陽之病』。
③ 可以：《素問》作『何以』。
④ 具言之耳也：『耳』字誤衍。
⑤ 黄帝燕坐：『燕』，安閒之義，或作『宴』。《集韻·銑韻》：『宴，《爾雅》：「宴，宴居，息也。」或作燕。』《字彙·火部》：『燕，安也。』
⑥ 汝受術誦書：《素問》『書』下有『者』字。
⑦ 善能：《素問》作『若能』。
⑧ 大腸：《素問》作『大小腸』。
⑨ 胞：《素問》此下有『膀胱』二字。
⑩ 治之過失也：《素問》無『也』字。
⑪ 不以十全：《素問》作『可以十全』。
⑫ 涕：仁和寺本誤作『泣』，據經文改。
⑬ 甚衆多：《素問》『多』下有『矣』字。
⑭ 由未能：『由』與『猶』通。《素問》作『猶未能』。
⑮ 十全也：《素問》無『也』字。

明之①？臣之所誦《脉經②》，比類甚衆多③，療疾病猶未能病十全十，又安能謂人未病之病，以爲開明乎也。

黄帝曰④：子誠別通五藏之過⑤，六府之所，不知⑥鍼石之敗，毒藥所宜，湯液滋味⑦。具言其狀，悉言以對，請問不知。誠，至審也。過，不知五藏之失也。五藏、六府、鍼石、毒藥、湯液、滋味，子所不通者，可具言其狀，當悉爲言對子所不知也。

雷公問曰⑧：肝虚、腎虚、脾虚，皆令人重體⑨煩惋⑩，當投毒藥、刺灸、砭石、湯液⑪，或已或不已，願聞其解。此三陰藏，其脉從足上行，太陰、少陰上至於口，厥陰上至頭頂。所以此三陰脉虚，多參居爲病，故令體重煩惋。療之有差，請聞其解也。惋，音悶也⑫。

黄帝曰：公何年之長而問之少也⑬？余真問以自謬也。吾問子窈冥，子言《上下篇》以對，何也？子之年長，所問須高，今問卑少，是所怪也。余真問子脉之浮沈窈冥之道，子以《上下篇》中三藏虚理以答余者，未爲當之也⑭。夫脾虚浮似肺，腎小浮似脾，肝急沈散似腎，

---

① 安足以別明之：《素問》作『又安足以明之』。
② 脉經：『脉』，仁和寺本誤作『詠』，據經文『臣請誦脉經上下篇』，显爲『脉』字之誤，今改正。盛文堂本亦改作『脉經』。
③ 甚衆多：『甚』仁和寺本誤作『其』，據盛文堂本改，與經文合。
④ 黄帝曰：《素問》作『帝曰』。下同。
⑤ 子誠別通五藏之過：『誠』，仁和寺本誤作『試』，據楊注『誠，至審也』，當作『誠』字。檢《廣韻·清韻》：『誠，審也；信也。』與楊上善所釋合，足證《太素》經文當作『誠』字，今改正。《素問》此句作『子別試通五藏之過』。
⑥ 不知：《素問》作『不和』，屬上讀。
⑦ 湯液滋味：仁和寺本作『陽湯濨味』。按，『陽』爲『湯』之誤；『濨』爲『滋』之訛。《素問》、盛文堂本《太素》均作『湯液滋味』，今據改。楊注『湯液』之『湯』『滋』同。
⑧ 雷公問曰：《素問》無『問』字。
⑨ 重體：據楊注『故令體重煩惋』，疑當作『體重』。《素問》作『體重』。
⑩ 煩惋：《素問》作『煩㝃』。按，『㝃』音免，與『悶』『懣』『悗』等字互通。後世傳本多訛作『寃』，李今庸先生《古醫書研究》曾考辨其誤，可從。
⑪ 湯液：『湯』，仁和寺本誤作『陽』，據盛文堂本改。
⑫ 音悶也：『也』字衍。
⑬ 問之少也：《素問》無『也』字。
⑭ 未爲當之也：『之』字誤衍。

此皆工之所時亂也，然恐從容得也①。言四藏之脉浮沈相似，難以別知，名曰窈冥。肺脉浮虛如毛，脾之病脉浮虛相似，腎脉雖沈，血氣少時虛浮似脾；肝脉弦急沈散，似腎脉沈，此皆工人時而不知，唯有從容安審得之，名曰窈冥也。若夫三藏，土木水參居，此童子之所知也②，問之何也？土脾、木肝、水腎，三氣參居受邪，令人體重者，此乃初學，未足深也。

雷公曰：於此有人，頭痛、筋攣、骨重，怯然少氣，噫噦③、腹滿、時驚、不嗜臥，此何藏之發也？舉此八病，問所生處。脉浮而弦，切之石堅，不知其解，問以三藏④，以知比類⑤。問三藏之脉浮、弦、石等，比類同異也。

黃帝曰：夫⑥從容之謂⑦。三藏之脉，安審知之？故曰從容也。夫年長則求之其府⑧，五十已上曰長，如前三藏脉病，有年五十已上者，療在六府。以其年長血氣在於六府之中，故求之府也。年少則求之於經，男子十六已上，女子十四已上⑨，血氣在五藏之中，故求之藏也。今子所言皆失⑩，八風菀熟，五藏消鑠，傳邪相受。八風八邪，虛邪風也。八邪虛風菀熟，次傳入於藏，令五藏消也。鑠，式藥反，銷也。菀熟，言蓄積，故爲病也。夫浮而弦者，腎不足也⑪。腎脉沈石，今反弦浮，故腎不足也。沈而石者，是腎氣

---

① 然恐從容得也：《素問》作『然從容得之』。
② 所知也：《素問》無『也』字。
③ 噫噦：《素問》作『噦噫』。
④ 問以三藏：《素問》作『復問所以三藏者』。
⑤ 比類：《素問》作『其比類也』。
⑥ 夫：此下原衍『之』字，據《素問》删。
⑦ 之謂：《素問》作『之謂也』。
⑧ 求之其府：『其』，《素問》作『於』。
⑨ 女子十四已上：『十四』，仁和寺本誤作『四十』。按，上文稱男子『十六以上』爲年少，即《太素·卷二·壽限》之『二八之年』；此稱女子年少，當爲『二七之年』，即『十四已上』。又，原鈔凡『四十』均作『卌』，此處獨作『四十』，亦證爲『十四』之誤，今改正
⑩ 所言皆失：『失』，仁和寺本誤作『夫』，據《素問》改。
⑪ 腎不足也：《素問》『腎』上有『是』字。

內著也。腎脉微石，是其平也。今沈而復石，是腎真脉[①]，無有胃氣，內著骨髓也。怯然少氣[②]，是水道不得[③]，形氣索[④]。怯，心不足也。腎氣虛，故腎間動氣微弱，致使膀胱水道不得通利也。腎間動氣乃是身形性命之氣，真氣不足，動形取氣，故曰形氣索也。欬嗽煩悗[⑤]，是腎氣之逆[⑥]。水道不利，氣循腎脉上入心肺，故欬嗽煩悗，是腎氣之逆也。一人之氣，病在一藏也。若言三藏俱行，不在法也。此爲一人之氣，病在腎藏，非一人病在腎、脾、肝三藏[⑦]者也。

雷公曰：於此有人，四支懈惰，喘欬血洩。愚人[⑧]診之，以爲傷肺，切脉浮大而緊，愚不敢治。粗工下砭[⑨]，病愈多出血，血止身輕[⑩]，此何物也？懈惰[⑪]、喘欬、洩血而脉當沈細，今反洪大而緊，愚人雖謂以爲肺傷，疑不敢療也。有粗工不量所以，直下砭石出血，病差衆多。然於其病不當[⑫]，而出血即能除差，其義何也？

黃帝曰[⑬]：子所能治，知亦衆多，與此病失矣。譬以鴻飛，亦沖于天[⑭]。夫聖人治病[⑮]，循

---

① 是腎真脉：仁和寺本『真』字誤重，據盛文堂本刪。
② 怯然少氣：《素問》『氣』下有『者』字。
③ 是水道不得：『不得』，《素問》作『不行』。疑《太素》『得』字誤。
④ 形氣索：《素問》『索』下有『也』字。
⑤ 欬嗽煩悗：『嗽』，仁和寺本作『嚹』，爲俗訛字，今改爲規範字。楊注『嗽』字同。《素問》作『咳嗽煩寃者』。按，『寃』『悗』皆與『悶』通。
⑥ 是腎氣之逆：《素問》『逆』下有『也』字。
⑦ 腎、脾、肝三藏：仁和寺本『脾』下原衍『脉』字，據文義刪。
⑧ 愚人：《素問》作『而愚』。
⑨ 下砭：據楊注『直下砭石出血』，疑『砭』下脱『石』字。《素問》作『下砭石』。
⑩ 血止身輕：仁和寺本脱『止』字，據《素問》補入。
⑪ 懈惰：仁和寺本此下楊注誤置於黃帝答語『與此病失矣』之後，今據文意前移。
⑫ 然於其病不當：仁和寺本『其』字殘甚，辨其剩形，當作『其』字。盛文堂本作『大』；左合昌美作『本』。
⑬ 黃帝曰：仁和寺本此三字誤置於下文『譬以鴻飛』之前，今據《素問》乙正。
⑭ 亦沖于天：『沖』原作『神』。楊注稱『鳥行無章，故鴻飛而得仲天。』按，『神』『仲』皆『沖』形誤，今皆據《素問》改作『沖』。
⑮ 夫聖人治病：《素問》『人』下有『之』字。

法守度，援物比類①，化之冥冥，循上及下，何必守經？鳥行無章，故鴻飛而得沖天。聖人不守於經，適變而有所當，故粗工於經雖有所失，於病遇所當，斯亦不足以爲怪也。今夫脉浮大虚者，是②脾氣之外絶，去胃外歸陽明也。夫二火不勝三水，是脉亂而無常也。以其脾病，其氣不行於胃，故脉浮大也。脾氣去胃，外乘陽明也。二火者二陽，即陽明也。三水者三陰，即大陰也。今大陰病氣外乘陽明，即二火不勝三水也。陽明不勝太陰，故脉亂無常之也③。四支懈惰，此脾精之出行④。脾之精氣出散，故出行也。出散不營也，故四支懈惰也。喘欬者，是水氣并陽明也。大陰三水⑤并於陽明也，手陽明絡肺，故喘也。血洩者，脉急⑥血無所行也。陽明血脉盛急不行，故歐血也。若夫以爲傷肺者，由以狂也⑦。不引比類，是知不明也。夫傷肺者，脾氣不守，胃氣不輕⑧，精氣⑨不爲使，真藏壞決，脉傍絶，五藏漏洩，不衄則歐，此二者不相類⑩。譬如天之無形，地之無理，白與黑相遠矣⑪。是吾失過⑫，以子知之，故不告子。明引比類從容，是以名曰診經⑬，是謂至道⑭。輕，清也。不清，胃氣濁也。是傷肺洩血，與脾虚洩血其理不同，以爲同者是失也。謂子知之，不告子者，吾之過也。如能明引比類，安審得之，是謂診經道也。

① 援物比類：『援』，仁和寺本誤作『授』，據《素問》改正。
② 是：《素問》作『是以』。
③ 無常之也：『之』字誤衍。
④ 出行：《素問》作『不行也』。
⑤ 大陰三水：『陰』，原誤作『陽』，據此前楊注『三水者三陰，即大陰也』，當作『陰』，今改正。
⑥ 脉急：原誤作『脉忽』，形誤。據《素問》改，與楊注『血脉盛急不行』合。
⑦ 由以狂也：《素問》作『由失以狂也』。
⑧ 胃氣不輕：『輕』，《素問》作『清』。
⑨ 精氣：《素問》作『經氣』。
⑩ 不相類：《素問》『類』下有『也』字。
⑪ 相遠矣：《素問》作『相去遠矣』。
⑫ 是吾失過：《素問》作『是失吾過矣』。
⑬ 診經：《素問》作『診輕』。《素問》新校正云：『按《太素》「輕」作「經」。』與仁和寺本正合。
⑭ 是謂至道：《素問》『道』下有『也』字。

問曰①：人之居處動靜勇怯，脉亦爲之變乎？

曰②：凡人之驚恐志勞③動靜，皆以爲變④。言勇怯之人非直動靜，有驚恐志勞，其脉亦有喘數也。是以夜行則喘，喘出於腎⑤，夜，陰也。腎，亦陰也。夜行志勞，陰并攻⑥脉，喘出腎也。淫氣病肺。有所墮恐，喘出於肝，淫邪之氣之⑦，先病於肺，又因墜墮恐怖有喘者，是肺賊邪乘肝，肝病爲喘之也⑧。淫氣客於脾⑨。有所驚駭⑩，喘出於肺，淫邪之氣先客於脾，又因有所驚駭，脉有喘者，是脾虚邪乘肺，肺病爲喘也。淫氣傷於心⑪。度水跌仆，喘出於腎與骨，當是之時，勇者氣行已⑫，怯者則著而爲病⑬。腎主水及與骨也。淫邪先傷於心，又因度水跌仆心怖⑭，腎氣盛，爲賊邪乘心，故心病爲喘也。當爾心病，因驚失水仆時，勇者壯氣助心，正氣得行，病得除已；怯者因驚失神，故曰病而喘之也⑮。故曰：診病之道，觀人勇怯，骨肉皮膚，能知其情者，以爲診法⑯。診病之道，先觀人之五事，得其病情者，以爲診法也。故飽甚則⑰汗出於胃。汗，陰液也。人動有所過，陽盛反衰，所以陰液出也。傷飽氣盛反衰，故汗出胃也。驚而奪精，汗出於心。驚怖傷神

---

① 問曰：《素問》作『黄帝問曰』。
② 曰：《素問》作『歧伯對曰』。
③ 志勞：《素問》作『恚勞』。
④ 皆以爲變：《素問》作『皆爲變也』。
⑤ 喘出於腎：《素問》無『喘』字。
⑥ 攻：原作『攱』，爲『攻』訛字，今改正。盛文堂本作『破』，左合昌美從之。
⑦ 淫邪之氣之：下『之』字誤衍。
⑧ 肝病爲喘之也：『之』字誤衍。
⑨ 淫氣客於脾：『客』，仁和寺本作『容』，據盛文堂本改，與楊注『淫邪之氣先客於脾』合。《素問》作『淫氣害脾』。
⑩ 驚駭：《素問》作『驚恐』。
⑪ 傷於心：《素問》無『於』字。
⑫ 氣行已：《素問》作『氣行則已』。
⑬ 而爲病：《素問》『病』下有『也』字。
⑭ 心怖：原作『心悕』。按，《廣韻·微韻》：『悕，悲也。』渡水跌仆必受驚恐，故楊注曰：『怯者因驚失神。』原鈔『悕』爲『怖』形誤，今改正。
⑮ 故曰病而喘之也：『之』字誤衍。
⑯ 以爲診法：《素問》『法』下有『也』字。
⑰ 故飽甚則：《素問》作『故飲食飽甚』。

反衰，故汗出心也。持重遠行，汗出於腎。持重氣盛傷志反衰，故汗出腎者也。疾走恐懼，汗出於肝。疾走恐懼，氣盛傷魂反衰，故汗出肝也。搖體勞苦，汗出於脾。脾主體內，故搖動形體，勞苦氣盛反衰，汗出於脾也。故春秋冬夏，四時陰陽，生病起①過用，此爲常②。人於四時飲食勞佚，不能自節，以生諸病，斯乃愚人起過之常也。

食氣入於胃③，散精於肝，淫氣於筋④。食氣入胃，胃之血氣之精散入五藏，而獨言肝，以肝爲木，東方春氣爲物之先故也。淫溢氣，爲筋者也。食入於胃，濁氣歸心，胃氣分二：清者爲氣，濁者爲血。心主於血，故濁歸於心也。淫精於脈，脈氣留經，心之精甚，停留十二大經中也。經氣歸於肺，肺以主氣，故二經脈之氣皆歸於肺也，故肺主氣。肺朝百脈，十二經脈、奇經八脈、十五大絡等絡脈，皆集肺脈兩手太陰寸口而朝之。輸精於皮毛。肺氣行於孫絡，通輸精氣至皮毛中也。毛脈合精，行氣於府。毛脈即孫脈也，謂孫絡者，即精氣和合，行於六府，皆肺氣也。府精神⑤，留於四藏，六府貯於水穀，水穀之氣化爲精神，留在四藏之中，亦肺氣之所行者也。氣歸於權衡以平⑥，氣口成寸，以決死生。權衡，謂陰陽也。以其陰陽之平，平於氣口之脈，成九分爲寸，候五藏六府之脈，以決死生也。飲食入於胃⑦，遊洫⑧精氣，上輸於脾。脾氣散精，上歸於脾肺⑨，溝洫，通水處也。深八尺曰洫，四尺曰溝。飲食入胃，津液遊於肺中，比之遊洫。精氣上輸與脾，脾受氣已，上輸與肺。有字爲『溢』，與『洫』同⑩。從胃流氣入脾，非散溢也。肺調水道⑪，下輸膀胱。肺以主氣，通津液，濁者下行，輸與膀胱爲溲也。水精四布，水精，血氣也。肺行血氣，布於四藏也。五經並行，合於四時五藏陰陽，動靜揆度，此以爲

---

① 起：《素問》作『起於』。
② 此爲常：《素問》『常』下有『也』字。
③ 入於胃：《素問》無『於』字。
④ 淫氣於筋：仁和寺本原脫『於』字，據《素問》補，與前後文句式合。
⑤ 府精神：《素問》『神』下有『明』字。
⑥ 氣歸於權衡以平：《素問》『權衡』二字重。
⑦ 飲食入於胃：《素問》無『食』字。
⑧ 遊洫：《素問》作『遊溢』。
⑨ 上歸於脾肺：《素問》無『脾』字。
⑩ 有字爲『溢』，與『洫』同：原鈔『洫』『溢』二字抄倒，據經、注乙正。
⑪ 肺調水道：『肺』，《素問》作『通』。

常①。四藏經脉并肺，藏經以爲五經也。五藏經并行於氣，以外合四時之氣，內應五藏陰陽動靜，以應法度也。揆度②，應法度之也③。**大陽藏獨至，厥喘虛氣逆，是陰不足，陽有餘也，表裏當俱寫，取下輸④。**太陽，足太陽，即三陽也。藏，足少陰，二陰者也⑤。一府藏腎與膀胱脉獨至時，厥而復喘，虛而氣逆。虛者，是陰氣不足；厥而喘者，陽氣有餘也。少陰不足，微不足也。太陽有餘，有餘太也⑥。故微寫少陰，使其不盛；甚寫太陽，使其平也，所以表裏俱取。下輸，下，謂是足少陰及足太陽下五輸也。**陽明藏獨至，是陽氣重并也，當寫陽補陰，取下輸。**陽明，足陽明也，即二陽也。藏，足太陰，三陰者也。此一府藏脾與胃脉獨至寸口。陽明爲首，兼太陰而至寸口者，即陽氣重并於陰，故寫足陽明，補足太陰也，皆取下之五輸也。**少陽獨至⑦，是厥氣也，喬⑧前卒大，取下輸。少陽獨至者⑨，一陽之過⑩。**足少陽即一陽也。少陽獨至⑪，即是厥逆氣至也。少陽與厥逆氣至，是少陽盛而爲過，其絡卒太⑫，在足外踝之上三寸，喬脉付陽穴前，以筋骨之間爲下輸也。**太陰藏摶者⑬，用省真⑭，五脉氣少，胃氣不丕⑮，三陰也，宜治下輸⑯，補陽寫陰。**太陰，足太陰

---

① 此以爲常：《素問》作『以爲常也』。
② 揆度：原作『揆應度』，據經文，『應』字抄衍，今刪。
③ 應法度之也：『之』字誤衍。
④ 取下輸：《素問》作『取之下俞』。以下二『取下輸』同。
⑤ 二陰者也：原脱『也』字，據下節楊注『足太陰，三陰者也』，當有『也』字，今補入。
⑥ 有餘太也：『太』當作『大』。
⑦ 少陽獨至：《素問》『陽』下有『藏』字。
⑧ 喬：《素問》作『蹻』。
⑨ 少陽獨至者：仁和寺本作『少陽陽獨至者』。據楊注『少陽獨至』，下『陽』字抄衍，今刪之。《素問》作『少陽獨至者』。
⑩ 一陽之過：《素問》『過』下有『也』字。
⑪ 少陽獨至：原脱『陽』字，據經文補。
⑫ 其絡卒太：『太』與『大』通。
⑬ 太陰藏摶者：『摶』，仁和寺本誤作『傳』。據楊注『摶，輸聚不營五（脉）』，當爲『摶』字，今改正。《素問》作『太陰藏搏者』，『搏』字恐誤。
⑭ 用省真：《素問》作『用心省真』。
⑮ 胃氣不丕：『丕』，仁和寺本作『[不+十]』。按，『[不+十]』乃『丕』俗體。《廣韻·脂韻》：『[不+十]』，同『丕』。《爾雅·釋詁》『丕，大也。』經言『胃氣不丕』，即胃氣不盛。盛文堂本、日本摹寫本及《素問》均作『胃氣不平』，『平』字恐系形誤。
⑯ 宜治下輸：《素問》作『宜治其下俞』。

也，即三陰也。藏，謂脾藏也。摶，輸聚不營五脉①，即用省少也。真五藏脉少於胃氣，故曰不丕②，故太陰脉即是三陰者也。如此即陰盛陽虛，所以須補陽寫陰，取下五輸之也③。**一陽獨嘯④，獨嘯少陽之厥也⑤。陽并於上，血脉⑥爭張，陰氣歸於腎⑦，宜治經絡⑧，寫陽補陰。**足少陽從耳後入耳中，出走耳前，所以陽盛耳鳴，故曰一陽獨嘯也⑨。腎主於耳，腎脉，少陰也，陽盛耳鳴，即知少陰厥逆，陽盛於上，陰氣歸下，宜寫陽補陰經之脉之也⑩。**二陰⑪至，厥陰之治也。真虛悁心⑫，厥氣留薄，發爲白汗，調食和藥，治在下輸。**二陰，少陰也。真，實也。少陰之脉虛，厥陰脉實，虛者悁心，故厥氣停薄於心，發爲白汗，心液也。如此可調於食，可和於藥，可行鍼石，於下五輸別療之也。悁，居玄反，色忿之也⑬。

太陽⑭藏何象？

三陽而浮⑮。太陽，三陽也，故脉象三陽之脉，浮者是也。

少陽藏何象？

---

① 輸聚不營五脉：仁和寺本脱『脉』字。據經文『五脉氣少』，『五』下當有『脉』字，今補入。

② 故曰不丕：仁和寺本『丕』字似『夲』，據經文，當爲『丕（丕）』字筆誤，今改正。盛文堂本作『故曰不本』，恐誤。

③ 取下五輸之也：『之』字誤衍。

④ 一陽獨嘯：『陽』，仁和寺本誤作『陰』。檢楊上善注曰：『足少陽從耳後入耳中，出走耳前，所以陽盛耳鳴。』明謂『獨嘯』者爲足少陽經，故『陰』當作『陽』，今改正。《素問》正作『一陽獨嘯』。

⑤ 獨嘯少陽之厥也：『少陽』，仁和寺本誤作『少陰』，據楊注改作『少陽』。參見前注。《素問》作『少陽厥也』。

⑥ 血脉：《素問》作『四脉』。

⑦ 陰氣歸於腎：《素問》無『陰』字。

⑧ 宜治經絡：《素問》作『宜治其經絡』。

⑨ 故曰一陽獨嘯也：『陽』，仁和寺本誤作『陰』，據上文改作『陽』。

⑩ 之脉之也：下『之』字誤衍。

⑪ 二陰：《素問》作『一陰』。

⑫ 悁心：《素問》作『痟心』。

⑬ 色忿之也：『之』字誤衍。

⑭ 太陽：《素問》此上有『帝曰』二字，下句前有『歧伯曰』三字，疑爲王冰所補。以下『少陽』『陽明』等節同。

⑮ 三陽而浮：《素問》作『歧伯曰：象三陽而浮也。』

一陽滑而不實①。滑者，陽氣盛微熱。不實，虛也。陽明藏何象？象心之大浮也②。象心，脉太而浮也③；大者，多少氣之也④。大陰藏摶⑤，言其伏鼓也⑥。大陰之脉聚，伏鼓動也。二陰摶至⑦，腎沈不浮⑧。少陰之脉聚至，沈於骨邊，不浮也。

黄帝内經太素卷第十六　診候之三

仁安二年十一月十一日以同本書寫之

移點校合了　丹波賴基

本云

保元元年九月二十四日戌刻許於燈燭之下

薫毗比校移點了　憲基

① 一陽滑而不實：《素問》作『岐伯曰：象一陽也。一陽藏者，滑而不實也。』

② 象心之大浮也：《素問》作『岐伯曰：象大浮也。』

③ 脉太而浮也：『太』當作『大』。

④ 多少氣之也：『少』『之』二字抄衍，據文義當作『多氣也』。

⑤ 大陰藏摶：『摶』，盛文堂本及《素問》作『搏』，恐誤。按，『摶』，聚也。楊注曰：『大陰之脉聚。』亦訓作『摶』。

⑥ 言其伏鼓也：《素問》無『其』字。

⑦ 二陰摶至：『摶』，《素問》作『搏』。詳前注。

⑧ 腎沈不浮：《素問》『浮』下有『也』字。

黃帝內經太素卷第十七

證候之一

通直郎守太子文學臣楊上善奉　敕撰注

黃陂蕭延平北承甫校正

平按：此篇自『此五色之死也』以上殘缺，篇目亦不可考，故自『心之合脉也』至『白如枯骨者死』，據《素問·五藏生成篇》補入。自『此五色之死也』至『鍼之緣而去也』，見《素問·卷三·第十五藏生成篇》，又見《甲乙經·卷一·第十五》，惟編次小異。自『目色赤』至末，見《靈樞·卷十一·第七十四論疾診尺篇》，又見《甲乙經·卷十二·第四》。

心之合脉也，其榮色也，其主腎也；肺之合皮也，其榮毛也，其主心也；肝之合筋也，其榮爪也，其主肺也；脾之合肉也，其榮脣也，其主肝也；腎之合骨也，其榮髮也，其主脾也。

是故，多食鹹則脉凝泣而變色；多食苦則皮槁而毛拔；多食辛則筋急而爪枯；多食酸則肉胝䐢而脣揭；多食甘則骨痛而髮落，此五味之所傷也。故心欲苦，肺欲辛，肝欲酸，脾欲甘，腎欲鹹，此五味之合五藏之氣也①。〇平按：《素問》作『此五味之所合也。五藏之氣』，新校正云：『按：全元起本云：「此五味之合五藏之氣也」，連上文。《太素》同。』

故色見青如草茲者死，黃如枳實者死，黑如炲者死，赤如衃血者死，白如枯骨者死。〇平按：以上從《素問·五藏生成篇》補入。此五色之死也②。滋，青之惡色也。炲，音苔，謂草烟栖聚炲煤，黑之惡色也。衃，凝惡之血也。枯骨，白之惡色也。〇平按：《素問》『之』下有『見』字。

① 五藏之氣也：《素問》無『也』字，此字乃蕭延平據《素問》新校正所補。

② 此五色之死也：《甲乙》作『此五色見而死也』。

青如翠羽者生，黑如烏羽者生，赤如雞冠者生，黃如蟹腹者生，白如豕膏者生，此五色見而生者也①。此五者皆病候，不死者色也。○平按：《素問》『黑如烏羽者生』在『白如豕膏者生』下；『見而生者也』作『之見生也』。《甲乙》『羽』下、『冠』下、『腹』下、『膏』下，均無『者生』二字。生於心，如以縞裹朱；生於肺，如以縞裹紅；生於肝，如以縞裹紺②；生於脾，如以縞裹栝樓③；生於腎，如以縞裹紫。此五藏所生之榮也。縞，工道反，白練。此五者皆是無病平人之色也。○平按：《素問》《甲乙》『樓』作『蔞』；『蔞』下有『實』字。《素問》『榮』上有『外』字，《甲乙》同。

味當五藏④：白當肺，辛；赤當心，苦；青當肝，酸；黃當脾，甘；黑當腎，鹹。此言五味藏色所當也。○平按：《素問》『味』上有『色』字。

故白當皮⑤，赤當脉，黃當肉，青當筋，黑當骨。此言五事五色所當也。○平按：《素問》『青當筋』在『黃當肉』上。

諸脉者皆屬於目，諸髓者皆屬於腦，諸筋者皆屬於肝，諸血者皆屬於心，諸氣者皆屬於肺。此四支八谿之朝夕也。諸脉、髓、筋、血、氣等五，屬血氣，皆於四支八谿朝夕往來。八谿，八脉也。○平按：《素問》『肝』作『節』。

故人臥血歸於肝，肝受血而能視，足受血而能步，掌受血而能握，指受血而能捕。人臥之時，肝、足、掌、手指四事，皆受作於血⑥，能有所用也。○平按：『捕』，《素問》作『攝』。注『指』上『手』字，據經文肝、足、掌、指四事，疑衍。臥出而風吹之，血涘⑦而膚者爲痺，涘於脉者

---

①見而生者也：《素問》作『之見生也』。
②以縞裹紺：仁和寺本『紺』字右側注有『《切》古暗反，青赤色』七字。按，『切』指《切韻》。
③栝樓：《素問》作『栝樓實』；《甲乙》作『栝蔞實』。
④味當五藏：自此至『黑當腎鹹』二十四字，《甲乙》作『以五色命藏，青爲肝，赤爲心，白爲肺，黃爲脾，黑爲腎』二十字。
⑤故白當皮：自『故』字至『黑當骨』十六字，《甲乙》作『肝合筋，青當筋；心合脉，赤當脉；脾合肉，黃當肉；肺合皮，白當皮；腎合骨，黑當骨』三十字。
⑥皆受作於血：『血』，仁和寺本誤作『四』，據經文改正。
⑦涘：爲『凝』俗體字。下同。

爲泣，涘於足者爲厥。出，不覆身也。臥不覆身，爲風所吹，寒風入腠，血寒凝聚，積膚爲痺，積脉血澀，積足爲厥。厥，逆也。○平按：『涘』，《素問》作『凝』。『而膚』，『而』字《素問》作『於』，應依《素問》爲允。此五者，血行而不得反其故空，爲厥痺①。此諸五者，爲得寒邪，入血凝澁，不得流入空竅中，故聚爲足厥之病。有三無五，『五』當字誤也②。○平按：『五』《素問》作『三』；『故空』《素問》作『空故』，據本注，應依《素問》爲允。人有大谷十二分，小谿三百五十四③名，小④十二關，此皆衛氣之所留止，邪氣之所容⑤也，鍼之緣而去也。小曰谿，大曰谷，谿、谷皆流水處也。故十二經脉名爲大谷，三百六十五絡名曰小谿，據前後體例，無五十四。手足十二大節，名十二關。此等谿谷關節，皆是氣之行止之處，故爲衛氣所留，邪氣所容，緣此鍼石行之，以去諸疾也。○平按：『小十二關』，《素問》作『少十二俞』，新校正云：『《太素》俞作關。』『容』，《素問》作『客』。『鍼之緣而去也』，《素問》作『鍼石緣而去之』。目色赤者病在心，白在肺，青在肝，黃在脾，黑在腎。黃色不可名者，病在胸中。惡黃之色不可譬喻言之⑥，故不可名之也。○平按：《甲乙》白、青、黃、黑下均有『色者病』三字。

黃帝內經太素卷第十七　證候之一

仁安二年十二月八日以同本書之
移點校合了　丹波賴基之⑦

本云
保元元年閏九月二十六日以家本移點校合了
蜂田藥師舩人本云　憲基

① 爲厥痺：《素問》作『故爲痺厥也』。
② 『五』當字誤也：『誤』，仁和寺本作『謙』，疑爲『謬』之訛字。森立之《素問考注》云：『「謙」恐「誤」之訛字。』
③ 小谿三百五十四：仁和寺本此處上方欄綫外有小字注文，已漫漶，其可辨者似爲『□□三百五十四者，一歲之數也。以氣盈數□□，三百六十五耳』。
④ 小：與『少』通。
⑤ 邪氣之所容：『容』，疑爲『客』之誤。楊注『容』字同。《素問》作『邪氣之所客』。
⑥ 譬喻言之：此下原衍『言之』二字，據文義刪。
⑦ 丹波賴基之：疑『之』爲『乙』字之誤。按，『乙』爲古人讀書時表示告一段落或暫停之標記。《史记·滑稽列傳》：『从上方讀之，止，輒乙其处。』仁和寺本段末或句尾衍『之』字處甚多，疑多爲『乙』字之誤，待考。

黃帝內經太素卷第十八　證候之二［佚］

黃帝內經太素卷第十九　設方

通直郎守太子文學臣楊上善奉　敕撰注
黃陂蕭延平北承甫校正

知古今　知要道　知方地　知形志所宜
知祝由　知鍼石　知湯藥　知官能

知古今

平按：此篇自篇首至末，見《素問·卷四·第十四湯液醪醴論篇》。

黃帝問於岐伯曰：爲五穀湯液及醪醴奈何？醪，汁滓酒①。醴，宿酒也。此並擬以去病，爲之奈何也？〇平按：《素問》無『於岐伯』三字。

岐伯對曰：必以稻米，炊之稻薪，稻米者完，稻薪者堅。曰：此得之天之和，高下之宜，故能至完；伐取得時，故能至堅。稻米得天之和氣，又高下得所，故完。稻薪收伐得時，所以堅實，用炊以爲醪醴，可以療病者也。〇平按：『曰此得』上，《素問》有『帝曰何以然岐伯』七字。『之天之和』，《素問》作『天地之和』；『至堅』下有『也』字。

黃帝問於岐伯曰：上古聖人作湯液醪醴，爲而不用，何也？

---

① 汁滓酒：『滓』，底本作『澤』。劉衡如曰：『疑「滓」之誤，《說文》：醪，汁滓酒也。』檢仁和寺本正作『滓』，今據改。

曰：上古聖人作爲湯液醪醴者，以爲備耳。夫上古作湯液，故爲而弗服①。伏羲②以上，名曰上古；伏羲以下，名曰中古；黃帝之時，稱曰當今。上古之時，呼吸與四時合氣，不爲③嗜欲亂神，不爲憂患傷性，精神不越，志意不散，營衛行通，腠理緻密，神清性明，邪氣不入，雖作湯液醪醴，以爲備擬，不爲服用者也。○平按：『黃帝問於岐伯曰』，《素問》作『帝曰』；『何也』下，《素問》有『岐伯』二字；『上古』作『自古』；『作爲』作『之作』。中古之世，德稍衰也④，邪氣時至，服之萬全。上古行於道德，建德既衰，下至伏羲，故曰稍衰也。帝王德衰，不能以神化物，使疵癘不起，嗜欲情生，腠理開發，邪氣因入，以其病微，故服湯液醪醴。稍衰而猶淳⑤，故因湯液而萬病萬全。

曰：今之世不必已，何也？不定皆全，故曰不必已也。○平按：《素問》『曰』上有『帝』字。

曰：當今之世，必齊毒藥攻其中，鑱石鍼艾治其外，形弊血盡而功不立者，何也⑥？廣前問意。問意曰：良藥可以養性，毒藥以療病。黃帝不能致德，邪氣入深，百姓疾甚，盡齊毒藥以攻其內，鑱石鍼艾以療其外，外則形弊，內則血氣盡，而病不愈⑦，其意何也。○平按：《素問》『曰』上有『岐伯』二字；『外』下有『也』字及『帝曰』二字。

曰：神不使。何謂神不使？人之神明有守，以營於身，即爲有使也。○平按：『曰』上，《素問》有『岐伯』二字；『何謂』上有『帝曰』二字。

曰：鍼石者道也。精神越，志意散，故病不可愈也。鍼石道者，行鍼石者須有道也。有道者神不馳越，志不異求，意不妄思，神清內使，雖有邪客⑧，服之湯液醪醴萬全也。○平按：《素問》『曰』上有『岐伯』二字；『越』作『不進』；『散』作『不治』。新校正云：『按全元起本云：精神進，志意定，故病可愈。《太素》云：精神越，志意散，故病不可愈。』與此正同。今精壞神去，營衛⑨不可復收，今時五藏精壞，五神又去，營衛之氣去而不還，故病不愈。何者？視欲無窮而憂患不止，故精氣施壞，營澁衛除，故神去之，

---

① 弗服：《素問》『服』下有『也』字。
② 伏羲：『羲』，仁和寺本誤作『義』，當從底本作『伏羲』。下同。
③ 爲：底本誤作『違』，據仁和寺本改正。
④ 德稍衰也：《素問》作『道德稍衰』。
⑤ 淳：底本作『純』，據仁和寺本改。
⑥ 何也：《素問》無『也』字。
⑦ 而病不愈：『病』，底本誤作『形』，據仁和寺本改正。
⑧ 雖有邪客：『客』，仁和寺本誤作『容』。
⑨ 營衛：『營』，《素問》作『榮』。下節『營』字同。

而病之所以不愈者也①。以下釋前精壞神去，營衛不行所由也。一則縱耳目於聲色，樂而不窮；二則招憂患於悲怨，苦而不休。天之道也，樂將未畢，哀已繼之。故精氣施壞，營瀣衛除，神明去身，所以雖療不愈也。故無恒愚品，不可爲醫作巫②，斯之謂也。〇平按：『視』，《素問》作『嗜』。『施』《素問》作『弛』。『營瀣』，《素問》作『營泣』。『病』下，《素問》無『之所以』三字。

知要道

平按：此篇自篇首至末，見《靈樞·卷七·第四十五外揣篇》，又見《甲乙經·卷五·第七》。

黃帝曰：余聞《九鍼》九篇，余親受③**其調，頗得其意。夫九鍼者，始於一而終於九，然未得其要道也。**九篇，謂《九鍼》章别即爲篇，非是一部總有九篇也。調，謂一同指歸④。要道，謂渾一之妙也。**夫九鍼者，小之則無內**⑤**，**九鍼之道，小之有內，則內者爲小，鍼道非小也。故知鍼道小者，小之窮也。**大之則無外**⑥**，**鍼道大之有外⑦，則外者爲大⑧，鍼道非大也。故知鍼道大者，大之極也。**深不可爲下，**鍼道之深，更有下者，則鍼道非深。故知鍼道深者，深之深。**高不可爲蓋，**鍼道之高，更有高者，則鍼道有蓋。故知鍼道高者，高之高。〇平按：《甲乙》無『深不可爲下』二句。**恍惚無窮，流溢亡極**⑨**，余知其合於天道人事四時之變也，**窮之更妙，故不可窮也。極之愈巧，故亡極也。天道人事四時之變既然，余知鍼道與之同者也。**然余願聞雜之豪毛，渾束爲一，可乎？**余知鍼理與道，變似萬端，而願參之同毫氂之細⑩，渾之若衆妙之一也。

---

① 而病之所以不愈者也：《素問》作『而病不愈也』。
② 爲醫作巫：仁和寺本作『爲醫作巫醫』，下『醫』字抄衍。
③ 親受：《靈樞》作『親授』。《太素》義勝。
④ 調，謂一同指歸：仁和寺本『調謂』二字抄倒，底本作『調謂』，是。又，據文義，疑『一同』當作『同一』，待考。
⑤ 夫九鍼者，小之則無內：《甲乙》作『夫九鍼少則無內』。
⑥ 大之則無外：《甲乙》作『大則無外』，無『之』字。
⑦ 大之有外：底本與仁和寺本原作『之大有外』，據上節楊注『小之有內』，『之大』二字抄倒，今乙正。
⑧ 則外者爲大：底本與仁和寺本原作『者爲大』三字。劉衡如曰：『此前疑脱「則外」二字。』今補入『則外』二字，與上節楊注『小之有內，則內者爲小』互文。
⑨ 亡極：《靈樞》《甲乙》作『無極』。
⑩ 毫氂之細：『氂』，底本原作『釐』，據仁和寺本改。按，『氂』有二義，一音矛，與『毛』同。又音離，同『釐』。底本作『釐』，取第二義，誤也。

同豪之細①，有神使之明；若衆妙之一，得萬事之畢。〇平按：《靈樞》『願』下無『聞』字；『雜』作『褋』。《甲乙》『余』上無『然』字；『願』下無『聞雜之毫毛』五字；『束』作『求』。

岐伯曰：明乎哉問也！非獨鍼焉，夫治國亦然。毫細渾一人道②，用之鍼液，可以遐年；以之保國，可以延祚。非大聖之明，孰能問此？〇平按：《靈樞》『鍼』下有『道』字。《甲乙》無此一段。

黃帝曰：余聞鍼道，非國事也。鍼道去病存己，國事即先人後己，存身與利人兩異，恐鍼道非理國之要。〇平按：《靈樞》『余』下有『願』字。《甲乙》無此一段。

岐伯曰③：夫治國者，夫唯道焉④，非道，何可小大深淺雜合⑤而爲一乎哉⑥？理國，安人也。鍼道，存身也。安人之與存身，非道不成，故通兩者渾然爲一也。兩者通道，故身國俱理耳。夫積小成大，故小大不可異也；益淺爲深，故深淺不可殊也。鍼道者，即小與淺也；理國者，即大與深也。所以通爲一，即鍼道、理國得其妙也。〇平按：《甲乙》無『夫治國者』四字；『雜』作『離』。

黃帝曰：願卒聞之。

岐伯曰：日與月焉，水與鏡焉，鼓與響焉。以下設日月、水鏡、鼓響六譬，欲窮存身安人微妙之道。**夫日月之明，不失其彰；水鏡之察，不失其形；鼓響之應，不後其聲。治則動搖應和，盡得其情。**鍼藥有道，故渾一而用巧；理國有道，故政同而理能。是以鍼藥正身，即爲內也；用之安人，即爲外也。內譬日月、水鏡⑦、鼓響者也；外譬光影、形象、音聲者也。鍼法存身和性，即道德者也；攝物安人，即仁義者也。故理身理國，動搖應和，盡和群生之情，斯乃至真之道也。不後者，同時者也。〇平按：『彰』，《靈樞》作『影』，依本注亦宜作『影』。『治則動搖應和』，《靈樞》作『動搖則應和』。自上節『黃帝曰：願卒聞之』至『盡得其情』，《甲乙》無。

黃帝曰：窘乎哉！照照之明，不可蔽也⑧。其不可蔽者⑨，不失陰陽也。以陰陽察於內外，故照然⑩不可弊者也。〇平按：

① 同豪之細：底本『豪』下有『釐』字，據仁和寺本、天保鈔本删。
② 毫細渾一人道：劉衡如曰：『人，疑「之」之誤。』可參。
③ 岐伯曰：《甲乙》『曰』上有『對』字。
④ 夫唯道焉：『夫』，疑爲『其』字之誤。
⑤ 小大深淺雜合：《甲乙》作『大小深淺離合』。
⑥ 爲一乎哉：《靈樞》作『爲一乎』。
⑦ 水鏡：『鏡』，仁和寺本作『鍼』，其右注『鏡欤』二字，蓋原抄者疑『鍼』當作『鏡』也。據經文，當從底本作『水鏡』。
⑧ 不可蔽也：《靈樞》無『也』字。
⑨ 其不可蔽者：《靈樞》無『者』字。
⑩ 照然：底本原作『照照』，據仁和寺本改。

《靈樞》『照照』作『昭昭』。**合而察之，切而驗之，見而得之，若清水明鏡**①**，不失其形也。**以內外合而察之，以志意切而取驗，故見而得之②，見得之明，若水鏡之形③不相失之也④。**五音不彰，五色不明，五藏波蕩，**五音、五色，即外也；五藏，即內也。以五藏神性波蕩，故音色不彰明之⑤。**若是則外內相襲，若鼓應桴**⑥**，響之應聲，影之似形也。**舉此三譬，以曉物情也。襲者，因也。鼓、聲與形爲內，近也；桴、影及響爲外，遠也。○平按：《靈樞》『鼓』下有『之』字。自『黃帝曰：窘乎哉』至『似形也』，《甲乙》無。**故遠者司外揣內，近者司內揣外，**遠者所司在外，以感於內；近者所司在內，以應於外，故曰揣也。揣，度也。**是謂陰陽之極，天地之蓋，請藏之靈蘭之室，弗敢使洩**⑦。是爲陰內陽外感應之極理，以是天地足蓋，無外之大，故請藏靈蘭室⑧，寶而重之。○平按：《靈樞》『洩』作『泄』，下有『也』字。《甲乙》無『請藏之』以下十一字。

知方地

平按：此篇自篇首至末，見《素問・卷四・第十二異法方宜論篇》，又見《甲乙經・卷六・第二》，又見日本《醫心方・卷一・治病大體第一》。

黃帝問於岐伯曰⑨**：醫之治病也，一病而治各不同，皆愈，何也？**

岐伯曰⑩**：地勢使然。**五方土地各異，人食其土，生病亦異，療方又別。聖人量病所宜，一病合以餘方，療之皆得愈者，大聖之巧。○平按：《素問》『然』下有『也』字，《醫心方》無。《甲乙》無此一段。**故東方**

---

① 清水明鏡：《靈樞》『鏡』下有『之』字。
② 故見而得之：『見』上原有『得之』二字。劉衡如云：『得之，疑衍。』今從此說刪之。
③ 若水鏡之形：『形』，底本誤作『明』，據仁和寺本改正。
④ 不相失之也：『之』爲誤衍虛詞，當刪除。
⑤ 不彰明之：『彰』，仁和寺本作『章』，與『彰』字通。又，底本無『之』字，據仁和寺本補入。
⑥ 若鼓應桴：據下文『響之應聲，影之似形』，疑『鼓』下脱『之』字。《靈樞》作『若鼓之應桴』。又，仁和寺本『桴』上欄綫外有小字注文，漫漶難辨，似爲『復謀反，馬融擊鼓桴也』九字。
⑦ 弗敢使洩：《靈樞》作『弗敢使泄也』。
⑧ 靈蘭室：據經文，疑『蘭』下脱『之』字。
⑨ 黃帝問於岐伯曰：《素問》作『黃帝問曰』。
⑩ 岐伯曰：《素問》作『歧伯對曰』。

之域，天地之法始生也，魚鹽①之地，濱海②傍水，其民嗜魚而食鹹③，皆安其處，美其食。天地之法，東方爲春，萬物始生④之方也。人生魚鹽之地，故安其處，美其食也。〇平按：『法』，《素問》作『所』，《醫心方》作『法』。『鹽』，原鈔本省作『監』，《醫心方》作『鹽』，按《史記·貨殖傳》注：『鹽，謂鹽。直用不煉爲鹽。』《素問》作『鹽』，取人易解，謹依《素問》作『鹽』。《甲乙》『東方』上無『故』字；『東方』下無『之域』至『之地』十三字。『嗜魚』，《素問》作『食魚』。『食鹹』，《素問》作『嗜鹹』，《甲乙》《醫心方》同。《甲乙》無『皆安其處美其食』七字，《醫心方》同。魚者使人熱中，鹽者勝血，故其民皆黑色踈理，魚性是熱，故食之令人熱中。鹽，水也。血者，火也。水以剋火，故勝血而人色黑也。〇平按：『鹽』，《甲乙》作『鹹』，《醫心方》作『鹽』。故其病皆爲癰瘍⑤，其治宜砭石，故砭石者⑥，亦從東方來。熱中踈理之人，多生癰瘍病也。瘍，養良反，瘡也。砭鍼⑦破癰已成，冷石熨其初起，此言東方疾⑧異療。〇平按：『爲癰瘍』，《甲乙》作『多壅腫』，無『故砭石』下九字。

西方者，金玉之域，沙石之處也，天地之所收引也。其民陵居而多風，水土剛强，其民不衣而疊⑨篇，其民笮食而脂肥，故邪不能傷其形體，其病皆生於內⑩，其治宜毒藥，毒藥者亦從西方來⑪。笮，詐白反⑫。西方金，亦金玉之所出，故爲金玉之域也。西方爲秋，故爲萬物收引之方也。不衣者，不以綿帛爲衣⑬，而以疊篇其身。食物皆壓笮磨碎，不以完粒食之。人多脂肥，腠理緻密，風寒暑溼外邪不傷，而爲飲食男女內邪生病，故宜

---

① 鹽：仁和寺本作『監』，爲『鹽』俗省，今改作規範字。
② 濱海：《素問》作『海濱』。
③ 嗜魚而食鹹：仁和寺本作『食魚而嗜鹹』，與《素問》《醫心方》同。此底本之誤。
④ 萬物始生：『物』，底本誤作『病』。據仁和寺本改正。
⑤ 故其病皆爲癰瘍：『癕』同『癰』。《素問》作『其病皆爲癰瘍』；《甲乙》作『其病多壅腫』；《醫心方》作『故其病爲癰瘍』。
⑥ 故砭石者：『砭』與『砭』同。《素問》作『故砭石者』；《醫心方》作『砭石者』，無『故』字；《甲乙》無『故砭石者亦從東方來』九字。
⑦ 砭鍼：底本誤作『砭鐵』，據仁和寺本改正。
⑧ 疾：底本作『病』，據仁和寺本改。
⑨ 疊：仁和寺本此字右側有小字注文曰：『《切》徒協反，重也。《素問》作褐字。』
⑩ 皆生於內：《素問》《甲乙》無『皆』字。
⑪ 毒藥者亦從西方來：《素問》『毒』上有『故』字；《醫心方》無『者亦』二字；《甲乙》無此八字。
⑫ 詐白反：仁和寺本此三字右側注：『《切》側鐸反。』
⑬ 不以綿帛爲衣：底本脱『帛』字，據仁和寺本補入。

用毒藥攻之。〇平按：『疊篇』，《素問》作『褐薦』，按《史記·貨殖傳》索隱云：『疊，毛織也。』《醫心方》亦作『疊篇』，旁注云：『篇，竹草也。』『筰食』，《素問》《甲乙》作『華食』，《醫心方》作『筰食①』，注與楊注同。又注『壓』上，袁刻脱『皆』字。

北方者，天地所閉藏之域也，其地高陵居，風寒冰凍。其民樂野處②而乳食，藏寒生病③，其治宜灸焫，灸焫者亦從北方來④。北方爲冬，故爲萬物閉藏之方也。北方其地漸高，是陰中之陰，故風寒也。所樂之處既寒⑤，所美之食非温，故五藏寒而生病，宜以灸焫。焫，燒也，而悦反。有本『凍』爲『湖』，量北方無湖也。〇平按：『冰凍』，《素問》《甲乙》作『冰冽』。『生病』，《素問》『病』上有『滿』字。

南方者，天地所養長⑥，陽氣⑦之所盛處也，其地汚下⑧，水土弱，霧露之所聚也。其民嗜酸而食胕，故其民⑨緻理而色赤⑩，其病攣痺。其治宜微鍼，故九鍼者亦從南方來⑪。南方爲夏，萬物養長，陽盛之方也。陽中之陽，其地漸下，故水土弱，霧露之所聚也。汚下，溼也。胕，快付反⑫，義當腐。南方爲火，色赤，故人多赤色也。以居下溼，多攣痺病，故宜用九鍼也。〇平按：《素問》『陽』下無『氣』字；『地汚下』作『地下』，《甲乙》同，《醫心方》作『地洼下』，旁注

---

① 筰食：底本脱『食』字，據《醫心方·卷一·第一》補。
② 樂野處：『樂』，仁和寺本誤作『藥』，據楊注『所樂之處』，當從底本作『樂』。
③ 生病：《素問》《甲乙》皆作『生滿病』。
④ 灸焫者亦從北方來：《素問》『灸』上有『故』字；《醫心方》無『亦』字；《甲乙》無此八字。
⑤ 所樂之處既寒：底本與仁和寺本『既』下皆衍『於』字，據文義刪。下句云『所美之食非温』，『非温』與『既寒』互文，不當有『於』字。
⑥ 養長：《素問》作『長養』。
⑦ 陽氣：《素問》無『氣』字。
⑧ 其地汚下：『汚』，同『汙』，音洼，鑿地爲坑。《集韻·麻韻》：『汙，鑿地也。』《正字通·水部》：『洿，污，汙，洿同，本作汚。』仁和寺本『汚』右有注文，字小漫漶，似爲『洼，《切》烏瓜反，深也。又於佳反。』《素問》《甲乙》作『其地下』；《醫心方》作『其地洼下』，『洼』字右側注曰：『烏瓜反，深□。』『深』下一字蝕盡，疑爲『也』字。
⑨ 故其民：《甲乙》無『其民』二字。
⑩ 色赤：《素問》《甲乙》作『赤色』；《醫心方》作『色赤』。
⑪ 故九鍼者亦從南方來：《醫心方》無『亦』字；《甲乙》無此九字。
⑫ 快付反：『快』，劉衡如曰：『形近而誤，應據《醫心方·卷一·治病大體第一》小注改爲「扶」，與本書卷十一《氣穴》楊注及卷二十九《風水論》楊注合。』此说可從。

云：『洼，與瓜反。』『食附』，《甲乙》作『食臊①』，《素問》新校正云：『全元起本作「食魚」。』

中央者，其地平以溼，天地所生②物色者衆。中國爲土③，故其地平溼，中土之所生物色多。〇平按：『物色者衆』，《素問》作『萬物也衆』，《甲乙》作『物者衆』。**其民食雜而不勞，故其病多痿厥寒熱。其治宜導引按撟④。故按撟亦從中央出⑤。**撟，巨紹反。人之食雜則寒温非理，故多得寒熱之病；不勞則血氣不通，故多得痿厥之病。故導引按撟則寒熱咸和，血氣流通。此非但愈斯二疾，萬病皆可用之。撟，又九紹反，舉手也⑥。〇平按：『其治宜導引按撟』，《醫心方》作『道引』，無『按撟』二字。『故按撟』《素問》作『導引按蹻』。**故聖人雜合以治，各得其所⑦，故治所以異而病皆愈者，得病之情，知治之大體⑧。**五方水土，生病不同，隨療各異，聖人即知一病爲衆藥所療，故以所宜爲工，得療病之大體也。〇平按：『得其所』下，《素問》《甲乙》《醫心方》均有『宜』字，依本注亦應有『宜』字。

知形志所宜

平按：此篇自『形樂志苦』至『出氣惡血』，見《素問・卷七・第二十四血氣形志篇》，又見《靈樞・卷十二・第七十八九鍼論》，又見《甲乙經・卷六・第二》，又見日本《醫心方・卷一・治病大體第一》。自『陽明多血氣』至末，《素問》《靈樞》見同前篇。又自『陽明多血氣』至『少陰少血多氣』，《靈樞・卷十・第六十五五音五味篇》亦有此文。

形樂志苦，病生於脉，治之以灸刺。形，身之皃⑨也。志，心之意也⑩。心以主脉，以其心勞，邪氣傷脉，心之應也，故以灸刺補寫脉病也。**形苦志樂，病生於**

---

① 食臊：底本誤作『食躁』，據《甲乙》改。
② 所生：《素問》作『所以生』。
③ 中國爲土：底本作『中央爲土』，據仁和寺本改。
④ 導引按撟：『撟』，底本作『蹻』，據仁和寺本改。以下經注『撟』字同。按，『撟』與『矯』通，糾正，矯正之義。清朱駿聲《説文通訓定聲・小部》：『撟，叚借爲矯。』《素問》《甲乙》作『導引按蹻』；《醫心方》作『道引』。
⑤ 故按撟亦從中央出：《素問》作『故導引按蹻者亦從中央出也』；《醫心方》與仁和寺本同，惟『撟』字作『矯』。
⑥ 舉手也：『手』，底本誤作『平』，據仁和寺本改正。
⑦ 各得其所：底本『所』下脱『宜』字，當據仁和寺本補入。
⑧ 大體：底本作『大體也』，據仁和寺本刪『也』字。
⑨ 皃：同『貌』。
⑩ 心之意也：『意』，底本誤作『志』，據仁和寺本改正。

筋，治之以熨引。形苦筋勞，邪氣傷筋，肝之應也，筋之病也醫而急，故以熨引調其筋病也。藥布熨之引之，使其調也。〇平按：『形苦志樂』一段，《素問》在『形樂志樂』一段下。**形樂志樂，病生於肉，治之以鍼石。**形志俱逸，則邪氣客肉，脾之應也，多發癰腫，故以砭鍼及石熨調之也。《山海經》曰：高氏之山，其上多玉，有石可以爲砭鍼。堪以破癰腫者也。〇平按：注『多發癰腫』，『腫』字袁刻誤作『脾』。**形苦志苦，病生於①咽喝②，治之以藥。**形志俱苦勞氣，客邪傷氣，在於咽喝，肺之應也。喝，肺喘聲也。有本作渴。故療之湯液丸散藥之也③。〇平按：『咽喝』，《素問》作『咽嗌』，《甲乙》作『困竭』。『藥』，《素問》作『百藥』，《靈樞》《甲乙》作『甘藥』，《醫心方》引《太素》仍作『藥』。**形數驚恐，筋脈不通，病生於不仁，治之以按摩醪藥④。是謂五形⑤。**驚恐主腎，形多驚懼，邪客筋脈，筋脈不通，腎之應也，病⑥生筋脈皮膚之間，爲痺不仁，故以按摩醪醴。五形，言陳其所宜也。〇平按：《素問》『筋脈』作『經絡』；『五形』下有『志也』二字。《醫心方》無『是謂五形』四字。

故曰：刺陽明出血氣，手陽明，大腸脈；足陽明，胃脈也。二脈上下連注，其氣最强，故此二脈盛者刺之，血氣俱寫。〇平按：『故曰』二字《素問》無，《甲乙》作『故志曰』。**刺太陽出血惡氣，**手大陽，小腸脈也⑦；足太陽，膀胱脈也。二脈上下連注，津液最多，故二脈盛者，刺之寫血，邪客之者，寫去惡氣也。**刺少陽出氣惡血，**手少陽，三焦脈也；足少陽，膽脈也。二脈上下連注，其氣最多，故此二脈盛者，刺之寫氣，邪客之者，寫去惡血也⑧。**刺太陰出血氣，**手太陰，肺脈也；足太陰，脾脈也。此二太陰與二陽明雖爲表裏，其氣血俱盛，故並寫血氣也。〇平按：《素問》『出血氣』作『出氣惡血』，《甲乙》同。《素問》新校正云：『按《太素》云：刺陽明出血氣，刺太陰出血氣。楊上善云：陽明、太陰雖爲表裏，其血氣俱盛，故并寫血氣。如是則太陰與陽明等俱爲多血多氣。前文太陰一云多血少氣，二云多氣少血，莫可的知。詳《太素》血氣並寫之旨，則二說俱未爲得，自與陽明同爾。』**刺厥陰出血惡氣，**手厥陰，心包絡脈也；足厥陰，肝脈也。與二少陽以爲表裏，二陽氣多血少，陰陽相反，故二陰血多氣少，是以二厥陰盛，以寫血也，邪客之者，寫去惡氣。**刺少陰出氣惡血。**手少陰，心脈也；足少陰，腎脈也。與二太陽以爲表裏，二太陽既血多氣少，亦陰陽相反，二陰氣多血少，是以二少陰盛，寫於氣也，邪客之者，寫去惡血也⑨。〇平按：『刺少陰』句，《素問》《甲乙》在『刺厥陰』前。注『陰陽』上，袁刻脱『亦』字。

---

① 病生於：《醫心方》無『於』字。
② 咽喝：《素問》作『咽嗌』；《靈樞》《甲乙》作『咽喝』。《甲乙》注曰：『一作困竭。』
③ 故療之湯液丸散藥之也：下『之』字誤衍。底本漏刪此『之』字。
④ 醪藥：《甲乙》作『醪醴』。
⑤ 是謂五形：《靈樞》無『五』字。
⑥ 病：底本誤作『痛』，據仁和寺本改正。
⑦ 小腸脈也：『腸』，仁和寺本誤作『陽』。底本作『小腸脈也』，是。
⑧ 寫去惡血也：仁和寺本『惡血』二字抄倒。底本作『寫去惡血也』，是。
⑨ 寫去惡血也：仁和寺本『也』上有『者』字。

陽明多血氣①，太陽多血少氣②，少陽多氣少血③，太陰多血氣④，厥陰多血少氣⑤，少陰少血多氣⑥。此言刺三陰三陽，出血出氣差別所以也。〇平按：『太陰多血氣』，《素問》作『太陰常多氣少血』，《靈樞》作『多血少氣』，《甲乙》同。新校正云：『按《甲乙經·十二經水篇》云太陽、太陰血氣多少，與《素問》不同。又《陰陽二十五人形性血氣不同篇》，與《素問》同。蓋皇甫疑而兩存之也。』今考《甲乙·陰陽二十五人形性血氣不同篇》所云『太陰常多血少氣』，仍與《素問》異，或宋臣所見《甲乙》與今本《甲乙》不同，姑存之，以備參考。

足陽明、太陰爲表裏⑦，少陽、厥陰爲表裏⑧，太陽、少陰爲表裏，是謂足之陰陽也⑨；手陽明、太陰爲表裏⑩，少陽、心主爲表裏⑪，太陽、少陰爲表裏⑫，是謂手之陰陽也⑬。今知手足陰陽

---

① 陽明多血氣：《素問》作『陽明常多氣多血』；《靈樞·卷十·五音五味第六十五》作『陽明常多血多氣』；《靈樞·卷十二·九鍼論》作『陽明多血多氣』；《甲乙》作『陽明常多血多氣』。按，此段共六句，其文序與《素問》有異，與《靈樞·卷十二·九鍼論》相同。《素問》以太陽、少陽、陽明、少陰、厥陰、太陰爲序。

② 太陽多血少氣：《素問》作『夫人之常數，太陽常多血少氣』，此句位于段首。《靈樞·卷十·五音五味第六十五》與《素問》同。

③ 少陽多氣少血：《素問》作『少陽常少血多氣』；《靈樞·卷十·五音五味第六十五》《甲乙》作『少陽常多氣少血』。

④ 太陰多血氣：《素問》作『太陰常多氣少血，此天之常數』，此十二字位於段末；《靈樞·卷十·五音五味第六十五》作『太陰常多血少氣，此天之常數也』；《靈樞·卷十二·九鍼論》作『太陰多血少氣』；《甲乙》作『太陰常多血少氣，此天之常數也』。

⑤ 厥陰多血少氣：《素問》作『厥陰常多血少氣』；《靈樞·卷十·五音五味第六十五》作『厥陰常多氣少血』；《甲乙》作『厥陰常多氣少血』。

⑥ 少陰少血多氣：《素問》『陰』下有『常』字；《靈樞·卷十·五音五味第六十五》作『少陰常多血少氣』；《靈樞·卷十二·九鍼論》作『少陰多氣少血』；《甲乙》作『少陰常多血少氣』。

⑦ 足陽明、太陰爲表裏：《靈樞》同；《素問》作『陽明與太陰爲表裏，是爲足陰陽也』；《甲乙》作『脾胃爲合，故足太陰與陽明爲表裏』。按，《素問》此段以足『太陽與少陰』『少陽與厥陰』『陽明與太陰』，手『太陽與少陰』『少陽與厥陰』『陽明與太陰』爲序。《甲乙》此段以『足厥陰與少陽』『足太陰與陽明』『足少陰與太陽』『手少陰與太陽』『手太陰與陽明』爲序，無『少陽、心主』句。

⑧ 少陽、厥陰爲表裏：《靈樞》同；《素問》『陽』下有『與』字；《甲乙》作『肝膽爲合，故足厥陰與少陽爲表裏』。

⑨ 太陽、少陰爲表裏，是謂足之陰陽也：《靈樞》同；《素問》『陽』下有『與』字，『是謂足之陰陽也』七字在『足陽明、太陰』句之下；《甲乙》作『腎膀胱爲合，故足少陰與太陽爲表裏』。

⑩ 手陽明、太陰爲表裏：《靈樞》同；《素問》此句在段末，作『陽明與太陰爲表裏，是爲手之陰陽也』；《甲乙》此句在段末，作『肺與大腸爲合，故手太陰與陽明爲表裏』。

⑪ 少陽、心主爲表裏：《靈樞》同；《素問》作『少陽與心主爲表裏』；《甲乙》無此句。

⑫ 太陽、少陰爲表裏：《靈樞》同；《素問》作『太陽與少陰爲表裏』；《甲乙》作『心與小腸爲合，故手少陰與太陽爲表裏』。

⑬ 是謂手之陰陽也：《靈樞》同；《素問》作『是爲手之陰陽也』，在『陽明與太陰』句之下；《甲乙》無此七字。

所在。〇平按：《素問》兩『太陽少陰爲表裏』在兩『少陽』上；兩『陽明太陰爲表裏』在兩『少陽』下。注『今知手足』八字，《素問》將此注作經，惟『所在』作『所苦』。**凡治病必先去其血，去其所苦，伺之所欲，然後寫有餘，補不足。**凡療病法，諸有痛苦由其血者，血聚之處先刺去之，刺去血已，伺候其人情之所欲，得其虚實，然後行其補寫之法也①。〇平按：《素問》『血』下有『乃』字，《靈樞》無此一段。注『血聚』，『聚』字袁刻誤作『刺』。

知祝由

平按：此篇自篇首至末，見《素問·卷四·第十三移精變氣論篇》。

黃帝問於岐伯曰：余聞古之治病者，唯其移精變氣，可祝由而已也。今世治病，毒藥治其內，鍼石治其外，或愈或不愈，何也？上古之時有疾，但以祝爲去病所由，其病即已。今代之人，苦於鍼藥，而療病不愈者，爲是病有輕重？爲是方術不妙②？〇平按：《素問》無『於岐伯』三字。『古之治病者』，『者』字《素問》無；『而已』下無『也』字。

岐伯曰：往古民人，居禽獸之間，上古禽獸多而人少，人在禽獸之間，巢居以避禽獸，故稱有巢氏也。〇平按：《素問》『曰』上有『對』字；『人』上無『民』字。**動作以避寒，陰居以避暑，**以躁勝寒，故動作以避寒。以靜勝熱，故陰居以避暑③。**內毋眷慕之累，外無申宦之形，此恬惔之世，邪不能深入也。故毒藥不治④其內，鍼石不治其外，故可移精祝由而已也。**既爲恬惔之時⑤，有性莫不恬惔自得。恬然自得，內無眷慕之情；惔然至樂，外無⑥申宦⑦之役。申宦不役於軀，故外物不

① 行其補寫之法也：仁和寺本『之法』作『法之』，疑『之』字誤衍。底本改『法之』爲『之法』，亦通。
② 爲是方術不妙：仁和寺本『妙』下有『之』字，疑爲『也』字之誤。底本刪『之』字，似嫌草率。
③ 故陰居以避暑：『暑』，仁和寺本作『熱』，據經文疑當作『暑』字。底本改作『故陰居以避暑』。
④ 不治：《素問》作『不能治』。下『不治』同此。
⑤ 恬惔之時：『惔』與『憺』通，安靜也。朱駿聲《説文通訓定聲·謙部》：『惔，叚借爲憺。』又按，『時』，據經文本應作『世』，此乃避唐太宗名諱，故以『時』代『世』也。底本回改作『世』。今從仁和寺本，仍作『時』。
⑥ 外無：『無』，仁和寺本作『亡』。按，『亡』與『無』通。
⑦ 宦：仁和寺本作『寉』，據經文當作『官（宦）』。仁和寺本旁注『官欤』二字，意謂疑『寉』爲『官（宦）』之誤。底本改作『宦』，下同。

形；眷慕不勞於志，故內欲不累。內外恬惔，惔然泰倫①，縱外邪輕入②，何所深哉？是以有病以祝爲由，移精變氣去之，無假於鍼藥也。○平按：『申宦』，《素問》作『伸宦』；『惔』作『憺』。新校正云：『全元起「伸」作「臾」。』注『既』，袁刻作『此』。新校正云：『全元起云：祝由，南方神。』**當今世不然，憂患琢其內，苦形傷其外，**眷慕起於心，則憂其內；申宦苦其形，則傷於外也。○平按：《素問》『世』上有『之』字；『琢』作『緣』。**又失四時之逆順，寒暑之宜，賊風數至，陰虛邪朝夕內至五藏骨髓，外傷空竅肌膚，故所以③小病必甚，大病必死者④，故祝由不能已也。**

黃帝曰⑤：善。夏則涼風以適情，冬則求溫以從欲。不領四時逆順之宜，不依冬夏寒暑之適，由是賊風數至⑥於腠理，虛邪朝夕以傷體。虛邪傷體，內入藏而客髓；賊風開腠，外客肌以傷竅，所以微疾積而成大病也。加而致死，苦之鍼藥尚不能愈，況祝由之輕其可遣⑦也。○平按：『逆順』，《素問》作『從逆』；『虛』上無『陰』字。

知鍼石

平按：此篇自篇首至『神無營於衆物』，見《素問·卷八·第二十五寶命全形論篇》，又見《甲乙·卷五·第四》。自『黃帝曰：願聞禁數』至『逆之有咎』，見《素問·卷十四·第五十二刺禁論篇》，《甲乙》同上。自『黃帝曰：願聞九鍼之解⑧，虛實之道』至『四方各作解』，見《素問·卷十四·第五十四鍼解篇》，又見《甲乙·卷五第四及卷五第二》，惟意是而編次不同。自『黃帝問岐伯曰：有病頸癰者』至末，見《素問·卷十三·第四十六病能論篇》，又見《甲乙經·卷十一·第九》。

黃帝問岐伯曰⑨：天覆地載，萬物悉備，莫貴於人。人以天地之氣生，四時之法成，君

---

① 內外恬惔，惔然泰倫：底本原作『內外恬惔，自然泰和』，據仁和寺本改。
② 縱外邪輕入：底本脱『縱』字，據仁和寺本補。
③ 故所以：《素問》無『故』字。
④ 大病必死者：《素問》無『者』字。
⑤ 黃帝曰：仁和寺本脱『曰』字。《素問》作『帝曰』二字。
⑥ 數至：底本脱『數』字，據仁和寺本補入。
⑦ 遣：仁和寺本此字右側注有『以千反』三字。
⑧ 願聞九鍼之解：底本脱『之解』二字，據正文補。
⑨ 黃帝問岐伯曰：《素問》作『黃帝問曰』。

王衆庶，盡欲全形。形之所疾，莫知其情，留淫日深，著於骨髓，心私患之。余欲以鍼除①其疾病，爲之奈何？天地之間，人最爲貴，人君衆庶，莫不寶身。然不知病之脆微，留連骨髓，故請療之方也。〇平按：『所疾』，《素問》作『疾病』；『患』作『慮』。新校正云：『《太素》慮作患。』

岐伯曰②：夫鹽之味鹹者③，其氣令器津洩④；弦絶者，其音嘶敗；木陳者，其葉落發；病深者，其聲噦。言欲識⑤病徵⑥者，須知其候。鹽之在於器中，津洩於外，見津而知鹽之有鹹也。聲嘶，知琴瑟之弦將絶。葉落者⑦，知陳木之已蠹⑧。舉此三物衰壞之徵，以比聲噦識病深之候也⑨。〇平按：『木陳者，其葉落發』，《素問》作『木敷者其葉發』，新校正引《太素》亦作『木陳者，其葉落』，王履《溯洄集》所引『木陳』二句，亦無『發』字。注兩『徵』字，《素問》新校正引楊注均作『微』，袁刻同。『津』下，《素問》新校正所引楊注有『液』字。『葉落』下『者知』二字，袁刻作『如』。人有此三者，是謂壞府，毒藥毋嬰治⑩，短鍼毋取⑪，此皆絶皮傷肉，血氣爭異。人有聲噦同三譬者，謂是府壞之候也。府者，中府，謂五藏也。壞者，則聲噦⑫也。中府壞者，病之深也。其病既深，故鍼藥不能取也，以其皮肉血氣各不相得故也。〇平按：《素問》『治』上無『嬰』字；『爭異』作『爭黑』，新校正云：『詳岐伯之對與黃帝所問不相當。』因引《太素》自『夫鹽之味』至『血氣爭異』一段，謂：『《太素》與此經只三字不同，而注意大異。』復引楊注自『言欲知病徵者』至『各不相得故也』，謂：『楊氏注義與黃帝上下問答義相貫穿，王氏解「鹽鹹器津」，義雖淵微，至於注「弦絶音嘶」、「木敷葉發」，殊不與帝問相協，不若楊義之得多也。』

---

① 以鍼除：《素問》無『以』字。
② 岐伯曰：《素問》作『岐伯對曰』。
③ 夫鹽之味鹹者：仁和寺本無『味』字。按，《素問》及新校正所引《太素》均作『夫鹽之味鹹者』，疑仁和寺本脱『味』字。
④ 其氣令器津洩：仁和寺本『氣』下脱『令』字，當據底本及《素問》補入。又，『洩』，《素問》作『泄』。
⑤ 欲識：《素問》新校正引《太素》楊注作『欲知』。
⑥ 病徵：楊注兩『徵』字，仁和寺本與《素問》新校正引《太素》楊注均作『微』。按，經文稱『弦絶者』『木陳者』『病深者』，皆非微象，楊注下文亦明謂『識病深之候』，故楊注二『微』字當從底本作『徵』。
⑦ 葉落者：仁和寺本無『者』字。《素問》亦作『葉落者』。
⑧ 已蠹：《素問》新校正引《太素》楊注作『已盡』。
⑨ 之候也：《素問》新校正引《太素》楊注無『也』字。
⑩ 毒藥毋嬰治：《素問》新校正所引《太素》無『嬰』字。
⑪ 毋取：《素問》作『無取』。
⑫ 聲噦：仁和寺本作『聲歲』，據經文及楊注，當從底本作『聲噦』。

黃帝曰①：余念其病，心爲之亂惑，反甚其病，不可更代，百姓聞之爲殘賊②，爲之奈何？余念微病淫留至深，衆庶不知，遂著骨髓③。余痛其心，反甚於病，不能去已，故曰不可更代。百姓聞此積微成大壞府之言，莫不以爲殘賊之深，欲知爲之奈何也？〇平按：『余念其病』，《素問》作『余念其痛』。

岐伯曰：夫人生於地，懸命於天，天地合氣，命之曰人。人能應四時者，天地爲之父母。天與之氣，地與之形，二氣合之爲人也。故形從地生，命從天與。是以人應四時，天地以爲父母也。**荷主萬物者，謂之天子。**天地所貴者人，人之所歸者聖，唯聖荷物，故號曰天子也。〇平按：『荷主』二字，《素問》作『知』。**天有陰陽，人有十二節；**此言天子所知，凡有二合四能。天有十二時，分爲陰陽，子午之左爲陽，子午之右爲陰，人之左手足六大節爲陽，右手足六大節爲陰，此爲一合也。**天有寒暑，人有虛實。**十二爻寒暑之氣，十一月陽氣漸息，陰氣漸消；至四月陽氣在盈，陰氣正虛；至五月陰氣漸息，陽氣漸消；至十月陰氣在盈，陽氣正虛。陰陽即爲寒暑者也，盈虛以爲虛實者也。人亦如之，消息盈虛，有虛有實，爲二合也。**能經④天地陰陽之化者，不失四時；**天地合氣，命之曰人，故能知天地陰陽變化，理與四時合契，此一能也。**能知十二節之理者，聖智不能欺；**知人陰陽十二節氣與十二時同，循之而動，不可得失，雖有聖智，不可⑤加也。欺，加也。此二能也。〇平按：《素問》『知』上無『能』字；『欺』下有『也』字。**能存八動之變者⑥，五勝更立；**八動，八節之氣也。八節之氣，合金、木、水、火、土五行之氣，更廢更立，血氣亦然，此三能也。**能達虛實之數者，獨出獨入，呿吟至微，秋豪在目。**能達寒暑之氣虛實相移者，則壽蔽⑦天地，能獨出死地，獨入長生。其言也，呿吟至真微妙之道；其智也，目察秋毫深細之理。此四能也。呿，音去，即露齒出氣⑧。〇平按：《素問》新校正引楊注云：『呿，謂露齒出氣。』與此同。

黃帝曰：人生有形，不離陰陽，萬物負陰抱陽，沖氣以爲和，萬物盡從⑨三氣而生，故人之形不離陰陽也。**天地合氣，別爲九野，分爲四時，**

---

① 黃帝曰：《素問》作『帝曰』，下同。
② 爲殘賊：《素問》『爲』上有『以』字。
③ 遂著骨髓：『遂』，仁和寺本作『逐』，據文義當從底本作『遂』。
④ 經：仁和寺本『經』右注『治也』二字。
⑤ 不可：底本作『不能』，據仁和寺本改。
⑥ 之變者：《素問》無『者』字。
⑦ 蔽：仁和寺本作『弊』。按，『弊』與『蔽』通。
⑧ 即露齒出氣：仁和寺本此下有『之』字，疑爲『也』字之誤。底本刪『之』字，亦通。
⑨ 盡從：仁和寺本作『盡然』，底本義勝。

月有小大，日有短長，萬物並至，不可勝量，虛實呿吟，敢問其方？從道生一，謂之朴也。一分爲二，謂天地也。從二生三，謂陰陽和氣也。從三以生萬物，分爲九野、四時、日月，乃至萬物。一一諸物皆爲陰陽氣之所至，故所至處不可勝量。不可量物並有虛實，虛實之談①，請言其道。方，道也。

岐伯曰：木得金而伐，火得水而滅，土得水而達，萬物盡然，不可勝竭。言陰陽相分，五行相剋，還復相資。如金以剋木，水以剋火，土以剋水，始土剋水，得水通易，餘四時皆然，並以所剋爲資，萬物皆爾也。○平按：『土得水而達』，《素問》『水』作『木』；『而達』下，《素問》有『金得火而缺，水得土而絶』二句。**故鍼有懸布天下者五也②，**故鍼等利人之道，凡有五利也。**黔首共飲食③，莫知之也。**黔，黑也，渠廉反。人之首黑，故名黔首也。飲食，服用也。黔首服用此道④，然不能得其意也。○平按：『飲食』，《素問》作『餘食』，新校正云：『按全元起本「餘食」一作「飽食」，注云：「愚人不解陰陽，不知鍼之妙，飽食終日，莫能知其妙益。」又《太素》作「飲食」，楊上善云：「黔首服用此道⑤，然不能得其意。」』**一曰治神，**存生之道，知此五者，以爲攝養，可得長生也。魂神意魄志，以神爲主⑥，故皆名神。欲爲鍼者，先須理神也。故人無悲哀⑦動中，則魂不傷，肝得無病，秋無難也；無怵惕思慮，則神不傷，心得無病，冬無難也；無愁憂不解，則意不傷，脾得無病，春無難也；無喜樂不極，則魄不傷，肺得無病，夏無難也；無盛怒者，則志不傷，腎得無病，季夏無難也。是以五過不起於心，則神清性明，五神各安其藏，則壽近遐算，此則鍼布理神之旨也，乃是崆峒廣成子之道也。○平按：注『先須理神也』，《素問》新校正引此注作『先須治神』。『各安其藏』，『其』字原鈔作『甚』⑧，依新校正所引作『其』。『壽近遐算』，新校正所引作『壽延遐算』。**二曰治養身⑨，**飲食男女，節之以限；風寒暑溼，攝之以時，有異單豹巖穴之害⑩，即內養身也。實恕慈⑪以愛人，和塵勞而不迹，有殊張毅高門之傷，即外養身也。內外之養周備，則不求生而久生，無期壽而壽長也，此則鍼布養身之極也。玄元皇帝曰：『太上養神，其次養

---

① 並有虛實，虛實之談：底本誤作『並有虛虛實實之談』，據仁和寺本改正。
② 五也：《素問》無『也』字。
③ 飲食：仁和寺本誤作『餘食』，據楊注及《素問》新校正所引《太素》，當作『飲食』。底本作『飲食』，或據新校正而改。
④ 黔首服用此道：《素問》新校正引《太素》楊注『首』下有『共』字。
⑤ 服用此道：顧從德本《素問》新校正引《太素》楊注作『共服用此道』；讀書堂本、古林堂本、趙府本、道藏本《素問》皆作『其服用此道』。
⑥ 以神爲主：《素問》新校正引楊上善注作『以爲神主』。
⑦ 悲哀：仁和寺本作『哀悲』。《素問》新校正引楊上善注亦作『悲哀』。
⑧ 『其』字原鈔作『甚』：按，仁和寺本作『其』，不誤。此蕭氏所據『鈔本』之誤。
⑨ 治養身：《素問》作『知養身』。
⑩ 有異單豹巖穴之害：《素問》新校正引《太素》楊注作『有異單豹外凋之害』。按，『單豹巖穴之害』與下文『張毅高門之傷』源出《淮南子·人間訓》，其文云：『單豹倍（背）世離俗，巖居谷飲，不衣絲麻，不食五穀，行年七十，猶有童子之顏色，卒而遇虎，殺而食之。張毅好恭，遇宮室廊廟必趨，見門閭聚衆必下，廝徒馬圉，皆與伉禮，然不終其壽，內熱而死。』
⑪ 恕慈：仁和寺本誤作『怒慈』。底本作『恕慈』，是。

形。」斯之謂也。○平按：『養身』，《素問》新校正云：「《太素》『身』作『形』。」此仍作『身』。注『巖穴』，新校正所引作『外彫』；『恕慈』作『慈恕』；『養身』，『身』字均作『形』；『壽長』作『長壽』。又按：注『單豹』『張毅』事，見《淮南子·人間訓》。

三曰知毒藥藥爲真，藥有三種：上藥養神，中藥養性，下藥療病。此經宗旨養神養性，唯去怵惕之慮、嗜欲之勞，其生自壽，不必假於鍼藥者也。有病生中，無出毒藥，以爲真惡，故須知之。○平按：《素問》『藥』字不重。**四曰制𥐝石大小①，**東方濱海水傍，人食鹽魚，多病癰腫，故制砭石大小，用破癰也。○平按：《素問》『𥐝』作『砭』。**五曰知輸藏血氣之診。**輸，爲三百六十五穴②者也。藏，謂五藏血氣。診，謂經絡諸脉診候也。○平按：《素問》『輸』作『府』。**五法俱立，各有所先。**此五法各有所長，故用之各有所先也。**今末世之刺③，虛者實之，滿者洩之，此皆衆工所共知之④。**粗工守形，實者寫之，虛者補之，斯乃衆人所知，不以爲貴也。○平按：《素問》『洩』作『泄』；『知之』作『知也』。**若夫法天則地，隨應而動者，知之者若響⑤，隨之者⑥若影，**刺虛實之道，法天地以應萬物，若響應聲，如影隨形，得其妙，得其機，應虛實而行補寫也。○平按：《素問》《甲乙》『動』下無『者』字；『知』作『和』。**道無鬼神，獨往獨來。**應天地之動者，謂之道也。有道者其鬼不神，故與道往來，無假於鬼神也。○平按：『獨往獨來』，《素問》《甲乙》作『獨來獨往』。

黄帝曰⑦：願聞其道。

岐伯曰：凡刺之真，必先治神，五藏已定，九候已備，迺緩存鍼⑧。凡得鍼真意者，必先自理五神，五神即理，五藏血氣安定，九候已備於心，乃可存心鍼道，補寫虛實。○平按：『九候已備』，《甲乙》作『九候已明』。『迺緩存鍼』，《素問》作『後乃存鍼』，《甲乙》同。**衆脉弗見，衆凶弗聞，外內相得，毋⑨以形先，**

---

① 𥐝石大小：『𥐝』與『砭』同。『大小』，仁和寺本作『小大』，據楊注當作『大小』。
② 三百六十五穴：『穴』，仁和寺本誤作『而』。底本作『穴』，是。
③ 今末世之刺：《素問》『刺』下有『也』字；《甲乙》作『凡刺』二字。
④ 此皆衆工所共知之：『此』，仁和寺本作『比』。據楊注『斯乃衆人所知』，『斯』與『此』義同，當作『此』字。底本作『此』，是。《素問》此句作『此皆衆工所共知也』；《甲乙》作『此皆衆工之所共知也』。
⑤ 知之者若響：《甲乙》作『和之若響』。
⑥ 隨之者：《甲乙》無『者』字。
⑦ 黄帝曰：《素問》作『帝曰』。《甲乙》無『黄帝曰』至『岐伯曰』十字。
⑧ 迺緩存鍼：『緩』，仁和寺本作『後』，與《素問》同。
⑨ 毋：《素問》《甲乙》作『無』。

病人衆病脉候不見於內，諸病聲候不聞於外，內外相得爲真，不唯形之善惡爲候也。○平按：『弗見』，《素問》作『不見』，《甲乙》作『所見』；『弗聞』，《甲乙》作『所聞』。**可梲①往來，迺施於人。**梲，五骨反，動知也。究內外相得之理，動而往來，乃可施人也。○平按：『梲』，《素問》《甲乙》作『玩』。**人有虛實，五虛勿近，五實勿遠，**五，謂皮、肉②、脉、筋、骨也。此五皆虛，勿近寫之；此五皆實，勿遠而不寫。○平按：『人有虛實』，《甲乙》作『虛實之要』。**至其當發，間不容眴③，**至其氣至機發，不容於眴目也。容於眴目即失機，不得虛實之中。眴，音舜。○平按：『眴』，《素問》《甲乙》作『瞚』，新校正云：『《甲乙》瞚作暄，全元起本及《太素》作眴。』**手動若務，鍼燿而眴，**手轉鍼時，專心一務。○平按：『眴』，《素問》《甲乙》作『勻』。**靜意視義，觀適之變，**可以靜意，無勞於衆物也。視其義利，觀其適當，知氣之行變動者也。**是謂冥冥，莫知其形，**此機微者，乃是窈冥衆妙之道，淺識不知也。**見其烏烏，見其稷稷，從見其飛，不知其雜，**烏烏、稷稷，鳳凰雄雌聲也。鳳皇群雜而飛，雄雌相和，不見其雜。有觀鳳者，別其聲殊，辨其形異，故曰不雜④。譬善用鍼者，妙見鍼下氣之虛實，了然不亂也。○平按：『烏烏』，袁刻誤作『鳥鳥』。『雜』，《素問》《甲乙》作『誰』。**伏如橫弩，起如發機。**如橫弩者，比其智達妙術也。起如機者，比行之得中。○平按：『起如』，《甲乙》作『起若』。

黃帝曰：何如而虛，何如而實？

岐伯曰：刺虛者須其實也⑤，刺實者須其虛也，虛爲病者，補之須實；實爲病者，寫之須虛也。**終氣以至，慎守勿失，**得氣補寫，終時慎之，勿使過與不及也。○平按：『終』，《素問》《甲乙》作『經』。**深淺在志，**志，記也。計鍼下深淺，可記之，不得有失⑥，深淺有失，更增其病，故須記。**遠近若一，**使之得中，不可過與不及，故曰若一也。**形如臨深淵，手如握虎，神毋⑦營於衆物。**行鍼專務，設二喻以比之：一如臨深淵，更營異物，必有顛墜之禍；亦如握虎不堅，定招自傷之害。故行鍼調氣，不可不用心也。○平按：《素問》《甲乙》無『形』字。

---

① 梲：仁和寺本作『梡』，疑爲『抗』字形誤。『抗』，音掩，《玉篇·手部》：『抗，動也；摇也。』與楊注『動知也』之説合。又按，楊上善釋音曰『五骨反』，查《廣韻》：『杌，五忽反。』《篇海類編·木部》：『杌，摇也。』則『杌』字音義與楊注『五骨反，動知也』合，故丹波元堅《素問紹識》曰：『梲當杌。』關於『梲（梡）』各家見解不同，存疑待考。注文『梲』字同。

② 肉：仁和寺本誤作『內』。

③ 間不容眴：『眴』，音順，《廣韻·稕韻》：『瞚、眴，並同瞬。』

④ 故曰不雜：『雜』，仁和寺本誤作『離』，據經文當爲『雜』字。

⑤ 須其實也：《素問》《甲乙》無『也』字。下『也』字同。

⑥ 不得有失：仁和寺本『有』字誤重。底本作『不得有失』，是。

⑦ 毋：《素問》《甲乙》作『無』。

黃帝曰①：願聞禁數。

岐伯曰：藏有要害，不可不察，五藏之氣所在，須知鍼之爲害至要，故欲察而識之。肝生於左，肝者爲木在春，故氣生左。肺藏於右，肺者爲金在秋，故氣藏右也。肝爲少陽，陽長之始，故曰生也。肺爲少陰，陰藏之初，故曰藏也。〇平按：注『生也』『藏也』，《素問》新校正所引楊注無兩『也』字。心部於表，心者爲火在夏，居於大陽，最上，故爲表。腎治於裏，腎者爲水在冬，居於大陰，最下，故爲裏也。心爲五藏部主，故得稱部。腎間動氣，內理五藏②，故曰裏也。〇平按：注『內理五藏』，《素問》新校正所引楊注，『理』作『治』；『故曰裏也』，『裏』作『治』。脾爲之使，脾者爲土，王四季。脾行穀氣，以資四藏，故爲之使也。胃爲之市。胃爲脾府也③。胃貯五穀，授氣與脾，以資四藏，故爲市也。鬲肓之上，中有父母，心下鬲上謂肓。心爲陽，父也；肺爲陰，母也。肺主於氣，心主於血，共營衛於身，故爲父母也。〇平按：注『謂肓』，《素問》④新校正所引楊注作『爲肓』。七節之傍，中有志心，脊有三七二十一節，腎在下七節之傍⑤。腎神曰志，五藏之靈皆名爲神，神之所以任物，得名爲心，故志心者，腎之神也⑥。〇平按：『志心』，《素問》作『小心』，新校正云：『《太素》作「志心」。』注『五藏之靈皆名爲神，神之所以任物，得名爲心』，袁刻脫此十八字。『物，得名爲心，故志心者，腎之神也』十三字，新校正所引作『得名爲志者，心之神也』九字。順之有福，逆之有咎。人之上順血氣，下順志心，有長生之福；逆之，有入死地之禍也。〇平按：『順』，《素問》作『從』。

黃帝曰⑦：願聞九鍼之解，虛實之道。請解九鍼應於九數虛實之道也。

岐伯曰：刺虛則實之者，鍼下熱也。刺寒虛者，得鍼下熱，則爲實和也。〇平按：『熱也』下，《素問》有『氣實乃熱也』五字。滿而洩之者，鍼下寒也。刺熱實者，得鍼下寒，則爲虛和也。〇平按：『寒也』下，《素問》有『氣虛乃寒也』五字。宛陳則除之者，出惡血也。宛陳，惡血。〇平按：『宛』，《素問》《甲乙》作『菀』。邪勝則虛

---

① 黃帝曰：《素問》《甲乙》作『黃帝問曰』。
② 內理五藏：按，『理』字本應作『治』，楊上善作『理』者，乃避唐高宗李治名諱。《素問》新校正引《太素》楊注作『內治五藏』，此『治』字當系林億等據經文回改。
③ 胃爲脾府也：仁和寺本作『胃爲之脾府也』，疑『之脾』二字抄倒。底本刪『之』字，亦通。
④ 素問：此二字原脫，據底本行文慣例補。
⑤ 腎在下七節之傍：仁和寺本脫『節』字。據《素問·刺禁論》新校正引《太素》楊注，當有『節』字。
⑥ 腎之神也：『腎』，仁和寺本作『志』，據楊注上文『腎神曰志』，當作『腎』字。《素問·刺禁論》新校正引楊上善此注作『心之神也』。
⑦ 黃帝曰：《素問》作『黃帝問曰』。自黃帝曰至『出鍼勿按也』四十五字，《甲乙》作『凡用鍼者，虛則實之，滿則泄之，菀陳則除之，邪勝則虛之』二十二字。

之者，出鍼勿按也。勿按者，欲洩其邪氣也。徐而疾則實者①，徐出鍼而疾按也。寫法徐出鍼爲是，只爲疾按之，即邪氣不洩，故爲實。○平按：注『疾』下，袁刻重一『疾』字。疾如徐則虛者，疾出鍼而徐按之也②。補法疾出鍼爲是，只由③徐徐不即按之，令正氣洩，故爲虛也。○平按：『疾如徐』，《素問》《甲乙》作『疾而徐』。言實與虛者，寒温氣多少也。言寒温二氣，偏有多少，爲虛實也。若無若有者，疾不可知也。言病若有若無，故難知也。○平按：『不可知』，袁刻作『不可不知』；注『故』下，袁刻增一『甚』字。察後與先者，知病先後④。知相傳之病先後者⑤。爲虛與實者，工守勿失其法。刺虛欲令實，刺實欲使虛，工之守也。○平按：《素問》無『守』字。若得若失者，離其法⑥。失其正法，故得失難定也。虛實之要，九鍼最妙者，爲其各有所宜。要在各有所宜。補寫之時者，與氣開閉相合也。補閉寫開，合熱爲時⑦。○平按：《素問》『閉』作『闔』。九鍼之名，各不同形者，鍼官其所之當補寫。九鍼之形及名別者，以官主病之別，又補寫殊用也。○平按：《素問》『官』作『窮』；『所』下無『之』字；『寫』下有『也』字。

刺其實須其虛者，留鍼，陰氣降至，迺去鍼也。刺於熱實，留鍼使鍼下寒，無熱乃出鍼。○平按：《素問》『實』上無『其』字；『降』作『隆』。刺其虛須其實者，陽氣降至，鍼下熱，迺去鍼也。刺於寒虛，留鍼使鍼下熱，無寒乃出鍼也。○平按：《素問》『虛』上無『其』字；『降』作『隆』。降之已至，慎守勿失者，勿變更⑧。寒温之氣，降至鍼下，勿令太過不及，使之變爲餘病也⑨。○平按：『降之』，《素問》作『經氣』；『更』下有『也』字。深淺在志者，知病之內外也。下鍼淺深，即得氣，即

---

① 徐而疾則實者：自此句至『與氣開閉相合也』，《甲乙》作『大要曰：徐而疾則實，疾而徐則虛。言其實與虛，若有若無；察後與先，若存若亡；爲虛爲實，若得若失』。
② 徐按之也：《素問》無『也』字。
③ 只由：底本作『只是』，據仁和寺本改。
④ 先後：《素問》作『先後也』。
⑤ 先後者：疑『者』下脱『也』字。
⑥ 離其法：《素問》『法』下有『也』字。
⑦ 合熱爲時：劉衡如曰：『熱，疑「氣」之誤。』
⑧ 勿變更：仁和寺本作『勿變更也』。底本脱『也』字。
⑨ 變爲餘病也：仁和寺本『也』上有『者』字。

知病在藏府也①。近遠如一者，深淺其候等也。深淺得候，即知合中，不令過與不及。形如臨深淵者，不敢墮也。恐其失也。手如握虎者，欲其壯也。專務甚也。神毋營於衆物者，静志觀病人，毋左右視也。言志一不亂也。義毋邪下者，欲瞻病人，自制其神②，令氣易行也。不自御神，爲義邪下。〇平按：『義毋邪下者』下，《素問》有『欲端以正也。必正其神者』二句。所謂三里者，下膝三寸也。所謂付之者，舉膝分易見也。言三里、付陽穴之所在也。付陽穴在外踝上三寸，舉膝分之時，其穴易見也。又付三里所在者，舉膝分其穴易見也。〇平按：『付』，《素問》作『跗』，新校正云：『全元起本跗之作低胻，《太素》作付之。按《骨空論》，跗之疑作跗上。』又按：《素問》王注云：『三里，穴名，正在膝下三寸，骱外兩筋肉分間。極重按之，則足跗上動脉止矣，故曰舉膝分易見。』巨虚者，摇喬足胻③獨陷者也。下廉者，陷者也。在三里下三寸，足胻④外獨陷大虚之中，名曰巨虚。巨虚之中⑤，上廉足陽明脉與大腸合，下廉足陽明脉與小腸合。喬，高也，謂此外踝上高舉處也，摇而取之。〇平按：《素問》無『摇』字；『喬』作『蹻』；『獨陷者也』作『獨陷者』；『陷者也』作『陷下者也』。

黄帝問岐伯曰⑥：余聞九鍼，上應天地四時陰陽，願聞其方，令可傳於後世，而以爲常。

岐伯曰：夫一天、二地、三人、四時、五音、六律、七星、八風、九野，此舉天地陰陽之數。〇平按：《素問》『而以爲常』作『以爲常也』。人形亦應之，鍼各有所宜，故曰九鍼。人形應於九數，故曰各别有所宜⑦。〇平按：《素問》『人形』作『身形』。人皮應天，人肉應地，人脉應人，人之筋應時，〇平按：《素問》『筋』上無『之』字。人聲應音，人陰陽合氣應律，人齒面目應星，〇平按：《素問》王注：『人面應七星，所謂面有七孔應之也。』新校正云：『此注乃全元起之辭也。』人出入氣口應風，〇平按：《素問》無『口』字。人九竅三百六十五絡應野。言人九分應九數也。故一鍼皮，二鍼肉，三鍼脉，四鍼筋，五鍼骨，六鍼調陰陽，七鍼益精，八鍼除風，九

---

① 在藏府也：仁和寺本『也』上有『者』字。
② 自制其神：『自』，底本與《素問》皆作『目』，屬上讀。今據仁和寺本改，與楊注『不自御神，爲義邪下』合。
③ 摇喬足胻：《素問》作『蹻足骱』。
④ 胻：仁和寺本作『骱』。按，『骱』與『胻』同。
⑤ 巨虚之中：仁和寺本『巨虚』二字誤重。
⑥ 黄帝問岐伯曰：《素問》作『帝曰』。
⑦ 各别有所宜：據經文，疑『别』字抄衍。

鍼通九竅，除三百六十五節氣，此之謂也，各有所主也。人身既應九數，行鍼亦有九別也。調陰陽者，應六律也。益精者，益五藏精。應七星，謂北斗七星。除風，應八風。通九竅，應三百六十五節之氣，九野者也。以其人身有主合之也[1]。○平按：《素問》『謂』下無『也』字。注『野』下，袁刻脱『者』字。人心意應八風，人邪氣應天地，心意邪氣，應天地之中八風也。○平按：『人邪氣應天地』，《素問》作『人氣應天』。人面應七星[2]，人髮齒耳目五聲應五音六律，人陰陽脉血氣[3]應地，人肝目應之九，九竅三百六十五[4]。肝主於目，在天爲日月，其數當九，故九竅合九野三百六十五數也。○平按：《素問》無『人面應七星』一句。新校正云：『全元起本無九竅下七字。』人一以觀動靜，九數各有九分義，故人之一分法動靜也。天二以候五色，七星應之以候髮毋澤也，天之二分之義候五色，七星分髮皆天之候[5]。○平按：《素問》無『也』字。五音一以候宮商角徵羽，五音一分之義，以候人之五聲也。六律有餘不足應之，六律昇降，以候虛實。二地一以候高下有餘，地之一分之義，以候高下有餘也。九野一節輸應之以候閉，九野一分之義，候三百六十五節氣輸穴閉之不洩也。三人變一分候齒，洩多血少，人九變一分之義，候齒及洩多血少。○平按：《素問》『三』上有『節』字；『一分』下有『人』字。十分角之變，九數各九之，此言十分，未詳，或字誤[6]。十分之義，角音之變也。五分以候緩急，五分之義，以候緩急也。六分不足，六分以候不足。三分寒關節[7]，三分以候寒關節也。○平按：『關』，袁刻誤作『開』，《素問》亦作『關』。人九分四時節人寒温燥溼，人第九之分，以候四時節寒温燥溼也。○平按：《素問》『人九分』作『第九分』；『時』下無『節』字。四時一應之，以候相反一，四時一分，以候相反。○平按：『相反』下，袁刻脱『一』字。四方各作解。四時一分，以候四方作解。此之九數，一一各有九分，取之作解，多少不等，或取一，或取二三四等，章句難分，但指句而已也。○平按：《素問》王注云：『此一百二十四字，蠹簡爛文，義理殘缺，莫可尋究，而上古書，故且載之，以佇後之具本也。』新校正云：『詳王氏一百二十四字，今有一百二十三字，又亡一字。』據本書自『九竅三百六十五』起，至『四方各作解』止，與《素問》校：『毋澤』下，本書多一『也』字；『三人變一分』上，本書少一『節』字，下少一『人』字；『九分四時』下，本書多一『節』字。仍止一百二十三字。楊氏亦謂章句難分，但指句而已。則其不可尋究，故不自今日始也，姑存之以待來者。

---

① 有主合之也：『之』字誤衍。底本漏刪『之』字。
② 人面應七星：仁和寺本『應』下有『之』字。
③ 血氣：仁和寺本誤作『面氣』，當據底本及《素問》改作『血氣』。
④ 九竅三百六十五：《素問》新校正曰：『全元起本無此七字。』
⑤ 皆天之候：仁和寺本作『皆天之合』。
⑥ 或字誤：『字』，仁和寺本誤作『守』。
⑦ 關節：仁和寺本誤作『開節』。據楊注『三分以候寒關節也』，『開』爲『關』字之誤。底本改作『關節』，是。

黃帝問岐伯曰①：有病②頸癰者，或石治之，或以鍼灸治之③，而皆已，其真安在？岐伯曰：此同名異等者也。同稱癰名，鍼灸石等異療之。〇平按：《素問》『鍼』上無『以』字。《甲乙》『其真安在』作『其治何在』；『異』上有『而』字。夫癰氣之息者，宜以鍼開除去④，息者，增長也。癰氣長息，宜以鍼刺開其穴，寫去其氣。〇平按：《素問》《甲乙》『去』下有『之』字。夫氣盛血聚，宜石而寫之，皆所謂同病異治者⑤。氣盛血聚，未爲膿者，可以石熨，寫其盛氣也。氣盛膿血聚者，可以砭石之鍼破去也。〇平按：《素問》《甲乙》『聚』下有『者』字；『皆』作『此』。

知湯藥

平按：此篇自篇首至末，見《素問·卷四·第十四湯液醪醴論篇》。

黃帝問岐伯曰⑥：法病之始生也，極微極精，必先舍於皮膚。今良工皆稱曰病成，名曰逆，則鍼石不能治也⑦，良藥不能及也，今良工皆持法守其數。親戚兄弟⑧遠近，音聲日聞於耳，五色日見於目，而病不愈者，亦可謂不蚤乎？精，謂有而不虛也⑨。但有病在皮膚，微小精實不虛⑩，若不療者，定成大病，故良工稱爲病成。以其病者精志眷慕於親戚，耳目翫樂於聲色，日久病成，不可療

---

①黃帝問岐伯曰：《素問》作『帝曰善』。
②有病：《甲乙》無『有』字。
③或以鍼灸治之：《素問》無『以』字。
④除去：仁和寺本『除』下有『之』字，與《素問》《甲乙》同。
⑤同病異治也：仁和寺本『治』下有『者』字。
⑥黃帝問岐伯曰：《素問》作『帝曰』。
⑦不能治也：《素問》無『也』字。
⑧兄弟：《素問》同；仁和寺本作『弟兄』。
⑨謂有而不虛也：『不虛』，仁和寺本誤作『虛不』。底本作『不虛』，是。
⑩微小精實不虛：『虛』，仁和寺本誤作『無』。底本作『微小精實不虛』，是。

之①，由其不破於脆②微也。〇平按：《素問》『法病』作『夫病』；『必先舍』作『必先入結』；『持法』作『得其法』；『可謂』作『何暇』，新校正云：『按：別本「暇」作「謂」。』注『有而不虛』，原鈔作『有而虛不』，原校作『不虛』。『精實不虛』，『虛』字袁刻誤作『無』。

岐伯曰：病爲本，工爲標，標本不得，邪氣不服，此之謂也。若本無病，則亦無療方，故知有病爲本，然後設工，是則以病爲本，以工爲末也。標，末也。風寒暑溼所生之病以爲本也，工之所用鍼石湯藥以爲標也。故病與工相契當者，無大而不愈；若工、病不相符者，雖微而不遺，故曰不得，邪不服也。

黃帝問曰③**：其病有不從豪毛生，而五藏傷以竭，**有病不以風寒暑溼外邪襲於豪毛腠理，入而爲病，而五藏傷竭，此爲總言。〇平按：《素問》『有』上無『病』字；『生而』作『而生』；『傷以竭』作『陽以竭也』，新校正云：『按：全元起本及《太素》陽作傷，義亦通。』**津液虛廓，**腎傷竭也。廓，空也。〇平按：『虛廓』，《素問》作『充郭』。『廓』，袁刻誤作『廊』。**其魂魄獨，**心傷竭也。〇平按：『其魂魄獨』，《素問》作『其魄獨居』。**孤精於內，氣耗於外，**雖有五藏之精，而外少吐納之氣。耗，少也，肺傷竭也。**形別不與衣相保，**皮膚不仁，不與衣相近，脾傷竭也④。保，近也。〇平按：『形別不與衣相保』，《素問》作『形不可與衣相保』。**此四亟急而動中，是氣巨於內，而形施於外，治之奈何？**此四候即是五藏傷竭，病生於內，故曰動中。亟，數也。是爲五藏大氣數發，病生於內，病形施外，療之奈何也。〇平按：《素問》『亟』作『極』；『巨』作『拒』。注『巨』，大氣也，應作『巨』，袁刻作『拒』。

岐伯曰：卒治權衡，卒，終也。權衡，藏府陰陽二脉也。病從內起，終須調於藏府陰陽二脉，使之和也⑤。〇平按：《素問》作『平治於權衡』。**去宛陳，**宛陳，惡血聚也。有惡血聚，刺去也。**莖微動中四亟，**腎間動氣得和，則陰莖微動，四竭得生，故本標得，邪氣服。〇平按：《素問》『莖』作『莖』，新校正云：『《太素》莖作莖。』與此正同；『動』下無『中』字；『亟』作『極』。**溼衣繆處，以復其形，**繆，異也。衣肉不相保附，故曰繆處。調之既得腎氣動已，則衣肉相得，故曰復其形也。〇平按：『溼衣繆處』，《素問》作『溫衣繆刺其處』。**開鬼門，**五神通之者也。**潔靜府，**潔，清靜也。心之不濁亂。**精以時，**命門所藏之精既多，以時而有。**服五湯，有五疏，修五藏**⑥**，**五湯，五味湯也。藥有五味，以合五行，相剋相生，以爲補寫，五氣得有疏通，以修五藏也。〇平按：《素問》『五湯』作『五陽』；『有五疏，修五藏』作『已布，疏滌五藏』。

---

① 之：原作『也』，據仁和寺本改。
② 脆：底本作『胞』，據仁和寺本改。按，《玉篇·肉部》：『胞，同脆。』
③ 黃帝問曰：《素問》作『帝曰』。
④ 脾傷竭也：仁和寺本誤作『脾傷也竭』，『也竭』二字抄倒。底本作『脾傷竭也』，是。
⑤ 使之和也：『和』，仁和寺本作『知』，據楊注『調於藏府陰陽二脉』，當從底本作『和』。
⑥ 修五藏：仁和寺本作『循五藏』。底本『循』字作『修』，恐誤。楊注『修』字同此。

故精自生，形自盛，骨肉相保，巨氣迺平。

黃帝曰：善哉。腎間動氣，人之生命，故氣之和則精生，精生則形盛，形精既盛則骨肉相親，於是大氣平和，是爲病形雖成，療之有驗。〇平按：注下『精生』，『精』字袁刻脱。

知官能

平按：此篇自篇首至末，見《靈樞・卷十一・第七十三官能篇》，又見《甲乙經・卷五・第四鍼道篇》。

編者按：蕭氏『平按』對本篇內容見於《甲乙經》之卷第記錄欠詳，今重述於下：自『知其所苦』至『良工所禁，鍼論畢矣』，見《甲乙經・卷五・第四》；自『正耶之中人也嶶』至『莫知其情』，見《甲乙經・卷四・第二（上）》；自『寫必用貟』至『無忘養神』，見《甲乙經・卷五・第四》。

黃帝問岐伯曰①：余聞九鍼於夫子，衆多矣，不可勝數，余推而論之，以爲一紀。余司誦之，子聽其理，非則語余，請受其道②，令可久傳，後世無患，得其人乃傳，非其人勿言。言道之博大，不可勝數，余學之於子，推尋窮問其理③，十有二載。余今司而誦之，以示於子，其言有不當不可，余必當合理，余望傳乎所授之人，傳之後代，使久而利物也。〇平按：『請受其道』，《靈樞》作『請正其道』。

岐伯稽首再拜曰：請聽聖王之道。道在岐伯，授之與帝，帝得之於神④，故是聖王之道也⑤。

黃帝曰：用鍼之理，必知形氣之所在；帝誦岐伯所授鍼理章句，凡有四十七章。形之所在肥瘦，氣之所在虛實。一也。左右上下；肝生於左，肺藏於右，心部於表，腎居其裏，男女左右，陰陽上下，並得知之。二也。陰陽表裏；五藏爲陰居裏，六府爲陽居表。三也。血氣多少；三陰三陽之脉，知其血氣之多少。四也。行之逆順；營氣順脉，衛氣逆行。五也。出入

---

① 黃帝問岐伯曰：《靈樞》『問』下有『于』字。
② 請受其道：趙府本《靈樞》作『請其正道』；明刊本《靈樞》作『請正其道』。
③ 窮問其理：仁和寺本作『穹問以理』，疑『穹』字誤。
④ 帝得之於神：劉衡如曰：『神，疑「聖」之誤。』
⑤ 聖王之道也：仁和寺本『道』下有『者』字。

之合；血氣有出入合處。六也。**誅伐有過；**誅伐邪氣惡血。七也。〇平按：『誅』，《靈樞》作『謀』。**知解結；**結，謂病脈堅緊①，破而平之。八也。**知補虛寫實，上下之氣；**能知補寫上下之氣。九也。〇平按：《靈樞》『之氣』作『氣門』。**明於四海，審其所在；**髓、血、氣、穀四海，審知虛實所在。十也。〇平按：《靈樞》『明』下有『通』字。**審寒熱淋露；**因於露風，生於寒熱，故曰寒熱淋露。十一也。〇平按：《靈樞》『寒』上無『審』字。**榮輸異處；**五行榮輸有異。十二也。〇平按：『榮』，《靈樞》作『以』。**審於調氣；**審吐納導引以調氣。十三也。**明於經隧；**經，正經、奇經也。隧，諸絡也。故曰寫其經隧，無傷其經，即其信也。十四也。**左右支絡，盡知其會；**支絡，小絡也。皆知小絡②所歸，大絡會處。十五也。〇平按：《靈樞》『支』作『肢』。**寒與熱爭，能合而調之；**陰陽之氣不和者，皆能和之。十六也。**虛與實鄰，和決而通之；**鄰，近也。虛實二氣不和，通之使平。十七也。〇平按：《靈樞》『和』作『知』。**左右不調，把而行之，明於逆順，迺知可治；**把，持也。人身左右脈不調者，可持左右寸口、人迎，診而行之，了知氣之逆順，乃可療之。十八也。〇平按：《靈樞》注云：『把，一作犯。』注『了』字，袁刻脱。**陰陽不奇，故知起時；**奇，分也。陰陽之脈相并，渾而不分，候之知其病起之時。十九也。**審於本末，察其寒熱，得邪所在，萬刺不殆，知官九鍼，刺道畢矣；**妙通標本，則知寒熱二邪所在，故無危殆，是爲官主九鍼之道。二十也。

明於五輸，徐疾所在；明藏府之經各有五輸，輸中補寫徐疾所在，并須知之。二十一也。**屈伸出入，皆有條理；**行鍼之時，須屈須伸，鍼之入出條數，並具知之。二十二也。**言陰與陽③，合於五行；**知分陰陽之氣，以爲五行。二十三也。**五藏六府，亦有所藏；**五藏藏五神，六府藏五穀。二十四也。**四時八風，盡有陰陽，各得其位，合於明堂，各處色部；**八風，八節之風也。四時八節之氣，各在陰陽之位，並合明堂，處於五行五色之部。明堂，鼻也。二十五也。**五藏六府；**候五色之部，察知五藏六府。二十六也。**察其所痛，左右上下；**察五色，知其痛在五藏六府上下左右。二十七也。**知其寒溫，何經所在；**知十二經所起寒溫各有主。二十八也。**審尺之寒溫滑濇，知其所苦；**言能審候尺之皮膚。二十九也。〇平按：《靈樞》『尺』作『皮膚』二字。**鬲有上下，知氣所在；**穀入於胃，清氣上肺，故在膈④上；濁氣留於胃中⑤，在於膈下。三十也。〇平按：《靈樞》

---

① 謂病脉堅緊：仁和寺本『緊』下有『者』字。

② 小絡：仁和寺本作『少絡』。底本作『小絡』，是。

③ 言陰與陽：趙府本、明刊本《靈樞》作『言陰與五』；人衛本《靈樞》與《太素》同。

④ 膈：楊注二『膈』字，底本均作『鬲』，據仁和寺本改。

⑤ 留於胃中：『於』，底本誤作『入』。據仁和寺本改正。

『鬲』作『膈』；『知』下有『其』字。《甲乙》作『知其氣之所』。**先得其道，希而疏之**①，**稍深以留之，故能徐之；**爲補之道，希疏深留，徐動其鍼。三十一也。○平按：『希』，《靈樞》作『稀』。《甲乙》作『布而涿之』，注云：『《太素》作「希而疏之」。』《靈樞》《甲乙》『徐』下有『入』字。**大熱在上**②，**推而下之，從下上者，引而去之，視前病者**③，**常先取之；**視病熱之上下，寫而去之。三十二也。**大寒在外，留而補之。入於中者，從合寫之；**寒在皮膚，留鍼使鍼下熱；寒入骨髓，亦可留鍼使熱，寫去④寒熱氣。三十三也。**鍼所不爲，火之所宜**⑤；脉之陷下，是灸所宜，不可鍼也。三十四也。○平按：『火』，《靈樞》《甲乙》作『灸』。**上氣不足，推而揚之**⑥。**下氣不足，積而從之；**上氣不足，謂膻中氣少，可推補令盛。揚，盛也。下氣不足，謂腎間動氣少者，可補氣聚。積，聚也。從，順也。三十五也。**陰陽皆虛，火自當之。厥而寒甚，骨廉陷下。寒過於膝，下陵三里。陰絡所過，得之留止。寒入於中，推而行之，經陷下，火即當之；**火氣强盛，能補二虛。三十六。○平按：『經陷下，火即當之』，《靈樞》作『經陷下者，火則當之』，《甲乙》作『經陷下者⑦，即火當之』。**結絡堅緊**⑧，**火之所治；**絡脉結而堅緊，血寒，故火能療⑨。三十七也⑩。○平按：《靈樞》『緊』作『下』；『火之所治』作『火所治之』。注『攻』字，袁刻脱。**不知所苦**⑪，**兩蹻之下，男陽女陰，良工所禁，**

---

①希而疎之：仁和寺本作『希而跦之』。《靈樞》作『稀而跦之』；《甲乙》作『布而涿之』，注曰：『《太素》作「希而疎之」。』按，『涿』，《龍龕手鏡·水部》：『**涿**』爲『涿』之俗字。又按，『疎』『跦』與『疏』字同。

②大熱在上：《甲乙》『上』下有『者』字。

③視前病者：『病』，《靈樞》《甲乙》作『痛』。

④寫去：底本作『寫出』。據仁和寺本改。

⑤火之所宜：『火』，據楊注『是灸所宜』，當作『灸』字。《靈樞》《甲乙》均作『灸』。

⑥推而揚之：『揚』，仁和寺本作『楊』。按，『楊』爲『揚』俗訛。古代俗體字，『木』旁與『扌』旁常互用。底本作『揚』，是。楊注『楊』字同。《靈樞》《甲乙》均作『推而揚之』。

⑦經陷下者：底本脱此四字，據《甲乙》補。

⑧堅緊：蕭氏謂：『《靈樞》「緊」作「下」。』檢趙府本、明刊本、人衛本《靈樞》皆作『堅緊』；文成堂本《靈樞》作『堅下』。

⑨能療：底本作『攻療』，據仁和寺本改正。

⑩三十七也：仁和寺本脱『也』字。底本補入『也』字，是。

⑪不知所苦：《甲乙》作『不知其苦』。

鍼論畢矣；有病不知所痛，可取陰陽二蹻[1]之下。二蹻之下，男可取陰，女可取陽，是療不知所痛之病。男陽女陰，二蹻之脉，不可取之。三十八也。〇平按：『男陽女陰』，《靈樞》作『男陰女陽』。

用鍼之服，必有法則，上視天光，下司八正，以辟奇邪；服，學習也。學用鍼法，須上法日月星辰之光，下司八節正風之氣，以除奇邪。三十九也。而觀百姓，審於虛實，無犯其邪，是天之露，遇歲之虛，救而弗勝，反受其殃。故曰：必知天忌，迺言鍼意；而令百姓不犯虛實二邪歲露之忌，可謂得鍼之旨耳。天露者，歲之八正虛邪風雨也。四十也。〇平按：《靈樞》『是天之露』，『天』上有『得』字；『弗勝』作『不勝』。法於往古，驗於來今，觀於窈冥，通於無窮，粗之所不見，良工之所貴，莫知其形，若神髣髴；法於往古聖人所行，逆取將來得失之驗，亦檢當今是非之狀，又觀窈冥微妙之道，故得通於無窮之理，所行皆當[2]，不似粗工以意，唯矚其形，不見於道，有同良才神使，獨鑒其所貴，髣髴於真。四十一也。邪氣之中人也，洫泝[3]動形，正邪之中人也微，先見於色，不知於身，若無[4]若亡若存，在形無形[5]，莫知其精[6]；洫，謂溝渠，即腠理也。泝，謂水之逆流，即邪氣入腠理也。八正虛邪氣入腠理時，振寒起於豪毛，動形者也。正邪者，因身形飢用力[7]，汗出腠理開，逢虛風中人，微而難知，莫見其精[8]。四十二也。〇平按：《靈樞》『洫泝』作『洒淅』；『不知於身』作『不知於其身』；『若無』上有『若有』二字；『其精』作『其情』。是故上工之取氣也[9]，迺救其萌牙，下工守其已成，因敗其形；邪氣初客，未病之病，名曰萌牙，上工知之。其病成形，下工知之。四十三也。是故工之用

---

①蹻：仁和寺本楊注三『蹻』字均作『喬』。按『喬』與『蹻』通。

②所行皆當：『行』，底本誤作『得』，據仁和寺本改正。

③洫泝：仁和寺本『洫泝』上方欄綫外注有『《玉》上吐域反，所以通水於川也；下蘇故反，水欲下逆而上也』二十三字。按，『玉』指《玉篇》。

④若無：仁和寺本同。按，據《太素·卷十五·色脉尺診》當作『若有若無』，脱『若有』二字。守山閣本、文成堂本《靈樞》及《甲乙》亦作『若有若無』。趙府本、明刊本、古林堂本、吳勉學本、道藏本、吳悌本、熊宗立本、詹林所本、周曰校本、朝鮮刻本《靈樞》作『若在若無』。

⑤在形無形：《靈樞》《甲乙》作『有形無形』。

⑥莫知其精：仁和寺本及《靈樞》《甲乙》作『莫知其情』。底本『精』字抄誤。

⑦身形飢用力：此五字欠通，疑有脱文。檢《太素·卷二十一·九鍼要解》『知論虛邪與正邪之風』下楊注曰：『正邪者，謂人因飢虛用力汗出……』據此，『飢』下似脱『虛』字。

⑧莫見其精：『精』字抄誤。當據仁和寺本楊注及《靈樞》《甲乙》經文改作『情』。

⑨取氣也：《靈樞》無『也』字。

鍼也，知氣之所在，而守其門户；謂知邪氣處，氣處於①皮膚脉肉筋骨所在，守其空穴門户療之。四十四也。明於調氣補寫所在，除疾之意，所取之處；明於調氣補寫處所，是處可補，是處可寫，不妄爲之。四十五也。寫必用員，切而傳之，〇平按：『員』，《甲乙》作『方』，注云：『《太素》作員。』『切而傳之』，《靈樞》《甲乙》作『切而轉之』。其氣迺行，疾入徐出②，邪氣迺出，伸而迎之，摇大其穴，氣出迺疾；補必用方，〇平按：『方』，《甲乙》作『員』，注云：『《太素》作方。』外引其皮，令當其門，左引其樞，右推其膚，微旋而徐推之，必端以正，安以靜，堅心無解，欲微以留，氣下而疾出之，推其皮，蓋其外門，真氣迺存；員，謂之規，法天而動，寫氣者也；方，謂之矩，法地而靜，補氣者也。樞，謂鍼動也。寫必用方，補必用員，彼出《素問》，此是《九卷》方圓③之法，神明之中，調氣變不同故爾。四十六也。用鍼之要，無忘養神。用鍼之道，下以療病，上以養神。其養神者，長生久視，此大聖之大意。四十七也。以上四十七章，《內經》之大總，黃帝受之於岐伯，故誦之以閲所聞也。〇平按：『養神』，《靈樞》作『其神』。注『閲』，袁刻作『明』，按《説文》：閲，察也。《博雅》云：閲，數也。又《前漢書·文帝紀》：『閲天下之義理多矣。』注：閲，猶更歷也。亦通。

雷公問於黃帝曰：《鍼論》曰：得其人迺傳，非其人勿言。何以知其可傳？

黃帝曰：各得其人，任之其能，故能明其事。

雷公曰：願聞官能奈何？人受命於天，各不同性，性既不同，其所能亦異，量能用人，則所爲必當，故因問答以通斯德者也④。〇平按：注『德』字，袁刻作『道』。

黃帝曰：明目者，可使視也⑤；人之所能，凡有八種。視面部五行變色，知其善惡，此爲第一明人也。〇平按：《靈樞》『也』作『色』。聽耳者，可使聽音；聽病人五音，即知其吉凶，此爲第二聽人也。接疾辭給者，可使傳論而語餘人⑥；其知接疾，其辨敏給，此可爲物説道以悟人，此爲⑦第三智辨人也。〇平按：《靈樞》『接疾辭給者』作『捷疾辭語者』；『可

---

①氣處於：劉衡如曰：『處，疑涉上而衍。』

②疾入徐出：《靈樞》作『疾而徐出』。

③圓：仁和寺本作『員』。

④以通斯德者也：『者』，仁和寺本作『耳』。

⑤可使視也：『也』，仁和寺本作『色』，與《靈樞》同。底本、日本摹寫本均作『可使視也』，皆與仁和寺本不合。

⑥而語餘人：『語』，據楊注『此可爲物説道以悟人』，疑爲『悟』字之訛。《靈樞》作『語徐而』，屬下讀。

⑦此爲：底本脱『爲』字，據仁和寺本補入。

使傳論而語餘人』作『可使傳論語』。安靜手巧而心審諦①者，可使行鍼艾，理血氣而調諸逆順，察陰陽而兼諸方；神清性明，故安靜也。動合所宜，明手巧者妙察機微，故審諦也。此爲第四靜慧人也。〇平按：《靈樞》『安靜』上有『徐而』二字。緩節柔筋而心和調者，可使導引行氣；身則緩節柔筋，心則和性調順，此爲第五調柔人也。調柔之人，導引則筋骨易柔，行氣則其氣易和也。疾毒言語輕人者，可使唾癰祝②病；心疾毒，言好輕人，有此二惡，物所畏之，故可使之唾祝，此爲第六口苦人也。〇平按：《靈樞》『祝』作『咒』。爪苦手毒，爲事善傷者，可使案積抑痺。爪手苦毒，近物易傷③，此爲第七苦手人也。各得其能，方迺可行，其名迺章；不得其人，其功不成，其師無名。故曰：得其人迺言，非其人勿傳，此之謂也④。各用其能，以有所當，故曰得人。如不得人，道不可傳也。〇平按：《靈樞》『章』作『彰』；『謂』下有『也』字。手毒者，可使試按龜，置龜於器之下而按其上，五十日而死矣；甘手者⑤，復生如故。毒手按器而龜可死，甘手按之而龜可生，但可適能而用之，不可知其所以然也⑥。此爲第八甘手人也。〇平按：《靈樞》『器』下無『之』字；『如故』下有『也』字。

黃帝內經太素卷第十九　設方

仁安三年二月二十四日以同本書之

以同本移點校合了　丹波賴基

本云

保元二年二月七日以家本移點比校了　憲基

---

① 諦：仁和寺本此字右側注有『《切》都计反，審也』六字。

② 祝：與『呪（咒）』同。唐玄應《一切經音義·卷六》：『祝，《說文》作詶。詶，詛也。今皆作咒。』《靈樞》作『呪』。按，『呪』與『咒』同。《正字通·口部》『呪與咒形體小變，其義則一也。』

③ 近物易傷：仁和寺本『近』下誤衍『傷』字。底本作『近物易傷』，是。

④ 此之謂也：底本脫『也』字，據仁和寺本補。《靈樞》亦有『也』字。

⑤ 甘手者：據上文『手毒者』，疑『甘手』二字抄倒。《靈樞》作『手甘者』。

⑥ 所以然也：『以』，仁和寺本誤作『知』。

黄帝内經太素卷第二十 ［佚］

黄帝内經太素卷第二十一 九鍼之一

通直郎守太子文學臣楊上善奉 敕撰注

編者按：《太素·卷二十一》蕭延平蘭陵堂本闕，今據日本杏雨書屋本補入。

九鍼要道 九鍼要解
諸原所生 九鍼所象

編者按：自篇首至末，見《靈樞·卷一·九鍼十二原第一》。自『小鍼之要』至『刺之道畢矣』，見《甲乙經·卷五·鍼道第四》；自『黄帝曰：願聞五藏六府所出之處』至『所入爲合也』，見《甲乙經·卷三·手太陰及臂凡一十八穴第二十四》；自『節之交』至末，見《甲乙經·卷五·鍼道第四》。

九鍼要道

黄帝問岐伯曰①：余子萬民，養百姓，而收其租税。余哀其不終②，屬有疾病③。余欲勿

①黄帝問岐伯曰：《靈樞》『問』下有『於』字。
②終：《靈樞》作『給』。
③屬有疾病：《靈樞》『屬』上有『而』字。

令①被毒藥，無用砭石，欲以微鍼通其經脉，調其血氣，營其逆順出入之會，令可傳於後世。五方療病，各不同術，今聖人量其所宜，雜令行之，取十全，故次言之。子者，聖人愛百姓，猶赤子也。中有邪傷，屬諸疾病，不終天年。有療之者，行於毒藥，或以砭石傷膚，毒藥損中，可九種微鍼通經調氣，以傳後代也。必明爲之法令，終而不滅，久而不絶，法令，即《鍼經》法也。易用難忘，毒藥砭石，麤術之法，難用易忘；九種鍼要道，易用難忘也。爲之經紀。可爲微鍼之經紀也。異其篇章②，可爲微鍼篇目章句③也。別其表裏，取其府輸爲表，藏輸爲裏。爲之終始。微鍼之數，始之於一，終之九也。令各有形，先立《鍼經》。願聞其情。爲前五法，必須各立形狀，立前五形之本，須作依經法，故請先立《鍼經》，欲聞微鍼之情也。

岐伯曰④：臣請推而次之，令有綱紀，始於一而終於九⑤。請言其道。次之者，推九鍼之序，綱紀之次也。小鍼之要⑥，易陳而難入也⑦。粗守形，工⑧守神。神乎神，客在門，未覩其疾⑨，惡知其源⑩？刺之微，在速遲，粗守關，工守機，機之動，不離空⑪，空中之機，清靜以微⑫。其來

① 勿令：《靈樞》作『勿使』。
② 異其篇章：《靈樞》無『篇』字。
③ 句：杏雨書屋本作『勾』，與『句』同。
④ 岐伯曰：《靈樞》『曰』上有『答』字。
⑤ 而終於九：《靈樞》作『終於九焉』。
⑥ 小鍼之要：《甲乙》作『夫鍼之要』。
⑦ 難入也：《靈樞》《甲乙》均無『也』字。
⑧ 工：《靈樞》《甲乙》均作『上』。下文二『工』字同。
⑨ 未覩其疾：『覩』，杏雨書屋本作『視』。檢下篇《九鍼要解》釋此句曰：『未覩其疾者，先知正邪何經之病。』則『視』乃『覩』形誤，今改正。《靈樞》作『未覩其疾』；《甲乙》作『未覩其病』。
⑩ 惡知其源：『惡』，音烏，疑問代詞。『源』，《靈樞》《甲乙》均作『原』。
⑪ 不離空：《靈樞》《甲乙》均作『不離其空』。
⑫ 清靜以微：《靈樞》作『清靜而微』。

不可迎①，其往不可追。知機道者②，不可挂以髮；不知機者③，扣之不發④。知其往來，要與之期，粗之闇乎眇哉⑤，工獨有之⑥。往者爲逆，來者爲順，明知逆順，正行無問。迎而奪之⑦，惡得無虛？追而濟之，惡得無實？但⑧九鍼要道，下《鍼解》中自當其釋也之⑨。迎之隨之⑩，以意和之，鍼道畢矣。逆順察之於陰陽，迎奪施之於補寫。

凡用鍼者，虛則實之，滿則洩之⑪，宛陳⑫則除之，邪勝則虛之。大要曰：徐而疾則實，疾而徐則虛。言實與虛⑬，若有若無，察後與先，若亡若存⑭。爲虛與實⑮，若得若失。言以意調於補寫，

① 不可迎：《靈樞》《甲乙》均作『不可逢』。
② 知機道者：《靈樞》『道』上有『之』字
③ 不知機者：《靈樞》作『不知機道』。
④ 扣之不發：『扣』，杏雨書屋本誤作『扨』，據《太素·卷二十四·真邪補寫》『不知機者，扣之不發』，當作『扣』字，今改正。《靈樞》《甲乙》均作『扣之不發』。
⑤ 眇哉：『眇』，音秒，陋也。《莊子·內篇·德充符第五》：『眇乎小哉，所以屬於人也。』陸德明釋文：『簡文云：陋也。』《靈樞》《甲乙》均作『妙哉』。
⑥ 工獨有之：《靈樞》作『上獨有之』；《甲乙》作『上獨有之也』。
⑦ 迎而奪之：《靈樞》作『逆而奪之』。
⑧ 但：疑爲『俱』誤。盛文堂本、日本摹寫本均作『但』。
⑨ 自當其釋也之：『之』字誤衍。
⑩ 迎之隨之：《甲乙》作『迎而隨之』。
⑪ 滿則洩之：『洩』爲『泄』避諱字，說見前。《靈樞》《甲乙》『洩』皆作『泄』，不再列舉。
⑫ 宛陳：《甲乙》作『菀陳』。
⑬ 言實與虛：《甲乙》『言』下有『其』字。
⑭ 若亡若存：《靈樞》《甲乙》均作『若存若亡』。
⑮ 爲虛與實：《甲乙》作『爲虛爲實』。

則鍼道可窮矣也①。**虛實之要②，九鍼最妙，補寫之時，以鍼爲之。**五方別療，莫先於鍼，所以補寫，以鍼爲之也。**寫曰必持而內之③，放而出之，排陽出鍼④，疾氣得洩，**凡寫之道，內鍼必持，出鍼必放之，搖大其穴，排陽邪而出鍼疾，病之氣得洩，謂之寫也。**按而引鍼，是謂內溫，血不得散，氣不得出⑤。**以手按其所鍼引之，使⑥煖氣內聚，以心持鍼，不令營血得散；外閉其門，令衛氣不得洩出，謂之補也。**補曰隨⑦，隨之意，若忘之⑧，**隨氣呼吸而微動鍼之也⑨。**若行若悔⑩，如蚊蝱止，**欲去欲住，爲行悔也。鍼在皮膚之中，去來微動，如彼蚊蝱止人皮膚，微覺有之也。**如留如還⑪，**鍼在皮膚之中，若似留停，人如還去⑫，此皆言其候氣者也。**去如絕弦⑬，**得氣已去，即與補法，行補足已，即疾出鍼。如絕弦者，言其速也。**令左屬右，其氣故止，**左手按穴，右手行鍼，內氣已補，右手出鍼，左手閉門，使氣相續不滅也。屬，續也。**外門已閉⑭，中氣乃實，**痏孔爲外門也，補已不洩，故內氣得實也。**必無留血，急取誅之。**補者，留其氣也，不可留於客邪血也。邪血留者，可刺去之，故曰急誅之也。**持鍼之道，堅者爲**

---

① 可窮矣也：『也』字誤衍。

② 虛實之要：『要』，《甲乙》作『妙』。

③ 寫曰必持而內之：《靈樞》無『而』字。《甲乙》作『寫曰迎之，迎之意必持而內之』。

④ 排陽出鍼：《靈樞》作『排陽得鍼』；《甲乙》作『排揚出鍼』。

⑤ 氣不得出：《靈樞》『出』下有『也』字。

⑥ 使：杏雨書屋本此字蝕殘，左合昌美辨作『使』，與殘筆合，今補入。盛文堂本作『後』，恐誤。

⑦ 補曰隨：《靈樞》《甲乙》作『補曰隨之』。

⑧ 若忘之：『忘』，《靈樞》作『妄』。

⑨ 微動鍼之也：『之』字誤衍。

⑩ 若行若悔：『悔』，《靈樞》《甲乙》作『按』。

⑪ 如留如還：『還』，《甲乙》作『環』。

⑫ 人如還去：『人』字抄誤，據文義當作『又』字。盛文堂本、日本摹寫本均作『人』。

⑬ 去如絕弦：《靈樞》作『去如絃絕』。按，『絃』與『弦』同。

⑭ 外門已閉：『已』，《甲乙》作『以』。

實①。持鍼不堅，則氣散不從鍼。正指直刺，無鍼左右②，刺者欲中其病，若鍼入左右，不當於穴，其病不愈也。神在秋豪③，秋豪，謂秋時兔新生豪毛，其端銳微也。謂怡神在鍼端調氣，故曰神在秋豪也。屬意病者。念其鍼下病之邪氣。審視血脈④，刺之無殆。審視十二經脈及諸絡虛實，刺之無殆也。殆，危也。方刺之時，必在懸陽⑤，及與兩衡⑥。神屬勿去，知病存亡。以□言⑦方刺之時先觀氣色者也。懸陽，鼻也，懸於衡下也。鼻爲明堂，五藏六府氣色皆見明堂及與眉上兩衡之中，故將鍼者先觀氣色，知死生之候，然後刺也。血脈在輸橫居⑧，視之獨滿⑨，切之獨堅。血脈，絡脈也。有脈橫居輸穴之中，視之滿實，切之獨堅者，是橫居絡脈也。

夫氣之在脈也，邪氣在上，濁氣在中，清氣在下。故鍼陷脈則邪氣出，鍼中脈則濁氣出，鍼太深則邪氣反沈⑩，病益甚⑪。故曰：皮肉筋脈，各有所處，病各有所舍⑫，鍼各有所宜⑬，

---

① 堅者爲實：『實』，《甲乙·卷五·第四》同；《靈樞》作『寶』。按，《素問·鍼解篇》王冰注曰：『《鍼經》曰：持鍼之道，堅者爲實。』新校正云：『按《甲乙經》「實」字作「寶」。』據此，則北宋本《靈樞》（即《鍼經》）作『實』；《甲乙經》作『寶』，與今本相反。

② 無鍼左右：杏雨書屋本作『鍼無左右』，據楊上善注文，『鍼無』二字抄倒，今乙正。《靈樞》《甲乙》均作『無鍼左右』。

③ 神在秋豪：『豪』，《靈樞》《甲乙》均作『毫』。按，『豪』與『毫』通。

④ 審視血脈：《靈樞》『脈』下有『者』字。

⑤ 必在懸陽：『必』，《甲乙》作『心』。

⑥ 兩衡：《靈樞》作『兩衛』；《甲乙》作『兩衡』，『衡』字下注曰：『一作衛。』

⑦ 以□言：杏雨書屋本『言』上一字殘甚，不可辨識，據文義疑爲『上』字。盛文堂本作『以所言』。

⑧ 血脈在輸橫居：杏雨書屋本『脈』字蝕殘，細辨剩形，當作『脈』。檢楊注『有脈橫居輸穴之中』，亦當作『脈』字。《靈樞》作『血脈者在腧橫居』；《甲乙》作『取血脈者，在俞橫居』。盛文堂本作『血所在輸橫居』，『所』字恐誤。

⑨ 視之獨滿：《靈樞》作『視之獨澄』。

⑩ 邪氣反沈：《甲乙》無『氣』字。

⑪ 病益甚：《靈樞》無『甚』字。

⑫ 所舍：《靈樞》作『所宜』。

⑬ 鍼各有所宜：《靈樞》無此五字。

各不同形，各以任其所宜，無實實，無虛虛①，無損不足②而益有餘③，是謂重病④，病益甚。取五脉者死，取三脉者恇⑤；奪陰者死⑥，奪陽者狂。鍼害畢矣。恇，區方反，怯也，氣少故怯。鍼害者，言前所禁甚也。

刺之⑦而氣不至，無問其數⑧；刺之氣至⑨乃去之，勿復鍼。鍼各有所宜，各不同形，任其所爲⑩。刺之要⑪，氣至而有效⑫，效之信，若風之吹雲，照乎若見倉天⑬，刺之道畢矣⑭。鍼入不得其氣，無由補寫，故轉鍼以待氣，不問其數也。得氣行補寫已，即便出鍼，其病愈速，故譬急風吹雲見蒼天也。

黃帝曰⑮：願聞五藏六府所出之處。

---

① 無實實，無虛虛：《靈樞》作『無實無虛』；《甲乙》作『無實實虛虛』。
② 無損不足：杏雨書屋本『足』作『之』，形誤，據文義改。《靈樞》《甲乙·卷五·第四》作『損不足』。按，《靈樞》《甲乙》雖少一『無』字，然與上下文連讀，含義則同。
③ 而益有餘：《甲乙》無『而』字。
④ 是謂重病：《靈樞》作『是謂甚病』；《甲乙》作『是爲重病』。
⑤ 恇：音匡。《說文·心部》：『恇，怯也。』
⑥ 奪陰者死：『死』，《甲乙》作『厥』。
⑦ 刺之：《甲乙》作『凡刺之』。
⑧ 無問其數：『其』，杏雨書屋本誤作『甚』，據楊注『不問其數』，改作『其』字。《靈樞》《甲乙》均作『無問其數』。
⑨ 刺之氣至：《靈樞》《甲乙》作『刺之而氣至』。
⑩ 任其所爲：《靈樞》作『各任其所』；《甲乙》作『各任其所爲』。
⑪ 刺之要：《靈樞》作『爲刺之要』。
⑫ 氣至而有效：《甲乙》無『有』字。
⑬ 照乎若見倉天：『倉』與『蒼』通，楊注即作『蒼天』。《靈樞》作『明乎若見蒼天』；《甲乙》作『昭然於天』。盛文堂本『倉』字改作『蒼』。
⑭ 刺之道畢矣：《甲乙》『刺』上有『凡』字。
⑮ 黃帝曰：《甲乙》作『黃帝問曰』。

岐伯曰①：五藏五輸②，五五二十五輸；六府六輸，六六三十六輸。經脉十二，絡脉十五，凡二十七氣以上下③，所出爲井，所溜爲滎④，所注爲輸，所行爲經⑤，所入爲合也⑥。二十七氣所行，皆有五輸⑦。節之交，三百六十五會⑧，知其要者，一言而終；不知其要⑨，流散無窮。所言節者，神氣之所遊行出入也，非皮肉筋骨也。

覩其色，察其目，知其散復。壹⑩其形，聽其動靜，知其邪正。右主推之，左持而御之⑪，氣至而去⑫。凡將用鍼，必先診脉⑬，視氣之劇易⑭，乃可以治病⑮。五藏之氣已絕於內，

---

① 岐伯曰：《甲乙》作『岐伯對曰』。
② 輸：《靈樞》作『腧』；《甲乙》作『俞』。下同。
③ 以上下：《甲乙》作『上下行』。
④ 滎：杏雨書屋本作『縈』，形誤，據《靈樞》《甲乙·卷三·第二十四》改。
⑤ 所行爲經：《甲乙》『所』上有『所過爲原』四字。
⑥ 所入爲合也：《靈樞》作『所以爲合』；《甲乙》作『所入爲合』。
⑦ 二十七氣所行，皆有五輸：《靈樞》此二句爲經文，作『二十七氣所行，皆在五腧也』。疑杏雨書屋本誤以經文作楊上善注。
⑧ 三百六十五會：《甲乙》『三』上有『凡』字。
⑨ 不知其要：《甲乙》『要』下有『者』字。
⑩ 壹：《靈樞》《甲乙》均作『一』，義同。
⑪ 左持而御之：杏雨書屋本誤作『左推之而御持之』，與上句『右主推之』不合。下篇《九鍼要解》通篇解釋本篇，其文曰：『右主推之，左持而御之者……』可證此文當作『左持而御之』，今改正。《靈樞》《甲乙·卷五·第四》均作『左持而御之』。
⑫ 氣至而去：《靈樞》《甲乙》『去』下均有『之』字。
⑬ 診脉：《甲乙》作『視脉』。
⑭ 視氣之劇易：《甲乙》無『視』字。
⑮ 乃可以治病：《靈樞》作『乃可以治也』。

而用鍼者又實其外①，是謂重竭，重竭則必死②，其死也靜，治之者輒反其氣，取掖與膺；五藏之氣已絶於外，而用鍼者又實其內③，是謂逆厥，逆厥則必死，其死也躁④，治之者反取四末。言刺必須診也。刺之害中不去⑤則精洩，不中而去⑥則致氣。精洩則病甚而恇，致氣則生爲癰瘍。不中病，中精，故精洩。不中病，病雖暫去，更致邪氣，爲癰瘍也。精洩病甚，故恇也。

九鍼要解

編者按：此篇全文見於《靈樞·卷一·小鍼解第三》。

所謂易陳者，易言也。難入者，難著于人也。言之甚易，行之難著。粗守形者，守刺法也。工守神者⑦，守人之血氣有餘不足，可補寫也。守刺規矩之形，故粗；守血氣中神明，故工也。神客者，正邪共會也。神者正氣也，客者邪氣⑧。神者，玄之所生，神明者也。神在身中，以爲正氣，所以身中以神爲主，故邪爲客也。邪來乘于正，故爲會也。在門者，邪循正氣之所出入也。門者，腠理也。循正氣在腠理

---

① 又實其外：《靈樞》《甲乙》均作『反實其外』。
② 重竭則必死：杏雨書屋本作『重竭則必其死』，據下文『厥逆則必死』，『其』字衍，今刪。《靈樞》《甲乙·卷五·第四》皆作『重竭必死』。
③ 又實其內：《靈樞》《甲乙》均作『反實其內』。
④ 其死也躁：杏雨書屋本原脱『其死』二字，據《靈樞》《甲乙》補，與上文『重竭則必死，其死也靜』互文。
⑤ 害中不去：《靈樞》《甲乙》『不』上皆有『而』字。
⑥ 不中而去：《靈樞》《甲乙》作『害中而去』。
⑦ 工守神者：『工』，《靈樞》作『上』。
⑧ 邪氣：《靈樞》作『邪氣也』。據前後文例，當有『也』字。

出入也。**未覩其疾者，先知正邪何經之病**①。未覩病之已成，即能先知正邪之發在何經脉中也。**惡知其原者，先知何經之病，所取之處也。**先知何經②有病之徵，療之處所。惡知，言不知也。

刺之微在數遲者，徐疾之意也。刺之微妙之機，在於徐疾也。數，疾也。**粗守關者，守四支**③**而不知血氣正邪之往來也；**五藏六府出於四支，粗守四支藏府之輸，不知營衛、正之與邪、往來虛實，故爲粗也。**工**④**守機者，知守氣也。**機，弩牙也。主射之者，守於機也。知司補寫者，守神氣也。**機之動，不離其空者**⑤**，知氣之虛實，用鍼之徐疾也。**以因於空，所以機動。由於孔穴，知神氣虛實，得行徐疾補寫也。**空中之機，清靜以微者，鍼已得氣**⑥**，密意守氣勿失也。**神在孔穴，鍼頭候得氣已，神清志靜，密意守氣，行於補寫，不令有失，故爲微也。**其來不可迎**⑦**者，氣盛不可補也。**氣盛不可補之，補之實實。**其往不可追者，氣虛不可以寫也**⑧。氣往而虛，不可寫之，寫之虛虛也。**不可挂**⑨**以髮者，言氣易失也。**利機，挂以絲髮，其機即發。神氣如機，微邪之氣如髮，微邪來觸神氣之⑩，謂之挂也。微邪來至，神智即知，名曰智機，不知即失，故曰『易』也。**叩之不發者，言不知補寫之意**⑪**，血氣已盡而不下也**⑫。

---

① 正邪何經之病：《靈樞》作『邪正何經之疾也』。
② 先知何經：『經』，杏雨書屋本誤作『涇』，據經文『先知何經之病』，改爲『經』。盛文堂本、日本摹寫本皆作『先知何注』。
③ 四支：《靈樞》作『四肢』。按，『支』與『肢』通。
④ 工：《靈樞》作『上』。
⑤ 不離其空者：《靈樞》『空』下有『中』字。
⑥ 鍼已得氣：『已』，《靈樞》作『以』。
⑦ 迎：《靈樞》作『逢』。
⑧ 氣虛不可以寫也：杏雨書屋本原脱『氣』字，據《靈樞》補，與上文『氣盛不可補也』合。又，疑『以』字衍。
⑨ 挂：杏雨書屋本此字右側有小字注有『《切》古罵反，懸也』六字。按，『切』指《切韻》。
⑩ 微邪來觸神氣之：『之』字誤衍。
⑪ 叩之不發者，言不知補寫之意：『叩』，同『扣』。《正字通·口部》：『叩，別作扣。』『者言』，《靈樞》誤作『言者』，屬上讀，當據《太素》乙正。又，《靈樞》『意』下有『也』字。
⑫ 而不下也：《靈樞》『而』下有『氣』字。

不知機者，謂鈍機也①。叩之不發，謂無智之人行於補寫，邪氣至而不知有害，血氣皆盡而疾不愈。下，愈也。**知其往來者，知氣之逆順盛虛也。要與之期者，知氣②可取之時也。**知虛實可取之時，爲知往來要期也。**粗之闇乎者③，冥冥不知氣之微密也，眇哉④。工⑤獨有之者，蓋知⑥鍼意也。往者爲逆者，言氣之虛而少，少者逆⑦。來爲順⑧，言形氣平者順也⑨。明知逆順，正行無問⑩者，知所取⑪之處也。**往者氣散，故少氣，逆也。來者氣集，故氣實，順也。明知氣之逆順，即行補寫，更亦不須問者，謂善知處也。**迎而奪之者，寫也。追而濟之者，補也。**迎而奪之致虛，追而濟之令實，故皆不可。

所謂虛則實之者，氣口虛而當補之也。診寸口脉虛，當補所由之經也。**滿則洩之者，氣口盛而當寫之也。**診寸口脉實，當寫所由之經也。**宛陳則除之者，去血脉也。**宛陳，謂是經及絡脉聚惡血也。**邪盛則虛者⑫，言諸經有盛者，皆寫其邪也。**有客邪在

---

① 謂鈍機也：杏雨書屋本『也』下衍『鈍機也』三字，據文義刪除。
② 知氣：《靈樞》此下有『之』字。
③ 闇乎者：《靈樞》無『乎』字。
④ 眇哉：『眇』，音秒，淺陋也。《靈樞》作『妙哉』，屬下讀。
⑤ 工：杏雨書屋本『工』字第一筆左半蝕落，辨其殘筆，當作『工』字。《靈樞》作『工』。盛文堂本作『上』。
⑥ 蓋知：《靈樞》作『盡知』。
⑦ 虛而少，少者逆：《靈樞》作『虛而小，小者逆也』。
⑧ 來爲順：《靈樞》作『來者爲順者』。據上文『往者爲逆者』，疑杏雨書屋本脱二『者』字。
⑨ 言形氣平者順也：《靈樞》作『言形氣之平，平者順也』。按，疑『平』爲『𠀾（丕）』形誤。『丕』，盛大之義。《爾雅·釋詁》：『丕，大也。』據上文『言氣之虛而少，少者逆』，疑杏雨書屋本有脱誤，此處恐當作『言形氣丕而大，大者順也』，待考。下文楊注曰：『來者氣集。』則楊氏以『平』字作解。
⑩ 無問：《靈樞·卷一·小鍼解第三》誤作『無間』。按，《靈樞·九鍼十二原》作『無問』，與《太素》同。
⑪ 知所取：《靈樞》『知』上有『言』字。
⑫ 邪盛則虛者：《靈樞》『虛』下有『之』字。

諸經，皆寫去也。徐而疾則實者，言徐內而疾出也。此言其補。疾而徐則虛者，言疾內徐出也①。此言其寫。實與虛②若有若無者，言實者有氣也③，虛者無氣也。若有，氣實；若無，氣虛也。察後與先，若亡若存者，言氣之虛實，補寫之先後也，察其氣之已下與尚存也④。若先實者，寫而亡之⑤，令後虛也；若先虛者，補而存之，使後實也⑥。爲虛與實，若得若失者，言補則佖然⑦若有得也，寫則怳然若有失也。補之得於神氣，故佖然也。佖，文一反，色儀和也。寫失於邪氣，故怳然也。

夫氣之在脉也，邪氣在上者，言邪氣之中人也高，故在上也⑧。高，在頭。風熱邪氣多中人頭也，故曰在上也。濁氣在中者，言水穀皆入于胃，其精氣上注於肺，濁氣留于⑨腸胃，言寒溫不適，飲食不節，而病于腸胃⑩，故命曰濁氣在中也。穀入於胃，化爲二氣，清而精者，上注於肺，以成呼吸，行諸經隧；其濁者留於腸胃之間，因於飲食不調爲病，故曰在中也。清氣在下者，言清濕地之氣⑪中人也，必從足始。故曰：邪氣在上，濁氣在中⑫，清氣在下⑬。清，寒氣也。寒濕之氣多從足上，故在下也。鍼陷脉

---

① 言疾內徐出也：據上文『言徐內而疾出也』，疑杏雨書屋本脱『而』字。《靈樞》作『言疾內而徐出也』。
② 實與虛：《靈樞》『實』上有『言』字。
③ 有氣也：《靈樞》無『也』字。
④ 尚存也：『尚』，《靈樞》作『常』。
⑤ 亡之：盛文堂本誤作『已之』。
⑥ 使後實也：『使』，盛文堂本誤作『便』。
⑦ 言補則佖然：『則』，《靈樞》作『者』。按，『佖』，音壁，《正字通·人部》：『佖，無威儀也。』
⑧ 故在上也：《靈樞》『故』下有『邪氣』二字。
⑨ 濁氣留于：《靈樞》作『濁溜於』。
⑩ 而病于腸胃：《靈樞》作『而病生於腸胃』。玩味楊注『因於飲食不調爲病』，疑杏雨書屋本脱『生』字。
⑪ 地之氣：《靈樞》作『地氣之』。
⑫ 邪氣在上，濁氣在中：《靈樞》無此八字。
⑬ 清氣在下：《靈樞》『下』後有『也』字。

則邪氣出者，取之上。上，謂上脉，頭及皮膚也。鍼中脉則濁氣出者，取①陽明合也。中者，中脉，謂之陽明，是胃脉也。陽明之合者，胃足陽明合三里，至巨虛上廉與大腸合，至巨虛下廉與小腸合也。鍼太深則邪氣反沈者，言淺浮之疾②，不欲深刺也，深則邪從之入③，故曰反沈也。鍼過其分，邪從鍼入，病更益深，故曰反沈也。皮肉筋脉，各有所處④，言經絡各有所主⑤也。言經在筋肉，絡在皮膚也。取五脉者死，言病在中，氣不足，但用鍼盡大寫其諸陰之脉也。五藏中虛，用鍼者大寫五藏之脉，陰絶，故死也。取三脉者恇⑥，言盡寫三陽之氣，令病人恇然不復也。一時盡三陽之脉，陽絶，故恇然不復也。奪陰者死，言取尺之五里，五往者也。五里在肘上，不在尺中，而言尺之五里者，寸爲陽，尺爲陰也。陰尺動脉動於五里，故曰取尺五里也。五往者，五寫也。奪陽者狂，正言⑦。奪陽陽虛，故狂。此爲禁之正言。覩其色，察其目，知其散復，覩其明堂五色，察其目之形色，則病之聚散可知也。復，聚也。壹⑧其形，聽其動靜者，言工⑨知相五色于目，有知調尺寸小大緩急滑濇，以言所病也。相五色於目，謂壹其形也。相目之形有五色別，以知一形也。調尺寸之脉六變，謂聽其動靜也。聽動靜者，謂神思脉意也。知其邪正者，知論虛邪與正邪之風⑩。正邪者，謂人因飢虛用力汗出，腠理開發，逢風入者，名曰正邪也。虛邪者，謂八正虛邪氣也。右主推之，左持而御之者，言持鍼而出入也。右手推鍼出入，左手持而御也。氣至而去之者，言補寫氣調而去之也。氣若不至，久而待之；氣若至者，依數行補

① 取：《靈樞》作『取之』。
② 疾：《靈樞》作『病』。
③ 邪從之入：《靈樞》『邪』下有『氣』字。
④ 各有所處：《靈樞》『處』下有『者』字。
⑤ 所主：杏雨書屋本原作『所生』，據《靈樞》改。
⑥ 取三脉者恇：《靈樞》作『取三陽之脉者唯』，『唯』字屬下讀。
⑦ 正言：《靈樞》『言』下有『也』字。
⑧ 壹：《靈樞》作『一』。義同。
⑨ 言工：《靈樞》作『言上工』。
⑩ 與正邪之風：《靈樞》『風』下有『也』字。

寫，去其實虛也。調氣在于終始壹者，持心①。持心在於終始，故爲壹也。節之交三百六十五會者，絡脈②之滲灌諸節者也。數人骨節，無三百六十五，此名神氣遊行出入之處爲節，非皮肉筋也，故絡脈滲灌三百六十五空穴，以爲節會也。

所謂五藏之氣已絶于內者，脉口氣內絶不至，反取其外之病處與陽經之合，有留鍼以致陽氣，陽氣至則內重竭，即死也矣③，其死無氣以動矣④，故静。所謂五藏之氣已絶于外者，脉口氣外絶不至，反取四末⑤之輸，有留鍼以致其陰氣，陰氣至則陽氣反入，入則逆，逆則死也⑥，陰氣有餘故⑦，《八十一難》：五藏氣已絶於內者，謂腎肝之氣爲陰，在內也。而醫之用鍼，反實心肺，心肺爲陽也，陰氣虛絶，陽氣盛實，是爲實實虛虛，故死。心肺爲外，心肺之氣已絶，用鍼者實於腎肝，亦爲實實虛虛，所以致死之也⑧。所以察其目者，五藏使五色循明⑨，目爲五藏使候也。循，增也。察目五色增明，即知無病者也。循明則聲章，聲章者，言聲與生平異⑩。五色增明異常，明五聲，辨章別於生平，蓋是無病之候也。

---

① 持心：《靈樞》作『持心也』。

② 絡脈：杏雨書屋本原作『脉絡』，據楊注『故絡脉滲灌』，當是『絡脉』，今乙正。《靈樞》正作『絡脉』。

③ 即死也矣：杏雨書屋本『也』字衍。《靈樞》作『重竭則死矣』。

④ 其死無氣以動矣：《靈樞》作『其死也無氣以動』。

⑤ 反取四末：《靈樞》『取』下有『其』字。

⑥ 逆則死也：《靈樞》『也』作『矣』。

⑦ 陰氣有餘故：《靈樞》作『其死也，陰氣有餘，故躁』。

⑧ 所以致死之也：杏雨書屋本『之』字誤衍。

⑨ 五色循明：《靈樞》同，《素問·六節藏象論》作『五色脩明』。按，『循』有扩大，增加之義。《吕氏春秋·明理》：『其殘亡死喪，殄絶無類，流散循饑無日矣。』高誘注：『循，大也。』楊上善釋『循』爲『增』，正取此義。

⑩ 言聲與生平異：《靈樞》作『則言聲與平生異也』。

諸原所生

編者按：此篇全篇見於《靈樞·九鍼十二原第一》。自篇首至『未得其術也』，又見《甲乙經·卷一·十二原第六》；自『刺熱者』至末，又見《甲乙經·卷五·鍼道第四》。

五藏有六府，六府有十二原，《八十一難》①五藏皆以第三輸爲原，各二，以爲十原也。又取手少陰經第三輸二，爲十二原。六府皆取②井、滎③、輸、經四穴之後④別立一原，六府各二，爲十二原。然則，五藏六府合有二十四原。原者，齊⑤下腎間動氣，人之生命也，十二經之根本也，故名爲原。三焦行原氣，經營五藏六府，故三焦者原氣之別使也，行氣發⑥五藏第三輸，故第三輸名原。六府以第四穴爲原，夫原氣者三焦之尊号，故三焦行原氣止第四穴輸名爲原也。今五藏六府有十二原者，言五藏六府各有十二原也，合而言之，亦有二十四原。文言『六府有十二原』者，後人妄加二字耳⑦。**十二原⑧出于四關，四關主治五藏，五藏有疾，常取⑨之十二原。十二原者，五藏之所以稟三百六十五節⑩氣味者也⑪。**四關，四支也。此中唯言五藏有十二原，生病所由，不言六府十二原也。五藏在內，原在於外，故五藏有府，皆從外入，所以五藏皆稟十二原也。以其三百六十五節交會穴中，穀之氣味皆在中會也。**五藏有疾也⑫，應出于⑬十二原，而原⑭各有所出，**原之脉氣，皆出其第三輸。**明知其原，**

---

① 《八十一難》：杏雨書屋本脱『一』字，據文義補。盛文堂本作『八十一難』。
② 取：據上文『五藏皆以』，疑當作『以』。
③ 滎：杏雨書屋本誤作『榮』，據文義改。
④ 井、滎、輸、經四穴之後：據下文『六府以第四穴爲原』，疑杏雨書屋本『經』字衍，『四』爲『三』誤，應改作『井滎輸三穴之後』。按，關於藏府諸『原』，參見《太素·卷十一·本輸》。
⑤ 齊：與『臍』通。
⑥ 發：杏雨書屋本此字上部蝕殘，左合昌美辨作『發』，與殘筆合，今補入。
⑦ 後人妄加二字耳：按，楊上善所言『妄加二字』，非謂妄加『六府有十二原』句中之『二』字，當指後人妄加『六府』二字。
⑧ 十二原：《甲乙》作『十二原者』。
⑨ 常取：《靈樞》《甲乙》作『當取』。
⑩ 三百六十五節：『節』，《甲乙》作『骨之』。
⑪ 氣味者也：《靈樞》無『者』字。
⑫ 五藏有疾也：《甲乙》無『也』字。
⑬ 應出于：《靈樞》作『應出』；《甲乙》作『出於』。
⑭ 而原：《甲乙》同。趙府本《靈樞》作『二原』；文成堂本、守山閣本《靈樞》作『十二原』。

覩其應，而知①五藏之害矣。明知十二原所出之處，又知內應五藏，則妙達五藏所生之害也。陽中之少陰，肺也，其原出于大淵，大淵二②。日夕少陰，故曰陽中少陰也。陽中之大陽③，心也，其原出于大陵，大陵二④。日中大陽，故曰陽中大陽也。陰中之少陽⑤，肝也，其原出于大衝，大衝二⑥。日出初陽，故曰陰中之少陽也。陰中之大陰⑦，腎也，其原出于大谿，大谿二⑧。夜半重陰，故曰太陰也。陰中之至陰⑨，脾也，其原出于大白，大白二⑩。土⑪爲四藏陰之至極，故曰至陰也。鬲⑫之原出于鳩尾⑬，鳩尾一。鬲氣在於鳩尾之下，故鳩尾爲原也。肓之原出于脖胦⑭，脖胦一。肓，謂下肓，在齊一寸。脖，蒲忽反。胦，於桑反，謂胦齊也。凡此十二原者⑮，主治五藏六府之有疾者也⑯。

---

① 而知：《甲乙》無『而』字。
② 大淵，大淵二：《甲乙》作『太淵二』三字。按，『大』與『太』通。
③ 大陽：《靈樞》《甲乙》作『太陽』。
④ 大陵，大陵二：《甲乙》作『太陵二』。
⑤ 陰中之少陽：『陰中』，杏雨書屋本原誤作『陽中』，據《素問·六節藏象論》新校正引《太素》文改，與本書卷五《陰陽合》『肝爲陰中之少陽』合。《靈樞》《甲乙·卷一·第六》均作『陰中之少陽』。楊注『陰中』同。
⑥ 大衝，大衝二：《靈樞》作『太衝，太衝二』；《甲乙》作『太衝二』三字。
⑦ 大陰：《甲乙》作『太陰』。
⑧ 大谿，大谿二：《靈樞》作『太谿，太谿二』；《甲乙》作『太谿二』三字。
⑨ 陰中之至陰：《靈樞》『陰中之至陰』至『大白二』十六字在『陰中之大陰』句之上。
⑩ 大白，大白二：《靈樞》作『太白，太白二』；《甲乙》作『太白二』三字。
⑪ 土：盛文堂本作『上』，誤也。
⑫ 鬲：通『膈』。《靈樞》《甲乙》均作『膏』。
⑬ 鳩尾：《甲乙》此二字不重。
⑭ 脖胦：《甲乙》此二字不重。
⑮ 凡此十二原者：《甲乙》作『凡十二原』。
⑯ 有疾者也：『疾』，《甲乙》作『病』。

脹取三陽，飧洩取三陰①。脹取六府，三陽原也；洩取五藏，三陰原也之②。今夫五藏之有疾也③，譬猶刺④，客邪入身，其猶刺也。猶汙也⑤，五志穢神，其猶汙⑥也。猶結也，陰陽積聚，其猶結也。猶閉也。血氣不流，其猶閉也。刺雖久，猶可拔也；汙雖久，猶可雪也；結雖久，猶可解也；閉雖久，猶可決也。或言久疾之不可取者，非其説也。夫善用鍼者，其取疾也，猶拔刺也，猶雪汙也，猶解結也，猶決閉也，疾雖久，猶可畢也⑦。言不可者⑧，未得其術也。三陽不通，其猶閉也，不得其術者言，上工所療皆愈也。刺熱者⑨，如手探湯⑩；刺熱者，決寫熱氣，不久停鍼，徐引鍼使病氣疾出，故如手探湯，言其疾也。刺寒清者⑪，如人不欲行。刺寒者久留於鍼，使溫氣集補，故如人行遲若不行，待氣故也。陰有陽疾者，取之下陵三里，正往無殆，氣下⑫乃止，不下復始⑬。諸陽以爲陰⑭，陽有疾也。疾高⑮而

---

① 飧洩取三陰：『洩』爲『泄』避諱字，説見前。《靈樞》作『飱泄取三陰』；《甲乙》作『飧泄取三陰』，注曰：『一云滞取三陰』。
② 三陰原也之：杏雨書屋本『之』字誤衍。
③ 有疾也：《甲乙》作『有病』。
④ 譬猶刺：據下文『猶汙也』『猶結也』諸句，疑杏雨書屋本『刺』下脱『也』字。《靈樞》《甲乙》『刺』下有『也』字。
⑤ 猶汙也：『汙』，同『污』。《正字通·水部》『汚、污、汙、洿同，本作污。《玉篇》從「亏」者古文，從「于」者今文。』《靈樞》作『猶污也』；《甲乙》作『猶污也』。
⑥ 汙：杏雨書屋本誤作『汗』，爲『汙（污）』形誤，據盛文堂本改，與經文合。下文『汙』字同。
⑦ 猶可畢也：『猶』，《甲乙》誤作『雖』，當據《太素》《靈樞》正之。
⑧ 言不可者：《靈樞》《甲乙》作『言不可治者』。
⑨ 刺熱者：《靈樞》《甲乙》作『刺諸熱者』。
⑩ 如手探湯：《靈樞》『如』下有『以』字。
⑪ 刺寒清者：『清』，冷也。《靈樞》《甲乙》均作『刺寒清者』。按，『清』與『凊』通。
⑫ 氣下：《甲乙》作『下氣』。
⑬ 不下復始：《靈樞》『始』下有『也』字；《甲乙》『始』下有『矣』字。
⑭ 諸陽以爲陰：疑此句有脱誤，待考。
⑮ 疾高：『疾』，《甲乙》作『病』。下文『疾』字同。又按，『疾高』至『取之陽之陵泉』二十二字，《甲乙》在『陰有陽疾者』之上。

內者，取之陰之陵泉①；疾高而外者，取之陽之陵泉②。所病在頭等爲高，根原在脾足太陰內者，故取太陰第三輸陰陵泉也；所病在頭爲高，其原在膽足少陽外，故取足少陽第三輸陽陵泉也。

九鍼所象

編者按：自篇首至『此九鍼小大長短之法也』，見《靈樞・卷十二・九鍼論第七十八》，又見於《甲乙經・卷五・第二》。自『九鍼之名，各不同形』至末，見《靈樞・卷一・九鍼十二原第一》。

黃帝曰③：余聞九鍼於夫子，衆多博大矣，余猶不能寤④。敢問九鍼焉生？何因有名⑤？九鍼法於三才，故曰博大。

岐伯曰：九鍼者，天地之大數⑥，始於一而終於九，故曰⑦：一以法天，二以法地，三以法人，四以法四時⑧，五以法五音，六以法六律，七以法七星，八以法八風，九以法九野。此言其博太⑨也。

---

①陰之陵泉：《甲乙》無『之』字。

②陽之陵泉：《靈樞》『泉』下有『也』字；《甲乙》無『之』字。

③黃帝曰：自此至『何因有名』三十字，《甲乙》作『黃帝問曰九鍼安生』八字。

④寤：與『悟』通。《說文》：段玉裁注：『寤，古書多叚借爲「悟」。』

⑤何因有名：《靈樞》『因』下有『而』字。

⑥天地之大數：《靈樞》『數』下有『也』字；《甲乙》作『天地之数也』。

⑦始於一而終於九，故曰：《甲乙》作『天地之数，始于一，终于九，故』。

⑧四時：《靈樞》無『四』字。以下『五音』『六律』『七星』『八風』『九野』，《靈樞》無『五、六、七、八、九』五字。

⑨博太：『太』與『大』通。

黄帝曰：以鍼應九之數奈何？

岐伯曰：夫聖人之起天地之數也，一而九之，故以立九野，九而九之，九九八十一，以起黄鍾數焉，以鍼應數①。黄鍾即起於一也之②。

一者天也，天者陽也③。五藏之應天者肺也④，肺者五藏六府之蓋也。皮者肺之合⑤，人之陽也。故爲之治鍼⑥，必以⑦大其頭而兑⑧其末，令無得深入而陽氣出。

二者地也，地者土也⑨。人之所以應土者肉也，故爲之治鍼⑩，必筒其身⑪而員其末，令無傷肉分⑫，傷則氣竭⑬。

三者人也。人之所以成生者血脉也，故爲之治鍼⑭，必大其身⑮而員其末，令可以按脉勿陷，

---

① 以鍼應數：《靈樞》『數』下有『也』字。
② 起於一也之：『之』字誤衍。
③ 天者陽也：杏雨書屋本原脱『者』字，據《靈樞》《甲乙》補，與下文『地者土也』合。
④ 肺也：《靈樞》無『也』字。
⑤ 肺之合：《靈樞》《甲乙》『合』下有『也』字。
⑥ 治鍼：《甲乙》作『治鑱鍼』，此下又有『鑱鍼者，取法於布鍼，去末半寸，卒兑之，長一寸六分』二十字。按，此段文字《太素》在後。下同，不再列舉。
⑦ 必以：《甲乙》無此二字。
⑧ 兑：與『鋭』通。《靈樞》作『鋭』，下同，不再列舉。
⑨ 地者土也：《靈樞》無此四字。
⑩ 治鍼：《甲乙》作『治員鍼』。
⑪ 必筒其身：《靈樞》作『必筩其身』；《甲乙》作『筩其身』。按，『筩』與『筒』同。
⑫ 令無傷肉分：《甲乙》作『令不傷肌肉』。
⑬ 傷則氣竭：《甲乙》作『則邪氣得竭』。
⑭ 治鍼：《甲乙》作『治鍉鍼』。
⑮ 必大其身：《甲乙》無『必』字。

以致其氣，令邪氣獨出①。

四者時也。時者四時八風之②客於經絡之中，爲痼病③者也。故爲之治鍼④，必筩其身⑤而鋒其末，令可以寫熱出血，而痼病竭⑥。以下言九鍼有法象也。此一名鑱鍼。卒兑之者，令其易入。大其頭，使不得深也。二者員鍼，員其末如雞卵也。三者鍉鍼，員其末者，末如黍粟之兑也。四者鋒鍼，筩其身，如筩之員也。鋒其末者，鍼末三隅利也。

五者音也。音者冬夏分⑦，分於子午，陰與陽別，寒與熱爭，兩氣相薄⑧，合爲癰膿者也⑨。故爲之治鍼⑩，必令末如劍鋒⑪，可以取大膿。名曰鈹鍼。

六者律也。律者調陰陽四時而合⑫十二經脉。虛邪客於經絡而爲暴痺者⑬，故爲之治

---

① 令邪氣獨出：《甲乙》作『使邪獨出』。
② 四時八風之：《甲乙》作『人於四時八正之風』。
③ 爲痼病：《靈樞》『痼』作『瘤』。據下文『而痼病竭』，《太素》作『痼』義勝。
④ 治鍼：《甲乙》作『治鋒鍼』。
⑤ 必筩其身：《甲乙》無『必』字。
⑥ 而痼病竭：《甲乙》作『發泄痼病』。
⑦ 冬夏分：《靈樞》《甲乙》作『冬夏之分』。
⑧ 薄：《靈樞》作『搏』。
⑨ 癰膿者也：《甲乙》無『也』字。
⑩ 治鍼：《甲乙》作『治鈹鍼』。
⑪ 必令末如劍鋒：《甲乙》無『必』字。
⑫ 而合：《甲乙》無『而』字。
⑬ 暴痺者：《甲乙》『者』下有『也』字。

鍼①，必令尖如氂②，且員且兑，中身微大③，以取暴氣④。名曰員利鍼也。氂，毛也。毛形且員且兑，中身微大也。七者星也。星者人之七竅，邪客⑤於經而爲痛痺⑥，舍於經絡者也。故爲之治鍼⑦，令尖如蚊蝱喙，靜以徐往，微以久留，正氣因之，真邪俱往，出鍼而養者也⑧。喙，詡穢反，口觜也⑨，名曰豪鍼也。養者，久留也。八者風也。風者人之股肱八節也。八正之虛風，八風傷人⑩，內舍於骨解腰脊節腠⑪之間，爲深痺者也⑫。故爲之治鍼⑬，必長其身⑭，鋒其末，可以⑮取深邪遠痺。名曰長鍼。鋒，利也。九者野也。野者人之節解皮膜⑯之間也。淫邪流洫⑰於身，如風水之狀，而留不能⑱過於

---

① 治鍼：《甲乙》作『治員利鍼，員利鍼者』。
② 必令尖如氂：『氂』，音矛，與『毛』同。《甲乙》作『取法於毫鍼』。
③ 中身微大：《甲乙》作『身中微大，長一寸六分』。
④ 以取暴氣：《甲乙》作『以取癰腫暴痺』。
⑤ 邪客：《靈樞》《甲乙》均作『邪之所客』。
⑥ 而爲痛痺：《甲乙》作『合於絡而爲痛痺者也』，無下文『舍於經絡者也』六字。
⑦ 治鍼：《甲乙》作『治毫鍼。』。
⑧ 而養者也：《甲乙》作『而養』二字。
⑨ 口觜也：杏雨書屋本『觜』右注有『即移反』三字。按，『觜』音嘴，多指鳥喙。
⑩ 八風傷人：《甲乙》無『八風』二字。
⑪ 腠：《靈樞》作『腠理』。
⑫ 爲深痺者也：《靈樞》無『者』字。
⑬ 故爲之治鍼：《甲乙》作『故爲之治長鍼』
⑭ 必長其身：《甲乙》作『其身薄而』。
⑮ 可以：《甲乙》作『令可以』。
⑯ 人之節解皮膜：《靈樞》作『人之節解皮膚』；《甲乙》作『人之骨解，虚風傷人，內舍於骨解皮膚』。
⑰ 流洫：《靈樞》《甲乙》作『流溢』。
⑱ 而留不能：《靈樞》作『而溜不能』；《甲乙》無『而留』二字。

機關大節者也。故爲之治鍼①，令尖如梃②，其鋒微員，以取③大氣之不能過於④關節者也。

名曰大鍼也。大節，十二大節也。梃，當爲『筳』，小破竹也。

黃帝曰：鍼之長短有法乎⑤？

岐伯曰：一曰鑱鍼者，取法於布鍼⑥，去末半寸⑦卒兑⑧之，長一寸六分，主熱在頭身也⑨。

二曰員鍼⑩，取法於絮鍼，筒其身⑪而卵其鋒⑫，長一寸六分，主治分間氣⑬。

三曰鍉鍼，取法於黍粟之兑⑭，長三寸半⑮，主按脉取氣，令邪出⑯。

---

① 治鍼：《甲乙》作『治大鍼』。
② 梃：杏雨書屋本原作『挺』，爲俗體字，今改爲規範字。楊注『梃』字同。
③ 以取：《甲乙》無此二字。
④ 過於：《甲乙》無『於』字。
⑤ 鍼之長短有法乎：『法』，《靈樞》作『數』；《甲乙》無此七字。
⑥ 布鍼：《靈樞》作『巾鍼』。
⑦ 去末半寸：《靈樞》作『去末寸半』，《太素》義勝。
⑧ 兑：《靈樞》作『鋭』，下同。
⑨ 頭身也：《甲乙》無『也』字。
⑩ 員鍼：《甲乙》作『員鍼者』。按，以下『鍉鍼』等七鍼，《甲乙》『鍼』下均有『者』字。
⑪ 筒其身：『筒』，杏雨書屋本誤作『箇』。據上文『必筒其身而員其末』，當作『筒』字，今改正。《靈樞》《甲乙》作『筩其身』。
⑫ 卵其鋒：『卵』，《靈樞》誤作『卯』；《甲乙》作『員其末，其鋒如卵』。
⑬ 主治分間氣：《甲乙》作『以瀉肉分之氣，令不傷肌肉，則邪氣得竭』。
⑭ 取法於黍粟之兑：《甲乙》作『取法於黍粟，大其身而員其末，如黍粟之兑』。
⑮ 長三寸半：《甲乙》作『長三寸五分』。
⑯ 主按脉取氣，令邪出：《甲乙》作『令可以按脉勿陷，以致其氣，令邪氣獨出。』

四曰鋒鍼，取法於絮鍼，筒其身，鋒其末①，長一寸六分，主癰熱出血②。五曰錍鍼③，取法於劍鋒④，廣二分半，長四寸，主大癰膿⑤，兩熱爭也⑥。六曰員利鍼，取法於氂⑦，微大其末，反小其本⑧，令可深內也，長一寸六分，主取癰暴痹者⑨。七曰豪鍼，取法於豪毛，長一寸六分，主寒痛痹⑩在絡者也。八曰長鍼，取法於綦鍼，長七寸，主取深邪遠痹者⑪。九曰大鍼，取法於鋒鍼，其鍼微員，長四寸，主取大氣不出關節者⑫。鍼形畢矣。此九鍼小大長短之法也⑬。此言九鍼之狀，并言所療之病。鑱，仕咸反。鍉，釘奚反，鍼形也。錍，披眉反。綦，奇眉反也⑭。

九鍼之名，各不同形：一曰鑱鍼⑮，二曰員鍼，三曰鍉鍼，四曰鋒鍼，五曰錍鍼，六曰員

---

① 鋒其末：《甲乙》作『而鋒其末，其刃三隅』。

② 主癰熱出血：《甲乙》作『令可以寫熱出血，發泄痼病。』

③ **錍**鍼：『**錍**』，《靈樞》《甲乙》作『鈹』。按，『鈹』與『**錍**』音義皆同。

④ 取法於劍鋒：《甲乙》作『取法於劍，令末如劍鋒』。

⑤ 主大癰膿：《甲乙》作『可以取大膿出血』。

⑥ 兩熱爭也：《靈樞》作『兩熱爭者也』；《甲乙》無此四字。

⑦ 取法於氂：『氂』，音矛，《廣雅·釋器》：『氂，毛也。』《靈樞》作『取法於氂鍼』；《甲乙》作『取法於毫鍼』。

⑧ 微大其末，反小其本：《靈樞》作『微大其末，反小其身』。《甲乙》作『且員且兑，身中微大』。

⑨ 主取癰暴痹者：《靈樞》作『主取癰痹者也』；《甲乙》作『以取癰腫暴痹』。

⑩ 主寒痛痹：《靈樞》作『主寒熱痛痹』。

⑪ 主取深邪遠痹者：《靈樞》『者』下有『也』字；《甲乙》作『其身薄而鋒其末，令可以取深邪遠痹』。

⑫ 主取大氣不出關節者：《靈樞》『者』下有『也』字；《甲乙》作『以寫機關之水，大氣之不能過關節者也』。

⑬ 此九鍼小大長短之法也：《靈樞》作『此九鍼大小長短法也』；《甲乙》無此九字。

⑭ 奇眉反也：『也』字誤衍。

⑮ 一曰鑱鍼：《靈樞》『鍼』下有『長一寸六分』五字。按，自『鑱鍼』至『長鍼』九種，《靈樞》『鍼』字下均有『長某寸某分』，不逐一列舉。

利鍼，七曰豪鍼，八曰長鍼，九曰大鍼。鑱鍼者，頭大末兑，主寫陽氣①；員鍼者，鋒如卵形，指摩分間，令不得傷肌②，以寫分氣；鍉鍼者，鋒如黍粟之兑③，主按脉勿陷，以致其氣；鋒鍼者，刃參隅④，參，音三也⑤。以發痼疾；鈹鍼者，末如劍鋒，以取大膿；員利鍼者，尖如氂，且員且兑，中身微大，以取暴氣；毫鍼者，尖如蚊蝱喙，靜以徐往，微以久留之而養，以取痛痺；長鍼者，鋒利身慱⑥，音團。可以取遠痺；大鍼⑦，尖如梃⑧，其鋒微員，以寫機關之水。九鍼畢⑨。此言九鍼用法。

黃帝內經太素卷第二十一　九鍼之一

仁安三年四月六日以同本書寫之
移點校合了　丹波頼基

本云
保元二年仲春二十二日以家相傳本移點比校了　憲基

① 主寫陽氣：《靈樞》作『去寫陽氣』。
② 令不得傷肌：《靈樞》作『不得傷肌肉』。
③ 鋒如黍粟之兑：原鈔『兑』字蝕盡，不可辨識。據上節經文『三曰鍉鍼，取法於黍粟之兑』，補入『兑』字。盛文堂本亦補作『兑』。《靈樞》作『鋒如黍粟之銳』。
④ 刃參隅：『參』與『叁』通。杏雨書屋本『隅』字蝕殘，辨其剩形，當作『隅』。盛文堂本亦作『刃參隅』。《靈樞》作『刃三隅』。
⑤ 音三也：杏雨書屋本『也』字衍。
⑥ 慱：與『摶』通，故楊上善注云：『音團。』盛文堂本作『博』。《靈樞》作『薄』。
⑦ 大鍼：據本節文例，『鍼』下當有『者』字。《靈樞》作『大鍼者』。
⑧ 梃：原作俗體『挻』，今改爲規範字。
⑨ 九鍼畢：《靈樞》『畢』下有『矣』字。

黃帝內經太素卷第二十二　九鍼之二

通直郎守太子文學臣楊上善奉　敕撰注

黃陂蕭延平北承甫校正

編者按：本卷《九刺》《十二刺》二篇蘭陵堂本闕，今據仁和寺本補入。仁和寺原鈔闕卷首標題及若干正文，首頁右下方空白處注『首十二行缺』五字。今據本書上卷標題『黃帝內經太素卷第二十一九鍼之一』，補入『黃帝內經太素卷第二十二九鍼之二』十五字。

刺法　九鍼所主　三刺　三變刺　五刺

五藏刺　五節刺　五邪刺　九刺　十二刺

刺法

平按：此篇自『黃帝曰：持鍼縱舍奈何』以上，袁刻及別鈔本均缺。楊惺吾氏日本卷子鈔本自篇目『刺法』左一行上二字仍缺，第三字至第七字有『問岐伯曰余』五字，以下至注『半反衡也』上復缺，計共缺六行，每行十八字，除去『問岐伯曰余』五字，并『問』字上所空二格外，下共缺一百零一字，應空一百零一格。自『黃帝曰：持鍼縱舍奈何』至『故拘攣』，見《靈樞・卷十・第七十一邪客篇》，又見《甲乙經・卷五・第七》。自『黃帝問岐伯曰：余聞鍼道於夫子』至『則經可通也』，見《靈樞・卷六・第三十八逆順肥瘦篇》，又見《甲乙經・卷五・第六》。自『黃帝問曰：逆順五體』至末，見《靈樞・卷二・第五根結篇》，《甲乙》同上。

編者按：仁和寺原鈔此篇標題闕，蘭陵堂本、盛文堂本均補作『刺法』，與本篇內容吻合。

□□問岐伯曰：余①□□□□□□□□□□□□□□□□□□□□□□□□□□□□□□□□□□

① □□問岐伯曰：余：仁和寺本此段經文闕。底本存『問岐伯曰余』五字，『問』上空二格，『余』下空九十四格；盛文堂本此段有『黃帝問岐伯曰』至『鍼道畢矣』一百零四字，當系據《靈樞》所補者。

□□……半反[1]，衝也，謂衝皮也。

黃帝曰：持鍼縱舍奈何？

岐伯曰[2]：必先明知十二經[3]之本末，起處爲本，止處爲末[4]。膚之寒熱[5]，皮膚熱即血氣通，寒即脉氣壅也[6]。○平按：「膚」上，《靈樞》《甲乙》有「皮」字。脉之盛衰滑濇。其脉滑而盛者，病日進；虛而细者[7]，久而持；陽氣盛而微熱，謂之滑也；多血少氣微寒，謂之濇脉□□細微□□□□□。○平按：「而持」，《靈樞》《甲乙》作「以持」。大以濇者，爲痛痺；多氣少血爲大[8]，多血少氣爲濇，故爲痛痺也。陰陽如一者瘤[9]，難治其本末；陰陽之脉不可辨，故如一也。瘤，懸疣□類也[10]，以不可辨，故本末難療也。○平按：「瘤」，《靈樞》《甲乙》作「病」。「其」上，《甲乙》有「察」字。上熱者[11]，病尚在[12]；其熱以衰者，其病亦去矣。頭及皮膚熱也，其頭及皮膚熱衰，病必去□[13]。○平按：「上熱」，《靈樞》作「尚熱」，《甲乙》作「上下熱」。「以衰」，《靈樞》《甲乙》作「已衰」。注「去」上，袁刻脱「必」字。因持其尺，察其肉之堅脆、小大[14]、滑濇、

① 半反：仁和寺本「半」上文字闕。盛文堂本「半」上補入「爲□□扜寒」三字。
② 岐伯曰：底本作「岐伯對曰」，據仁和寺本删「對」字。
③ 十二經：《靈樞》《甲乙》作「十二經脉」。
④ 止處爲末：「止」，底本作「出」，據仁和寺本改。
⑤ 膚之寒熱：仁和寺本「熱」字蝕盡，不可辨識。據楊注「皮膚熱即血氣通」，當爲「熱」字。
⑥ 寒即脉氣壅也：仁和寺本「寒即」二字蝕盡，不可辨識。據上文「熱即血氣通」，當作「寒即」。
⑦ 虛而细者：仁和寺本「者」字蝕盡，據上文「滑而盛者」，當從底本作「者」。
⑧ 多氣少血爲大：仁和寺本「爲」字殘不可辨。底本、盛文堂本均作「多氣少血爲大」。
⑨ 陰陽如一者瘤：仁和寺本「如」上二字蝕盡，據楊注「陰陽之脉不可辨」，當作「陰陽」。
⑩ 懸疣□類也：仁和寺本「疣」下一字蝕盡，不可辨識。盛文堂本補入「之」字，可參。
⑪ 上熱者：《甲乙》作「上下有熱者」。
⑫ 病尚在：《甲乙》作「病常在」。按，「常」與「尚」通。
⑬ 病必去□：仁和寺本「去」下一字蝕盡。底本「去」下無闕文；盛文堂本補入「也」字，可參。
⑭ 小大：《靈樞》《甲乙》均作「大小」。

寒温、燥溼也①。持尺皮膚，決死生也。○平按：『持』上，《靈樞》無『因』字。因視目之五色，以知五藏而決死生②；五藏之精華③，並歸於目心□□□□□藏□□④。視其血脉，察其五色⑤，以知其寒熱痛痺⑥。候色脉，決□□□⑦。

黃帝曰：持鍼縱舍□⑧，余未得其意也。□□□□□□□鍼縱舍⑨，故重問也。

岐伯曰：持鍼之道，欲端以正，安以靜，持鍼當穴，故端正。以志不亂，故安靜也。先知實虛⑩，而行疾徐⑪，補寫所由也。左

---

① 燥溼也：仁和寺本『溼』上一字蝕盡，據文義當作『燥』字。盛文堂本作『燥溼也』。《靈樞》《甲乙》作『燥濕』，無『也』字。

② 而決死生：仁和寺本『決』下二字蝕盡，底本、盛文堂本作『死生』，與《靈樞》《甲乙》合。

③ 五藏之精華：仁和寺本『藏』下一字漫漶，底本、盛文堂本均作『之』，可參。

④ 並歸於目心□□□□□藏□□：仁和寺本作『並歸於目□□□□□□□□』，『目』下八字殘甚，最後二字略似『藏也』，待考。底本『目』下作九字，與仁和寺本不合；盛文堂本『目』下作八字，第一字作『也』，末三字作『藏徵也』。

⑤ 察其五色：仁和寺本『察』下二字蝕爛。盛文堂本、日本摹寫本與底本同。《靈樞》作『察其色』；《甲乙》作『察其五色』。

⑥ 以知其寒熱痛痺：仁和寺本作『□□□痛痺』，『痛』上三字蝕盡，疑作『以知其』，待考。《靈樞》作『以知其寒熱痛痺』；《甲乙》作『以知寒熱痛痺』。盛文堂本作『以知痛痺』，與仁和寺本字數不合。

⑦ 決□□□：底本、日本摹寫本作『尺□□□□』，尺下空四格。仁和寺本此處可容四字，皆蝕爛，僅首字『決』字殘存右半，『決』下三至四字不可辨認。據經文，疑此處爲『決痛痺也』四字，待考。盛文堂本作『決死生也』，左合昌美從之。今據仁和寺本補入『決』字，下空三格。

⑧ 持鍼縱舍□：仁和寺本『舍』下一字蝕盡，不可辨識，疑爲『者』字。《靈樞》《甲乙》及蕭注《太素》、盛文堂本《太素》、日本摹寫本《太素》『舍』下均無闕文。今從仁和寺本，『舍』下空一格。

⑨ □□□□□□□鍼縱舍：原鈔『鍼』上七字殘甚。據經文，『鍼』上一字當作『持』。盛文堂本首二字作『重言』；左合昌美第一字作『前』。

⑩ 先知實虛：『實虛』，底本作『虛實』。今從仁和寺本。《靈樞》《甲乙》作『先知虛實』。

⑪ 而行疾徐：仁和寺本『徐』上一字蝕盡，據文義當作『疾』字。底本作『而行疾徐』；盛文堂本作『而行疾除』，『除』字誤。《靈樞》《甲乙》均作『而行疾徐』。

指①執骨，右手修之②，毋與肉果之□③。□□堅固④，故曰執骨之⑤。右手循□⑥，不可傷肉果也。果，音顆⑦。○平按：《靈樞》《甲乙》『左指』作『左手』；『脩之』作『循之』；『果』下無『之』字。寫欲端以正，補必閉膚⑧，□□直入直出⑨，故曰端正。□□□□□□□□□。○平按：『端』下《甲乙》無『以』字。『補』，袁刻誤作『萌』。注『直入』上原缺二字，上一字不可辨，下一字右方有『欠』字，平據經文擬作『寫欲』二字。轉鍼導氣⑩，邪得淫泆，真氣得居。□□□□□□□□□□□□⑪，淫泆洩出，令真氣居而不散也⑫。○平按：『邪得淫泆』，《甲乙》作『邪氣不得淫泆』。

黃帝曰：扞皮開腠理奈何？

岐伯曰：因其分肉，在別其膚⑬，膚，皮也。以手按得分肉之穴，當穴皮上下鍼，故曰在別其膚也。○平按：『在別』，《靈樞》《甲乙》作『左別』。微內而徐端之⑭，

---

①左指：《靈樞》《甲乙》作『左手』。

②右手修之：『修』字誤，當據仁和寺本改作『循』。《靈樞》《甲乙》均作『右手循之』。

③毋與肉果之□：原鈔『之』下一字蝕盡，不可辨識，疑爲『也』字，待考，暫空一格。又，『之』字爲誤衍虚詞。底本、盛文堂本、日本摹寫本『之』下均無闕文；左合昌美認爲『之』下脱楊氏注文，空二格。《靈樞》作『無與肉果』；《甲乙·卷五·第七》作『無與肉裹』。

④□□堅固：原鈔『堅』上二字剝蝕殆盡，不可辨識。盛文堂本、左合昌美作『□□然□堅固』。

⑤執骨之：『之』乃誤衍虚詞，當刪除。

⑥右手循□：底本與通隱堂本作『□手脩□』，『脩』乃『循』形誤，據仁和寺本改。又，仁和寺本『右』字漫漶，據經文當作『右』，與殘筆合，今補入；『循』下一字仁和寺本亦不可辨，疑當作『之』。盛文堂本此句作『右手循□』，闕一字；左合昌美作『右手循□，□□』，闕三字。

⑦音顆：仁和寺本『顆』下衍『也』字，當從底本刪除。

⑧補必閉膚：仁和寺本『必』下二字蝕盡，不可辨識。底本、盛文堂本及《靈樞》《甲乙》均作『補必閉膚』。

⑨□□直入直出：仁和寺本『直入』上二字殘甚，不可辨識。蕭氏擬補『寫欲』二字，可參。盛文堂本從蕭氏之説，作『寫欲直入直出』；日本摹寫本作『□欠直入直出』。

⑩轉鍼導氣：『轉』，《靈樞》作『輔』。

⑪□□□□□□□□□□□□□：仁和寺本此十三字殘蝕殆盡，唯倒數第五字略似『導』字。底本此處空十二格；盛文堂本此处作十四字，補入五字，作『□□轉鍼□□□□□導氣□□執』。

⑫不散也：仁和寺本『也』上衍『之』字。

⑬在別其膚：仁和寺本『別』下二字殘甚，不可辨認，據楊注『故曰在別其膚也』，當是『其膚』二字。《靈樞》《甲乙》均作『左別皮膚』。劉衡如先生於人衛本《靈樞》注曰：『「左，應據《太素·卷二十二·刺法》及楊注改作「在」。』

⑭徐端之：仁和寺本『端』下一字蝕盡，不可辨識。底本、盛文堂本、日本摹寫本均補入『之』字。《靈樞》《甲乙》亦作『徐端之』。

適神不散①，邪氣得去②。

黃帝曰：善③。寫法雖以□□□□□審詳爲先④，故曰微內而徐⑤，正之□□□□□□得□□□□酒調也⑥。〇平按：注『雖以』下原缺六字，上三字不可考，下三字右方作『必余余』，平擬作『端正而必徐徐』六字。

黃帝問岐伯曰：人有八虛，各何以候⑦？

岐伯答曰：以候五藏。八虛者，兩肘、兩腋、兩髀、兩膕，此之八虛⑧，故曰八虛。以其虛，故真邪二氣留過，故爲機關之室也⑨。真過則機關動利，邪留則不得⑩屈伸，故此八虛⑪，候五藏之氣也⑫。〇平按：『各何以候』，袁刻作『各以何候』；『曰』上袁刻脫『答』字。

黃帝曰：候之奈何？

岐伯曰：肺心有邪⑬，其氣留於兩肘⑭；兩肘，肺脈手太陰、心脈手少陰二脈所行，故肺心有邪，肘爲候也。肝有邪其氣留於⑮兩腋⑯；

---

① 適神不散：仁和寺本『神』上一字蝕盡，不可辨識。《靈樞》《甲乙》及底本、盛文堂本、日本摹寫本《太素》均作『適神不散』。

② 得去：《甲乙》作『得去也』。

③ 黃帝曰：善：仁和寺本『善』下衍『之』字。《靈樞》《甲乙》無此四字。

④ 雖以□□□□□審詳爲先：仁和寺本『雖』以下六字殘甚，辨其剩形，第四字爲『必』，第五字爲『徐』，第六字爲代替符號『〻』，可補入『必徐徐』三字。盛文堂本作『雖以□□□必冷以審詳爲先』，『冷以』二字恐誤。

⑤ 微內而徐：『內』，仁和寺本作『目』，據經文當作『內』。底本、盛文堂本均改作『微內而徐』，是。

⑥ 酒調也：仁和寺本『酒』上約殘缺十三字。盛文堂本又闕『酒』字，『調』上爲十二字，第六、七兩字補作『邪得』。

⑦ 各何以候：《甲乙》作『各以何候』。

⑧ 此之八虛：底本脫『八』字，據仁和寺本補入；盛文堂本作『此之人虛』，『人』字誤。

⑨ 機關之室也：仁和寺本『室』上一字蝕盡，據文義當作『之』字。底本作『機關之室』，無『也』字，今補入；盛文堂本作『機關之室也』。

⑩ 則不得：仁和寺本『則』字殘不可辨。盛文堂本亦作『則不得』。

⑪ 故此八虛：仁和寺本『虛』字蝕盡，不可辨識。盛文堂本、日本摹寫本均作『故此八虛』。

⑫ 候五藏之氣也：仁和寺本『五』上一字蝕爛，不可辨識。據經文『以候五藏』，當作『候』字。盛文堂本、日本摹寫本均補作『候』。

⑬ 肺心有邪：仁和寺本『肺心』下二字蝕盡，不可辨識。盛文堂本、日本摹寫本及《靈樞》《甲乙》均作『肺心有邪』。

⑭ 兩肘：《甲乙》作『兩腋』。

⑮ 肝有邪其氣留於：仁和寺本『留』上五字蝕爛，不可辨認。據下文『脾有邪，其氣留於兩髀』『腎有邪，其氣留於兩膕』，當作『肝有邪其氣』五字。盛文堂本、日本摹寫本均作『肝有邪其氣留於』。《靈樞》作『肝有邪其氣流于』；《甲乙》作『肝有邪其氣留於』。

⑯ 兩腋：仁和寺本此二字蝕爛，『兩』字尚可辨出，『腋』字不可辨認。據楊注『兩腋，脇下』，當補入『兩腋』二字。盛文堂本、日本摹寫本及《靈樞》均作『兩肘』；《甲乙》作『兩肘』。

兩腋，脇下。肝氣在中，故肝有邪①，腋爲候也②。**脾有邪，其氣留於兩髀；**脾足太陰脉循股內前廉入腹③，故脾有邪，髀爲候也。**腎有邪，其氣留於兩膕。**腎脉足少陰④出膕內廉，故腎有邪，膕爲候也。**凡此八虛者⑤，皆機關之室，真氣之所過，血絡之所游⑥，邪氣惡血⑦，因不得住留⑧，留則傷筋絡⑨，骨節機關不得屈伸⑩，故痀攣⑪。**此八大節相屬虛處，乃是□□之動□機關⑫。又□□□□□□□□⑬，故曰⑭：機關之室，痀，其俱反，曲脊背偃也。○平按：『因不得住留』，《靈樞》作『固不得住留』。『故痀攣』，《靈樞》作『故病攣也』。

① 故肝有邪：仁和寺本『有』上二字盡蝕，不可辨識。底本作『肝有邪』，字數與仁和寺本不合。盛文堂本作『故肝有邪』，今暫從之。

② 腋爲候也：仁和寺本『候』字蝕盡，不可辨識。據上節楊注『肘爲候也』，下節『髀爲候也』『膕爲候也』，當爲『候』字。盛文堂本、日本摹寫本均作『腋爲候也』。

③ 脾足太陰脉循股內前廉入腹：仁和寺本此句殘甚，其間可容十七字，僅第八字『上』、第十三字『令』、第十七字『明』依稀可辨。底本此處不缺，爲十二字，與仁和寺本殘筆及字數均不合。盛文堂本作『脾足太陰脉循股內上□□樞令□□□明』，爲十七字。此句內容尚待考證。

④ 腎脉足少陰：仁和寺本『腎』下一字蝕盡，不可辨識。底本、盛文堂本皆作『脉』字，可參。

⑤ 凡此八虛者：仁和寺本『凡』字蝕盡，不可辨識。盛文堂本、日本摹寫本及《靈樞》《甲乙》均作『凡此八虛者』。

⑥ 血絡之所游：仁和寺本『之』字蝕落，盛文堂本、日本摹寫本作『之』字。《靈樞》此句作『血絡之所遊』；《甲乙》作『血絡之所由』。

⑦ 邪氣惡血：《甲乙》作『是八邪氣惡血』。

⑧ 因不得住留：《靈樞》作『固不得住留』；《甲乙》作『因而得留』。

⑨ 留則傷筋絡：《靈樞》作『留則傷筋絡』；《甲乙》作『留則傷筋骨』。

⑩ 骨節機關不得屈伸：仁和寺本『得』上五字剝蝕殆盡，不可辨識。《靈樞》作『骨節機關不得屈伸』；《甲乙》作『機關不得屈伸』。盛文堂本、日本摹寫本與《靈樞》同。

⑪ 故痀攣：『痀』，音居，《說文·疒部》：『痀，曲脊也。』仁和寺本『痀』上一字蝕盡，疑當作『故』字。《靈樞》作『故痀攣也』；《甲乙》作『故拘攣』。盛文堂本作『故病痀攣』；日本摹寫本作『故病攣』。

⑫ 乃是□□之動□機關：仁和寺本『乃』下七字蝕爛，僅能辨出第六字爲『機』，餘皆不可辨識。盛文堂本作『乃是□□之動利機關』；日本摹寫本作『乃是□□之□□機□』。

⑬ 又□□□□□□□□：仁和寺本『又』下八字蝕盡，不可辨識。盛文堂本『又』下爲九字，末字作『所』。

⑭ 故曰：底本此二字闕，空二格。仁和寺本『故』下一字不可辨識，今據盛文堂本補作『故曰』。

黃帝問岐伯曰①：余聞鍼道於夫子②，衆多畢悉矣，夫子之應若失③，而據未有堅然者④。夫子之問學熟乎？將審察於物而心生乎⑤？據，依也；堅，定也。言夫子所説九鍼之應，曲從物理而變，似未有定爲也⑥。夫子所問所學，從誰得乎？□□審□□□□□□□□□□⑦心乎也⑧。○平按：《靈樞》『應』上有『道』字；『而生乎』作『而心生之乎』。

岐伯答曰：聖人之爲道者，上合於天，下合於地⑨，中合於人事，必有明法，以起度數⑩，法式檢押，乃後可傳焉。□起□□合理⑪，乃後傳之。三合⑫而爲法度，故可傳也。故匠人不能釋尺寸而意短長，廢繩墨而起水

---

① 黃帝問岐伯曰：《靈樞》『問』下有『于』字。

② 余聞鍼道於夫子：仁和寺本此七字殘甚，僅『聞鍼』『子』三字尚可識别，餘四字不可辨認。《靈樞》作『余聞鍼道于夫子』。盛文堂本與底本同。

③ 夫子之應若失：仁和寺本『若』下一字蝕盡，不可辨識。《靈樞》作『夫子之道應若失』。盛文堂本亦作『夫子之應若失』。

④ 堅然者：《靈樞》『者』下有『也』字。

⑤ 而心生乎：底本脱『心』字，據仁和寺本補入。《靈樞》作『而心生之乎』。

⑥ 似未有定爲也：仁和寺本此處爲八字，『似』下四字，『爲』下一字蝕落，不可辨識。底本作『似未有定爲也』六字；盛文堂本作『似未有定爲□也』七字。

⑦ □□審□□□□□□□□□□：仁和寺本此十三字殘蝕殆儘，唯第三字『審』字尚可辨出。盛文堂本亦有『審』字，又於第八、九字處補入『人變』二字，似與仁和寺本殘筆略合，底本此處全闕，空九格，今從仁和寺本。

⑧ 心乎也：『乎』，底本誤作『手』，據仁和寺本改正。

⑨ 下合於地：仁和寺本『下』字蝕盡，不可辨識。盛文堂本、日本摹寫本及《靈樞》均作『下合於地』。

⑩ 以起度數：仁和寺本『起』上一字蝕盡，據《靈樞》當作『以』字。盛文堂本、日本摹寫本均作『以起度數』。

⑪ □起□□合理：仁和寺本『合理』上四字蝕殘，僅『起』字略可辨出，疑此句當作『以起度數合理』，待考。底本、日本摹寫本『合』上空三格，與仁和寺本不合；盛文堂本『合』上空四格。

⑫ 三合：仁和寺本『三』下一字不可辨識，當從底本作『合』。

平也。工人不能置規而爲圓，去矩而爲方①。匠人依尺寸②之度，非以意而爲短長；准□□□□③，不有私而□水□，非有□巧也④。工者爲員⑤，□置規□□⑥；欲爲方者⑦，無棄矩而□妙⑧，此爲大工也。聖人之爲教也，法自然之至理，以起法度，□置規矩⑨，稱聖人也。○平按：注『匠人』下原缺一字，謹擬作『准』；『不有私』上原缺四字，謹依經文作『繩墨之法』四字。『水』字上原缺一字，『水』字下原缺二字，『爲』下原缺一字，謹依經文作『而起水平，以爲技巧也』。『工』下原缺一字，『爲』下原缺二字，『置』下原缺四字，謹依經文作『工欲爲員，無置規而爲能』。『無棄矩』上原缺二字，『而』下原缺一字，謹依經文作『欲爲方亦無棄矩而爲妙』。『法度』下原缺一字，謹擬作『之』。『稱』上原缺一字，謹擬作『後』。**知用此者，固自然之物**⑩**，易用之教，逆順之常**⑪。繩墨非他，亦自然之繩墨，因其自然，故其教用易，是故違之則爲逆，順之得常也。○平按：『固自然之物』，據注，『固』應作『因』。注『違之』，袁刻作『遵之』。

黃帝曰：願聞自然奈何⑫**？**

---

① 置規而爲圓，去矩而爲方：仁和寺本『爲』下六字蝕盡，不可辨識。《靈樞》、底本均作『置規而爲圓，去矩而爲方』；盛文堂本作『置規而爲員，去矩而爲方』。

② 依尺寸：底本闕『依』字，蕭氏擬作『准』。盛文堂本作『從尺寸』。仁和寺本『依』字漫漶，辨其殘筆當作『依』，今補入。

③ 准□□□□：仁和寺本『准』下文字蝕盡，空處可容五字，今試擬作『准繩墨之度數』，待考。盛文堂本作『准繩墨□□□』。

④ 非有□巧也：底本作『□爲□巧也』。仁和寺本前兩字作『非有』，今補入；第三字不可辨認，疑是『他』字，待考。盛文堂本、左合昌美此句皆作『此爲技巧也』。

⑤ 工者爲員：底本闕『者』字，據仁和寺本補。盛文堂本作『工人爲員』。

⑥ □置規□□：底本闕『規』字，據仁和寺本補。按，據下文『無棄矩』，疑所闕第一字作『無』，『規』下所闕爲『而至精』三字，待考。

⑦ 欲爲方者：底本與仁和寺本『方者』二字蝕盡，據盛文堂本補，與上文『工者爲員』合。

⑧ 無棄矩而□妙：仁和寺本『妙』上一字蝕盡，疑是『至』字。盛文堂本補作『爲』。

⑨ □置規矩：仁和寺本此四字蝕爛，反復辨別，後三字爲『置規矩』，今補入。所闕第一字不可辨認，據上文『以起法度』，疑是『以』字，待考。底本原作『□爲而□』，蕭氏擬作『之爲而後』；盛文堂本作『之爲而□』。

⑩ 固自然之物：底本『固』字誤，當據仁和寺本改作『因』。《靈樞》、盛文堂本、日本摹寫本皆誤作『固』。

⑪ 逆順之常：《靈樞》『常』下有『也』字。

⑫ 自然奈何：《甲乙》作『鍼道自然』。

岐伯曰①：臨深決水，不用功力而水可竭也②；循掘決衝，而經可通也③，此言氣④之滑濇，血之清濁，行之逆順⑤。夫自然者⑥，非爲自能者也⑦，所謂因氣之滑濇，血之清濁，行之逆順⑧，通之如臨深掘水，取自然之便而水可竭，故曰自然也。〇平按：『循掘』，『掘』字原缺，《靈樞》《甲乙》作『掘』，下經文亦作『掘』，袁刻作『地』，恐誤。『決衝』下，《甲乙》有『不顧堅密』四字。『此言』，『此』字原缺，《靈樞》《甲乙》作『此』，袁刻作『於』，恐誤。注『夫自然者』，袁刻脱『自』字。

黃帝曰：願聞人之白黑、肥瘦、少長⑨，各有數乎？白黑，色異也；肥瘦，形異也；少長，强弱異也。刺之深淺多爲分不同，故曰有數乎也⑩。〇平按：注『多』下恐脱『少』字。

岐伯曰：年質壯大，血氣充盈，膚革堅固⑪，因加以邪，刺此者⑫，深而留之⑬。此爲肥人。〇平按：『盈』，

① 岐伯曰：《甲乙》作『岐伯對曰：用自然者』。
② 不用功力而水可竭也：仁和寺本『功』下六字蝕爛，僅『而』字可辨。《靈樞》作『不用功力而水可竭也』，盛文堂、日本摹寫本同。
③ 而經可通也：底本脱『也』字，據仁和寺本補。《甲乙·卷五·第六》此上有『不顧堅密』四字。據上文『不用功力而水可竭也』，疑本書脱文。
④ 此言氣：仁和寺本『此』字蝕落左半，辨其殘筆，當作『此』。又，仁和寺本『言』下一字蝕盡，據《靈樞》《甲乙》當作『氣』。盛文堂本、日本摹寫本皆作『此言氣』。
⑤ 行之逆順：《靈樞》《甲乙》此下有『也』字。
⑥ 夫自然者：仁和寺本『自』字殘甚，僅餘首筆一短『丿』，據文義當是『自』。盛文堂本、日本摹寫本皆作『夫自然者』。
⑦ 自能者也：仁和寺本『者』字蝕落上半，辨其殘筆，當作『者』字。盛文堂本作『自能與也』，恐非是。
⑧ 行之逆順：仁和寺本作『□深決水以』，此乃涉下而誤，當從底本作『行之逆順』。盛文堂本作『臨深決水如』，恐誤。
⑨ 少長：《靈樞》作『小長』。
⑩ 故曰有數乎也：底本無『乎』字，據仁和寺本補，與經文『各有數乎』合。
⑪ 血氣充盈，膚革堅固：仁和寺本『氣』下三字，『革』下二字蝕盡，不可辨識。《靈樞》作『血氣充盈，膚革堅固』；《甲乙》作『血氣充盛，皮膚堅固』。盛文堂本、日本摹寫本與《靈樞》同。
⑫ 刺此者：仁和寺本『刺』下二字不可辨識。《靈樞》《甲乙》及盛文堂本、日本摹寫本均作『刺此者』。
⑬ 深而留之：仁和寺本『而』下一字蝕盡，不可辨識。盛文堂本、日本摹寫本均補入『留』字。《靈樞》《甲乙》作『深而留之』。

《甲乙》作『盛』。注『此爲肥人』，《靈樞》《甲乙》作經文。廣肩腋項，肉薄皮厚而黑色，脣臨臨然①，其血②黑而濁③，其氣濇，其爲人貪於取與④，刺此者深而留之⑤，多益其數⑥。此黑色人也。〇平按：『皮厚』，《靈樞》《甲乙》作『厚皮』。『臨臨然』下，《甲乙》有『者』字。『濇』下，《靈樞》《甲乙》有『以遲』二字。『取與』，《甲乙》作『取予』。

黃帝曰：刺瘦人奈何？

岐伯曰：刺瘦人者⑦薄皮色少，肉廉廉然，薄脣輕言，其血清，其氣滑⑧，易脫於氣⑨，易損於血⑩，刺此者淺而疾之⑪。瘦人，謂天然瘦也⑫。〇平按：注『夭』下原缺二字，謹依經文擬作『色薄』二字。袁刻『夭』作『天』；『皮』作『人』。

黃帝曰：刺常人奈何？

---

① 脣臨臨然：仁和寺本『臨然』二字蝕畫，不可辨認。《靈樞》作『脣臨臨然』；《甲乙》作『脣臨臨然者』。盛文堂本、日本摹寫本與《靈樞》同。
② 其血：仁和寺本『血』上一字蝕畫，不可辨識。盛文堂本、日本摹寫本與《靈樞》《甲乙》皆作『其血』。
③ 黑而濁：《靈樞》《甲乙》作『黑以濁』。
④ 其爲人貪於取與：《靈樞》作『其爲人也，貪於取與』；《甲乙》作『其貪於取予』。
⑤ 深而留之：仁和寺本『深』下一字不可辨識。《靈樞》《甲乙》及盛文堂本、日本摹寫本均作『深而留之』。
⑥ 其數：《靈樞》作『其數也』。
⑦ 刺瘦人者：疑『刺』字衍。《靈樞》《甲乙》無『刺』字。
⑧ 其血清，其氣滑：仁和寺本『血』下四字不可辨認，據《甲乙》補。《靈樞》作『其血清氣滑』。底本、盛文堂本、日本摹寫本與《靈樞》同。
⑨ 易脫於氣：仁和寺本『於』上二字蝕畫，不可辨識。《靈樞》《甲乙》及底本、盛文堂本、日本摹寫本均作『易脫於氣』。
⑩ 易損於血：仁和寺本『易』下二字蝕畫，不可辨識。《靈樞》《甲乙》及底本、盛文堂本、日本摹寫本均作『易損於血』。
⑪ 淺而疾之：仁和寺本『疾』下一字蝕畫，不可辨認。《靈樞》《甲乙》及底本、盛文堂本、日本摹寫本均作『淺而疾之』。
⑫ 謂天然瘦也：底本誤作『謂夭□□皮也』，據仁和寺本改。盛文堂本亦作『謂天然瘦也』。

岐伯曰：視其白黑，各爲調之。其端正屯厚者①，其血氣和調，刺此者無失常數之②。常，謂平和不肥瘦人。刺之依於深淺常數，不深之，不淺之也。○平按：『長厚』，《靈樞》作『敦厚』，《甲乙》作『純厚』。『常數之』《靈樞》作『常數也』，《甲乙》作『其常數』。

黃帝曰：刺壯士真骨者奈何？

岐伯曰：刺壯士真骨，堅肉縱節監監然，此人重則氣濇血濁。刺此者，深而留之，多益其數。壯士骨□堅大者也③。○平按：『縱節』《靈樞》《甲乙》作『緩節』。『監監』《甲乙》作『驗驗』，注：『一作監監。』注『骨』下原缺一字，謹擬作『節』。勁則氣滑血清，刺此者淺而疾之④。勁，急也。

黃帝曰：刺嬰兒奈何？

岐伯曰：嬰兒者，其肉脆血少氣弱，刺此者以豪鍼⑤，淺刺而疾發鍼⑥，日再⑦可也。刺嬰兒日再者，不得過多也。

黃帝曰：臨深決水奈何？

---

① 屯厚者：『屯』，仁和寺本作『**乇**』，爲『屯』俗字。《龍龕手鏡·雜部》：『**乇**，徒渾反。聚也。』按，『屯』有二音，一作徒渾切，音豚；在此作徒綸切，音諄。《玉篇·屮部》：『屯，厚也。』《甲乙》作『純厚者』；《靈樞》作『敦厚者』。底本、盛文堂本均誤作『長厚者』。今從仁和寺本作『屯』。

② 無失常數之：仁和寺本『失』字蝕落，不可辨識。《靈樞》作『無失常數也』；《甲乙》作『無失其常數』。底本、盛文堂本作『無失常數之』。疑『之』爲『也』誤。

③ 壯士骨□堅大者也：仁和寺本『堅』上四字蝕盡，辨其殘痕，疑爲『監監然者』四字，待考。盛文堂本作『□刺謂□』。

④ 刺此者淺而疾之：底本、盛文堂本脱『者』字，據仁和寺本補入。《甲乙》『之』下有『也』字。

⑤ 豪鍼：『豪』與『毫』通。仁和寺本『鍼』字蝕盡，不可辨識。《靈樞》作『豪刺』；《甲乙》作『毫鍼』。

⑥ 淺刺而疾發鍼：仁和寺本『鍼』上五字蝕殘，第四字蝕盡。《靈樞》《甲乙》、盛文堂本、日本摹寫本皆作『淺刺而疾發鍼』。

⑦ 日再：仁和寺本『再』上一字蝕盡，不可辨識，據楊注當作『日』字。

岐伯曰：血清氣滑，疾寫之則氣竭焉。自有血清氣滑，刺之如臨深決水，不可行也。若血濁氣濇而形壯氣盛，可取自然之便，刺而寫之，如臨深決水①。○平按：『氣滑』，《靈樞》《甲乙》作『氣濁』。

黃帝曰：循掘決衝奈何？

岐伯曰：血濁氣濇，疾寫之則經②可通也。循其血氣，掘決其衝，寫而通之，使其平也。

黃帝問曰③：逆順五體④，言人骨節之小大，肉之堅脆，皮之薄厚⑤，血之清濁，氣之滑濇，脉之長短，血之多少，經絡之數，余已知之矣，此皆布衣匹夫之士也。○平按：『逆順五體』，《甲乙》作『逆順五體⑥，經絡之數』，直接下文『此皆布衣之士也』，無『言人骨節之小大』及『余已知之矣』數句。夫王公大人，血食之君，身體柔脆⑦，肌肉耎弱⑧，血氣慓悍滑利，其刺之徐疾、淺深、多少⑨，可得同乎⑩？○平按：『夫王公大人，血食之君』《甲乙》作『血食者』三字，注云：『《九墟》作血食之君。』《靈樞》『耎弱』作『軟弱』。

岐伯答曰：夫⑪膏粱菽藿之味，何可同也？氣滑則出疾，氣濇則鍼大而入深，深則欲留，

---

① 如臨深決水：仁和寺本『如』下四字漫漶，據經文當作『臨深決水』。盛文堂本亦作『臨深決水』。
② 經：《甲乙》作『氣』。
③ 黃帝問曰：《靈樞》作『黃帝曰』。
④ 逆順五體：《靈樞》『體』下有『者』字。
⑤ 薄厚：《靈樞》作『厚薄』。
⑥ 五體：底本誤作『九體』，據《甲乙》改正。
⑦ 身體柔脆：《甲乙》作『身體空虛』。
⑧ 肌肉耎弱：《甲乙》作『膚肉耎弱』。
⑨ 其刺之徐疾、淺深、多少：《甲乙》作『刺之』二字。
⑩ 可得同乎：《靈樞》作『可得同之乎』；《甲乙》作『豈可同乎』。
⑪ 夫：《靈樞》無此字。

淺則欲疾。以此觀之①，刺布衣者②深以留③，刺大人④者微以徐⑤，此皆因氣⑥慓悍滑利者也⑦。脉氣五十動有代者⑧，順也；不滿五十動一代者，逆也。言大人食以膏粱，布衣□□□□□□□□□□⑨，故刺之深淺去留之異也⑩。○平按：『氣滑則出疾』下，《靈樞》有『其氣濇則出遲，氣悍則鍼小而入淺』，《甲乙》同，惟『氣濇』上無『其』字。注『布衣』二字下原缺八字，袁刻補『食以菽藿』四字，仍與缺處未盡合，謹依經文擬作『匹夫之士，食以菽藿』八字。

黃帝問曰⑪：形氣之逆順奈何？

岐伯答曰⑫：形氣不足，病氣有餘，是邪勝也，急寫之。急寫邪氣，補形氣也。形氣有餘，病氣不足，急補之。急以正氣補之，氣實則病除也。形氣不足，病氣不足，此陰陽氣⑬俱不足也⑭，不可刺之⑮，刺之則重不足，重

① 以此觀之：《甲乙》無此四字。
② 刺布衣者：仁和寺本『布』字蝕盡，不可辨識。據經文及楊注，當爲『布』。《靈樞》及盛文堂本、日本摹寫本皆作『刺布衣者』；《甲乙》作『故刺布衣者』。
③ 深以留：《靈樞》『留』下有『之』字。
④ 大人：《甲乙》作『王公大人』。
⑤ 微以徐：《靈樞》『徐』下有『之』字。
⑥ 因氣：《甲乙》作『因其氣之』。
⑦ 滑利者也：《靈樞》無『者』字。
⑧ 有代者：『代』，仁和寺本誤作『伐』。檢《太素·卷三·陰陽大論》楊注曰：『寸口之脉，過五十動，然後一代，謂之過；不滿五十，謂之不及。』此『伐』字當從底本作『代』。又，仁和寺本『者』字蝕盡，不可辨識，據下文『不滿五十動一代者』，當作『者』字。盛文堂本作『有伐者』；底本、日本摹寫本均改作『有代者』，是。
⑨ 布衣□□□□□□□□□□：仁和寺本『衣』下十字剝蝕殆盡，不可辨識。底本此處闕八字，蕭氏擬補入『匹夫之士，食以菽藿』；盛文堂本補入『匹夫之士，食以菽藿□□』，『藿』下空二格。
⑩ 之異也：『之異』，疑爲『異之』之誤。日本摹寫本作『之其也』。
⑪ 黃帝問曰：《靈樞》無『問』字。
⑫ 岐伯答曰：《靈樞》無『答』字。
⑬ 陰陽氣：《甲乙》無『氣』字。
⑭ 俱不足也：《甲乙》無『也』字。
⑮ 不可刺之：《甲乙》『可』下有『復』字。

不足則陰陽俱竭，血氣皆盡，五藏空虛，筋骨髓枯，老者絶滅，壯者不復矣。俱不足者，不可行刺，宜以湯藥調也。形氣有餘，病氣有餘①，此謂陰陽俱有餘也，急寫其邪②，調其實虛③。故曰：有餘者寫之，不足者補之，此之謂也。形氣爲陽，病氣爲陰□④。俱有餘者，可以寫陰邪氣⑤，以調形氣使和也。○平按：注『陰』下原缺一字，右方剩『氣』字半形，謹擬作『氣』，袁刻脱。故曰：刺不知逆順，真邪相薄⑥。滿而補之⑦，則陰陽四溢，腸胃充郭，肝肺內䐜⑧，陰陽相錯。滿而補之，陰陽之氣滿於□□⑨，故曰四溢；腸胃氣聚，所以脹而充郭；肝肺俱滿⑩，故曰內䐜。叱隣反。陰陽俱盛，所以相錯也。○平按：《甲乙》『四溢』作『血氣皆溢』；『內䐜』作『內脹』。注『滿于』下原缺二字，上一字不可考，下一字下半剩『又』字，謹擬作『四支』二字。虛而寫之，則經脈空虛，血氣竭枯，腸胃攝辟，皮膚薄著，毛腠夭焦⑪，予之死期。攝辟，腸胃無氣也。攝，紙輒反⑫。○平按：『竭枯』《甲乙》作『枯竭』。『攝』《靈樞》作『僻』，《甲乙》作『懾』。『焦』《靈樞》作『膲』。故曰：用鍼之要，在乎知調⑬，調陰與陽，精氣乃光，合形與氣，使神內藏⑭。光，章盛皃⑮。神內藏者，五神守藏也。○平按：『知調』下原缺一字，《靈樞》作『陰與陽調陰與陽』七字，《甲乙》重『調』字，謹依《甲乙》擬作『調』。『乃光』，《甲乙》作『乃充』。『使神內藏』，『使』字原缺，謹依《靈樞》《甲乙》補作『使』，袁刻作『五』。故曰上

---

① 病氣有餘：《甲乙》『餘』下有『者』字。
② 急寫其邪：《甲乙》作『急寫其虛』。
③ 實虛：《靈樞》《甲乙》作『虛實』。
④ 爲陰□：『陰』下一字仁和寺本作『也』。蕭氏擬補作『氣』，誤也。
⑤ 可以寫陰邪氣：底本脱『陰』字，據仁和寺本補。盛文堂本、日本摹寫本皆作『可以寫陰邪氣』。
⑥ 真邪相薄：『薄』，《靈樞》作『搏』。
⑦ 滿而補之：『滿』，《甲乙》作『實』。
⑧ 內䐜：底本誤作『內瞋』，據仁和寺本改。注文『䐜』字同。《甲乙》作『內脹』。
⑨ 滿於□□：仁和寺本作『滿於□支』，『支』上闕一字。盛文堂本作『滿於四支』。
⑩ 肝肺俱滿：仁和寺本『俱』下一字蝕爛。底本、盛文堂本均作『滿』字，可參。
⑪ 焦：仁和寺本作『燋』。
⑫ 紙輒反：仁和寺本『反』上衍『也』字。底本删『也』字，是；盛文堂本改作『紙輒反也』。
⑬ 在乎知調：《靈樞》作『在于知調陰與陽』；《甲乙》作『在於知調』。
⑭ 使神內藏：仁和寺本『神』上一字蝕爛。《靈樞》《甲乙》、盛文堂本皆作『使神內藏』。
⑮ 皃：古『貌』字。盛文堂本改爲『貌』。

工平氣①，中工亂經，下工絶氣危生，故下工不可不慎也。平氣，致氣和也。下工守形，不知平氣②，傷氣實邪③，故不可不慎也。○平按：《甲乙》無『故下工』三字。注『氣傷』上原缺一字，謹依經文擬作『平』。『傷』下原缺二字，謹擬作『生損』二字。**必審其五藏變化之病，五脉之應，經絡之實虛④，皮之柔麤，而後取之⑤。**五脉，五時之脉也。柔麤，謂調尺之皮膚柔弱麤強也。○平按：『審』下《靈樞》無『其』字。《甲乙》『審』作『察』；『變化』上有『之』字，下無『之病』二字；『應』上有『相』字；『皮』下有『膚』字。

九鍼所主

平按：此篇自篇首至末，見《靈樞・卷二・第七官鍼篇》，又見《甲乙經・卷五・第二》，惟編次前後略異。

九鍼之要⑥，官鍼最妙。官者，謂用鍼時□□於鍼也⑦。○平按：『九鍼之要』，《靈樞》《甲乙》作『凡刺之要』。**九鍼之宜，各有所爲，長短大小⑧，各有所施。不得其用，病不能移⑨。病淺鍼深⑩，內傷良肉⑪，皮膚爲癰；**○平按：『癰』，《靈樞》《甲

---

① 上工平氣：疑『平』爲『丕（丕）』形誤。按，『丕』，盛大之義，若作『上工丕氣』，則與下文『下工絶氣』互文。檢注文：『平，致氣和也。』則楊氏以『平』字解之。《靈樞》《甲乙》皆作『上工平氣』。

② 不知平氣：仁和寺本『知』下一字殘甚，不可辨識。蕭氏擬作『平』字，是。盛文堂本、日本摹寫本均作『不知平氣』。

③ 傷氣實邪：底本作『傷□□實』，據仁和寺本補改。盛文堂本作『傷損實□』；日本摹寫本作『傷□實邪』。

④ 實虛：《甲乙》作『虛實』。

⑤ 而後取之：《靈樞》《甲乙》此下有『也』字。

⑥ 九鍼之要：仁和寺本作『几刺之要』。按，『几』爲『凡』之俗字。底本、日本摹寫本作『九鍼之要』；盛文堂本作『九刺之要』。三書均與仁和寺本不合，當改作『凡刺之要』，與《靈樞》《甲乙》同。

⑦ □□於鍼也：原鈔『於』上二字漫漶變形，略似『專著』二字，待考。盛文堂本作『邪著於鍼也』。

⑧ 大小：仁和寺本作『小大』。《靈樞》《甲乙》均作『大小』。

⑨ 病不能移：『不』，《靈樞》作『弗』。

⑩ 病淺鍼深：『病』，《靈樞》《甲乙》作『疾』。

⑪ 內傷良肉：仁和寺本『良』字初作『內』，后抄書者改爲『良』，以小字注于其右。趙府本《靈樞》、明刊本《靈樞》皆作『內傷良內』，下『內』字爲『肉』之訛。文成堂本、守山閣本《靈樞》作『內傷良肉』。

乙》作『癰』。病①深鍼淺，病氣不寫，反爲大膿。病小鍼大，氣寫大疾，必後爲害；病大鍼小，大氣不寫，亦復爲敗②。夫鍼之宜③，大者大寫④，小者不移。已言其過，請言其所施。言九鍼之用⑤，所宜各異，请言用法也⑥。〇平按：『大疾』，《靈樞》《甲乙》作『太甚』。『必後爲害』，《靈樞》作『疾必爲害』，《甲乙》作『病後必爲害』。『大氣不寫』，《靈樞》作『氣不寫洩』。『亦復爲敗』，《甲乙》作『亦爲後敗』。

病在皮膚，無常處者，取以鑱鍼⑦於病所，膚白勿取。鑱鍼頭大末兑，主寫陽氣，故皮膚痛無常處，陽氣盛也⑧。痛處膚當色赤，故白處痛移，不可取也。病在分肉間者⑨，取以員鍼於病所⑩。員鍼之狀，鋒如卵，揩摩分間⑪，內不傷肌⑫，以寫分氣也。〇平按：注『狀』下，袁刻脱『鋒』字；『卵』下，袁刻多一『形』字。病在脉氣少當補者⑬，取以鍉鍼于井滎分輸。鍉鍼之狀，鋒如黍粟之兑，主當行補⑭於井滎之輸，以致於氣也。〇平按：『滎』，《甲乙》作『營』，袁刻作『榮』。病爲大膿者，取以鈹鍼。

① 病：《甲乙》作『疾』。
② 亦復爲敗：『復』，當據仁和寺本改作『後』。
③ 夫鍼之宜：《甲乙》同。《靈樞》『夫』作『失』。
④ 大者大寫：《靈樞》作『大者寫』。
⑤ 言九鍼之用：仁和寺本『九』下二字蝕爛，不可辨識，疑當作『鍼之』二字。盛文堂本、日本摹寫本均作『言九鍼之用』。
⑥ 請言用法也：仁和寺本『請』字蝕殘，僅餘左半『言』旁，檢經文『請言其所施』，當作『請』字，今補入。底本、盛文堂本、日本摹寫本均作『並言用法也』，恐誤。
⑦ 取以鑱鍼：仁和寺本『以』字殘甚，不可辨識。檢此下諸節經文『取以員鍼』『取以鍉鍼』，當作『以』字。盛文堂本、日本摹寫本皆補入『以』字。《靈樞》作『取以鑱鍼』，與《太素》同；《甲乙》作『取之鑱鍼』。
⑧ 陽氣盛也：仁和寺本作『陽□氣也』，『氣』上一字蝕盡，不可辨識。底本、盛文堂本皆補入『盛』字，且移於『氣』字之下，與文義合。
⑨ 病在分肉間者：《靈樞》《甲乙》無『者』字。
⑩ 於病所：《甲乙》無此三字。
⑪ 揩摩分間：仁和寺本此四字殘甚，細辨之，第一字殘餘左半『扌』旁，第二字爲『摩』，第三字蝕盡，第四字爲『間』。檢《太素·卷二十一·九鍼所象》『員鍼者，鋒如卵形，揩摩分間，令不得傷肌，以寫分氣。』此四字當作『揩摩分間』。底本作『揩摩分間』，是；盛文堂本作『揩摩分肉』，『肉』字誤。
⑫ 內不傷肌：仁和寺本無『內』字。
⑬ 病在脉氣少當補者：仁和寺本『病』字初作『所』，抄書者改爲『病』，注於其右。盛文堂本作『病在脉氣少當補者』。《靈樞》作『病在脉氣少當補之者』，此上有『病在經絡痼痺者，取以鋒鍼』十一字。《甲乙》作『病在脉少氣當補之』。
⑭ 主當行補：仁和寺本『補』字蝕殘，辨其剩筆，當作『補』。盛文堂本作『循』，恐誤。

⿰金非鍼之狀，末如劍鋒，以取大膿也。〇平按：『大膿者』，《甲乙》作『大膿血』。『⿰金非』，《靈樞》《甲乙》作『鈹』。**病痺氣暴發者，取以員利鍼。**圓利鍼狀如氂。氂，毛也。用取暴痺。**病痺氣①痛而不去者②，取以豪鍼。**豪鍼之狀，尖如蚉蝱之喙，靜以徐往，留之養神，以取痛痺也。〇平按：『痺病』，《靈樞》作『病痺』。**病在中者，取以長鍼。**長鍼之狀，鋒利身薄③，以取藏中遠痺也。**病爲水腫④，不能過⑤關節者，取以大鍼。**大鍼之狀，尖如筳。筳如草筳⑥，其鋒微圓，以通關節也⑦。〇平按：《靈樞》『過』作『通』。注『狀』下，袁刻脱『尖』字。**病在五藏固居者，取以鋒鍼，寫於井滎分輸，取以四時⑧。**鋒鍼之狀，刃三⑨隅，以發固居之疾，寫於井滎分輸，取以四時也。〇平按：《甲乙》『輸』作『俞』。

三刺

平按：此篇自『所謂三刺』至『不可以爲工也』，見《靈樞·卷二·第七官鍼篇》，又見《甲乙經·卷五·第二》。自『凡刺之屬，三刺至穀』至末，見《靈樞·卷二·第九終始篇》，又見《甲乙經·卷五·第五》。

編者按：自『刺熱厥者』至『一刺陽也』，見《甲乙·卷七·第三》。

所謂三刺則穀氣出者，先淺刺絶皮以出陽邪；三刺者，陽邪刺⑩，陰邪刺，穀道氣刺⑪也。陽邪浮淺在皮⑫，故一刺淺之，陽邪得出也。〇平按：『三刺』下，《靈樞》有『之』字。

---

① 病痺氣：底本作『痺病氣』。按，仁和寺本亦作『痺病氣』，原抄者於『痺』左畫一短綫，『病』右畫一短綫，表示二字互易，今據改。《靈樞》《甲乙》正作『病痺氣』。

② 痛而不去者：仁和寺本『而』上一字蝕殘，僅餘右下方『用』形。底本、盛文堂本、日本摹寫本及《靈樞》均作『痛而不去者』；《甲乙》作『補而去之者』。

③ 鋒利身薄：『薄』，仁和寺本作『摶』。按『摶』，聚也；團也。引申爲『圓形』。《説文·手部》：『摶，圜也。』清段玉裁注：『摶，俗字作團。』清王筠《説文句讀》：『摶，自是周秦間「團」字。』盛文堂本作『鋒利身摶』，恐誤。

④ 病爲水腫：《靈樞》《甲乙》無『爲』字。

⑤ 不能過：『過』，《靈樞》作『通』。

⑥ 草筳：『草』，底本誤作『平』，據仁和寺本改正。盛文堂本與仁和寺本同。

⑦ 以通關節也：仁和寺本此處爲七字，『以』下二字，『關』下三字，剝蝕殆盡。盛文堂本作『以能通關節也。』今參照底本與盛文堂本，擬作『以能通關節者也』七字，待考。

⑧ 取以四時：《甲乙》此下有『也』字。

⑨ 三：仁和寺本作『叁』。盛文堂本作『參』。

⑩ 陽邪刺：『邪刺』，仁和寺本誤作『刺邪』，據下文『陰邪刺，穀道氣刺』，當從底本作『陽邪刺』。

⑪ 穀道氣刺：劉衡如曰：『道，疑衍。』

⑫ 陽邪浮淺在皮：仁和寺本『邪』字蝕盡。底本作『邪』是，与下節楊注『陰邪次深，在於肌肉』合。

再刺則陰邪出者，少益深，絶皮致肌肉，未入分間也①；陰邪次深，在於肌肉，故再刺出之也②。〇平按：『分』下，《靈樞》《甲乙》有『肉』字。已入分肉之間，則穀氣出③。穀氣者，正氣也。故後刺極深，以致正氣也。〇平按：《甲乙》『已入』上有『後刺深之』四字④。故《刺法》曰：始刺淺之，以逐邪氣而來血氣；後刺深之，以致陰氣之邪；最後刺極深之，以下穀氣。此之謂也。逐邪氣者，逐陽邪；來血氣，引正氣也；下，穀氣不下，引之令下也。〇平按：『以逐邪氣』，《甲乙》作『以逐陽邪之氣』；無『而來血氣』四字。『以至陰氣之邪』，《甲乙》作『以致陰邪之氣』。故用鍼者⑤不知年之所加，氣之盛衰⑥虛實之所起，不可以爲工也。人之大忌，七歲已上⑦，次第加九，至一百六，名曰年加也。不知年加，氣之盛衰虛實，爲不知也。

凡刺之屬，三刺至穀，三刺得於穀氣也。〇平按：《靈樞》《甲乙》『穀』下有『氣』字。邪僻⑧妄合，陰陽二邪妄與正氣相合⑨。一也。陰陽易居，府藏一氣相乘，名曰易居。二也。〇平按：《甲乙》『易居』作『移居』。逆順相反，營氣逆肺，衛氣順脉，以爲相反。三也⑩。沈浮異處⑪，春脉或沈，冬脉或浮，故曰異處。四也。四時不得，謂四時脉不相順。五也。〇平

①未入分間也：『未』，仁和寺本誤作『末』。據下節經文『已入分肉之間』，此句『末』字爲『未』之誤；『分』下脱『肉』字。《靈樞》作『未入分肉間也』；《甲乙》作『未入分肉之間』。

②故再刺出之也：仁和寺本『再』下二字蝕盡，不可辨識。底本、盛文堂本、日本摹寫本皆補作『刺出』。

③則穀氣出：《甲乙》『出』下有『矣』字。

④四字：底本誤作『四也』，據人衛本改正。

⑤故用鍼者：仁和寺本『者』字蝕爛，難以辨識。盛文堂本、日本摹寫本與《靈樞》《甲乙》均作『故用鍼者』。

⑥盛衰：底本誤作『衰盛』，據仁和寺本改正，與《靈樞》《甲乙》合。

⑦七歲已上：仁和寺本『歲』字誤作『藏』，底本義勝。盛文堂本作『七藏已上』。

⑧僻：《甲乙》作『辟』。

⑨妄與正氣相合：仁和寺本作『妄與正止氣□□』，『止』字抄衍，『氣』下二字蝕盡，不可辨識。底本刪『止』字，『氣』下補入『相合』二字。盛文堂本、日本摹寫本均作『妄與正止氣相合』。

⑩以爲相反。三也：仁和寺本『相』下二字蝕盡，不可辨識。底本、盛文堂本、日本摹寫本均作『以爲相反三也』，是。

⑪沈浮異處：仁和寺本『沈』字蝕爛，據楊注『春脉或沈』，當從底本作『沈』。《靈樞》《甲乙》均作『沈』。

按：《甲乙》『不得』作『不相得』。**稽留淫泆，**言血氣或有稽留壅遏①，或有淫泆過度。六也②。**須鍼而去，**以此六過，故須微鍼以去之也。**一刺③則陽邪出，再刺則陰邪出，三刺則穀氣至④，穀氣至而止。所謂穀氣至者，已補而實，已寫而虛，故以知⑤穀氣至也⑥。**已補而實，已寫而虛，皆正氣至，故病愈也。○平按：《甲乙》『一刺』『再刺』下，均無『則』字；『穀氣至』三字不重。**邪氣獨去者，陰與陽未能調⑦，而病知愈也。**行補寫已，邪氣已去，以陰陽未調，病雖不愈，後必愈矣。**故曰補則實，寫則虛，痛雖不隨鍼減⑧，必衰去矣⑨。**引上經證也。○平按：『痛』，《甲乙》作『病』。《靈樞》『鍼』下無『減』字。

陰盛而陽虛⑩，先補其陽，後寫其陰而和之。陰虛而陽盛⑪，先補其陰，後寫其陽而和之。重實，寫之爲易；重虛，補之爲難。故先補後寫也。

三脉重足大指之間，三脉，足陽明、足厥陰、足太陰三脉也。足太陰脉起足大指端，循指內側白肉際，過覈骨後，上踝⑫。前言入大指岐間⑬，此言重在大指間者，從大指端循大指內側⑭入大指間，以過⑮覈骨而上也。足厥陰脉起大指藂

---

① 稽留壅遏：『壅』，仁和寺本誤作『癰』，底本義勝。
② 六也：仁和寺本『也』上一字蝕盡，據文義當作『六』字。盛文堂本亦作『六』。
③ 一刺：《靈樞》《甲乙》作『故一刺』。
④ 三刺則穀氣至：仁和寺本『穀氣』二字蝕盡，據下文『穀氣至而止』，當作『穀氣』二字。盛文堂本、日本摹寫本均補作『穀氣』。
⑤ 故以知：《甲乙》作『故知』。
⑥ 穀氣至也：仁和寺本脱『氣』字。《靈樞》《甲乙》皆作『穀氣至也』。
⑦ 未能調：仁和寺本經文、注文二『未』字皆誤作『末』。
⑧ 痛雖不隨鍼減：『減』，仁和寺本、盛文堂本、日本摹寫本皆作『高』。《靈樞》作『痛雖不隨鍼』；《甲乙》作『病雖不隨鍼減』。
⑨ 必衰去矣：底本此上有『病』字，據仁和寺本刪。
⑩ 陰盛而陽虛：《甲乙》『陰盛』至『後寫其陰而和之』十六字在『後寫其陽而和之』句之下。
⑪ 陰虛而陽盛：《甲乙》作『陽盛而陰虛』。
⑫ 上踝：仁和寺本『上』下一字蝕爛，據文義當是『踝』字。底本作『上內踝』，與仁和寺本字數不合，今刪『內』字；盛文堂本作『上踝』；日本摹寫本作『上內果』，誤也。
⑬ 前言入大指岐間：底本作『不言大指岐間』；盛文堂本作『不言之大指岐間』；日本摹寫本作『言不大指歧間』，三書均有脱誤，今據仁和寺本改作『前言入大指岐間』，與下文『此言重在大指間者』文義相貫。
⑭ 大指內側：仁和寺本『指內』二字蝕盡，不可辨識。底本、盛文堂本、日本摹寫本均作『大指內側』，是。
⑮ 以過：仁和寺本『過』上一字蝕盡，當從底本補入『以』字。

毛上，入大指間①，重在太陰之上②，上循足跗③。足陽明支者④，別跗上⑤，入大指間，重在⑥厥陰之上。〇平按：『重』，《靈樞》《甲乙》作『動』，《甲乙經》注云：『一作重。』又注『重』字，原鈔均作『重』，袁刻易作『動』。**必審其實虛⑦。虛而寫之，是謂重虛，重虛病益甚。**必審大指間三脉虛實，以手按之，先補虛者，後寫實者，若不知三脉有實，寫其虛者，是謂重虛，重虛病益甚也。**凡刺此者，以指按之，脉動而實且病者疾寫之⑧，虛而徐者則補之。反此者病益甚。其重也⑨，陽明在上⑩，厥陰在中，太陰在下。**三脉有動而實者，有徐而虛者，皆審調補寫也。〇平按：『而實且病者』，《靈樞》《甲乙》『病』作『疾』。《甲乙》『疾寫之』作『則寫之』。『其重也』，《靈樞》《甲乙》『重』作『動』，《甲乙》注云：『一作重。』『太陰在下』《靈樞》《甲乙》作『少陰在下』。

膺輸中膺，背輸中背，膺輸在胸中，背輸在背中也。〇平按：『輸』，《靈樞》《甲乙》作『腧』。**肩髆虛者，取之上。**補肩髃、肩井等，故曰取之上也⑪。〇平按：『髆』，《靈樞》作『膊』，《甲乙》作『髀』。**重舌，刺舌柱，以錍鍼⑫。**重舌，謂舌下重生肉⑬也。舌柱，舌下柱。以錍鍼刺去血也。〇平按：『錍』，《靈樞》《甲乙》作『鈹』。**手屈而不伸者，其病在筋。伸而不屈者⑭，其病在骨。在骨守骨，在筋守筋。**腎足少陰脉主骨，可守足少陰脉發會之穴，以行補寫。肝足厥陰脉主筋，可守足厥陰脉發會之穴，以行補寫也。

---

① 藂毛上，入大指間：『藂』爲『叢』俗體字。仁和寺本『指』上四字蝕盡，底本、盛文堂本、日本摹寫本補入『毛上入大』四字，可參。

② 重在太陰之上：『之上』，仁和寺本誤作『上之』。底本、盛文堂本均作『之上』，是。

③ 上循足跗：『上』，仁和寺本誤作『之』。底本、盛文堂本均改爲『上』，是。

④ 足陽明支者：仁和寺本『足』下四字不可辨識，據《太素·卷八·經脉連環》『胃足陽明之脉……其支者，別跗上，入大指間』，當作『陽明支者』四字，今補入。底本、盛文堂本作『足陽明支』，少『者』字；通隱堂本作『足陽明脉其支者』，字數與仁和寺本不合。

⑤ 別跗上：盛文堂本作『別於跗上』，與仁和寺本不合。

⑥ 重在：仁和寺本『重』下一字蝕爛，不可辨識。底本、盛文堂本、日本摹寫本均作『重在』，可參。

⑦ 實虛：《甲乙》作『虛實』。

⑧ 實且病者疾寫之：《靈樞》作『實且疾者疾寫之』；《甲乙》作『實且疾者則寫之』。

⑨ 其重也：《靈樞》作『其動也』；《甲乙》作『三脉動於大指者』，『動』下注曰：『一作「重」。』

⑩ 陽明在上：仁和寺本『明』上一字蝕盡，不可辨識，據文義當作『陽』字。《靈樞》及盛文堂本、日本摹寫本皆作『陽明在上』；《甲乙》作『謂陽明在上』。

⑪ 故曰取之上也：『故』，底本誤作『穴』，屬上讀。據仁和寺本改正。

⑫ 以錍鍼：仁和寺本『錍』上一字蝕盡，據文義當作『以』字。《靈樞》《甲乙》作『以鈹鍼也』。

⑬ 重生肉：底本原作『重肉生』，據仁和寺本改。

⑭ 伸而不屈者：仁和寺本『不』上一字蝕盡，不可辨識，據文義當作『而』字。《靈樞》作『伸而不屈者』；《甲乙》作『伸而不可屈者』。

補須一方實，深取之，希①按其痏，以極出其邪氣。量此『補』下脱一『寫』字。方，處也。欲行寫者，須其寫處是實，然後得爲寫也。深取之者②，令其③出氣多也④。希，遲也⑤。按其痏者⑥，遲按鍼傷之處，使氣洩也⑦。○平按：『希』，《靈樞》《甲乙》作『稀』。『痏』，袁刻誤作『病』，注同。**一方虛，淺刺之以養其脉，疾按其痏，無使邪氣得入。**行於補者，須補處是虛也。淺取者⑧，惡其洩氣，所以不深也。以養其脉者，留鍼養其所取之經也。按其痏者，按鍼傷之處，疾閉其門⑨，使邪氣不入，正氣不出也。**邪氣來也⑩堅而疾，穀氣來也⑪徐而和。**鍼下得氣堅疾者邪氣也，徐和者穀氣也⑫。○平按：『堅』，《靈樞》《甲乙》作『緊』。**脉實者⑬深刺之，以洩其氣；脉虛者淺刺之，使精氣⑭無得出，以養其脉，獨出其邪氣。**脉實者邪氣盛也⑮，脉虛者正氣少也⑯。**刺諸痛者深刺之，諸痛者其脉皆實⑰。**脉之實滿爲痛，故深刺

---

① 希：通『稀』。
② 深取之者：盛文堂本『者』字闕，空一格。
③ 令其：仁和寺本作『□令』，『令』上一字蝕盡，不可辨識。底本補入『其』，且移置『令』字之後，可參；盛文堂本、日本摹寫本皆補作『其令』。
④ 出氣多也：仁和寺本『多』下一字蝕盡，不可辨識。盛文堂本、日本摹寫本皆作『出氣多也』。
⑤ 希，遲也：仁和寺本『遲』上一字蝕盡，不可辨識，據文義當作『希』字。盛文堂本、日本摹寫本皆作『希，遲也』。
⑥ 按其痏者：據經文『希按其痏』，疑『按』上脱『希』字。
⑦ 使氣洩也：仁和寺本無『也』字。
⑧ 淺取者：『取』，底本誤作『刺』，據仁和寺本改正。
⑨ 疾閉其門：底本作『疾關其門』，『關』字誤，據仁和寺本、盛文堂本改。
⑩ 邪氣來也：《甲乙》作『邪氣之來也』。
⑪ 穀氣來也：趙府本《靈樞》誤作『邪氣來也』；明刊本《靈樞》作『穀氣來也』。《甲乙》作『穀氣之來也』。
⑫ 邪氣也，徐和者穀氣也：仁和寺本『邪』下八字蝕盡，不可辨識。底本此句作『邪氣也徐和者穀氣也』，與文意合；盛文堂本作『邪氣也□希按徐和穀氣也』十字（第四字闕，空一格）；日本摹寫本作『邪氣也□和者穀氣也』（第四字闕，空一格）。
⑬ 脉實者：仁和寺本『者』上二字蝕盡，不可辨識，檢下文『脉虛者』，當作『脉實』。日本摹寫本作『脉實者』；盛文堂本作『派實者』，『派』字刻誤。
⑭ 淺刺之，使精氣：仁和寺本『淺』下四字蝕盡，盛文堂本、日本摹寫本均作『刺之使精』。《靈樞》《甲乙》同。
⑮ 脉實者邪氣盛也：仁和寺本『氣』上四字蝕盡，不可辨識。底本、日本摹寫本補作『實者邪』三字，與仁和寺本所闕字數不合；盛文堂本補作『脉實者邪』四字，今從之。
⑯ 脉虛者正氣少也：仁和寺本『少也』上五字蝕盡，不可辨識。底本、盛文堂本、日本摹寫本皆補入『虛者正氣』四字，與仁和寺本所闕字數不合。參照上文『脉實者邪氣盛也』補入『脉虛者正氣』五字。
⑰ 其脉皆實：仁和寺本『其』下三字蝕盡。《靈樞》《甲乙》及盛文堂本、日本摹寫本皆作『其脉皆實』。

也①。〇平按：《靈樞》無『深刺之，諸痛者』六字。

從腰以上者，手太陰、陽明皆主之；從腰以下者，足太陰、陽明皆主之。腰以上爲天，肺主天氣，故手太陰、手陽明主之也。腰以下爲地，脾主地土，故足太陰、足陽明主之也。〇平按：《靈樞》『從腰以上者』上，有『故曰』二字。《甲乙》兩『主之』上無『皆』字。**病在上者下取之，病在下者高取之，**手太陰下接手陽明，手陽明下接足陽明，足陽明下接足太陰。以其上下相接，故手太陰、陽明之上有病，宜療足太陰、陽明，故曰下取之也②；足太陰、陽明之下有病③，宜療手太陰、陽明，故曰高取之也④。〇平按：注『故手太陰、陽明』下，袁刻脫『之上』二字。**病在頭者取之足，病在腰者⑤取之膕。**足之三陰三陽之脉從頭至足，故病在頭取之足也；足太陽脉循腰入膕，故病在腰以取膕也。**病生于頭者頭重，生于手者臂重，生于足者足重。治病者，先刺其病所從生者⑥。**頭、手、足有病之處，其候皆重，各宜□其病候所由⑦，以行補寫也。

春氣在豪毛，人之豪毛中虛，故春之陽氣在豪毛。〇平按：《靈樞》無『豪』字。**夏氣在膚，**膚，肉上也。陽氣在皮肉也。〇平按：『膚』上《靈樞》《甲乙》有『皮』字。**秋氣在分肉，**分肉，謂䐃肉⑧之間也。**冬氣在筋骨，**筋附骨上最深，故冬陽氣深在筋骨也。**刺此病者，各以其時爲齊。故刺肥人者，以秋冬之齊⑨；刺瘦人者，以春夏之齊⑩。**秋冬之齊者，刺至筋骨，言其深也；春夏之齊，刺在於皮膚，言其淺也。〇平按：《甲乙》『爲齊』下無『故』字。

---

① 故深刺也：仁和寺本『深刺也』三字漫漶。底本與通隱堂本皆作『故深刺也』。盛文堂本、左合昌美作『故深洩也』。

② 故曰下取之也：仁和寺本脱此六字，據下文『故曰高取之也』，當有『故曰下取之也』六字。底本原作『故曰下取之』五字，今再補入『也』字。

③ 陽明之下有病：仁和寺本作『陽明□□』四字，『明』下二字蝕盡。底本作『陽明之下有病』六字，其字數雖與仁和寺本不合，然文義與楊注上文合，疑仁和寺本有脱文，今從底本。盛文堂本作『陽明有病』；日本摹寫本作『陽明之下』。

④ 高取之也：仁和寺本『也』上一字蝕盡，據文義當作『之』字。盛文堂本、日本摹寫本皆作『高取之也』。

⑤ 病在腰者：『腰』，趙府本《靈樞》作『足』；明刊本《靈樞》及《甲乙》作『腰』。

⑥ 所從生者：《靈樞》《甲乙》『者』下有『也』字。

⑦ 各宜□其病候所由：底本原作『各審其病生所由』，共七字。仁和寺本共八字，『各』下二字蝕爛，第一字似『宜』；第二字不可辨識，疑當作『審』，今暫空一格。日本摹寫本作『各□其病生所由』；盛文堂本作『各頭支其病生所由』。

⑧ 䐃肉：『䐃』，底本、盛文堂本、日本摹寫本均作『膕』，今從仁和寺本作『䐃』。

⑨ 以秋冬之齊：《靈樞》脱『以』字；《甲乙》作『以秋冬爲之齊』。

⑩ 之齊：《甲乙》作『爲之齊』。

病痛者陰也，痛而以手按之不得者陰也①，深刺之。人之病痛，以手按之，得與□□□爲□病②，陰病在深③，故□□刺□④。○平按：《甲乙》「病痛者」作「刺之痛者」。病在上者陽也，在下者陰也。癢者陽也，淺刺之。衛氣行皮膚之中，壅遏爲癢⑤，故淺刺之也。○平按：《甲乙》「癢者陽也淺刺之」七字在「病在上者」上。注「衛氣」，袁刻作「衛氣」。病先起於陰者，先治其陰，而後治其陽；病先起於陽者，先治其陽，而後治其陰。皆療其本也。○平按：《靈樞》兩「起」字下無「於」字。刺熱厥者，留鍼反爲寒⑥；刺寒厥者⑦，留鍼反爲熱。留久者，則先熱動鍼⑧留之爲寒，先寒動鍼⑨留之爲熱也。刺熱厥者，二陰一陽；刺寒厥者，二陽一陰⑩。所謂二陰者，二刺陰也⑪；一陽者，一刺陽也⑫。皮爲陽分也，肌肉爲陰分也。刺熱厥者，二度刺陰留，補其陰也；一度刺陽留，寫其陽也。刺寒反之。○平按：自「刺熱厥者留鍼反爲寒」至「一刺陽也」，《甲乙·鍼道終始篇》無此二段⑬。久病者邪氣入深，刺久病者⑭深內而久留之，間日而復刺之，必先⑮調其左右，去其血脉，刺道畢矣。病久益深，物理之恒，故非深取久留不

---

①陰也：《甲乙》作「亦陰也」。

②得與□□□爲□病：仁和寺本「與」下三字，「爲」下一字蝕爛，難以識別。疑全句爲「得與痛減者爲陰病」，待考。底本此句作「得與□□□□□□」，今補入「爲」「病」二字；盛文堂本作「得與□病痛爲陰病」；日本摹寫本作「得與不得者爲□□」。

③陰病在深：仁和寺本「陰」字蝕落左半，辨其剩形，當作「陰」字。底本、日本摹寫本「陰」字闕，空一格；盛文堂本作「陰病在深」，是。

④故□□刺□：仁和寺本此五字殘甚，僅「故」「刺」二字尚可辨出。疑此五字當作「故宜深刺也」。底本、日本摹寫本作「在□□□□」；盛文堂本作「在深刺也」。

⑤壅遏爲癢：仁和寺本「爲」字殘甚，辨其剩筆，當作「爲」字，今補入。底本作「壅遏作癢」；盛文堂本作「壅遏爲癢」；日本摹寫本「爲」字闕，空一格。

⑥留鍼反爲寒：仁和寺本此五字殘甚，《靈樞》《甲乙》作「留鍼反爲寒」，與殘筆合。

⑦刺寒厥者：仁和寺本「寒」上一字不可辨識，據上文「刺熱厥者」當作「刺」字。《靈樞》作「刺寒厥者」。盛文堂本、日本摹寫本均作「刺寒厥者」。《甲乙》脱「刺寒厥者，留鍼反爲熱」九字。

⑧先熱動鍼：「先」，底本誤作「无」，據仁和寺本改正。

⑨先寒動鍼：底本誤作「无寒靜鍼」，「无」「靜」二字誤，據仁和寺本改正。

⑩二陽一陰：《甲乙》作「一陰二陽」。

⑪二刺陰也：《甲乙》無「也」字。

⑫一陽者，一刺陽也：《甲乙》作「所謂二陽者，二刺陽」。

⑬《甲乙·鍼道終始篇》無此二段：按，蕭延平所指自「刺熱厥者留鍼反爲寒」至「一刺陽也」一段內容見於《甲乙·卷七·陰衰發熱厥陽衰發寒厥第三》。

⑭刺久病者：仁和寺本「刺」下一字蝕儘，不可辨識。《靈樞》《甲乙》、盛文堂本作「刺此病者」；底本、日本摹寫本作「刺久病者」。

⑮必先：仁和寺本「必」字蝕殘，辨其剩形，當作「必」。底本脱「必」字，據仁和寺本補。

可去之。邪氣不能速出，故須間日而取。取之先調①左右，血絡刺而去之②，可謂盡刺之理者也。○平按：『刺久病者』，《靈樞》《甲乙》作『刺此病者』。

凡刺之法，必察其形氣。形肉未脫，少氣而脉又躁，躁厥者，必爲繆刺之，以下繆刺之法也。形肉未脫，察其形也；少氣，察其氣也；脉躁，察其脉也。有此三種所由，必須繆刺大絡，左刺右，右刺左也。**散氣可收，聚氣可希③。**希，散也。繆刺之益，正氣散而收聚④，邪氣聚而可散也。○平按：『希』《靈樞》《甲乙》作『布』，恐原鈔傳寫之誤。**深居靜處，**爲鍼調氣，凡有六種：深□□□□□靜⑤。一也。**與神往來⑥，**去妄心，隨神動⑦。二也。○平按：『與』，《靈樞》《甲乙》作『占』。注『隨作』二字袁刻缺，此本尚完。**閉戶塞牖，魂魄不散，**去馳散，守魂魄。三也。**專意一神，精氣不分，**去異思，守精神。四也。○平按：『不分』，《靈樞》《甲乙》作『之分』。**無⑧聞人聲，以收其精，**去異聽，守精氣。五也。**必一其神，令之在鍼，淺而留之，微而浮之⑨，以移其神，氣至乃休⑩。**移，平和也。守⑪鍼下和氣。六也。○平按：『令之在鍼』，《靈樞》《甲乙》作『令志在鍼』。『微而浮之』下，原鈔缺半行，細玩缺處，中間筆畫甚重，應是大字經文，謹依《靈樞》《甲乙》補入『以移其神，氣至乃休』八字。**男內女外，堅巨勿出，謹守勿內，是謂得氣。**男者在家，故爲內也；女者出家，故爲外也。是男爲內氣，女爲外氣。鍼下得男內氣，堅巨勿令出也；得女外氣，謹守勿入內也。○平按：『男內女外』《靈樞》注云：『有作男外女內。』《甲乙》作『男女內外』。『巨』，《靈樞》《甲乙》作『拒』。

---

① 先調：底本誤作『氣調』，據仁和寺本改正。
② 刺而去之：仁和寺本脱『之』字。
③ 希：蕭氏按曰：『希，《靈樞》《甲乙》作「布」，恐仁和寺本傳寫之誤。』按，『希』與『布』義同，均爲布散之義，《玉篇·巾部》：『希，散也。』楊注亦曰：『希，散也。』足見《太素》原本即作『希』字，蕭氏之説可商榷。
④ 正氣散而收聚：據下文『邪氣聚而可散也』，疑『而』下脱『可』字。
⑤ 深□□□□□靜：仁和寺本『深』下六至七字蝕盡，不可辨識。盛文堂本作『深居□□□□氣靜』。
⑥ 與神往來：《靈樞》《甲乙》均作『占神往來』。
⑦ 隨神動：仁和寺本『神』字蝕殘，辨其剩形，當作『神』字。底本、盛文堂本均爲『隨作動』字，今從仁和寺本。
⑧ 無：《靈樞》作『毋』。
⑨ 微而浮之：仁和寺本『浮』下一字蝕爛，不可辨識。《靈樞》《甲乙》及蕭注《太素》均作『微而浮之』。
⑩ 以移其神，氣至乃休：仁和寺本此八字殘甚。檢《靈樞》《甲乙》作『以移其神，氣至乃休』，前四字與仁和寺本殘筆合，後四字無迹可尋矣。底本、盛文堂本、日本摹寫本均作『以移其神，氣至乃休』。
⑪ 守：底本誤作『平』，據仁和寺本改正。盛文堂本亦作『守』。

三變刺

平按：此篇自篇首至末，見《靈樞·卷二·第六壽夭剛柔篇》，又見《甲乙經·卷十·第一》。

黃帝問曰①：余聞刺有三變②，何謂三變③？

伯高答曰：有刺營者，有刺衛者，有刺寒痺之留經者。

黃帝問曰：刺三者奈何？○平按：《靈樞》『三』下有『變』字。

伯高曰④：刺營⑤者出血，刺衛者出氣，刺寒痺者內熱。刺營見血，出惡血也；刺衛見氣，出邪氣也；刺痺見熱，故曰三變。寒溫之氣⑥停留於經絡⑦，久留鍼，使之內熱⑧，以去其痺也。○平按：注『寒温』，『温』字恐『溼』字傳寫之誤。

黃帝問曰：營衛寒痺之爲病奈何？

伯高答曰：營之生病也，寒熱少氣，血上下行。衛之生病也，氣痛時來時去⑨，怫愾賁

---

① 黃帝問曰：《靈樞》作『黃帝曰』，下同。
② 余聞刺有三變：仁和寺本『聞』下三字蝕爛，難以辨識。《靈樞》作『余聞刺有三變』；《甲乙》作『刺有三變』。
③ 何謂三變：《甲乙》作『何也』。
④ 伯高曰：《靈樞》作『伯高答曰』。
⑤ 營：《甲乙》作『榮』。
⑥ 寒溫之氣：仁和寺本作『濕』。底本、盛文堂本、日本摹寫本均作『寒温之氣』，當據仁和寺本改『温』爲『濕』。
⑦ 停留於經絡：仁和寺本『經』下一字蝕盡。底本、盛文堂本均作『絡』，可參。
⑧ 使之內熱：盛文堂本誤作『使之內勢』。
⑨ 氣痛時來時去：《甲乙》作『氣血時來去』。蕭氏謂：『《靈樞》作「氣通時來時去」。』檢《靈樞》，與《太素》同，此蕭氏注誤。

響⑦，風寒客於腸胃之中②，寒痺③之爲病也，留而不去，時痛而皮不行④。佛愾，上，扶物反；下，許氣反⑤。氣盛滿皃⑥。賁響⑦，腹脹皃也。〇平按：『氣痛時來時去』，《靈樞》作『氣通時來時去』，《甲乙》作『氣血時來去』。『皮不行』，《靈樞》《甲乙》作『皮不仁』。

黃帝問曰⑧：刺寒痺內熱奈何？

伯高曰⑨：刺布衣者必火焠，刺大人者藥熨之⑩。〇平按：《靈樞》《甲乙》『必火焠』作『以火焠之』；『藥』上有『以』字。

黃帝問曰：藥熨之奈何⑪？

伯高曰：用醇⑫酒二十升、蜀椒四升⑬、乾薑一升⑭、桂一升，〇平按：醇酒『二十升』，《靈樞》作『二十斤』。蜀椒『四升』，《靈樞》《甲乙》作『一升』。乾薑『一升』，《靈樞》作『一斤』。『桂一升』，《靈樞》作『桂心一斤』。凡四種⑮，皆㕮咀，漬酒中。用綿絮⑯一斤，細白布四丈，

---

① 佛愾賁響：『響』，仁和寺本與《甲乙》均作『嚮』；《靈樞》作『響』。按，『嚮』與『響』通。
② 風寒客於腸胃之中：仁和寺本『寒客於』三字殘不可辨。通隱堂本、盛文堂本及《靈樞》《甲乙》均作『風寒客於腸胃之中』。
③ 痺：仁和寺本此字殘甚，通隱堂本、盛文堂本與《靈樞》《甲乙》皆作『痺』。
④ 皮不行：底本『行』字誤，當據仁和寺本改作『仁』。
⑤ 許氣反：『許』，底本原作『新』，據仁和寺本改。
⑥ 皃：同『貌』。
⑦ 賁響：仁和寺本作『賁嚮』。詳前注。
⑧ 黃帝問曰：《靈樞》無『問』字，下同。
⑨ 伯高曰：《靈樞》『曰』上有『答』字。
⑩ 藥熨之：《甲乙》同。蕭氏謂《甲乙》『藥』上有『以』字，疑注誤。
⑪ 藥熨之奈何：《靈樞》無『之』字。
⑫ 醇：仁和寺本及《靈樞》均作『淳』。
⑬ 蜀椒四升：仁和寺本『升』上三字蝕爛，不可辨識。盛文堂本、日本摹寫本作『蜀椒一升』，與《靈樞》《甲乙》合。
⑭ 乾薑一升：仁和寺本『薑』上一字蝕爛，不可辨識。《靈樞》作『乾薑一斤』；《甲乙》作『乾薑一升』。
⑮ 四種：《甲乙》作『四物』。
⑯ 用綿絮：《甲乙》無『用』字。

〇平按：《甲乙》『皆㕮咀』作『各細㕮咀』；『漬酒中』作『著清酒中』；『四丈』下有『二尺』二字。皆並內酒中①。置酒馬矢温中，蓋封塗，勿使洩。〇平按：『温』，《靈樞》《甲乙》『熅』。『蓋』，《甲乙》作『善』。《甲乙》『洩』上有『氣』字。五日五夜，出布綿絮，曝乾復漬②，以盡其汁。〇平按：《甲乙》『絮』上無『綿』字。《靈樞》『曝乾』下有『之乾』二字。每漬必晬③其日，乃出乾。〇平按：『乃出乾』，《靈樞》『乾』下重一『乾』字，《甲乙》作『乃出布絮乾之』。並用④滓與綿絮，複布爲複巾，長六七尺，爲六七巾，〇平按：『與綿絮，複布爲複巾，長六七尺，爲六七巾』，《甲乙》作『與絮布長六七尺，爲六布』。即⑤用之生桑炭炙巾，以熨寒痺所刺之處，〇平按：《甲乙》『所刺』作『所乘』。令熱入于病所，〇平按：《靈樞》《甲乙》『入』下有『至』字。寒復炙巾⑥以熨之，三十遍而止。即汗出⑦，炙巾以拭身，〇平按：《靈樞》作『汗出以巾拭身』。亦⑧三十遍而止。起步內中，無見風。每刺必熨如此法，病已矣。此所謂內熱者也⑨。酒、椒、薑、桂四物性熱，又洩氣，故用之熨身，皮膚適而可刺也。此在冬日血氣不流之時，熨之令通也。㕮，弗禹反。咀，才與反。㕮咀，謂調粗細令等⑩也。晬，祖類反⑪，一日周時也。〇平按：『如此法，病已矣』，《靈樞》《甲乙》無『法』字。『矣』，《甲乙》作『失』。

---

① 皆並內酒中：《靈樞》《甲乙》無『皆』字。
② 曝乾復漬：《靈樞》作『曝乾之，乾復漬』；《甲乙》作『暴乾復漬之』。
③ 晬：仁和寺本此字右側注有『祖會反』三字。
④ 並用：《靈樞》作『乾並用』。
⑤ 即：《靈樞》作『則』。
⑥ 炙巾：底本誤作『灸巾』，據仁和寺本改，與前後文兩處『炙巾』合。
⑦ 即汗出：仁和寺本『出』上二字蝕爛，不可辨識。《靈樞》作『汗出』；《甲乙》及底本、盛文堂本、日本摹寫本均作『即汗出』。
⑧ 亦：《甲乙》作『以』。
⑨ 所謂內熱者也：《靈樞》作『所謂內熱也』；《甲乙》作『所謂內熱』。
⑩ 令等：底本作『分等』，據仁和寺本改。
⑪ 祖類反：底本作『祖賴反』，據仁和寺本改。

五刺

平按：此篇自篇首至末，見《靈樞・卷二・第七官鍼篇》，又見《甲乙經・卷五・第二》。

凡刺有五，以應五藏。一曰半刺，半刺者淺內而疾發鍼，毋令鍼傷多①，如拔髮狀②，以取皮氣，此肺之應③。凡刺不減一分，今言半刺，當是半分，故以拔髮狀④，欲令淺刺多刺，以致氣也⑤。○平按：『毋令鍼傷多』，《靈樞》《甲乙》作『無鍼傷肉』。『髮爪』，《靈樞》作『毛狀』；『取』上無『以』字。《甲乙》『爪』作『狀』。**二曰豹文刺，豹文刺者刺左右前後鍼之，中脉爲故，以取經絡之血者，此心之應也。**左右前後，鍼痏狀若豹文，故曰豹文刺也。中經及絡，以出血也。○平按：《靈樞》《甲乙》『左右』上無『刺』字。**三曰開刺，開刺者⑥直刺左右，盡筋上，以取筋痺，慎無出血，此肝之應也，或曰淵刺⑦，一曰豈刺。**刺開⑧身之左右，盡至筋上，以去筋痺，故曰開刺，或曰關刺⑨也。○平按：『或曰開刺』，《靈樞》作『淵刺』，《甲乙》同，惟『或曰』二字，在『四曰合刺』之下。**四曰合刺，合刺者左右雞足，鍼于分肉之間，以取肌痺，此脾之應也。**刺身左右分肉之間，痏如雞足之跡，以合分肉間之氣，故曰合刺也。○平按：『合刺』，《靈樞》《甲乙》作『合谷刺』。**五曰輸刺，輸刺者直入直出，深內之至骨，以取骨痺，此腎之應也。**

---

① 毋令鍼傷多：仁和寺本脱『毋』字。底本與通隱堂本皆作『毋令鍼傷多』。《靈樞》《甲乙》作『無鍼傷肉』。
② 如拔髮狀：底本作『如拔髮爪』，『爪』字誤，據仁和寺本改正。《甲乙》作『如拔髮狀』；《靈樞》作『如拔毛狀』。
③ 此肺之應：《靈樞》《甲乙》『應』下有『也』字。
④ 故以拔髮狀：仁和寺本『拔』下二字蝕爛，難以辨識，據經文當作『髮狀』，今補入。又按，據經文『如拔髮狀』，疑『以』爲『似』誤。盛文堂本亦作『故以拔髮爪』，恐誤。
⑤ 欲令淺刺多刺，以致氣也：仁和寺本『淺』下一字，『多』下三字蝕爛，不可辨識。底本、盛文堂本均作『欲令淺刺，多則傷皮氣也』，恐未安。今細辨仁和寺本殘文，『氣』上一字尚餘右半，似『致』字右旁，今擬作『欲令淺刺多刺，以致氣也』，與經文『如拔髮狀』合。
⑥ 三曰開刺，開刺者：底本、盛文堂本與《靈樞》二『開』字皆作『關』。今據仁和寺本改作『開』。
⑦ 淵刺：底本原作『開刺』，據仁和寺本、盛文堂本改。《靈樞》作『淵刺』。
⑧ 開：楊注二『開』字，底本均作『關』，據仁和寺本改。
⑨ 關刺：底本、日本摹寫本原作『開刺』，據仁和寺本改。

依於輸穴，深内至骨[①]，以去骨痺，故曰輸刺也。○平按：『輸刺』，《甲乙》作『腧刺』。

五藏刺

平按：此篇自篇首至末，見《靈樞・卷五・第二十五邪篇》，又見《甲乙經・卷九》第三至第八等篇。

邪在肺，則病皮膚痛[②]，寒熱，上氣喘，汗出，欬動肩背。肺病有五[③]。○平按：『皮膚』下《靈樞》有『痛』字，《甲乙》有『痛發』二字。**取之膺中外輸，背三椎五椎之傍，以手疾按之快然，乃刺之，取之缺盆中以起之。**膺中內輸，在膺前也；膺中外輸，肺輸也，在背第三椎兩傍。心輸在第五椎兩傍，各相去三寸，按之快然，此爲輸也。肺之五病，取於肺輸及肺缺盆中也。○平按：『輸』，《靈樞》作『腧』，《甲乙》作『俞』。『三椎五椎』，《靈樞》作『三節五藏』，《甲乙》無『五椎』二字。『以起之』，《靈樞》《甲乙》作『以越之』。

邪在肝[④]，則兩脇中痛，寒中，惡血在內行者，善瘛節時腫，肝病有四也[⑤]。○平按：『則兩脇中痛』，《甲乙》作『則病兩脇中痛』。『行者善瘛節時腫』，《靈樞》作『行善掣節時腳腫』，《甲乙》作『胻節時腫善瘛』。**取之行間[⑥]以引脇下，**行間，足厥陰脉滎[⑦]，肝脉也，在大指間。肝在脇下，故引兩脇下痛，與《明堂》少異也。**補三里以溫胃中，**三里，足陽明胃脉。人病寒中，陽虛也。故取三里補足陽明，即胃中溫也。**取血脉以散惡血，**惡血在內上下行者，取其病處脉血見者[⑧]，刺而散之也。**取耳間青脉以去其痺。**耳間青脉，附足少陽脉瘈脉[⑨]，一名資脉，在耳本，如雞足青脉絡，刺出血如豆，可以去痺也。○平按：『痺』，《靈樞》作『掣』，《甲乙》作『瘈』。注『附』，袁刻作『跗』。

---

① 深内至骨：仁和寺本脱『至』字。底本作『深內至骨』，是。
② 則病皮膚痛：底本無『痛』字，據仁和寺本補。
③ 有五：仁和寺本作『五有』，當從底本改作『有五』。盛文堂本、日本摹寫本均作『五有』。
④ 邪在肝：仁和寺本『邪』字殘不可辨。底本作『邪在肝』，是。日本摹寫本作『取在肝』，誤。
⑤ 肝病有四也：仁和寺本無『也』字。
⑥ 取之行間：《甲乙》無『之』字。
⑦ 滎：盛文堂本誤作『榮』。
⑧ 脉血見者：據經文『取血脉』，疑『脉血』二字抄倒。
⑨ 瘈脉：底本作『瘈脉』；盛文堂本作『瘛脉』。今據仁和寺本改作『瘈』。按，『瘈』與『瘈』同，牽引也。

邪在脾胃，則肌肉痛①。陽氣有餘，陰氣不足，則熱中，善飢；陽氣不足，陰氣有餘，則寒中，腸鳴腹痛；陰陽俱有餘，若俱不足，則有寒有熱，皆調於三里。陽氣，即足陽明也。陰氣，即足太陰也。此脾之七病皆取三里以行補寫，故曰調之②。〇平按：『則肌肉痛』，《靈樞》《甲乙》作『病肌肉痛』。『善肌』，袁刻誤作『善肌』。『皆調於三里』，《靈樞》作『皆調其三里』。

邪在腎，則骨痛陰痺。陰痺者按如不得，腹脹，腰痛，大便難，肩背頸項痛，時眩。取之涌泉、崑崙，視有血者盡取之。涌泉，足少陰脉井，足心陷中，屈足捲指宛中。崑崙，足太陽經，在外踝後跟骨上陷中。腎之十病③，皆取此二穴，刺去血也。〇平按：『則骨痛』，《靈樞》《甲乙》作『則病骨痛』；『按如不得』作『按之而不得』。『頸項痛』，《甲乙》作『頸項强痛』。

邪在心，則病心痛，喜悲，時眩仆。視有餘不足而調之其輸④。心病三種，皆調其手心主經脉之輸也。〇平按：《甲乙》『喜悲』作『善悲』；『而調之其輸』作『而調其俞』。

五節刺

平按：此篇自篇首至末，見《靈樞・卷十一・第七十五刺節真邪篇》。自『黃帝曰：刺節言振埃』至『血變而止』，見《甲乙經・卷九・第三》。自『黃帝曰：刺節言發矇』至『必應其鍼』，見《甲乙經・卷十二・第五》。自『黃帝曰：刺節言去爪』至『故命曰去爪』，見《甲乙經・卷九・第十一》⑤。自『黃帝曰：刺節言徹衣』至『疾於徹衣』，見《甲乙經・卷七・第一》。自『黃帝曰：刺節言解惑』至『疾如解惑』，見《甲乙經・卷十・第二》。

黃帝問於岐伯曰：余聞刺有五節，奈何？

① 則肌肉痛：『肉』，仁和寺本誤作『內』，底本義勝。《靈樞》《甲乙》作『則病肌肉痛』。
② 故曰調之：『之』，疑爲『也』字之誤。
③ 腎之十病：底本誤作『痺病』二字，據仁和寺本改。盛文堂本亦作『腎之十病』。
④ 而調之其輸：《靈樞》『輸』下有『也』字。
⑤ 第十一：底本誤作『第十二』，據《甲乙經》改。

岐伯對曰：固有五節：一曰振埃，二曰發矇①，三曰去爪，四曰徹衣，五曰解惑。節，約也，謂刺道節約也。此言其名也。〇平按：『固有五節』，『固』字袁刻作『刺』。

黃帝曰：子言②五節，余未知其意。

岐伯曰：振埃者，刺外經，去陽病也；以下言刺道五節之意也。外經者，十二經脉入府藏者，以爲內經；行於四支及皮膚者，以爲外經也。〇平按：『外經』，『經』字《靈樞》無。發矇者，刺府輸，去府病也；六府三十六輸，皆爲府輸也。去爪者，刺關節之支絡也③；關④，四支也。四關諸節人餘⑤，大節也。支絡，孫絡也。〇平按：『關』，袁刻誤作『開』。注『人餘』，恐係『人身』之誤。徹衣者，盡刺諸陽之奇輸也；諸陽奇輸，謂五十九刺，故曰盡也。解惑者，盡知調陰陽，補寫有餘不足，相傾移也。寫陰補陽，寫陽補陰，使平，故曰相傾移也。

黃帝曰：《刺節》言振埃⑥，夫子乃言刺外經，去陽病⑦，余不知其所謂也。願卒聞之。

岐伯曰：振埃者⑧，陽氣大逆，滿於胸中，煩瞋肩息⑨，大氣逆上，喘喝坐伏，病惡埃煙，

---

① 矇：仁和寺本作『朦』，下同。《靈樞》作『矇』。按，『矇』『朦』『矇』三字互通。
② 子言：《靈樞》作『夫子言』。
③ 之支絡也：《靈樞》作『肢絡也』。
④ 關：盛文堂本、日本摹寫本皆誤作『開』。
⑤ 諸節人餘：仁和寺本『節』下二字漫漶，辨其殘筆，當作『之際』。底本、日本摹寫本作『諸節人餘』；盛文堂本作『諸節及餘』。諸本所補均誤，當據仁和寺本改作『諸節之際』。
⑥ 黃帝曰：《刺節》言振埃：《甲乙》作『曰《九卷》言振埃』。
⑦ 夫子乃言刺外經，去陽病：《甲乙》作『刺外經而去陽病』，無下文『余不知其所謂也』七字。
⑧ 振埃者：《甲乙》無此三字。
⑨ 煩瞋肩息：『煩』，當據仁和寺本改作『憤』。《靈樞》、盛文堂本《太素》作『憤瞋肩息』；《甲乙》作『憤䐜肩息』。

餔不得息①，以下問答解釋五刺節義。埃，塵微也，謂此三種陽疾，惡於埃塵煙氣。其病令人氣滿閉塞，得喘息②，言其埃也。餔，音噎也。〇平按：《靈樞》《甲乙》『大逆』下有『上』字；『煩瞋』作『憤瞋』。『病惡埃煙』，《甲乙》作『病咽噎不得息』。請言振埃，而疾於振埃也③。以下言其振埃也。刺之去病，疾於振埃，故曰振埃也。〇平按：『而』，《靈樞》作『尚』。

黃帝曰：善。取之何如？

岐伯曰：取之天容也。天容在耳下曲頰後，足少陽脉氣所發也。

黃帝曰：其欬上氣窮詘胸痛者，取之奈何？

岐伯曰：取之廉泉也④。詘，音屈。窮詘，氣不申也。廉泉，在頷⑤下結喉上也。廉，斂鹽反。

黃帝曰：取之有數乎？

岐伯曰：取天容者⑥，無過一里而止；取廉泉者⑦，血變而止⑧。

黃帝曰：善⑨。一里，一寸也。故《明堂》刺天容□一寸也⑩。〇平按：『無過一里而止』，《靈樞》作『無過一里』，《甲乙》作『深無一里』。

---

① 病惡埃煙，餔不得息：『餔』，同『噎』。《玉篇·食部》：『餔，或噎字。食不下也。』《甲乙》作『病咽噎不得息』。

② 得喘息：據經文『餔不得息』，『得』上脱『不』字。劉衡如曰：『得，此前應據《甲乙》補「不」字。』

③ 而疾於振埃也：底本『而』字誤，當據仁和寺本改作『尚』。《靈樞》及盛文堂本、日本摹寫本《太素》均作『尚』。又，《甲乙》無『請言振埃』至『岐伯曰』二十一字。

④ 取之廉泉也：『廉』，仁和寺本作『溓』，楊注二『廉』字同。《靈樞》《甲乙》作『取之廉泉』。又，《甲乙》無上文『取之奈何？岐伯曰』七字。

⑤ 頷：底本誤作『領』，據仁和寺本改正。

⑥ 取天容者：《甲乙》『取』下有『之』字。

⑦ 取廉泉者：『廉』，仁和寺本作『溓』。底本及《靈樞》《甲乙》均作『廉』。

⑧ 而止：《甲乙》作『乃止』。

⑨ 黃帝曰：善：《靈樞》作『帝曰善哉』；《甲乙》無此四字。

⑩ 刺天容□一寸也：仁和寺本『容』下一字蝕爛，不可辨識。盛文堂本補作『深』；劉衡如曰：『據《靈樞》卷二第十二，似是「入」字。』

黃帝曰：《刺節》言發矇①，余未得其意。夫發矇者，耳無所聞，目無所見，夫子乃言刺府輸②，何使然③？願聞其故。矇，莫東反，謂耳目不明也④。○平按：『輸』，《甲乙》作『俞』。『府輸』下，《靈樞》有『去府病』三字；『何』下有『輸』字，《甲乙》同。

岐伯曰：妙乎哉問也。此刺之約⑤，鍼之極也，神明類也⑥，刺節發矇⑦，謂深刺去矇者也⑧。神明，謂是耳目去矇得明，故曰神明類也。口說書卷，猶不能及也⑨，發矇愈疾之速，得於神⑩，言、書所不及也。○平按：『敢』，《靈樞》作『能』。請言發矇⑪尚疾於發矇也。岐伯望請自言發蒙之速也。

黃帝曰：善。願手受之。○平按：《靈樞》作『願卒聞之』。

岐伯曰：刺此者，必於日中，刺其聽宮，中其眸子，聲聞於耳，此其輸也。○平按：《甲乙》『日中』作『白日中』；『聽宮』作『耳聽』，注：『一作聽宮。』『聲聞於耳』，『耳』作『外』。

黃帝曰：善。何謂聲聞於耳⑫？

---

① 發矇：『矇』，仁和寺本作『朦』。底本及《靈樞》作『發矇』；《甲乙》作『發蒙者』。
② 刺府輸：《甲乙》『輸』下有『以去府病』四字。
③ 何使然：《靈樞》作『何輸使然』；《甲乙》作『何俞使然』，無以下『願聞其故』四字。
④ 謂耳目不明也：仁和寺本『謂耳』二字誤作『耳謂』，據文義乙正，與經文『耳無所聞，目無所見』合。底本無『耳』字，今補入。盛文堂本從仁和寺本，作『耳謂目不明也』。
⑤ 此刺之約：《靈樞》作『此刺之大約』。
⑥ 神明類也：《靈樞》作『神明之類也』。
⑦ 刺節發矇：仁和寺本此處可容五字，除第二字『節』之外餘皆蝕爛。底本、通隱堂本作『刺節發矇』，字數不合；盛文堂本作『深節所發明』五字，『深』字恐誤。按，疑此五字當作『刺節所發明』，待考。
⑧ 深刺去矇者也：底本闕『深』字，空一格，今據仁和寺本補入。按，仁和寺本『矇』作『朦』，其下一字殘甚，疑當作『者』。盛文堂本作『外刺去朦者也』，『外』字恐誤。
⑨ 猶不能及也：『不能』，底本誤作『不敢』，據仁和寺本改正。盛文堂本、日本摹寫本均作『猶不能及也』。
⑩ 得於神：仁和寺本『於』上一字殘甚，難以辨認。盛文堂本、日本摹寫本均補入『得』字。
⑪ 請言發矇：《靈樞》作『請言發矇耳』。
⑫ 耳：《甲乙》作『外』。

岐伯曰：邪刺①，以手堅按其兩鼻竅而疾偃，其聲必應於鍼也②。○平按：《甲乙》『邪刺』作『已刺』；『而疾偃其聲』作『令疾偃其聲』；『必應於鍼』作『必應於中』。

黃帝曰：善。此所謂弗見爲之，而無目視；見而取之，神明得者③矣。日中正陽，故開耳目取日中也。手太陽脉支者，至目兑眥，卻入耳中；手足少陽脉支者，從耳後入耳中，出走耳前，至目兑眥，故此三脉皆會耳目聽宮，俱連目中眸子。眸子，目中瞳子也。刺聽宮輸時，朦朧速愈，故得聲聞於耳也。鍼聽宮時按鼻仰卧者，感受氣合④，出於耳目中⑤，即耳通目明矣。此之妙者，得之於神明，非由有目而見者也。

黃帝曰：《刺節》言去爪⑥，夫子乃言⑦刺關節之支絡⑧，願卒聞之⑨。

岐伯曰：腰脊⑩者，身之大關節也⑪；股胻者，人之所以趨翔也⑫；莖垂者，身中之機，陰精⑬之候，津液之道也⑭。爪，謂人之爪甲，肝之應也。肝足厥陰脉循於陰器，故陰器有病，如爪之餘，須去之也。或『水』字錯爲『爪』字耳。腰脊於手足關節爲大，故曰大關節也。陰莖在腰，故中身⑮。陰莖⑯垂動有造化，故曰機

---

① 邪刺：《靈樞》作『刺邪』；《甲乙》作『已刺』。
② 必應於鍼也：《甲乙》作『必應其中』。
③ 得者：《靈樞》作『相得者』。
④ 感受氣合：仁和寺本初脱『受』字，後抄書者補寫於『感』字右側，今從之。底本、盛文堂本、日本摹寫本均脱『受』字。
⑤ 出於耳目中：底本無『中』字，亦未空格。檢仁和寺本『目』下一字雖殘，仍可辨出『中』字，今補入。盛文堂本、日本摹寫本『目』下空一格。
⑥ 言去爪：《靈樞》作『善去爪』；《甲乙》作『言去衣者』。
⑦ 夫子乃言：《甲乙》無此四字。
⑧ 之支絡：《甲乙》『絡』下有『者』字。
⑨ 願卒聞之：《甲乙》作『願聞其詳』。
⑩ 脊：盛文堂本誤作『背』。
⑪ 身之大關節也：《甲乙》作『人之關節』。
⑫ 人之所以趨翔也：《靈樞》同。《甲乙》作『人之趨翔』。又，仁和寺本『趨』右注『且於反』三字；『翔』右注『在相反』三字。
⑬ 陰精：《甲乙》作『陰津』。
⑭ 津液之道也：《甲乙》『道』下有『路』字。
⑮ 故中身：疑『故』下脱『曰』字。
⑯ 陰莖：仁和寺本誤作『陰葉』。底本、盛文堂本均改作『陰莖』，是。

也。精從莖出①，故陰精從尿府中趨翔②，津液道也③。〇平按：『去爪』，《甲乙》作『去衣』。『股胻者』，《靈樞》作『肢脛者』。『莖垂者』《甲乙》作『莖睾者』。『中身之機』《靈樞》《甲乙》作『身中之機』。注『陰精』下所缺二字，據經文應作『之候』二字。**故飲食不節，喜怒不時，**飲食不節，言飲食過度。言其喜怒不時，反春夏也。**津液內溢，乃下溜於臯④，**言飲食多，水溢，流入陰器囊中也。臯，音高⑤。〇平按：《甲乙》作『津液內流，而下溢於睾』。《靈樞》『溜』作『留』。**水道不通⑥，日大不休，俛仰不便，趨翔⑦不能。此病⑧滎然有水，不上不下，**水道既閉，日日長大也⑨。滎然，水聚也。不上者，上氣不通；不下者，小便及氣下不洩⑩也。〇平按：『日大不休』，《甲乙》作『炅不休息』。注『小便』，袁刻『小』誤作『水』。**錍石所取，形不可匿，常不得蔽⑪，故命曰去爪。**

黃帝曰：善。以下言去爪也。蔽，塞也⑫。言下錍鍼，使水形不得匿而不通，不常閉塞⑬。〇平按：『錍』《靈樞》作『鈹』。《甲乙》『常』作『裳』；『故命曰』作『名曰』。

---

① 精從莖出：仁和寺本『出』上一字蝕爛，不可辨識，據文義當作『莖』字。底本作『精從莖中出』，多一『中』字，據仁和寺本刪除。通隱堂本、盛文堂本作『精從莖出』，是。

② 故陰精從尿府中趨翔：底本作『故爲陰精□□爲』，字數與仁和寺本不合。仁和寺本此句共七字，『故』下五字及『中』下二字漫漶，今反復辨識，補入『陰精從尿府』及『趨翔』二字。盛文堂本作『故爲陰候屍府中道爲』；日本摹寫本作『故爲□□□□中□爲』。

③ 津液道也：仁和寺本『津液』二字漫漶，細辨之，當作『津液』。底本、盛文堂本、日本摹寫本均作『津液道也』。

④ 乃下溜於臯：《正字通·自部》：『臯，俗皋字。』疑『臯』爲『睾』誤。《靈樞》作『乃下留於睾』；《甲乙》作『而下溢於睾』。又，經文及楊注『臯』字，盛文堂本均改作『睾』。

⑤ 音高：仁和寺本此下有『也』字。

⑥ 水道不通：《靈樞》作『血道不通』。劉衡如注：『血，應據《甲乙·卷九·第十一》及《太素·卷二十二·五節刺》及楊注改爲「水」。』

⑦ 趨翔：『趨』，仁和寺本誤作『趍』。《靈樞》《甲乙》、底本、盛文堂本均作『趨翔』。

⑧ 此病：《甲乙》無此二字。

⑨ 日日長大也：『日日』，盛文堂本作『曰日』。

⑩ 氣下不洩：疑『下不』二字抄倒。

⑪ 常不得蔽：『常』，《甲乙》作『裳』。按，『常』乃『裳』古字。楊上善以『經常』義釋『常』字，恐誤。

⑫ 蔽，塞也：按，楊氏以『塞』釋『蔽』字，恐誤。經文『常』即古『裳』字，故『蔽』乃遮蔽之義。

⑬ 使水形不得匿而不通，不常閉塞：仁和寺本上『不』字蝕盡，『閉』上五字漫漶。通隱堂本、盛文堂本與底本同。

黄帝曰：《刺節》言徹衣，夫子乃言①盡刺諸陽之奇輸，未有常處也②。願卒聞之。

岐伯曰：是陽氣有餘而陰氣不足。陰氣不足③則内熱，陽氣有餘則外熱，兩熱相薄④，熱於懷炭，外重絲帛衣⑤，不可近身，又不可近席⑥。腠理閉塞不汗，舌焦脣槁腊⑦，嗌乾欲飲，不讓美惡也⑧。 藏之陰氣在内，府之陽氣在外。陽氣在外⑨，陰氣不足則⑩陽乘之，故内熱⑪薄停也。外重絲帛衣⑫，複衣也。腊，肉乾也。内熱盛渴⑬，故飲不擇好惡⑭也。腊，性亦反。〇平按：『與熱相薄』，《靈樞》作『内熱相薄』，《甲乙》作『兩熱相薄』。『外重絲帛』，《靈樞》作『外畏綿帛』，《甲乙》無此句。《甲乙》『衣』下有『熱』字；『又不可近席』作『身熱不可近席』。《靈樞》『不汗』作『則汗不出』，《甲乙》作『而不汗』。『槁腊』，《甲乙》作『槁⟨月+敫⟩』，注云：『《黄帝古鍼經》作槁腊。』『嗌乾欲飲』，《靈樞》作『乾嗌燥』。『飲』下，《甲乙》無『不讓美惡也』五字。

黄帝曰：善。取之奈何？

---

①黄帝曰：《刺節》言徹衣，夫子乃言：《甲乙》作『曰：《刺節》言徹衣者』六字。
②未有常處也：《甲乙》無『也』字。
③陰氣不足：仁和寺本作『陰氣不足不足』，下『不足』二字誤衍。底本與《靈樞》皆作『陰氣不足』四字。盛文堂本作『不足』，刪『陰氣不足』四字，不可取。
④兩熱相薄：《靈樞》作『内熱相搏』。底本、盛文堂本、日本摹寫本均作『與熱相薄』。
⑤外重絲帛衣：《靈樞》作『外畏綿帛近』；《甲乙》作『衣熱』二字。
⑥又不可近席：仁和寺本作『又可不近𢈪』，『𢈪』爲『席』之古字；『可不』二字抄倒。《甲乙》作『身熱不可近席』；《靈樞》作『又不可近席』。底本從《靈樞》，改作『又不可近席』。
⑦槁腊：『腊』音希，乾肉。《釋名·釋飲食》：『腊，乾昔也。』明鈔本《甲乙》作『槁⟨月+敫⟩』，注曰：『《黄帝古鍼經》席延賞音義作『槁腊』。』按，『稿』與『槁』同；『⟨月+敫⟩』乃『⟨月+敫⟩（皎）』形誤。
⑧不讓美惡也：《靈樞》無『也』字；《甲乙》無此五字。
⑨陽氣在外：『陽』，底本與仁和寺本皆誤作『陰』，據上文『府之陽氣在外』，當作『陽』字，今改正。
⑩陰氣不足則：底本脱『則』字，據仁和寺本補。
⑪内熱：仁和寺本誤作『内勢』。底本、通隱堂本、盛文堂本均作『内熱』，是。
⑫外重絲帛衣：底本、盛文堂本均無『外』字，亦未空格。仁和寺本『外』字蝕盡，據經文『外重絲帛衣』，當是『外』字，今補入。
⑬内熱盛渴：『熱』，仁和寺本誤作『勢』。底本作『内熱甚渴』，『甚』字與仁和寺本不合；盛文堂本改作『内熱盛渴』，是。
⑭好惡：底本原作『美惡』，據仁和寺本改。

岐伯曰：取之其府①大杼三痏，有刺②中膂以去其熱，大杼、內輸，皆是足太陽脉氣所發，寫陽氣之要穴也。〇平按：『其府』，《靈樞》《甲乙》作『天府』。『有刺』，《靈樞》作『又刺』。**補手足③太陰以出其汗，熱去汗希，疾於徹衣。**

黃帝曰：善。手太陰主氣，足太陰主穀氣。此二陰氣不足，爲陽所乘，陰氣不洩，以爲熱病。故寫盛陽，補此二陰，陽去，二陰得實，陰氣得通流液，故汗出熱去得愈，疾於徹衣，故曰徹衣也。〇平按：『以出其汗』，《靈樞》《甲乙》作『以去其汗』。『希』，《靈樞》作『稀』，《甲乙》作『晞』。

黃帝曰：《刺節》言解惑④，夫子乃言盡知調陰陽⑤，補寫有餘不足，相傾移也，惑何以解之⑥？

岐伯曰：大風在身，血脉偏虛，虛者不足，實者有餘，大風，謂是痱風等病也⑦。**輕重不得，傾側宛伓⑧，**手足及身不能傾側也⑨。宛，謂宛轉也。**不知東西，又不知南北⑩，**心無知也。〇平按：《甲乙》作『不知東西南北』。**乍上乍下，乍反覆，顛倒無常，甚於迷惑。**志昏性失也⑪。〇平按：『乍反覆』，《靈樞》作『乍反乍覆』，《甲乙》無『乍』字。

---

①取之其府：《靈樞》作『或之於其天府』；《甲乙》作『取天府』。
②有刺：《甲乙》無『有』字。
③手足：《靈樞》作『足手』。
④言解惑：《甲乙》『惑』下有『者』字。
⑤調陰陽：《甲乙》作『調諸陰陽』。
⑥惑何以解之：《甲乙》無『惑』字。
⑦等病也：通隱堂本同。仁和寺本作『等風也』。盛文堂本作『等風病也』。
⑧宛伓：底本、盛文堂本及《靈樞》《甲乙》均作『宛伏』，今據仁和寺本改。按，『宛』，彎曲之義。朱駿聲《說文通訓定聲》：『宛，猶屈也。』又，『伓』，音備，與『背』字通。《馬王堆漢墓帛書·十六經·五正》：『反義伓宗，其法死亡以窮。』
⑨不能傾側也：仁和寺本作『不能□也』，『能』下一字殘不可辨，盛文堂本補作『傾』字。底本、通隱堂本皆作『不能傾側也』，與經文合。
⑩又不知南北：《靈樞》無『又』字；《甲乙》作『南北』。
⑪志昏性失也：仁和寺本作『志言性失也』，疑『志言』二字抄倒，似當作『言志性失也』。

黃帝曰①：善。取之奈何？

岐伯曰：寫其有餘②，補其不足，陰陽平復。用鍼若此③，疾於④解惑。盡知陰陽虛實，行於補寫使和也。

黃帝曰：善。請藏之靈蘭之室，不敢妄出也。靈蘭之室，黃帝藏書之府，今之蘭台⑤，故名者也⑥。

五邪刺

平按：此篇自篇首至末，見《靈樞·卷十一·第七十五刺節真邪篇》。又自『黃帝曰：余聞刺有五邪』至『真氣存』，見《甲乙經·卷五·第二》。自『請言解論』至『此所謂引而下之者也』，見《甲乙經·卷七·第三》。自『大熱遍身』至『所謂推而散之者也』，見《甲乙經·卷七·第二》。自『黃帝曰：有一脉生數十病者』至末，見《甲乙經·卷十·第一（下篇）》。惟自『當是之時善行水者』以下至末，袁刻及別鈔本均缺，平從日本仁和寺宮御所藏殘卷十三紙中檢出補入，經文楊注缺而復完，洵堪寶貴也。

黃帝曰：余聞刺有五邪，何謂五邪？

岐伯曰：疾⑦有時癰者，有容大者，有狹小者，有熱者，有寒者，是謂五邪⑧。

黃帝曰：刺五邪奈何？

---

① 黃帝曰：仁和寺本『曰』字蝕盡，不可辨識。底本補入『曰』字，是。
② 寫其有餘：《甲乙》此四字在『補其不足』之下。
③ 若此：《甲乙》作『如此』。
④ 於：底本誤作『如』，據仁和寺本改正，與《靈樞》《甲乙》合。
⑤ 今之蘭臺：盛文堂本作『今是蘭臺』，『是』字恐誤。
⑥ 故名者也：底本、通隱堂本、日本摹寫本闕『名』字，空一格。仁和寺本『名』字蝕殘，辨其剩筆，當作『名』，今補入。盛文堂本作『故名者也』，是。
⑦ 疾：《靈樞》《甲乙》均作『病』。
⑧ 是謂五邪：『謂』，仁和寺本誤作『語』。《靈樞》《甲乙》、底本、盛文堂本作『是謂五邪』。

岐伯曰：凡刺五邪之方，不過五章，癉熱消滅，腫聚散亡，寒痺益温，小者益陽，大者必去，請道其方。五法須别爲章也。癉，熱病也，音丹。〇平按：『時癉』，《靈樞》《甲乙》作『持癰』。『有容大者，有狹小者』，《甲乙》無『容』『狹』二字。

凡刺癰邪無迎隴，隴，大盛也。癰之大盛將有膿，不可迎而寫之也。〇平按：『無迎隴』上，《甲乙》有『用鈹鍼』三字。易俗移性不得膿，詭道更行，行去其鄉，不安其處所乃散亡①。易其常行法度之俗，移其先爲②寒温之性，更量膿之所在，上下正傍，以得爲限，故曰去其鄉。不安於處一，病乃散亡也。〇平按：『詭』，《靈樞》作『脆』，《甲乙》作『越』。『行』字，《靈樞》《甲乙》不重。『處所』，『處』字袁刻脱。注『處一』，恐是『一處』傳寫之誤。諸陰陽過癰所者，取之其輸寫之。諸陰陽之脉過癰所者，可取癰之所由脉輸③寫之也。〇平按：『過』，《甲乙》作『遇』；《靈樞》『癰』下無『所』字。

凡刺大邪日以小④，洩奪有餘乃益虚⑤，慓其道⑥，鍼干其邪肌肉親⑦，大邪者，實邪也，行寫爲易，故小洩之，益虚取和也。於鍼之道，戰慄謹肅，以鍼干邪，使邪氣得去，肌肉相附也。親，附也。〇平按：『大邪』下，《甲乙》有『用鋒鍼』三字。《靈樞》『慓其道』作『慓其通』。《甲乙》『慓』作『摽』。《靈樞》《甲乙》無『干』字，袁刻『干』作『于』，注同。視之無⑧有反

---

① 不安其處所乃散亡：此上四句經文本爲七言韻文，凡字句不合者，或有衍誤，或混入後世注文。此四句當作『凡刺癰邪無迎隴，易俗移性不得膿，詭道更行去其鄉，不安處所乃散亡』。

② 先爲：底本作『先有』，據仁和寺本改。盛文堂本、日本摹寫本均作『先爲』。

③ 所由脉輸：底本作『所由之輸』。仁和寺本『由』下一字蝕殘，盛文堂本、左合昌美作『所由脉輸』，『脉』字與殘筆合，今補入。

④ 日以小：《甲乙》作『曰以少』。

⑤ 洩奪有餘乃益虚：按，『乃益虚』三字當系後人沾注，解釋『泄奪有餘』者，原文乃七言韻文，當删此三字，與下文連讀，作『泄奪有餘慓（剽）其道』七字。《靈樞》《甲乙》作『泄奪其有餘乃益虚』，疑『其』字衍。

⑥ 慓其道：《靈樞》作『剽其通』，『通』爲『道』形誤；《甲乙·卷五·第二》作『摽其道』。按，底本與仁和寺本『慓』字當作『剽』。《説文·刀部》：『剽，砭刺也。』《甲乙》『摽』字與『剽』通。楊注曰『於鍼之道，戰慄謹肅』，以誤字作解，可商榷。

⑦ 鍼干其邪肌肉親：『干』，仁和寺本作『于』，疑底本誤。楊注『于』字同。《靈樞》作『鍼其邪肌肉親』；《甲乙》作『鍼其邪於肌肉』。

⑧ 無：《靈樞》作『毋』。

其真，視邪氣無有，反其真氣乃止也。○平按：『反其真』，《甲乙》作『乃自真①道』四字。刺諸陽分肉間②。刺大邪所在③也。

凡刺小邪日以大④，補其不足乃無害，小邪，虛邪也。行補爲難也，故曰大補，使其實也。○平按：『小邪』下，《甲乙》有『用員鍼』三字；『補』下有『益』字。視其所在迎之界，遠近盡至不得外，界，畔際也。視虛實畔界⑤，量真氣遠近，須引至虛中令實，不得外而不至也。○平按：注『須』下原不缺，袁刻誤空四格。侵而行之乃自費，侵，過也。補須實，知即止，補過即損正氣。費，損也。○平按：『費』，《甲乙》作『貴』，注云：『一作費。』刺分肉之間也⑥。刺小邪所在也。

凡刺熱邪越而滄，出遊不歸乃無病，爲開道乎⑦刺熱之道，寫越走氣⑧，反覺滄然⑨；熱氣不歸，病則愈也。○平按：『熱邪』下，《甲乙》有『用鑱鍼』三字。『滄』，《靈樞》作『蒼』；『開道』作『開通』。注『走氣』，袁刻缺『走』字。『覺』上原缺一字，謹擬作『便』。辟門戶，使邪復出⑩疾乃已。辟，開也。○平按：『辟』，《甲乙》作『闢』。

凡刺寒邪日⑪以温，徐往疾去致其神，門戶已閉氣不分，虛實得調真氣存。刺寒之道，日日使温，徐往而入，得温氣已，去疾而出鍼，以致神氣爲意也。○平按：『寒邪』下，《甲乙》有『用毫⑫鍼』三字。『疾去』，《靈樞》作『徐來』。

黄帝曰：官鍼奈何？

---

① 真：《甲乙》作『直』，疑蕭氏誤。
② 分肉間：《甲乙》作『分肉之間』。
③ 所在：仁和寺本作『在所』，當據底本乙正。
④ 日以大：『日』，底本誤作『曰』，據仁和寺本改，與楊注『刺寒之道，日日使温』合。《靈樞》作『日以大』；《甲乙》作『曰以大』。
⑤ 視虛實畔界：『實』，仁和寺本誤作『邪』，據下文『須引至虛中令實』，當作『實』字。底本作『視虛實畔界』，是。
⑥ 刺分肉之間也：《靈樞》作『刺分肉間』；《甲乙》作『刺分肉之間』。
⑦ 爲開道乎：《靈樞》作『爲開通』三字。按，『爲開道乎』當與下文『辟門戶』連讀，楊上善於『乎』字處斷句，誤也。
⑧ 走氣：當據仁和寺本、盛文堂本改作『熱氣』。
⑨ 反覺滄然：仁和寺本『反』字蝕落左半，辨其殘筆，當作『反』。底本闕『反』字，蕭氏擬作『便』，盛文堂本從之。
⑩ 復出：原作『得出』，據仁和寺本改。《靈樞》《甲乙》作『得出』。
⑪ 日：《甲乙》作『曰』。
⑫ 毫：底本作『豪』，據《甲乙》改。

岐伯曰：刺癰者用鈹鍼；刺大者用鋒鍼；刺小者用員利鍼；刺熱者用鑱鍼；刺寒者用豪鍼①。刺五邪者②，九鍼之中，用此五鍼，是所宜也。〇平按：《甲乙》無此一段。請言解論，與天地相應，四時相副，人參天地，故可爲解。人法天地，故可爲解。人應天地之數，故請言之。下有漸洳③，上生葦蒲④，此所以知形氣⑤之多少也。洳，汝據反，漸洳，潤溼之氣也。見葦蒲之茂悴，知漸洳之多少；觀人身⑥之强弱，識血氣之盛衰。陰陽者，寒暑也，熱則滋而在上，根荄少汁，人氣在外，皮膚緩，腠理開，血氣減⑦，汗大洩⑧，肉淖澤⑨。春夏，陽而暑也，草木陽氣，滋其枝葉，根莖少汁也。荄，莖也。有本『荄』爲『葉』者，非也。人亦如之，氣溢於外，皮腠淖湊⑩，大汗洩出，血氣內減⑪。〇平按：《靈樞》《甲乙》『滋』下有『雨』字。『荄』，《甲乙》作『莖』，注云：『《靈樞》作荄。』寒則地凍水冰，人氣在中，皮膚緻，腠理閉，汗不出，血氣强，肉堅濇。

① 用豪鍼：《靈樞》作『用毫鍼也』。
② 刺五邪者：仁和寺本『刺』字蝕盡，不可辨識。底本、盛文堂本、日本摹寫本均作『刺五邪者』。
③ 洳：音入，潤濕之地。《廣雅·釋詁一》：『洳，濕也。』《詩·魏風·汾沮洳》：『彼汾沮洳。』孔穎達疏：『沮洳，潤澤之處。』
④ 葦蒲：《甲乙》作『蒲葦』。
⑤ 形氣：《甲乙》作『氣形』。
⑥ 人身：底本作『人形』，據仁和寺本改。
⑦ 減：底本誤作『洩』，據仁和寺本改正。盛文堂本、日本摹寫本及《靈樞》均作『減』；《甲乙》作『盛』。
⑧ 汗大洩：『洩』爲『泄』之避諱字，説見前。趙府本《靈樞》作『汁大泄』，『汁』字誤。明刊本《靈樞》作『汗大泄』。劉衡如注：『汁，應從馬注本改作「汗」，與《甲乙》卷七第三及《太素》卷二十二《五邪刺》合。』
⑨ 肉淖澤：《靈樞》《甲乙》作『皮淖澤』。劉衡如於人衛本《靈樞》注曰：『皮，上已言「皮膚緩」，不當再言「皮」，應據《太素·卷二十二·五邪刺》改爲「肉」，與下「肉緊濇」爲對文。』
⑩ 淖湊：底本作『開湊』，據仁和寺本改。
⑪ 內減：底本作『內竭』，據仁和寺本改。日本摹寫本、盛文堂本均作『內減』。

秋冬，陰而寒也，陽氣下降①，寒氣在地，地凍水冰。人氣亦然②，暖氣入藏，陰氣在於皮膚，故腠理閉塞，血氣强③，肌肉堅濇也④。〇平按：以下從殘篇中檢出補入⑤。**當是之時，善行水者不能往冰⑥，善穿地者不能鑿凍，善用鍼者⑦亦不能取四厥。而脉涘結⑧，堅搏不往來者⑨，亦未可即柔。**水之性流，故謂之往。言水可往而冰不可流。人之在冬，四支寒冷⑩，脉涘肉堅⑪，故不行鍼也。今之醫者⑫，歲寒之時⑬，不熨而鍼⑭，傷肌破肉，更增他病，可不衰歟？四厥，四支逆冷也⑮。〇平按：『穿地』，《甲乙》作『窮地』；『四厥』作『四逆』。『而脉涘結』，《靈樞》《甲乙》作『血脉凝結』。《甲乙》『未可』作『不可』。**故行水者必待天温冰釋凍解⑯，而水可行，地可穿也⑰。人脉猶是也⑱，治厥者必**

---

① 陽氣下降：仁和寺本同。『下』，盛文堂本作『不』，恐誤。據下文『暖氣入藏』，當作『下降』。
② 人氣亦然：仁和寺本『然』字殘甚，辨其剩形，當作『然』。通隱堂本作『人氣亦如之』；盛文堂本作『人氣亦大』。
③ 血氣强：底本與仁和寺本『血』下二字蝕盡，不可辨認，今據盛文堂本補入『氣强』二字，與經文合。
④ 肌肉堅濇也：仁和寺本『肌』字蝕殘，僅餘左半『月』旁，據文義當作『肌』。底本『肉』上空一格，盛文堂本『肉』上補入『肌』字，今從之。
⑤ 以下從殘篇中檢出補入：按，蕭氏所見之《太素》鈔本至楊注『肌肉堅濇也』終，以下內容皆闕，故蕭氏『從殘篇中檢出補入』。所謂『殘篇』即蕭氏《序》中所稱『殘卷一冊，共十三紙，尾間有「以仁和寺宮御所藏本影寫」字樣』者。今仁和寺本此下內容不闕。
⑥ 當是之時，善行水者不能往冰：仁和寺本『當』下脱『是之時，善行水者不能往冰』十一字。底本與《靈樞》《甲乙》皆有此十一字。按，玩味楊注『水之性流，故謂之往。言水可往而冰不可流』諸語，亦證經文脱此十一字。
⑦ 善用鍼者：《甲乙》『善』上有『夫』字。
⑧ 涘結：『涘』爲『凝』俗字。楊注『涘』字同。
⑨ 堅搏不往來者：『搏』，底本作『摶』，據仁和寺本改。盛文堂本及《靈樞》《甲乙》均作『摶』，恐誤。明鈔本《甲乙》作『揣』，下注『音摶』。又，《甲乙》無『者』字。
⑩ 四支寒冷：底本作『□□冷』，『冷』上空二格，與仁和寺本不合。今從仁和寺本作『四支寒冷』。盛文堂本亦作『四支寒冷』。
⑪ 脉涘肉堅：仁和寺本『涘』『堅』二字蝕殘。辨其剩筆，當作『涘』『堅』。底本闕『涘』『堅』二字，作『脉□肉□』；盛文堂本作『脉濇肉堅』。今改作『脉涘肉堅』。
⑫ 今之醫者：底本作『□之鑿者』，闕『今』字，『鑿』字抄誤。今據仁和寺本補改。
⑬ 歲寒之時：底本作『發寒之□』，闕『時』字，空一格。仁和寺本『歲』字漫漶，字形似『發』，日本摹寫本改作『歲』，與文義合，今補入。盛文堂本作『嚴寒之時』。
⑭ 不熨而鍼：底本闕『不熨』二字，據仁和寺本補。盛文堂本作『不獎而鍼』；日本摹寫本作『不與而鍼』，均未安。
⑮ 四支逆冷也：底本作『四支□冬也』，闕『逆』字，『冬』字抄誤。據仁和寺本補改。
⑯ 凍解：《靈樞》同。按《甲乙》此上有『窮地者必待』五字，疑本書與《靈樞》脱文。
⑰ 地可穿也：《甲乙》無『也』字。
⑱ 猶是也：《甲乙》無『也』字。

先熨，調和其經，常與腋，肘與腳，項與脊以調之，火氣通，血脉乃行，然後視其病①，脉淖澤者刺而平之，善行水②、穿地者，必待春夏也。冬日用鍼者，須薑椒桂酒之巾熨，令經脉淖澤調適，然後可行鍼也③。兩手④、兩腋、兩肘、兩腳、膕、膝、項之與脊，取之兩解⑤經脉所行要處，故熨之⑥□脉通也⑦。○平按：《甲乙》『凍解』上有『窮地者必待』五字；『而』字下無『水可行』三字；『穿』作『窮』；『熨』下有『火以』二字。『常』，《靈樞》《甲乙》作『掌』，據本注亦宜作『掌』，恐傳鈔之誤。『以調之』，《甲乙》作『以調其氣』。『火氣通』，《靈樞》作『火氣已通』，《甲乙》作『大道已通』。堅緊者破而散之，氣下乃止，此所以解結者也⑧。病之堅緊，因適破散，令其□□，因□□結⑨。○平按：『散之』，《甲乙》作『決之』。用鍼之類，在於調氣，氣之不調則病，故療病者在於調氣也。氣積於胃，以通營衛，各行其道。胃受水穀，以生於氣，故水穀之氣積於胃⑩也。衛氣⑪起

① 然後視其病：《甲乙》無『然』字。
② 善行水：底本作『若行水』，據仁和寺本改，與經文合。
③ 然後可行鍼也：『也』，底本作『凡』，從下讀，與仁和寺本不合，今改正。
④ 兩手：底本作『兩掌』。仁和寺本『兩』下一字蝕殘，僅餘中部一横筆，盛文堂本作『手』，與殘筆合，今補入。日本摹寫本作『兩一』，第二字乃描摹仁和寺本殘筆。
⑤ 取之兩解：仁和寺本『取』『兩解』三字蝕殘，辨其剩形，當作『取』『兩解』。底本作『□之□□』，闕三字，今據仁和寺本補入。盛文堂本作『肫之□解』；日本摹寫本作『□之十□』。
⑥ 故熨之：底本作『□熨』。仁和寺本『故』字漫漶，盛文堂本作『故熨之』，今從之。
⑦ □脉通也：底本、盛文堂本作『通脉道也』，據仁和寺本改。按，仁和寺本『脉』上一字殘甚，據文義疑是『使』字，待考。
⑧ 所以解結者也：《靈樞》作『所謂以解結者也』；《甲乙》作『所謂解結』。
⑨ 令其□□，因□□結：底本作『□□□□因□□經』，闕六字。仁和寺本『其』下二字，『因』下二字蝕盡，據文義，疑當作『令其氣下，因以解結』，待考。盛文堂本作『令其□□因於解結』。
⑩ 胃：底本原作『此』，據仁和寺本改。
⑪ 衛氣：仁和寺本『衛』下一字蝕盡，不可辨識，底本、盛文堂本、日本摹寫本均補作『氣』，與文義合。

於胃之上口①，營氣起於胃之內口②；營在脉中③，衛在脉外④。今用鍼⑤調於胃氣，通於營衛，使各行其道也。宗氣留於海，其下者注於氣街，穀入於胃，其氣清者上注於肺⑥，濁者下流於胃，胃之氣上出於口，以爲噫氣。肺之宗氣留積氣海⑦，謂腎間動氣也⑧。動氣下者，注於氣街⑨，足陽明脉之氣也⑩。〇平按：《甲乙》『留於海』作『留積在海』。其上者走於息道。肺之清氣積於海者，走於息道以爲呼吸也。〇平按：《甲乙》作『上行者注於息道』。故厥在於足⑪，宗氣不下，脉中之血涘而止，弗之火調⑫，弗能取之。厥，四支逆冷⑬。腎之動氣⑭不循脉行下⑮至於足，故曰涘而止也。冬日不用火調，不可取也。〇平按：『涘而止』，《靈樞》《甲乙》作『凝而留止』。《甲乙》『弗能取之』作『鍼弗能取』。用鍼者，必先察其經絡之實虛⑯，切如循之，按而彈之⑰，

---

① 胃之上口：底本作『胃之□□』，『之』下闕二字；仁和寺本『口』字蝕盡，不可辨認。盛文堂本、日本摹寫本作『胃之上口』，與文義合，今補入。

② 營氣起於胃之內口：『內口』，仁和寺本作『中口』。按，胃無『中口』『內口』，檢《太素·卷二·調食》楊注云：『營氣出於中焦之後。』疑底本『內口』，仁和寺本『中口』，皆爲『下口』之訛。

③ 營在脉中：底本原作『營行於脉中』，據仁和寺本改。盛文堂本、日本摹寫本均作『營在脉中』。

④ 衛在脉外：『在』，底本誤作『行』，據仁和寺本改。

⑤ 今用鍼：『用』，仁和寺本誤作『月』。

⑥ 上注於肺：仁和寺本『於』字蝕盡，不可辨識。據下文『濁者下流於胃』，當作『於』。盛文堂本、日本摹寫本均作『上注於肺』。

⑦ 肺之宗氣留積氣海：仁和寺本『積』上四字蝕盡，不可辨識。底本、盛文堂本、日本摹寫本均補入『之宗氣留』四字，可參。

⑧ 謂腎間動氣也：底本作『乃胸間動氣也』，『胸』『動』二字誤，據仁和寺本、盛文堂本改。日本摹寫本『腎』字誤作『胸』。

⑨ 注於氣街：『於』，仁和寺本作『經』，當從底本改作『於』。

⑩ 足陽明脉之氣也：底本作『生肺脉者也』五字；盛文堂本作『生足陽明脉，上注肺也』九字；日本摹寫本作『足陽明脉□□也』。仁和寺本『足陽』『之氣』四字殘甚，據文義補，與殘筆合。

⑪ 故厥在於足：仁和寺本『故』字蝕盡，不可辨識。《靈樞》作『故厥在於足』；《甲乙》作『故厥在足』。底本、盛文堂本、日本摹寫本『厥』上均補入『故』字。

⑫ 弗之火調：仁和寺本『之』下二字不可辨識。《靈樞》《甲乙》作『弗之火調』。底本、盛文堂本、日本摹寫本均補入『火調』二字。

⑬ 四支逆冷：底本、日本摹寫本均作『謂逆冷』，與仁和寺本不合。仁和寺本此處爲四字，『逆』上二字殘甚，據盛文堂本補作『四支』，與文義合。

⑭ 腎之動氣：仁和寺本『腎』字漫漶，辨其剩形，當作『腎』字。底本、日本摹寫本作『胸之動氣』；盛文堂本作『心之動氣』；左合昌美擬作『宗之動氣』。

⑮ 行下：疑爲『下行』之誤。

⑯ 實虛：《甲乙》作『虛實』。

⑰ 按而彈之：仁和寺本『之』上三字蝕盡，不可辨識。底本、盛文堂本、日本摹寫本及《靈樞》《甲乙》均作『按而彈之』。

視其變動者，乃後取而下之。用鍼之法，一則①察經絡虛實，二則②切循其脉，三則③按其所鍼之處，以手彈之，視其變動，然後取而下之也。〇平按：『切如循之』，《靈樞》《甲乙》作『切而循之』。『變動』，《靈樞》《甲乙》作『應動』。『取』下，《靈樞》有『之』字。六經調者④，謂之不病，雖病，謂之自已也⑤。三陽三陰⑥，六經相得⑦，不可有病，雖客邪爲病，必當自已也。一經上實下虛而不通者⑧，此必有橫絡⑨盛加於大經，令之不通，視而寫之，此所謂⑩解結者也。一經，十二經中隨是何經也。夫經脉⑪隨身上下，故爲從也；絡脉傍引，故爲橫也。正經上實下虛者，必是橫絡受邪，盛加大經⑫以爲病盛⑬，必視寫之⑭，以爲解結也⑮。〇平按：《甲乙》『寫之』下，有『通而決之』四字。

上寒下熱，先刺其項大陽，久留之，已則熨項與肩胛⑯，令熱下合乃止，所謂⑰推而上

---

① 一則：底本原作『必先』，據仁和寺本改。
② 二則：底本原作『實則』，據仁和寺本改。
③ 三則：底本原作『虛則』，據仁和寺本改。
④ 六經調者：仁和寺本『六』下三字蝕盡，不可辨識。盛文堂本、日本摹寫本與《靈樞》《甲乙》皆作『六經調者』。
⑤ 謂之自已也：《甲乙》無『也』字。
⑥ 三陽三陰：仁和寺本『三陽』二字蝕盡，據文義當作『三陽』。盛文堂本亦作『三陽三陰』。
⑦ 六經相得：仁和寺本『相得』上二字蝕盡，據文義當作『六經』。盛文堂本、日本摹寫本均作『六經相得』。
⑧ 不通者：仁和寺本『者』字蝕盡，不可辨識。盛文堂本、日本摹寫本及《靈樞》《甲乙》皆作『不通者』。
⑨ 此必有橫絡：仁和寺本『有』上二字蝕盡，不可辨識。《靈樞》《甲乙》作『此必有橫絡』，盛文堂本、日本摹寫本同。
⑩ 此所謂：《甲乙》作『是所謂』。
⑪ 夫經脉：底本作『大經』二字，據仁和寺本改正。盛文堂本作『夫經絡』；日本摹寫本作『夫經□』，闕『脉』字。
⑫ 盛加大經：仁和寺本『經』上三字蝕爛，不可辨識。據經文，疑當作『加於大經』。日本摹寫本作『盛加大經』；盛文堂本作『盛加正經』。
⑬ 以爲病盛：底本原作『以爲病者』，據仁和寺本改。盛文堂本作『以爲病法』。
⑭ 必視寫之：仁和寺本『必視寫』三字蝕殘，辨其剩形，當作『必視寫』三字。盛文堂本作『故視寫之』。
⑮ 以爲解結也：底本作『故爲解結也』，『故』字誤，據仁和寺本改正。盛文堂本作『以爲解經也』，『經』字誤。
⑯ 肩胛：仁和寺本作『肩甲』。按，『甲』爲『胛』古字，後作『胛』。《釋名·釋形體》：『甲，闔也。與胸脇背相會闔也。』
⑰ 所謂：《靈樞》作『此所謂』。

之者也。上寒，腰以上寒①；下熱，腰以下熱。項太陽，足太陽②脉也。久留鍼者，推別熱而使之上也③。熱既聚於肩項，欲令和之④，故熨使下也。推熱令上，故曰推而上之也。〇平按：『已則熨』，《靈樞》作『已刺則熨』，《甲乙》作『已刺則火熨』。『下合』，『合』字《甲乙》注云：『一本作冷。』

上熱下寒，視其虛脉而陷下於經絡者取之，氣下乃止⑤，所謂⑥引而下之者也。腰以上熱，腰以下冷，視腰以下有虛脉陷於餘經及絡者，久留鍼，使氣下乃止，故曰引而下之者也。〇平按：『陷下』，《靈樞》作『陷之』。

大熱偏身⑦，狂而妄見、妄聞、妄言⑧，視足陽明及大絡取之，足陽明主熱⑨，其氣强盛，狂妄見聞及妄言多因此脉，故取陽明正經及絡以去之也。〇平按：『狂而妄見妄聞妄言』，《甲乙》作『故狂言而妄見妄聞』。

虛者補之，血實者寫之。因令偃臥，居其頭前，以兩手四指俠按⑩頸動脉，久持之，卷而切推⑪，下至缺盆中，復上⑫如前，熱去乃止⑬，此謂⑭推而散之者也。

---

① 腰以上寒：仁和寺本『寒』字蝕盡，據下文『腰以下熱』，當作『寒』字。底本、盛文堂本、日本摹寫本均作『腰以上寒』。
② 足太陽：原鈔『足』字漫漶，左合昌美辨作『足』，與殘筆合，今補入。底本、盛文堂本均作『之太陽』，『之』字屬上讀，恐誤。
③ 而使之上也：仁和寺本『而』字蝕盡，不可辨識。盛文堂本亦作『而使之上也』，與底本同。
④ 欲令和之：底本作『須令和之』；盛文堂本作『爲令和也』。仁和寺本『欲』字漫漶，左合昌美辨作『欲』，與殘筆合，今補入。
⑤ 乃止：《甲乙》作『而止』。
⑥ 所謂：底本『所』上有『此』字，據仁和寺本刪。《靈樞》作『此所謂』。
⑦ 偏身：仁和寺本作『編身』，『編』字抄誤。底本、盛文堂本及《靈樞》作『偏身』；《甲乙》作『遍身』。按，『偏』與『遍』同。
⑧ 狂而妄見、妄聞、妄言：《甲乙》作『故狂言而妄見妄聞』。
⑨ 足陽明主熱：『熱』，底本作『氣』，據仁和寺本改。盛文堂本亦作『足陽明主熱』。
⑩ 俠按：底本誤，當據仁和寺本改作『使按』。
⑪ 切推：《甲乙》作『切推之』。
⑫ 復上：《靈樞》作『而復止』；《甲乙》作『復止』。
⑬ 乃止：《甲乙》作『乃已』。
⑭ 此謂：底本作『所謂』，據仁和寺本改。《靈樞》《甲乙》均作『此所謂』。

若①足陽明上實下虛爲狂等病，宜補②下虛經也。上之血絡盛而實者，可刺去血以寫之，因令仰臥，以手按頸③人迎之脉，待下至缺盆中④，復上⑤來去，使熱氣洩盡，乃可休止，故曰推而散之也。有本爲『腹上如前』，恐錯也。〇平按：『血實者』，《靈樞》作『血而實者』，《甲乙》作『血如實者』。『因令偃臥』，《靈樞》作『因其偃臥』。『俠按頸動脉』，《靈樞》『俠』作『挾』，《甲乙》作『按其頸動脉』。『復上』，《靈樞》《甲乙》作『復止』。

黃帝曰：有一脉生數十病者，或痛，或癰，或寒熱⑥，或癢，痺⑦，或不仁，變化無窮，其故何也？岐伯曰：此皆邪氣之所生也。上經十二經脉，生病各異。此言一脉生數十種病，變化無窮者，十二經生病，非無有異⑧，至於變化，亦不可窮，故欲取者，甚須審察，不得⑨輕然以定是非也。〇平按：《靈樞》『或寒熱』作『或寒或熱』；『或癢痺』作『或痒或痺』。

九刺

編者按：此篇蘭陵堂本闕，今據仁和寺原鈔二十五卷本補入。此篇見於《靈樞・卷二・官鍼第七》，又見《甲乙經・卷五・第二》。

凡刺有九，以應九變⑩：

---

① 若：底本、日本摹寫本均闕『若』字，空一格。據仁和寺本、盛文堂本補。
② 宜補：底本、日本摹寫本闕『宜』字，空一格。據仁和寺本、盛文堂本補。
③ 以手按頸：底本脱『頸』字，據仁和寺本補入。
④ 待下至缺盆中：底本闕『待』字，據仁和寺本補入。盛文堂本補作『肘』，恐誤。
⑤ 復上：盛文堂本誤作『後上』。
⑥ 或寒熱：《甲乙》無『寒』字。
⑦ 痺：《甲乙》作『或痺』。
⑧ 非無有異：底本闕『異』字，空一格，據仁和寺本補。
⑨ 不得：底本原作『不可』，據仁和寺本改。
⑩ 以應九變：《甲乙》同。《靈樞》作『日應九變』。

一曰輸刺，輸刺者刺諸經滎輸藏輸也。取五藏經滎輸藏輸①，故曰輸刺。

二曰遠道刺②，遠道刺者病在上取之下，刺府輸也。足三陽從頭至足，故足三陽③頭之有病，取足三陽④府經之輸，故曰遠道也。

三曰經刺，經刺者刺大經之結絡經分也。大經分間，經之結絡，故曰經刺，非正經刺也。

四曰絡刺，絡刺者刺小絡之血脉也。刺孫絡也。

五曰分刺，分刺者⑤刺分肉之間也。

六曰大刺，大刺⑥者刺大膿以錍鍼⑦也。

七曰毛刺，毛刺者刺浮痺於皮膚也⑧。刺於皮膚⑨，淺無傷⑩，比之拔毛。

八曰巨刺，巨刺者左取右，右取左也⑪。刺於大經，左右互取⑫。巨，大也。

① 滎輸藏輸：仁和寺本『藏』字殘甚，據經文當作『藏』字，與殘筆合，今補入。盛文堂本作『滎輸之輸』，『滎』『之』二字與仁和寺本不合。
② 遠道刺：《甲乙》作『道刺』。下『遠道刺』同。
③ 故足三陽：仁和寺本『故足』二字誤重，據盛文堂本刪。
④ 取足三陽：『三』，日本摹寫本誤作『之』。
⑤ 分刺者：仁和寺本此三字蝕殘，據盛文堂本補，與殘筆合。
⑥ 大刺：《靈樞》《甲乙》均作『大寫刺』。下『大刺』同。又，《甲乙》注曰：『一作太刺。』
⑦ 錍鍼：《靈樞》《甲乙》均作『鈹鍼』。按，『錍』與『鈹』音義皆同。
⑧ 於皮膚也：《靈樞》無『於』字。
⑨ 刺於皮膚：仁和寺本『刺』字殘甚，僅餘『刂』旁殘劃，據文義補入『刺』字。盛文堂本亦作『刺』。
⑩ 淺無傷：仁和寺本『無』字蝕殘，辨其剩筆，當作『無』。盛文堂本作『洩多傷』，『洩』字恐誤。
⑪ 右取左也：《靈樞》無『也』字。
⑫ 左右互取：『互』，仁和寺本原作『牙』。按，『互』之俗體作『𠀋』，故與『牙』易混，今改正。盛文堂本作『左右牙取』。

九曰焠刺，焠刺者燔鍼即取痺也①。以燄燔鍼②，曰焠也。

十二刺

編者按：此篇蕭氏蘭陵堂本闕，今據仁和寺原鈔二十五卷本補入。此篇見於《靈樞·卷二·官鍼第七》，又見《甲乙經·卷五·九鍼九變十二節五刺五邪第二》。

凡刺有十二節，以應十二經。節，約也。

一曰偶刺，偶刺者以手直心若背，直痛所，一刺前，一刺後，以治心痺③，刺此者傍鍼之也。病心痺者，心背□□刺之④，故曰偶刺。傍刺者，恐傷心也。

二曰報刺，報刺者痛無常處⑤，上下行者，直內無拔鍼⑥，以左手⑦隨病所按之乃出鍼，復刺之也。刺痛無常處⑧之病，出鍼復刺，故曰報也。

---

① 燔鍼即取痺也：《靈樞》作『刺燔鍼則取痺也』；《甲乙》作『燔鍼取痺氣也』。

② 以燄燔鍼：『燄』同『焰』。仁和寺本『以』字殘甚，辨其殘筆，與『以』字合，今補入。盛文堂本作『火焰燔鍼』；日本摹寫本無『以』字，『燄』上未空格，與仁和寺本不合。

③ 以治心痺：『治』，《甲乙》作『刺』。

④ 心背□□刺之：仁和寺本『背』下二字剝蝕殆盡，據經文『一刺前，一刺後』，疑當作『前後』二字，與下文『故曰偶刺』合。盛文堂本作『心背痛，傍刺之』。

⑤ 痛無常處：《靈樞》作『刺痛無常處也』，《甲乙》作『刺痛無常處』。

⑥ 無拔鍼：《甲乙》作『拔鍼』。

⑦ 以左手：仁和寺本『手』字蝕盡，據盛文堂本補。《靈樞》《甲乙》均作『以左手』。

⑧ 痛無常處：仁和寺本『無』字不可辨識，據盛文堂本補，與經文『報刺者，痛無常處』合。

三曰恢刺，恢刺者①直刺傍之，舉之前後，恢筋急，以治②筋痺者也③。恢，寬也。筋痺病者④，以鍼直刺，傍舉之前後，以寬筋急之病，故曰恢刺也。

四曰齊刺，齊刺者直入一，傍入二，以治寒氣⑤小深者。或曰參刺⑥，參刺者治痺氣小深者也。寒氣病者，刺之直一傍二，深淺齊同，故曰齊刺。直一傍二，故曰參刺。

五曰陽刺⑦，陽刺者正內一，傍內四而浮之，以治寒氣⑧，氣之博大者也⑨。寒氣博大之病，正一傍四，內鍼浮而留之使温，故曰陽刺。有作『揚刺』，錯也。

六曰直鍼刺，直鍼刺者引皮乃刺之，以治寒氣之淺者也。寒氣病者，可引其皮，不當其穴，然後當穴刺而補已，出鍼放皮閉門，不令氣洩。下鍼時直，故曰直刺也。

七曰輸刺，輸刺者直入直出，希發鍼而深之，此治⑩氣盛而熱者也。氣盛熱病者，直入直出，希發於鍼，以刺於輸，故曰輸刺也。

---

①恢刺者：《靈樞》無『者』字。
②以治：原鈔此二字殘甚，據盛文堂本補，與《靈樞》《甲乙》合。
③筋痺者也：《靈樞》《甲乙》均無『者』字。
④筋痺病者：原鈔『筋』『者』二字蝕殘，據盛文堂本補，與殘筆合。
⑤寒氣：《甲乙》作『寒熱氣』。
⑥參刺：『參』與『叄』通。楊注『參』字同。《靈樞》作『三刺』。
⑦陽刺：《太素》二『陽刺』，《靈樞》《甲乙》均作『揚刺』。
⑧以治寒氣：《甲乙·卷五·第二》作『以治寒熱』。
⑨氣之博大者也：《靈樞》《甲乙》無『氣』字。
⑩此治：《靈樞》《甲乙》均作『以治』。

八曰短刺，短刺者刺骨痛①，稍摇而深之，致鍼骨所，以上下摩骨也。骨痛病者刺之至骨，摇鍼摩骨，使病淺②而即愈，故曰短刺也。

九曰浮刺，浮刺者傍入而浮之，此治肌急而寒者也。肌急寒病者，傍入浮之，故曰浮刺也③。

十曰陰刺，陰刺者左右卒刺之④，此治⑤寒厥，鍼寒厥⑥，取踝後⑦少陰也。少陰，踝後足少陰脉也。病寒厥者卒刺於陰，故曰陰刺也。

十一曰⑧傍鍼刺⑨，傍鍼刺者直刺、傍刺各一，此⑩治留痺⑪久居者也。留痺久居病者，直一刺之，傍更一刺，故曰傍刺也。

十二曰赞刺，赞刺者直入直出，數發鍼而淺之出血，此治癰腫也⑫。癰腫未成病者淺刺，數發於鍼，出血相助⑬以愈於病，故曰赞刺。赞，助也。

---

① 刺骨痛：『痛』，《靈樞》《甲乙》均作『痺』。
② 使病淺：盛文堂本作『使病役』，『役』字誤。
③ 故曰浮刺也：仁和寺本『刺』字蝕殘，僅右半『刂』形可辨，據經文『九曰浮刺』，補作『刺』字。盛文堂本作『故曰浮刺之』，『之』字與仁和寺本不合。
④ 卒刺之：『卒』，《靈樞》《甲乙》均作『率』。
⑤ 此治：《靈樞》作『以治』。下節『此治』同。
⑥ 鍼寒厥：仁和寺本『鍼』字蝕落右半，據文義補。《靈樞》作『中寒厥』；《甲乙》作『中寒者』；盛文堂本作『中寒厥』，『中』字與仁和寺本殘文不合。
⑦ 取踝後：《靈樞》作『足踝後』。
⑧ 十一曰：原鈔『十』字殘甚，據盛文堂本補，與前後文合。
⑨ 傍鍼刺：《甲乙》作『傍刺』。下『傍鍼刺』同。
⑩ 此：《靈樞》作『以』。
⑪ 留痺：原鈔『痺』字殘甚，據盛文堂本補，與殘筆合。
⑫ 此治癰腫也：《靈樞》作『是謂治癰腫也』；《甲乙》作『此治癰腫者也』。
⑬ 相助：盛文堂本作『調助』，『調』字與仁和寺本不合；日本摹寫本作『相助』，是。

脉所居①，深不見者，刺之微內鍼而久留之②，以致其空脉氣③。凡刺經脉之邪，經脉深者久留於鍼，以致空穴脉氣，然後出鍼也。脉淺者④勿刺，按絶其脉乃刺之⑤，無令精出，獨出其邪氣耳。刺其脉者，恐其精出，故按脉令絶，然後刺之，使邪氣獨出耳。

黄帝內經太素卷第二十二　九鍼之二

仁安三年四月十四日以同本書之　丹波頼基
移點校合了
保元二年三月二日以相傳本校合移點了　憲基
本云
正應三年十二月二日以累祖相傳之本讀合了
施藥院使丹波長光

①脉所居：《靈樞》《甲乙》作『脉之所居』。
②久留之：原鈔『留』字殘甚，據盛文堂本補，與殘筆合。
③以致其空脉氣：《靈樞》『氣』下有『也』字；《甲乙》作『致其脉空』。
④脉淺者：《甲乙》作『脉氣之淺者』。
⑤乃刺之：《甲乙》無『乃』字。

黃帝內經太素卷第二十三　九鍼之三

通直郎守太子文學臣楊上善奉　敕撰注
黃陂蕭延平北承甫校正

量繆刺　量氣刺　量順刺
疽癰逆順刺　量絡刺　雜刺

量繆刺

平按：此篇自篇首至末，見《素問·卷十八·第六十三繆刺論篇》，又見《甲乙經·卷五·第三》。

黃帝問岐伯曰①：余聞繆刺②，未得意也③，何謂繆刺？

岐伯曰④：夫邪之客於形也，必先舍於皮毛，留而不去，入舍於孫脉；留而不去，入舍於絡脉；留而不去，入舍於經脉，內連五藏，散於腸胃，陰陽更盛，五藏乃傷。此邪之從皮毛而入，極於五藏之次也，此陰陽二邪俱盛，從於皮毛，至於五藏，故以五藏爲次也。○平按：《甲乙》無『留而不去，入舍於孫脉』九字。『陰陽更盛』，《素問》《甲乙》作『陰陽俱感』。如此則治其

① 黃帝問岐伯曰：《素問》《甲乙》作『黃帝問曰』。《甲乙》無以下『余聞繆刺，未得意也』八字。
② 繆刺：『繆』，音糾。交錯，交互之義。
③ 未得意也：《素問》作『未得其意』。
④ 岐伯曰：《素問》《甲乙》『曰』上有『對』字。

經焉。今邪客於皮毛，入舍於孫絡①，留而不去，閉塞不通，不得入於經②，流溢於大絡③，而生奇病焉。○平按：《素問》新校正云：『全元起云④：大絡，十五絡也。』夫邪客大絡者，左注右，右注左，上下⑤與經相干，布於四末⑥，其氣無常處，不入於經輸⑦，命曰繆刺。如此至經，可療經之脉輸。若邪客皮毛孫絡，溢入⑧大絡而生奇病，左右相注，與經相干，乃至於布四末⑨，其氣居無常處而不入經，可以繆刺之。○平按：『輸』，《素問》《甲乙》作『俞』。『命曰』《甲乙》作『名曰』。注『生奇病』，『生』字袁刻作『主』。

黃帝曰⑩：願聞繆刺，以左取右，以右取左，爲之奈何？其與巨刺，何以別之？此問繆刺、巨刺之異。○平按：《甲乙》無『願聞繆刺』『爲之奈何』二句。《素問》無『爲之』二字。

岐伯曰：邪客於經也⑪，左盛則右病，右盛則左病，先言巨刺也。邪氣中乎經也，左箱邪氣有盛，則刺右之盛經。以刺左右大經，故曰巨刺。巨，大也。病亦有易移者，左病未已而右脉先病，如此者必巨刺之，必中其中經，非絡脉也。左箱病已，右箱次病，名後病。今左箱病之未已，即右箱病起，故曰先病，名曰易移。如此之類，可巨刺之。○平按：『病亦有易移者』，《素問》作『亦有移易者』，注云：『《甲乙》作「病易且移」。』今本《甲乙》作『亦有易且移者』。『左病未已』，《素問》《甲乙》作『左痛未已』。『必中其中經』，《素問》《甲乙》作

---

① 孫絡：《甲乙》作『孫脉』。
② 入於經：《甲乙》無『於』字。
③ 流溢於大絡：《甲乙》無『流』字。
④ 全元起云：底本『云』上衍『本』字，據《素問》刪。
⑤ 上下：《素問》《甲乙》作『上下左右』。
⑥ 布於四末：《素問》《甲乙》『布』上有『而』字。
⑦ 不入於經輸：《素問》作『不入於經俞』；《甲乙》作『不及於經俞』。
⑧ 溢入：底本原作『溢於』，據仁和寺本改。
⑨ 乃至於布四末：劉衡如曰：『於布，據經文疑倒。』
⑩ 黃帝曰：《素問》作『帝曰』。
⑪ 邪客於經也：《素問》無『也』字。

『必中其經』。故絡病者，其痛與經脉繆處，故命曰繆刺矣①。痛病在於左右大絡，異於經脉②，故名繆。繆，異也。〇平按：《甲乙》注云：『巨刺者刺其經，繆刺者刺其絡。』

黃帝曰：願聞繆刺奈何③？取之如何④？以上⑤請廣言繆刺也。〇平按：注『以上』，恐係『以下』傳鈔之訛。

岐伯曰：邪客於足少陰之絡，令人卒心痛暴脹，胸脇支滿⑥，足少陰直脉，從腎上入肺中，支者，從肝出絡心，注胸中，故卒心痛也。從腎而上，故暴脹也。注於胸中，胸脇支滿也。以足少陰大鍾之絡傍經而上，故少陰脉行處，絡爲病也。〇平按：《甲乙》『支』作『反』。毋⑦積者，刺然骨之前出其血，如食頃而已。左取右，右取左，病新發者五日已。聚，陽病也。積，陰病也。其所發之病，未積之時，刺然骨前出血也。然骨在足內踝下大骨，刺此大骨之前絡脉也。〇平按：『出其血』，《素問》《甲乙》無『其』字。《素問》『左取右』上有『不已』二字；『五日』上有『取』字。『病新發』，袁刻作『新病發』。

邪客於手少陽之絡，令人喉痺舌卷，口乾煩心，臂內廉痛⑧，手不及頭，刺小指次指爪甲上內，去端如韭葉各一痏，壯者立已，老者有頃已，左取右，右取左，此新病數日者也⑨。手少陽外關之絡，從外關上繞臂內廉，上注胸，合心主之脉，胸中之氣上薰⑩，故喉痺舌卷，口乾煩心，臂內廉痛，手不上頭也。老者血氣衰，故有頃已也。〇平按：『手少陽』，《甲乙》作『手少陰』，注云：『一作陽。』『煩心』，《素問》《甲乙》作『心煩』。『小指』，《素問》《甲乙》作『手中指』，《素問》王注云：『謂關衝穴，少陽之井也。』新校正云：『關衝穴出手小指次指之端，今言中指者，誤也。』注『外關』，袁刻誤作『外開』，《甲乙經》：『外關，手少陽絡，在捥後二寸陷者中，別走心者。』

①故命曰繆刺矣：《素問》無『矣』字；《甲乙》作『故曰繆刺』，四字。
②經脉：底本作『經絡』，據仁和寺本改。
③願聞繆刺奈何：《甲乙》作『繆刺』二字。
④如何：《素問》《甲乙》作『何如』。
⑤以上：當據仁和寺本改作『以下』。
⑥胸脇支滿：『胸』，仁和寺本作『匈』。按，『匈』與『胸』同。《玉篇·勹部》：『匈，膺也。或作胸。』
⑦毋：《素問》《甲乙》作『無』。
⑧臂內廉痛：『內』，《素問》《甲乙》均作『外』。
⑨數日者也：『也』，仁和寺本誤作『之』。《素問》《甲乙》作『數日已』。
⑩薰：仁和寺本作『熏』。

邪客於足厥陰之絡，令人卒疝暴痛，刺足大指爪甲上與肉交者各一痏①，男子立已，女子有頃乃已②，左取右，右取左。足厥陰亟溝③之絡，其別者循脛上鼻結於莖，故病卒疝暴痛也。疝痛者，陰之病也。女子陰氣不勝於陽，故有頃已也。〇平按：注『亟溝』，查足厥陰無亟溝，《甲乙經》云：『蠡溝，足厥陰之絡，在足內踝上五寸，別走少陽。』『亟溝』恐係『蠡溝』傳鈔之訛。又，注『循脛上鼻』，《素問》王注作『循脛上睾』，『鼻』恐係『睾』字傳鈔之誤。又，注『故病』，袁刻作『故痛』。

邪客於足大陽之絡，令人頭項痛④肩痛，刺足小指爪甲上與肉交者各一痏，立已，不已，刺外踝下⑤三痏，左取右，右取左。足大陽支正之絡⑥，別者上走肘絡肩髃，故頭項痛也。足小指甲上與肉交處，此絡所出處也。外踝下，亦此絡行處也。〇平按：『右取左』下，《素問》《甲乙》有『如食頃已』四字。

邪客於手陽明之絡，令人氣滿胸中，喘息⑦而支胠，胸中熱，刺手大指次指爪甲上，去端如韭葉各一痏，左取右，右取左，如食頃已。手陽明偏歷之絡，其支者，上臂乘肩髃⑧上曲頰。不言至於胸胠，而言胸胠痛者，手陽明之正膺乳⑨，別上入柱骨，下走大腸，屬於肺，故胸滿喘息支胠胸熱也。以此推之，正別脉者皆爲絡。〇平按：注『柱骨』，《甲乙》作『巨骨』，在肩端上行兩叉骨間陷者中，手陽明蹻脉之會。

①一痏：仁和寺本誤作『痏一』。底本與《素問》《甲乙》均作『一痏』，是。日本摹寫本作『病一』，誤。
②有頃乃已：《素問》《甲乙》無『乃』字。
③亟溝：『亟』，當據仁和寺本改作『蠡溝』。
④頭項痛：《素問》無『痛』字。
⑤外踝下：《甲乙》作『外踝上』。
⑥足大陽支正之絡：劉衡如曰：『支正，據本書卷九《十五絡脉》：「手太陽之別，名曰支正，其別者，上走肘絡肩髃。」楊注引作「足太陽之絡」，似誤。』森立之《素問考注》亦云：『「支正」爲手太陽經，楊以爲足太陽之絡，恐非。據前後文例考之，則宜從《經脉篇》作「足太陽飛陽之絡」也。』
⑦喘息：《甲乙》作『喘急』。
⑧乘肩髃：『乘』，底本誤作『垂』，據仁和寺本改正。
⑨膺乳：劉衡如曰：『據本書卷九《十五絡脉》，此前似脱「至」字。』

邪客於臂掌之間，不可得屈①，刺其踝後，先以指按之，痛乃刺之，以月死生爲痏數②，月生一日一痏，二日二痏③，十六日十四痏。腕前爲掌，腕後爲臂。手外踝後是手陽明脉所行之處，有脉見者是手陽明絡，臂掌不得屈者，取此絡也。〇平按：『二日二痏』下，《素問》《甲乙》有『十五日十五痏』六字。

邪客於陽蹻④，令人目痛從內眥始，刺外踝之下半寸所⑤各二痏，左刺右，右刺左，如行十里頃而已。陽蹻從足上行，至目內眥，故目痛刺足外踝之下中脉⑥所生絡也⑦。〇平按：注『中脉』當係『申脉』傳寫之訛，《素問》王注：『謂申脉穴，陽蹻之所生也。』《甲乙經》：『申脉，陽蹻所生，在足外踝下陷者中。』別本亦作『申』。

人有所墮墜，惡血在內，腹中滿脹，不得前後，先飲利藥，此上傷厥陰之脉，下傷少陰之絡，刺足內踝之下，然骨之前血脉出血，刺足跗上動脉。不已，刺三毛上各一痏，見血立已，左刺右，右刺左。人有墮傷，惡血在腹中，不得大小便者，可飲破血之湯，利而出之。若不愈者，可刺足內踝之下，大骨之前，足少陰之絡，又取三毛厥陰之絡。〇平按：『惡血在內』，《素問》作『惡血留內』，《甲乙》作『惡血留於內』。『血脉出血』，《素問》新校正：『疑血脉字是絡字之誤。』『刺足跗上』，《甲乙》無『足』字。『左刺右，右刺左』，《甲乙》『刺』作『取』。善悲善驚不樂，刺如右方。厥陰之脉入眼，故傷厥陰，虛而善悲及不樂也。志主驚懼，故傷少陰之脉，令人驚喜。俱用前方，刺三處也。〇平按：『善悲善驚』，《素問》作『善悲驚』，《甲乙》作『善驚善悲』。

邪客於手陽明之絡，令人耳聾時不聞，刺手大指次指爪甲上去端如韭葉各一痏，立聞。

① 不可得屈：《甲乙》無『可』字。
② 爲痏數：《素問》《甲乙》作『爲數』。
③ 二日二痏：據下節經文『月生一日一痏，二日二痏，十五日十五痏』，此下脱『十五日十五痏』六字。
④ 邪客於陽蹻：《素問》《甲乙》均作『邪客於足陽蹻之脉』。
⑤ 半寸所：底本與仁和寺本此下均衍『合』字，據《素問》《甲乙》删。
⑥ 中脉：仁和寺本作『申脉』，當據改。
⑦ 絡也：仁和寺本作『絡之也』，疑『絡之』二字抄倒。底本删『之』字，亦通。

不已，刺中指爪甲上與肉交者，立聞。其不時聞者，不可刺也。手陽明偏歷之絡，別者入耳，會於宗脉，故邪客令人耳聾也。不時聞者，病成不可療①。〇平按：『時不聞』，《素問》《甲乙》『聞』下有『音』字。『刺中指爪甲上』，《素問》王注疑是『小指爪甲上』，新校正以王氏之說非是，詳《素問》注中。耳中生風者，亦刺之如此數，左刺右，右刺左②。人覺耳中有風出者，是邪客手陽明絡，故用方同之。〇平按：『生風』，袁刻誤作『出風』。『左刺右，右刺左』，《甲乙》『刺』作『取』。

痺往來行無常處者，在分肉間③，痛而刺之，以月死生④爲數。有痺往來手陽明絡分肉間，爲痛痺也。從月一日至十五日，爲月生也。從十六日至三十日，爲月死也。〇平按：『痺』上，《素問》《甲乙》有『凡』字。『往來行』，《甲乙》作『行往來』。用鍼者隨氣盛衰，以爲痏數，鍼過其月數則脫氣，不及月數則氣不寫，左刺右，右刺左，病已止。不已，復刺如法⑤。用鍼之數，隨氣盛衰，盛則益數，衰則減數。輙過其數⑥，必即脫氣；不增其數，邪氣不寫。增減病仍不愈，刺如前法也。〇平按：『月數』，《素問》《甲乙》作『日數』。『病已止，不已』，《甲乙》作『病如故』三字。月生一日一痏，二日二痏⑦，十五日十五痏，十六日十四痏⑧。月生氣血漸增，故其痏從增至十五日也。十六日後月滅，人氣漸衰，故從十四痏⑨減至月盡，名曰月死也。〇平按：《素問》『二痏』下，有『漸多之』三字；『十四痏』下，有『漸少之』三字。

邪客於足陽明之絡，令人鼽衄下齒寒，刺中指爪甲上與肉交者各一痏，左刺右，右刺左。足陽明豐隆之絡，別者上絡頸⑩，合諸經之氣，下絡喉嗌，故從鼽入於下齒，所以邪客令人鼽衄下齒冷也。手陽明經入下齒中，足陽明經入上齒中，不入下齒。今言齒寒者，足陽明絡入下齒也。又尋絡之生病處，不是大絡行處者，乃是大絡支分小絡發病者也。〇平按：《素問》『絡』作

---

① 不可療：『療』，仁和寺本誤作『寮』。底本作『不可療』，是。

② 左刺右，右刺左：《甲乙》作『右取左，左取右』。

③ 在分肉間：『間』，仁和寺本誤作『問』。底本與《素問》《甲乙》作『在分肉間』，是。

④ 死生：《甲乙》作『生死』。

⑤ 復刺如法：《素問》《甲乙》作『復刺之如法』。又，《甲乙》『如法』下有『以月死生爲數』六字。

⑥ 輙過其數：『輙』爲『輒』之俗字。『輒』，本指車箱左右之板，在此爲專擅、擅自之義。《玉篇·車部》：『輒，專輒也。』段玉裁《說文解字注·車部》：『輒，凡專輒用此字者，此引申之義。凡人有所倚恃而妄爲之，如人在輿之倚於輢也。』

⑦ 二日二痏：《素問》《甲乙》『痏』下有『漸多之』三字。

⑧ 十四痏：《素問》《甲乙》『痏』下有『漸少之』三字。

⑨ 十四痏：『痏』，仁和寺本誤作『日』。底本改作『十四痏』，是。

⑩ 別者上絡頸：劉衡如曰：『頸，據本書卷九《十五絡脉》，似是「頭」字之誤。』

『經』；『下齒』作『上齒』；『中指』作『中指次指』，王注謂：『中指當是大指傳寫之誤。』《甲乙經》注云：『《素問》注云：刺大指次指。』新校正云：『按《甲乙經》云：「刺足中指爪甲上」，無「次指」二字。蓋以大指次指爲中指，義與王注同。』平按，繆刺乃刺絡所生病，故上文經云：『絡病者，其痛與經脉繆處，故名曰繆刺。』王氏以足陽明之絡作經，故下齒亦作上齒，復以中指爲大指次指之誤，謂宜刺歷兑穴，是直以絡病爲經病矣，不若楊注爲允。

邪客於足少陽之絡，令人脇痛欬汗出①，刺足小指次指爪甲上與肉交者各一痏，不得息立已，汗出立止。欬者温衣飲食，一日已。左刺右，右刺左，病立已。不已，復刺之如法。

人②足少陽光明之絡，去足踝五寸，別走厥陰，下絡足跗，不至於脇。足少陽正別者，入季脇③之間，循胸裏屬膽，散之上肝貫心，上挾咽，故脇痛也。貫心上肺，故欬也。貫心，故汗出也。與肉交處刺絡邪客處不得息者，亦肺病也。肺以惡寒，故刺出血已，須温衣暖飲食也。〇平按：『脇痛』下，《素問》《甲乙》有『不得息』三字。《甲乙》無『次指』二字。

邪客於足少陰之絡，令人咽痛不可內食，無故善怒，氣上走賁上，刺足下④中央之脉⑤各三痏，凡六刺，立已，左刺右，右刺左。

足少陰大鍾之絡，別者傍經上走心包，故咽痛不能內食也。少陰正經⑥，直者上貫肝膈，絡既傍經而上，故喜怒⑦，氣走賁上也。賁，膈也。足下中央有涌泉穴，刺於涌泉穴⑧少陰脉也。〇平按：《素問》『咽』作『嗌』。『賁』，《素問》王注謂『氣奔』，新校正引《難經》謂『胃爲賁門』。楊玄操云：『賁，鬲也。』與此注同，《素問》王注非是。注『足下』，袁刻誤作『足上』。

邪客於足大陰之絡，令人腰痛引少腹控䏚⑨，

足太陰公孫之絡，別者入絡腸胃。足太陰別，上至髀，合於陽明，與別俱行，上絡於咽，貫舌中。故舌中央脉者，即足太陰別脉者也。此絡

① 欬汗出：《素問》《甲乙》作『欬而汗出』。
② 人：底本誤作『又』，據仁和寺本改。
③ 季脇：仁和寺本作『季肋』。
④ 足下：《甲乙》無『下』字。
⑤ 中央之脉：『脉』，《甲乙》作『絡』。
⑥ 少陰正經：『陰』，底本誤作『經』，據仁和寺本改正。
⑦ 喜怒：底本作『善怒』，與仁和寺本不合，今改正；日本摹寫本作『喜怒』。
⑧ 刺於涌泉穴：『涌』，仁和寺本誤作『勇』，據上文『足下中央有涌泉穴』，當作『涌』字。底本脱『刺於涌泉穴』五字，據仁和寺本補入。
⑨ 引少腹控䏚：仁和寺本無『少』字。據楊注『所以腰痛引少腹控䏚』，當補入『少』字。《素問》《甲乙》及蕭注《太素》均作『引少腹控䏚』。

既言至髀上行，則貫腰入少腹過眇，所以腰痛引少腹控眇者也。〇平按：《素問》此節上有『嗌中腫』至『左刺右，右刺左』二十九字，本書在後『邪客於手足少陰、太陰』之上，王氏以爲錯簡而遷於此節之上。**不可以仰息，刺其腰尻**①**之解，兩胂之上**②**，以月死生爲痏數，發鍼立已，左刺右，右刺左。**尻解之兩胂上，此絡之腰刺也。胂③，以真反。〇平按：『仰息』，袁刻誤作『生息』。『以月』上，《素問》《甲乙》有『是腰俞』三字，新校正云：『全元起本舊無此三字。』

邪客於足大陽之絡，令人拘攣背急，引脇而痛，内引心而痛，足太陽飛陽之絡，去踝七寸，別走少陽④，不至腰臑。足太陽正別，入臑中，其一道下尻五寸，別入於肛，屬於膀胱，散之腎，從膂當心入散，直者從膂上於項，復屬太陽，故邪客拘攣背急引脇引心痛⑤。〇平按：『内引心而痛』，《素問》無此五字，新校正云：『全元起本及《甲乙》均有此五字。』據此，則本書與全本同。**刺之從項始，數脊椎俠背**⑥**疾按之，應手而痛，刺之傍三痏，立已。**脊有二十一椎，以兩手俠⑦脊當椎按之，痛處即是足太陽絡，其輸兩傍，各刺三痏也。〇平按：『應手而痛，刺之』，《素問》『而痛』作『如痛』，《甲乙》『刺之』作『刺入』。

邪客於足少陽之絡，令人留於樞中痛，髀不舉，刺樞中以豪鍼，寒則久留鍼，以月死生⑧**爲痏數，立已。**又足少陽光明之絡，去踝五寸，別走少陰⑨，不至樞中。足少陽正別，繞髀入毛際，合厥陰，別者入季肋間，故髀樞中久痛及髀不舉也。留，停久也。豪鍼，如毫毛也⑩，如蝱蝱⑪喙也。靜以徐往，微養之久留，以取痛痺也。〇平

---

① 刺其腰尻：顧從德本《素問》作『刺腰尻』；讀書堂本、古林堂本、趙府本《素問》作『刺腰尻』。按，『尻』與『居』同。《說文·几部》：『尻，處也。』據李今庸先生考證，『尻』字引申爲『坐』，又指『骶骨』；『尻』音考，指臀部。

② 兩胂之上：『胂』，音申，《說文·肉部》：『胂，夾脊肉也。』

③ 胂：仁和寺本『胂』下有『脯』字，疑爲衍文。

④ 別走少陽：劉衡如曰：『陽，據本書卷九《十五絡脉》，當是「陰」字之誤。』

⑤ 引心痛：仁和寺本『痛』下有『之心』二字，疑爲衍文。

⑥ 俠背：『背』，據楊注『以兩手俠脊當椎按之』，當作『脊』字。《素問》《甲乙》均作『俠脊』。

⑦ 俠：仁和寺本作『挾』。

⑧ 死生：《甲乙》作『生死』。

⑨ 別走少陰：劉衡如曰：『少，據本書卷九《十五絡脉》，當是「厥」字之誤。』

⑩ 如毫毛也：『毫』，仁和寺本作『豪』。按，『豪』與『毫』通。

⑪ 蝱蝱：底本誤作『蟲蝱』，據仁和寺本改正。

按：『不舉』，《素問》作『不可舉』，《甲乙》作『不得氣』。『爲痏數』，《素問》無『痏』字。

治諸經刺之所過者不痛，則繆刺之。 刺十二經所過之處不痛者，病在於絡，故繆刺也。○平按：《甲乙》『諸經』上無『治』字。『不痛』，《素問》《甲乙》作『不病』。

耳聾，刺手陽明。不已，刺其通脉出耳前者。 巨刺手陽明井①商陽等穴，不已，巨刺手太陽出走耳聽會之穴也。○平按：《甲乙》『通脉』作『過脉』。**齲②，刺手陽明，不已，刺其脉入齒中者，立已。** 刺手陽明輸三間等穴，不已，刺手陽明兑端穴。○平按：『刺手陽明』下，《甲乙》有『立已』二字。《素問》『齒中』下無『者』字。注『兑端穴』，查《甲乙》手陽明無兑端③穴，惟手三里穴在曲池下二寸，按之肉起兑肉之端，兑端恐即手三里穴。

邪客於五藏之間，其病也，脉引而痛，時來時止，視其病脉繆刺之，於手足爪甲上，視其脉，出其血，間日一刺，一刺不已④，五刺已。 五藏之脉，引而有痛，視其左右病脉所在，可繆刺之。手足爪甲上，十二經脉井之絡脉，故取之也。亦是取經井以療絡病也。○平按：『病脉』，『脉』字《素問》無。

繆傳刺上齒⑤。 足陽明絡，左病右痛，右病左痛，可刺上齒足陽明絡。○平按：《素問》『刺』作『引』。**齒脣寒痛，視其手背脉血者去之，足陽明中指爪甲上一痏，手大指次指爪甲上各一痏，立已，左取右，右取左。** 手陽明脉，入下齒中，還出俠口交人中；足陽明脉，入上齒中，還出俠口環脣，下交承漿，故取手陽明血絡，以去齒脣痛也。足中指爪甲上，足陽明絡，故亦取之。手大指次指爪甲上，亦是手陽明絡，故亦取之。皆視其病左右，繆刺之。○平按：『齒脣寒痛』，《甲乙》無『痛』字，注云：『《太素》多一「痛」字。』『足陽明』上，《甲乙》有『刺』字。

嗌中腫，不能內唾，時不能出唾者，繆刺然骨之前出血，立已，左刺右，右刺左。 足少陰經，出然

---

① 井：底本誤作『並』，據仁和寺本改正。按，《太素·卷十一·本輸》曰：『大腸上合于手陽明，出于商陽，商陽者大指次指之端也，爲井。』
② 齲：底本誤作『齒齲』，據仁和寺本刪『齒』字。
③ 兑端：劉衡如曰：『「兑端」，《甲乙·卷三·第十》：「兑端，在脣上端，手陽明脉所發。」惟今本《甲乙》「端」誤爲「骨」，諒蕭氏查之不得而以手三里當之也。』
④ 一刺不已：仁和寺本無『一』字。《素問》《甲乙》均作『一刺不已』。
⑤ 刺上齒：『刺』，《素問》《甲乙》均作『引』。

骨而上肺中，循喉嚨，俠舌本，故嗌中腫，刺然骨前絡脈也。○平按：《素問》此節在『邪客於足太陰之絡』之上；『唾者』下無『繆』字。《甲乙》『左刺右，右刺左』，『刺』作『取』。

邪客於手足少陰、太陰①、足陽明絡②，此五絡③皆會於耳中，上絡左角，手少陰、足少陰、手太陰、足太陰、足陽明，此五經脈，手少陰通里，入心中，繫舌本，孫絡至耳中；足少陰經至舌本，皮部絡入耳也；手太陰正別，從喉嚨，亦孫絡入耳中；足太陰經連舌本，下散舌下，亦皮部絡入耳中；足陽明經，上耳前，過客主人前，亦皮部絡入耳中。此之五絡入於耳中，相會通已，上絡於左角。左角，陽也。**五絡俱竭，令人身脈皆動，而形無知也，其狀若尸厥，**此之五絡，爲身綱紀，故此脈絶，諸脈亂動，形不知人，與尸厥死之④相似，非尸厥也。○平按：『其狀若尸厥』，《素問》《甲乙》作『其狀若尸，或曰尸厥。』**刺足大指⑤內側甲下去端如韭葉，**此刺足太陰隱白穴也。○平按：『甲下』，《素問》《甲乙》作『爪甲上』。**後刺足心，**刺足少陰湧泉穴也。**後刺足中指甲上各一痏，**刺足陽明厲兑穴也。○平按：『中指』下，《素問》《甲乙》有『爪』字。**後刺手大指之內⑥，去端如韭葉⑦，**刺手太陰少商穴也。○平按：『之內』，《素問》作『內側』。**後刺少陰兑骨之端各一痏，立已，**刺手少陰神門穴也。此前五刺，皆中其經穴⑧，以調絡病。○平按：此節上《素問》有『後刺手心主』五字，王注謂中衝穴，新校正謂：『《甲乙》不刺手心主，此五絡亦不及手心主。王氏相隨注之，非是。』**不已，以竹筒吹其兩耳⑨，鬄其左角之髮方寸燔治⑩，飲以美酒一杯⑪，不能飲者灌之，立止⑫。**鬄，恥歷反，除也。耳中，五絡會處也。左角，五絡絡處也。○平按：《甲乙》『耳』下有『中』字；『鬄』作『剔』。《素問》『竹筒』作『竹管』；『方寸』作『方一寸』。

---

① 手足少陰、太陰：仁和寺本脱『太陰』二字。檢楊注『手少陰、足少陰、手太陰、足太陰、足陽明，此五經脈』，『手足少陰』下當有『太陰』二字，今補入。《素問》《甲乙》及蕭注《太素》均作『手足少陰、太陰』。又，《甲乙》『太陰』下注曰：『一作「陽」。』

② 足陽明絡：《素問》《甲乙》『明』下有『之』字。

③ 此五絡：《甲乙》『絡』下有『者』字。

④ 尸厥死之：疑『死之』爲『之死』之誤。

⑤ 刺足大指：《素問》作『刺其足大指』。

⑥ 手大指之內：《素問》《甲乙》作『手大指內側』。

⑦ 去端如韭葉：《甲乙》作『爪甲上端如韮葉』。

⑧ 皆中其經穴：『其』，仁和寺本誤作『具』。底本作『其』，是。

⑨ 兩耳：仁和寺本作『兩耳中』，底本脱『中』字。《素問》無『中』字。

⑩ 治：仁和寺本作『治』。《素問》《甲乙》皆作『治』。

⑪ 杯：仁和寺本作『盃』。按，『盃』與『杯』同。

⑫ 立止：《素問》《甲乙》作『立已』。

凡刺之數，必先視①其經脈，切而順之，審其虛實而調之，不調者經刺之，不調者，偏有虛實也。偏有虛實者，可從經穴調其氣也。〇平按：『切而順之』，『順』，《素問》作『從』，《甲乙》作『循』。有痛而經不病者繆刺之，循經候之不見有病，仍有痛者，此病有異處，故左痛刺右等，名曰繆刺。因視皮部有血絡者盡取之，此繆刺之數也。繆刺之處皮部絡邪血皆刺去之，名曰繆刺之法。數，法也。〇平按：『因』，《甲乙》作『目』。《素問》『因視』下有『其』字，《甲乙》同。

量氣刺

平按：此篇自篇首至末，見《靈樞・卷十・第六十七行鍼篇》。自『或神動而氣先鍼行』至末，又見《甲乙經・卷一・第十六》。

黃帝問於岐伯曰：余聞九鍼於夫子而行之百姓②，百姓之血氣各不同形，或神動而氣先鍼行；或氣與鍼相逢；或鍼已出氣獨行；或數刺③乃知；或發鍼而氣逆；或數刺病益劇；凡此六者，各不同形，願聞其方。

岐伯曰：重陽之人，其神易動，其氣易往也。夫爲鍼之法，以調氣爲本④，故此六者，問氣之行也。〇平按：《甲乙》無『黃帝問』至『各不同形』二十八字；『病亦劇』作『病益甚』；『重陽之人』作『重陽之盛人』。

黃帝曰：何謂重陽之人？

① 必先視：《素問》《甲乙》無『必』字。
② 行之百姓：《靈樞》『之』下有『於』字。
③ 數刺：《甲乙》作『數刺之』。
④ 以調氣爲本：仁和寺本作『調以氣爲本』，『調以』二字抄倒。底本改作『以調』，是。

岐伯曰：重陽之人，熇熇①蒿蒿，言語善疾，舉足善高②，重陽之人，謂陽有餘也。熇，相傳許嬌反。燆燆蒿蒿，言其人疏恍也。〇平按：『熇熇』，《甲乙》作『矯矯』。『蒿蒿』，《靈樞》作『高高』。注『恍』，袁刻作『悦』。心肺之藏氣有餘，陽氣滑盛而揚，故神動而氣先行。五藏陰陽者，心、肺為陽，肝、脾、腎為陰，故心、肺有餘為重陽也。重陽之人，其神纔動，其氣即行，以陽氣多也，故見持鍼欲刺，神動其氣即行，不待鍼入，其人與之刺微為易也。

黃帝曰：重陽之人而神不先行者，何也？自有重陽，要待鍼入其氣方行，故須問之。〇平按：《甲乙》無此一節。

岐伯曰：此人頗有陰者③。

黃帝曰：何以知其頗有陰也？

岐伯曰：多陽者多喜，多陰者多怒，數怒者易解，故曰頗有陰，其陰陽之合難，故其神不能先行也。欲知重陽仍有陰者，候之可知。但人多陽者其必多喜④，多陰者多怒，仍有數怒易解，即是重陽有陰人也。重陽有陰人，其氣不得先鍼行。〇平按：『合』上，《靈樞》《甲乙》有『離』字。

黃帝曰：其氣與鍼相逢奈何？

岐伯曰：陰陽和調而血氣淖澤滑利，故鍼入而氣出，疾而相逢也。陰陽和平之人，以其氣和，故鍼入即氣應相逢者也。

黃帝曰：鍼以出而氣獨行者，何氣使然？

岐伯曰：其陰氣多而陽氣少，陰氣沈而陽氣浮，沈者藏⑤，故鍼以出，氣乃隨其後，故

---

① 熇：仁和寺本作『燆』，楊注『熇』字同。按，『燆』，音宵，熱氣也，與『熇』同。《集韻·宵韻》：『熇，炎氣也，或從喬。』《靈樞》作『熇』；《甲乙》作『矯』。

② 舉足善高：『善』，《甲乙》作『喜』。

③ 有陰者：《靈樞》《甲乙》作『有陰者也』。

④ 其必多喜：『必』，底本作『心』。據仁和寺本改作『必』。

⑤ 沈者藏：《靈樞》《甲乙》作『者內藏』，屬上讀。按，二書皆脱『沉』字，當據《太素》補入。

獨行也。多陰少陽之人，陰氣深而內藏，故出鍼後氣獨行也。〇平按：《靈樞》『鍼以出』作『鍼已出①』；『而陽氣浮，沈者藏』作『而②陽氣浮者內藏』，《甲乙》同。

黃帝曰：數刺乃知者③，何氣使然？

岐伯曰：此人多陰而少陽④，其氣沈而氣注難，故數刺⑤乃知也。知者，病愈也。其人陰多陽少，其氣難宣，故數刺方愈也。〇平按：『氣注難』，《靈樞》《甲乙》作『氣往難』，據上文經云『其氣易往』，恐係『往』字傳寫之誤。

黃帝曰：鍼入而逆者，何氣使然？

岐伯曰：其氣逆，與其數刺病益甚者，非陰陽之氣，浮沈之勢也，此皆粗之所敗，工之所失，其形氣無過焉⑥。刺之令人氣逆，又刺之病甚者，皆是醫士不知氣之浮沈，非是陰陽形氣之過也。

量順刺

平按：此篇自篇首至末，見《靈樞·卷八·第五十五逆順篇》。自『刺法曰：無熇熇之熱』至『不治已病』，見《甲乙經·卷五·第一》。自『伯高曰：《兵法》無迎逢逢之氣』至『與脉相逆者』，又見日本《醫心方·卷一》。

黃帝問伯高曰⑦：余聞氣有逆順，脉有盛衰，刺有大約，可得聞乎？設此三問，爲調氣之要也。

---

①鍼已出：底本脱『鍼』字，據《靈樞》補。
②而：底本脱此字，據《靈樞》《甲乙》補。
③乃知者：《靈樞》無『者』字。
④此人多陰而少陽：《靈樞》『人』下有『之』字；《甲乙》作『其多陰而少陽者』。
⑤故數刺：《甲乙》作『故數刺之』。
⑥其形氣無過焉：『過』，仁和寺本作『邊』，據楊注『非是陰陽形氣之過也』，當從底本作『過』。《靈樞》此句作『其形氣無過焉』；《甲乙》作『其形氣無過也』。
⑦黃帝問伯高曰：《靈樞》『問』下有『于』字。

伯高對曰①：**氣之逆順者，所以應天下陰陽、四時、五行也。**一知逆順，謂知四時、五行逆順之氣，依而刺也。〇平按：《靈樞》「天下」作「天地」。**脉之盛衰者，所以候血氣之虛實有餘不足。**二知候脉，謂候寸口、人迎血氣虛實也。**刺之大約者，必明知病之可刺，與其未可刺，與其已不可刺也。**三知刺法，謂知此病可刺，此未可刺，此不可刺也。約，法也。

黃帝曰：候之奈何？

伯高曰：《兵法》②**無迎逢逢之氣**③，逢，蒲東反，兵氣盛也④。〇平按：《醫心方》「兵法」下有「曰」字。**無擊堂堂之陳**⑤。**《刺法》曰：無刺熇熇之熱，**熇，呼篤反，熱熾盛也。堂堂，兵盛皃。兵之氣色盛者，未可即擊，待其衰，然後擊之。刺法亦爾，邪氣盛者，消息按摩，折其大氣，然後刺之，故曰無刺熇熇熱也。**無刺漉漉之汗，**漉漉者，血氣泄甚大虛，故不可刺之也。**無刺渾渾之脉，**渾渾，濁亂也。凡候脉濁亂者，莫知所病，故不可刺也。**無刺病與脉相逆者。**形病脉不病，脉病形不病，名曰相逆⑥。逆，反也。

黃帝曰：候其可刺奈何？

伯高曰：上工，刺其未生者也；內外二邪雖有，未起病形，刺之以爲上工也。**其次，刺其未盛者也；**已成微病，未爲盛者，刺之以爲上工者也⑦。〇平按：「未盛」，《甲乙》作「未成」。**其次，刺其已衰者**⑧；病雖已衰，未即能愈，刺之以爲中工者也。**下工，刺其方襲也**⑨，**與其形之盛者也**⑩，**與其**

---

① 伯高對曰：《靈樞》無「對」字。
② 《兵法》：仁和寺本作「兵法曰」。此底本脱「曰」字。
③ 逢逢之氣：「逢」，音朋，盛貌，與「蓬」字通。《墨子·耕柱》：「逢逢白雲，一南一北，一西一東。」孫詒讓閒詁：「逢、蓬通。」
④ 兵氣盛也：「氣盛」，仁和寺本誤作「盛氣」。底本改作「兵氣盛也」，是。
⑤ 陳：同「陣」。
⑥ 相逆：仁和寺本作「相反逆」，據經文當作「相逆」，今刪「反」字。底本刪「逆」字，作「相反」二字，恐未安。
⑦ 刺之以爲上工者也：「也」，仁和寺本誤作「之」，據下節楊注「刺之以爲中工者也」，當從底本改作「也」。
⑧ 刺其已衰者：《靈樞》《甲乙》「者」下有「也」字。
⑨ 方襲也：《靈樞》作「方襲者也」；《甲乙》作「方襲者」。
⑩ 形之盛者也：《甲乙》無「也」字。

病之與脉相逆者也。方，正方。襲，重也。正病重疊，病形復盛，病脉相反，刺之以爲下工者也。故曰：方其盛也，勿敢毁傷，刺其已衰，事必大昌。言工有損益也。故曰：上工治不病，不治已病。此之謂也。不病，未病之病也。已病，已成病也。○平按：『治不病』，《靈樞》《甲乙》作『未病』。《甲乙》無『此之謂也』四字。

疽癰逆順刺

平按：此篇自篇首至末，見《靈樞·卷九·第六十玉版篇》。自『黄帝曰：病生之時』至末，又見《甲乙經·卷十一·第九》。

黄帝曰：余以少鍼爲細物也，夫子乃上合之於天①，下合之於地，中合之於人，余以爲過鍼之意矣，願聞其説。九鍼微細之道，以合三才之大②，余恐太過也。物，道也。○平按：『少鍼』，《靈樞》作『小鍼』；『乃』下有『言』字。

岐伯曰：何物大於鍼者乎③？夫大於鍼者，唯五兵者焉。五兵者，死備也，非生之備也。

且夫人者，天地之鎮塞也④，其可⑤不參乎！夫治人者⑥亦唯鍼焉。夫鍼之與五兵⑦，其孰⑧小

---

① 上合之於天：『之於』，仁和寺本誤作『於之』。對照下文『下合之於地，中合之於人』，當從底本作『上合之於天』。
② 三才之大：『才』，仁和寺本誤作『寸』。按，天、地、人爲『三才』，《太素·卷五·陰陽合》楊上善云：『古者聖人欲法天、地、人三才形象。』可證『寸』爲『才』形誤。
③ 大於鍼者乎：《靈樞》作『大於天乎』。
④ 鎮塞也：《靈樞》無『塞』字。
⑤ 其可：《靈樞》作『其不可』。
⑥ 治人者：『人』，《靈樞》作『民』。按，《太素》改『民』爲『人』者，乃避唐太宗李世民名諱。
⑦ 夫鍼之與五兵：底本脱『之』字，據仁和寺本補入。《靈樞》作『夫鍼之與五兵』，與《太素》同。
⑧ 孰：仁和寺本作『熟』。按，『熟』與『孰』通。楊注『孰』字同。

乎？夫人之爲天地鎮塞，貴莫大焉。戈、殳、戟、酋矛、夷矛等五兵①，死之之具也。九鍼雖小，生人之器也，聖人用之，理於百姓，孰爲小道？故大之無外，小之無內，細入無間，令人久壽者，其唯九鍼乎。〇平按：『非生之備也』，《靈樞》作『非生之具』。『天地之鎮塞也』，《靈樞》無『塞』字。注『五兵』，《周禮·夏官》：『司兵掌五兵。』鄭司農云：『五兵者，戈、殳、戟、酋矛、夷矛。』又，步卒之五兵，無夷矛而有弓矢。與此略異。

黃帝曰：病生之時，有喜怒不測，飲食不節，陰氣不足，陽氣有餘，營氣不行，乃發爲癕疽②。癕生所由，凡有四種。測，度也。喜怒無度，爭氣聚③，生癕一也；飲食不依節度，縱情不擇寒溫，爲癕二也；藏陰氣虛，府陽氣實，陽氣實盛，生癕三也；邪客於血，聚而不行，生癕四也。癕、疽一也，癕之久者敗骨，名曰疽也。〇平按：《靈樞》《甲乙》『病生之時』作『生病之時』。

陰陽氣不通，兩熱相薄④，乃化爲膿，小鍼⑤能取之乎？以下言生膿所由也。邪客於皮膚之中，寒溫二氣不和，內外兩熱相擊，腐肉故生於膿，恐小鍼不能取之。〇平按：『不通』上《靈樞》無『氣』字。《甲乙》『兩熱』作『而熱』。

岐伯曰：聖人不能使化者，爲邪之不可留也。故兩軍相當，旗幟相望，白刃陳於中野者，此非一日之謀也。能使其人⑥令行禁止，卒⑦無白刃之難者，非一日之務也⑧，須久之方得也。〇平按：《靈樞》『邪之』作『之邪』；『須久之方得也』作『須臾之得也』。自『聖人不能使化者』至『須久之方得也』，《甲乙》無此一段。**夫至使身被癕疽之病⑨，膿血之聚者，不亦離**

---

① 戈、殳、戟、酋矛、夷矛等五兵：仁和寺本上『矛』字作『予』，形近致誤，今改正；下『矛』字爲代替符號『〻』，置於『予（矛）』字之下，此爲抄書者使用代替符號不當，據文義移於『夷』字之下。檢《周禮·夏官》：『司兵掌五兵。』鄭司農注：『五兵者，戈、殳、戟、酋矛、夷矛。』此五兵與《太素》正合。底本此處作『兵有五者，一弓、二殳、三矛、四戈、五戟』，二者出入甚大，今從仁和寺本。日本摹寫本與仁和寺本同，唯『酋』字誤作『首』。

② 癕疽：『癕』即『癰』字。底本誤作『疽癕』，據仁和寺本乙正。《靈樞》《甲乙》均作『癰疽』。

③ 爭氣聚：劉衡如曰：『爭，此前疑脫「熱」字。』

④ 兩熱相薄：《靈樞》作『兩熱相搏』；《甲乙》作『而熱相薄』。

⑤ 小鍼：原作『鍼小』，據《靈樞》《甲乙》乙正，與楊注『恐小鍼不能取之』合。

⑥ 其人：《靈樞》作『其民』。按，《太素》改『民』字爲『人』者，避唐太宗名諱也。

⑦ 卒：《靈樞》作『士卒』。

⑧ 非一日之務也：『務』，《靈樞》作『教』。

⑨ 夫至使身被癕疽之病：《甲乙》作『夫致使身被癰疽之疾』。

道遠乎。夫癰疽之生也①，膿血之成也，不從天下，不從地出，積微之所生也②。故聖人之治，自於未有形也，愚者遭其已成也③。幟，昌志反，幡也。聖人不能使身化爲病者，以聖人理之未亂，其邪不可留於身也。故譬白刃陳於中野，謀之在久，士卒無難，習之日遠，癰疽不生，調中多日，故身遭癰疽之病，去和性之道遠矣。夫積石成山，積水成川，積罪成禍，積氣成癰，非從天下地出，皆由不去脆微，故得斯患也。聖人不爾，於國理之未亂，於身約之於未病，不同愚人，渴而掘井，鬬④方鑄兵也。○平按：《甲乙》無『不從天下，不從地出』八字；『積微』作『積聚』。『故聖人之治，自於未有形也』，《靈樞》作『故聖人自治於未有形也』，《甲乙》作『自治於未形⑤』。注『白刃』，袁刻『刃』字作『仞』；『聖人不爾』，『爾』誤作『亦』；『鬬方鑄兵』，『方』作『而』。

黃帝曰：其以有形不子遭，膿以成不子見，爲之奈何？遭，逢也。子，百姓，帝以百姓如子者也。言不逢者，癰之有形，百姓不能逢知也。癰之有膿，百姓亦不見，爲之奈何也。○平按：『其以有形不子遭，膿以成不子見』，《靈樞》作『其已形不予遭，膿已成不予見』，《甲乙》作『其已有形，膿已成』。

岐伯曰：膿以成，十死一生，癰生於節、背及腹內，膿成不可療，故十死一生。○平按：『以』，《靈樞》《甲乙》作『已』。故聖人不使以成而明爲良方，故聖人明爲良方，癰微之時療之，弗使成也。○平按：『不使以成』，《靈樞》作『弗使已成』。著之竹帛，使能者踵之，傳之後世，無有終時者，爲其不遭子也⑥。著之竹帛，爲於百姓不能逢知癰疽者。○平按：『踵之』，《靈樞》作『踵而』；『子』作『予』。自上文『故聖人不使』至『遭子也』，《甲乙》無。

黃帝曰：其以有膿血而後遭子，可造以小鍼治乎？癰之生於背及節與腹內，已有膿血後，百姓逢知，小鍼可得療否⑦也。○平按：『其以有膿血』，《靈樞》『以』作『已』，《甲乙》作『已成』二字。『而後遭子』，《靈樞》作『而後遭乎』，《甲乙》無此四字。『可造』，《靈樞》作『不導之』三字，《甲乙》無『造』字。

---

① 夫癰疽之生也：《靈樞》無『也』字；《甲乙》作『癰疽之生』。
② 之所生也：《甲乙》無『也』字。
③ 已成也：《靈樞》《甲乙》同。仁和寺本作『以成也』。按『以』與『已』通。
④ 鬬：仁和寺本作『鬥』。按，『鬬』與『鬥』同。
⑤ 自治於未形：《甲乙》作『故聖人自治於未形也』。此蕭氏引誤。
⑥ 不遭子也：《靈樞》作『不予遭也』。
⑦ 否：仁和寺本作『不』。按，『不』與『否』通。

岐伯曰：以小治小者其功小，以大治大者多害，故其以成膿者，其唯砭石錍鋒①之所取也。以小鍼療癰之小②，難差，故曰其功小也。以大鍼療膿成大，傷以處多③，故得出膿。害，傷也。是以膿成唯須砭錍也。〇平按：『以大治大者④多害』，《甲乙》作『以大治大者其功大，以小治大者多害大』。『以成膿者』，《靈樞》《甲乙》作『已成膿血者』。『砭石』，《靈樞》《甲乙》作『砭石』。『錍』，《靈樞》《甲乙》作『鈹』。注『難差』，袁刻作『難愈』。

黃帝曰：多害者，其不可全乎？多害者，砭錍之傷，即至死也。

岐伯曰：其在逆順焉⑤。逆者多傷至死，順者出膿得生也。

黃帝曰：願聞逆順。

岐伯曰：以爲傷者，其白眼青⑥，黑眼小，是一逆也；內藥而歐，是二逆也；腹痛渴甚，是三逆也；肩項中不便，是四逆也；音嘶色脫，是五逆也。除此者爲順矣。先有五傷，後行錍者，爲逆也。先無五傷，膿成行錍，爲順也。嘶，先妻反，聲破也。〇平按：『白眼』，《甲乙》作『白睛』。『歐』，《靈樞》《甲乙》作『嘔』；『除此』下有『五』字。

量絡刺

平按：此篇自篇首至末，見《靈樞·卷六·第三十九血絡論篇》，又見《甲乙經·卷一·第十四》。

---

①砭石錍鋒：『砭』與『砭』同。『錍』，底本誤作『排』，據仁和寺本改，與楊注合。
②療癰之小：『小』，仁和寺本誤作『水』，據經文當作『小』。
③傷以處多：『傷以』，疑爲『以傷』之誤。
④以大治大者：底本原脫『者』字，據經文補入。
⑤其在逆順焉：《甲乙》無『其』字。
⑥其白眼青：底本脫『其』字，據仁和寺本補入。《甲乙》作『其白睛青』。

黃帝曰：願聞奇邪①而不在經者。

岐伯曰：血絡是也。邪在血絡奇絡之中，故曰奇邪也。〇平按：『經者』下，《甲乙》有『何也』二字。

黃帝曰：刺血絡而仆者何也？血出而射者何也？血出黑而濁者何也②？血清半爲汁者何也？發鍼而腫者何也？血出多若少而面色蒼蒼然者③何也？發鍼面色不變④而煩悶者何也？多出血而不動搖者何也？願聞其故。刺絡有此八種之異，請解所以也。〇平按：《靈樞》『血出黑』作『血少黑』。『血清半爲汁者』，《靈樞》《甲乙》作『血出清而半爲汁者』；『血出多若少』，《靈樞》《甲乙》作『若多若少』。『煩悶』，《靈樞》作『煩悗』。『多出血』，《甲乙》作『出血多』。

岐伯曰：脉氣盛⑤而血虛者，刺之則脱氣，脱氣則仆。脉中氣多血少，血持於氣，刺之氣血俱出，其血先虛而復脱氣，氣血俱奪，故仆也。〇平按：『盛』，《靈樞》《甲乙》作『甚』。血氣俱盛而陰氣多者，其血滑，刺之則射之。陽氣多者其血滑，刺之血射。此爲『陰氣多者』，陰多爲澀，故『陰』字錯也。〇平按：『射』下，《素問》《甲乙》無『之』字。陽氣蓄積，久留而不寫⑥者，其血黑以濁，故不能射。熱氣久留癰蒸，故血黑而濁⑦也。〇平按：『蓄積』，《靈樞》作『畜積』，《甲乙》作『積蓄』。新飲而液滲於絡，而未合和血也⑧，故血出而汁別焉。其不新飲者，身中有水，久則爲腫。新水未變爲血，所以別行。舊水留而不寫，以爲水腫。〇平按：『未合和血』，《甲乙》作『未和合於血』。陰氣積於陽，則其氣因於絡，故刺之血未出而氣先行，故腫。

---

① 願聞奇邪：《靈樞》《甲乙》作『願聞其奇邪』。
② 何也：《甲乙》脱此二字。
③ 蒼蒼然者：《靈樞》無『然』字。
④ 發鍼面色不變：《靈樞》《甲乙》『鍼』下有『而』字。
⑤ 脉氣盛：《靈樞》同。蕭氏謂《靈樞》『盛』作『甚』，誤也。
⑥ 而不寫：《甲乙》作『不瀉』，無『而』字。
⑦ 血黑而濁：『血黑』，仁和寺本作『黑血』，當從底本作『血黑』，與經文合。
⑧ 未合和血也：《靈樞》『和』下有『于』字；《甲乙》作『未和合於血』。

陰氣久積陽絡之中，刺之陰血澀而未行，陽氣先行，故腫。**陰陽之氣①新相得而未和合，因而寫，則陰陽俱脱，表裏相離，故脱色面蒼然②。**得，遇也。陰陽成和則表裏相持，未合刺之，故俱脱離，所以脱色面色青。〇平按：『寫』下《靈樞》《甲乙》有『之』字。《甲乙》『寫』作『瀉』。『蒼然』，《靈樞》作『蒼蒼然』。注『成』，袁刻作『咸』，亦通。**刺之血多，色不變而煩悶者，刺絡中虛經，虛經之屬於陰者陰脱③，故煩悶。**刺絡血者，邪盡血變。血多其色不變，其心悶者，以其刺屬藏虛經，陰氣有脱，致使心悶也。〇平按：『血多』，《靈樞》作『血出多』。《甲乙》無『血多色』三字。『中虛經』，《靈樞》《甲乙》作『而虛經』。**陰陽相得而合爲痺者，此爲內溢於經，外注於絡，如是者④陰陽俱⑤有餘，雖多出血，弗能虛也。**陰陽相共受邪爲痺，是爲陰陽俱盛，故出血不虛也。〇平按：『外注於絡』，《甲乙》『外』上有『而』字。

黃帝曰：相之奈何？

岐伯曰：血脉盛者堅橫以赤⑥，上下無處，小者如鍼，大者如擆⑦，即而寫之萬全⑧。相，候也。陰陽俱盛，其候如何？陰陽內經盛溢，必注於絡，故候堅橫盛絡寫之，萬全者也。〇平按：《靈樞》《甲乙》『無處』作『無常處』；『如擆』作『如筋』。『即而寫之』，《甲乙》作『刺而寫之』。**地無失數⑨，失數而反，各如其度。**數，理也。若失理而反取者，各如前之度。〇平按：『地』，《靈樞》《甲乙》作『故』。『反』，《甲乙》作『返』。

黃帝曰：鍼入如肉著者，何也？

---

① 陰陽之氣：《靈樞》《甲乙》『氣』下均有『其』字。
② 面蒼然：《靈樞》作『而蒼蒼然』；《甲乙》作『而蒼蒼然也』。
③ 陰脱：《甲乙》作『陰氣脱』。
④ 如是者：《甲乙》無『者』字。
⑤ 俱：《甲乙》作『皆』。
⑥ 血脉盛者堅橫以赤：《靈樞》作『血脉者盛堅橫以赤』；《甲乙》作『血脉盛堅橫以赤』。
⑦ 大者如擆：原作『⿰扌者』，爲『櫡』俗訛，今改爲規範字。按，『櫡』與『箸（筯）』同，今謂『筷子』者是也。《靈樞》《甲乙》均作『筋』。
⑧ 即而寫之萬全：《靈樞》作『則而寫之萬全也』；《甲乙》作『刺而瀉之萬全』。
⑨ 地無失數：《靈樞》作『故無失數矣』；《甲乙》作『故無失數』。

岐伯曰：熱氣因於鍼則鍼熱①，熱則肉著鍼②，故堅焉。膚肌氣熱，故令鍼熱，鍼熱則肉著③，轉之爲難，可動鍼久留，熱去鍼寒，自然相離也。○平按：『鍼入如肉著者』，《靈樞》作『鍼入而肉著者』，《甲乙》作『鍼入肉著』。注『肉著』，袁刻誤作『内著』。

雜刺

平按：此篇自篇首至『人迎候陽』，見《靈樞·卷四·第十九四時氣篇》。自『刺家不診』至末，見《素問·卷十四·第五十五長刺節論篇》。又自篇首至『必深以留之』，見《甲乙經·卷五·第一》。自『風水膚脹』至『盡取之』，見《甲乙經·卷八·第四》。自『飡洩』至『熱行乃止』，見《甲乙經·卷十一·第五④》。自『溫瘧』至『五十九刺』，見《甲乙經·卷七·第五》。自『轉筋於陽』至『皆卒鍼』，見《甲乙經·卷十一⑤·第四》。自『徒水』至『百三十五日』，見《甲乙經·卷八·第四》。自『著痺』至『取其里骨』，見《甲乙經·卷十·第一（下篇⑥）》。自『爲骭脹中』至『虛補之』，見《甲乙經·卷九·第七》。自『癘風者』至『無食他食』，見《甲乙經·卷十一·第九》。自『腹中常鳴』至『三里』，見《甲乙經·卷九·第七》。自『少腹控睾』至『以調之』，見《甲乙經·卷九·第八》。自『善歐』至『以去其邪』，見《甲乙經·卷九·第五》。自『飲食不下』至『則散而去之』，見《甲乙經·卷九·第七》。自『少腹病腫』至『取三里』，見《甲乙經·卷九·第九》。自『治癰腫者』至『故止』，見《甲乙經·卷十一·第九》。自『病在小腹⑦』至『炅病已也』，見《甲乙經·卷九·第九》。自『病在筋』至『骨熱病已』，見《甲乙經·卷十·第一》。自『病在諸陽脉』至『病已止』，見《甲乙經·卷十一·第二》。自『病風』至『百日而已』，見《甲乙經·卷七·第一（中篇）》。自『病大風』至末，見《甲乙經·卷十·第二》。

黃帝問於岐伯曰：夫四時之氣⑧，各不同形，百病之起，皆有所生，灸刺之道，何者可

---

① 則鍼熱：《甲乙》無『鍼』字。
② 肉著鍼：《靈樞》作『肉著于鍼』；《甲乙》作『肉著於鍼』。
③ 鍼熱則肉著：底本脱『鍼熱』二字。據仁和寺本補入。
④ 第五：底本誤作『第四』，據《甲乙》改正。
⑤ 卷十一：底本誤作『卷十』，據《甲乙》改正。
⑥ 下篇：底本脱此二字，據《甲乙》補。
⑦ 小腹：底本作『少腹』，據正文改正。
⑧ 夫四時之氣：《甲乙》無『夫』字。

寶①？一則四時②不同，二則生病有異，灸刺總而要之，何者爲貴？○平按：《靈樞》『寶』作『定』，下同，注云：『一本作寶。』

岐伯對③曰：四時之氣，各有所在，灸刺之道④，得氣穴爲寶。灸刺所貴，以得於四時之氣也。○平按：《甲乙》『氣穴』上無『得』字。

故春取經血脉分肉之間⑤，甚者深刺⑥之，間者淺取之⑦；春時人氣在脉，謂在經絡之脉，分肉之間，故春取經血脉分肉之間也。○平按：《甲乙》『故春取經血脉分肉之間』作『故春刺絡脉諸滎大經分肉之間』；『深刺』作『深取』。

夏取盛經孫絡⑧，取分間絕皮膚⑨；夏時人氣，經滿氣溢，孫絡受血，皮膚充實，故夏取盛經孫絡，又取分腠以絕皮膚也。○平按：《甲乙》『絡』上無『孫』字；『夏』作『長夏』。『分間』，袁刻作『分肉』。

秋取經輸，邪氣在府⑩，取之合；秋時天氣始收，腠理閉塞，皮膚引急，故秋取藏經之輸⑪，以寫陰邪，取府經之合，以寫陽邪也。○平按：『輸』，《靈樞》作『腧』，《甲乙》作『俞』。《靈樞》無『氣』字。

冬取井滎⑫，必深以留之⑬。冬時蓋藏，血氣在中，內著骨髓，通於五藏，故取井已下陰氣逆，取滎以實陽氣也。○平按：《甲乙》『冬取井滎』作『冬取井諸俞之分』；『必深』作『欲深』。

風水膚脹，爲五十九痏，腹皮之血者，盡取之。以下雜刺。有此風水刺，一也。風水及膚脹，刺水穴爲五十九痏，又盡刺去腹皮絡血也。○平按：《靈樞》『風水』上，有『温瘧汗不出，爲五十九痏』十字，本書在後。『水』作『疢』；『五十九痏』作『五十七痏』，《甲乙》注云：『《靈樞》作五十七刺。』『腹皮』，《靈樞》《甲乙》作『取皮膚』三字。

① 何者可寶：《靈樞》作『何者爲定』，注曰：『一本作「寶」。』《甲乙》作『何者爲寶』。
② 四時：仁和寺本作『四氣』，據下文『四時之氣，各有所在』，當從底本作『四時』。
③ 對：《靈樞》作『答』。
④ 灸刺之道：趙府本、明刊本《靈樞》誤作『灸別之道』；文成堂本、守山閣本《靈樞》作『灸刺之道』。
⑤ 春取經血脉分肉之間：《甲乙》作『春刺絡脉諸滎大經分肉之間』。
⑥ 深刺：《甲乙》作『深取』。
⑦ 間者淺取之：『取』，《靈樞》作『刺』。
⑧ 夏取盛經孫絡：《甲乙》作『夏取諸俞孫絡』。
⑨ 取分間絕皮膚：《甲乙》作『肌肉皮膚之上』。
⑩ 邪氣在府：仁和寺本無『氣』字。《靈樞》作『邪在府』。
⑪ 秋取藏經之輸：『經』，底本、仁和寺本皆誤作『相』，據經文『秋取經輸』及下文楊注『取府經之合』，當作『經』字，今改正。
⑫ 冬取井滎：趙府本《靈樞》『井』字誤作『并』；明刊本《靈樞》作『冬取井滎』。
⑬ 必深以留之：《甲乙》作『欲深而留之』。

飡洩①，補三陰之上，補陰之陵泉，皆久留之，熱行乃止。飡洩刺，二也。飡洩病虛冷，皆補足三陰，上取關元等，下取陰陵泉也。○平按：《甲乙》『三陰之』作『三陰交』。《靈樞》《甲乙》『陵泉』上無『之』字。

温瘧，汗不出，爲五十九刺。此温瘧刺，三也。温瘧，寒熱病也，故刺熱輸五十九痏也。

轉筋於陽，理②其陽，卒鍼之；轉筋於陰，理其陰，皆卒鍼。轉筋刺，四也。六陽轉筋，即以燔鍼刺其陽筋。六陰轉筋③，還以燔鍼刺其陰筋也。○平按：兩『理』字，《靈樞》作『治』。《靈樞》《甲乙》『陽』下無『卒鍼之』三字；『皆卒鍼』作『皆卒刺之』。

徒水，先取環谷下三寸，以錑鍼之④，已刺而鍼之，筒而內之，入而復之，以盡其水，必堅束之，緩則煩惌⑤，束急則安靜，間日一刺之，水盡乃止。飲閉藥，方刺之時徒飲之，方飲無食，方食無飲，無食他食，百三十五日。惌，紆无反⑥。此水刺法，五也。環谷，當是齊中也。齊下三寸⑦，關元之穴也。錑關元，內筒引水，水去人虛，當堅束身令實，復飲補藥，飲之與食相去而進，間日刺之，不可頓去，水盡乃止，禁如藥法，一百三十五日乃得愈。徒，空也，空飲無食也。○平按：『以錑鍼之』，《靈樞》作『以鈹鍼鍼之』，《甲乙》作『錑鍼刺之』。『已刺而鍼之，筒而內之』，《靈樞》作『已刺而筩之而內之』，《甲乙》作『而藏之，引而內之』。『入而復之』，《甲乙》作『入而復出』。『水』，《靈樞》《甲乙》均作『㽷』。『必堅束之』，《靈樞》無『束之』二字。『緩則煩惌』，《靈樞》『緩』上有『來』字；『惌』作『悗』；《甲乙》作『悶』。『束急』，《靈樞》作『來急』。『飲閉藥』，《甲乙》作『飲則閉藥』。

---

① 飡洩：『飡』與『飧』同。『洩』爲『泄』避諱字，說見前。《靈樞》作『飱泄』；《甲乙》作『飧泄』。
② 理：《靈樞》作『治』，下『理』字同。按，《太素》改『治』爲『理』，乃避唐高宗李治名諱。
③ 六陰轉筋：『轉筋』，仁和寺本誤作『筋轉』。據上文『六陽轉筋』，當改作『轉筋』。
④ 以**錑**鍼之：《靈樞》作『以鈹鍼鍼之』；《甲乙》作『以**錑**鍼刺之』。
⑤ 緩則煩惌：『惌』，音郁，與『慍』同。《集韻·迄韻》：『慍，或作惌。』《類篇·心部》：『惌，心所郁積也。』《靈樞》作『緩則煩悗』；《甲乙》作『束緩則煩悶』。
⑥ 紆无反：『无』，底本、日本摹寫本均誤作『元』。檢《集韻》作『紆勿切』，當作『无』字。據仁和寺本改正。
⑦ 齊下三寸：『三寸』，仁和寺本誤作『二寸』。《靈樞·寒熱病》《甲乙·卷十·第二》均作『臍下三寸關元也。』

著痺不去，久寒不已，卒取其里骨。此著痺①刺，六也。卒刺燔鍼②，準上經『卒』當爲『焠』，刺痺法也。里骨，謂與著痺同里之骨，名曰里骨。以其痺深，故取此骨也。○平按：『里骨』，《靈樞》作『三里骨』。『卒取其里骨』，《甲乙》作『爲肝痺』三字，注云：『一作骭痺。』

爲骭脹，中不便③，取三里，盛寫之，虛補之。骭脹刺，七也。骭，脚脛也。脛寒爲脹，取三里補寫爲要也。○平按：『爲骭』，《靈樞》作『爲幹』，《甲乙》無此二字。『脹』，《靈樞》作『腸』，《甲乙》作『腹』。『盛』『虛』下，《甲乙》均有『則』字。

癘風者，索刺其腫上，以刺，以兌④鍼兌其處，按出其惡氣，腫盡乃止，常食方食，無食他食。此癘風刺，八也。索，蘇作反，散也。刺癘風腫上也。已，復兌頭之鍼以兌其處，去鍼以手按之，出其惡氣，食如禁法也⑤。○平按：『索』，《靈樞》作『素』。『以刺』，《靈樞》《甲乙》作『已刺』。『以兌鍼兌其處』，《靈樞》作『以銳鍼鍼其處』，《甲乙》作『以吮其處』。『惡氣』，《甲乙》作『惡血』。

腹中常鳴，氣上衝胸喘，不能久立，邪在大腸，刺賁之原⑥、巨虛上廉⑦、三里。大腸氣上衝刺，九也。大腸手陽明脉，絡肺下膈⑧屬大腸，故邪氣在大腸，循手陽明脉上衝胸，不能久立也。賁，膈也。膈之原出鳩尾也。巨虛上廉與大腸合，以足陽明上連手陽明，故取巨虛上廉，并取三里也。○平按：『常鳴』，《甲乙》作『雷鳴』；『上衝』作『常衝』。『賁』，《靈樞》《甲乙》作『盲』。

少腹控皋⑨，引腰脊，上衝心，邪在小腸者，連皋系，屬於脊，貫肝肺，絡心系。氣盛

---

① 著痺：底本誤作『著皮』，據仁和寺本改正。
② 卒刺燔鍼：底本誤作『卒鍼燔鍼』，上『鍼』字當作『刺』，據仁和寺本改正。
③ 爲骭脹，中不便：『骭』，音贛，即脛骨，又指小腿。《説文》：『骭，骹也。』唐·段成式《酉陽雜俎·蟲篇》：『申王有肉疾，腹垂至骭，每出則白練束之。』底本誤作『骭』，據仁和寺本改正。楊注二『骭』字及『平按』中『骭』字同。《靈樞》作『骨爲幹，腸中不便』；《甲乙》作『腹中不便』。
④ 兑：與『銳』字通。
⑤ 食如禁法也：『也』，仁和寺本作『之』，疑爲誤衍虛詞。底本改『之』爲『也』，亦通。
⑥ 刺賁之原：『賁』，《靈樞》《甲乙》均作『盲』。按，『盲』爲『肓』誤。劉衡如於人衛本《靈樞》注曰：『盲，應據《脉經·卷六·第八》及《千金·卷十八·第一》改爲「肓」。』
⑦ 巨虛上廉：『巨』，仁和寺本作『臣』，形近致訛。《靈樞》《甲乙》、蕭注《太素》均作『巨虛上廉』。楊注二『巨』字同。
⑧ 絡肺下膈：『膈』，仁和寺本誤作『滆』。底本改作『絡肺下膈』，是。
⑨ 少腹控皋：『皋』，與『睾』通。仁和寺本作『臯』。按，『臯』與『皋』同。《靈樞》作『小腹控睾』；《甲乙》作『少腹控睾』。

則厥逆，上衝腸胃，動肝，散於肓①，結於齊。故取之②肓原以散之，小腸上衝刺，十也。皋，音高。小腸傅脊，左環葉積，其注於迴腸者，外傅於齊上。小腸之脉絡心，循咽下膈抵胃，屬小腸，故得連皋系，屬於脊，貫肝肺，絡心系也。是以邪氣客小腸，氣盛則厥逆，上衝腸胃，動於肝氣，散於肓，結於齊也。取肓原，肓原，脖胦也，齊上一寸五分③也。〇平按：『皋』，《靈樞》《甲乙》作『睾』。《甲乙》『小腸者』上有『小腸也』三字。『動肝』，《靈樞》作『燻肝』，《甲乙》作『燻肝肺』。『散於肓』，《甲乙》『肓』作『胸』。『齊』，《靈樞》《甲乙》均作『臍』。刺太陰以予之，小腸脉貫肺，故取手太陰④五輪療前病之穴。取厥陰以下⑤，小腸脉貫肝，故取肝脉足厥陰療前病五輪之穴也。〇平按：『以下⑥』，《靈樞》《甲乙》作『以下之』。取巨虛下廉以去之，巨虛⑦下廉與小腸合，故取之。按其所過之經以調之。調所過之經補寫之。

善歐，歐有苦，長太息，心中濟濟，恐人將捕之⑧，邪在膽，逆在胃，膽液洩則口苦，胃氣逆則歐苦，故曰歐膽者⑨，取三里以下胃氣逆，刺少陽血絡以閉膽部，調其虛實，以去其邪。口苦刺，十一也。長太息者，太息長也。膽熱之病恐懼，故如人將捕之也。邪在膽者，熱邪在於膽中，溢於苦汁，胃氣因逆，遂歐膽口苦，名曰膽癉，故取三里以下胃之逆氣，取膽脉少陽，調其虛實，以去熱邪也。〇平按：『歐』，《靈樞》《甲乙》作『嘔』。『濟濟』，《靈樞》作『憺憺』，《甲乙》作『澹澹』。『歐苦』，《甲乙》作『嘔苦汁』。『胃氣逆⑩』，《甲乙》作『胃逆』。『以閉膽部』，《靈樞》作『以閉膽逆，卻⑪』，《甲乙》作『以閉膽逆』。

---

① 散於肓：《靈樞》作『散於肓』，『肓』爲『肓』誤；《甲乙》作『散於胸』。又，經文、楊注四『肓』字，底本皆誤作『肓』，與仁和寺本不合，今皆改正。
② 故取之：《甲乙》無『之』字。
③ 齊上一寸五分：劉衡如曰：『上，《甲乙·卷三·第十九》：「氣海，一名脖胦，一名下肓，在臍下一寸五分。」可知「上」爲「下」之誤，應據改。』
④ 故取手太陰：仁和寺本作『故取手大陰，取手大陰』，下『取手大陰』四字誤重。
⑤ 取厥陰以下：檢上節經文作『刺大陰以予之』，下二節經文作『取巨虛下廉以去之』『按其所過之經以調之』，疑此句『下』後脫『之』字。《靈樞》《甲乙》均作『取厥陰以下之』。
⑥ 以下：底本脫此二字，據經文補。
⑦ 巨虛：『巨』，仁和寺本誤作『臣』。
⑧ 將捕之：『捕』，仁和寺本作『補』，據楊注『故如人將捕之也』，當從底本作『捕』。
⑨ 故曰歐膽者：《靈樞》《甲乙》均作『故曰嘔膽』，無『者』字。
⑩ 胃氣逆：底本脫『逆』字，據經文補。
⑪ 卻：底本此下衍『調其虛實』四字，據文義删除。

飲食不下，鬲塞不通，邪在胃管，在上管則刺抑而下①，在下管則散而去之。飲食不下刺，十二也。邪在胃管，則令膈中氣塞。氣塞不通②，飲食不下之候。邪在上管，刺胃之上口之穴，抑而下之；邪在下管，刺胃之下口之穴，散而去之也③。○平按：『鬲』，《靈樞》作『膈』。『管』，《靈樞》《甲乙》均作『脘』。『而下』，均作『而下之』。

少腹病腫，不得小便，邪在三焦約，取之足太陽大絡，視其絡脉與厥陰小絡結④而血者，腫上及胃管，取三里。腹脹不通刺，十三也。邪在三焦，約而不通，故少腹⑤腫，不得大小便。可刺足太陽大絡，及足厥陰孫絡結聚之血可刺去之，又刺腫上，及取胃管，並刺三里也。○平按：『少腹病腫』，《靈樞》作『小腹痛腫』，《甲乙》作『少腹腫痛』。『絡脉』上《甲乙》有『結』字。

覩其色，察其目，知其散復者，視其目色，以而知病之存亡。取病存亡刺⑥，十四也。散則病亡，復則病存也。○平按：『以而知病之存亡』，《靈樞》無『而』字，恐衍。**壹其形⑦，聽其動靜者⑧，持氣口人迎⑨，**專務不散，則一其形也。移神在脉，則聽動靜也。氣口則手太陰寸口脉，人迎則足陽明人迎脉也。○平按：『壹』《靈樞》作『一』。**視其脉堅，且盛且滑者病日進，脉濡者病持，下諸經實者病三日已。氣口候陰，人迎候陽⑩。**氣口藏脉，故候陰也。人迎府脉，故候陽也。○平按：《靈樞》『視』上有『以』字；『濡』作『軟』；『持下』作『將下』。

刺家不診，聽病者言，在頭疾頭痛，爲藏鍼之，刺至骨，病已，無傷骨肉及皮，皮者道

---

①刺抑而下：《靈樞》『下』後有『之』字；《甲乙》作『抑而下之』。
②氣塞。氣塞不通：底本作『氣塞不通』四字，據仁和寺本補入『氣塞』二字。按，仁和寺本原作『氣〻塞不通』（『〻』爲代替符號），據文義『塞』下脱一『〻』號，今補入。又按，仁和寺本鈔書者習慣以『甲〻乙〻』表示『甲乙甲乙』。
③下口之穴，散而去之也：仁和寺本『穴散』二字抄倒，據經文『在下管則散而去之』，楊注上文『刺胃之上口之穴，抑而下之』，當從底本改作『穴散』。
④小絡結：《甲乙》作『小結絡』。
⑤少腹：仁和寺本作『小腹』。按，『小』與『少』通。
⑥取病存亡刺：『刺』，仁和寺本作『候』。
⑦壹其形：《靈樞》《甲乙》作『一其形』。按，『壹』與『一』同。
⑧聽其動靜者：《甲乙》作『聽其動靜，知其邪正』八字。
⑨持氣口人迎：《甲乙》無『持氣口』至『人迎候陽』三十九字。
⑩人迎候陽：《靈樞》『陽』下有『也』字。

也①，陽刺，入一，傍四②。不診刺，十五也。所刺之家，病人自知病之所在，不復須診，更不爲診，即爲鍼之，故曰藏鍼。藏鍼之法，刺至骨部，不得傷於骨肉皮部。皮者，乃是取其刺骨肉之道，不得傷餘處也。刺頭病者，頭爲陽也，甚寒入腦以爲頭疾痛病，故陽刺之法，正內一，傍內四，療氣博大者也。本作陰刺者③，字誤耳。○平按：『疾頭痛』，《素問》作『頭疾痛』。『爲藏鍼之』，《素問》新校正云：『全元起本無「藏」字。』《素問》『病已』下有『上』字；『陽刺』作『陰刺』，新校正云：『《甲乙經》：「陽刺者，正內一，傍內四。陰刺者，左右卒刺之。」此陰刺疑是陽刺。』與此正同。『四』下《素問》有『處』字。注『更不爲診』，袁刻脱『爲』字。

治寒熱深專者，刺大藏，迫藏，刺背輸也，寒熱刺④，十六也。大藏，肺藏也。肺藏之形，大於四藏⑤，故曰大藏。刺肺寒熱之法，近⑥藏刺之，刺於背輸。迫，近也。○平按：《素問》『背』下重一『背』字。**刺之迫藏，藏會腹中，寒熱氣去而止，與刺之腰，發藏而洩出血⑦。**刺背輸，迫藏刺之，使藏氣會通腹中，寒熱氣盡乃止，並刺腰中，淺發其藏氣，出其血也。○平按：《素問》『熱』下無『氣』字；『腰』作『要』；『發藏而洩出血』作『發鍼而淺出血』。注『藏氣會通』，袁刻脱『氣』字。

治癰腫者，刺癰上，視癰小大深淺⑧，刺大者多血，深之必端，內藏爲故止。癰腫刺，十七也。刺癰之法，當癰上刺之，大者深之，小者淺之，便喘⑨，內藏以出血爲故。藏，賊郎反。○平按：『癰腫』『癰上』，《素問》『癰』均作『腐』，新校正云：『全元起本及《甲乙經》腐作癰。』《素問》『深之』上有『小者』二字；『必喘，內藏爲故止』作『必端內鍼爲故正』，新校正云：『《甲乙經》云：刺大者多而深之，必端內鍼爲故正。』

病在小腸者有積，刺腹齊以下，至少腹而止，刺俠脊，刺兩傍⑩四椎間，刺兩髂髎季脇

---

① 無傷骨肉及皮，皮者道也：仁和寺本誤作『無傷骨肉及及皮者道也』。《素問》作『上無傷骨肉及皮，皮者道也』。底本作『無傷骨肉及皮，皮者道也』，是。
② 傍四：《素問》作『傍四處』。
③ 本作陰刺者：疑『本』上脱『有』字。
④ 寒熱刺：『刺』，仁和寺本誤作『鍼』。底本改作『寒熱刺』，是。
⑤ 大於四藏：『於』，底本作『如』，據仁和寺本改。
⑥ 近：仁和寺本作『迎』。據經文及楊注『迫，近也』，疑當作『迫』字。
⑦ 發藏而洩出血：據楊注『淺發其藏氣，出其血也』，疑『洩』爲『淺』形誤。《素問》作『發鍼而淺出血』。
⑧ 小大深浅：《素問》作『小大深淺刺』；《甲乙》作『大小深淺刺之』。
⑨ 便喘：疑此上脱『深之』四字，待考。
⑩ 刺兩傍：《素問》無『刺』字。

肋間，道①腸中熱下氣已。腸積刺，十八也。髂，客罵反②，腰骨兩箱也。小腸③傅脊，下連皋系，外傅於齊，故小腸有積，刺於齊腹，下至少腹，並脊椎間，及季肋間也。〇平按：『病在小腸者』，《素問》作『病在少腹』；『刺腹齊以下』作『刺皮䯝以下』；『髂髀』作『髂髎』；『道腸中熱下氣已』作『導腹中氣熱下已』。新校正云：『皮䯝應作皮䯏，䯏，骨端也，謂齊下橫骨之端。全元起本作「皮髓」，元起注「齊傍埵起也」，亦未爲得。』

病在小腹，痛不得大小便④，病名曰疝，得之寒，刺少腹兩股間，刺腰髁⑤骨間，刺而多之，盡炅⑥病已也。髁，口化反。痛疝刺，十九也。得寒者，得之於寒多，刺此五處，得熱便愈也。炅，音桂也。〇平按：《素問》『痛』上重一『腹』字。『得之寒，刺少腹兩股間』，《甲乙》作『得寒則少腹脹，兩股間冷』；『髁』作『腂』。

病在筋攣，諸節痛不可以行，名曰筋痺，刺筋上爲故，刺分間，不可中骨也⑦，病起筋炅⑧，病已止⑨。筋痺刺，二十也。筋絡諸節，故筋攣諸節皆痛，不可中其骨部。以病起筋，所以筋熱已止也。〇平按：『攣諸節痛』，《素問》《甲乙》作『筋攣節痛』；『分間』作『分肉間』。『炅』，《甲乙》作『熱』。

病在肌膚盡痛，痛痺傷於寒溼，刺大分小分，多發鍼而深之，熱以爲故，肌膚痺刺，二十一也。寒溼之氣客於肌中，名曰肌痺⑩，可刺肉之大分小分之間也。〇平按：『肌膚』下，《素問》《甲乙》復有『肌膚』二字。『痛痺』二字，《素問》《甲乙》作『名曰肌痺』四字；『熱以』作『以熱』。無傷筋骨，傷筋骨癰發，若變諸分盡熱，病已止。刺肌肉分者，不得傷骨筋之部，傷骨筋之部發爲癰也。刺肌痺者⑪，若得諸分肉間盡熱，即病已也。〇平按：『癰發』，《甲乙》作『寒發』。

---

① 道：通『導』。
② 客罵反：疑『罵』爲『駕』字之誤。《廣韻》：『髂，枯駕切。』
③ 小腸：仁和寺本作『少腸』。底本作『小腸』，是。
④ 大小便：仁和寺本作『小大便』。《素問》《甲乙》均作『大小便』。
⑤ 髁：音跨，髖骨。唐·慧琳《一切經音義·卷十四》引《文字集略》曰：『髁，髀上骨也。』吴謙等《醫宗金鑑·正骨心法要訣·四肢部》：『胯骨即髖骨也，又名髁骨。』《甲乙》『髁』字作『腂』。
⑥ 炅：音窘，熱也。《廣韻》：『古迥切。』《馬王堆漢墓帛書·老子甲本·德經》：『趮勝寒，靚勝炅。』今本《老子·第四十五章》作：『躁勝寒，靜勝熱。』
⑦ 中骨也：《甲乙》無『也』字。
⑧ 病起筋炅：《甲乙》作『疾起筋熱』。
⑨ 病已止：『止』，仁和寺本誤作『上』，當據楊注『所以筋熱已止也』，改爲『止』字。《素問》《甲乙》及底本、日本摹寫本均作『止』。
⑩ 肌痺：仁和寺本作『肥痺』，據楊注上文『寒溼之氣客於肌中』，『肥』乃『肌』誤，當從底本作『肌痺』。
⑪ 刺肌痺者：『肌』，仁和寺本誤作『肥』。底本作『刺肌痺者』，是。

病在骨，骨重不可舉，骨髓痠痛，寒氣至，名曰骨骨痺①，深者刺無傷脉肉爲故，至其大分小分，骨熱病已。骨痺刺②，二十二也。邪氣在骨③，骨重痠痛，名曰骨痺。刺之無傷脉肉之部，至得刺其骨部大小分間也。〇平按：『痺』上重『骨』字，《素問》《甲乙》不重，當係衍文。『至其大分小分』《素問》作『其道大分小分』，《甲乙》作『其道大小分』。『病已』下，《素問》《甲乙》有『止』字。

病在諸陽脉④，且寒且熱，諸分且寒且熱，名曰狂，刺之虛脉，視分分盡熱，病已而止⑤。狂病刺，二十三也。陽并陽明、太陽等，故曰諸陽脉。身及四支諸分且有寒熱，名之爲狂。刺法，補其虛陰，令分分皆熱，得平病也。〇平按：『分』字，《素問》《甲乙》不重。

病初發盛，一發不治，日一發；不治，四五發，名曰癲病。刺諸其分諸脉⑥，其尤寒者，以鍼調之，病已止。癲病刺，二十四也。一發不療者，謂得癲病一盛發已，有經數時不發；不療之者，後更發時，有一日一發；不療之者，後更發時，一日之中四五度發之，名曰癲病。刺法，待其發已，刺諸分諸脉，以鍼補甚寒者，病已。有本爲『月一發』也。〇平按：《素問》《甲乙》『盛』作『歲』；『日一發』作『月一發』；『四五發』上有『月』字。『刺諸其分諸脉，其尤寒者，以鍼調之，病已止⑦』，《素問》作『刺諸分諸脉，其無寒者，以鍼調之，病已止』；《甲乙》作『刺諸分，其脉尤寒者，以鍼補之』。

病風且寒且炅，汗出，一日數過⑧，先刺諸分理絡脉，汗出且寒且熱，三日一刺，百日而已。寒熱刺，二十五也。風成爲寒熱，一日數度寒熱並汗，刺諸分腠絡脉。復且寒且熱，三日一刺，分劑也。〇平按：『炅』下，袁刻脱『汗出』二字。『炅』上，《素問》《甲乙》有『熱』字。

病大風，骨節重，鬚眉墮落，名曰大風。刺肌肉爲故，汗出百日；刺骨髓，汗出百日。

---

① 骨骨痺：仁和寺本作『骨骨重痺』；通隱堂本作『骨重痺』。《素問》《甲乙》均作『骨痺』。按，據楊注『骨重痠痛，名曰骨痺』，疑當作『骨痺』。
② 骨痺刺：仁和寺本作『痺者刺』，據下文『名曰骨痺』，底本義勝。
③ 邪氣在骨：『氣』，底本作『客』，據仁和寺本改。
④ 病在諸陽脉：『病』，《甲乙》作『疾』。
⑤ 病已而止：《素問》《甲乙》無『而』字。
⑥ 刺諸其分諸脉：劉衡如曰：『諸其，據楊注及《素問》，疑倒。』
⑦ 病已止：《素問》無『已』字。按，《甲乙》注所引《素問》有『已』字。
⑧ 數過：《甲乙》作『数欠』。

凡二百日，鬚眉生而止。大風刺，二十六也。刺肌肉之部及骨髓部，各經百日、二百日已，以鬚眉生爲限也。〇平按：『鬚眉隨落』，《素問》作『鬚眉墮』，《甲乙》作『鬚眉墜』。『止』下，《素問》《甲乙》有『鍼』字。

黄帝内經太素卷第二十三　九鍼之三

仁安三年四月二十二日以同本書之
移點校合了　丹波頼基

本云
保元二年三月二十三日以同本、傳本移點比校了　憲基

黄帝內經太素卷第二十四　補寫

通直郎守太子文學臣楊上善奉　敕撰注

黄陂蕭延平北承甫校正

天忌　本神論　真邪補寫

虛實補寫　虛實所生

平按：此篇自篇首至末，見《素問·卷八·第二十六八正神明論篇》。新校正云：『《八正神明論》又與《太素·知官能篇》大意同，文勢小異。』檢本書十九卷《知官能篇》，與本篇《天忌》及下篇《本神論》文意多同，亦可互證。又，自『是故天寒無刺』五句，見《甲乙經·卷五·第一》。

天忌

黄帝問於岐伯曰①：用鍼之服，必有法則焉，今何法何則？

岐伯曰②：法天則地，合以天光。服，事也。光，謂三光也③。

黄帝曰④：願卒聞之。

---

① 黄帝問於岐伯曰：《素問》作『黄帝問曰』。

② 岐伯曰：《素問》作『岐伯對曰』。

③ 謂三光也：底本無『也』字，據仁和寺本補。

④ 黄帝曰：《素問》作『帝曰』。下同。

岐伯曰：凡刺之法，必候日月星辰四時八正之氣，氣定乃刺之。定者，候得天地正氣定，氣定乃刺之①。是故天温日明，則人血淖液而衛氣浮，故血易寫，氣易行；天寒日陰，則人血涘泣②而衛氣沈也③。淖，丈卓反④，濡甚也，謂血濡甚通液也。衛氣行於脉外，故隨寒温而行⑤浮沈滑濇。泣，音澀⑥。〇平按：『涘泣』，《素問》作『凝泣』。『氣易行』，袁刻誤作『氣日行』。注『脉外』，袁刻誤作『脉中』。月始生，則血氣始精，衛氣始行；血氣者，經脉及絡中血氣者也。衛氣者，謂是脉外循經行氣也。精者，謂月初血氣隨月新生，故曰精也。但衛氣常行而言始行者，亦隨月生，稱曰始行也。月郭滿，則血氣盛⑦，肌肉堅；脉中血氣及肉皆隨月堅盛也。月郭空，則肌肉減，經絡虚，衛氣去，形獨居。是故所以⑧因天時而調血氣者也⑨。經脉之內，陰氣隨月皆虛，經絡之外，衛之陽氣亦隨月虛，故稱爲去，非無衛氣也。形獨居者，血氣與衛雖去，形骸恒在，故曰獨居。故謂血氣在於時也。是故⑩天寒無刺，天温無疑。天温血氣淖澤，故可刺之，不須疑也。〇平按：《甲乙》『天寒』作『大寒』；『天温』作『大温』；『無疑』作『無凝』。月生無寫，月滿無補，月生⑪，血氣始精微弱，刺之虛虛，故不可寫。月滿，人氣皆盛，刺之實實，故不可補也。月廓空無療⑫，是謂得時而調之。無療者，療之亂經⑬，故無療也。是謂得時法也。〇平按：『無療』，《素問》《甲乙》均作『無治』。因天之序，盛虛之時，移光定位，正立而待

---

① 候得天地正氣定，氣定乃刺之：底本與仁和寺本原作『候得天地正氣日定，定乃刺之』。人衛本改『日』爲『曰』，劉衡如云：『曰，原作「日」，據日抄本改。』按，仁和寺本下『定』字亦爲代替符號『〻』，故森立之《素問考注》曰：『案，「日」恐「〻」訛，宜作「候得天地正氣定，氣定乃刺之」。』今據森氏之説改正。

② 涘泣：『涘』爲『凝』俗字；『泣』與『澀』通。楊上善曰：『泣，音澀。』亦訓『泣』爲『澀』。

③ 衛氣沈也：《素問》無『也』字。

④ 丈卓反：『丈』，底本誤作『大』，據仁和寺本改。

⑤ 隨寒温而行：『行』，底本、日本摹寫本作『邪』，據仁和寺本改。

⑥ 音澀：底本作『音溜』；日本摹寫本作『音澁之』。仁和寺本作『音澁之』。按，『澁』爲『澀』俗省；『之』系誤衍虛詞。今從仁和寺本改作『音澀』，删誤衍『之』字。

⑦ 血氣盛：《素問》作『血氣實』。

⑧ 是故所以：《素問》作『是以』。

⑨ 血氣者也：《素問》無『者』字。

⑩ 是故：《素問》作『是以』。

⑪ 月生：底本誤作『月正』，據仁和寺本改。

⑫ 月廓空無療：『療』，當據仁和寺本改作『治』。又按，『廓』，《素問》《甲乙》作『郭』。

⑬ 療之亂經：底本作『治之亂經』，『治』字與仁和寺本不合，且『治』爲唐代避諱字，仁和寺本楊注中諱字皆避。今據仁和寺本改作『療』。

之。正立待之，伺其氣也。故曰，月生而寫，是謂藏虚；月生，藏之血氣精微，故刺之重虚也。○平按：『藏虚』，《素問①》新校正云：『全元起本「藏」作「減」，當作「減」。』月滿而補，血氣揚溢，經有留止，命曰重實；揚溢，盛也。月滿刺之，經溢流血，故曰重實也。○平按：『經有留止』，《素問》作『絡有留血』。月郭空而治，是謂亂經。陰陽相錯，真邪不別，沈以留止，外虚內亂，淫邪乃起。月郭空者，天光盡也。肌肉並經絡及衛氣陰陽皆虚，真氣邪氣②交錯，相似不能別，無③刺之則邪氣沈留，絡脉外虚，經脉內亂，於是淫邪得起也。○平按：注『無刺之』，『無』字恐衍。

黄帝曰：星辰八正何候？

岐伯曰：星辰者，所以制日月之行也。日月之行度有以④二十八宿爲制度也。八正者，所以候八風之虚邪以時至者⑤。四時者，所以分春秋冬夏之氣所在，以時調之也。以八方正位，候八種⑥虚邪之風也。四時者，分陰陽之氣爲四時，以調血氣也。八正之虚邪，而避之勿犯也。以身之虚，而逢天之虚，兩虚相感，其氣至骨，入則傷五藏，工候救之，弗能傷也，故曰天忌，不可不知也。形及血氣年加皆虚，故曰身虚。身虚與虚邪相感，爲病入深，故至於骨，傷五藏也。法天候之以禁，故曰天忌也。○平按：注『身虚身虚與虚邪相感』，袁刻作『身之虚，虚與虚邪相感』。

黄帝曰：善。

---

①素問：底本脱此二字，據人衛本補入。
②真氣邪氣：底本『真』下脱『氣』字，據仁和寺本補入。
③無：仁和寺本作『異』，屬上讀。底本誤。
④日月之行度有以：仁和寺本『日月』下五字蝕爛。森立之《素問考注》引《太素》楊注作『日月所行者，以』；日本摹寫本作『日月之行度有爲』；左合昌美作『日月所度行者，以』。今據文義擬作『日月所以行空者』，待考。
⑤以時至者：《素問》『者』下有『也』字。
⑥候八種：底本此下空一格。按，仁和寺本此三字緊接下文，無闕文，今從之。

本神論

平按：此篇自篇首至末，見《素問·卷八·第二十六八正神明論篇》，與上篇相接。自『寫必用方，以氣方盛』至末，又見《甲乙經·卷五·第四》。

黃帝曰①：其法星辰者，余以聞之②，願聞法往古者也③。帝問師古攝生之道。

岐伯曰：法往古者，先知《鍼經》也。往古伏羲氏始畫八卦，造書契，即可制《鍼經》攝生救病之道。**驗於來今者，先知日之寒温，月之盛虚也④，以候氣之浮沈而調之於身，觀其立有驗也。**制《鍼經》之旨獲驗於來今者，先知⑤寒温盛虚，以候脉氣浮沈，次用鍼調之，以取其驗也⑥。**觀於冥冥者，言形氣營衛之不形於外，**形之肥瘦，血氣盛衰，營衛之行，不見於外，故曰冥冥也。○平按：『營』，《素問》作『榮』。**而工獨知之，以與日之寒温，月之盛虚⑦，四時氣之浮沈，參伍相合而調之，工常先見之，然而不形於外⑧，故曰觀於冥冥焉。**以下解觀也。工人以神得彼形氣營衛之妙，不可知事，參伍相合，調之符合。外不知，故曰觀冥冥。○平按：『以與日之寒温』，《素問》無『與』字。**通於無窮者，可以傳於後世⑨。**

---

① 黃帝曰：《素問》無此三字。
② 余以聞之：《素問》作『余闻之矣』。
③ 法往古者也：《素問》無『也』字。
④ 月之盛虚也：《素問》無『也』字。
⑤ 先知：底本作『由先知』，據仁和寺本删『由』字。
⑥ 以取其驗也：仁和寺本此句共六字，『驗』與『也』之間一字殘甚，不可辨認。森立之《素問考注》引《太素》楊注作『以取其驗之也』。按，若作『之』字，則爲衍文。底本『驗』下無闕文，應據仁和寺本空一格。
⑦ 盛虚：《素問》作『虚盛』。
⑧ 不形於外：仁和寺本無『於』字。《素問》亦作『不形於外』。
⑨ 傳於後世：《素問》『世』下有『也』字。

無窮者，謂氣血之妙①也。有通之者，可傳之於萬代②。不通之者，以殺生人，故不能傳之。**是故工之所以異也，然③不形見於外，故俱不能見之④。**良工觀於冥冥，所知衆妙，俱不可知之。〇平按：『不形』，袁刻作『形不』。**視之無形，嘗之無味，故曰⑤冥冥，若神髣髴。**冥冥之道，非直目之不可得見，亦非舌所得之味。若能以神髣髴，是可得也，此道猶是黄帝之玄珠，罔象通之於髣髴。**虛邪者，八正之虛邪氣也。正邪者，身形飢，若用力汗出，腠理開，逢虛風，其中入微，故莫知其情，莫見其形。**胃中無穀曰飢。飢及汗出虛，因腠理開，虛風得入。虛風入時難知，故曰冥冥也。〇平按：《素問》『身形』下無『飢』字；『其中入微』作『其中人也微』。**上工救其萌牙，必先知三部九候之氣盡調，不敗救之。**萌牙，未病之病，病之微也。先知三部九候調之，即療其微，故不敗也。〇平按：『必先知』，《素問》『知』作『見』；『不敗救之』，《素問》作『不敗而救之』。**故曰下工救其已成者，言不知三部九候之氣以相失，有因而疾敗之。**疾者，言其速也。〇平按：《素問》『故曰』下有『上工』二字；『下工』下有『救其已成，救其已敗』八字；『之氣以相失』作『之相失』三字；『有因而疾敗之』作『因病而敗之也』。**知其所在者，知診三部九候之病脉處而治之，故曰守其門户焉，莫知其情，而見其邪形⑥也。**但察三部九候，得其病脉，見其邪形，即便療之，以守其門户⑦，更不須問其情也⑧。

黄帝問於岐伯曰⑨：余聞補寫，未得其意。

岐伯曰：寫必用方，方者以氣方盛也，以月方滿也，以日方温也，以身方定也，以息方

① 氣血之妙：『氣血』，底本作『血氣』。據仁和寺本乙正。
② 可傳之於萬代：底本脱『之』字。據仁和寺本補。
③ 然：《素問》作『然而』。
④ 不能見之：《素問》作『不能見也』。
⑤ 故曰：《素問》作『故謂』。
⑥ 見其邪形：《素問》無『其』字。
⑦ 以守其門户：仁和寺本無『户』字。
⑧ 其情也：仁和寺本『也』上有『者』字。
⑨ 黄帝問於岐伯曰：《素問》作『帝曰』。

吸也，而內鍼，方，正也。氣正盛時，月正滿時，日正温時①，身正安時②，息正吸時，此之五正，是內鍼時也。乃復候其方吸而轉鍼之③，此之一正，是乃轉鍼時也。乃復候其方呼也④而徐引鍼，故曰寫必用方，其氣乃行焉⑤。此之一正，是出鍼時也。寫用七法，即邪氣行出也。○平按：『其方呼也而徐引鍼』，袁刻『呼』誤作『吸』；『引』誤作『出』。補者必用其員者，行也，行者移也，刺必中其營，復以吸也⑥。員者行移，使之齊實也⑦。行補之法，刺中營氣，留鍼補已⑧，因吸出鍼，移氣使氣實之也⑨。○平按：『補者必用其員者行也』，《素問》作『補必用員，員者行也』；《甲乙》作『補者行也』。『營』，《素問》《甲乙》作『榮』；『吸』下均有『排鍼』二字。故員與方也，排鍼也⑩。員之與方，行鍼之法，皆推排鍼爲補寫之。○平按：『排鍼』，《素問》作『非鍼』，王注云：『所言方員者，非謂鍼形，正謂行移之義。』檢本書《知官能篇》，經云：『寫必用員，補必用方。』與此不同。楊注云：『員，謂之規，法天而動，寫氣者也。方，謂之矩，法地而靜，補氣者也。寫必用方，補必用員，彼出《素問》，此是《九卷》方員之法，神明之中，調氣變不同故爾。』據此，則方員之義，一言其法，一言其用，不必執也。養神者⑪，必知形之肥瘦，營衛血氣之盛衰。血氣者，人之神，不可不謹養也。養神之道：一者須知形之肥瘦，二者須知營衛二氣所行得失，三者須知經絡血有盛衰。知此三者調之，神自養矣。○平按：『營』，《素問》《甲乙》作『榮』。黃帝曰⑫：妙哉⑬論也！妙者，言得其神之精祕者也。辭合人形於陰陽、四時、虛實之應，冥冥之期⑭，其

---

① 月正滿時，日正温時：仁和寺本『時日』二字抄倒，當從底本乙正，與經文合。

② 身正安時：仁和寺本『正』下有『乃』字。據上文『氣正盛時，月正滿時，日正温時』，下文『息正吸時』，『乃』字抄衍。底本無『乃』字，是；日本摹寫本從仁和寺本。

③ 而轉鍼之：『之』字誤衍。《素問》《甲乙》均無『之』字。底本與仁和寺本同。按，仁和寺本誤衍『之』字處甚多，蕭氏多予刪落，此『之』字漏刪。

④ 乃復候其方呼也：《素問》《甲乙》均無『也』字。疑『也』字爲衍文。

⑤ 其氣乃行焉：『乃』，《素問》作『而』。

⑥ 復以吸也：《素問》《甲乙》皆作『復以吸排鍼也』。

⑦ 員者行移，使之齊實也：底本誤作『員之與方，行鍼齊實也』。檢下句經文下楊注有『員之與方行鍼』六字，蓋底本誤抄此六字於此，據仁和寺本改正。

⑧ 留鍼補已：『已』，底本作『也』，據仁和寺本改。

⑨ 使氣實之也：底本無『之』字。據仁和寺本補入『之』字。

⑩ 故員與方也，排鍼也：《素問》作『故員與方，非鍼也』。

⑪ 養神者：《素問》此上有『故』字。

⑫ 黃帝曰：《素問》作『帝曰』。

⑬ 妙哉：《素問》作『妙乎哉』。

⑭ 冥冥之期：仁和寺本無『之』字。《素問》、蕭注《太素》均作『冥冥之期』，疑仁和寺本脫『之』字。

非夫子，孰①能通之？言微妙之辭，以人形合於陰陽，一也；合於四時，二也；合於虛實，三也；合於冥冥，四也。非夫子窮微極妙之通，孰能爲此論也！○平按：《素問》『合』上無『辭』字。然夫子數言形與神，何謂形？何謂神？願卒聞之。知形爲麤，知神爲細，麤細莫辨，故須問之。

岐伯曰：請言形，形乎形，目冥冥，形乎形者，言唯知病之形與形，不見其妙，故曰冥冥也。○平按：『冥冥』，《甲乙》作『瞑瞑』。問其所痛，索之於經，惡然在前？言粗無知，問病所以診索經脉，何能知其病之在前？○平按：《素問》『問其所痛』作『問其所病』，《甲乙》作『捫其所痛』。『惡然』，《素問》《甲乙》作『慧然』，據本注『何能知其病之在前』，應作『惡』，平聲。按之不得②，復不知其情③，故曰形。按人迎、寸口，不知病情，故但知形。

黃帝曰④：何謂神？

岐伯曰：請言神，神乎神，不耳聞，目明心開爲志先⑤，能知心神之妙，故曰神乎神也⑥。神知則既非耳目所得，唯是心眼開於志意之先耳。○平按：《素問》《甲乙》『不耳聞』作『耳不聞』；『爲志先』作『而志光』。慧然獨悟，口弗能言，神得內明，言名之所不能及也。○平按：《甲乙》『悟』作『覺』。俱見獨見，衆庶俱見，而工獨見。○平按：『俱見』，《素問》《甲乙》作『俱視』。適若昏，昭然獨明，若風吹雲，故曰神。適將若在昏中，昭然獨明。又解起惑除，若風吹雲。如斯得者，因謂之神也。○平按：《甲乙》『適』作『象』。三部九候爲之原，九鍼之論不必存⑦。三部九候爲神得之原，九鍼之論粗而易行，故不必存之也⑧。

---

① 孰：仁和寺本作『熟』。楊注『孰』字同。按，『熟』與『孰』通。
② 不得：《甲乙》作『弗得』。
③ 復不知其情：《素問》《甲乙》無『復』字。
④ 黃帝曰：《素問》作『帝曰』。
⑤ 爲志先：《素問》作『而志先』；《甲乙》作『而志光』，疑『光』字誤。
⑥ 故曰神乎神也：『乎』，仁和寺本誤作『於』。底本作『故曰神乎神也』，與經文合。
⑦ 九鍼之論不必存：《甲乙》同。仁和寺本此下有『之』字。《素問》此下有『也』字。
⑧ 故不必存之也：底本無『之也』二字，據仁和寺本補入。

真邪補寫

平按：此篇自篇首至末，見《素問·卷八·第二十七離合真邪論篇》，又見《甲乙經·卷十·第二（上篇）》。

黃帝問於岐伯曰：余聞《九鍼》九篇，夫子乃因而九之，九九八十一篇，余盡以通其意矣。八十一篇者，此經之類，所知之書篇數也。經言氣之盛衰，左右傾移，以上調下，以左調右，有餘不足，補寫於榮輸①，余皆以知之矣。言前所知②書中義也。○平按：《素問》無「皆以」二字。此皆營衛之氣傾移，虛實之所生也③，非邪氣之④從外入於經也。余願聞邪氣之在經也⑤，其病人何如？取之奈何？言前八十一篇所說之義，與余請異者⑥，經所說唯道十二經脉，營衛二氣互相傾移⑦，虛實所生，不言外邪入經爲病，故今請之。○平按：「營衛之氣傾移」，《素問》作「營衛之傾移」，《甲乙》無此一段。「邪氣之在經也」，《甲乙》無「氣」字。

岐伯對曰：夫聖人之起度數也⑧，必應天地⑨，起於人身法度，以應天地也。○平按：《甲乙》無此一段。故天有宿度⑩，地有經水，人有經脉。天地和温⑪則經水安靜，天寒地凍則經水涘泣，天暑地熱則經水沸，卒風暴

① 榮輸：《素問》作「滎輸」。《太素》義勝。
② 言前所知：「言」，底本誤作「以」。據仁和寺本改正。
③ 虛實之所生也：《素問》無「也」字。
④ 非邪氣之：《素問》無「之」字。
⑤ 余願聞邪氣之在經也：《甲乙》作「曰：邪之在經也」。
⑥ 與余請異者：仁和寺本「請」字誤作「焉」，抄書者改爲「請」，是。
⑦ 互相傾移：「互」，底本誤作「自」，據仁和寺本改正。
⑧ 起度數也：《素問》無「也」字。
⑨ 必應天地：《素問》作「必應於天地」。
⑩ 故天有宿度：《甲乙》無「故」字。
⑪ 和温：《甲乙》作「温和」。

起則經水波涌而隴起。言天地陰陽氣之度數也。○平按：《素問》《甲乙》『涘泣』作『凝泣』；『沸』下有『溢』字。『波涌』《甲乙》作『波舉』。夫邪之入於脉也，寒則血涘泣，暑則氣血淖澤，言人之身，應寒暑度數。○平按：『涘泣』，《素問》《甲乙》作『凝泣』。『氣血淖澤』，《素問》《甲乙》無『血』字。虛邪因而入客也①，亦如經水之得風也，因暑之時，腠理開發，邪得入也。邪入脉變，如風動水也②。經之動脉，其至也亦時隴起，十二經之動脉，至於動處動也。邪氣至時，亦皆有波隴。波隴者，邪風③動正氣。其行於脉中，循然䡊，牛忿反。䡊，車前橫木，循車行也。邪循脉行曰䡊。有本作『軺』，非也。○平按：《甲乙》無『其行』二字。《素問》《甲乙》無『䡊』字，王注云：『循循，一爲輴輴。』其至寸口也，時大時小，大則邪至，小則平，邪氣循營氣至於寸口，故太陰脉大。無邪則太陰脉平和，故曰小也。○平按：『寸口』下，《素問》《甲乙》有『中手』二字。其行無常處，在陰與陽，不可爲度，尺脉爲陰，寸口爲陽，今邪入變亂而難知，故不可爲度也。循而察之，三部九候，卒然逢之，蚤遏其路，吸則內鍼，無令氣忤，審察循三部九候，於九候之中卒然逢之，知病處所，即於可刺之穴以指按之令得遏，因病人吸氣內鍼，無令邪氣能逆忤之也。○平按：『循』，《素問》作『從』。靜以久留，無令邪布，吸則轉鍼，以得氣爲故，候呼引鍼，呼盡乃去，大氣皆出，故命曰寫。靜留鍼於穴中持之，勿令邪氣散布餘處。因病人吸氣轉鍼，待邪氣至數皆盡已，徐引出鍼，邪之大氣皆盡，因名爲寫也。

黃帝曰④：不足者補之奈何？

岐伯曰：必先捫而循之，先上下捫摸，知病之所在。一。切而散之，以指揣切，令邪不聚。二。推而按之，推而令動，以手堅按。三。彈而怒之，以指彈之，使其瞋起。四也。搔而下之，以手搔摩，令其瞋氣得下。一曰搯⑤，彈已搯令下之。五也。○平按：《素問》《甲乙》『搔』作『抓』。通而取之，切、按、搔而氣得通已，然後取之。六也。○平按：『取』，《甲乙》作『散』。外引其門，以閉其神，疾出鍼已，引皮閉門，使神氣不出。神氣，正氣。七也。鍼之先後，有此七法也。呼盡內鍼，一呼一內，故曰呼盡內鍼，至分寸處也。靜以久留，以

---

① 入客也：《素問》無『也』字。
② 如風動水也：仁和寺本『水』下有『者』字。
③ 邪風：底本原作『邪氣』，據仁和寺本改。
④ 黃帝曰：《素問》作『帝曰』。
⑤ 搯：仁和寺本作『掐』，右側注『徒勞反』三字，據此，『掐』爲『搯』之俗訛。『搯』，掏挖也；又，叩擊也。底本『徒勞反』三字誤入楊注，今刪之。

氣至爲故，如待所貴，不知日莫①，伺氣如待情之所貴之者，以得爲期。○平按：『莫』，《素問》《甲乙》作『暮』。**其氣以至**②，**適人自護**，其正氣已至，適人自當愛護，勿令洩也。○平按：『適人』，《素問》作『適而』，《甲乙》作『適以』。**候吸引鍼，氣不得出，各在其處，推闔其門，令神氣存，故命曰補。**候病人吸氣，疾引其鍼，即不得使正氣洩，令各在其所虛之處，速閉其門，因名曰補。寫必吸入呼出，欲寫其邪氣也；補必呼入吸出，欲閉其正氣不令出也。○平按：『神氣』，《甲乙》作『真氣』，注云：『《素問》作神氣。』『故命』上，《素問》《甲乙》有『大氣留止』四字。

黃帝問於岐伯曰③：**候氣奈何？**

岐伯曰：夫邪氣去絡入於經也④，**合於血脉中，其寒温未和，如涌波**⑤**之起也，時來時去，故不常在。故曰方其來也，必按而止之，止而取之，無逢其衝而寫之。**外邪入身，先至皮毛絡中，留而不洩，去絡入經⑥。其入經也，與經中血氣共合，邪之寒温未與正氣相得，遂波涌而起，去來不常居也。故候逢之，按使止而不動，然後以鍼刺之，不得刺其盛衝，寫法比之不擊逢逢之陳⑦。○平按：《素問》《甲乙》『夫邪氣去絡』，無『氣』字；『合於血脉中』作『舍於血脉之中』；『寒温未和』作『寒温未相得』。《甲乙》『無逢其衝』作『無迎其衝』。**真氣者經氣**⑧，**經氣大虛，故曰其來不可逢，此之謂也。**經氣者，謂十二經脉正氣者也。正氣大虛，與邪俱至，宜按取邪氣刺之，不可逢而刺也。○平按：『其來』，《甲乙》作『其氣』，注云：『《素問》作「其來」。』**故曰候邪不審，大氣已過，寫之則真氣脱，脱則不復，邪氣復至，**

---

① 不知日莫：『莫』爲『暮』之古字。《説文·茻部》：『莫，日且冥也。』
② 其氣以至：『以』與『已』通。《甲乙》作『其氣已至』。
③ 黃帝問於岐伯曰：《素問》作『帝曰』。
④ 入於經也：《甲乙》無『也』字。
⑤ 涌波：『波』，仁和寺本誤作『彼』，據《素問》及《太素》楊注當是『波』字。
⑥ 去絡入經：『去』，底本作『出』，據仁和寺本改。
⑦ 逢逢之陳：『逢』與『蓬』通；『陳』與『陣』同。
⑧ 真氣者經氣：《素問》《甲乙》『氣』下有『也』字。

而病益蓄，故曰其往不可追，此之謂也①。候邪大氣不審，按之不著，刺之則脱真氣，邪氣更至，病益蓄聚②，故曰邪氣往而不可追也。○平按：『邪氣復至』，《甲乙》『復』作『益』。不可挂以髮者，待邪之至時而發鍼寫矣，若先若後者，血氣已盡，其病不下，故曰知其可取如發機，不知其可取如扣椎③，故曰知機之道，不可挂以髮，不知機者，扣④之不發，此之謂也。以毛髮挂機，發速而往，言氣至智者發鍼亦爾，不失時也。○平按：『血氣已盡』，《素問》《甲乙》同，《素問》新校正云：『全元起本作「血氣已虛」。「盡」當作「虛」。』『不下』，《素問》作『不可下』。又《素問》《甲乙》『不知其可取』作『不知其取』。注『發鍼』，袁刻誤作『髮鍼』。

黃帝問曰：補寫奈何？

岐伯對曰⑤：此攻邪也，疾出以去盛血，而復其真氣，虛亦是邪，故補亦稱攻也。寫熱之法，不可久留，疾出其鍼，去其盛血，復其真氣也。○平按：『攻邪』，袁刻誤作『政邪』。此邪新客，未有定處⑥，推之則前，引之則止，温血也。刺出其血，其痛立已。

黃帝曰：善。定處，積爲疾也。温，熱也。邪之新入，未有定處，有熱血，刺去痛愈。○平按：《素問》『新客⑦』下有『溶溶』二字；『則止』下有『逆而刺之』四字；『其痛』作『其病』。自上文『黃帝問曰：補寫奈何』至『黃帝曰：善』，《甲乙》無此二段。

黃帝問於岐伯曰：真邪以合⑧，波隴不起，候之奈何？前言真邪未合，有波隴起。未知真邪已起，其氣何如也。○平按：注『已起』，據經文『已』

---

① 此之謂也：仁和寺本脱『也』字。《素問》《甲乙》均作『此之謂也』。
② 病益蓄聚：『益』，底本誤作『亦』，據仁和寺本改正。
③ 扣椎：底本作『扣錐』，據仁和寺本改。《素問》作『扣椎』；《甲乙》作『叩椎』。按，『叩』與『扣』同。
④ 扣：底本作『叩』，據仁和寺本改，與上文合。
⑤ 岐伯對曰：底本脱『對』字，據仁和寺本補入。《素問》作『岐伯曰』。
⑥ 未有定處：《素問》此下有『也』字。
⑦ 新客：底本誤作『新邪』，據經文改正。
⑧ 真邪以合：《素問》此上有『然』字，無上文『黃帝問於岐伯曰』七字。

應作『不』。

岐伯曰：審捫循三部九候之盛虛而調之，察其左右上下相失及相減者，審其病藏以期之。察其左右，謂察三部九候左右兩箱，頭及手足上下，其脉有相失及相減，以之審於五藏之病，與之死生之期也。○平按：《甲乙》無『察其左右』至『以期之』十九字。不知三部者，陰陽不別，天地不分。不知天爲陽也，地爲陰也，人爲陰陽也，故曰不別氣也。不分者，不分形也。天以候天，地以候地①，人以候人，調之中府，以定三部。足厥陰天，足少陰地，足太陰人，以候肝、腎、脾胃三種地也。手太陰天，手陽明地，手少陰人，以候肺、胸、心三種人也。兩額動脉之天，兩頰動脉之地，耳前動脉之人②，以候頭角、口齒、耳目三種天也。中府，五藏也。欲調五藏之氣，取定天地人三部九候也。故曰刺不知三部九候病脉之處，雖有大過，且至工不能得禁也，病脉之處，即是九候⑤經絡邪之居脉，以不知病脉，則雖有死過之粗，至工之醫永不能禁也。『不能得禁』，《素問》無『得』字，《甲乙》無『能』字。誅罰無罪③，命曰④大惑，誅罰生人，不知無過，稱曰大惑。不知三部九候大惑，罪有六種也。○平按：『無罪』，《素問》《甲乙》作『無過』。反亂大經，真不可復，亂經損真，罪之一也。用實爲虛，以邪爲真，妄解虛實，罪之二也。○平按：《甲乙》『真』作『正』，注云：『《素問》作「真」。』用鍼無義，反爲氣賊，奪人正氣，義，理也。用鍼不知正理，反爲氣賊，傷人正氣，罪之三也。以順爲逆，營衛⑥散亂，鍼道爲順，錯行爲逆，妄刺營衛，故令其亂，罪之四也。○平按：《素問》『順』作『從』。真氣已失，邪獨內著，亡正得邪，罪之五也。絕人長命，予人天殃⑦。故不知⑧三部九候，不能長久⑨。鍼殺生人，罪之六。絕人長命又有三：不知三部九候，所以絕人長

① 天以候天，地以候地：仁和寺本原作『地以候天，地以候地天』，抄書者以標記調換第四、第五『天地』二字位置，删除倒數第二字『地』，改爲『地以候地，天以候天』，與《素問》《甲乙》同。
② 耳前動脉之人：仁和寺本『耳』上衍『人』字。通隱堂本及森立之《素問考注》引《太素》楊注與底本同。
③ 誅罰無罪：『無』，仁和寺本作『毋』。
④ 命曰：《甲乙》作『名曰』。
⑤ 九候：仁和寺本作『无候』。據經文『三部九候病脉之處』，『无』爲『九』形誤。底本、通隱堂本皆作『九候』，是。
⑥ 營衛：《素問》作『榮衛』。
⑦ 天殃：仁和寺本及顧從德本《素問》作『天殃』；通隱堂本與趙府本《素問》及《甲乙》作『夭殃』。
⑧ 故不知：《素問》《甲乙》無『故』字。
⑨ 不能長久：《素問》《甲乙》作『故不能久長』。

命，一也。因不知合之四時五行，不知以身命合四時五行，故絶人長命①，二也。○平按：《甲乙》『因』作『固』，注云：『《素問》作「因」。』因加相勝，釋邪攻正，故絶人長命矣。愚醫不知年加之禁，反妄攻正氣，故絶人長命，三也。長命者，盡壽也。邪新客來也，未有定處，推之則前，引之則止，逢而寫之，其病立已。言知三部九候，取之必效。○平按：《素問》《甲乙》『邪』下有『之』字。

虛實補寫

平按：此篇自篇首至末，見《素問·卷十七·第六十二調經論篇》，又見《甲乙經·卷六·第三》。

黃帝問於岐伯曰：余聞刺法②，言有餘寫之，不足補之，何謂有餘？何謂不足③？爲刺之道，唯有補法④，余已略聞，然未悉之，故曰何謂也。

岐伯對曰：有餘有五，不足又有五⑤，帝欲何問乎⑥？舉五數也。

黃帝曰：願盡聞之。問五數也⑦。

岐伯對曰⑧：神有餘有不足，氣有餘有不足，血有餘有不足，形有餘有不足，志有餘有

---

① 故絶人長命：底本脱『故』字。據仁和寺本補入。
② 余聞刺法：仁和寺本『刺』下有『一』字。《素問》、蕭注《太素》作『余聞刺法』，無『一』字；《甲乙》作『刺法』二字。
③ 何謂有餘？何謂不足：《甲乙》作『何謂也』三字。
④ 唯有補法：據經文『有餘寫之，不足補之』，『法』當作『寫』。
⑤ 不足又有五：據此下經文『今夫子乃言有餘有五，不足亦有五』，疑『又』字爲『亦』之誤。《素問》作『不足亦有五』。
⑥ 何問乎：《素問》無『乎』字。
⑦ 問五數也：『問』，底本誤作『聞』，據仁和寺本改正。
⑧ 岐伯對曰：《素問》無『對』字。下同。

不足，列五數也。凡此十者，其氣不等也。神、氣、血、形、志，各有補寫，故有十數，名曰不等。又此十種補寫，極理以論，隨氣漫衍，變化無窮，故曰不等。〇平按：《甲乙》『神有餘』作『神有有餘』；下『氣』『血』『形』『志』同。

黃帝問曰：人有精氣津液，四支九竅，五藏十六部，三百六十五節，乃生百病，百病之生，皆有虛實。今夫子乃言有餘有五，不足亦有五，何以生之乎？九竅、五藏以爲十四，四支合手足，故有十六部。如此人身之數，皆有虛實，有餘不足者，是亦衆多，未知生病，其數何如也。〇平按：『百病之生』，袁刻脱『百』字。

岐伯對曰：皆生於五藏①。五藏爲身之內主，用攝身病，無理不盡，故曰皆生五藏者也。〇平按：自上節『人有精氣』至②『皆生於五藏』，《甲乙》無。夫心藏神③，心藏神者，心藏於脉以舍神。今藏神者，言所舍也。肺藏氣，肺藏氣者，肺藏於氣，氣以舍魄。今藏氣者，言其舍也。肝藏血，肝藏於血以舍魂④。今藏血者，亦言其舍。〇平按：『魂』下，袁刻多『魄』字。脾藏肉，脾藏肉者，脾主於肉，故曰藏肉，非正藏肉，脾於營以爲正也。脾藏營，營以舍意及智二神，以脾營血，穀氣最大，故二神舍也。〇平按：注『智』，袁刻作『志』。腎藏志，而此成形。腎藏志者，腎藏於精，精以舍志。今藏志者，言所舍也。腎有二枚⑤，在左爲腎，在右爲命門。腎以藏志，命門藏精，故曰腎藏精者也。《八十一難》精亦名神，故有七神。又，此五藏，心藏脉者，脉通經絡血氣者也。脾藏營者，通營之血氣者也。肝藏血者，言其血有發眼之明也。五神藏於五藏，而共成身形也。〇平按：《甲乙》無『而此成形』四字。志意通，內連骨髓，而成身形五藏。意是脾神，通於營氣；志是腎神，通於三焦，原氣別使，皆以內連骨髓，成身形及五藏⑥，故意志者，所以御精神，收魂魄者也。〇平按：《甲乙》『通』下有『達』字；『而成身形五藏』作『而成形』三字。五藏之道，皆出於經隧，以行血氣，五藏之道，皆出於十二經絡之隧，以行營血衛氣⑦也。〇平按：『隧』，《甲乙》作『渠』，下同。血氣不和，百病乃

---

① 五藏：《素問》『藏』下有『也』字。
② 至：底本誤作『自』，涉上而誤，今據文義改正。
③ 夫心藏神：《甲乙》無『夫』字。
④ 肝藏於血以舍魂：仁和寺本『藏於』二字抄倒，檢上節楊注『心藏於脉以舍神』，此句當作『肝藏於血以舍魂』，今乙正。底本改作『血藏於肝以舍魂』，誤也。
⑤ 腎有二枚：『二』，仁和寺本誤作『一』。據《太素·卷六·藏府氣液》楊注，當從底本作『二』。
⑥ 及五藏：仁和寺本作『及以五藏』，疑『及以』二字抄倒。底本無『以』字，恐系脱文。
⑦ 營血衛氣：底本作『營衛血氣』，據仁和寺本改。

化變而生於血氣，故①守經隧焉。營衛不和，百病還生血氣之中，故守經隧以調血氣者也。〇平按：《素問》《甲乙》『化變』作『變化』；『而生』下無『於血氣』三字。

黃帝曰：神有餘不足何如？

岐伯對曰：神有餘則笑不休，神不足則憂②。神有餘③不足憂笑者，神病候也。〇平按：『憂』，《素問》作『悲』，王注云：『一爲憂，誤也。』《甲乙》注云：『《素問》作悲，王冰曰：作憂者誤。』《素問④》新校正云：『按《甲乙》及《太素》并全元起注本并作「憂」。皇甫士安云：心虛則悲，悲則憂。楊上善云：脾⑤之憂在心變動也，肺之憂在肺之志。是則肺主秋，憂爲正也，心主於憂⑥，變而生憂也。』**血氣未并，五藏安定，神不定則邪客於形，洫泝起於豪毛，未入於經絡也⑦，故命曰神之微。**以下言神病微也。夫神者，身之主也，故神順理而動，則其神必安，神安則百體和適，和則腠理周密，周密則風寒暑溼無如之何，故終天年而無不道者也。若忘神任情，則哀樂妄作，妄作則⑧喜怒動形，動則⑨腠理開發，腠理開則邪氣競入，競入爲災，遂成百病，夭喪天年⑩也。既不能善攝而病生者，可除於晚微。故邪之初客，外則始在皮毛，未入經絡，內則血氣未得相并，五藏安定，洫泝之於豪毛，名曰神之微病也。洫，謂毛孔也。水逆流曰泝，謂邪氣也。邪氣入於腠理時，如水逆流於洫也。〇平按：《素問》《甲乙》無『神不定則』四字。『洫泝』《素問》作『洒淅』，《甲乙》作『淒厥』，詳見《素問》新校正。又注『百體』，袁刻脱『百』字；下『競入』，『競』字亦脱；『曰泝』，『曰』字誤作『四』。

黃帝問曰⑪：補寫奈何？

---

① 故：《素問》作『是故』。
② 神不足則憂：《甲乙》無『神』字。
③ 餘：仁和寺本作『余』。按，『余』與『餘』通。朱駿聲《說文通訓定聲·豫部》：『余，叚借爲餘。』
④ 素問：此二字原脱，據文義補。
⑤ 脾：劉衡如曰：『顧從德本《素問》作「脾」，應據《甲乙》卷一第一注改爲「心」。』
⑥ 憂：劉衡如曰：『應據顧從德本《素問·調經論》改爲「夏」，與「秋」爲對文。』
⑦ 經絡也：《甲乙》無『也』字。
⑧ 妄作則：底本脱『妄』字，據仁和寺本補入。
⑨ 動則：據以上文例，疑『動』下脱『形』字。
⑩ 夭喪天年：『夭』，仁和寺本誤作『大』。底本義勝。
⑪ 黃帝問曰：《素問》作『帝曰』。

岐伯對曰①：神有餘，則寫其小絡之血，出血勿之深斥，毋中其大經，神氣乃平。斥，齒亦反，推也。勿深推也。神之有餘氣淺，故刺小絡出血也。斥者深②，則觸其大經者也。神不足③，視其虛絡，切而致之，刺而利之，毋④出其血，毋洩其氣，以通其經，神氣乃平。神之不足則虛，故刺而不洩也。〇平按：《素問》『切』作『按』。《甲乙》『利』作『和』。

黃帝曰⑤：刺微奈何？

岐伯對曰⑥：按摩勿釋，著鍼勿斥，微，即未病之病也。夫和氣之要，莫先按摩之，以手按摩之，邪氣得洩，神氣得通，微邪得洩，何得須⑦以鍼斥之。移氣足⑧，神氣乃得復。

黃帝曰：善。按摩使神氣至踵，則邪氣復遁去也。〇平按：『移氣足』，《素問》作『移氣於不足』，《甲乙》作『移氣於足』，《素問》新校正云：『《甲乙》《太素》作「移氣於足」，無「不」字，楊注云：按摩使氣至於踵。』據此，則本書『移氣』下脫一『於』字，想係傳寫脫漏。

黃帝曰⑨：氣有餘不足⑩奈何？

岐伯對曰：氣有餘則喘咳上氣，不足則息利少氣。息利少氣，以肺氣不足則出入易，故呼吸氣少而利也。血氣未并，五藏安定，

---

①岐伯對曰：《素問》無『對』字。
②斥者深：劉衡如曰：『者，疑衍。』
③神不足：《素問》《甲乙》『足』下有『者』字。
④毋：《素問》《甲乙》作『無』。下『毋』字同。
⑤黃帝曰：底本作『黃帝問曰』，據仁和寺本刪『問』字。《素問》作『帝曰』，下同。
⑥岐伯對曰：《素問》作『歧伯曰』，下同。
⑦何得須：疑『得』字衍。
⑧移氣足：蕭延平據《素問》新校正引《太素》文補作『移氣於足』，是。又按，品味本節『刺微』之義，疑『足』乃『充足』之義，楊上善訓作『踵』，恐誤，《素問》作『移氣於不足』義勝。
⑨黃帝曰：《素問》無此三字。
⑩氣有餘不足：《素問》無『氣』字。

以下言其氣微也。**皮膚微病，命曰白氣微洩。**肺藏外主皮膚，內主於氣。今外言其皮膚病，其內言於氣之微病。五色氣中，肺爲白氣。洩者，肺氣洩也。

黃帝曰：補寫奈何？

岐伯對曰：氣有餘，則寫其經隧，經隧者，手太陰之別，從手太陰走手陽明，乃是手太陰向手陽明之道①，故曰經隧。隧，道也。欲通藏府陰陽，故補寫之，皆取其正經別走之絡也②。○平按：『經隧』，《甲乙》作『經渠』。《素問》新校正引此處楊注無『故曰經隧。隧，道也』七字；『欲通』作『欲道』；『故補寫之，皆取其正經』作『故補寫皆從正經』。**毋③傷其經，**寫其陰經別走之絡，不得傷正經也④。○平按：《素問⑤》新校正引此注『絡』作『路』。**毋出其血，毋洩其氣。**寫太陰別走經隧者，不得出血出氣也，所謂寫陰實者也。**不足者⑥，則補其經隧，毋出其氣。**刺太陰經之別走之絡，以補太陰，不令氣洩於外，所謂補陰虛也。補寫陽經，亦如陰經法也。

黃帝曰：刺微奈何？

岐伯對曰：按摩勿釋，出鍼視之曰，我將深之，適人必革⑦，精自伏，釋，停廢也⑧。革，改也。夫人聞樂至，身心欣悅⑨；聞痛及體，情必改異⑩。欣悅則百體俱縱，改革⑪精志必拒，拒則邪精消伏也。○平按：『我將』，《甲乙》作『故將』；『適人』作『適入』⑫。『精』下，《素問》《甲乙》有『氣』字。注『異』字原缺，袁刻作『人』，恐誤；《素問》新校正引此注作『異』，據此補入。又注『邪精消

---

① 手陽明之道：仁和寺本『明』下衍『也』字。《素問》新校正引《太素》楊注無『也』字，當從底本作『手陽明之道』。

② 別走之絡也：『之絡』，仁和寺本誤作『絡之』。《素問》新校正引《太素》楊注作『別走之絡』，據此則底本不誤。

③ 毋：《素問》《甲乙》作『無』。以下三『毋』字同。

④ 正經也：『也』，仁和寺本誤作『者』。

⑤ 素問：底本無此二字，據文義補。

⑥ 不足者：《素問》《甲乙》無『者』字。

⑦ 適人必革：『適』，此也。王引之《經傳釋詞·卷九》：『適，猶「是」也。』又，『革』音極，與『急』同。《禮記·檀弓(上)》：『夫子之病革矣，不可以變。』鄭玄注：『革，急也。』楊上善以『改』釋之，恐誤。

⑧ 停廢也：『廢』，底本誤作『發』。據仁和寺本改正。

⑨ 身心欣悅：《素問》新校正引《太素》楊注作『則身心欣悅』。

⑩ 情必改異：蕭氏謂『異』字原缺。檢仁和寺本，『異』字略殘，而字形尚可辨認。

⑪ 改革：《素問》新校正引《太素》楊注作『改革則』。

⑫ 適入：按，六經本、明鈔本《甲乙》皆作『適人』；中醫學社本《甲乙》誤作『適入』。

伏』，新校正引作『邪氣消伏』。**邪氣散亂①，毋所伏息②，**邪氣伏已，邪精散於腠理，無由更聚也。○平按：『散亂』，《甲乙》作『亂散』。『伏息』，《素問》《甲乙》作『休息』。**氣洩腠理，真氣乃相得。**

黃帝曰：善。邪氣散洩，故真氣無亂，所以相得也。

黃帝曰③：血有餘不足奈何？

岐伯對曰：血有餘則怒，不足則悲④。肝血有餘於肝，所以瞋怒；肝血不足於目，所以多悲也。○平按：『悲』，《素問》作『恐』，新校正云：『全元起本恐作悲，《甲乙》及《太素》并同。』**血氣未并，五藏安定，孫絡外溢，則經有留血。**言血微邪也。○平按：《素問》『外溢』作『水溢』。《甲乙》『經有』作『絡有』。

黃帝曰⑤：補寫奈何？

岐伯對曰：血有餘則寫⑥其盛經，出其血；不足則補其虛經，寫其盛經出血，所以不怒。正補其虛，令不洩血，所以不悲。有本『視其虛經』也⑦。○平按：『補其虛經』，《素問》作『視其虛經』，《甲乙》作『視其虛』。**內鍼其脉中，久留，血至脉大，疾出其鍼，毋令血洩⑧。**內鍼足厥陰脉中，血至鍼下，聚而脉大，疾出其鍼，無令血洩，所以稱疾也。○平按：『久留血至』，《素問》作『久留而視』，新校正云：『《甲乙》云：久留之血至。《太素》同。』本書無『之』字。

黃帝曰：刺留血奈何？

---

① 邪氣散亂：『散亂』，仁和寺本作『亂散』，與《甲乙》同。
② 毋所伏息：『伏』，仁和寺本誤作『休（休）』。《素問》作『無所休息』。據楊注『邪氣伏已』，當從底本作『伏』。
③ 黃帝曰：《素問》無此三字。
④ 悲：今本《甲乙》作『慧』，據《素問》新校正，當作『悲』。
⑤ 黃帝曰：《甲乙》無『黃帝曰』至『岐伯對曰』十一字。
⑥ 寫：《甲乙》作『刺』。
⑦ 有本『視其虛經』也：疑『本』下脱『作』字。
⑧ 毋令血洩：《素問》《甲乙》作『無令血泄』。

岐伯對曰：視其血絡，刺出其血，無令惡血得入於經，以成其病。

黄帝曰：善。刺去血脉，遂無令惡血入經中，故無血邪微病也。○平按：《甲乙》『刺留』下無『血』字。『其病』，《素問》作『其疾』。

黄帝曰①：形有餘不足奈何？

岐伯對曰：形有餘則腹脹溲不利，不足則四支不用。形者，非唯身之外狀名形，舉體皆名。溲四支不隨也。有本『經溲』者，經即婦人月經也。○平按：『溲』上，《素問》《甲乙》有『涇』字，《素問》新校正云：『楊注「涇」作「經」，婦人月經也。』又按：本注『四支不隨』上，恐有脱誤，因原鈔如此，故仍之。血氣未并，五藏安定，肌肉濡動，命曰②微風。濡動者，以體虚受風，腠理肉動③，名曰微風也④。○平按：『濡動』，《素問》《甲乙》作『蠕動』，《甲乙》注云：『一作溢。』《素問》⑤新校正云：『全元起本及《甲乙》「蠕」作「溢」，《太素》作「濡」。』

黄帝曰：補寫奈何？

岐伯對曰：形有餘⑥則寫其陽經，不足則補其陽絡。陽經、絡，足陽明經及絡也。或爲『陽營』，非也。

黄帝曰：刺微奈何？

岐伯對曰⑦：取分肉間，毋中經⑧，毋傷其絡，可中分肉之間衛氣，不可傷足陽明經絡之脉也。○平按：『經』上，《素問》《甲乙》有『其』字。衛氣得復，邪氣乃索。

---

① 黄帝曰：《素問》無此三字。
② 命曰：《甲乙》作『名曰』。
③ 腠理肉動：『肉』，底本作『内』，據仁和寺本改。日本摹寫本亦作『腠理肉動』。
④ 名曰微風也：『名』，底本作『命』，據仁和寺本改。
⑤ 素問：底本無此二字，據人衛本補。
⑥ 形有餘：《甲乙》無『形』字。
⑦ 岐伯對曰：《素問》無『對』字。
⑧ 毋中經：底本作『無中經』，據仁和寺本改。

黃帝曰：善①。分肉之間，衛氣行處，邪氣已散，衛氣復得也。索，散也。

黃帝曰②：志有餘不足奈何？

岐伯對曰：志有餘則腹脹飧洩，志，腎神氣也。有餘即少腹③脹滿，飲食不消，爲飧洩也。〇平按：「飧」，《素問》《甲乙》作「飱」。注「飧」，袁刻誤作「食」。不足則厥，足逆冷也。血氣未并，五藏安定，骨節有動。骨節動者，腎志病微也。〇平按：《甲乙》「動」作「傷」。

黃帝曰：補寫奈何？

岐伯對曰：志有餘④則寫然筋血者出其血，不足則補其復留。然筋，足少陰營⑤，在足內踝之下，名曰然谷。足少陰經無然筋，當是然谷下筋也。復留，足少陰經，在足內踝上三寸⑥，此二皆是志之脉穴，故寫然筋之血，補復留之氣。〇平按：《素問》無「出其血」三字，新校正云：「按《甲乙》及《太素》云：寫然筋血者，出其血。楊注云：然筋當是然谷下筋。再詳諸處引然谷者，多云然骨之前血者，疑少「骨之」二字，前字誤作「筋」字。」「復留」，《素問》《甲乙》作「復溜」。

黃帝曰⑦：刺未并奈何？

岐伯對曰⑧：即取之，毋中其經，以邪乃能立虛。

黃帝曰：善。未并者，志微病。以病是微，未中於經，但刺經氣所發之穴，邪氣立虛者也。〇平按：「以邪」，《素問》作「邪所」，《甲乙》作「以去其邪」。

---

① 黃帝曰：善：《素問》作「帝曰善」。
② 黃帝曰：《素問》無此三字。
③ 少腹：仁和寺本作「小腹」。
④ 志有餘：《甲乙》無「志」字。
⑤ 足少陰營：劉衡如曰：「營，據本書卷十一《本輸》，當作滎。」
⑥ 在足內踝上三寸：劉衡如曰：「三，據本書卷十一《本輸》，應作「二」，與《靈樞》《甲乙》《千金》《外臺》《素問·氣穴論》王注、《銅人》《聖濟》《資生》及《發揮》均合。」
⑦ 黃帝曰：《素問》作「帝曰」。
⑧ 岐伯對曰：《素問》作「岐伯曰」。

虛實所生

平按：此篇自篇首至末，見《素問・卷十七・第六十二調經論篇》，與上篇相接，又見《甲乙經・卷六・第三》，亦接上篇。

黃帝曰①：余以聞虛實之形，不知其何以生？形，狀也。虛實之狀，已聞於上，虛實所生，猶未知之，故復請也。〇平按：《素問》『以聞』作『已聞』。《甲乙》無『余以聞』三字。

岐伯對曰②：氣血以并③，陰陽相傾，氣亂於衛，血留於經，十二經氣亂衛氣也。十二經血留於營經也。或曰『血流』也。〇平按：《素問》《甲乙》『血留』作『血逆』。**血氣離居，一實一虛。**血氣相并，離於本居處，故各有虛實也。夫血氣者，異名同類，相得成和。今既相并，一實一虛，虛實所生，是所由者也。**血并於陰，**血并足太陰脉及足少陰脉也。**氣并於陽，乃爲④驚狂。**氣并足陽明脉及足太陽脉也。血氣皆盛，故發驚狂也。**血并於陽，氣并於陰，乃爲炅中。**血并足陽明，氣并足太陰，爲熱中病也。炅，熱也。**血并於上，氣并於下，心⑤煩悗喜怒。**血盛上衝心，故心煩悶而喜怒。『悗』則『悶』同也。〇平按：『悗』，《素問》作『惋』，《甲乙》作『悶』。『喜』，《素問》《甲乙》作『善』。**血并於下，氣并於上，氣亂心善忘。**氣盛亂心，故善忘也。〇平按：『氣亂心善忘』，《甲乙》作『亂而喜忘』，注云：『《素問》作「善忘」。』今本《素問》仍作『亂而喜忘』。

黃帝曰⑥：血并於陰，氣并於陽，於是⑦血氣離居，何者爲實？何者爲虛？血氣離居相并，未知二經虛實何定也。〇平按：『於是』，《素問》《甲乙》作『如是』。

---

①黃帝曰：《素問》無此三字。
②岐伯對曰：《素問》作『岐伯曰』。
③以并：《甲乙》作『已并』。
④乃爲：《素問》《甲乙》作『故爲』。
⑤氣并於下，心：仁和寺本誤作『血并於心下』。據上文『血并於上』及下節經文『血并於下，氣并於上』，『心下』二字抄倒。底本與《素問》《甲乙》均作『氣并于下心』，『心』字屬下讀，是。
⑥黃帝曰：《素問》作『帝曰』，下同。
⑦於是：仁和寺本作『如是』，與《素問》《甲乙》同。

岐伯對曰①：血氣者，喜温而惡寒，寒則泣不能流②，温則消而去之，是故③氣之所并爲血虚，血之所并爲氣虚也④。血之與氣，皆惡於寒，故脉有寒則澀而不流⑤，温者消釋而去⑥。是以氣寒則血來并之，以爲血虚，則氣爲實也；若血寒則氣來并之，以爲氣虚，則血爲實也。〇平按：『是故』，『故』字袁刻作『知』。

黃帝曰：人之所有者，血與氣耳。今夫子⑦乃言血并爲虚，氣并爲虚，是毋⑧實乎？人之所生，唯血與氣。今但言⑨血氣有虚，不言其實，是爲人之血氣不足，請申其意也。

岐伯對曰：有者爲實，毋者爲虚，故氣并則毋血，血并則毋氣，今血與氣相失，故爲虚焉。血并則血有氣無⑩，氣并則氣有血無，是以言虚不無其實，論實不廢其虚⑪，故在身未曾無血氣也。所言虚者，血氣相并相失爲虚，相得爲實耳。**絡之與孫脉俱輸於經，**大絡、孫絡，俱輸血氣入於大經，則大經血氣俱實者也。〇平按：『輸』，《甲乙》作『注』，注云：『一作輸。』**血與氣并，則爲實焉。血與氣⑫并走於上，則爲大厥，厥則暴死，復反則生，不反則死。**大經血氣皆實，走膈以上，以下無氣，故手足逆冷，卒暴死也。手足還暖復生，不還則死也。〇平按：『復反』上，《素問》《甲乙》皆有『氣』字。

---

① 岐伯對曰：《素問》作『岐伯曰』，下同。
② 不能流：《甲乙》作『不流』。
③ 是故：《甲乙》無『故』字。
④ 氣虚也：《素問》《甲乙》無『也』字。
⑤ 澀而不流：『澀』，底本誤作『泣』，據仁和寺本改。
⑥ 温者消釋而去：『温者』，底本誤作『者温』，據仁和寺本乙正。
⑦ 今夫子：《甲乙》無此三字。
⑧ 毋：《素問》《甲乙》作『無』。以下數『毋』字同。
⑨ 今但言：底本作『今夫子但言』。據仁和寺本刪『夫子』二字。
⑩ 血有氣無：『無』，底本作『毋』。據仁和寺本改。下『無』字同。
⑪ 論實不廢其虚：『其』，仁和寺本作『有』。據上文『言虚不無其實』，當從底本作『其』。
⑫ 血與氣：《素問》《甲乙》作『血之與氣』。

黃帝曰：實者何道從來？虛者何道從去？虛實之要，願聞其故。血氣何道來入此經爲實，何道而去此經爲虛也。

岐伯對曰：夫陰與陽，皆有輸會，陽注於陰，陰滿之外，藏府陰陽之脉，皆有別走，輸會相通。如足陽明從豐隆之穴別走足太陰①，從公孫之穴別走足陽明，故曰外也。陰陽旬平，以充其形，甲子十日②一匝③爲旬。旬，匝也。陰陽之脉五十匝無多少者，名曰旬平。旬平和氣，以充其身形也。〇平按：『旬平』，《素問》作『勻平』，《甲乙》作『紃平』。九候如一④，命曰平人⑤。九候之動不先後，又不相反，故曰若一。和氣若一，故人得和平。〇平按：注『九候』，袁刻作『九脉』。夫邪之至生也，或生於陰，或生於陽。〇平按：《素問》無『至』字，《甲乙》作『所』。其生於陽者，得之風雨寒暑；其生於陰者，得之飲食居處⑥，陰陽喜怒。陰，五藏也；陽，六府也。風雨寒暑外邪，從外先至六府，故曰生於陽也。飲食起居⑦，男女喜怒，內邪生於五藏，故曰生於陰也。

黃帝曰：風雨寒暑之傷人奈何？〇平按：《素問》《甲乙》無『寒暑』二字。

岐伯對曰：風雨之傷人也，先客於皮膚，傳入於孫脉，孫脉滿則傳入於絡脉，絡脉滿乃輸於大經脉，血氣與邪并⑧客於分腠之間，其脉堅大，故曰實。此先言風雨二邪也。人因飢虛汗出，腠理開發，風雨之氣因客腠理，次入孫絡，次入大絡，次入大經。客腠理時，所客之脉堅而且大，故得稱實也。〇平按：『乃輸』，《素問》作『則輸』，《甲乙》作『乃注』。實者，外堅充滿，不可按，按之則痛。所客之處外堅，按之必痛⑨，以其氣

---

① 足太陰：底本脱『足』字，據仁和寺本補入。
② 甲子十日：底本及仁和寺本皆作『甲子一日』，『一』當作『十』。左合昌美據《素問參楊》改作『甲子十日』，今從之。
③ 匝：仁和寺本作俗體『迊』，與『匝』字同，今改爲規範字。按，『匝』又作『帀』，環繞一周之義。《集韵·合韵》：『帀，《説文》：「周也。從反之而帀也。」或作迊。』本節三『迊』字，底本均作『迎』，形誤，皆據仁和寺本改正。
④ 如一：『如』，據楊注『故曰若一』，當作『若』。《素問》《甲乙》作『若一』。
⑤ 命曰平人：『命』，《甲乙》作『名』。
⑥ 飲食居處：底本與《甲乙》作『飲食起居』。今據從仁和寺本改作『飲食居處』，與《素問》同。
⑦ 飲食起居：仁和寺本作『飲食起處』。據經文『飲食居處』，疑『起』爲『居』字之誤。
⑧ 與邪并：《甲乙》作『與邪氣并』。
⑨ 按之必痛：『必』，底本作『則』，據仁和寺本改。

實故也。〇平按：『不可按』，《素問》作『不可按之』。

黃帝曰：寒溼之氣①**傷人奈何？**〇平按：《素問》《甲乙》無『氣』字。

岐伯對曰：寒溼之中人也，皮膚收，肌肉堅，營血泣，衛氣去，故曰虛也。次論寒溼之氣也。雨氣上侵，溼氣下入，有斯異也，略不言暑耳。寒溼中人，致虛有四：皮膚收者，言皮膚急而聚也；肌肉堅者，肌肉堅而不匝也②；營血泣者，邪氣至於脉中，故營血泣也；衛氣去者，邪氣至於脉外，衛氣不行，故曰去也。衛去之處，即爲虛也。〇平按：『皮膚收』，《素問》作『皮膚不收』，新校正云：『全元起云：不收，不仁也。《甲乙》及《太素》作「皮膚收」，無「不」字。』『堅』下，《素問》《甲乙》有『緊』字。注『故曰去也』，袁刻『去』誤作『溜』。**虛者懾辟氣不足，血泣。**懾③，紙輒反。分肉間無衛氣，謂氣不足也。〇平按④：『懾』，《素問》作『聶』，新校正云：『《甲乙》作攝，《太素》作懾。』《素問》無『血泣』二字，《甲乙》作『血濇』。**按之則氣足以温之**⑤**，故快然而不痛。**

黃帝曰：善⑥。分肉之間既無衛氣故寒，按之益損，所以氣足人温⑦，故快然也。

黃帝曰⑧**：陰之生實奈何？**

岐伯對曰：喜怒不節，則陰氣上逆，上逆則下虛，下虛則陽氣走之，故曰實⑨。人有喜怒不能自節，故怒則陰氣上，陰氣上則上逆，或歐血，或不能食。陰氣既上，是則⑩下虛，下虛則陽氣乘之，故名爲陰實也。〇平按：《素問》新校正云：『經文「喜怒不節則陰氣上逆」，疑剩「喜」字。』玩下文『喜則氣下』自知。

---

① 寒溼之氣：《素問》無『氣』字；《甲乙》與《太素》同。

② 肌肉堅而不匝也：『匝』，底本作『迎』。檢仁和寺本作『迊』（『匝』字之俗體），是知底本之『迎』字爲形誤，今改作規範字『匝』。按，『迊（匝）』乃環繞一周之義，與注文不合，體會楊注上文，意謂寒濕中人，皮膚收聚而肌肉堅脹不收，疑『迊（匝）』當作『收』，待考。

③ 懾：仁和寺本作『攝』，當從底本作『懾』，與經文合。

④ 平按：底本誤作『平素』，據人衛本改正。

⑤ 以温之：《甲乙》無『以』字。

⑥ 黃帝曰：善：《素問》無『黃』字。

⑦ 氣足人温：『人』，底本作『又』，據仁和寺本改。

⑧ 黃帝曰：《素問》無此三字。

⑨ 故曰實：《素問》『實』下有『矣』字。

⑩ 是則：底本誤作『則是』，據仁和寺本乙正。

黃帝曰：陰之生虛奈何？

岐伯對曰：喜則氣下，天寒則氣聚，温則氣散，怒則氣上，喜則氣下，此物理之常也。喜則氣和志達，營衛之行通利，故緩而下也。悲則氣消，消則脉虛①，因寒飲食，寒氣熏藏，則血泣氣去，故曰虛②。夫人悲者，則心系急，肺布葉舉，兩焦不通，營衛不行，熱氣在中，故正氣消散，經絡空虛也。又因寒飲寒食，寒氣熏藏，藏之血澀③，其氣移去，故爲虛也。○平按：『脉虛』，《素問》《甲乙》作『脉空虛』。『熏藏』，《素問》作『熏滿』，《甲乙》作『動藏』。注『兩焦』，『兩』字袁刻誤作『雨』。

黃帝曰：經言陽虛則外寒，陰虛則內熱，經言，《八十一篇》經也。府脉虛者，陰氣乘之，故外寒也。藏脉虛，陽氣乘之，故內熱也。陽盛則外熱，陰盛則內寒，余以聞之矣，不知其所由然④。六府主外爲陽，故陽盛外熱也。五藏主內爲陰，故陰盛爲寒。余已前聞，然未知所由然也。

岐伯對曰：陽受氣於上焦，以温皮膚分肉之間，今⑤寒氣在外，則上焦不通，不通則寒⑥獨留於外，故寒慄。陽，衛氣也。衛出上焦，盡行陽二十五周⑦，以温皮膚分肉之間。今陽虛陰乘留於外，故外寒也。○平按：注『盡行二十五周』，考前經《衛五十周》云：『衛氣之行，一日一夜五十周於身，晝日行於陽二十五周。』據此，則『盡』字疑是『晝』字傳寫之誤。

黃帝曰：陰虛生內熱奈何？

岐伯對曰：有所勞倦，形氣衰少，穀氣不盛，上焦不行，下脘⑧不通，胃熱熏中，故內熱。

---

① 脉虛：《素問》作『脉虛空』；《甲乙》作『脉空虛』。

② 故曰虛：仁和寺本『虛』下衍『之』字。《素問》作『故曰虛矣』；《甲乙》作『故曰虛』。

③ 血澀：底本作『血泣』，據仁和寺本改。

④ 不知其所由然：《素問》『然』下有『也』字；《甲乙》作『不知所由然』，無『其』字。

⑤ 今：《素問》作『令』。

⑥ 不通則寒：《素問》作『上焦不通則寒氣』。

⑦ 盡行陽二十五周：仁和寺本『行』上一字漫漶，據《素問考注》引《太素》楊注，當作『晝』。

⑧ 脘：仁和寺本作『腕』，據楊注『脘，古緩反』，當是『脘』字。楊注『下脘』之『脘』字仁和寺本亦誤作『腕』，底本皆作『脘』，是。

內熱之病，所由有五：一則有所勞倦致虛，二則形體及氣不足，三則胃中無食，四則上焦衛氣不行，五則腸胃不得相通。脘，古緩反，胃也①。下脘，胃下口也。由此五種，胃熱熏中，故內熱也。〇平按：『下脘』，《甲乙》作『下焦』。『胃熱熏中』，《素問》作『胃氣熱，熱氣熏胸中』，《甲乙》作『胃氣熱，熏胸中』。注『由此』，袁刻作『有此』。

黃帝曰：陽盛而外熱②奈何？

岐伯對曰：上焦不通利，皮膚緻密，腠理閉塞不通，衛氣不得洩越，故外熱。外熱之所由有三：上焦出氣之處不通利，一也；皮膚致而腠閉，二也；衛氣不得洩於腠理，三也。有此所由，故外熱也。〇平按：『閉塞』下，《素問》有『玄府』二字，新校正云：『《甲乙》《太素》無「玄府」二字。』

黃帝曰：陰盛而生內寒奈何？

岐伯對曰：厥氣上逆，寒氣積留於③胸中而不寫，不寫則溫氣去，寒獨留，則血涘泣④，血涘泣則脉不通⑤，其脉盛大以濇，故中寒。寒中有四：一則寒厥積胸，二則溫去寒留，三則血凝脉壅，四則脉大汗澀。有此所由，故寒中也。〇平按：『積』下，《素問》《甲乙》無『留』字。『涘泣』，《素問》《甲乙》作『凝泣』。『脉不通』，《甲乙》作『腠理不通』。

黃帝曰：陰之與陽，血氣以并，病形以成，刺之奈何？問療已成之病。〇平按：『陰之與陽』，《素問》作『陰與陽并』。

岐伯對曰：刺此者，取之經隧，取血於營，取氣於衛，用形哉，因四時多少高下。刺已成病，法有三別：一則刺於大經別走之道，隧，道也，別走之道通陰陽道也；二則刺於脉中營血；三則刺於脉外衛氣。用鍼之狀，須因四時之氣，觀病輕重，發鍼多少；又須量病高下所在，取之令中，不同刺微之易也。〇平按：『經隧』，《甲乙》作『經渠』。

黃帝曰：血氣以并，病形以成，陰陽相傾，補寫奈何？

---

① 胃也：底本作『胃府也』，據仁和寺本刪『府』字。

② 而外熱：《素問》作『生外熱』。

③ 積留於：底本『留』字衍。仁和寺本及《素問》《甲乙》均無『留』字。

④ 涘泣：『涘』爲『凝』俗體；『泣』與『澀（濇）』通。下同。

⑤ 血涘泣則脉不通：《素問》作『凝則脉不通』；《甲乙》作『凝則腠理不通』。

岐伯對曰：寫實者，氣盛乃內鍼，夫寫者，以其邪氣實盛，故須寫也。仍以搯[1]之令下，然後刺之。不盛何寫，故譬無擊逢逢之陳[2]者也。〇平按：『以并』『以成』，《甲乙》『以』作『已』。**鍼與氣俱內，以開其門，如[3]利其户，鍼與氣[4]俱出，精氣不傷，邪氣乃下，外門不閉，以出其病，****摇大其道，如利其路，是謂大寫，必切而出，大一氣乃屈[5]。**人之吸氣，身上有孔閉處，皆入聚於腎肝；呼氣之時，有孔開處，氣皆從心肺而出，比囊之呼吸也。鍼開孔時，病人吸氣，故鍼與氣俱入內也。鍼得入已，摇大其穴，因呼出鍼，故鍼與邪氣俱出，勿傷正氣也。〇平按：『以出其病』，《素問》《甲乙》『病』作『疾』。

黃帝曰：補虛奈何？

岐伯對曰：持鍼勿置，以定其意，持鍼勿置於肉中，先須安神定意，然後下鍼。若醫者志意散亂，鍼下氣之虛實有無皆不得知，故須定意也。〇平按：注『安神定意』，袁刻『意』作『志』。**候呼內鍼，**人之呼氣，身上有孔，其氣皆出，故所鍼孔氣出之時內鍼，欲令有氣從鍼而入，不使氣洩，所以候呼內鍼者也。**氣出鍼入，鍼空四塞，精無從去，**呼氣出時鍼入穴者，欲使鍼空四塞，不洩正氣也。〇平按：注『入穴』，袁刻『穴』作『空』。**方實而疾出鍼，**方，正也。候氣正實，疾出鍼。**氣入鍼出，熱不得環，**夫虛者多寒，得熱爲補。環，轉也。疾出鍼[6]，使鍼下熱氣不得轉也。〇平按：《素問》《甲乙》『環』作『還』。**閉塞其門，邪氣布散，精氣乃得存，動無後時[7]，**出鍼已去，縱邪不出盡，自然布散消亡，精氣獨在，無病動於後時也。〇平按：『動無後時』，《素問》作『動氣候時』。**近氣不失[8]，遠氣乃來，是謂追之。**行補之時，非其補處近氣不失，遠氣亦來至此集也。已虛之氣引令實，故曰追也。

---

①搯：音濤，叩擊也。

②逢逢之陳：『逢』與『蓬』通；『陳』同『陣』。

③如：通『而』。下同。

④鍼與氣：《甲乙》作『鍼與其』。

⑤大一氣乃屈：底本無『一』字，據仁和寺本補。按，『大一』即『太一』。『大一氣』指人身元氣。《素問》《甲乙》均作『大氣乃屈』，無『一』字，故王冰釋曰：『大氣，謂大邪氣也。』《太素》作『大一氣』，楊注曰：『故鍼與邪氣俱出，勿傷正氣也。』可見，楊上善認爲鍼與邪氣外出，『太一正氣』則內屈無傷，與王冰所解大異，故『一』字恐不可缺。

⑥疾出鍼：仁和寺本『出』下有『於』字。

⑦動無後時：今《甲乙》作『動後時』，脱『無』字。《素問》新校正曰：『按《甲乙經》作「動無後時」。』

⑧近氣不失：『失』，底本誤作『入』，據仁和寺本改。《素問》《甲乙》皆作『近氣不失』。

黄帝曰：夫子言虛實有十①，生於五藏，五藏②，五脉耳，夫十二經脉③皆生百病，今夫子④獨言五藏。夫十二經脉者，皆絡三百六十五節，節有病必被經脉，經脉之病⑤皆有虛實，何以合之⑥？節，即氣穴也。但十二經脉被三百六十五穴，則三百六十五穴所生之病甚多，非唯五藏五脉獨生十種虛實者。○平按：『皆生百病』，《素問》作『皆生其病』，新校正云：『《甲乙》云：皆生百病。《太素》同。』

岐伯對曰：五藏者，故得六府與爲表裏⑦，經絡支節⑧，各生虛實，內有五藏，外有六府，府藏經絡表裏諸支節，是生虛實，其亦甚多，不相違也。**視其病所居，隨而調之。病在血，調之脉；病在氣，調之衛；病在肉，調之分肉；病在筋，調之筋，燔鍼劫刺⑨其下及與急者；**視三百六十五節所生病處，量其虛實，隨而調之。調者，調於五藏所主脉、衛、分肉、筋骨者也⑩。○平按：《素問》『其病』上無『視』字；『病在血，調之脉』作『病在脉，調之血』，新校正云：『全元起及《甲乙》作「病在血，調之脉」。』檢今本《甲乙》仍作『病在脉，調之血』。又《素問》《甲乙》『病在氣』上，有『病在血，調之絡』六字；『調之筋』下，有『病在骨，調之骨』六字。**病在骨，卒鍼藥熨；**卒，窮也。痛痺在骨，窮鍼深之至骨，出鍼以藥熨之，以骨病痛深故也。熨法，上經已說也。○平按：『卒』，《素問》《甲乙》作『焠』。**病不知其所痛，兩蹻爲上。**諸骨病不定知於病之所在者，可取足少陰兩陰蹻。兩陰蹻是足少陰別，足少陰脉主骨者也。上者，勝也。○平按：《素問》《甲乙》無『其』字。注『諸骨』，『諸』字袁刻作『痛』。**身形有痛者，九候莫病，則繆刺之。**審三部九候竟無病狀，然身形有痛者，此絡左右有病，可繆刺也。○平按：《素問》《甲乙》無『者』字。**病在於左而右脉病者，則巨刺之⑪。**病在左經，是右經病也，故刺右經爲巨刺也。○平按：『病在於左』，《素問》作『痛在於左』。**必謹**

---

① 夫子言虛實有十：《素問》『實』下有『者』字。《甲乙》無『夫子言』三字。
② 生於五藏，五藏：《甲乙》『五藏』二字不重。
③ 夫十二經脉：《甲乙》『脉』下有『者』字。
④ 今夫子：《甲乙》無『夫子』二字。
⑤ 經脉之病：《甲乙》『病』下有『者』字。
⑥ 何以合之：《甲乙》『之』下有『乎』字。
⑦ 五藏者，故得六府與爲表裏：《甲乙》作『五藏與六府爲表裏』。
⑧ 經絡支節：仁和寺本無『經』字，據楊注『府藏經絡表裏諸支節』，『絡』上當有『經』字。《素問》、蕭注《太素》作『經絡支節』；《甲乙》作『經絡肢節』。
⑨ 劫刺：『劫』，仁和寺本作『却（卻）』，與『隙』字通。詳本書卷十三《經筋》脚注。《素問》《甲乙》均作『劫刺』，疑『劫』字誤。
⑩ 筋骨者也：底本脱『者』字，據仁和寺本補。
⑪ 則巨刺之：《素問》無『則』字。

察其九候，鍼道備矣①。爲刺之道，以察九候爲先者，鍼道畢矣。

黃帝內經太素卷第二十四　補寫

仁安三年四月二十八日以同本書之

以同本移點校合了　丹波賴基

本云

保元二年三月八日以相傳本移點校合了　憲基

① 鍼道備矣：『備』，《甲乙》作『畢』。

黃帝內經太素卷第二十四　補寫

黃帝內經太素卷第二十五　傷寒

通直郎守太子文學臣楊上善奉　敕撰注
黃陂蕭延平北承甫校正

熱病決　熱病説　五藏熱病
五藏瘘　瘧解　三瘧　十二瘧

熱病決

平按：此篇自篇首至末，見《素問·卷九·第三十一熱論篇》，又見《甲乙經·卷七·第一》。

黃帝問於岐伯曰①：今夫熱病者②，皆傷寒之類也，夫傷寒者，人於冬時温室温衣，熱飲熱食，腠理開發，快意受寒，腠理因閉，寒居其□□□寒極爲熱，三陰三陽之脉、五藏六府受熱爲病，名曰熱病。斯之熱病，本因受寒傷多，亦爲寒氣所傷，得此熱病，以本爲名，故稱此熱病，傷寒類也。故曰冬傷於寒，春爲温病也。其病夏至前發者名爲病温，夏至後發者名爲病暑也。○平按：注「腠理開發」，袁刻脱「開」字。故或愈或死，皆以病六七日間③，陰陽二經同感，三日而遍藏府，營衛不通，復得三日，故極後三日，所以六七日間死也。○平按：《素問》「皆以」上有「其死」二字，下無「病」字。其愈皆以十日以上④何也？其不至藏府兩感於寒者，至第七日即太陽病衰，至九日三陽病衰，至十日太陰病衰，至十二日三陰三陽等病皆衰，故曰其愈皆十日以上，其理未通，故請聞之也。不知其解，願聞其故。

①黃帝問於岐伯曰：《素問》作「黃帝問曰」。
②今夫熱病者：《甲乙》無「今」字。
③六七日間：《素問》《甲乙》「間」上有「之」字。
④以上：《素問》作「以上者」；《甲乙》作「已上者」。按，「已」與「以」通。

岐伯對曰①**：巨陽者，諸陽之屬也，**巨，大也。一陽爲紀，少陽也；二陽爲衛，陽明也；三陽爲父，太陽也。故足太陽者，三陽②屬之，故曰諸陽之屬也。〇平按：《甲乙》『巨』作『太』，下同。**其脉連於風府，故爲諸陽主氣**③**。人之傷於寒也，則爲病熱，熱雖甚不死；其兩感於寒而病者，必不免於死**④**。**足太陽脉直者，從顛入絡腦，還出別下項，其風府在項入髮際一寸，則太陽之氣連風府也。諸陽者，督脉、陽維脉也。督脉，陽脉之海。陽維，維諸陽脉，總會風府，屬於太陽。故足太陽脉爲諸陽主氣。所以人之此脉傷於寒者，極爲熱病者也。先發於陽，後發於陰，雖熱甚不死；陰陽兩氣時感者⑤，不免死也。

黃帝曰⑥**：願聞其狀。**

岐伯曰：傷寒一日，巨陽受之，故頭項腰脊皆痛。寒之傷多極爲熱者，初病發日，必是太陽受熱之爲病，故曰一日太陽受之。所以一日陽明、少陽不受熱者，以其太陽主熱，又傷寒熱加，故太陽先病也。頭、項、腰、脊，並是足太陽脉所行之處，故皆痛也。〇平按：《素問》作『頭項痛，腰脊强』，新校正云：『《甲乙》及《太素》作「頭項腰脊皆痛」。』今本《甲乙》作『頭項腰脊背强⑦』，注云：『《素問》無「背」字。』注『腰脊』，袁刻脱『脊』字。**二日陽明受之，陽明主肉，其脉俠鼻絡於目，故身熱而鼻乾，不得臥**⑧**。**陽明二陽，故次受病。脾之太陰主肌，胃之陽明主肉。其脉從鼻絡目内眥，下行入腹至足；手陽明下屬大腸，上俠鼻孔，故病身熱鼻乾，不得臥也。〇平按：《素問》《甲乙》『身熱』下有『目疼』二字。注『至足』，『足』字或疑衍，袁刻脱。按，胃爲足陽明，從頭至腹走足，此『足』字當屬上句，與『至』字連讀，恐非衍文。**三日少陽受之，少陽主骨，其脉循脇絡於耳，故胸脇痛，耳聾**⑨**。**肝足厥陰主筋，三焦手少陽與膀胱合，膀胱腎府，表裏皆主骨；足少陽起目兑眥，

---

① 岐伯對曰：底本脱『對』字，據仁和寺本補入。
② 三陽：仁和寺本作『二陽』。據上文『三陽爲父，太陽也』，當從底本作『三陽』。
③ 諸陽主氣：《素問》『氣』下有『也』字。
④ 不免於死：《甲乙》『死』下有『矣』字。
⑤ 時感者：據文義，疑此上脱『同』字，待考。
⑥ 黃帝曰：《素問》作『帝曰』，下同；《甲乙》無『黃帝曰』至『岐伯曰』十字。
⑦ 頭項腰脊背强：《甲乙》作『頭項痛腰脊背强』，疑蕭氏脱『痛』字。
⑧ 不得臥：《素問》『臥』下有『也』字。
⑨ 耳聾：《素問》作『而耳聾』。

入絡耳中，下循胸脇下至於足；手少陽偏①屬三焦，從耳後入耳中，故病耳聾胸脇痛也。〇平按：『主骨』，《素問》作『主膽』。新校正云：『全元起本「膽」作「骨」，元起注云：「少陽者肝之表，肝候筋，筋會於骨，是少陽之氣所榮，故言骨。」《甲乙》及《太素》并作「骨」。』

三經皆受病②而未入通於府也③，故可汗而已。三經，三陽經也。熱在三陽經中，未滿三日，未至於府，當以鍼藥發汗而已。三經之病，三日外至府，可以湯藥洩而去。〇平按：《素問》『三陽』下有『經絡』二字；『而未入通於府』作『而未入於藏』。新校正云：『全元起本「藏」作「府」，元起注云：傷寒之病，始入於皮膚之腠理，漸勝於諸陽而未入府，故須汗發其寒熱而散之。《太素》亦作「府」。』《甲乙》亦作『府』，注云：『《素問》作「藏」。』

四日太陰受之，太陰脉布胃中，絡於嗌，故腹滿而嗌乾。一陰獨使④，厥陰也。二陰爲雌，少陰也。三陰爲母，太陰也。太陰爲大⑤，故先受熱。太陰脉從足入腹，屬脾絡胃，上鬲俠咽⑥，連舌本；手太陰起於中焦，下絡大腸⑦，故腹滿嗌乾也。

五日少陰受之，少陰脉貫腎絡肺⑧繫舌本，故口熱舌乾而渴。足少陰直者，從腎上貫肝膈，入肺中，循喉嚨，俠舌本，故口熱舌乾而渴也。〇平按：《素問》《甲乙》『口熱』作『口燥』。

六日厥陰受病，厥陰脉循陰器而絡於肝，故煩滿而囊縮。足厥陰脉環陰器，抵於少腹，俠胃屬肝絡膽，故煩滿囊縮也。〇平按：『受病』，《素問》《甲乙》作『受之』。

三陰三陽五藏六府皆病，營衛⑨不行，府藏不通則死矣。〇平按：《素問》《甲乙》『皆病』作『皆受病』；『府藏』作『五藏』。

其不兩感於寒者，七日巨陽⑩病衰，頭痛少愈；八日陽明病衰，身熱少愈；九日少陽病衰，耳聾微聞；如此兩感，三陰三陽藏府皆病，營衛閉塞，故至後三日則死；不兩病者，至第七日太陽病衰，至第九日少陽病衰也。**十日太陰病衰，腹如故，則思食飲，欲食；**

---

① 偏：通『徧（遍）』。

② 三經皆受病：《素問》作『三陽經絡皆受其病』；《甲乙》作『三陽皆受病』，『陽』字下注曰：『《素》下有「經絡」二字。』

③ 也：《素問》《甲乙》均作『者』。

④ 一陰獨使：底本原作『一陰爲獨決』五字。仁和寺本作『一陰獨使』四字，『使』字蝕殘，略可辨出，今據改。按，檢《太素·卷十六·脉論》，正作『一陰獨使』；《素問·卷二十四·陰陽類論篇第七十九》作『一陰爲獨使』，兩處書證皆支持底本『獨決』當作『獨使』。

⑤ 太陰爲大：『大』，仁和寺本作『太』。

⑥ 上鬲俠咽：底本、仁和寺本皆作『鬲俠咽』，無『上』字。劉衡如曰：『鬲，此前應據本書卷八首篇補「上」。』今從先生說，補入『上』字。

⑦ 大腸：『大』，仁和寺本作『太』。底本改作『大腸』，是。

⑧ 絡肺：《素問》作『絡於肺』。

⑨ 營衛：《素問》作『榮衛』。

⑩ 巨陽：《甲乙》作『太陽』。

太陰脾主穀氣，故病愈腹減，思飲食也。○平按：《素問》《甲乙》『腹』下有『減』字；『食飲』作『飲食』；無『欲食』二字。**十一日少陰病衰，渴止不滿，舌乾已而欬；**足少陰脈入肺俠舌本，故病癒渴止舌乾已也。欬者，肺氣通也。○平按：《甲乙》無『不滿』二字；『已而欬』作『乃已』二字。《素問》『欬』作『嚏』。**十二日厥陰病愈，囊從少腹微下，**厥陰之脉病愈①，大氣已去，故囊漸下也。○平按：《素問》《甲乙》『愈』作『衰』；『從』作『縱』。**大氣②皆去③，病日已矣。**至十二日大熱之氣皆去，故所苦日瘳矣。

黃帝曰④：治之奈何？

岐伯曰：治之各通其藏脉，病日衰已⑤。量其熱病在何藏之脉，知其所在，即於脉以行補寫之法，病衰矣。**其未滿三日者，可汗而已；其滿三日者，可洩而已⑥。**未滿三日，熱在三陽之脉，皮肉之間，故可汗而已也。三日以外，熱入藏府之中，可服湯藥，洩而去也。

黃帝曰：熱病已愈，時有所遺者，何也？

岐伯曰：諸遺者，熱甚而强食之⑦，故有所遺⑧。若此者⑨皆病已衰，而熱有所藏，因其穀氣相薄而熱相合，故有所遺。强，多也。遺，餘也。大氣雖去，猶有殘熱在藏府之內，外因多食，以穀氣熱與故熱相薄，重發熱病，名曰餘熱病也。○平按：《素問》《甲乙》『而熱相合』，『而』作『兩』。

黃帝曰：善。治遺奈何？

---

① 厥陰之脉病愈：仁和寺本無『愈』字，據經文『十二日厥陰病愈』，『病』下當有『愈』字。
② 大氣：『大』，仁和寺本作『太』。按，仁和寺本『太』與『大』互用，底本改爲規範字者甚多，不一一列舉。
③ 皆去：《甲乙》作『皆下』。
④ 黃帝曰：《素問》作『帝曰』。下同。
⑤ 病日衰已：《素問》《甲乙》『已』下有『矣』字。
⑥ 可洩而已：『洩』，底本作『寫』，據仁和寺本改。《素問》《甲乙》均作『可泄而已』。按，『洩』爲『泄』避諱字，說見前。
⑦ 强食之：《甲乙》無『之』字。
⑧ 故有所遺：《素問》『遺』下有『也』字。下文『故有所遺』同。
⑨ 若此者：仁和寺本無『若』字。《素問》《甲乙》均作『若此者』。

岐伯曰：視其虛實①，調其逆順，可使必已②。逆者難已，順者易已，陰虛補之，陽實寫之，必使其愈，以爲工也。○平按：『順』，《素問》作『從』。

黃帝曰：病熱當何禁③？

岐伯曰：病熱少愈，食肉則復，多食則遺，此其禁也。肉熱過穀，故少食則復；穀熱少肉，故多食爲遺也。

黃帝曰：其兩感於寒者，其脉應與其病形如何④？足太陽、足少陰，表裏共傷於寒，故曰兩感。冬日兩感於寒以爲病者，脉之應手及病成形，其事何如也。○平按：『兩感』上，《素問》有『病』字。

岐伯曰：兩傷於寒者，病一日則巨陽⑤與少陰俱病，則頭痛口乾煩滿⑥；冬感寒時，陰陽共感，至其發時，還同時發也。故至春發，一日則太陽、少陰俱病也。足太陽上頭，故頭痛也。手少陰上俠咽，足少陰俠舌本，手太陽絡心循咽，故令口乾。手少陰起於心中，足少陰絡心，手太陽絡心，故令煩滿。○平按：《素問》新校正云：『《傷寒論》作「煩滿而渴」四字。』病二日則⑦陽明與太陰俱病，則腸滿身熱，不食譫言。譫，諸閻反，多言也。手陽明屬大腸，足陽明屬胃，足太陰屬脾絡胃，手太陰絡大腸循胃，故令腸滿身熱，不食多言也。○平按：《素問》《甲乙》作『不欲食譫言』，《素問》王注：『謂妄謬而不次。』新校正云：『楊上善云：多言也。』與此正合。」病三日則⑧少陽與厥陰俱病，則耳聾囊縮厥，水漿不入，則不知人⑨，手足少陽皆入耳中，故令耳聾。足厥陰環陰器，足少陽繞毛際，手少陽歷三焦，故令囊縮厥也。手少陽布膻中，足少陽下胸中，足厥陰循喉嚨後，手厥陰起胸中屬心包，故令漿水不下，不知人也。○平按：《素問》《甲乙》『厥』上有『而』字。六日而

① 視其虛實：《甲乙》『視』上有『治遺者』三字。
② 必已：《甲乙》作『立已』。
③ 病熱當何禁：《素問》『禁』下有『之』字。
④ 如何：《素問》作『何如』。
⑤ 則巨陽：《甲乙》作『太陽』。
⑥ 煩滿：《素問》作『而煩滿』。
⑦ 病二日則：《素問》作『二日則』；《甲乙》『二日』。
⑧ 病三日則：《素問》無『病』字；《甲乙》作『三日』。
⑨ 則不知人：《素問》作『不知人』；《甲乙》作『不知人者』。

死①。三陰三陽俱病，氣分更經三日皆極，故六日死也。**黃帝曰：五藏已傷，六府不通，營衛②不行，如是之後③，三日乃死何也？**氣分極者，藏傷府塞，營衛停壅，後三日死，其故何也？**岐伯曰：陽明者，十二經之長也④。其氣血⑤盛，故不知人；三日其氣乃盡，故死⑥。**胃脉足陽明主穀，血氣强盛，十二經脉之主，餘經雖極，此氣未窮，雖不知人，其氣未盡，故更得三日方死也。○平按：《甲乙》《素問》『經』下有『脉』字。

熱病説

平按：此篇自篇首至『傷肺則死』，見《素問·卷九·第三十三評熱病論篇》。自篇首至『飲之湯』，見《甲乙·卷七·第一（中篇）》，唯編次前後小異。自『黃帝問曰：勞風爲病』至『傷肺則死』，見《甲乙·卷十一·第七》。自『偏枯身偏不用』至末，見《靈樞·卷五·第二十三熱病篇》。自『偏枯身偏不用』至『浮而取之』，見《甲乙·卷十·第二（下篇）》。自『熱病熱三日而氣口靜』至末，見《甲乙·卷七·第一（中篇）》。

黃帝問於岐伯曰⑦：有病温者⑧，汗出輒復熱而脉躁疾⑨，不爲汗衰，狂言不能食，病名

---

① 六日而死：《素問》作『六日死』；《甲乙》作『六日而死矣』。
② 營衛：《素問》作『榮衛』。
③ 如是之後：《甲乙》無『之』字。
④ 之長也：《甲乙》無『也』字。
⑤ 氣血：《素問》《甲乙》作『血氣』。
⑥ 故死：《素問》作『故死矣』。
⑦ 黃帝問於岐伯曰：《素問》作『黃帝問曰』。
⑧ 有病温者：《甲乙》作『温病』二字。
⑨ 脉躁疾：《甲乙》『疾』下有『者』字。

爲何①？

岐伯曰：病名曰②陰陽交，交者死③。汗者，陰液也。熱者，陽盛氣也。陽盛則無汗，汗出則熱衰。今出而熱不衰者，是陽邪盛，而復陰起④，兩者相交，故名陰陽交也。

黃帝曰⑤：願聞其説。請説陰陽交爭，死之所由。

岐伯曰：人所以汗出者，皆生於穀，穀生於精。今邪氣交爭於骨肉而得汗者，是邪卻而精勝也⑥，精勝則當食⑦而不復熱。熱者邪氣也，汗者精氣也。今汗出而輒復熱者，是邪勝也。精者，穀之精液，謂之汗也。傷寒邪氣，謂之熱也。今邪氣與精氣交爭於骨肉之間，精勝則邪卻⑧，邪勝則精消。今雖汗出⑨而復熱者，是邪戰勝精，故致死也。〇平按：『熱者邪氣也』，《素問》《甲乙》作『復熱者邪氣也』。不能食者精毋，精毋，癉也⑩，而留者，其盡可立而傷也。熱邪既勝則精液無，精液無者唯有熱也。癉，熱也。其熱留而不去者，五藏六府盡可傷之，能食也。〇平按：『精毋精毋癉也』，《素問》《甲乙》作『精無裨也』。『而留者』，《素問》作『病而留者』，《甲乙》作『熱而留者』。新校正云：『《甲乙》作「而熱留者」。』『其盡可立而傷』，《素問》《甲乙》作『其壽可立而傾』。注『盡可傷之，能食也』句費解，疑『能食也』上脱『故不』二字。是夫《熱論》曰⑪：汗出而脉尚躁盛者死。今脉不與汗⑫相應，此不勝其病也⑬，其死明矣。夫汗出則可脉静，今汗出脉猶躁盛，是爲邪勝明

---

① 病名爲何：『爲』，《甲乙》作『曰』。
② 病名曰：底本無『曰』字，據仁和寺本補。《素問》作『病名』；《甲乙》作『名曰』。
③ 交者死：《素問》『死』下有『也』字。
④ 而復陰起：仁和寺本作『其復陰起』。按，二書語句皆欠通順，疑底本『而』字乃後人所改；仁和寺本『復陰』二字抄倒，據文義當作『其陰復起』，待考。
⑤ 黃帝曰：《素問》作『帝曰』，下同。
⑥ 是邪卻而精勝也：『卻』，底本誤作『郤』，據仁和寺本改正。《甲乙》作『是邪退精胜』。又，仁和寺本『也』字誤抄於下文『精勝』之後，底本不誤。
⑦ 當食：《素問》《甲乙》作『當能食』。
⑧ 卻：底本誤作『郤』，形近致誤也。據仁和寺本改正。
⑨ 今雖汗出：『今』，仁和寺本誤作『令』。
⑩ 精毋，精毋，癉也：《素問》作『精無俾也』；《甲乙》作『精無裨也』。
⑪ 是夫《熱論》曰：《甲乙》作一『夫』字。
⑫ 汗：底本作『汙』，形誤，今據仁和寺本改正。
⑬ 其病也：《甲乙》無『也』字。

矣①，知定死也②。〇平按：『是夫』，《素問》作『且夫』。《甲乙》無『《熱論》曰』三字；『脉』下無『尚』字。注『知定死也』，袁刻脱此四字。**狂言者是失志，失志者死。**志者，記也，腎之神也。腎間動氣，人之生命，動氣衰矣，則志神去之③，故死也。**今見三死，不見一生，雖愈必死。**汗出而熱不去④，死有三候：一不能食，二猶脉躁，三者失志。汗出而熱，有此三死之候，未見一生之狀，雖差必死。又有三分之死，未見一分之生也。〇平按：《甲乙》作『此有三死』。

黃帝問於岐伯曰⑤：有病身熱汗出煩滿，煩滿不爲汗解，此爲何病？身熱煩滿，當爲汗解。今不解，故問。〇平按：《甲乙》作『病身熱汗出而煩滿不解者何也』。

岐伯曰：汗出而身熱者風也，汗出而煩滿不解者厥也，病名曰風厥。風熱開於腠理爲汗，非精氣爲汗，故身熱不解名爲風也。煩心滿悶不解，名厥病也。有風有厥，名曰風厥也。

問曰⑥：願聞之⑦。

答曰⑧：巨陽主氣⑨，故先受邪，少陰與其爲表裏也⑩，得熱則上從之⑪，從之則厥⑫。

---

① 是爲邪勝明矣：『矣』，仁和寺本作『定』，疑爲『矣』字之誤。
② 知定死也：『死』，仁和寺本作『矣』，據經文『其死明矣』，當從底本作『死』。
③ 則志神去之：『志神』，底本作『神志』。據仁和寺本改。
④ 去：底本原作『衰』，據仁和寺本改。
⑤ 黃帝問於岐伯曰：《素問》作『帝曰』。
⑥ 問曰：《素問》作『帝曰』。下同。
⑦ 願聞之：《素問》作『願卒聞之』。
⑧ 答曰：《素問》作『岐伯曰』。下同。
⑨ 巨陽主氣：《甲乙》作『太陽爲諸陽主氣』。
⑩ 與其爲表裏也：《甲乙》作『其表裏也』。
⑪ 則上從之：《甲乙》無『之』字。
⑫ 從之則厥：《素問》作『從之則厥也』；《甲乙》作『上從則厥』。

腎間動氣，足太陽所主，足太陽與足少陰表裏，故太陽先受邪氣，循脉而上於頭，得熱則足太陽上者從之受熱，即爲上熱下寒，以爲厥逆汗出不解煩滿之病也。

問曰：治之奈何？

答曰：表裏刺之，飲之湯。可刺陰陽表裏之脉，以攻其外，飲之湯液，以療其內，此爲療風厥之法也。○平按：《素問》《甲乙》「湯」上有「服」字。

黃帝問曰①：勞風爲病何如？

岐伯曰：勞風法在肺下，其爲病也，使人強上冥視晚②，唾出若涕，惡風即振寒，此爲勞中之病也③。勞中得風爲病，名曰勞中，亦曰勞風。肺下，病居處也。強上，好仰也。冥視晚，晚，遲也，謂合眼遲視不見也。唾若涕者，唾如膿也。不用見風，見風即便振寒，此爲勞中病狀也④。○平按：《素問》《甲乙》「視」下無「晚」字；「即振寒」作「而振寒」；「勞中」作「勞風」。新校正云：「楊上善云：冥視，謂合眼視不明也。」與此小異。《千金》「冥視」作「目眩」。

問曰：治之奈何？

答曰：以救俛仰，此病多爲俛仰，故救之。**巨陽⑤引精者三日，中者五日，不精者七日，微出青黃涕⑥，其狀如稠膿，大如彈丸，從口中若鼻孔中出⑦，不出則傷肺，傷肺則死⑧。**以鍼引巨陽精者三日，俛仰即愈，引陽明精者五日，少陽不精引之七日，方有青黃濁涕，從鼻口中出⑨，其病得愈。若不出者，上傷於肺，不免死也。○平按：《素問》《甲乙》「中者」作「中年者」。新校正云：「《甲乙》作「中若五日」。」今本《甲乙》仍作「中年者五日」。《千金》作「候之三日及五日中不精明者，是其症也。」與此不同。

---

① 黃帝問曰：底本脱「問」字，據仁和寺本補入。《素問》作「帝曰」。
② 冥視晚：《素問》作「冥視」；《甲乙》作「而瞑視」。
③ 勞中之病也：《素問》作「勞風之病」；《甲乙》作「勞風之病也」。
④ 勞中病狀也：底本「中」下有「之」字，據仁和寺本刪。
⑤ 巨陽：《甲乙》作「太陽」。
⑥ 微出青黃涕：《素問》《甲乙》作「欬出青黃涕」；《千金·卷八·論雜風狀第一》作「微有青黃膿涕」。
⑦ 鼻孔中出：《素問》作「鼻中出」；《甲乙》作「鼻空出」。
⑧ 則死：《素問》作「則死也」；《甲乙》作「則死矣」。
⑨ 從鼻口中出：「鼻口」，底本作「口鼻」。據仁和寺本改。

又『微出』，《素問》《甲乙》作『欬出』；『如』下無『稠』字。《素問》『鼻』下無『孔』字。《甲乙》『孔』作『空』。

偏枯，身偏不用而痛，言不變，知不亂，病在分腠之間，巨鍼取之①，益其不足，損其有餘，乃可復也。偏枯病有五別：有偏一箱不收，一也；有偏不痛，此不用並痛，二也；其言不異於常，三也；神智不亂，四也；病在分肉間，五也。具此五事②，名曰偏枯病也。○平按：《靈樞》『知不亂』作『志不亂』，《甲乙》作『智不亂』。

痱爲病也③，身無痛者，四支不收④，知亂不甚，其言微知，可治；甚則不能言，不可治也。痱，扶非反，風病也。痱風之狀，凡有四別：身無痛處，一也；四支不收，二也；神智錯亂⑤，三也；不能言，四也。具此四者，病甚不可療也。身雖無痛，四支不收，然神不亂，又少能言，此可療也。俗稱此病種種名字，皆是近代醫人相承立名，非古典也。○平按：注『此病』，袁刻『病』誤作『痛』。**病先起於陽，後入於陰者，先取其陽，後取其陰，浮而取之。**療法先取其本，後取其標，不可深取也。○平按：『病』下，袁刻脱『先』字。『浮而取之』，《甲乙》作『必審其氣之浮沈而取之』。

熱病三日，而氣口靜⑥，人迎躁者，取之諸陽，五十九刺⑦，以寫其熱而出其汗，實其陰以補其不足者⑧。三陽受病未入於陰至三日也。未入於陰，故氣口靜也。三陽已病，故人迎躁也。人迎，謂是足陽明脉結喉左右人迎脉者也。以諸陽受病，故取諸陽五十九刺，寫其熱氣。以陽并陰虛，故補陰也。○平按：『實其陰』，『實』字原鈔缺下半，袁刻作『寫』，恐誤，《靈樞》《甲乙》作『實』，本注云『故補陰也』，亦宜作『實』。**身熱甚，陰陽皆靜者，勿刺也⑨；其可刺者急取之，不汗則泄。**

---

①巨鍼取之：『巨』，仁和寺本作『臥』。《靈樞》《甲乙》、蕭注《太素》均作『巨鍼取之』。
②具此五事：『事』，底本作『者』，據仁和寺本改。
③痱爲病也：《素問》《甲乙》『痱』下有『之』字。
④四支不收：『支』與『肢』通。《素問》《甲乙》均作『四肢不收』。
⑤神智錯亂：『智』，仁和寺本作『知』。按，『知』與『智』同。《集韻》：『智，或作知。』
⑥而氣口靜：《甲乙》無『而』字。
⑦五十九刺：仁和寺本無『刺』字。檢楊注『故取諸陽五十九刺』，『九』下當有『刺』字，宜補入。《靈樞》《甲乙》均作『五十九刺』。
⑧補其不足者：《甲乙》無『者』字。
⑨勿刺也：《甲乙》作『勿刺之』。

所謂勿刺者①，有死徵也。 陰陽之脉皆靜，謂爲陰陽交爭，是其死徵，故不可刺也。非陰陽爭，宜急取之，若不洩汗，即洩利也。〇平按：『汗』下，《靈樞》有『出』字。**熱病七八日②，脉口動喘而眩者③，急刺之，汗且自出，淺刺手指間④。** 七日太陽病衰，八日陽明病衰，二陽病衰，氣口之脉則可漸和，而脉喘動頭眩者，熱猶未去。汗若出，急刺手小指外側前谷之穴，淺而取之；汗不出，可深刺之。〇平按：《靈樞》《甲乙》作『手大指間』，與楊注異。**熱病七八日，脉微小，病者溲血，口中乾，一日半而死，** 熱病至七八日，二陽病衰，其脉則可漸和，而微小者即熱甚，所以溲血口乾，一日半死。脉小者，內熱消癉之候也。〇平按：注『而微小者』，袁刻『而』作『脉』。**脉代者，一日死。** 熱病七八日脉代者，內氣絶候，故一日死。**熱病已得汗，而脉尚躁，喘且復熱，勿庸刺⑤，喘甚者死⑥。** 熱病已得汗，其脉當調，猶尚躁，喘且復身熱，此陰陽交，不可刺也，刺之者危。喘甚熱盛者死，不須刺也。〇平按：《靈樞》『汗』下有『出』字；『勿庸刺』作『勿刺膚』。**熱病七八日，脉不躁，躁不數，數後三日中有汗，三日不汗，四日死，未曾刺者，勿庸刺之⑦。** 熱病七八日，二陽病衰，故脉不躁，雖躁不數者，至後三日，合十二日，三陰三陽熱衰，故汗出愈也。若從九日至十二日汗不出者，十三日死，計後三日者三日後也。又曰：十二日厥陰衰日，即便汗出。如其不出，至十三日爲後三日，從九日後以爲四日也。雖未刺之，不須刺也。『庸』，有本爲『膚』。〇平按：《甲乙》『躁』字不重。《靈樞》《甲乙》上『數』字作『散』。『未曾刺者』，《靈樞》『刺』作『汗』，《甲乙》作『未汗』二字。『庸』，《靈樞》作『腠』。

熱病，先身濇，倚煩悗，乾脣嗌，取之以第一鍼，五十九刺，膚脹口乾⑧，寒汗⑨。 身熱甚，皮膚麤澀也。傾倚不安煩悶，脣咽乾內熱，肺熱病狀也。第一鍼，鑱鍼也，應肺，鍼頭大末兑⑩，令無得深入，以寫陽氣，故用之五十九刺，以寫諸陽之氣，及皮膚脹口乾，令汗出也。〇平按：『倚煩悗，乾脣嗌』，《靈樞》作『倚而熱，煩悗，乾脣口嗌』，《甲乙》作『煩而熱，煩悶脣嗌乾』。《靈

---

① 所謂勿刺者：『者』，《甲乙》作『皆』，屬下讀。
② 七八日：《靈樞》《甲乙》作『七日八日』。下節『七八日』同。
③ 喘而眩者：《靈樞》作『喘而短者』，『短』字下注曰：『一本作「弦」。』
④ 淺刺手指間：《靈樞》《甲乙》作『淺刺手大指間』。
⑤ 勿庸刺：《甲乙》同，『庸』字下注曰：『一本作「膚」。』
⑥ 死：《甲乙》作『必死』。
⑦ 勿庸刺之：《甲乙》無『之』字。
⑧ 膚脹口乾：《甲乙》『膚』上有『熱病』二字。
⑨ 寒汗：《靈樞》『汗』下有『出，索脉於心，不得索之水，水者腎也』十四字；《甲乙》與《靈樞》同，惟『索之』下有『於』字。
⑩ 兑：與『銳』通。

樞》《甲乙》『取之』下有『皮』字；『九』下無『刺』字。『膚脹』上，《甲乙》有『熱病』二字。『汗』下，《靈樞》《甲乙》有『出，索脉於心，不得索之水，水者腎也』十四字。注『兑』字，袁刻作『細』。

熱病，嗌乾多飲，善驚，臥不能定，取之膚肉，以第六鍼，五十九，索肉於脾，不得索之木①，木，肝也②。熱病，嗌乾多飲，喜驚，臥不得安，肉病者，可以第六員利鍼。員利鍼應脾，故用取之膚肉五十有九，於脾輸穴以求其肉，不得求於肝輸穴也。以肝爲木剋土，故名也。〇平按：《靈樞》作『臥不能起』，《甲乙》作『臥不能安』。『九』下，《靈樞》有『目眥青』三字，《甲乙》有『刺目眥赤』四字。

熱病而胸脇痛③，手足躁，取之筋間，以第四鍼，於四逆筋辟④目浸，索筋於肝，不得索之金⑤，金⑥，肺也。熱病胸脇痛，手足動，筋之病，可以第四鍼。應肝⑦，故於筋間鍼於四逆筋辟目浸。求肝輸穴，不得於肺輸穴以求筋也，以其肺金剋木肝也。索，求也。辟，筋攣也。目浸，目眥淚出也。〇平按：『而胸脇痛』，《靈樞》作『面青胸痛』。『四鍼』下，《甲乙》重『鍼』字；『筋辟』作『筋躄』。

熱病先膚痛，窒鼻充面，取之皮，以第一鍼，五十九⑧，窒鼻，鼻塞也。充面，面皮起也。膚痛鼻塞面皮起，皆是肺合皮毛熱病者也。第一鑱鍼，大其頭⑨，兑其末，令無得深入，但去皮中之病，故五十九取之皮也。〇平按：『先膚痛』，『先』字袁刻誤作『充』。**苛軫鼻，索皮於肺，不得索之火⑩，火者心也。**苛，賀多反，鼻病。有本作『苛』。熱病殃苛軫在於鼻，鼻主於肺，故此皮毛病求於肺輸，不得求之心輸，以其心火剋肺金也。〇平按：『軫鼻』，《甲乙》作『鼻乾』。自上文『熱病先膚痛』至此段『心也』，《靈樞》《甲乙》在『熱病先身濇』之上。

---

① 索之目：《甲乙》作『索之於目』。
② 木，肝也：《靈樞》《甲乙》作『木者肝也』。
③ 而胸脇痛：趙府本、明刊本及人衛本《靈樞》皆作『面青腦痛』。《甲乙》與《太素》同，注曰：『《靈樞》作「面青胸痛」。』蕭延平按語亦稱『《靈樞》作「面青胸痛」。』
④ 筋辟：《靈樞》《甲乙》作『筋躄』。
⑤ 索之金：《甲乙》『之』下有『於』字。
⑥ 金：《靈樞》《甲乙》均作『金者』。
⑦ 應肝：劉衡如曰：『此前疑脱「筋」字。』
⑧ 五十九：《甲乙》『九』下有『刺』字。
⑨ 大其頭：底本誤作『大有頭』，據仁和寺本改正。
⑩ 索皮於肺，不得索之火：《甲乙》作『索於皮肺，不得索之於火』，『於皮』二字誤倒。

熱病數驚，瘛瘲①而狂，取之脉，以第四鍼，急寫有餘者。癲疾毛髦②去，驚瘛③瘲狂，此爲血病，故取之脉。第四鍼者，鋒鍼也，刃參④隅，應心，可以寫熱出血，痼癲疾及毛髦落，皆得愈也。○平按：『瘛』，《甲乙》作『瘈』。『髦』，《靈樞》《甲乙》作『髮』。**索血於心，不得索之水⑤，水，腎也⑥。**血病索於心輸⑦，不得索之腎輸者，水剋火也。

熱病身重骨痛，耳聾而好瞑，取之骨，以第四鍼，五十九，骨病食齧齒，耳青，索骨於腎，不得索之土，土，脾也⑧。一云脊强。身重骨痛，耳聾好瞑，皆腎之合骨熱病，故取骨第四鍼，鋒鍼也，長一寸六分，鋒其末，主寫熱出血，故用五十九刺，並療食齧齒⑨，耳青等。骨痛求之腎輸穴，不得求脾之輸穴，以土剋水也。○平按：《靈樞》《甲乙》『九』下有『刺』字；『食』上有『不』字。『青』下，《甲乙》有『赤』字。『一云脊强』四字，《靈樞》《甲乙》無。

熱病不知所痛，不能自收，口乾，陽熱甚，陰頗有寒者，熱在髓，死不治⑩。陽熱甚者⑪，其陽脉熱甚，陰脉頗寒也。此人熱在髓中，必死不療。○平按：『所痛』，《甲乙》作『所病』，下有『耳聾』二字。《靈樞》同。

---

① 瘛瘲：『瘛』，仁和寺本作『瘈』。按，『瘈』與『瘛』同。《集韻·祭韻》：『瘛，亦作瘈。』《玉篇·手部》『瘈，牽也。』

② 毛髦：『髦』字誤，當據仁和寺本改作『髮』。楊注『髦』字同。

③ 瘛：仁和寺本作『瘈（瘛）』。詳前注。

④ 參：與『叅』字通。

⑤ 索之水：《甲乙》作『索之於腎』。

⑥ 水，腎也：《靈樞》作『水者腎也』；《甲乙》作『腎者水也』。

⑦ 血病索於心輸：『病』，底本誤作『脉』，據仁和寺本改正。

⑧ 土，脾也：《靈樞》《甲乙》作『土者脾也』。

⑨ 並療食齧齒：仁和寺本『療食』二字抄倒，當從底本作『并療食齧齒』，與經文『骨病食齧齒』合。

⑩ 死不治：《靈樞》作『死不可治』。

⑪ 陽熱甚者：『甚』，底本作『病』，據仁和寺本改。

熱病頭痛，顳顬，目瘈脉①，善衄，厥熱也，取以②第三鍼，視有餘不足，寒熱痔③。熱病頭痛④，顳顬及目邊脉瘈，善衄，此爲厥熱者也。第三鍼，鍉鍼也，狀如黍粟之兑，長二寸半⑤，主按脉取氣，令邪氣獨出，故並用療厥熱寒熱痔病。○平按：『目瘈脉』，《靈樞》作『目瘛脉痛』，《甲乙》作『目脉緊』。『厥熱』下，《靈樞》《甲乙》有『病』字。

熱病體重，腸中熱，取之以第四鍼，於其輸及下諸指間，索氣於胃絡得氣。體重腸中熱，胃熱病也。第四鍼，鋒鍼也。此胃熱病，以鋒鍼取胃輸及手足指間八處胃絡，以得氣爲限也。○平按：『輸』，《靈樞》作『腧』，《甲乙》作『俞』。

熱病俠齊痛急⑥，脇胸滿⑦，取之湧泉與陰陵泉，以第四鍼鍼嗌。俠齊痛，脾經熱病也。胸脇滿，腎經熱病也。可以鋒鍼取此二穴也。○平按：《靈樞》《甲乙》『痛急，脇胸滿』作『急痛，胸脇滿』；『嗌』下有『裏』字。

熱病汗且出⑧，及脉順可汗者，取之魚際、太泉⑨、大都、太白，寫之則熱去，補之則汗出，汗出太甚，取踝上横脉以止之。熱病汗出及脉順不逆可令汗者，取魚際，在手大指本節後內側，太泉在掌後陷者中，大都在足大指本節後陷中，太白在足內側覈骨下陷中，此之四穴並是手足太陰療熱之穴，故皆寫去其熱，還於此穴補取。其汗出太甚，取踝上横脉，量是足太陰於踝上見者，可取之以止其汗也。○平按：《靈樞》《甲乙》『太泉』作『太淵』，本書係避唐諱作『泉』。『踝上』作『內踝上』。注『及脉順』，『及』字袁刻誤作『反』。

熱病已得汗而脉常躁盛⑩，此陰脉之極也，死；其得汗而脉靜者，生。熱病得汗熱去，即須脉靜，而躁盛者是陰極無陰，故

① 目瘈脉：『瘈』與『瘛』同，說見前。《甲乙》作『目脉緊』，注曰：『一本作「瘈」。』
② 取以：《靈樞》《甲乙》作『取之以』。
③ 寒熱痔：《甲乙》『寒熱痔』，屬下讀，『痔』下注：『一作「痛」。』
④ 熱病頭痛：『病』，仁和寺本作『痛』，據經文，當從底本作『病』。
⑤ 長二寸半：劉衡如曰：『二，《靈樞·九鍼十二原》《靈樞·九鍼論》《甲乙·卷五·第二》及《醫心方·卷二·第五》均作「三」。』
⑥ 俠齊痛急：『俠』與『夾』通。《正字通·人部》：『俠，傍也，竝也。與夾通。』
⑦ 脇胸滿：據楊注『胸脇滿，腎經熱病也』，疑經文『脇胸』二字抄倒。《靈樞》《甲乙》作『胸脇滿』。
⑧ 汗且出：《靈樞》《甲乙》此上有『而』字。
⑨ 太泉：仁和寺本作『大淵』。按，『大』與『太』通；『泉』乃『淵』避諱字。按，仁和寺本僅楊上善注文避諱，經文不避諱。
⑩ 脉常躁盛：《靈樞》作『脉尚躁盛』；《甲乙》作『脉尚躁盛者』。

熱病者脉常盛躁①而不得汗②者，此陽脉之極也，死；脉盛躁得死。得汗脉静者熱去，故脉静而生也。○平按：《靈樞》《甲乙》『常躁盛』作『尚躁盛』。汗静者③，生。熱病不得汗，脉常盛躁者，是陽極盛脉，故死。得汗脉静者，生也。○平按：《靈樞》『常』作『尚』。

熱病不可刺者有九：一曰，汗不出，大顴發赤，噦者，死；顴，鼻左右高處也。○平按：《甲乙》『不可刺者有九』作『死候有九』；『赤』下無『噦』字，注云：『《太素》云：汗不出，大顴發赤者，必不反而死。』與本書稍異。二曰，洩而腹滿甚者，死；三曰，目不明，熱不已者，死；目是五藏之精，五藏之氣和，則目循明也④。四曰，老人嬰兒，熱而腹滿者，死；五曰，汗不出，歐下血者，死；○平按：『歐下血』，《甲乙》作『嘔血』。六曰，舌本爛，熱不已者，死；七曰，欬而衄，汗不出，出不至足者，死；○平按：『汗不出』，《甲乙》作『汗出』。八曰，髓熱者，死；九曰，熱而痓⑤者，死。熱而痓者⑥，腰折瘛瘲⑦齒噤齘也。折，腰强反折也。齘，故介反，開口難，齒相切也。○平按：《靈樞》『痓』作『痙』。《甲乙》『腰』下有『反』字；『瘛』作『瘈』；『齘』作『斷』，《外臺秘要》亦作『齘』。凡此九者，不可刺也。此九死徵，故不可刺也。

所謂五十九刺者，兩手外內側各三，凡十二痏；五指間各一，凡八痏；足亦如是；頭入髮一寸傍三分各三，凡六痏；更入髮三寸邊五，凡十痏；耳前後口下者各一，項中一，凡六痏，

① 盛躁：《甲乙》作『躁盛』。
② 汗：底本誤作『汙』，據仁和寺本改正。
③ 脉盛躁得汗静者：《甲乙》作『躁盛得汗而静者』。
④ 則目循明也：底本作『則目睛必明也』，據從仁和寺本改。
⑤ 痓：此字誤，當據仁和寺本改作『痙』。按，仁和寺本此字作俗體『痓』，故與『痓』易混。
⑥ 熱而痓者：『痓』誤，當據仁和寺本改作『痙』，參见前注。《靈樞》無此四字。
⑦ 瘛瘲：仁和寺本作『瘈瘲』。《靈樞》《甲乙》作『瘈瘲』。

顖①上一。痏，于軌反②，傷也。《素問》熱輸五十九穴，其經皆指稱其穴。此《九卷》五十九刺，但言手足內外之側，及手足十指之間，入頭髮際一寸，左右合有十六處③，更入三寸，左右合有十處，耳前後口下項中有一，顖上有一，合有七處，更不細指處所，量謂刺之以去其熱，不定皆依穴也。又數刺處，乃有六十三處，五十九者，以舉大數爲言耳。〇平按：『顖上一』下，《靈樞》有『顖會一，髮際一，廉泉一，風池二，天柱二』十五字。《甲乙》同，注云：『《甲乙經》原缺此穴，今按《靈樞》經文補之。』據此，則《甲乙》原文與本書正同。

五藏熱病

平按：此篇自篇首至末，見《素問·卷九·第三十二刺熱篇》，又見《甲乙經·卷七·第一》。

肝熱病者，小便先黃，腹痛多臥身熱，熱爭則狂言及驚，脇痛，手足躁，不安臥，肝脉足厥陰環陰器，故熱小便黃也。上行俠胃，故身熱多臥，臥不安也。肝動語言也④，故熱爭狂言及驚也。其脉屬肝絡膽，故脇痛也。肝脉出足上，連手厥陰，今熱，故手足躁也。〇平按：『脇痛』，《素問》作『脇滿痛』，《甲乙》作『胸中脇滿痛』；『安』上均有『得』字。**庚辛甚，甲乙大汗，氣逆則庚辛死，**金以剋木，故庚辛甚也。甲乙木王⑤，故大汗也。餘四倣此⑥。加氣逆者，則庚辛死也。〇平按：注『王』，袁刻作『旺』；『加』作『如』。**刺足厥陰、少陽⑦，其頭痛⑧貞貞⑨，脉引衝頭⑩。**足厥陰、足少陽表裏行藏府之氣，故刺之也。厥陰上額與督脉會於顛，故頭痛貞貞，脉引衝頭。貞，都耕反，頭切痛也。〇平按：《素問》《甲乙》『頭』上有『逆則』二字。

---

① 顖：《靈樞》作『顛』。

② 于軌反：『于』，底本誤作『干』，據仁和寺本改。劉衡如曰：『干，疑「于」之誤。』

③ 左右合有十六處：劉衡如曰：『十，疑衍，或「十」前脱「四」字。』

④ 肝動語言也：疑『動』爲『主』之誤。

⑤ 王：通『旺』。

⑥ 餘四倣此：『倣』，仁和寺本作『放』。按，『放』與『倣』同，《廣雅·釋詁三》：『放，效也。』。

⑦ 刺足厥陰、少陽：仁和寺本『足』上有『手』字。檢楊注曰：『足厥陰、足少陽表裏行藏府之氣，故刺之也。』專述足經而未及手經，當從底本刪『手』字。《素問》《甲乙》皆無『手』字。

⑧ 痛：《甲乙》作『疼』。

⑨ 貞貞：『貞』，仁和寺本作『貞』，爲『貞』字俗體。按，『貞』字未見於諸字書，檢本節楊上善釋音作『都耕反』，本書卷二十六《厥心痛》楊注作『竹耕反』，則楊上善亦訓『貞』爲『貞』。按，古無舌上音，『竹耕反』即『都耕反』。《甲乙》作『貟貟』。《素問》作『員員』。底本從《素問》作『員員』。劉衡如曰：『員，疑當作「貞」。』今從仁和寺本改作『貞貞』（『貞』字改爲規範字），下文各『貞』字同。

⑩ 脉引衝頭：《素問》『頭』下有『也』字；《甲乙》『頭』下有『痛也』二字。

心熱病者，先不樂，數日乃熱，熱爭①則卒心痛，煩悗②喜歐，頭痛面赤無汗，心主喜樂，熱病將發，故不樂，數日乃熱。手少陰脉起心中，俠咽係目系，手太陽至目內外眥，故熱甚心痛，煩悗喜歐，頭痛面赤無汗也。〇平按：《甲乙》無『卒』『痛』二字。『悗喜』，《素問》《甲乙》作『悶善』。注『內外眥』，袁刻脱『外』字。按：手太陽脉支者，上頰至目兑眥，別者抵鼻至目內眥，故云內外眥也。**至壬癸甚③，丙丁大汗，氣逆則壬癸死，刺手少陰、太陽④。**手少陰、太陽，此心藏府表裏脉也。

脾熱病者，先頭重顔痛，心煩欲歐⑤，身熱，熱爭則腰痛不用，腹滿洩，兩頷⑥痛，脾府之陽明脉，循髮際至額顱，故頭重顔痛，一曰『頰』，足陽明亦循頰也，及兩頷痛。足太陰脉注心中，故心煩也。足陽明下循喉嚨下膈屬脾絡胃⑦主肌，故欲歐身熱腹滿洩也。足陽明之正，入腹裏屬胃，故腰痛不用也。〇平按：『顔痛心煩』，《素問》作『頰痛煩心顔青』，新校正云：『《甲乙》《太素》云：「脾熱病者，先頭重顔痛。」無「顔青」二字。』與此同。『不用』，《素問》《甲乙》作『不可用俛仰』五字。**甲乙甚，戊己大汗，氣逆則甲乙死，刺足太陰、陽明。**〇平按：『太陰』，袁刻誤作『太陽』。

肺熱病者，先淅然⑧起毛惡風，舌上黃，身熱，熱爭則喘欬，痺走胸膺背，不得太息⑨，頭痛不甚，汗出而寒，肺主毛腠，內熱，淅然起毛惡風也。肺熱上薰⑩，故舌上黃也。肺主行氣於身，故身熱也。肺以主欬，在於胸中，故熱爭喘欬，痺走胸膺，此爲熱痺，痛行胸中，不得太息也。肺熱衝頭，以肺脉不至，故頭痛不甚也。有本爲『堪』，言氣衝甚，故頭痛甚也。冷汗雖出，無發熱也。〇平按：『淅然起毛』，《素問》作『淅然厥起毫毛』，《甲乙》作『淒淒然厥起皮毛』。『惡風』，《素問》《甲乙》作『惡風寒』；『痺』均作『痛』。『不甚』《素問》作『不堪』。**丙丁甚，庚**

---

① 爭：仁和寺本『爭』字右側注有『側莖反，力競也。又去聲』九字。
② 悗：底本誤作『俛』，據仁和寺本改正，與楊注合。
③ 至壬癸甚：『癸』，仁和寺本誤作『关』，據下文『氣逆則壬癸死』，『关』爲『癸』字之誤。底本作『至壬癸甚』，是。《素問》《甲乙》作『壬癸甚』，無『至』字。
④ 太陽：仁和寺本作『大陽』。
⑤ 心煩欲歐：《素問》作『煩心顔青欲嘔』；《甲乙》作『煩心欲嘔』，『心』字下注曰：『《素問》下有「顔青」二字』。
⑥ 兩頷：底本作『兩領』，據仁和寺本改。楊注『頷』字同。《素問》《甲乙》均作『兩頷』。
⑦ 屬脾絡胃：底本作『屬胃絡脾』，據仁和寺本改。
⑧ 淅然：仁和寺本作『泝然』。楊注『淅然』同。
⑨ 太息：仁和寺本作『大息』。楊注『太息』同。按，『大』與『太』通。
⑩ 薰：仁和寺本作『熏』。

辛大汗，氣逆則丙丁死，刺手太陰①、陽明，出血②如大豆，立已。肺熱之病，取肺大腸表裏輸穴。出血如豆，言其少也。恐洩氣虚，故不多也。

腎熱病者，先腰痛胻③痠，苦渴數飲食④身熱，熱爭則項痛而强，胻寒且痠，足下熱，不欲言，其項痛貞貞澹澹⑤，腎足少陰脉上腨內，出膕內廉，貫脊屬腎絡膀胱，上貫肝膈入肺中，循喉嚨侠舌本，故熱病先腰痛胻痠，苦渴數飲也。足太陽脉別項，本支行背，合有四道，以下合膕貫腨，至足小指外側，故身熱項强痛而足胻寒且痠也。足少陰起於足心，故足下熱也。從肺出絡心，故熱不欲言也。澹，徒濫反，動也，謂不安動也。○平按：『其項痛』，《素問》《甲乙》作『其逆則項痛』。《素問》『澹』下有『然』字。《甲乙》無『澹澹』二字。戊己甚，壬癸大汗，氣逆則戊己死，刺足少陰、太陽⑥。○平按：《素問》『太陽』下有『諸汗者，至其所勝日汗出也』十一字，與下重複⑦，新校正云：『宜刪去。』

肝熱病者，左頰先赤；心熱病者，顏先赤；○平按：《甲乙》『顏』下有『頷』字。脾熱病者，鼻先赤；肺熱病者，右頰先赤；腎熱病者，頤先赤。病雖未發⑧，見其赤色者⑨刺之，名曰治未病。次言熱病色候也。五藏部中赤色見者，即五藏熱病之徵，熱病已有，未成未發，斯乃名爲未病之病，宜急取之。○平按：注『熱病之徵』，袁刻『徵』作『微』。

熱病從部所起者，至其期而已；部所者，色部所也。假令赤色從肝部起，刺之順者，相傳還至肝部本位，病已也。○平按：《素問》《甲乙》『期』上無『其』字。袁刻『部』下有『中』字；注『從肝部起』，脱『部』字。其刺之反者，三周而已；重逆則死。刺之不順其氣，傳之三周而已。若刺之更反，死矣。諸當汗出者⑩，至病所勝日，汗

① 太陰：仁和寺本作『大陰』。
② 出血：『出』，底本誤作『其』，據仁和寺本改正。
③ 胻：《素問》作『䯒』。下『胻』字同。
④ 數飲食：《素問》《甲乙》無『食』字。
⑤ 貞貞澹澹：底本作『員員澹澹』。據仁和寺本改。
⑥ 太陽：《甲乙》『陽』字下有『諸當汗者，至其所勝日汗甚』十一字，與《素問》略有不同。
⑦ 與下重複：劉衡如曰：『新校正僅謂《甲乙》《太素》均不重出，而未明言《甲乙》有前段無後段，《太素》有後段無前段。林氏從《甲乙》，謂當刪者，本《素問》重出之後段；今蕭氏引之，謂宜刪者，乃《素問》重出之前段，似誤。』
⑧ 病雖未發：《甲乙》『發』下有『者』字。
⑨ 見其赤色者：《素問》《甲乙》無『其』字。
⑩ 諸當汗出者：《素問》無『出』字。

大出①。病之勝者，第七日，是病所勝也。又如肝病至甲乙日，是病之勝日也。○平按：『病』，《素問》作『其』。

諸治熱病，已飲之寒水，乃刺之，必寒衣之，居寒多，身寒而止②。諸病熱病，以寒療之，凡有四別：一，飲寒水使其內寒；二，刺於穴令其脉寒；三，以寒衣使其外寒；四，以寒居令其體寒③。以四寒之，令身內外皆寒，故熱病止也。○平按：『已』，《素問》作『以』，《甲乙》作『先』。『居寒多』，《素問》《甲乙》作『居止寒處』。**熱病先胸脇痛，手足躁，刺足少陽、手太陰，病甚④爲五十九刺。**足少陽脉，下頸合缺盆，下胸中，貫膈絡肝屬膽，循脇裏，過季脇下外輔骨之前，下抵絕骨，循足跗下至指間；手太陰上屬肺，從肺出腋下，故胸脇痛⑤手足躁，刺此二脉也。○平按：『痛』下，《甲乙》有『滿』字。『手太陰』，《素問》《甲乙》作『補足太陰』，王注云：『補足太陰之脉，當於井滎取之。』新校正云：『足太陰，全元起本及《太素》作手太陰。楊上善云：手太陰上屬肺，從肺出腋下，故胸脇痛。』又引《靈樞·熱病》之文，以此⑥決知作『手太陰』者爲是。**熱病先手臂痛⑦，刺手陽明⑧、太陰而汗出。**手陽明行於手表，太陰行在手裏，故手臂痛，刺此陰陽表裏二脉取汗也。○平按：『先』，《素問》《甲乙》作『始』。《素問》『汗出』下有『止』字。**熱病始於頭首者，刺項太陽而汗出⑨。**項太陽者，足太陽從顛入腦，還出俠項以下俠脊，故熱病始頭首，刺此太陽輸穴出汗也。○平按：『刺』，《甲乙》作『先取』二字。『汗出』下，《素問》有『止』字。詳自上節『熱病先手臂痛』至本節『而汗出』，《甲乙》編次在後。此節下，《素問》有『熱病始於足脛者，刺足陽明而汗出止』十五字，新校正云：『此條《素問》本無，《太素》亦無，今按《甲乙》添入。』與本書合。**熱病者⑩，先身重骨痛，耳聾好瞑，刺足少陽，病甚⑪爲五十九刺。**足少陽脉起目兑眥，絡身骨節，入耳中，故熱病先身重耳聾好瞑，所以取此脉之輸穴者也。有本爲足少陰也。○平按：

---

①汗大出：《素問》『出』下有『也』字。
②身寒而止：《素問》『止』下有『也』字。《甲乙》『止』下有『病甚者爲五十九刺』八字。
③以寒居令其體寒：仁和寺本脱『令』字。底本補入『令』字，是。
④病甚：《素問》《甲乙》作『病甚者』。
⑤胸脇痛：『痛』，仁和寺本作『病』。按，據經文『熱病先胸脇痛』，當從底本作『痛』。
⑥以此：底本原作『以爲此』，據人衛本刪『爲』字。
⑦熱病先手臂痛：《素問》作『熱病始手臂痛者』；《甲乙·卷七·第一（中）》作『熱病始手臂者』。
⑧刺手陽明：《甲乙·卷七·第一（中）》作『先取手陽明』。
⑨刺項太陽而汗出：『刺』，《甲乙·卷七·第一（中）》作『先取』。又按，《甲乙》此句下有『始足脛者先取足陽明而汗出』十二字。
⑩熱病者：《素問》《甲乙》無『者』字。
⑪病甚：《甲乙》作『病甚者』。

《素問》《甲乙》『足少陽』作『足少陰』。**熱病先眩胃熱①，胸脇滿，刺足少陰、少陽、太陽之脉，**足太陽起目內眥，上額交顛入腦；足少陽起目兑眥，下胸循脇裏；足少陰從腎上貫肝膈，入肺中，故眩胃②熱，胸脇滿，刺此三脉者也。○平按：『胃熱』，『胃』《素問》《甲乙》作『冒』。**色榮顴，骨熱病也，**赤色榮顴，此之三脉皆生於骨，故此三脉爲病，有赤色榮顴者，骨熱病也。○平按：《素問》王注謂：『太陽合火，故見色赤。』新校正云：『楊上善云：赤色榮顴者，骨熱病也。與王注不同。』**榮未夭日③，令且得汗，待時自已④，**赤色未夭之日，且得汗者，至勝時病自得已也。○平按：『夭』，《素問》作『交』；『日』作『曰』，王注云：『曰者，引古經法之端由也。』『令』，《素問》《甲乙》作『今』。新校正云：『《甲乙》《太素》作「榮未夭」，下同。』**與厥陰脉爭見者死，期不過三日⑤，其熱病氣⑥內連腎。**足太陽，水也。足厥陰，木也。水以生木，木盛水衰，故太陽水色見時，有木爭見者，水死。以其熱病內連於腎，腎爲熱傷，其數至三日，故死也。○平按：《素問》《甲乙》『病』下無『氣』字；『腎』下有『少陽之脉色也』六字。《素問》王注云：『病或爲氣，恐字誤也。若赤色內連鼻兩傍者，是少陽之脉色，非厥陰色。何者？腎部近於鼻也。』新校正云：『詳或者欲改「腎」作「鼻」，按《甲乙》《太素》并作「腎」，楊上善云：太陽，水也。厥陰，木也。水以生木，木盛水衰，故太陽水色見時，有木爭見者，水死。以其熱病內連於腎，腎爲熱傷，故死。舊本⑦無「少陽之脉色也」六字，乃王氏所添，王注非，當從上善之義。』據此則本書足證《素問》王注之失。**少陽之脉，色榮頰，筋熱病也⑧，榮未夭日⑨，今且得汗，待時自已⑩，與少陰脉⑪爭見者死。**足少陽，膽脉也。足少陽部在頰，赤色榮之，即知筋熱病也。當榮時且得汗者，至其木時病自已也。少陽爲木，少陰爲水，少陽脉見之時，少陰爭見者，是母勝子，故肝木死也。○平按：『筋』，《素問》作『前』，王注云：『頰前，即顴骨下近鼻兩傍也。』新校正云：『《太素》《甲乙》「前」字作「筋」，楊上善云：「足少陽部在頰，赤色榮之，即知筋熱病也。」』『死』字下，《素問》有『期不過三日』五

---

①胃熱：『胃』字誤，當據仁和寺本改作『冒』。《素問》《甲乙》皆作『冒而熱』。
②胃：仁和寺本作『冒』，底本誤。
③日：《素問》《甲乙》均作『曰』，屬下讀。
④自已：《素問》作『而已』。
⑤期不過三日：《甲乙》作『其死不過三日』。
⑥其熱病氣：《素問》作『其熱病』；《甲乙》作『熱病氣』。
⑦舊本：底本原作『本舊』，參照《素問》『期不過三日』後新校正乙正。
⑧筋熱病也：《素問》作『前熱病也』。新校正云：『《太素》《甲乙》「前」字作「筋」。』按，今本《甲乙》作『前』，疑乃後人據《素問》而改。
⑨榮未夭日：『夭』，《素問》作『交』；『日』，《素問》《甲乙》作『曰』，屬下讀。
⑩自已：《素問》作『而已』。
⑪少陰脉：《甲乙》作『手少陰脉』。

字，王注云：『少陰脉來見，亦土敗而木賊之。』新校正云：『詳或者欲改「少陰」作「厥陰」，按《甲乙》《太素》作「少陰」，楊上善云：「少陽爲木，少陰爲水，少陽色見之時，有少陰爭見者①，是母勝子，故木死。」王作此注亦非。舊本及《甲乙》《太素》并無「期不過三日」五字②，此是王氏成足此文。』據此則本書之存，足糾正《素問》王注不少也。

三椎③下間主胸中熱，《明堂》及《九卷》背五藏輸，並以第三椎爲肺輸，第五椎爲心輸，第七椎爲膈輸，第九椎爲肝輸，第十一椎爲脾輸，第十四椎爲腎輸，皆兩箱取之，當中第三椎以上無療藏熱，故五藏輸及候五藏熱，並第三椎以下數之。第三椎以上與頰車相當，候色。第三椎下間肺輸中間，可以寫熱也。○平按：《素問》《甲乙》『三椎』上有『熱病氣穴』四字。**四椎下間主鬲熱，五椎下間主肝熱，六椎下間主脾熱，七椎下間主腎熱。**四椎下間，計次當心，心不受邪，故乘言膈也④。次第推之⑤，下間各主一藏之熱，不同《明堂》通取五藏之輸者也。○平按：『鬲』，《素問》作『鬲中』，《甲乙》作『胃中』。『腎熱』下，《素問》《甲乙》并有『榮在骶也』四字。**榮在項上三椎陷者中⑥，頰下逆椎爲大瘦，**從肺輸以上，三椎在項，故曰項上三椎，即大椎上陷者中也。當頰下迎椎，故曰逆椎。逆，迎也。是爲頰下。當椎前有色見者，腹有大瘦病者也。○平按：《素問》《甲乙》無『榮在』二字。《甲乙》『陷』上有『骨』字。《素問》《甲乙》『逆椎』作『逆顴』；『大瘦』作『大瘕』。**下牙車爲腹滿，**下牙車色見者，腹滿病也。**椎後爲脇痛⑦。**大椎左右箱爲椎後，有色見者，脇痛也。○平按：『椎後』，《素問》《甲乙》作『顴後』。**頰上者鬲上者也⑧。**頰以上無椎可准，故頰以上有色者，主膈⑨上也。

---

① 有少陰爭見者：底本脱『有』字，據《素問》補入。
② 五字：《素問》誤作『六字』，此蕭氏所改。
③ 三椎：《素問》此上有『熱病氣穴』四字；《甲乙》有『其熱病氣穴』五字。
④ 故乘言膈也：『乘』，音勝，同數字『四』。《字彙·丿部》：『乘，四數曰乘。』《文選·揚雄〈解嘲〉》：『乘雁集不爲之多。』李善注引《方言》曰：『四雁曰乘。』本節楊注謂『乘言膈』，即『第四椎言膈』之義。
⑤ 次第推之：『推』，底本誤作『椎』，據仁和寺本改正。
⑥ 陷者中：《素問》作『陷者中也』；《甲乙》作『骨陷者中也』。
⑦ 椎後爲脇痛：『脇』，仁和寺本誤作『骨』字。據楊注『脇痛也』，當從底本改爲『脇』。《素問》《甲乙》作『顴後爲脇痛』。
⑧ 鬲上者也：《素問》《甲乙》無『者』字。
⑨ 膈：底本作『鬲』。按，『鬲』與『膈』通。今從仁和寺本。

五藏痿

平按：此篇自篇首至末，見《素問・卷十二・第四十四痿論篇》，又見《甲乙經・卷十・第四》。又自『陽明者五藏六府之海』至『足痿不用』，見本書卷十・第二《帶脉篇》。

問曰①：五藏使人痿何也？痿者，屈弱也。以五藏熱，遂使皮膚、脉、筋、肉、骨，緩痿屈弱不用，故名爲痿。然五藏之熱，使人有痿何如也。

曰②：肺主身之皮毛，心主身之血脉，肝主身之筋膜，脾主身之脂肉，腎主身之骨髓。欲明五藏之痿，先言五藏所主也。膜者，人之皮下肉上膜，肉之筋也。○平按：《素問》《甲乙》『脂肉』作『肌肉』。注『欲明』，袁刻作『欲知』。**故肺氣熱③葉焦，則皮毛膚弱急薄著，則生痿辟④。**肺熱即令肺葉焦乾，外令皮毛及膚弱急相著，生於手足痿辟不用也。○平按：《素問》『肺』下無『氣』字。『膚』，《素問》《甲乙》作『虛』。《甲乙》『焦』下復有『焦』字；『著』下復有『著』字；『辟』作『躄』，下同。**心氣熱⑤，則下脉厥而上，上則下脉虛，虛則生脉痿，樞折挈脛瘲而不任地⑥。**心主血脉，心藏氣熱，令下血脉厥逆而上。下脉血氣上行則下脉虛，故生脉痿，樞折脚脛瘲緩不能履地也⑦。○平按：《素問》『瘲』作『縱』。《甲乙》『挈』作『瘈』；『瘲』作『腫』。**肝氣熱，則膽洩口苦筋膜乾，膜乾則急而攣，發爲筋痿。**攣者，有筋寒急⑧，有熱膜筋乾爲攣。如筋得火卷縮爲攣，伸爲瘲，故爲筋痿也。○平按：《甲乙》『膽』下有『熱』字。《素問》《甲乙》『筋膜乾』三字重；『急』上有『筋』字。**脾氣熱，則胃乾而渴，肌肉不仁，發爲肉痿。**脾胃相依，故脾熱則胃乾燥，故肉不仁，發爲肉痿也。**腎氣熱則腰脊不舉，骨枯而髓減，發爲骨痿。**腎在腰中，所

---

① 問曰：《素問》作『黄帝問曰』。
② 曰：《素問》作『岐伯對曰』。
③ 肺氣熱：《素問》作『肺熱』；《甲乙》作『肺氣熱則』。
④ 痿辟：《素問》《甲乙》作『痿躄也』。
⑤ 心氣熱：《甲乙》『心』上有『故』字。
⑥ 瘲而不任地：《素問》作『縱而不任地也』。
⑦ 不能履地也：底本無『也』字，據仁和寺本補。
⑧ 有寒筋急：底本作『筋寒急』；仁和寺本作『有筋寒急』。按，據下文『有熱膜筋乾爲攣』，兩種版本『筋寒』二字皆抄倒；底本脱『有』字，今改作『有寒筋急』。

以腎氣熱①腰脊不舉，骨乾，熱煎髓減，故發爲骨痿也。

問曰②：何以得之？

曰③：肺者，藏之長也，爲心之蓋④，有所失亡⑤，所求不得，發則肺喝⑥，喝則肺熱葉焦，故五藏因肺熱葉焦，發爲痿辟⑦，此之謂也。肺在五藏之上，是心之蓋，主氣，故爲藏之長也。是以心有亡失，求之不得，即傷於肺，肺傷則出氣有聲，動肺葉焦，五藏因肺葉焦熱，遂發爲痿辟也。〇平按：《甲乙》『失亡』作『亡失』。袁刻『亡』誤作『已』。『喝』，《素問》《甲乙》作『鳴』。『故』下，《素問》有『曰』字。《甲乙》無『故五藏因肺熱葉焦』『此之謂也』十二字。又注『肺在』，袁刻誤作『肺上』。悲哀太甚，胞絡絶，絶則陽氣內動，發則心下崩，數溲血，故《本病》曰：大經空虛，發爲脈痺，傳爲脈痿。胞絡者，心上胞絡之脈。心悲哀太甚，則令心上胞絡脈絶，手少陽氣內動有傷，心下崩損，血循手少陽脈下，尿血，致令脈虛爲脈痺，傳爲脈痿。〇平按：《素問》《甲乙》『胞絡絶』三字重；『脈痺』均作『肌痺』。《素問》新校正云：『楊上善云：胞絡者，心上胞絡之脈。詳經注中「胞」字俱當作「包」，全本「胞」作「肌」。』思想無窮，所願不得者，意淫於外，入房太甚，宗筋施縱，發爲筋痿，及爲白淫，故《下經》曰：筋痿者生於使內。思想所愛之色，不知窮已，無厓之心，不遂所願，淫外心深，入房太甚，遂令陰器施縱也。陰爲諸筋之宗，故宗筋傷則爲筋痿，婦人發爲白淫。經曰者，已說之經，引之爲證也。使內者，亦入房。〇平按：《素問》《甲乙》『施』作『弛』；『生於使內』作『生於肝，使內也』。有漸於溼，以水爲事，若有所留，居處相溼，肌肉濡漬⑧，痺而不仁，發爲肉痿。故《下經》曰：肉痿者，得之溼地⑨。漸，漬也。溼處停居相漬，致肌肉痺而不仁，遂使肉皆痿痱也，名曰肉痿也。〇平按：《甲乙》

---

① 腎氣熱：『腎』，底本誤作『腰』。據仁和寺本改正。
② 問曰：《素問》作『帝曰』。下同。
③ 曰：《素問》作『岐伯曰』。
④ 爲心之蓋：《素問》『蓋』下有『也』。
⑤ 失亡：《甲乙》作『亡失』。
⑥ 發則肺喝：《素問》作『則發肺鳴』；《甲乙》作『則發爲肺鳴』。
⑦ 辟：《素問》《甲乙》作『躄』。
⑧ 濡漬：《甲乙》作『濡潰』。
⑨ 得之溼地：《素問》『地』下有『也』字。

『相涇』作『傷涇』。**有所遠行勞倦，而逢大熱而渴，渴則陽明氣內代①，則熱合於腎②，腎者水藏也③，今水者④不勝火，則骨枯而髓虛，故足不任身，發爲骨痿。故《下經》曰：骨痿⑤生於大熱也⑥。**勞倦逢於大熱，渴則陽明內代者，陽明主穀，其氣熱盛，復有外熱來加，陽明之脉內即代絶，內外熱盛，下合水腎，水不勝火，故骨枯髓竭。骨枯髓竭，故足不任身，發爲骨痿。〇平按：《素問》《甲乙》『內代』作『內伐』。《素問》『合於腎』作『舍於腎』。《甲乙》『髓虛』作『髓空』；『發爲骨痿』作『熱發爲骨痿』。

問曰：何以別之？五藏痿有外內，何候知其別異也。

曰⑦：肺熱者，色白而毛敗；白是肺色。毛，肺之所主也。**心熱者，色赤而絡脉溢；**赤是心色。絡脉，心之所主也。絡脉脹見爲嗌也。〇平按：《甲乙》『赤』作『青』。**肝熱者，色蒼而爪枯；**蒼，青也。青爲肝色。爪，肝所主也。**脾熱者⑧，色黃而肉濡動；**黃爲脾色。肉，脾所主也。〇平按：《素問》《甲乙》『濡』作『蠕』。**腎熱者，色黑而齒熇⑨。**熇，當爲槁⑩，色黑齒枯槁也。黑爲腎色。齒，腎所主也。故毛敗、脉溢、爪枯、肉濡動、齒槁者，即知五藏熱痿也。〇平按：『熇』，《素問》《甲乙》作『槁』。

問曰：如夫子言可矣，論言治痿者獨取陽明，何也⑪？

---

① 陽明氣內代：《素問》《甲乙》作『陽氣內伐』。
② 則熱合於腎：《素問》作『內伐則熱舍於腎』；《甲乙》作『內伐則熱合於腎』。
③ 水藏也：《甲乙》無『也』字。
④ 今水者：《素問》《甲乙》無『者』字。
⑤ 骨痿：《素問》作『骨痿者』。
⑥ 大熱也：《甲乙》無『也』字。
⑦ 曰：《素問》作『岐伯曰』。下同
⑧ 脾熱者：底本脱『者』字，據仁和寺本補入。
⑨ 熇：仁和寺本作『燆』。按，『燆』與『熇』同。《集韻·宵韻》：『熇，炎氣也。或從喬。』
⑩ 當爲槁：仁和寺本作『當爲橋』。按，『橋』與『槁』通。《吕氏春秋·介立》：『一蛇羞之，橋死於中野。』高亨新箋：『橋借爲槁。槁，枯也。橋、槁古通用。』《詩·山有扶蘇》：『山有橋松。』釋文：『橋，鄭作槁。』即其證。
⑪ 何也：《甲乙》作『何謂也』。

曰：陽明者，五藏六府之海也，主潤宗筋①。宗筋者，束肉骨②而利機關③。衝脈者，經之海也④，主滲灌谿谷，與陽明合於筋陰⑤，總宗筋之會，會於氣街，而陽明爲之長，皆屬於帶脈而絡於督脈，故陽明虛則宗筋縱，帶脈不引，故足痿不用。陽明胃脈，胃主水穀，流出血氣，以資五藏六府，如海之資，故陽明稱海。從於藏府流出，行二十八脈，皆歸衝脈，故稱衝脈爲經脈之海。是爲衝脈，以陽明水穀之氣與帶脈、督脈相會，潤於宗筋，所以宗筋能管束肉骨而利機關。宗筋者，足太陰、少陰、厥陰三陰筋，及足陽明筋，皆聚陰器，故曰宗筋，故陽明爲長。若陽明水穀氣虛者，則帶脈不能控引於足，故足痿不用也。○平按：《素問》《甲乙》『束骨肉』，無『肉』字；『經之海』作『經脈之海』，本書《帶脈篇》同；『筋陰』作『宗筋陰陽』四字。『氣街』，《甲乙》作『氣衝』。

黃帝曰：治之奈何？

答曰：各補其滎⑥而通其輸⑦，調其虛實，和其逆順，則宗筋脈骨肉⑧，各以其時受日，則病已矣⑨。

黃帝曰：善。五藏熱痿，皆是陰虛，故補五藏陰經之滎。陰滎，水也。陰輸是木，少陽也。故熱痿通其輸也。各以其時者，各以其時受病之日調之皆愈也。○平按：『輸』，《素問》《甲乙》作『俞』；『筋脈』上無『則宗』二字；『受日』作『受月』，王冰注云：『時受月，謂受氣時月，如肝王甲乙，心王丙丁之類，皆王氣法。』不若此注之明顯。

---

① 五藏六府之海也，主潤宗筋：《素問》《甲乙》無『也』字。又，《素問》『潤』作『閏』。按，『閏』與『潤』通。
② 宗筋者，束肉骨：『肉骨』，底本作『骨肉』，據仁和寺本乙正。《素問》作『宗筋主束骨』；《甲乙》作『宗筋者主束骨』。
③ 機關：《素問》作『機關也』。
④ 經之海也：《太素·卷十·帶脈》及《素問》均作『經脈之海也』，此處經文脱『脈』字。《甲乙》作『經脈之海』。
⑤ 合於筋陰：《素問》《甲乙》均作『合於宗筋陰陽』。《太素·卷十·帶脈》亦作『合於筋陰』。
⑥ 各補其滎：『滎』，《甲乙》作『營』。
⑦ 輸：《素問》《甲乙》皆作『俞』。
⑧ 則宗筋脈骨肉：《素問》作『筋脈骨肉』；《甲乙》作『則筋脈骨肉』。
⑨ 則病已矣：《甲乙》無『已』字。

瘧解

平按：此篇自篇首至末，見《素問・卷十・第三十五瘧論篇》，又見《甲乙經・卷七・第五》，又見《靈樞・卷十二・第七十九歲露論》，又見《巢氏病源・卷十一・瘧病諸候》，惟編次稍異。

黃帝問於岐伯曰①：夫瘠瘧者，皆生於風，其蓄作有時②何也？瘠者，有云二日一發名瘠瘧，此經但夏傷於暑，至秋爲病，或云瘠瘧，或但云瘧，不必以③日發、間日以定瘠也，俱應四時其形有異以爲瘠耳。因腠理開發，風入不洩，藏蓄合於四時，而發日之辰又異，其故何也？○平按：『瘠』，《素問》、巢氏作『痎』。新校正云：『按《甲乙經》云：夫瘧疾皆生於風，其以日作，以時發，何也？與此文異。《太素》同今文。』并自『瘠者有云』至『以爲瘠耳』，全引楊注，惟注中『俱應四時』作『但應四時』。又注『瘠者』下，袁刻脱『有云』二字。巢氏作『痎瘧者，夏傷於暑也，其病秋則寒甚，冬則寒輕，春則惡風，夏則多汗者，然其蓄作有時。』

岐伯曰④：瘧之始發⑤，先起於豪毛，伸欠乃作寒慄⑥，寒慄鼓頜⑦，腰脊痛，寒去則外內⑧皆熱，頭痛如破⑨，渴欲飲。寒瘧發狀，凡有七別：一起豪毛謂毛立，二爲伸欠，三爲寒慄，四腰脊痛，五內外熱，六頭痛甚，七渴飲水。寒瘧之狀，有斯七別也。○平按：『豪毛』，《素問》《甲乙》作『毫毛』，巢氏作『毫末』。『寒慄』二字俱不重。《素問》《甲乙》『脊』下有『俱』字。『渴欲飲』，《素問》作『渴欲冷飲』，《甲乙》作『渴欲飲水』，巢氏作『頭痛而渴欲飲』。

黃帝曰⑩：何氣使然？願聞其道。請問寒瘧發之所以也。

---

① 黃帝問於岐伯曰：《素問》作『黃帝問曰』。
② 其畜作有時：『蓄』，仁和寺本作『畜』。按，二字古通用。《素問》作『其蓄作有時者』；《甲乙》作『其以日作，以時發者』。
③ 不必以：底本脱『以』字，據仁和寺本補入。
④ 岐伯曰：《素問》『曰』上有『對』字。
⑤ 瘧之始發：《素問》『發』下有『也』字。
⑥ 伸欠乃作寒慄：《素問》作『伸欠乃作』；《甲乙》作『欠伸乃作』，均無『寒慄』二字。
⑦ 寒慄鼓頜：『頜』，底本及《素問》《甲乙》均作『頷』，今從仁和寺本。按，『頜』，音合，又音汗，與『頷』通。《方言》：『頷、頤，頜也。南楚謂之頷，秦晉謂之頜。頤，其通語也。』
⑧ 外內：《素問》《甲乙》作『內外』。
⑨ 頭痛如破：底本脱『痛』字，據仁和寺本補。《素問》《甲乙》皆作『頭痛如破』。
⑩ 黃帝曰：《素問》作『帝曰』。下同。

岐伯曰：陰陽上下交爭，虚實更作，陰陽相移也。陽并於陰則陰實而陽明虚①，陽明虚則寒慄鼓頷②，巨陽③虚則腰脊④頭項痛，三陽俱虚，陰氣勝⑤，陰氣勝則骨寒而痛，寒生於內，故中外皆寒。寒氣藏於腸胃之外，皮膚之內，舍於營氣，至於春時，陰陽交爭，更勝更衰，故虚實相移也。三陽俱并於陰，則三陽皆虚，虚爲陰乘，故外寒。陰氣强盛，盛故內寒。內外俱寒，湯火不能温也。〇平按：『腰脊』，《素問》、巢氏作『腰背』。陽盛⑥則外熱，陰虚則內熱，外內⑦皆熱，則喘而渴⑧欲飲⑨。陰極則陽盛，陽盛則外熱。陰極則陰虚，陰虚則陽乘，故內熱。外內俱熱，甚於懷炭⑩，冰水不能涼，故渴而欲飲也。〇平按：『欲飲』，《素問》《甲乙》作『故欲冷飲』。《素此得之夏傷於暑，熱氣盛，藏於⑪皮膚之內，腸胃之外，此營氣⑫之所舍也。此言其日作所由也。皮膚之內，腸胃之外，脉中營氣，是邪之舍也。〇平按：『此得之』，《素問》《甲乙》作『此皆得之』。此令人⑬汗出空疏，〇平按：『汗出空疏』，《素問》無『出』字，新校正云：『全元起本作「汗出空疏」，《甲乙》《太素》并同。』腠理開，因得秋氣，汗出遇風，乃得之以浴，〇平按：『乃得之以浴』，《素問》『乃』作『及』，《甲乙》作『得浴』二字。水氣舍於皮膚之內，與衛氣并居。衛氣者，晝日行陽⑭，此氣得陽而出，得陰而內薄，是以日作。

---

① 陰實而陽明虚：《素問》無『明』字；《甲乙》作『陽實而陰虚』，劉衡如據《素問》改作『陰實而陽虚』。
② 鼓頷：『頷』，仁和寺本誤作『領』。底本作『鼓頜』。《素問》《甲乙》作『鼓頷也』。按，『頜』與『頷』通，今依仁和寺本前節文例改作『頷』，詳前注。
③ 巨陽：《甲乙》作『太陽』。
④ 脊：《素問》《甲乙》作『背』。
⑤ 陰氣勝：《素問》《甲乙》作『則陰氣勝』。《甲乙》注曰：『一作「二陰」。』
⑥ 陽盛：《甲乙》作『陽勝』。
⑦ 外內：《甲乙》作『內外』。
⑧ 則喘而渴：《甲乙》無『而』字。
⑨ 欲飲：《素問》作『故欲冷飲也』；《甲乙》作『故欲冷飲』。
⑩ 甚於懷炭：『懷』，仁和寺本誤作『懔』，形近致訛，今改正。底本作『甚於栗炭』。劉衡如曰：『栗，日抄本作「慄」，疑「懷」之誤。』
⑪ 藏於：仁和寺本作『藏之於』。底本及《素問》《甲乙》均作『藏於』。
⑫ 營氣：《素問》作『榮氣』。
⑬ 此令人：《甲乙》無『此』字。
⑭ 晝日行陽：據下文『得陰而內薄』及楊注『衛晝行於陽，夜行於陰』，此下脱『夜行於陰』四字。《素問》、明鈔本《甲乙》作『晝日行於陽，夜行於陰』；六經本《甲乙》無『日』字。

邪舍營氣之中，令人汗出，開其腠理，因得秋氣，復藏皮膚之内，與衛氣居。衛晝行於陽，夜行於陰，邪氣與衛俱行，以日日而作也①。〇平按：『晝日行陽』，《素問》作『晝日行於陽，夜行於陰』，《甲乙》同，惟『晝』下無『日』字。『而出』，《素問》《甲乙》作『而外出』。『是以』上，《素問》《甲乙》有『内外相薄』四字。

黃帝曰：其間日而作②何也？

岐伯曰：其氣之舍寫，内薄於陰，陽氣獨發，陰邪内著，陰與陽爭不得出，是以間日而作③。其邪氣因衛入内，内薄於陰，共陽交爭，不得日日與衛外出之陽，故間日而作也。〇平按：『寫』，《素問》《甲乙》作『深』。注『入内』下，原重『内』字，袁刻脱。『交爭』下，袁刻有『不得出』三字。

黃帝曰：善。其作日晏與其日蚤④，何氣使然？

岐伯曰：邪氣客於風府，循膂⑤而下，衛氣一日一夜大會於風府，其明日，日下一節，故其作也晏，此先⑥客於脊背也⑦，每至於風府則腠理開，開則⑧邪入⑨，邪入則病作，此以⑩日作稍益晏者也⑪。其出於風府，日下一椎，二十一日下至骶骨，因衛氣從風府日下，故作也晏，晚也⑫。骶，丁禮反，尾窮骨也。〇平按：《素問》《甲乙》『膂』

① 以日日而作也：仁和寺本同。劉衡如曰：『以，此前疑脱「是」字。』據經文『是以日作』，當從先生之説，『以』上補入『是』字。
② 其間日而作：《素問》《甲乙》『作』下有『者』字。
③ 是以間日而作：《素問》『作』下有『也』字。
④ 日蚤：『蚤』與『早』通。《素問》作『日早者』；《甲乙》作『日早』。
⑤ 循膂：『膂』，音吕，脊柱也。《改併四聲篇海》引《俗字背篇》：『膂，脊也。』
⑥ 先：《甲乙》作『皆』。
⑦ 脊背也：《甲乙》無『也』字。
⑧ 開則：《素問》《甲乙》作『腠理開則』。
⑨ 邪入：《素問》《甲乙》作『邪氣入』。下『邪入』同。
⑩ 此以：《素問》《甲乙》均作『以此』。
⑪ 稍益晏者也：《素問》《甲乙》均無『者』字。
⑫ 晚也：此上當有『晏』字，承上而省。

作『膂』；『一椎』均作『一節』。『二十一日』，《素問》作『二十五日』。

二十二日入於脊內，注⿰月召之脉，其氣上行九日，出於缺盆之中，其氣日高，故日益早①。邪與衛氣下二十一椎，日日作晚，至二十二日，邪與衛氣注於督脉上行，氣上高行，故其作也早。○平按：『二十二日』，《素問》作『二十六日』；『注⿰月召之脉』作『注於伏膂之脉』。《甲乙》、巢氏『伏膂』作『伏衝』。新校正云：『全元起本二十五日作二十一日，二十六日作二十二日，《甲乙》《太素》並同。』**其內薄於五藏②，橫連膜原也③，其道遠，其氣深，其行遲，不能與衛氣俱行偕出④，故間日乃作⑤。**偕，俱也。膜原，五藏皆有膜原。其邪氣內著五藏之中，橫連五藏膜原之輸，不能與衛氣日夜俱行陰陽，隔日一至，故間日作也。○平按：『膜原』，《素問》《甲乙》作『募原』，新校正云：『全元起本「募」作「膜」。《太素》、巢元方并同，《舉痛論⑥》亦作膜原。』又，《甲乙》『衛氣』作『營氣』。《素問》『偕出』作『皆出』。

黃帝曰：夫子言⑦衛氣每至於風府，腠理乃發，發則邪入⑧，入則病作⑨。今衛氣日下一節，其氣之發也⑩不當風府，其日作奈何？項髮際上風府之空，衛氣之行，日日而至。若下二十一節，覆上方會風府，日作則不相當，通之奈何也？○平按：注『若下二十一節』，袁刻作『若其下一節』。

岐伯曰：風無常府，衛氣之所發也⑪，必開其腠理，氣之所舍，即其府高已。

黃帝曰：善哉⑫。無常府者，言衛氣發於腠理，邪氣舍之，即高同風府，不必常以項髮際上以爲府也。故衛氣發腠理，邪舍之處，其病日作也。○平按：《素問》『岐伯曰』下有『此邪氣客於頭項循膂而下者也，故虛實不同，邪中異所，則不

---

① 故日益早：據楊注『故其作也早』，疑『故』下脱『作』字。《素問》作『故作日益早也』；《甲乙》作『故作日益早』。

② 其內薄於五藏：《素問》『其』下有『間日發者由邪氣』七字；《甲乙》『其』下有『間日發皆由邪氣』七字。

③ 橫連膜原也：『膜』，仁和寺本作『募』，與《素問》《甲乙》同。楊注三『膜』字同。按，『募』與『膜』通。朱駿聲《說文通訓定聲》：『募，叚借爲膜。』又，《甲乙》『原』下無『也』字。

④ 偕出：《素問》作『不得皆出』；《甲乙》作『不能偕出』。

⑤ 故間日乃作：《素問》『作』下有『也』字。

⑥ 舉痛論：底本誤作『舉痛篇』，據《素問》新校正改。

⑦ 夫子言：《甲乙》無此三字。

⑧ 發則邪入：《素問》作『發則邪氣入』。

⑨ 入則病作：底本原作『邪入則病作』，據仁和寺本刪『邪』字，與《素問》《甲乙》合。

⑩ 之發也：《甲乙》無『也』字。

⑪ 所發也：《素問》《甲乙》無『也』字。

⑫ 黃帝曰：善哉：《素問》作『帝曰善』。

得當其風府也。故邪中於頭項者，氣至頭項而病；中於背者，氣至背而病；中於腰脊者，氣至腰脊而病；中於手足者，氣至手足而病。衛氣之所在，與邪氣相合，則病作。故」八十八字。新校正云：『全元起本及《甲乙》《太素》自「此邪客於頭項」至下「則病作故」八十八字並無。』『氣之所舍，即其府高已』，《素問》作『邪氣之所合，則其府也』，新校正云：『《甲乙》、巢元方「則其府也」作「其病作」。』

黃帝曰①：夫風之與瘧也②，相似同類，而風獨常在，而瘧得有休者③，何也？因腠理開，風入藏內，至時而發，名之爲瘧。然則風之與瘧，異名同類，其瘧日有休時，風府常在未愈，其意何也？〇平按：『有休者』，《素問》《甲乙》作『有時而休者』。

岐伯曰：經留其處，衛氣相順，經絡沈以內薄，故衛留乃作。經絡停留之處，衛氣過之，經脈與衛氣相順，故經脈內薄停處，衛氣亦留，衛氣與風留處發動爲瘧，所以其風常在，瘧有休作也。〇平按：『經留其處』，《素問》作『風氣留其處』，《甲乙》作『風氣常留其處』。『衛氣相順』，《素問》《甲乙》作『故常在瘧氣隨』六字。『沈以內薄』，《甲乙》作『次而內傳』。『故衛留乃作』，《素問》《甲乙》作『故衛氣應乃作』。袁刻『留』作『氣』。

三瘧

平按：此篇自篇首至末，見《素問・卷十・第三十五瘧論篇》，與上篇相接，又見《甲乙經・卷七・第五》，又見《巢氏病源・卷十一・瘧病諸候》，惟編次先後略異。

黃帝曰④：瘧先寒後熱⑤何也？

---

① 黃帝曰：《素問》無此三字。
② 夫風之與瘧也：《甲乙》作『風之與瘧』。
③ 而瘧得有休者：《素問》作『瘧得有時而休者』；《甲乙》作『瘧得有時休者』。
④ 黃帝曰：《素問》作『帝曰』。下同。
⑤ 後熱：《素問》《甲乙》作『而後熱者』。

岐伯曰：夏傷於大暑，汗大出①，腠理開發，因遇夏氣②淒滄之小寒，寒迫之③，〇平按：『小寒寒迫之』，《素問》作『水寒』二字，新校正云：『《甲乙》《太素》「水寒」作「小寒迫之」。』據此，則本書下『寒』字疑衍。藏於腠理皮膚之中，秋傷於風，病盛矣。夫寒者陰氣也，風者陽氣也，先傷於寒而後傷於風，故先寒而後熱④。夏遇小寒，藏於腠理皮膚之中，至秋復傷於風。先遇於寒，故先寒也；後傷於風，故後熱。此爲寒瘧也。〇平按：『病盛矣』，《素問》《甲乙》作『則病成矣』。『後熱』下，《素問》《甲乙》有『病以時作，名曰寒瘧⑤』八字。

黃帝曰：先熱而後寒⑥何也？

岐伯曰：此先傷於風，而後傷於寒⑦，故先熱而後寒⑧，亦以時作，名曰温瘧⑨。其但熱而不寒⑩，陰氣絕，陽氣獨發，則少氣煩悗⑪，手足熱而欲歐，名曰癉瘧。此二種瘧，略示所由，廣解在下。〇平按：《素問》《甲乙》『絕』上有『先』字；『歐』作『嘔』。《素問》『煩悗』作『煩冤』。

黃帝曰：夫經言⑫有餘者寫之，不足者補之。今熱爲有餘，寒爲不足。夫瘧之寒也⑬，湯

---

① 汗大出：《素問》『汗』上有『其』字。
② 因遇夏氣：底本脱『氣』字，據仁和寺本補。《素問》亦作『因遇夏氣』；《甲乙》作『因遇風夏氣』，疑『風』字衍。
③ 小寒，寒迫之：《甲乙》作『水寒迫之』。據《素問》新校正，疑《甲乙》『水』字爲『小』之誤。
④ 後熱：《素問》作『後熱也』。
⑤ 名曰寒瘧：《甲乙》『瘧』下有『也』字。
⑥ 先熱而後寒：《素問》《甲乙》『寒』下均有『者』字。
⑦ 而後傷於寒：《甲乙》無『而』字。
⑧ 後寒：《素問》『寒』下有『也』字。
⑨ 名曰温瘧：《甲乙》『瘧』下有『也』字。
⑩ 而不寒：《素問》《甲乙》『寒』下有『者』字。
⑪ 煩悗：『悗』，仁和寺本及《素問》《甲乙》作『冤』。按，據李今庸先生《古醫書研究》考證，『冤』，音免，與『悶』『悗』『懣』通。
⑫ 夫經言：《甲乙》無『夫』字。
⑬ 夫瘧之寒也：《素問》作『夫瘧者之寒』；《甲乙》作『夫瘧之寒』。

火不能温也①，及其熱也②，冰水不能寒也③，此皆有餘不足之類也④。當是時⑤，良工不能止也⑥，必須其時自衰〇平按：《素問》作『必須其自衰』，《甲乙》作『必待其自衰』。乃刺之，其故何也？願聞其說。

岐伯曰：經言無刺熇熇之氣，無刺渾渾之脉，無刺漉漉之汗，故爲其病逆，未可治⑦。此言病發盛時，不可取也。〇平按：『熇熇之氣』，『氣』字《素問》《甲乙》作『熱』，新校正云：『全元起本及《太素》「熱」作「氣」。』夫瘧之始發也，陽氣并於陰，當是之時，陽虚而陰盛⑧，外無氣⑨，故先寒慄⑩。陰氣逆極，則復出之陽，陽與陰復并於外⑪，則陰虚而陽實，故熱而渴⑫。夫瘧氣者⑬，并於陽而陽勝⑭，并於陰則陰勝，陰勝⑮則寒，陽勝則熱。瘧，風寒氣也，不常，病極則復至。〇平按：『瘧，風寒氣也，不常，病極則復至』，《素問》作『瘧者，風寒之氣不常也，病極則復。』王注云：『復，謂復舊也。言其氣發至極，還復如舊。』『至』字連下文『病之發也』作

---

①不能温也：《甲乙》無『也』字。
②及其熱也：《素問》《甲乙》無『也』字。
③不能寒也：《甲乙》無『也』字。
④之類也：《素問》《甲乙》無『也』字。
⑤當是時：《素問》《甲乙》作『當此之時』。
⑥良工不能止也：仁和寺本脱『不能』二字。底本有『不能』二字，是。《素問》《甲乙》作『良工不能止』。
⑦故爲其病逆，未可治：底本原作『故其爲病逆，不可治』，『其爲』二字抄倒，『不』當作『未』，今據仁和寺本改正。《素問》作『故爲其病逆，未可治也』；《甲乙》作『爲其病逆，未可治也』。
⑧陽虚而陰盛：《甲乙》無『而』字。
⑨外無氣：《甲乙》作『而外無氣』。
⑩寒慄：《素問》《甲乙》作『寒慄也』。
⑪復并於外：《甲乙》無『復』字。
⑫故熱而渴：《素問》《甲乙》『熱』上有『先』字。
⑬夫瘧氣者：《甲乙》無『氣者』二字。
⑭并於陽而陽勝：據下文『并於陰則陰勝』，疑『而』爲『則』之誤。《素問》《甲乙》『而』均作『則』。
⑮陰勝：《甲乙》作『陰勝者』。又，下文『陽勝』，《甲乙》『勝』下亦有『者』字。

句。新校正云：『《甲乙》作「瘧者，寒風之暴氣不常，病極則復至。」全元起本及《太素》作「瘧，風寒氣也，不常，病極則復至。」「至」字連上句，與王氏之意異。』病之發也如火熱，風雨不可當也。故經言曰：方其盛時①，勿敢必毀，因其衰也，事必大昌。此之謂也。此言取其衰時有益者也。〇平按：《素問》《甲乙》『熱』字上有『之』字，下有『如』字；『盛時』下無『勿敢』二字。新校正云：『《太素》作「勿敢必毀」。』與此同。夫瘧之未發也，陰未并陽，陽未并陰，因而調之，真氣得安②，邪氣乃已③，故工不能治其已發④，爲其氣逆也。此言取其未病之病，未盛之時也。〇平按：《素問》《甲乙》『邪氣乃已』作『邪氣乃亡』，別本亦作『亡』。

黄帝曰：善。工之奈何？早晏何如？晏，晚也。療瘧之要，取之早晚何如也？〇平按：《素問》『工』作『攻』。

岐伯曰：瘧之且發⑤，陰陽之且移也，必從四末始⑥，陽以傷，陰從之，故先其時⑦，堅束其處，令邪氣不得入，陰氣不得出，後見之在孫絡⑧，盛堅而血者皆取之，此直往而取未得并者也。此言療之在早，不在於晚也。夫瘧之作也，必內陰外陽，相入相并相移乃作。四支爲陽，藏府爲陰。瘧之將作，陽從四支而入，陰從藏府而出，二氣交爭，陰勝爲寒，陽勝爲熱。療之二氣未并之前，以繩堅束四支病所來處，使二氣不得相通，必邪見孫絡，皆刺去血，此爲要道也。陽以傷者，陽虛也。陰從之者，陰并也。〇平按：《素問》《甲乙》『陽以傷』，『以』作『已』；『後見之』作『審候見之』。『直往』，《素問》作『真往』，新校正云：『真往，《甲乙》作「其往」，《太素》作「直往」。』

黄帝曰：病不發，其應何如⑨？瘧病有休有作，其應何氣也？〇平按：《素問》《甲乙》『病』作『瘧』。

岐伯曰：瘧氣者，必更盛更虛，隨氣所在。病在陽則熱，脉躁；在陰則寒，脉靜；極則

---

① 故經言曰：方其盛時：《甲乙》無『言』『時』二字。
② 真氣得安：『得』，《甲乙》作『乃』。
③ 邪氣乃已：『已』，當據仁和寺本改作『亡』。
④ 治其已發：《甲乙》無『其』字。
⑤ 且發：《素問》《甲乙》作『且發也』。
⑥ 必從四末始：《素問》『始』下有『也』字。
⑦ 故先其時：《甲乙》『故』下有『氣未并』三字。
⑧ 在孫絡：《甲乙》『絡』下有『者』字。
⑨ 何如：《甲乙》作『何也』。

陰陽俱衰，衛氣相離，則病得休①；衛氣集，則復病②。瘧氣不與衛氣聚，故得休止。若瘧氣居衛，與衛氣聚者，則其病復作。故病不發者，不與陰陽相應③故也。○平按：『隨氣所在』，《素問》作『當氣之所在也』。

黃帝曰：時有間二日或至數日發，或渴或不渴，其故何也？夫瘧之作，遲數不同。或不間日，謂一日一發也；或有間日，隔日而發也；或間二日、三日一發也；或至數日一發，四日以去有一發也。諸間二日以去温瘧，人多不識，不以爲瘧，宜審察之，以行補寫也。

岐伯曰：其間日者④，邪氣與衛氣客於六府，而時相失，不能相得⑤，故休數日乃作⑥。瘧氣衛氣俱行，行至六府，穀氣有時盛衰，致令二氣相失，數日乃得一集，集時即發，故至數日乃作也。○平按：『而時相失』，《素問》作『而有時相失』，《甲乙》作『而相失』。**瘧者，陰陽更勝⑦，或甚或不甚⑧，或渴或不渴。**陰盛寒甚，不渴；陽勝熱甚，故渴也。○平按：『或渴』上，《素問》《甲乙》有『故』字。

黃帝曰：論言夏傷於暑，秋必痻瘧，今瘧不必應⑨，何也？夏傷於暑，秋必痻瘧。今瘧之發，不必要在秋時，四時皆發，其故何也？○平按：《甲乙》無『論言』二字。『痻瘧』，《素問》作『病瘧』，新校正云：『按《生氣通天論》并《陰陽應象大論》俱作「痎瘧」。』注『不必要在秋時』，『要』字袁刻作『應』，亦通。

岐伯曰：此應四時者也。其病異形者，反四時也⑩。或夏傷於暑，或冬傷於寒，以爲瘧者，至其發時，皆應四時，但病形異也⑪。**其俱以秋病**

---

① 則病得休：『則』，《素問》作『故』。

② 則復病：《素問》『病』下有『也』字。

③ 不與陰陽相應：『應』，底本原作『并』，據仁和寺本改。

④ 其間日者：《甲乙》無『者』字。

⑤ 不能相得：《甲乙》作『時不相得』。

⑥ 乃作：《素問》作『乃作也』；《甲乙》作『乃發也』。

⑦ 陰陽更勝：《素問》『勝』下有『也』字。

⑧ 或甚或不甚：仁和寺本作『勝甚或不甚』，據下文『或渴或不渴』，『勝』爲『或』誤。《素問》《甲乙》均作『或甚或不甚』。

⑨ 不必應：《素問》《甲乙》『應』下有『者』字。

⑩ 反四時也：底本『時』下衍『者』字，據仁和寺本刪。

⑪ 但病形異也：仁和寺本作『但病形異耳也』，『也』字衍。底本刪『耳』字，亦通。

者寒甚，以冬病者寒不甚，以春病者䛩風①，以夏病者多汗。䛩，於路反，畏䛩也。言同傷寒暑，俱以四時爲瘧也。秋三月時，陰氣得勝，故熱少寒甚也。冬三月時，陽生陰衰，故熱多寒少也。春三月時風盛②，故惡風也。夏三月時温熱盛③，故多汗也。○平按：《素問》《甲乙》無『俱』字；『䛩』均作『惡』。

黃帝曰：夫温瘧與寒瘧④各安舍⑤？舍何藏？問寒温二瘧所居之藏也。○平按：《素問》『夫』下有『病』字；『各安舍？舍何藏』作『而皆安舍？舍於何藏』。《甲乙》作『其在何藏』。

岐伯曰：温瘧者，得之冬中風⑥，寒氣藏於骨髓之中，○平按：『寒』下，《甲乙》、巢氏重『寒』字。至春則陽氣大發，邪氣不得出⑦，因遇大暑，腦髓鑠⑧，脉肉銷澤⑨，○平按：『邪氣不得出』，《甲乙》作『不能出』，《素問》作『不能自出』。『脉肉銷澤』，《素問》《甲乙》作『肌肉消』；巢氏作『脉肉消釋』。腠理發洩，因有所用力，邪氣與汗偕出，○平按：『因』，《素問》《甲乙》作『或』；『偕』作『皆』。此病藏於腎，其氣先從內出之於外⑩，如是則⑪陰虛而陽盛，則病矣，衰則氣復反入，入則⑫陽虛，陽虛則寒矣，故先熱而後寒，名曰温瘧。此言温瘧所舍之藏，謂冬三月時，因腠理開，得大寒氣深入，至於骨髓，藏於腎中，至春陽氣雖發，亦不能出，以內銷於腦髓，銷澤脉肉，發洩腠理，有因用力汗出，其寒氣從內與汗俱出，是則陰虛，陰虛陽乘，內盛爲熱，故先熱也；熱極復衰，反入於內，外陽復虛，陽虛陰乘爲寒，所以後寒，故曰温瘧也。○平按：『則病矣』，《素問》作『陽盛則熱矣』，《甲乙》作『陽盛則熱衰矣』。又注『陽虛陰乘』，別本無『陽虛』二字。

---

①䛩風：『䛩』，音物，與『惡』同。《說文·言部》：『䛩，畏䛩。』《素問》《甲乙》均作『惡風』。
②風盛：『盛』，底本原作『甚』，據仁和寺本改。
③温熱盛：『盛』，底本原作『甚』，據仁和寺本改。
④夫温瘧與寒瘧：《甲乙》作『温瘧與寒瘧者』。
⑤各安舍：《甲乙》作『皆安舍』。
⑥得之冬中風：《素問》作『得之冬中於風』；《甲乙》作『得之於冬中於風』。
⑦邪氣不得出：底本『得』字誤，當據仁和寺本改作『能』。《素問》作『邪氣不能自出』；《甲乙》作『寒氣不能出』。
⑧鑠：《素問》作『爍』。
⑨脉肉銷澤：『澤』，通『釋』，解散之義。《集韻·昔韻》：『釋，《說文》：「解也，從釆，取其分別物也。」或作澤。』段玉裁《說文解字注水部》：『澤，又借爲釋字。』《諸病源候論·卷十一·瘧病候第十一》作『脉肉消釋』。
⑩於外：《素問》作『於外也』。
⑪如是則：《素問》《甲乙》作『如是者』。
⑫衰則氣復反入，入則：《甲乙》作『衰則氣反復入，復入則』。

黃帝曰：癉瘧者何如①？

岐伯曰：癉瘧者②，肺之素有熱氣盛於身，厥逆上③，中氣實而不外洩，因有所用力，腠理開，風寒舍於皮膚之內，分肉之間而發，發則陽氣盛，氣盛而不衰，則病矣。癉，熱也。素，先也。人之肺中，先有熱氣，發於內熱，內熱盛而不衰，以成癉瘧之病也。〇平按：『肺之素有熱』，《素問》《甲乙》無『之』字，巢氏『素』作『系』。逆『厥逆上』，《素問》作『厥逆上衝』，巢氏作『上下』。其氣不反之陰，故但熱不寒④，寒氣內藏於心，而外舍⑤分肉之間，令人銷鑠脫肉，故命曰⑥癉瘧。

黃帝曰：善哉⑦。爲寒氣所發熱氣，不反之陰，故但熱不寒。神引寒氣藏心，而舍分肉之間，故能銷鑠脫肉，令人瘦瘠⑧。然則，無寒獨熱，故曰癉瘧也。〇平按：『不反之陰』，《素問》作『不及於陰』，新校正云：『全元起本及《太素》作「不反之陰」，巢元方作「不及之陰」。』『寒氣』，『寒』字《素問》《甲乙》不重。『銷鑠』，《素問》作『消爍』，《甲乙》作『消鑠』，巢氏同。

十二瘧

平按：此篇自『足太陽瘧』至末，見《素問・卷十・第三十六刺瘧篇》。篇首『瘧而不渴』至『爲五十九刺』，《素問・刺瘧篇》編次在後。又自篇首至末，見《甲乙經・卷七・第五》，又見《巢氏病源・卷十一・瘧病諸候》，惟編次小異。

黃帝曰：瘧而不渴，間日而作，奈何？

① 癉瘧者何如：《素問》《甲乙》無『者』字。
② 癉瘧者：《甲乙》無此三字。
③ 厥逆上：《素問》《諸病源候論・卷十一・癉瘧候》作『厥逆上衝』；《甲乙》作『厥氣逆上』。
④ 但熱不寒：《素問》《甲乙》『熱』下有『而』字。
⑤ 外舍：《素問》作『外舍於』。
⑥ 命曰：《甲乙》作『名曰』。
⑦ 黃帝曰：善哉：《素問》作『帝曰：善』；《甲乙》無此五字。
⑧ 令人瘦瘠：『瘠』，底本誤作『脊』，據仁和寺本改正。

岐伯曰：瘧而不渴①，間日而作，刺足太陽；渴而間日作，刺足少陽。温瘧者②汗不出，爲五十九刺。足太陽在陰主水，故不渴，間日發也。足少陽在陽，故渴而間日作也。此二皆寒瘧也。温瘧，傷寒所爲，故汗不出，以五十九刺也。〇平按：自『黃帝曰：瘧而不渴』至『岐伯曰』，《素問》《甲乙》無此十六字。『刺足太陽』，《甲乙經》云：『《九卷》曰：取足陽明，《素問》刺太陰③。』今本《素問》作『刺足太陽』，新校正云：『《九卷》云：刺足陽明。《太素》同④。』『刺足少陽』，《甲乙經》云：『《九卷》曰：取手少陽。《素問》刺足少陽。』今本《素問》作『刺足少陽』，新校正云：『《九卷》云：刺手少陽。《太素》同。』據新校正所引，則《太素》與《九卷》同，與《素問》異。今本書云『刺足太陽』『刺足少陽』，與《九卷》異，與《素問》同。又檢今本《靈樞·雜病篇》云：『瘧不渴，間日而作，取足陽明；渴而日作，取手陽明。』再檢本書卷三十《刺瘧節度篇》，與《靈樞》同，與《甲乙》《素問》新校正所引亦不盡同，與本篇所云『刺足太陽⑤』『刺足少陽』亦異。細玩楊注本篇云：『此二皆寒瘧』，《刺瘧節度篇》云：『取所主輸』，故不盡同也。

足太陽瘧⑥，令人腰痛頭重，寒從背起，先寒後熱渴，渴止汗出，難已，日刺郄中出血。足太陽脉從頭下背下腰，邪客之，故寒從背起。《明堂》足太陽合委中，療經瘧，狀與此同也。〇平按：『渴，渴止汗出』，《素問》作『熇熇暍暍然，熱止汗出』，新校正云：『全元起本、《甲乙經》《太素》、巢元方并作「先寒後熱渴，渴止汗出」。』與本書合。『日刺郄中』，《素問》、巢氏無『日』字，《甲乙》作『間日作，刺膕中』。

足少陽瘧，令人身體解㑊，寒不甚，熱不甚，惡見人，見人心惕惕然⑦，熱多汗，汗出甚，刺足少陽。足少陽脉羈終身之支節，故此脉病身體解㑊。足少陽與厥陰合，故寒熱俱不甚，惡見人也。若熱多，即汗出甚也，可取足少陽風池、丘虛等穴也。〇平按：『解㑊』，巢氏作『解倦』。《甲乙》無『熱不甚』三字。『汗』字，《素問》《甲乙》、巢氏均不重，疑衍。

---

①瘧而不渴：《素問》《甲乙》無『而』字。
②温瘧者：《素問》《甲乙》無『者』字。
③刺太陰：當據明鈔本《甲乙經》改作『刺足太陽』。詳見李雲《黃帝三部鍼灸甲乙經新校·卷七·第五》（學苑出版社二〇一五年一月修订版）相關脚注。
④《太素》同：按，新校正此言指《太素》與《素問》相同（皆作『刺足太陽』），並非指《太素》與《九卷》（即《靈樞》）文同。下文引《素問》新校正『《太素》同』三字，亦指《太素》與《素問》文同。蕭氏誤解林億等新校正本意，故雖多方引證，終不得要領。
⑤刺足太陽：底本脱『足』字，據經文補。
⑥足太陽瘧：《素問》『瘧』上有『之』字。按，以下足少陽瘧、足陽明瘧、足太陰瘧、足少陰瘧、足厥陰瘧五『瘧』字，《素問》均作『之瘧』。
⑦見人心惕惕然：《甲乙》無『見人』二字。

足陽明瘧，令人先寒，洒淅洒淅①，寒甚久乃熱，熱去汗②出，喜見日月光火氣乃快然，刺陽明跗上。足陽明兩陽合明，故汗去③，喜見日月光明，見之快心也。足跗上，足陽明脉行也。〇平按：『洒』，巢氏作『灑』；『日』下無『月』字。《素問》『刺』下有『足』字。《甲乙》『跗上』下，有『及調衝陽』四字。巢氏作『刺足陽明腳肤上』。

足太陰瘧，令人不樂，好太息，不嗜食，多寒熱汗出，病至則善歐，歐已乃衰，即取之。足太陰脉從胃別上膈，注心中，故瘧令人不樂，好太息也。脾胃主食，故脾脉病不嗜食。其脉入腹屬脾絡胃，上膈俠咽，故病將極喜歐。歐已乃衰時，即宜取之也。〇平按：《甲乙》『多寒熱』作『多寒少熱』。『歐』，《素問》《甲乙》、巢氏并作『嘔』。『取之』下，《甲乙》有『足太陰』三字。

足少陰瘧，令人吐歐④，甚多寒熱⑤，熱多寒少⑥，欲閉户⑦而處，其病難已。足少陰脉貫肝膈入肺中，從肺出絡心，注胸中，故足少陰瘧令人吐歐，甚則寒熱俱多於餘經瘧。其足少陰爲陽乘之，故熱多寒少。以其腎陰脉傷，故欲閉户而處，病難已也。〇平按：《甲乙》作『嘔吐甚，多寒少熱』，巢氏作『久寒熱』。『難已』下，《甲乙》有『取太谿』三字。

足厥陰瘧，令人腰痛，少腹滿，小便不利，如癃狀，非癃已⑧，數小便，意恐懼⑨，氣不足，腸中邑邑⑩，刺足厥陰。足厥陰脉環陰器，抵少腹，故腰痛少腹滿，小便不利如癃。癃，淋也，小便不利如淋也。其脉屬肝絡膽，膽爲足厥陰府，故膽傷，恐懼氣不足，腸中邑邑也。可刺足厥陰五輸、中封等穴也。〇平按：『非癃已』，《素問》《甲乙》作『非癃也』，巢氏作『非癃狀也』。『數小便意』，《素問》作『數便意』，新校正云：『《甲乙》「數便意」三字作「數噫」二字。』『邑邑』，《素問》《甲乙》、巢氏并作『悒悒』。

---

① 洒淅洒淅：『淅』，仁和寺本作『泝』。《素問》《甲乙》及蕭注《太素》均作『淅』。
② 汗：底本誤作『汙』，據仁和寺本改正。
③ 故汗去：『去』，底本作『出』，據仁和寺本改。
④ 吐歐：《素問》《甲乙》作『嘔吐』。按，『歐』與『嘔』同。
⑤ 甚多寒熱：《甲乙》作『甚多寒少熱』；《諸病源候論》作『甚久寒熱』。按，二書『甚』字均屬上讀。
⑥ 熱多寒少：《甲乙》無此四字。
⑦ 欲閉户：《素問》《甲乙》作『欲閉戶牖』。
⑧ 非癃已：疑『已』爲『也』訛。《素問》《甲乙》作『非癃也』；《病源》作『非癃狀也』。
⑨ 數小便，意恐懼：《素問》《甲乙》作『數便意恐懼』。《甲乙》『懼』下注：『一作「噫恐懼」。』《素問》新校正云：『按，《甲乙》「數便意」三字作「數噫」二字。』按，新校正所引《甲乙》與今本不同。
⑩ 腸中邑邑：《素問》《甲乙》作『腹中悒悒』；《諸病源候論》作『腸中悒悒』。

肺瘧者，令人心寒，寒甚熱間①，喜驚如有見者，刺手太陰、陽明。以上言經病爲瘧，以下言藏病瘧。肺以逼心，故肺病心寒喜驚，妄有所見。宜取肺之藏府表裏之脉也。〇平按：『喜驚如有見者』，《素問》《甲乙》作『善驚如有見者』，巢氏作『如是有見者』。

心瘧者，令人煩心，甚欲得清水②及寒多，寒不甚，熱甚，刺手少陰③。心中煩熱，故欲得冷水及欲得寒。以其是陽，得寒發熱，故欲④得寒多也，其寒不甚，其熱甚也。心經手少陰受病，遂令心煩，非心受病。又心有神⑤，不可多受邪氣，非脉不受邪也，故令煩心。療在手少陰少海之穴也。〇平按：『及寒多，寒不甚，熱甚』，《素問》作『反寒多，不甚熱』六字，新校正云：『《太素》云：欲得清水及寒多，寒不甚，熱甚。』與此同。《甲乙》作『寒多，不甚熱』，巢氏作『乃寒多，寒不甚熱』。

肝瘧⑥，令人色倉倉然，太息，其狀若死者，刺足厥陰見血。肝瘧病甚則正色見，故倉倉然也。倉，青也。病甚氣奔，故太息出之。可取肝之經絡，見血得愈也。〇平按：『倉倉』，《素問》《甲乙》、巢氏均作『蒼蒼』。《甲乙》無『太息』二字。

脾瘧，令人疾寒，腹中痛，熱則腸中鳴，已汗出，刺足太陰。脾脉足太陰脉屬脾絡胃連腸，以穀氣盛，故寒疾腹痛腸鳴。可取脾之經脉大都、公孫、商丘⑦等穴也。〇平按：《素問》無『疾』字，《甲乙》作『病』字。

腎瘧，令人洒洒，腰脊痛宛轉，大便難，目詢詢然⑧，手足寒，刺足太陽、少陰。詢，請也，謂有詢請，舉目求之。詢詢，舉目視專也。洒，音洗，謂惡寒也。腎脉貫脊屬腎絡膀胱，故腰脊痛宛轉，大便難也。其脉從腎上貫肝膈，肝脉入目，故詢詢然。又或爲眩，腎府膀胱足太陽脉起目內眥，故令目眩也。足少陰、太陽上連手之少陰、太陽，故手足寒也。取此腎之藏府

---

① 寒甚熱間：《素問》作『寒甚熱，熱間』；《甲乙》作『甚熱熱間』。
② 得清水：《甲乙》作『得見清水』。
③ 刺手少陰：《甲乙》此下有『是謂神門』四字。
④ 欲：底本作『使』，據仁和寺本改，與經文『欲得清水及寒多』合。
⑤ 又心有神：『又』，底本誤作『人』，據仁和寺本改正。
⑥ 肝瘧：《素問》作『肝瘧者』。按，此下『脾瘧』『腎瘧』『胃瘧』之下均有『者』字。
⑦ 商丘：底本作『商邱』，據仁和寺本改。
⑧ 目詢詢然：仁和寺本『詢』字右側注有『《切》相倫反』四字。按，『切』指《切韻》。

二脉也。〇平按：『洒洒』下，《素問》有『然』字，《甲乙》作『淒淒然』。『目詢詢然』，《素問》《甲乙》作『目眴眴然』，巢氏作『目眩眴然』。

胃瘧，令人疸病也，喜飢而不能食，食而支滿腹大，刺足陽明、太陰橫脉出血。疸，音旦，內熱病也。胃受飲食，飲食非理，致有寒熱，故胃有瘧也。胃脉足陽明屬胃絡脾，故胃中熱，喜飢不能食，腹𢭏滿也①。足陽明大絡，即大橫脉也。〇平按：『疸病』，《素問》《甲乙》、巢氏均作『且病』，新校正云：『《太素》「且病」作「疸病」。』《素問》『喜』作『善』，《甲乙》作『寒善』。

瘧以發②，身方熱③，刺跗上動脉，開其空立寒。以前諸瘧中，温瘧將欲熱時，可刺足跗上動脉。動脉即衝脉，爲五藏六府之海，故刺之以療十二瘧也。開空者，搖大其穴，熱去立寒也。或寒衰方熱也。〇平按：『空』下，《素問》有『出其血』三字，《甲乙》有『出血』二字。

瘧方欲寒，刺手陽明、太陰，足陽明、太陰。以前諸瘧之中，寒瘧可刺手足陽明、太陰。手陽明脉商陽、三間、合谷、陽谿、偏歷④、温留⑤、五里等；足陽明神庭、開明、天樞、解谿、衝陽、陷谷、厲兑等；手太陰列缺、太泉、少商；足太陰大都、公孫、商丘等穴。或熱衰方寒也。〇平按：『諸瘧』上，《素問》有『瘧脉滿大』至『則失時也』八十九字，本書在第三十卷《刺瘧節度篇》，新校正云：『詳自「瘧脉滿大」至「則失時也」，全元起本在第四卷中，王氏移續於此。』本書無此八十九字，則《素問》爲王氏所移益信。

諸瘧而脉不見者⑥，刺十指間見血⑦，血去必已，先視身之熱赤如小豆者盡取之。十二種瘧各有絡脉見者，依刺去之。若絡不見足陰陽脉，刺足十指間；手陰陽脉不見，刺手十指間，皆出血必已。又諸瘧將衰，身上有如赤小豆結起者，皆刺去也⑧。〇平按：《甲乙》『而脉不見』，『而』作『如』。『赤』上，《素問》《甲乙》無『熱』字。

---

① 腹𢭏滿也：『𢭏』，據經文『食而支滿腹大』，疑爲『𢭏』字之誤。按，『𢭏』同『支』，支撑之義。《正字通·手部》：『𢭏，同支。』
② 瘧以發：『以』與『已』通。《素問》《甲乙》作『瘧發』。
③ 身方熱：《甲乙》作『身熱』。
④ 偏歷：『偏』與『徧（遍）』通。《素問·繆刺論篇》王冰注引《甲乙》《中誥孔穴圖經》《流注图經》均作『徧歷』。
⑤ 温留：底本原作『温溜』，據仁和寺本改。
⑥ 脉不見者：《素問》無『者』字。
⑦ 見血：《素問》《甲乙》作『出血』。
⑧ 皆刺去也：底本『去』下衍『之』字，據仁和寺本刪。

十二瘧者，其發各不同時，察其病形，以知其何脉之病也①。先其病發時②如食頃③而刺之，此言通療十二種瘧，並於瘧未發先一食之頃刺之，必已也④。一刺則衰，二刺則知，三刺則已；一刺病衰，病人未覺有愈；二刺知愈，其病未盡；三刺病氣都盡也。不已，刺舌下兩脉出血；不已，刺郄中⑤盛經出血；有刺項以下俠脊者，必已。舌下兩脉者，廉泉也⑥。如前刺之不已，可變法刺，凡有三刺：一刺舌下足少陰脉、任脉廉泉之穴；二刺膕內委中，檢無郄中，或可刺於膕內郄穴委中之中，足太陽盛經出血；三刺項下俠脊足太陽大杼、譩譆等穴。〇平按：《素問》《甲乙》『有刺項以下』作『又刺項已下』。注『膕內郄穴』，『內』字袁刻作『中』。

刺瘧者，必先問其病之所先發者，先刺之。先問者，問其瘧發之先，欲療其始，問而知之也。〇平按：『必先問』，『先』字袁刻脱。頭先痛及重⑦，先刺頭上，先取督脉神庭、上星、顖會、百會等穴。及兩頷兩眉⑧間出血。兩頷眉間取絡出血。〇平按：『兩頷』，《素問》《甲乙》均作『兩額』。先項背痛者，先刺之。先起項及背者，先刺項及背療瘧之處也。先腰脊痛者，刺郄中⑨出血。刺委中之郄也。先手臂痛者，先刺陰陽十指間。手表裏陰陽之脉，十指之間也。〇平按：《素問》《甲乙》『陰陽十指間』作『手少陰、陽明十指間』，新校正云：『別本作「手陰陽」，全本亦作「手陰陽」。』先足胻痠痛者，先刺足陽明十指間出血。足陽明爲三陽之長，故刺足十指間出血，皆稱足陽明也。〇平按：《素問》《甲乙》『胻』作『脛』。

---

① 之病也：《甲乙》無『也』字。
② 病發時：《素問》《甲乙》無『病』字。
③ 食頃：《甲乙》作『一食頃』。
④ 必已也：底本無『也』字，據仁和寺本補入。
⑤ 刺郄中：『郄』，底本作『郗』，據仁和寺本改。下同。按，『郗』與『郄』同。《素問》《甲乙》均作『刺郄中』。
⑥ 廉泉也：《甲乙》作『廉泉穴也』。
⑦ 頭先痛及重：《素問》《甲乙》作『先頭痛及重者』。
⑧ 兩眉：《甲乙》誤作『兩肩』。
⑨ 刺郄中：《素問》《甲乙》『刺』上有『先』字。

風瘧之發①，則汗出惡風，刺三陽經背輸之血②。此風瘧狀也。風瘧候手足三陽經之背輸，有瘧於穴③處取之。○平按：『之發』，《素問》作『瘧發』。《甲乙》『三陽』上有『足』字。胻痠痛甚，按之不可，名曰胕髓，以鑱，鑱絶骨出其血，立已。身體小痛，刺之④諸陰之井⑤，毋⑥出血，間日一刺。人足胻痠痛，按之不可，名曰胕髓之病。可以鑱鍼鑱出血也⑦。五藏諸陰之井起於木，宜取勿出血也。有本『髓』爲『體』。○平按：『胕髓』下，《素問》有『病』字，《甲乙》作『胕髓病』。『以鑱，鑱絶骨』，《素問》《甲乙》作『以鑱鍼鍼絶骨』。《素問》『刺之』，『之』字作『至陰』二字。

黃帝內經太素卷第二十五　傷寒

仁安三年五月八日以同本書之

以同本移點校合了　丹波賴基

本云

保元二年卯月二十一日以家本比校了　憲基

①風瘧之發：《素問》作『風瘧瘧發』；《甲乙》作『風瘧發』。
②背輸之血：《素問》《甲乙》作『背俞之血者』。
③有瘧於穴：仁和寺本『穴』上一字蝕爛，略似『之』字。底本作『於』，可商榷。
④刺之：《素問》作『刺至陰』；《甲乙》作『刺』，無『之』字。
⑤諸陰之井：『井』，《甲乙》誤作『并』。
⑥毋：《素問》《甲乙》作『無』。
⑦可以鑱鍼鑱出血也：底本脱『鍼』字，據仁和寺本補入。

黃帝內經太素卷第二十六　寒熱

通直郎守太子文學臣楊上善奉　敕撰注
黃陂蕭延平北承甫校正

寒熱厥

平按：此篇自篇首至末，見《素問·卷十二·第四十五厥論篇》，又見《甲乙經·卷七·第三》，又見《巢氏病源·卷十二·冷熱病諸候、寒熱厥候篇》，惟編次前後略異。

黃帝問於岐伯曰①：厥之寒熱者何也？夫厥者，氣動逆也。氣之失逆，有寒有熱，故曰厥寒熱也。九月反，逆氣。〇平按：注『氣之失逆』，袁刻『之』作『動』。

岐伯曰②：陽氣衰於下，則爲寒厥；陰氣衰於下，則爲熱厥。下，謂足也。足之陽氣虛也，陰氣乘之足冷，名曰寒厥。足之陰氣虛也，陽氣乘之足熱，名曰熱厥也。

黃帝曰：熱厥之爲熱也，必起足下③，何也？寒熱逆之氣，生於足下，令足下熱，不生足上，何也？

---

① 黃帝問於岐伯曰：《素問》作『黃帝問曰』。
② 岐伯曰：《素問》作『歧伯對曰』。
③ 必起足下：《素問》《甲乙》作『必起於足下者』。

岐伯曰：陽起於五指之表，集於足下而熱於足心，故陽勝①則足下熱②。五指表者，陽也。足心者，陰也③。陽生於表，以温足下。今足下陰虛陽勝，故足下熱，名曰熱厥也④。〇平按：『陽起於五指之表』《素問》作『陽氣起於足五指之表』，新校正云：「《甲乙》『陽氣起於足』作「走於足」，「起」當作「走」。」今本《甲乙》仍作『起』。按：足之三陽從頭走足，自以『走』字爲允。又《素問》《甲乙》『表』下有『陰脉者』三字；『而熱』，『熱』字作『聚』，巢氏亦作『聚』。注『表者』，『者』字袁刻脱。『今足下』，『今』字袁刻作『令』。

黃帝曰：寒厥之爲寒也⑤，必從五指始⑥，上於膝下⑦，何也？

岐伯曰：陰氣起於五指之裏，集於膝下而聚於膝上，故陰氣勝則從五指至膝上寒，其寒也，不從外，皆從內寒。

黃帝曰：善⑧。五指裏，陰也。膝下至於膝上，陽也。今陽虛陰勝之，故膝上下冷也。膝上下冷，不從外來，皆從五指之裏，寒氣上乘冷也。〇平按：『必從』，『必』字袁刻脱。『始上於膝下』，《素問》《甲乙》作『而上於膝者』。又，《素問》『皆從內寒』，『寒』作『也』，《甲乙》無『寒』字，巢氏作『皆從內寒』，與本書同。

黃帝曰：寒厥何失而然⑨？厥，失也。寒失之氣，何所失逆，致令手足冷也？

岐伯曰：前陰者，宗筋之所聚也，太陰、陽明之所合也⑩。春夏則陽氣多而陰氣衰，秋

---

① 陽勝：《素問》作『陽氣勝』。
② 足下熱：《素問》此下有『也』字。
③ 足心者，陰也：『陰』，仁和寺本誤作『陽』，據上文『五指表者，陽也』，當從底本作『陰』。
④ 名曰熱厥也：仁和寺本作『名曰熱厥熱也』，下『熱』字誤衍。
⑤ 寒厥之爲寒也：《甲乙》作『寒厥』二字。
⑥ 必從五指始：《素問》作『必從五指而』，《甲乙》作『必起於五指而』；《諸病源候論》與《太素》同。
⑦ 上於膝下：《諸病源候論》與《太素》同。
⑧ 黃帝曰：善：《素問》《甲乙》無此四字。
⑨ 而然：《素問》《甲乙》作『而然也』。
⑩ 之所合也：《甲乙》無『也』字。

冬則陰氣盛而陽氣衰。大便處爲後陰，陰器爲前陰也。宗，總也。人身大筋總聚以爲前陰也。手太陰脉絡大腸①循胃口，足太陰脉絡胃，手陽明脉屬大腸，足陽明脉屬胃，此二陰陽之脉②皆主水穀，共以水穀之氣資於諸筋，故令足太陰、足少陰、足厥陰、足陽明等諸脉聚於陰器③，以爲宗筋，故宗筋，太陰、陽明之所合也。春夏爲陽，故人足陽明春夏氣盛；秋冬爲陰，故人足太陰秋冬氣盛也。〇平按：『前陰者宗筋之所聚』，《甲乙》作『厥陰者衆筋之所聚』，《素問》新校正云：「《甲乙》作「厥陰者衆筋之所聚」。全元起云：「前陰者，厥陰也。」與王注異，亦自一說。」巢氏『陰』上無『前』字。『陽氣多』，『多』字原鈔不全，《素問》《甲乙》、巢氏均作『多』，袁刻作『盛』。『陰氣衰』，『衰』字《素問》《甲乙》均作『少』。**此人者質壯，以秋冬奪於所用，下氣上爭，未能復④，精氣溢下，邪氣且從之而上⑤，氣居於中⑥，陽氣衰，不能滲營其經絡，故陽氣⑦日損，陰氣獨在，故手足爲之寒⑧。**此人，謂是寒厥手足冷人也。其人形體壯盛，從其所欲，於秋冬陽氣衰時，入房太甚有傷，故曰奪於所用。因奪所用，則陽氣上虛，陰氣上爭，未能和復，精氣溢洩益虛，寒邪之氣因虛上乘，以居其中，以寒居中，陽氣衰虛。夫陽氣者，衛氣也。衛氣行於脉外，滲灌經絡以營於身，以寒邪居上，衛氣日損，陰氣獨用，故手足冷，名曰寒厥也。〇平按：『未能復』，《素問》作『不能復』。『且從之而上』，《素問》、巢氏『且』作『因』，《甲乙》作『從而上之』。『氣居於中』，《甲乙》作『所中』二字。

黃帝曰：熱厥何如⑨？

岐伯曰：酒入於胃，則絡脉滿而經脉虛，脾主爲胃行其津液者也，陰氣虛則陽氣入，陽

---

①大腸：仁和寺本作『太腸』。
②此二陰陽之脉：『此二』，底本作『手足』，據仁和寺本改。
③諸脉聚於陰器：『脉』，仁和寺本作『筋』。檢上文所舉足太陰、足少陰、足厥陰、足陽明爲四脉，非四筋，故當從底本作『脉』。
④未能復：《素問》《甲乙》作『不能復』；《諸病源候論》與《太素》同。
⑤且從之而上：仁和寺本及《諸病源候論》均作『因從之而上』。《素問》作『因從之而上也』；《甲乙》作『從而上之』。底本、日本摹寫本作『且從之而上』，『且』字誤，當據仁和寺本及諸書改爲『因』。
⑥氣居於中：仁和寺本及《素問》作『氣因於中』；底本及《諸病源候論》作『氣居於中』。按，檢楊注曰：『寒邪之氣因虛上乘，以居其中。』據此，疑當作『氣居於中』。
⑦故陽氣：《素問》《甲乙》無『故』字。
⑧爲之寒：《素問》『寒』下有『也』字。
⑨熱厥何如：《素問》『如』下有『而然也』三字。

氣入則胃不和，胃不和則精氣竭①，精氣竭則不營②其四支③。酒爲熱液④，故人之醉，酒先入并絡脉之中，故經脉虛也。脾本爲胃行於津液，以灌四藏。今酒及食先滿絡中則脾藏陰虛，脾藏陰虛則脾經虛，脾經既虛則陽氣乘之，陽氣聚脾中則穀精氣竭，穀精氣竭則不營四支，陽邪獨用，故手足熱也。此人必數醉，若飽已入房，氣聚於脾中未得散，酒氣與穀氣相搏⑤，熱於中，故熱遍於身⑥，故內熱溺赤⑦。夫酒氣盛而慓悍，腎氣有衰，陽氣獨勝，故手足爲之熱⑧。此具言得病所由。此人，謂手足熱厥之人，數經醉酒及飽食，酒穀未消入房，氣聚於脾藏，二氣相搏，內熱於中，外遍於身，內外皆熱，腎陰內衰，陽氣外勝，手足皆熱，名曰熱厥也。〇平按：『此人必數醉』，袁刻脱『必』字。《素問》《甲乙》『飽已』作『飽以』；『未得散』作『不得散』；『相搏』作『相薄』，巢氏作『相并』。『熱於中』，《素問》作『熱盛於中』，《甲乙》無此三字，巢氏作『熱起於內』。『故內熱溺赤』，《素問》《甲乙》作『內熱而溺赤』，巢氏『溺』作『尿』。『有衰』，《甲乙》作『日衰』，《素問》、巢氏并作『有衰』，袁刻作『日衰⑨』。

黃帝問曰：厥⑩或令人腹滿，或令人暴不知人，或至半日遠至一日乃知人者，何也⑪？令人腹滿及不知人，以爲失逆，稱爲厥者，請聞所以。

岐伯曰：陰氣盛於上則下虛，下虛則腹脹滿；上，謂心腹也。下，謂足也⑫。上陽非無有陰，下陰非無有陽，氣之常也。今陰氣并盛於上，下虛故腹滿也。〇平按：《甲乙》無

---

① 精氣竭：『竭』，仁和寺本誤作『端』，據下文『精氣竭』，當作『竭』字。《素問》《甲乙》及蕭注《太素》均作『精氣竭』。
② 營：《甲乙》作『榮』。
③ 四支：『支』與『肢』通。《素問》作『四支也』；《甲乙》作『四肢』。
④ 酒爲熱液：『熱』，仁和寺本作『熟』。
⑤ 相搏：『搏』字誤，當據仁和寺本改作『搏』。楊注『搏』字同。
⑥ 故熱遍於身：《甲乙》無『故』字；《諸病源候論》無『熱』字。
⑦ 故內熱溺赤：《素問》作『內熱而溺赤也』；《甲乙》作『內熱而溺赤』；《諸病源候論》作『內熱則尿赤』。
⑧ 爲之熱：《素問》『熱』下有『也』字。
⑨ 日衰：底本脱『衰』字，據通隱堂本（即『袁刻』）補。
⑩ 厥：《諸病源候論》作『夫厥者』三字。
⑪ 何也：《甲乙》作『何謂也』。
⑫ 謂足也：底本作『謂足下也』，據仁和寺本删『下』字。

『脹』字。巢氏『陰氣』上有『此由』二字，無『則下虛』至下節『陽氣盛於上』十四字。**陽氣盛於上，則下氣重上而邪氣逆，逆則陽氣亂，亂則不知人**①。

黃帝曰：善②。心腹爲陽，下之陽氣重上心腹，是爲邪氣逆亂，故不知人也。〇平按：『陽氣盛於上』，《甲乙》作『腹滿』二字，注云：『《素問》作「陽氣盛於上」。』《素問③》新校正云：『當從《甲乙》之説。何以言之？别按《甲乙》云：陽脉下墜，陰脉上爭，發尸厥。焉有陰氣盛於上而又言陽氣盛於上？又按張仲景云：少陰脉不至，腎氣微，少精血，奔氣促迫，上入胸膈，宗氣反聚，血結心下，陽氣退下，熱歸陰股，與陰相動，令身不仁，此爲尸厥。仲景言陽氣退下，則是陽氣不得盛於上，故知當從《甲乙》也。』本書與《素問》同，與《甲乙》、巢氏異，姑存以俟考。

經脉厥

平按：此篇自篇首至『嗌腫痓治主病者』，見《素問·卷十二·第四十五厥論篇》，自『巨陽之厥』至『以經取之』，又見《甲乙經·卷七·第三》。自『足太陰脉厥逆』至『嗌腫痓治主病者』，又見《甲乙經·卷四·第一（中篇）》。自『腎肝并沈』至末，見《素問·卷十三·第四十八大奇論篇》，又見《甲乙經·卷四·第一（下篇）》，又見本書卷十五④《五藏脉診篇》。又，自『巨陽之厥』至『腫脛內熱』，見《巢氏病源·卷十二·冷熱病諸候、寒熱厥候篇》。

黃帝曰：願聞六經脉之使厥狀病能⑤。請聞手足三陰三陽氣動失逆爲厥之狀。能者⑥，厥能爲病。〇平按：《素問》『厥』上無『使』字。注『之狀』，『之』字袁刻作『人』。

---

① 亂則不知人：《素問》作『陽氣亂則不知人也』；《甲乙》與《素問》同，惟『也』字作『矣』。
② 黃帝曰：善：《素問》作『帝曰：善』。
③ 素問：底本無此二字，據人衛本補入。
④ 又見本書卷十五：檢《太素·卷十五·五藏脉診》並無此文，蕭氏誤。
⑤ 病能：《素問》作『病能也』。按，『能』與『態』通。《荀子·天論》：『耳目鼻口形能。』王念孫雜志：『「形能」當連讀，「能」讀爲「態」……言耳目口形態。』楊上善曰：『病能，厥能爲病。』訓爲『能夠』之『能』，恐誤。
⑥ 能者：仁和寺本此二字蝕爛，底本、日本摹寫本均作『能者』，與文義合。

岐伯曰：巨陽之厥①，踵首頭重②，足不能行，發爲眴仆。巨陽，太陽也。踵，足也。首，頭也。足太陽脉從頭至足，故太陽氣之失逆，頭足皆重。以其重，故不能行也。手足太陽皆入於目，故目爲眴仆。眴，胡遍反，目摇也。〇平按：巢氏『巨』作『太』。《素問》《甲乙》『踵』作『腫』。《甲乙》『眴』作『眩』。

陽明之厥，則癲疾欲走呼，腹滿不能臥，面赤而熱，妄見妄言。足陽明脉從面下入腹至足，故陽明氣之失逆，癲疾走呼，腹滿不得臥，面赤而熱，妄見妄言，皆是陽明穀氣盛熱，邪氣所乘故也。〇平按：『不能臥』，《素問》《甲乙》作『不得臥』，巢氏作『不臥』，『面赤』上有『臥則』二字。

少陽之厥，則暴聾頰腫而熱，脇痛，骭不可以運③。手足少陽之脉皆入耳中，足少陽脉循頰下脇，循骭至足，故暴聾頰腫脇痛腳骭不可運動也。〇平按：『骭④』，《素問》《甲乙》、巢氏均作『䯒』。

太陰之厥，腹滿䐜脹⑤，後不利，不欲食，食則歐，不得臥。足太陰脾脉主於腹之腸胃⑥，故太陰脉氣失逆，腹滿不利不食，歐不得臥。〇平按：注『腸胃』，袁刻作『腹胃』。

少陰之厥，則舌乾溺赤，腹滿心痛。手少陰脉絡小腸，足少陰脉從足上陰股內廉，貫脊屬腎絡膀胱，絡心上俠舌本。少陰氣逆，舌乾溺赤，腹滿心痛也。〇平按：《素問》『舌』作『口』。巢氏『溺』作『尿』。

厥陰之厥，則少腹腫痛，䐜⑦洩不利，好臥屈膝，陰縮腫⑧，脛內熱。足厥陰脉從足上踝八寸，交出太陰後⑨，上循股陰入毛，環陰

---

① 巨陽之厥：『巨』，仁和寺本誤作『臣』。《甲乙》《諸病源候論》均作『太陽之厥』。
② 踵首頭重：《素問》《甲乙》作『則腫首頭重』；《諸病源候論》與《太素》同。
③ 骭不可以運：底本與仁和寺本經文、楊注諸『骭』字均誤作『骭』。劉衡如曰：『骭，原作「骭」，日抄本下半殘缺不可辨，但在楊注中作「脚骭」，茲據改。』今從此說，皆改作『骭』。《素問》《甲乙》《諸病源候論》皆作『䯒不可以運』。按，『䯒』與『骭』義同，皆指脛骨。
④ 骭：底本誤作『骭』，據經文改作『骭』。參見前注。
⑤ 腹滿䐜脹：《素問》《甲乙》『腹』上有『則』字。
⑥ 腹之腸胃：『腸』，仁和寺本誤作『腹』。底本作『腸』，是。
⑦ 䐜：仁和寺本誤作『瞋』。楊注『䐜』字同。
⑧ 陰縮腫：《甲乙》無『腫』字。
⑨ 交出太陰後：『交』，底本作『趣』，據仁和寺本改。

器，抵少腹俠胃，故少陰脉氣失逆，少腹痛，瞋溲不利，好臥屈膝，陰縮腫，脛內熱①。有本②『脛外熱』，足厥陰脉不行脛外③，『外』爲誤耳。〇平按：『瞋溲不利』，《素問》作『腹脹涇溲不利』，《甲乙》作『瞋脹涇溲不利』，巢氏作『涇溲不利』。『脛』，《素問》《甲乙》作『骱』。巢氏『內熱』作『外熱』。注『故少陰脉氣失逆』，『少陰』據經文宜作『厥陰』，恐原鈔傳寫之誤。

盛則寫之，虛則補之，不盛不虛，則以經取之。上六經厥④，皆量盛虛，以行補寫也。

足太陰脉厥逆，胻⑤急攣，心痛引腹，治主病者。足太陰脉從足上行，循胻後，屬脾絡胃，注心中，故足太陰氣動失逆，胻急攣，心痛引腹也。有胻急攣等病者，可療足太陰脉所發之穴，主療此病者也。餘倣⑥此。問曰：前章已言六經之厥，今復言之⑦，有何別異也？答曰：二章說之先後經脉厥，而主病左右不同故也。〇平按：《素問》《甲乙》『太陰』上無『足』字，下無『脉』字。

足少陰脉厥逆⑧，虛滿歐變，下洩青，治主病者。足少陰脉貫脊屬腎絡膀胱，貫肝入肺⑨注胸中，故足少陰脉氣失逆，心腹虛滿歐吐，下利出青色者，少腹間冷也。〇平按：《素問》《甲乙》『歐』作『嘔』；『青』作『清』。

足厥陰脉厥逆⑩，攣腰虛滿，前閉譫言，治主病者。足厥陰環陰器抵少腹，循喉嚨入頏顙，故足厥陰脉失逆，腰攣而虛滿，小便閉。譫，諸閻反⑪，多言也；相傳乃銜反，獨語也。〇平按：《素問》《甲乙》『腰』下有『痛』字。『譫言』，《甲乙》作『譫語』，《素問》新校正云：『全元起云：譫言者，氣虛獨言也。』

---

① 脛內熱：『脛』，底本原作『胻』，據仁和寺本改，與經文合。
② 有本：疑『本』下脫『作』字。
③ 足厥陰脉不行脛外：『脛』，底本與仁和寺本皆誤作『脉』。劉衡如曰：『脉，疑「脛」之誤。』據上文『有本脛外熱』，當作『脛』字無疑，今改正。
④ 上六經厥：『上』，底本作『凡』，據仁和寺本改。
⑤ 胻：《素問》作『骱』。
⑥ 倣：仁和寺本作『放』。按，『放』與『倣』同。
⑦ 今復言之：『今』，仁和寺本誤作『令』。底本作『今』，是。
⑧ 足少陰脉厥逆：《素問》《甲乙》作『少陰厥逆』。
⑨ 貫肝入肺：『肝』，仁和寺本誤作『肺』。據本卷《厥頭痛》篇楊注：『足少陰腎脉貫脊屬腎，上貫肝入肺，從肺出絡心。』當作『肝』字。底本作『貫肝入肺』，是。
⑩ 足厥陰脉厥逆：《素問》《甲乙》作『厥陰厥逆』。
⑪ 諸閻反：仁和寺本『閻』字右側注有『《切》余廉反』四小字。按，『切』指《切韻》。

三陰俱逆，不得前後，使人手足寒，三日死。逆，即氣之失逆，名曰厥逆。足三陰之脉同時失逆，必大小便①不通，手足冷，期至三日死矣②。〇平按：注『必大小便』，『必』字袁刻脱。

足太陽脉厥逆③，僵仆歐血善衄，治主病者。足太陽脉起於鼻旁目內眥，俠脊抵腰中，絡腎屬膀胱，故足太陽脉氣之失逆，僵仆歐血善衄。後倒曰僵，前倒曰仆，僵仆有傷，故歐血也。太陽厥逆連鼻，故善衄也。〇平按：《素問》《甲乙》『太陽』上無『足』字，下無『脉』字；『歐』作『嘔』。

足少陽脉厥逆④，機關不利者，腰不可以行，項不可以顧，發腹癰⑤不可治，驚者死。足少陽脉循頸下腋⑥，循胸過季脇合髀厭中，下膝外廉，下外輔骨之前，抵絶骨，上外踝之前，上跗入小指次指間，支者貫爪甲，綱絡⑦身之骨節機關，故少陽氣之失逆，機關不利。腰是機關，故不可行也。少陽循頸，故項不可顧也。脉循脇裏⑧，出於氣街，發腸癰病，猶可療之。腸癰氣逆，傷膽死也。〇平按：《素問》《甲乙》『少陽』上無『足』字，下無『脉』字；『機關不利』四字重；『腹癰』，『腹』字均作『腸』，據本注亦宜作『腸』，當是傳鈔之誤。『不可治』，『不』字《素問》《甲乙》同，據本注應作『猶』。

足陽明脉厥逆，喘欬身熱善驚，衄歐血，不可治，驚者死。足陽明逆氣乘肺，故喘欬也。足陽明主身熱，逆氣逆身⑨喜驚。足陽明起鼻，下行屬胃，氣逆衄血歐血而不療，加有驚者神亂，故死也。〇平按：《素問》《甲乙》『陽明』上無『足』字，下無『脉』字；『歐』作『嘔』。《素問》無『不可治，驚者死』六字。

手太陰脉⑩厥逆，虛滿而欬，善⑪歐唾沫，治主病者。手太陰脉下絡大腸⑫，還循胃口，上膈屬肺，故氣逆而成病。〇平按：『善歐唾沫』，《素問》作『善嘔

① 大小便：『小』，仁和寺本作『少』。底本作『大小便』，是。
② 期至三日死矣：『矣』，底本作『也』，據仁和寺本改。
③ 足太陽脉厥逆：《素問》《甲乙》作『太陽厥逆』。
④ 足少陽脉厥逆：《素問》《甲乙》作『少陽厥逆』。
⑤ 腹癰：仁和寺本同。按，據楊注『發腸癰病』，當改作『腸癰』，與《素問》《甲乙》合。
⑥ 足少陽脉循頸下腋：仁和寺本『脉』下衍『後』字。
⑦ 綱絡：『綱』，底本作『遍』，據仁和寺本改。
⑧ 脉循脇裏：底本作『脉行脇裏』，據仁和寺本改。
⑨ 逆氣逆身：疑上『逆』字爲『熱』之誤。劉衡如認爲上『逆』字誤衍。
⑩ 手太陰脉：《素問》《甲乙》無『脉』字。
⑪ 善：仁和寺本作『喜』。
⑫ 大腸：『大』，仁和寺本作『太』。底本改作『大腸』，是。

沫』，《甲乙》作『善嘔吐沫』。

手心主①、少陰脈②厥逆，心痛引喉，身熱死③，不熱可治。手心主，手厥陰心包絡脈，起於胸中，出屬心包，下膈歷絡三焦；手少陰脈起心中，俠咽上行，故二脈失逆，心痛引喉也。心包之脈歷絡三焦，故心受邪而痛，遍行三焦，致令身熱，名真心痛，死不可療。若身不熱，是則逆氣不周三焦，故可療之也。○平按：『不熱可治』，《素問》作『不可治』，《甲乙》作『不熱者可治』。

手太陽脈④厥逆，聾，泣出，項不可以顧，腰不可以俛仰，治主病者。手太陽脈起於小指之端，上行至肩上入缺盆，循頸至目兑眥，卻入耳中，故手太陽氣逆，耳聾目泣出，項不可顧，不得俛仰也。○平按：《素問》《甲乙》『聾』上有『耳』字。

手陽明、少陽脈⑤厥逆，發喉痺，嗌腫，痓⑥，治主病者。手陽明脈上肩出顒前廉，上出柱骨之會上，下入缺盆，支者從缺盆上貫頰；手少陽支者，從膻中出缺盆，上項係耳後。故二脈氣逆，喉嚨痺，咽嗌腫，頸項痓。痓，身項强直也。○平按：《素問》新校正云：『全元起本「痓」作「痙」。』

腎肝⑦并沈爲石水，腎肝雖爲下部，腎脈沈，肝脈浮而强。今肝脈與腎脈并沈，是陰氣盛，腎以主水，故爲石水。石水，謂盛冬凝水，堅鞕⑧如石，名曰石水，言此水病之甚也⑨。○平按：注『堅鞕』，『堅』字袁刻誤作『腎』。又按，《素問》新校正云：『詳「腎肝并沈」至下「并小弦欲驚」，全元起本在《厥論》中，王氏移於《大奇論》。』據此，則本書與全本相同，王氏之移經益信。

并浮爲風水，浮爲陽也，風爲陽也，肝脈浮弦，今腎脈與肝脈并浮，然腎肝俱陰⑩，居於下部，故爲

---

① 手心主：仁和寺本脱『主』字。《素問》《甲乙》均作『手心主』。
② 少陰脈：《素問》《甲乙》無『脈』字。
③ 身熱死：《甲乙》『熱』下有『者』字。
④ 手太陽脈：《素問》《甲乙》無『脈』字。
⑤ 少陽脈：《素問》《甲乙》無『脈』字。
⑥ 痓：此字誤，當據仁和寺本改作『痙』。楊注二『痓』字同。按，關於『痙』字，詳見本書卷二十六《寒熱相移》脚注。《素問》作『痓』；《甲乙》作『痛』。
⑦ 腎肝：《甲乙》作『肝腎脈』。
⑧ 堅鞕：仁和寺本『鞕』字右側注有『五孟反，强也』五字，爲抄書者釋音之文，並非楊上善注文。底本作『鞕，五猛反，强也。』六字，移至下文『水病之甚也』之後，誤。據仁和寺本刪上述六字。
⑨ 此言水病之甚也：底本此下有『鞕，五猛反，强也。』六字，此乃以原抄書者釋音之文誤作楊上善注，今據仁和寺本刪除。參見前注。
⑩ 然腎肝俱陰：『肝』，仁和寺本誤作『肺』，據上文『今腎脈與肝脈并浮』，及下文『居於下部』，當從底本作『肝』。

風水也。并虛爲死，腎肝並虛，是爲陰陽俱虛爲水必死。并小絃①亦驚。脉小者，血氣少也。腎肝二脉血氣俱少，仍絃者，是爲腎肝皆虛，又爲脾氣來乘，故有驚恐也。〇平按：『亦驚』，《素問》作『欲驚』，《甲乙》作『欲爲驚』。

寒熱相移

平按：此篇自篇首至『故得之厥氣』，見《素問・卷十・第三十七氣厥論篇》，又見《甲乙經・卷六・第十》。自『三陽急爲瘕』至末，見《素問・卷十三・第四十八大奇論篇》，又見《甲乙經・卷四・第一（下篇）》。

腎移寒於脾②，癕腫少氣。五藏病傳，凡有五邪，謂虛、實、賊、微、正等。邪從後來名虛邪，從前來名實邪，從所不勝來名微邪，從勝處來名賊邪，邪從自起名曰正邪。腎移寒於脾，此從不勝來也。謂腎藏得寒，傳與脾藏，致令脾氣不行於身，故發爲癕腫。寒傷穀，故爲少氣也。〇平按：『脾』，《素問》作『肝』，新校正云：『全元起本作「腎移寒於脾」，元起注云：「腎傷於寒而傳於脾，脾主肉，寒生於肉則結爲堅，堅化爲膿，故爲癕也。血傷氣少③，故曰少氣。」《甲乙經》亦作「移寒於脾」。王因誤本，遂解爲肝，亦智者之一失也。』『癕』，《素問》《甲乙》作『癰』，下同。注『病傳』，袁刻作『內傳』；『從勝處來』，袁刻作『從所勝來』。**脾移寒於肝，癕腫筋攣。**脾得寒氣，傳與肝藏，名曰微邪。以脾將寒氣與肝，肝氣壅遏不通④，故爲癕腫。肝以主筋，故肝病筋攣者也。**肝移寒於心，狂鬲中。**肝得寒氣，傳與心藏⑤，名曰虛邪。肝將寒氣與心，心得寒氣，熱盛神亂，故狂鬲也，心氣不通也。〇平按：《素問》『鬲』作『隔』。**心移寒⑥於肺，肺消者，飲一溲二，死不治。**心得寒氣，傳與肺者，名曰賊邪。心將寒氣與肺，肺得寒發熱，肺焦爲渴，名曰肺消。飲一升，溲一升，可療；飲一升，溲二升，肺已傷甚，故死也。〇平按：《素問》『肺消』二字重，《甲乙》作『爲肺消，肺消者』。**肺移寒於腎，爲涌水，涌水者，按腹下堅，水氣客大腸⑦，疾行則鳴濯濯如**

---

① 絃：底本作『弦』，據仁和寺本改，與楊注『仍絃者』合。
② 腎移寒於脾：《素問》此上有『黃帝問曰：五藏六府寒熱相移者何？歧伯曰』十七字。按，《太素》及《甲乙》均無此十七字，疑爲王冰所增。
③ 氣少：底本誤作『少氣』，據《素問》新校正乙正。
④ 肝氣壅遏不通：仁和寺本無『肝』字。
⑤ 傳與心藏：『與』，底本作『於』。據仁和寺本改。
⑥ 移寒：底本誤作『寒移』，據仁和寺本乙正。
⑦ 水氣客大腸：《素問》《甲乙》『客』下有『於』字。

裹壺，治肺者。肺得寒氣，傳與腎藏，名曰虛邪。肺將寒氣與腎，腎得涌水，大腸盛水，裹於腹中[1]，如帛裹漿壺[2]。以肺寒飲爲病，故療於肺也。〇平按：『腹下堅』，《素問》『下』作『不』，《甲乙》作『按其腹不堅』，『則鳴』作『腸鳴』。『如裹囊』，《甲乙》作『如囊裹漿』，《素問》作『如囊裹漿，水之病也』，無『治主肺者』四字。

脾移熱於肝，則爲驚衄。脾受熱氣，傳之與肝，名曰微邪。脾將熱氣與肝[3]，肝血怒盛傷[4]，爲驚怖衄血也。肝移熱於心，則死。肝受熱氣，傳之與心[5]，名曰虛邪。肝將熱氣與心，心中有神，不受外邪，故令受邪即死也。心移熱於肺，傳爲鬲消。心受熱氣，傳之與肺，名曰賊邪。心將熱氣與肺，肺得熱氣，膈熱消飲多渴，故曰膈消也[6]。〇平按：『鬲』，《甲乙》作『膈』。胞移熱於膀胱，則癃溺血。胞，女子胞也。女子胞中有熱，傳與膀胱尿胞，尿脬得熱，故爲淋病尿血也。膀胱移熱於小腸，隔腸不便，上爲口靡[7]。隔，塞也。膀胱[8]，水也。小腸，火也。是賊邪來乘，故小腸中塞，不得大便。熱上衝，口中爛，名曰口靡。靡，爛也[9]，亡皮反[10]。〇平按：《素問》『隔』作『鬲』；『靡』作『糜』，《甲乙》亦作『糜』。肺移熱於腎，傳爲素痓[11]。肺受熱氣，傳之與腎，名曰虛邪。肺將熱氣與腎，腎得熱氣，名曰素痓之病。素痓，强直不得迴轉。〇平按：『素痓』，《素問》《甲乙》作『柔痓』。腎移熱於脾，傳爲虛，腸辟死，不可治。腎受熱氣，傳之與脾[12]，名曰微邪。腎將熱氣與脾，脾主水穀，故脾得熱氣，令腸中水穀消竭，所以腸虛，辟疊不通而死。〇平按：『辟』，《素問》《甲乙》作『澼』。又『肺移熱於腎』兩節，《素問》《甲乙》在『胞移熱於膀胱』上。小腸移熱於大腸，爲密

---

①裹於腹中：『於』，底本誤作『如』，據仁和寺本改正。
②如帛裹漿壺：『裹』，底本誤作『囊』，據仁和寺本改正。
③脾將熱氣與肝：『肝』，仁和寺本誤作『脾』。據經文『脾移熱於肝』，當從底本作『肝』。
④肝血怒盛傷：『肝』，仁和寺本誤作『脾』，當從底本作『肝』。
⑤傳之與心：仁和寺本脱『傳之』二字。據本段脾、心、肺、腎諸節楊注，當從底本作『傳之與心』。
⑥故曰膈消也：仁和寺本『也』下誤重『消飲多渴，故曰膈消也』九字，原抄書者畫標記刪除。
⑦靡：與『糜』通。《洪武正韻·支韻》：『糜，爛也。又作靡。』
⑧膀胱：『膀』，仁和寺本誤作『傍』。
⑨靡，爛也：仁和寺本『爛』上無『靡』字，乃承上而省。底本補入『靡』字，文義明瞭。
⑩亡皮反：底本作『止之反』，據仁和寺本改。
⑪素痓：『痓』音徑，强直、紧急之義。《説文·疒部》：『痓，彊急也。』徐鍇繫傳：『《字書》：中寒，體强急也。』又按，『素』，《素問》《甲乙》皆作『柔』，疑『素』『柔』或爲『索』字之誤。『索』有搓絞令緊之義。《玉篇·糸部》：『索，糾繩曰索。』若作『索痓』，則喻痓病猶糾繩般僵緊，與楊注『强直不得迴轉』合。《素問》《甲乙》作『柔痓』。按，『痓』，音斥，《廣雅·釋詁三下》：『痓，惡也。』疑作『痓』者乃與『痓』之俗体字『痓』相混也。
⑫傳之與脾：仁和寺本『脾』誤作『肺』，據經文『腎移熱於脾』，當從底本作『脾』字。

疝爲沈。小腸得熱，傳與大腸，名曰賊邪。小腸將熱氣與大腸爲病，名曰密疝。大腸得熱，密澀沈而不通，故得密沈之名也。〇平按：『密疝』，《素問》《甲乙》作『虙瘕』，王注謂：『虙與伏同，血濇不利，則月事沈滯而不行，故云爲虙瘕爲沈也。』與楊注異。**大腸移熱於胃，善食而瘦，入胃之食亦**①。大腸得熱，傳與胃者，名曰虛邪。大腸將熱與胃，胃得熱氣，實盛消食，故喜飢多食。以其熱盛，食入於胃，不作肌肉，故瘦。亦，義當『易』也，言胃中熱，故入胃之食變易消盡②，不爲肌肉，故瘦。〇平按：『而瘦入胃之食亦』，《素問》『胃』作『謂』，《甲乙》作『而溲，名曰食㑊』。**胃移熱於膽，名曰食亦**。胃得熱氣，傳之與膽，從不勝來，名曰微邪。胃將熱氣與膽，膽得於胃穀之熱氣，令膽氣消易，仍名食易。〇平按：『名曰』，《素問》作『亦曰』，《甲乙》作『亦名』。**膽移熱於腦，則辛煩**③**鼻洟**④**，鼻洟者，濁涕下不止**⑤**，傳爲衄矒瞑目**⑥**，故得之厥氣**。洟，他典反⑦，垢濁也。矒，亡結反⑧，目眵也。腦髓屬腎，膽得熱氣，傳之與腦，從前而來，名曰實邪。此膽將熱氣與腦，腦得膽之熱氣，鼻煩辛酸⑨，流於濁涕，久下不止，傳爲䶊衄眵瞑也。瞑，開目難也。此膽傳之病，並因逆熱氣之所致也⑩。〇平按：《素問》《甲乙》『煩』作『頞』；『洟』作『淵』。『厥氣』，《素問》作『氣厥』，《甲乙》無『氣』字。注『煩』，袁刻作『頻』；『并因』，袁刻誤作『并目』。

三陽急爲瘕，瘕，謂女子宮中病，男子亦有瘕而爲病。凡脉急者，多寒。三陽，謂太陽。候得太陽脉急，爲是陰勝多寒，男子爲瘕，女子爲石瘕之病。〇平按：《素問》『爲瘕』下有『三陰急爲疝』五字。注『瘕謂』，『謂』字袁刻脫。**二陰急爲癎厥**，二陰，少陰也。候得少陰脉急，是爲陽與陰爭陽勝⑪，發爲小兒⑫癎病，手足逆冷也。**二陽急爲驚**。二陽，陽明也。陽與陰爭，少陰勝，發大小人驚也。〇平按：《素問》新校正云：『「三陽急爲瘕」至

---

① 入胃之食亦：《素問》作『入謂之食亦』；《甲乙》作『名曰食㑊又』，『又』字屬下讀。《素問》新校正云：『按，《甲乙》「入」作「又」。王氏注云：「善食而瘦入也。」殊爲無義，不若《甲乙》作「又」，讀連下文。』

② 變易消盡：『盡』，底本原作『無』。仁和寺本『消』下一字漫漶，辨其剩形，當作『盡』，今改正。《素問考注》引《太素》楊注亦作『變易消無』。森立之云：『「消無」恐「消亡」訛。』

③ 辛煩：『煩』，疑爲『頞』形誤。《說文·頁部》：『頞，鼻莖也。』

④ 鼻洟：『洟』，音硳，古籍中多『洟涊』連用，垢濁之義。《素問》《甲乙》作『鼻淵』。下『鼻洟』同。

⑤ 不止：《素問》《甲乙》『止』下有『也』字。

⑥ 衄矒瞑目：『矒』，底本作『䁾』，據仁和寺本改。楊注此字同。按，『矒』爲『瞢』俗體字，音明，目不明也，又昏瞶也。《龍龕手鏡·目部》：『矒，正字作「瞢」。《字彙·目部》：「矒，同瞢。」』《素問》作『衄衊瞑目』；《甲乙》作『衄䁾瞑目』。

⑦ 他典反：『反』，底本誤作『切』，據仁和寺本改正。按，唐初釋音之文皆稱『反』不稱『切』。

⑧ 亡結反：『亡』，底本誤作『已』，據仁和寺本改正。劉衡如曰：『已，疑「亡」之誤。』

⑨ 鼻煩辛酸：『煩』當作『頞』，鼻莖也。參見前注。

⑩ 逆熱氣之所致也：疑『氣之』二字抄倒。

⑪ 是爲陽與陰爭陽勝：『爭』，仁和寺本誤作『急』，檢下節楊注『陽與陰爭，少陰勝』，當從底本作『爭』。

⑫ 小兒：『小』，仁和寺本作『少』，當從底本作『小兒』。

「二陽急爲驚」，全元起本在《厥論》，王氏移在《大奇論》。』據此，則全本與本書合。

厥頭痛

平按：此篇自篇首至『後取足少陽陽明』，見《靈樞·卷五·第二十四厥病篇》，又見《甲乙經·卷九·第一》。自『厥俠脊而痛』至末，見《靈樞·卷五·第二十六雜病篇》。又自『厥俠脊而痛』至『膕中血絡』，見《甲乙經·卷七·第一（中篇）》。又自『厥胸滿面腫』至末，見《甲乙經·卷七·第三》。

厥頭痛，面若腫起而煩心，取①**足陽明、太陽。**應有問答，傳之日久，脱略故也。手足陽明及手足太陽皆在頭在面，手太陽絡心屬小腸，此等四脉失逆頭痛，面胕起若腫及心煩，故各取此四脉輸穴療主病者。〇平按：《靈樞》『太陽』作『太陰』。又按，『足陽明太陽』，據本注應作『手足陽明太陽』。

厥頭痛，頭脉痛，心悲善泣，視頭動，脉反盛者，刺②**盡去血後，調足厥陰。**足厥陰脉屬肝絡膽，上連目系，上出額，與腎脉會於顛③，故氣失逆頭痛，頭脉痛，心悲善泣，視頭動。厥陰主悲泣。視頭動者，視之時，頭戰動也。脉反盛者，絡脉盛，可先刺去取血④，後取厥陰輸穴療主病者也。〇平按：《甲乙》『頭脉痛』，無『頭』字；『善泣』作『喜泣』。注『腎脉』恐係『督脉』之誤。

厥頭痛，貞貞頭重而痛，寫頭上五行，行五，先取手少陰，後取足少陰。貞，竹耕反。貞貞，頭痛甚皃。手少陰心脉起心中，從心係目系；足少陰腎脉貫脊屬腎，上貫肝入肺⑤，從肺出絡心，故心氣失逆，上衝於頭，痛貞貞。頭是心神所居⑥，故先取心脉輸穴，後取腎脉輸穴，療主病者。〇平按：『貞貞』，《甲乙》作『員員』，下無『頭重』二字，注：『《靈樞》作貞貞。』又，注『貫肝入肺』，袁刻『肺』

---

①取：《靈樞》作『取之』。
②刺：《甲乙》作『刺之』。
③與腎脉會於顛：『腎』字誤，當據仁和寺本改作『督』。
④可先刺去取血：『取』字誤，據上文『絡脉盛』，當改作『絡』。
⑤上貫肝入肺：『肝』，仁和寺本誤作『肺』，據《太素·卷二十六·寒熱雜說》楊注：『足少陰脉……貫肝膈入肺。』當作『肝』字。底本作『上貫肝入肺』，是。
⑥頭是心神所居：仁和寺本無『頭』字。

誤作『脉』。

厥頭痛，意善忘，按之不得，取頭面左右動脉，後取足太陰。足太陰脉與足陽明合也，足陽明循頭面左右，動在客主人及太迎，皆脾氣所至。脾神是意，其脉足太陰，所以太陰氣之失逆，意多喜忘①，所痛在神，按之難得。可取頭面左右足陽明動脉，後取足太陰輸穴，療主病者。〇平按：《甲乙》此段在『厥頭痛貞貞』之上，『太陰』作『太陽』，注云：『亦作陰。』

厥頭痛，頭痛甚，耳前後脉涌有熱，寫出其血，後取足少陽。足少陽膽脉起目兑眥，上抵角，下耳後，其支從耳後入耳中，出走耳前，故足少陽氣之失逆，頭痛甚，耳前後脉涌動者，有熱也。可刺去熱血，後取足少陽療主病者②。〇平按：《甲乙》『頭痛甚』作『痛甚』；『脉涌有熱』作『脉骨熱』；『寫出』作『先寫』；『足少陽』作『足太陽、少陰』。

厥頭痛，項腰脊爲應③，取天柱④，後取足太陽。足太陽脉起目內眥，上額交顛入絡腦，還出下項俠脊抵腰中⑤，入循膂，絡腎屬膀胱，故足太陽氣之失逆頭痛，項先痛，腰脊相應，先取足太陽上天柱之穴，後取足太陽下輸穴，療主病者。〇平按：《靈樞》《甲乙》此段在『厥頭痛，頭痛甚』之上；『項』作『先項痛』三字；『應』下有『先』字。

真頭痛，頭痛甚⑥，腦盡痛，手足寒至節，死不治。頭痛腦痛既甚，氣逆，故手足冷至節，極則死也。

頭痛不可取於輸者⑦，有所擊墜⑧，血在於內⑨，若內傷，痛未已，可即刺，不可遠取

---

① 意多喜忘：『喜』，底本作『善』，據仁和寺本改。
② 療主病者：仁和寺本自經文『厥頭痛，頭痛甚』至楊注『療主病者』八十四字重出，抄書者於『厥頭痛』之『厥』字右側畫『┐』號表示刪除。底本無衍文。
③ 項腰脊爲應：據楊注『項先痛，腰脊相應』，經文『項』下脱『先痛』二字，當據《靈樞》《甲乙》補入。
④ 取天柱：據下文『後取足太陽』及楊注『先取足太陽上天柱之穴』，經文『取』上脱『先』字。《靈樞》《甲乙》作『先取天柱』。
⑤ 腰中：『腰』，仁和寺本作『要』，當從底本作『腰』。按，『要』爲古『腰』字，《說文·臼部》：『要，身中也。』故左合昌美認爲『要』字不誤。然唐代楊上善釋經文『腰』字，不應以古文解今文，此乃後世傳寫之誤。
⑥ 頭痛甚：《甲乙》無『頭』字。
⑦ 取於輸者：《甲乙》作『取於俞』。
⑧ 墜：《靈樞》作『墮』。
⑨ 血在於內：《靈樞》作『惡血在于內』；《甲乙》作『惡血在內』。

也①。取輸難愈，故曰不可。又有擊墜留血，可以近療，因即刺之②，不可取其遠輸者也。〇平按：『輸』，《靈樞》作『腧』，《甲乙》作『俞』。『血』上，《靈樞》《甲乙》有『惡』字。『內傷』，《靈樞》作『肉傷』。『可即刺』，《靈樞》『即』作『則』，《甲乙》『刺』下有『之』字。

頭痛不可刺者大痹，爲惡③日作者，可令少愈，不可除也④。頭痛有不可刺者，此爲大痹在頭，惡其日作。作，發也。刺之可令少愈，不可除也，謂寒溼之氣入腦以爲大痹故也。〇平按：《甲乙》『惡』下有『風』字。『除』，《靈樞》《甲乙》作『已』。

頭半寒痛，先取手少陽、陽明，後取足少陽、陽明。手足少陽、陽明在頭面左右箱，故手脉行近頭，足脉行遠頭。所以頭之左箱半痛者，可刺左箱手之少陽、陽明，然後刺右箱足之少陽、陽明。右亦如之也。〇平按：《甲乙》無『半』字。

厥俠脊⑤而痛至項⑥，頭沈沈然，目䀮䀮然⑦，腰脊强，取足太陽膕中血絡。頭目項及腰脊膕，足太陽脉所行，故生病膕中也。〇平按《靈樞》『項』作『頂』；『䀮䀮』作『𥌁𥌁』。《甲乙》『至項頭』作『主頭項』；『沈沈』作『几几』；『䀮䀮』作『𥌁𥌁』。

厥胸滿面腫⑧，脣思思然⑨，暴言難，甚則不能言，取足陽明。此皆足陽明脉所行，故取足陽明輸，療主病者。〇平按：『脣思思然』，《靈樞》作『脣潔潔』，《甲乙》作『肩中熱』。

---

① 不可遠取也：《甲乙》無『也』字。
② 因即刺之：『因』，底本作『可』；日本摹寫本作『目』。按，仁和寺本『因』作『囙』，爲俗體字，今改爲規範字。
③ 爲惡：按，『惡』字在此讀厄，『爲惡』二字宜與上文『大痹』連讀。楊上善曰『惡其日作』，訓爲厭惡之『惡』，可商榷。
④ 不可除也：仁和寺本作『不可也』三字，疑『也』爲『已』字之誤。《靈樞》《甲乙》均作『不可已』。底本作『不可除也』，與仁和寺本不合。
⑤ 俠脊：《靈樞》作『挾脊』。
⑥ 而痛至項：《靈樞》作『而痛者至頂』。
⑦ 目䀮䀮然：『䀮』爲『𥆨』俗體字。按，『𥆨』音荒，目不明。《玉篇·目部》『𥆨，目不明。』《靈樞》作『目𥌁𥌁然』；《甲乙》作『𥌁𥌁然』。按，『𥆨』『𥌁』皆『𥆨』之俗體。
⑧ 面腫：《甲乙》作『面腫者』。
⑨ 脣思思然：《靈樞》作『脣潔潔然』。劉衡如注：『疑「潔潔」及「思思」均是「累累」之誤。』

厥氣走喉而不能言，手足清①，大便不利，取足少陰。手足清者，手少陰與足少陰通，故手足冷，取足少陰輸，療主病者也。○平按：《甲乙》『不能言』作『不言』；『清』上有『微』字。『清』據注訓『冷』，應作『凊』爲允，本書下篇作『凊』。

厥而腹嚮嚮然多寒氣，腹中榮榮②，便溲難，取足太陰。腹脹多寒，便溲不利，皆是足太陰脉所爲，故取之也。○平按：『嚮嚮然』，《甲乙》作『膨膨』二字。『榮榮』，《靈樞》作『穀穀』，《甲乙》作『𤇾𤇾』，注云：『音最，《九墟》作榮榮。』注『太陰脉』，『脉』字袁刻脱。

厥心痛

平按：此篇自篇首至『形中上者』，見《靈樞·卷五·第二十四厥病篇》。自『心痛引腰脊』至『得之立已』，見《靈樞·卷五·第二十六雜病篇》。自『心疝暴痛』至末，見《靈樞·卷五·第二十三熱病篇》。又，自篇首至末，見《甲乙經·卷九·第二》。

厥心痛，與背相控③，如從後觸其心，傴僂者，腎心痛也，先取京骨、崑崙，發鍼不已④，取然谷。腎脉足少陰貫脊屬腎絡心，故腎氣失逆，令心痛控背。腎在於後，故腎病痛心，如物從後觸心而痛，脊背傴僂也。京骨，在足外側大骨下赤白肉際，腎府足太陽脉所過；崑崙，在足外踝跟骨上，足太陽脉所行；然骨，在足內踝前起大骨⑤下，足少陰脉所流，故腎、心痛皆取之也。○平按：『控』下，《靈樞》《甲乙》有『善瘛』二字。『傴』上，《甲乙》有『身』字；『發鍼』下有『立已』二字。注『腎在於後』，袁刻『腎』作『背』。

厥心痛，腹脹胸滿，心尤痛甚⑥，胃心痛也，取之大都、大白。胃脉足陽明屬胃絡脾。脾脉足太陰流於大都，在足大指本節後陷中；注於大

---

① 手足清：『清』與『凊』通。《集韻·勁韻》：『凊，寒也。或作清。』《靈樞》作『手足清』；《甲乙》作『手足微清』。

② 榮榮：仁和寺本作『榮榮』。《靈樞》作『穀穀』；《甲乙》作『𤇾𤇾』，注曰：『音最。《九墟》作「榮」。』按，『𤇾』爲『㷭』字變體，《改併四聲篇海》：『㷭，子芮切。火輕脆。』

③ 與背相控：《靈樞》作『與背相控善瘛』；《甲乙》作『與背相引善瘈』。

④ 發鍼不已：《靈樞》作『發狂不已』。劉衡如注：『狂，應據《甲乙·卷九·第二》及《太素·卷二十六·厥心痛》改爲「鍼」。』《甲乙》作『發鍼立已不已』。

⑤ 大骨：仁和寺本作『太骨』。底本改作『大骨』，是。以下『大骨』同。

⑥ 心尤痛甚：《甲乙》作『心痛尤甚者』。

白，在足內側覈骨下陷中，支者別胃上膈注心中。脾胃主水穀，水穀有餘則腹脹胸滿尤大也。此府病取於藏輸也。〇平按：《甲乙》『腹脹胸滿』作『暴泄腹脹滿』。

厥心痛，痛如錐鍼刺其心①，心痛甚者，脾心痛也，取之然谷②、太谿③。然谷，足少陰脉所流，在足內踝前起太骨下陷中；太谿，足少陰脉所注，在足外踝骨上動脉陷中，並是足少陰流注。脾氣乘心，心痛，可療脾之輸穴。今療腎足少陰流注之穴者，以脾是土，腎爲水，土當剋水，水反乘脾，脾乃與心爲病，故遠療腎輸也④。〇平按：《靈樞》『錐』上有『以』字。《甲乙》『錐』下無『鍼』字。注『足外踝骨上』，檢《甲乙經》，太谿在足內踝後跟骨上動脉陷中，且陰脉行內，『外踝』應是『內踝』之誤，『踝』下脱『後跟』二字。

厥心痛，色倉倉如死狀，終日不得大息⑤，肝心痛也，取之行間、大衝⑥。倉⑦，青色也，肝病也。不得大息，肝主吸氣，今吸氣已痛，不得出氣大息也。大衝⑧，右足⑨大指本節後二寸陷者，足厥陰脉所注。〇平按：《靈樞》《甲乙》『倉倉』作『蒼蒼』。注『右足』，『右』字當係『在』字傳鈔之訛，檢《甲乙經》：太衝穴『在足大指本節後二寸，或曰一寸五分⑩，陷者中。』《素問·刺腰痛論》注云：『在足大指本節後內間二寸陷者中。』并無左右足之分，故知『右』爲『在』之誤也。

厥心痛，臥若徒居⑪，心痛間⑫，動作⑬痛益甚，色不變⑭，肺心痛也，取之⑮魚際、大

---

① 痛如錐鍼刺其心：《甲乙》作『如錐刺其心』。
② 取之然谷：《甲乙》作『取後谷』，『後』字誤。
③ 太谿：底本原作『大谿』，據仁和寺本改。
④ 故遠療腎輸也：『腎』，底本誤作『病』，據仁和寺本改。
⑤ 大息：底本原作『太息』，據仁和寺本改。楊注二『大息』同。《素問》作『太息』；《甲乙》作『大息者』。
⑥ 取之行間、大衝：《甲乙》作『取行間、太衝』。
⑦ 倉：底本作『倉倉』，據仁和寺本刪下『倉』字。
⑧ 大衝：仁和寺本作『太衝』。
⑨ 右足：仁和寺本同。按，當據蕭延平注文改作『在足』。
⑩ 或曰一寸五分：按，此六字乃宋儒注文，今《甲乙經》誤作大字正文。詳李雲《黃帝三部鍼灸甲乙經新校·卷三·第三十一》。
⑪ 臥若徒居：『徒』，仁和寺本作『徙』。據楊注『故心痛臥若移居至於他處也』，『徒』當作『徙』。《素問》《甲乙》均作『臥若徒居』。
⑫ 心痛間：《甲乙》作『心痛乃間』。
⑬ 動作：《甲乙》作『動行』。
⑭ 色不變：《甲乙》『變』下有『者』字。
⑮ 取之：《甲乙》無『之』字。

泉①。肺主於氣，氣以流動，流動之氣乘心，故心痛臥若移居至於他處也②。以氣流動，故心痛間也。動作益氣所病，故益甚也。肺氣是心微邪，不能令色變。魚際，在大指本節後內側散脉中，手太陰脉之所留。大泉，在手掌後陷者中，手太陰脉之所注也。〇平按：『徙居』，《靈樞》作『徒居』；『大泉』作『太淵』，說見前。

真心痛，手足清③**至節，心痛甚，旦發夕死，夕發旦死**。心不受邪，受邪甚者痛聚於心，氣亦聚心，故手足冷，所以死速也。〇平按：『清』，今本《靈樞》作『清』，道藏本《靈樞》作『清』，《甲乙》作『青』。

心痛④**不可刺者，中有盛聚，不可取於輸，腸中有蟲瘕及蛟蛕**⑤**，皆不可取**⑥**小鍼**。心痛甚取輸無益者，乃是腸中有蟲瘕蛟蛕。腸中長蟲也，音犮⑦。可以手按，用大鍼刺之，不可用小鍼。〇平按：『輸』，《靈樞》作『腧』，《甲乙》作『俞』。『蛟』，《靈樞》《甲乙》作『蛟』。

心腹痛憹作痛腫聚⑧**，往來上下行，痛有休止，腹熱善渴涎出者，是蛟蛕**⑨**也，以手聚按而堅持之，姑令得移**⑩**，以大鍼刺之，久持之，蟲不動，及出鍼也，恙腹憹痛，形中上者**⑪。

---

① 大泉：『泉』，當據仁和寺本改作『淵』。按，唐代避『淵』字，故楊上善注文皆避作『泉』。仁和寺本經文不避諱，故『泉』仍作『淵』。
② 至於他處也：仁和寺本誤重『至』字。
③ 手足清：『清』與『凊』通。趙府本、道藏本、胡氏古林堂本《靈樞》作『手足清』；明刊本、守山閣本《靈樞》與《甲乙》作『手足青』。
④ 心痛：《甲乙》作『心下』，注曰：『一本作「痛」。』
⑤ 及蛟蛕：『蛟』誤，當據仁和寺本改作『蛟』。楊注『蛟』字同。《靈樞》作『及蛟蛕』；《甲乙》作『有蛕蛟』。
⑥ 皆不可取：《靈樞》作『皆不可取以』；《甲乙》作『不可取以』。
⑦ 犮：此字誤，當據仁和寺本改作『交』。
⑧ 憹作痛腫聚：《甲乙》作『發作腫聚』。
⑨ 蛟蛕：『蛟』誤，當據仁和寺本改作『蛟』。楊注『蛟』字同。《靈樞》作『蛟蛕』；《甲乙》作『蛕蛟』。
⑩ 姑令得移：底本『姑』字抄誤，當據仁和寺本改作『毋』。《素問》《甲乙》均作『無令得移』。
⑪ 恙腹憹痛，形中上者：《甲乙·卷九·第二》無此八字。按，『恙』即『恲』字，音烹，煩悶也。《玉篇·心部》：『恲，滿也。』《類篇·心部》：『恲，志滿。』

憒，聚結也，奴道反①。謂心腹之內，虫聚而痛憒，懊憒然也。虫食而聚，猶若腫聚也。食已而散，故休止也。又聚擾於胃，故熱渴涎出也。若蚑相犮②，所以蛕稱蚑③也。愖亦恲，普耕反，滿也。謂虫聚心腹滿，如腫聚高起，故曰形中上者也。○平按：《靈樞》『心腹』作『心腸』。『腹熱善渴涎出者』，《靈樞》『善』作『喜』，《甲乙》作『腹中熱渴漾者』，注：『漾，音涎。』『姑令』，《靈樞》《甲乙》作『無令』。『及出鍼』，『及』《靈樞》《甲乙》作『乃』。《甲乙》無『愖腹憒痛形中上者』八字。『愖』，《靈樞》音烹。注『猶若腫聚』，『腫』袁刻作『種』。

心痛，引腰脊，欲歐，取足少陰。足少陰脉行腰脊，上至心，故心痛引腰脊欲歐，取少陰脉輸穴也。

心痛，腹脹嗇嗇然，大便不利，取足太陰。足太陰脉主腹，故取足太陰輸穴。嗇嗇，惡寒之皃也。○平按：『嗇嗇』，《甲乙》作『濇濇』。

心痛引背，不得息，刺足少陰；不已，取手少陽。足少陰脉貫脊絡心，手少陽脉主三焦氣，故心痛引背不得息，取此二經輸穴療主病者也。○平按：『手少陽』，《甲乙》作『手少陰』。

心痛，少腹滿④，上下毋常處⑤，便溲⑥難，刺足厥陰。足厥陰脉環陰器，抵少腹，故少腹滿便溲難，取此脉輸穴所主病者。○平按：《靈樞》《甲乙》『少腹』上有『引』字。

心痛，但短氣不足以息，刺手太陰。手太陰主於氣息，故氣短息不足，取此脉療主輸穴⑦。

心痛⑧，當九節刺之；不已，刺按之立已；不已，上下求之，得之立已。《明堂》第九節下兩傍是肝輸，中央是筋縮，皆不

---

① 奴道反：『道』，底本誤作『通』，據仁和寺本改正。
② 若蚑相犮：當據仁和寺本改作『若蛟相交』。參見前注。
③ 蚑：當據仁和寺本改作『蛟』。參見前注。
④ 少腹滿：《靈樞》作『引小腹滿』；《甲乙》作『引少腹滿』。
⑤ 毋常處：『毋』，底本作『無』，今從仁和寺本。《靈樞》《甲乙》均作『無常處』。
⑥ 便溲：《甲乙》作『溲便』。
⑦ 療主輸穴：疑『療主』爲『主療』之誤。
⑧ 心痛：《甲乙》無『心痛』至『得之立已』二十四字。

言療心痛。此經言療取之，刺此節不已，於上下背輸尋之，有療心痛取之。〇平按：『刺之不已』，《靈樞》作『刺之按已』。

心疝暴痛，取足太陰、厥陰，盡刺去其血絡。足太陰注心中，足厥陰從肝注肺，故心暴疝取此二脉，去其血絡也。〇平按：《甲乙》作『盡刺之血絡』。

寒熱雜説

平按：此篇自篇首至末，見《靈樞・卷五・第二十一寒熱病篇》。又自篇首至『骨厥亦然』，見《甲乙經・卷八・第一（上篇）》。又自『骨痺』至『補之』，見《甲乙經・卷十・第一（下篇）》。又自『身有所傷』至『關元也』，見《甲乙經・卷十・第二（下篇）》。又自『厥痺者』至『陰經』，見《甲乙經・卷十・第一（下篇）》。又『暴瘖』一節，見《甲乙經・卷十二・第二》。『暴聾』一節，見《甲乙經・卷七・第一（中篇）》。『暴癉』一節，見《甲乙經・卷十二・第七》。又自『臂陽明』至『盛寫虛補』，見《甲乙經・卷十二・第六》。又自『足陽明有俠鼻』至『則瞑目』，見《甲乙經・卷十二・第四》。又自『寒厥』至『足太陰、少陽』，見《甲乙經・卷七・第三》。又『舌縱』一節，見《甲乙經・卷十二・第六》。又『振寒洒洒』一節，見《甲乙經・卷七・第一（中篇）》。又自『春取絡脉』至『治骨髓五藏』，見《甲乙經・卷五・第一（上篇）》。又自『身有五部』至『有癰疽者死』，見《甲乙經・卷十一・第九（下篇）》。又自『病始[1]手臂者』至『止之於陰』，見《甲乙經・卷七・第一（中篇）》。又自『病始手臂者』至『項太陽而汗出』，見《素問・刺熱篇》，亦見本書《五藏熱病篇》。又自『凡刺之害』至末，見《甲乙經・卷五・第四》。

皮寒熱，皮不可附席，毛髮焦，鼻槁腊[2]，不得汗，取三陽之絡，補手太陰。肺主皮毛，風盛爲寒熱[3]，寒熱之

---

① 病始：底本『病』上衍『熱』字，據《太素》經文刪。

② 鼻槁腊：『腊』，音西，乾肉。又按，仁和寺本『腊』字右側注有『性亦反』三字，乃原抄者釋音之文。又，《甲乙》作『鼻藁腊』。按，『藁』與『槀（槁）』同。《字彙・艸部》：『藁，與槀同。』

③ 風盛爲寒熱：『盛』，仁和寺本誤作『成』。

氣在皮毛①，故皮毛熱不可近席。以熱甚，故皮毛焦。鼻是肺官，氣連於鼻，故槁腊，不得汗也。腊，肉乾也。三陽絡在手上大支脉，三陽有餘，可寫之。太陰氣之不足②，補之也。〇平按：『皮不可附席』，『皮』字《靈樞》作『者』。《甲乙》『太陰』作『太陽』，恐誤。注『寒熱之氣』，『寒』字袁刻脱。『肺官』，『官』字原不全，因下注『脣口爲脾官』，當是『官』字。袁刻作『宫』。

肌寒熱，肌痛，毛髮焦而脣槁腊③，不得汗，取三陽於下以去其血者，補太陰以出其汗。寒熱之氣在於肌中，故肌痛毛髮焦也。脣口爲脾官，氣連肌肉，故肌肉熱，脣口槁腊，不得汗也。是爲足三陽盛，故去其血也。足太陰虚，故補之出汗。〇平按：『寒熱』下，《靈樞》有『者』字，《甲乙》有『病』字。『太陰』上，《靈樞》有『足』字。『以出其汗』，《甲乙》『出』作『去』。

骨寒熱④，病無所安，汗注不休，齒未槁，取其少陰於陰股之絡；齒已槁，死不治。骨厥亦然。寒熱之氣在骨，骨熱故無所安，汗注不休也。齒槁，骨死之候。齒不槁者，可取足少陰陰股間絡，以足少陰內主於骨故也。〇平按：《甲乙》『寒』下有『骨』字；『病』作『痛』；『未槁』作『本槁痛』；『已槁』作『色槁』。注『內主於骨』，袁刻『主』誤作『寒』。

骨痺，舉節不用而痛，汗注煩心，取三陰之經補之。寒溼之氣在於骨節，支節不用而痛，汗注煩心，名爲骨痺，是爲手足三陰皆虚，受諸寒溼，故留鍼補之，令溼痺去之矣。

身有所傷血出多，及中風寒，若有所墮墜，四支解㑊⑤不收，名曰體解，取其少腹齊下⑥

---

① 在皮毛：『在』仁和寺本誤作『右』，形近致訛。
② 太陰氣之不足：仁和寺本同。按，據文義，疑『氣之』二字抄倒。
③ 而脣槁腊：《甲乙》無『而』字。
④ 骨寒熱：《靈樞》『熱』下有『者』字。
⑤ 解㑊：《靈樞》作『懈惰』。
⑥ 少腹齊下：《靈樞》作『小腹臍下』；《甲乙》作『少腹臍下』。

三結交。三結交者，陽明、太陰也①。齊下三寸②，關元也。因傷出血多，一也；中風寒，二也；有墮墜，三也。體者，四支也。三者俱能令人四支解墮不能收者，名曰體解之病，可取之足陽明、足太陰於齊下小陽募關元穴也。三結者，足之三陰太陰之氣，在齊下與陽明交結者也。〇平按：《甲乙》『血出多』作『出血多』；『墮墜』作『墜墮』。《靈樞》『解㑊』作『解惰』。『體解』作『體惰』。『齊』，《靈樞》《甲乙》作『臍』。

厥痺者，厥氣上及腹，取陰陽之絡，視主病者，寫陽補陰經。失逆之氣③，從足上行，及於少腹，取足之陰陽之絡，所主之病，寫去其血，補足三陰經也。

頸側之動脉人迎。人迎，足陽明也，在嬰筋之前④；嬰筋之後，手陽明也，名曰扶突⑤；次脉，手少陽脉也，名曰天牖；次脉，足太陽也，名曰天柱；腋下動脉，臂太陰也，名曰天府。膺前當中任脉，謂之天突。任脉之側動脉足陽明，在嬰筋之前，人迎也。名足陽明等者，十二經脉足太陰屬脾絡胃，上膈俠陽明連舌本。足少陰從腎上貫膈入肺，循喉嚨俠舌本。足厥陰屬肝絡膽，循喉嚨後，上入頏顙，連目系上額，與督脉會顛，支者從目系下頰裏。此足三陰至頸項之中，所行處深，故不得其名。足厥陰雖至於頰，不當頸項衝處，故其穴不得脉名。手少陰心脉雖循胸⑥係目系，以心不受邪，其氣不盛；手心主脉從心包循胸出脇腋，不至頸項，又是心包，其氣更不盛⑦，故此二脉之穴，不得脉名。手太陰肺脉，以肺居藏上主氣，其氣强盛，雖不至頸項，發於氣穴，得於脉名。手足三陽，手太陽脉雖循頸上頰，至目兑眥，以是心府，其氣不盛，故穴不得脉名。足少陽膽府脉起目兑眥，下行至胸，以膽穀氣不盛，故其穴不得脉名。唯手足陽明穀氣强盛，手少陽三焦之氣⑧（有本爲足少陽，檢例誤耳⑨），足太陽諸陽之長，所以此之四脉與⑩手太陰入於五

---

① 太陰也：《靈樞》作『大陰也』；《甲乙》作『太陰』，注曰：『一本作「陽」。』
② 三寸：仁和寺本作『二寸』。日本摹寫本、《靈樞》《甲乙》均作『三寸』。
③ 失逆之氣：『失』，仁和寺本誤作『夫』。底本作『失逆之氣』，是。
④ 在嬰筋之前：仁和寺本無『在』字。檢楊注『在嬰筋之前』，當從底本補『在』字。《靈樞》亦作『在嬰筋之前』。
⑤ 扶突：『扶』，仁和寺本誤作『怏』，乃『扶』字筆誤，當從底本及《靈樞》作『扶突』。
⑥ 循胸：劉衡如曰：『胸，據本書卷八首篇，疑當作「咽」。』
⑦ 其氣更不盛：仁和寺本無『氣』字。
⑧ 手少陽三焦之氣：仁和寺本『手』下衍『足』字。檢楊上善下文『有本爲足少陽』及『此之四脉』之語，則『足』字當刪。底本作『手少陽三焦之氣』，是。
⑨ 有本爲足少陽，檢例誤耳：按，此十字爲楊上善針對上文『足少陽』所做考訂，今按現代習慣加『（）』以別之。
⑩ 與：底本原作『並』，據仁和寺本改。

部大輸①之數也。唯無足之三陰、手之少陰②，與彼《本輸》之中脉次多少不同，彼中十二經脉之中，手足諸陽皆悉□③，□奇經八脉之中④有任、有督，以爲脉次。此中唯取五大要輸，以爲差别。○平按：注『所行處深』，袁刻作『行處深深』。又注『皆悉』下所缺二字，細玩餘文，似『具于』二字。

陽逆⑤頭痛，胸滿不得息，取人迎。足陽明從大迎循髮際至額顱，故陽明氣逆頭痛也。支者下人迎循喉嚨屬胃絡脾，故氣逆胸滿不得息，可取人迎。人迎胃脉主水穀，總五藏之氣，寸口爲陰，此脉爲陽，以候五藏之氣，禁不可灸也。

暴瘖氣鯁，取扶突與舌本出血。手陽明别走大絡乘肩髃，上曲頰，循齒入耳中，會宗脉五絡皆入耳中，故耳中脉名宗脉也。所以人暴瘖氣鯁，取此手足之陽明扶突之穴，出血得已。氣在咽中，如魚鯁之狀，故曰氣鯁。舌本，一名風府，在項入髮際一寸督脉上，今手陽明正經不至風府，當是耳中宗脉絡此舌本，以血有餘，故寫出也。○平按：『氣鯁』，《靈樞》『鯁』作『鞕』，《甲乙》作『硬』。『取』作『刺』。

暴聾氣蒙⑥，耳目不明，取天牖。手少陽從膻中上係耳後，支者從耳後入耳中，出走耳前⑦，至目兑眦，故手少陽病，耳暴聾不得明了者⑧，可取天牖，在頭筋缺盆上⑨，天容後，天柱前，完骨下，髮際上也。○平按：《甲乙》『蒙』下有『瞀』字；『不明』作『不開』，下有『頭頷痛，淚出鼻衄，不得息，不知香臭，風眩喉痺』十八字；『取天牖』作『天牖主之』。

---

① 大輸：『大』，仁和寺本作『太』。
② 唯無足之三陰、手之少陰：按，此十字原誤置於下文『彼中十二經脉之中』之後，據文義前移至此，與《靈樞·本輸》合。
③ 手足諸陽皆悉□：據文義，疑『陽』字爲『脉』之誤。又，仁和寺本悉下一字亦蝕盡，蕭氏擬作『具』，可從。
④ □奇經八脉之中：底本『奇』上闕一字，蕭氏擬作『于』。仁和寺本此字亦漫漶，今辨爲『於』字。左合昌美辨作『有』，屬上讀，可商榷。
⑤ 陽逆：《甲乙》同。《靈樞》作『陽迎』。
⑥ 暴聾氣蒙：按，《甲乙經》未收此段十三字經文，蕭延平於篇首『平按』中稱『見《甲乙經·卷七·第一（中篇）》』者，指《甲乙經》『肩背痛……暴聾氣蒙瞀，耳目不開（明）……天牖主之』一段，此段內容乃皇甫謐引自《黃帝明堂經》者，故文字與《靈樞》《太素》出入甚大。參見李雲《黃帝三部鍼灸甲乙經新校·卷七·第一（中）》。
⑦ 出走耳前：『出走』，底本與仁和寺本皆誤作『走出』，據《太素·卷八·經脉連環》『三焦手少陽之脉……其支者，從耳後入耳中，出走耳前』，當作『出走』，今乙正。
⑧ 耳暴聾不得明了者：『聾』，仁和寺本作『矇』。按，疑二書各有脱誤，今擬作『耳暴聾，目矇不得明了者』，待考。
⑨ 在頭筋缺盆上：劉衡如曰：『頭，據《甲乙·卷三·第十二》及《素問·氣穴論》王注，疑當作「頸」。』

暴攣癇眩，足不任身，取天柱①。足太陽脉起目內眥，上額交顛，入絡腦，下俠脊抵腰，循髀過髀樞，合膕貫腨出外踝後，至小指外側，故此脉病，暴腳攣，小兒癇，頭眩足痿②，可取天柱。天柱，俠項後髮際大筋外廉陷者中也。○平按：《甲乙》「攣」上有「拘」字。

暴癉內逆，肝肺相薄③，血溢鼻口，取天府。此爲大輸五部。熱成爲癉④。手太陰脉起於中焦，下絡大腸，還循胃口，上膈屬肺，故此脉病，肺腹暴癉⑤，脾胃氣逆，肝肺之氣相薄，致使內逆，血溢鼻口，故取天府。天府，在腋下三寸臂臑內廉動脉。此爲頸項之間藏府五部大輸。○平按：「癉」，《甲乙》作「痺」。「大輸」，《靈樞》作「天牖」。《甲乙》作「此爲胃之大腧五部也」，注云：「五部，按《靈樞》云：『陽逆頭痛，胸滿不得息，取人迎。暴瘖氣鞕，刺扶突與舌本出血。暴聾氣蒙，耳目不明，取天牖。暴拘攣癇痓，足不任身者，取天柱。暴痺內逆，肝肺相薄，血溢鼻口，取天府。此爲胃之五大俞五部也。』今士安散作五穴於篇中，此特五部之一耳。」據此則大輸五部，《靈樞》《太素》經文本相連屬，士安撰《甲乙》散見於各篇中。又此注所引「刺扶突」，今本《靈樞》作「取扶突」。「暴拘攣」，今本《靈樞》作「暴攣」。「癇痓」，今本《靈樞》作「癇眩」。「此爲胃之五大俞五部也」，今本《靈樞》作「此爲天牖五部」。與所引略有不同，想有別本也。

臂陽明⑥有入鼽徧齒者，名曰人迎，下齒齲，取之臂，惡寒補之，不惡寒寫之⑦。臂陽明，手陽明也。手陽明脉從手上行，循臂入缺盆，下絡肺，支者從缺盆行嬰筋後上頸，入至下齒中，還出俠鼻，起足陽明，交頞中，下入上齒中，遂出循頤至大迎，支者從大迎下行嬰筋之前至人迎。至嬰筋時，二經皮部之絡相至二經，故臂陽明之氣亦發人迎，故稱有入。所以下齒齲⑧取於手之商陽穴也。惡寒陽虛，故補之。不惡寒者陽實，故寫之也。○平按：《靈樞》「入鼽」作「入頄」。《甲乙》「齒」上無「徧」字。「人迎」，《靈樞》《甲乙》作「大迎」，《甲乙》注云：「《靈樞》名曰禾窌，或曰大迎。詳大迎乃是陽明脉所發，則當云禾窌是也。然而下齒齲又當取足陽明，禾窌、大迎當試可知耳。」據此，則《靈樞》《甲乙》所稱，未能確定，玩楊注自明。又注「俠鼻」，「俠」字袁刻誤作「喉」。

---

① 取天柱：《甲乙·卷十·第二》「柱」下有「主之」二字，疑衍。
② 頭眩足痿：「痿」，底本誤作「瘻」，據仁和寺本改正。
③ 肝肺相薄：「薄」，趙府本《靈樞》作「搏」。
④ 熱成爲癉：「成」，底本作「盛」，據仁和寺本改。按，檢《太素·卷八·經脉連環》楊上善曰：「熱成爲癉。」當作「成」字。
⑤ 肺腹暴癉：底本脫「肺」字，據仁和寺本補。
⑥ 臂陽明：《甲乙》作「臂之陽明」。
⑦ 不惡寒寫之：《甲乙》無「寒」字。
⑧ 所以下齒齲：仁和寺本無「下」字。據經文「下齒齲，取之臂」，「齒」上當有「下」字。底本改作「所以下齒齲」，是。

足之大陽①有入頄偏齒者②，名曰角孫，上齒齲，取之在鼻與鼽前③，方病之時④，其脉盛則寫之⑤，虛則補之。一曰取之出眉外，方病之時，盛寫虛補。偏，音遍。足太陽經起目內眥上額，其太陽⑥皮部之絡，有下入於頄後偏上齒，又入於耳，氣發角孫之穴，故曰有入。所以上齒齲者，取之鼻及鼽骨之前，有絡見者，刺去其血；虛則補絡，補絡可飲補藥。眉外⑦，謂足陽明上關穴也。上關，在耳前上廉起骨，開口有空，亦量虛實以行補寫也。〇平按：『足之大陽⑧』，《甲乙》作『手太陽』。『入頄』。《靈樞》『鼽前』作『頄前』；『眉外』作『鼻外』，下無『方病之時，盛寫虛補』八字。

足陽明有俠鼻⑨入於面者，名曰懸顱，屬口，對入繫目本，視有過者取之，損有餘，益不足，反者益甚。足陽明大經起鼻交頞，下鼻外入上齒中，還出俠口交承漿，循頤出大迎，上耳前，循髮際，氣發懸顱之穴，有皮部之絡與口相當，入繫目系。對，當也。視此足陽明有餘不足，可損益之。取之失者，反益甚也⑩。〇平按：《甲乙》『有俠』作『又俠』。《靈樞》『俠』作『挾』。《甲乙》『目本』下有『頭痛引頷取之』六字；『益不足』作『補不足』。

足太陽⑪有通項入於腦者，正屬目本，名曰眼系，頭目固痛，取之在項中兩筋間，入腦乃別。足太陽經起目內眥，上額交顛上，其直者從顛入絡腦，還出別下項，有絡屬於目本，名曰目系。太陽爲目上綱，故亦是太陽與目爲系。今別來屬於頭⑫，其氣是通，故頭與目有固痛者，取於項中足太陽筋兩間別下項者，氣之所發大椎穴者⑬。大椎，在第一椎上陷

---

① 足之大陽：《靈樞》作『足太陽』；《甲乙》作『手太陽』。
② 偏齒者：『偏』，仁和寺本作『徧』。楊注『偏』字同。按，『偏』與『徧（遍）』通。
③ 鼽前：《甲乙》『鼽』下注曰：『一作「頄」。』
④ 方病之時：『方』，仁和寺本誤作『攵』。《靈樞》《甲乙》均作『方病之時』。
⑤ 其脉盛則寫之：《靈樞》作『其脉盛，盛則寫之』；《甲乙》作『其脉盛，脉盛則寫之』。
⑥ 其太陽：仁和寺本『其』字誤重。
⑦ 眉外：仁和寺本作『眉後』，據經文，『後』當作『外』。
⑧ 足之大陽：『大』，底本誤作『太』，據經文改。
⑨ 有俠鼻：《甲乙》同。按，中醫學社本《甲乙》作『又俠鼻』。
⑩ 反益甚也：『反』，仁和寺本誤作『久』。據經文『反者益甚』，當從底本作『反』。
⑪ 足太陽：底本作『足大陽』，據仁和寺本改。
⑫ 今別來屬於頭：仁和寺本作『今別來屬於之』，疑『於』字抄衍，待考。
⑬ 大椎穴者：疑『者』字抄誤，據文義當作『也』。

者，三陽督脉之會也。○平按：『固痛』，《靈樞》《甲乙》作『苦痛』。注『筋兩』，據經文應作『兩筋』。

陰喬、陽喬，陰陽相交，陽入陰出，陰陽交於兑眥①，陽氣盛則瞋目，陰氣盛則瞑目②。二喬皆起於足，行至於目，是爲二喬同向上行，何以稱陽入陰出也？人之呼氣出爲陽也，吸氣入爲陰也，故呼氣之時，在口爲出，於頭足亦出；吸氣之時，在口稱入，於頭足亦入。今於目眥言陰陽出入，以相交會，目得明也，所以陽盛目張不能合，陰盛則目瞑不得開，宜取此二喬也。○平按：『喬』，《靈樞》《甲乙》作『蹻』。『陽入陰出』，《靈樞》作『陽入陰出陽』；『兑』作『鋭』。《甲乙》作『陽氣絶乃瞑，陰氣絶則眠』。

寒厥取陽明、少陰於足，留之③。失逆，寒氣從足而上，令足逆冷，可取足少陰脉太谿，太谿在足内踝④後骨上動脉陷中，及取足陽明脉⑤解谿，解谿在足衝陽後一寸半。○平按：《靈樞》《甲乙》『寒厥』一節在『熱厥』後。

熱厥取足太陰⑥、少陽⑦；失逆，熱氣從足起者，可取足少陽絡光明，在外踝上五寸別走厥陰者，及足太陰脉療主病者也。**舌縱涎下煩悗⑧，取足少陰。**足少陰脉從足心上行，屬腎絡膀胱，貫肝膈入肺，循喉嚨俠舌本，支者從肺絡心注胸中，故其脉厥熱，涎下心中煩悗，取足少陰然谷穴。然谷，在足内踝前起大骨下陷者中也。○平按：《甲乙》『涎』作『漾』；『悗』作『悶』；『取足少陰』作『陰交主之⑨』。

振寒洒洒鼓頷⑩，不得汗出，腹脹煩悗，取手太陰。洒，音洗。手太陰脉起於中焦，下絡大腸⑪，還循胃口，上膈屬肺；別者上出缺盆，循喉嚨合手陽明，從缺盆上頸貫頰入下齒中。肺以惡寒故虛，病振寒鼓頷也。循胃屬肺，故腹脹煩悗。悗，音悶。可取手太陰少商穴⑫。少商，在手太指端内側，去爪甲角如韭葉。○平按：《甲乙》『洒洒』作『淒淒』；『悗』作『悶』。注『循胃口』，『循』，袁刻作『從』。

---

① 陰陽交於兑眥：《靈樞》作『交于目鋭眥』；《甲乙》與《太素》同。
② 陽氣盛則瞋目，陰氣盛則瞑目：《甲乙》作『陽氣絶則瞑目，陰氣絶則眠』。
③ 寒厥取陽明、少陰於足，留之：《靈樞》《甲乙》此十一字在『熱厥取足太陰、少陽』八字之下。《靈樞》『陽明』作『足陽明』；『留之』作『皆留之』。又，
④ 太谿在足内踝：仁和寺本無『太谿』二字。按，檢下文『解谿』二字亦重，疑仁和寺本脱文。
⑤ 及取足陽明脉：底本無『及』字，據仁和寺本補入。
⑥ 足太陰：《甲乙》無『足』字。
⑦ 少陽：《靈樞》此下有『皆留之』三字。
⑧ 舌縱涎下煩悗：『悗』，仁和寺本作『㤹』。楊注『悗』字同。按，『㤹』同『愠』，鬱積也。《集韻·迄韻》：『愠，或作㤹。』《類篇·心部》：『㤹，心所鬱積也。』《靈樞》作『舌縱涎下煩悗』；六經本《甲乙》作『舌緩漾下頮悶』；明鈔本《甲乙》作『舌緩漾下煩悶』。按，『漾』與『涎』同。
⑨ 陰交主之：蕭氏謂：《甲乙》『「取足少陰」作「陰交主之」。』今檢六經本、明鈔本及中醫學社本《甲乙》，皆作『取足少陰』，與《太素》同。
⑩ 鼓頷：『頷』，仁和寺本作『頜』，據楊注當作『頷』。《靈樞》《甲乙》均作『頷』。按，『頷』與『頜』義同。
⑪ 大腸：仁和寺本作『太腸』，當從底本作『大腸』。
⑫ 少商穴：仁和寺本『穴』上有『高』字，當爲衍文。

刺虛者，刺其去也①；謂營衛氣已過之處爲去，故去者虛也，補之令實。**刺實者，刺其來也。**謂營衛氣所至之處爲來，來者爲實，寫之使虛也。**故春取絡脈，**春時肝氣始生，風疾氣急，經氣尚深，故取絡脈分肉之間，療人皮膚之中病也。**夏取分腠，**夏時心氣始長，脈瘦氣弱，陽氣流於經隧溝洫，熏熱分腠，內至於經，故取分腠，以去肌肉之病也。**秋取氣口，**秋時肺氣將斂，陽氣在合，陰氣初勝，溼氣及體，陰氣未盛，故取氣口，以療筋脈之病。氣口，即合也。**冬取經輸，**冬時腎氣方閉，陽氣衰，少陰氣緊，太陽沈，故取經井之輸以下陰氣，取滎輸實於陽氣，療於骨髓五藏之病也。〇平按：『輸』，《甲乙》作『俞』，下同。**凡此四時，各以爲齊。絡脈治皮膚，分腠治肌肉，氣口治筋脈，經輸治骨髓、五藏。**齊，音劑也。

身有五部②**：伏兔**③**一；**伏兔在膝上六寸起肉，足陽明氣發，禁不可灸，不言得鍼，此要禁爲第一部，故生癰疽者死也。**又腓二，腓者踹也；**腓，音肥。承筋一名踹腸，一名直腸，脈在踹中央陷中，足陽明太陽氣所發，禁不可刺，故踹爲要害之處，生癰疽者死也。〇平按：《甲乙》『腓』作『踹』，無『腓者踹也』四字。《靈樞》『踹也』作『腨也』。**背三；**自要輸④已上二十一椎兩箱稱背，去藏府甚近，皮肉至薄，若生癰疽，陷而必死也。**五藏之輸四；**五藏手足二十五輸，當於輸穴生癰疽者死也。**項五，**頭之前曰頸⑤，後曰項。三陽督脈在項，故項生癰疽致死也。**五部**⑥**有癰疽者死**⑦。癰疽害甚，故生人⑧之要處致死。

病始手臂者⑨**，先取手陽明、太陰而汗出**⑩**；**以下言療熱病取脈先後。熱病等所起，起於四支及頭，故病起兩手者，可取手陽明井商陽，在手大指次指內側，去爪甲角如韭葉，以手陽明穀氣盛也；及手太陰郄⑪孔最，在腕上七寸也。**病始頭首者**⑫**，先取項太陽而汗出**⑬**；**有熱等病起於頭者，可取於項足太陽脈天柱之穴，天柱在俠項後髮際太筋外陷也。**病始足胻**

---

① 刺其去也：《甲乙·卷一·第四》無『也』字。下文『刺其來也』，《甲乙》亦無『也』字。
② 身有五部：《甲乙》作『身五部』。
③ 兔：《甲乙》作『菟』。
④ 要輸：『要』爲古『腰』字。《說文·臼部》：『要，身中也。』
⑤ 頭之前曰頸：『頭』，底本誤作『項』，據仁和寺本改正。
⑥ 五部：《靈樞》《甲乙》作『此五部』。
⑦ 有癰疽者死：『癰』與『癰』同。《甲乙》作『有疽死也』。
⑧ 故生人：仁和寺本誤作『生故人』，當從底本改作『故生人』。
⑨ 病始手臂者：《素問》作『熱病始手臂痛者』；《甲乙》『病』上有『熱』字。
⑩ 先取手陽明、太陰而汗出：《素問》作『刺手陽明太陰而汗出止』。
⑪ 手太陰郄：『郄』，仁和寺本作『郗』。按，『郗』音希，與『郄』通。《集韻·微韻》：『郄，骨節間。』
⑫ 病始頭首者：《素問》作『熱病始於頭首者』；《甲乙》作『始頭首者』四字。
⑬ 先取項太陽而汗出：《素問》作『刺項太陽而汗出止』。

者①，先取足陽明而汗出②。[病起足者，可取陽明合三里穴，三里在膝下三寸胻外廉。〇平按：《靈樞》《甲乙》『胻』作『脛』。]臂太陰③可出汗，[手太陰脉主氣，故出汗取之也。〇平按：『出汗』，《靈樞》作『汗出』，下同。]足陽明可出汗。[足陽明主水穀，多氣血，故出汗取之。]取陰而汗出甚者，止之於陽；取陽而汗出甚者，止之於陰。[取陰脉出汗不止，可取陽脉所主之穴止；若取陽脉出汗不止，可取陰脉所主之穴止之也。〇平按：《甲乙》無兩『於』字。]

凡刺之害④，中而不去則精洩，不中而去⑤則致氣；精洩則病甚恇懼⑥，致氣則生爲癰瘍。[凡行鍼要害，無過二種：一種者，刺中於病，補寫不以時去鍼，則洩人精氣；刺之不中於病，即便去鍼，以傷良肉，故致氣聚。精洩益虚，故病甚虚恇。恇，怯也。氣聚不散，爲癰爲瘍也。〇平按：『恇懼』，《靈樞》《甲乙》作『而恇』。]

癰疽

平按：此篇自篇首至『此其候也黃帝曰善』，見《靈樞・卷十二・第八十一癰疽篇》。又自篇首至『藏傷故死矣』，見《甲乙經・卷十一・第九（上篇）》。又自『黃帝曰：願盡聞癰疽之形』至『此其候也黃帝曰善』，見《甲乙經・卷十一・第九（下篇）》。又自『黃帝問於岐伯曰有病癰腫致痛』至『可使全黃帝曰善』，見《素問・卷十三・第四十腹中論篇》。又自『黃帝問曰諸癰腫筋攣』至末，見《素問・卷五・第十七脉要精微論篇》，《甲乙》同上。

黃帝問於岐伯曰⑦：余聞腸胃受穀⑧，上焦出氣，以温分肉而養骨節⑨，通腠理。[上焦出衛氣，衛氣爲陽，故

---

①病始足胻者：《素問》作『熱病始於足脛者』；《靈樞》作『病始足脛者』；《甲乙》作『始足脛者』。
②先取足陽明而汗出：《素問》作『刺足陽明而汗出止』。
③臂太陰：『太』，仁和寺本作『大』。《靈樞》《甲乙》作『臂太陰』。《甲乙》注：『《靈樞》作「陽」。』按，今本《靈樞》作『陰』。
④凡刺之害：《甲乙》無『凡』字。
⑤不中而去：《甲乙》作『害中而去』，『害』字誤。
⑥則病甚恇懼：底本『懼』字衍，當據仁和寺本删除。
⑦黃帝問於岐伯曰：《靈樞》作『黃帝曰』。
⑧余聞腸胃受穀：《甲乙》無『余聞』二字。
⑨而養骨節：《甲乙》作『以養骨節』。

在分肉能温之也。氣潤骨節，骨節腦髓皆悉滋長，故爲養也。令腠理無癰，故爲通。**中焦出氣如露，上注谿谷而滲孫脉，孫脉①津液和調，變化而赤爲血，血和則孫脉先滿，滿乃注於絡脉，皆盈乃注於經脉。**出氣，謂營氣也。經絡及孫絡有内有外，内在藏府，外在筋骨肉間。穀入於胃，精液滲諸孫絡，入於大絡，大絡入經，流注於外。外之孫絡，以受於寒温四時之氣，入絡行經，以注於内。今明水穀精液②内入孫絡③，乃至於經也。内外經絡行於藏府，藏府氣和，乃得生也。〇平按：「露」，《甲乙》作「霧」。「孫脉④」二字，《靈樞》《甲乙》不重。「而赤」，《甲乙》作「赤而」。「先滿滿乃注於絡脉」，《靈樞》作「先滿溢乃注於絡脉」，《甲乙》「滿」字不重，「絡脉」下重「絡脉」二字。注「滲諸孫絡」，「諸」袁刻作「於」。

陰陽已張，因息乃行，行有經紀，周有道理，與天合同，不得休止。張，布張也⑤。陰，營氣也。陽，衛氣也⑥。神之動也故出入息動，息之動也營衛氣行，營衛氣行必有經紀，營衛周行道理，人與天道同運，天運非常之道故不休也。〇平按：《甲乙》「已張」作「乃張」；「乃行」作「而行」。

切而調之，從虚去實，寫則不足⑦，疾則氣減，留則先後；從實去虚⑧，補則有餘。血氣已調，形神乃持⑨，余已知血氣之平與不平，未知癰疽之所從生，成敗之時，死生之期，期有遠近⑩，何以度之，可得聞乎⑪？切，專至也⑫。用心專至，調虚實也。寫者以順於虚⑬，專去盛實，寫之甚者，則不足也。氣至因而疾寫，則便氣咸⑭；氣至留而不寫，則鍼與氣先後不相得也。若順實唯去於虚，補之甚者，則有餘

---

① 孫脉，孫脉：底本作「孫脉，孫絡」，「絡」字誤，據仁和寺本改正。
② 今明水穀精液：「精液」，底本作「津液」，據仁和寺本改。
③ 内入孫絡：底本誤作「入於孫絡」，據仁和寺本改。
④ 孫脉：底本原誤作「孫絡」，據經文改正。參見前注。
⑤ 布張也：底本闕「布」字，空一格。按，仁和寺本「布」字蝕殘，辨其剩形，當作「布」，今補入。
⑥ 陽，衛氣也：「陽」，仁和寺本誤作「陰」。據上文「陰，營氣也」，此當作「陽，衛氣也」。
⑦ 寫則不足：「寫」，趙府本《靈樞》作「爲」，形誤。明刊本《靈樞》及《甲乙》均作「寫則不足」。
⑧ 從實去虚：趙府本《靈樞》誤作「後虚去虚」；守山閣本《靈樞》據《甲乙經》改作「從實去虚」。
⑨ 形神乃持：《靈樞》作「形氣乃持」；《甲乙》作「神氣乃持」。
⑩ 期有遠近：《靈樞》無「期」字；《甲乙》作「或有遠近」。
⑪ 可得聞乎：《甲乙》無此四字。
⑫ 專至也：「至」，底本誤作「志」，據仁和寺本改正。
⑬ 寫者以順於虚：底本闕「以」字，空一格，據仁和寺本補。
⑭ 則便氣咸：「咸」，底本作「盛」，據仁和寺本改。按，「咸」，與「減」通。《説文·水部》：「減，損也。」段玉裁注：「古書多假咸爲減。」

也。是以切而調之者，得之於心，不可過虛實也。故善調者，補寫血氣，使形與神相保守也。持者，保守也。如此調養，血氣平與不平，言已知之；然猶未通癰疽三種之論，故請所聞。○平按：『形神』，《靈樞》作『形氣』；《甲乙》作『神氣』。『平與不平』，《甲乙》作『至與不至』。

岐伯曰：經脉留行不止，與天同度，與地合紀。此言天有度數，地有經紀。**故天宿失度，日月薄蝕；地經失紀，水道流溢，草蔖不成，五穀不殖，徑路不通①，民不往來，巷聚邑居，別離異處②。**蔖，寸古反③，草名也，亦節枯也。此言天度、地紀有失致損也。○平按：『蔖』，《靈樞》作『萓』，注云：『魚畿切。』詳《玉篇》：萓本作宜，鹿葱也。《廣韻》蔖，采古切，草死也。與楊注『節枯』之意同，較『萓』義爲長。**血氣猶然，請言其故。**

夫血脉營衛，同流不休④，上應星宿，下應經數。此言人之血氣合於天地。○平按：《甲乙》『星宿』作『天宿』。**寒氣客於經絡之中則血泣，血泣則不通，不通則衛氣歸之，不得復反，故癰腫⑤。寒氣化爲熱，熱勝則腐肉⑥，肉腐則爲膿，膿不寫則爛筋⑦，筋爛則傷骨⑧，骨傷則髓消，不當骨空，不得洩寫，煎枯空虛，則筋骨肌肉不相營，經脉敗漏，薰於五藏，藏傷故死矣。**此言血氣行失，有損有傷也⑨。○平按：『煎枯空虛』，《靈樞》作『血枯空虛』，《甲乙》作『則筋骨枯空，枯空』。《靈樞》『營』作『榮』，《甲乙》作『親』；『經脉』作『經絡』；『故死』作『則死』。

---

①徑路不通：《甲乙》作『經紀不通』。
②別離異處：《靈樞》『別』上有『則』字。
③寸古反：底本作『采古切』，『采』『切』二字與仁和寺本不合，今改正。按，檢蕭氏『平按』曰：『《廣韻》：蔖，采古切，草死也。』蓋底本作『采古切』乃出於《廣韻》。唐初釋音之文皆稱『反』不稱『切』，故仁和寺本皆作『某某反』。
④同流不休：『同』爲『周』字之誤。《靈樞》《甲乙》均作『周流不休』。劉衡如曰：『同，據《靈樞·癰疽篇》《甲乙》卷十一第九上、《劉涓子方》卷四、《千金翼》卷二十三第一及《醫心方》卷十五第一應作「周」。』
⑤故癰腫：《甲乙》此下有『也』字。
⑥腐肉：《甲乙》作『肉腐』。
⑦爛筋：《甲乙》作『筋爛』。
⑧傷骨：《甲乙》作『骨傷』。
⑨有損有傷也：『傷』，底本作『病』，據仁和寺本改。

黃帝曰：願盡聞癰疽之形與忌日名①。凡有三問：一問癰疽形狀，二問癰疽死生忌日，三問癰疽名字也。

岐伯曰：癰發於嗌中，名曰猛疽。猛疽不治②**，化爲膿，膿不寫，塞咽，半日死；其化爲膿者，寫已，已則含豕膏，毋冷食**③**，三日而已**④。下答癰疽形狀及名并所發處，合二十一種：一十八種有名有狀，有所發處；三種但有所發之處，無名與狀。二十一種中，七種無死生忌日，餘十四種皆有忌日。凡癰疽所生，皆以寒氣客於經絡之中，令血凝澀不通，衛氣歸之，寒極化爲熱氣，而成癰腫⑤，腐肉爲癰，爛筋壞骨爲疽，輕者療之可生，重者傷藏致死。名猛疽等，此等癰疽之名⑥，聖人見其所由立之名狀如左，隨變爲形，亦應不可勝數也。近代醫人，元不識本名之旨，隨意立稱，不可爲信。嗌，咽也。寒氣客脉之處，即發熱以爲癰疽，無常處也。〇平按：『寫已已』，《靈樞》無兩『已』字，《甲乙》作『膿寫已』。《靈樞》《甲乙》『含』作『合』；『膏』下無『毋』字。注『熱氣』下原缺一字，袁刻作『鬱積』二字，不合，謹空一格。

發於頸⑦**，名曰夭疽**⑧**。其癰大以赤黑**⑨**，不急治，則熱氣下入泉掖**⑩**，前傷任脉，內薰肝肺，薰肝肺**⑪**十餘日而死矣**⑫。項前曰頸。〇平按：『泉』，《靈樞》《甲乙》作『淵』，說見前。

---

①忌日名：『日』，《靈樞》《甲乙》作『曰』；《千金翼方·卷二十三·第二》與《太素》同。
②猛疽不治：《甲乙》作『不急治』。
③毋冷食：《靈樞》《甲乙》無『毋』字。劉衡如於人衛本《靈樞》注曰：『冷，此前應據《鬼遺方·卷四》《太素·卷二十六·癰疽》《千金翼·卷二十三·第一》《外臺·卷二十四·癰疽方》及《醫心方·卷十五·第一》補「無」字。』又曰：『冷食，《外臺·卷二十四·癰疽方》「一云無食」，《千金翼·卷二十三·第二》正作「無食」，蓋謂含豕膏於口中，無遽食下，令瘡口多得滋潤被復，易於愈合，於義頗通。竊疑「冷」爲「令」字之誤，則與「無食」義同。』
④三日而已：《甲乙》無『而』字。
⑤而成癰腫：底本作『□成痈疽』，『而』字闕，『腫』誤作『疽』，今據仁和寺本補改。
⑥此等癰疽之名：底本脱『此等』二字，據仁和寺本補入。
⑦發於頸：《甲乙》『頸』下有『者』字。
⑧夭疽：趙府本《靈樞》作『天疽』；古林堂本、明刊本《靈樞》作『夭疽』。
⑨其癰大以赤黑：《甲乙》作『其狀大而赤黑』。
⑩泉掖：當據仁和寺本改作『淵掖』。按，『泉』爲『淵』避諱字，仁和寺本經文不避諱。
⑪薰肝肺：《甲乙》作『熏則』二字。
⑫而死矣：《甲乙》無『而』字。

陽氣大發，消腦留項，名曰腦鑠。其色不樂，項痛而刺以鍼①，煩心者死不治。腦後曰項。○平按：『陽氣』，《靈樞》作『陽留』。《甲乙》『留項』作『溜項』。『鑠』，《靈樞》《甲乙》作『爍』。『項痛而刺以鍼』，《靈樞》『刺』上有『如』字，《甲乙》作『腦項痛如刺以鍼』。《靈樞》『治』上有『可』字。

發於肩及臑，名曰疵癰②。其狀赤黑，急治之，此令人汗出至足，不害五藏，癰發四五日③，逆焫之④。肩前臂上䐃肉⑤名臑。

發於掖下赤堅⑥，名曰米疽。治之砭石⑦，欲細而長，數砭之，塗以⑧豕膏，六日已，勿裹之。砭，甫廉反，佖同⑨，以石刺病也。欲細而長者，傷形深也⑩。○平按：《靈樞》《甲乙》『堅』下有『者』字；『治之』下有『以』字；『數砭』作『疏砭』。注『佖同』二字，袁刻脫。

其癰堅而不潰者，爲馬刀俠⑪癭，急治之。馬刀，亦謂癰不膿潰者是也。頸前曰嬰也。

發於胸，名曰井疽，其狀如大豆，三四日起，不早治，下入腹，不治，七日死⑫。井疽起三四日不

---

① 項痛而刺以鍼：劉衡如曰：『而，通「如」，同也。《甲乙經·卷十一·第九（下）》《劉涓子方·卷四》《巢源·卷三十二·疽候》及《千金翼·卷二十三·第二》正作「如」。《靈樞·癰疽》則「而如」連用。』

② 疵癰：《甲乙》作『疵疽』。

③ 癰發四五日：仁和寺本脱『日』字。《靈樞》《甲乙》均作『癰發四五日』。

④ 逆焫之：《靈樞》作『逞焫之』。按，『逞』，速也，疾也。《說文·辵部》：『逞，楚謂疾行爲逞。』

⑤ 䐃肉：底本原作『膕肉』，據仁和寺本改。

⑥ 掖下赤堅：《靈樞》作『腋下赤堅者』；《甲乙》作『掖下赤堅者』。

⑦ 治之砭石：《靈樞》《甲乙》『之』下有『以』字。

⑧ 塗以：《靈樞》作『塗已』。

⑨ 佖同：按，『佖』字未見於諸字書，疑或爲『砭』字之誤，待考。

⑩ 傷形深也：仁和寺本『傷』下一字殘甚，疑爲『欲』字，待考。底本、通隱堂本、日本摹寫本、左合昌美皆作『傷形深也』。

⑪ 俠：《靈樞》《甲乙》作『挾』。

⑫ 七日死：《靈樞》『死』下有『矣』字。

瘵，下入腹①，

□……□。

發于膺，名曰甘疽，色青，其狀如穀實菰𧄲，常苦寒熱，急治之，去其寒熱，十歲死，死後出膿。□……□，寒熱不去，十年死也②。○平按：『發於脇』上，《靈樞》《甲乙》有『發於膺，名曰甘疽，色青，其狀如穀實瓜蔞，常苦寒熱，急治之，去其寒熱，十歲死，死後出膿。』一條。

發於脇，名曰敗疵。敗疵者③，女子之病也④，灸之，其病⑤大癰膿，治之，其中乃有生肉，大如赤小豆。剉蔆翹，草、根各一升，水一斗六升煮之，竭爲三升，即强飲，厚衣坐釜上⑥，令汗出⑦至足已。敗，一曰改。量謂此病生於女子，故釜上蒸之，出汗即已。有本翹、松各一升。○平按：《甲乙》『其中』上無『治之』二字；『蔆』上無『剉』字，有『治之以』三字；『各一升』上有『及赤松子根』五字；『竭』上有『令』字；『爲三升』作『得三升』，《靈樞》作『爲取三升』。

發於股胻，名脫疽⑧。其狀不甚變，而⑨癰膿搏骨⑩，不急治，三十日死⑪。髀內曰股，股外曰髀，膝上股下骨稱曰股胻。

① 下入腹：原鈔此三字與下節楊注『寒熱不去，十日（年）死也』相接。今以《靈樞》校之，原鈔『下入腹』之後脫楊注，又脫『發于膺，名曰甘疽，色青，其狀如穀實菰𧄲，常苦寒熱，急治之，去其寒熱，十歲死，死後出膿』三十四字經文，而『寒熱不去，十日（年）死也』顯系所脫經文之楊注。今據《靈樞》補入經文，加左劃綫以別之。《甲乙·卷十一·第九（下）》亦有此節文字，惟『菰𧄲』作『瓜蔞』，『十歲死』上有『不急治』三字。又按，『下入腹』之後脫注文若干字，疑爲『故七日死』，待考。

② 寒熱不去，十年死也：『年』，底本原作『日』，據仁和寺本改。

③ 敗疵者：《甲乙》無此三字。

④ 女子之病也：仁和寺本無『子』字。《靈樞》作『女子之病也』；《甲乙》作『此言女子之病也』。

⑤ 其病：《甲乙》作『其狀』。

⑥ 坐釜上：《靈樞》《甲乙》作『坐於釜上』。

⑦ 令汗出：《甲乙》無『出』字。

⑧ 名脫疽：《靈樞》《甲乙》作『名曰股脛疽』。

⑨ 而：《甲乙》無此字。

⑩ 癰膿搏骨：疑『搏』爲『傅』形誤。按，『傅』與『附』通。《病源·卷三十二·疽候》作『附骨』。《甲乙·卷十一·第九（下）》作『癰膿內薄於骨，急治之』。

⑪ 三十日死：《靈樞》作『三十日死矣』；《甲乙》作『四十日死』。

也。○平按：《靈樞》《甲乙》『肵』作『脛』；『脫疽』作『股脛疽』。《甲乙》『變』下有『色』字；『搏骨』作『內薄於骨，急治之』。

發於尻，名曰兑疽。其狀赤堅大，急治之，不治，三十日死矣①。尻，脽也②。脽，音誰。○平按：『兑』，《靈樞》《甲乙》作『銳』。『三十日』，日本《醫心方》作『四十日』。

發於股陰，名曰赤施③**，不急治，六日死。在兩股之內，不治，六十日而死。**陰下之股。○平按：《甲乙》『施』作『弛』。《靈樞》『六日』作『六十日』；『六十日』作『十日』，《甲乙》同。

發於膝，名曰疵疽。其狀大癰，色不變，寒熱而堅④**，勿石，石之死**⑤**。須其柔乃石之者，生。**勿石之者，准例皆砭之，此唯言石之，或以冷石熨之，所以堅而不石，以其寒聚結，聽柔乃石之。○平按：《靈樞》『疵疽』作『疵癰』；『而堅』作『如堅石』。《甲乙》『須其柔』作『須其色異柔』。

諸癰疽⑥**之發於節而相應者，不可治也。**當節生癰，膿入節間傷液，故不可療也。○平按：《甲乙》無『疽』字。

發於陽者，百日死；發於陰者，四十日死也。丈夫陰器曰陽，婦人陰器曰陰。○平按：『四十日』，《靈樞》作『三十日』。

發於脛，名曰兔齧⑦**。其狀赤至骨，急治**⑧**，不治害人也**⑨。脛，謂膝下脛骨也。○平按：《甲乙》『齧』作『嚙』；『赤』作『如赤豆』三字；『害

---

① 死矣：《甲乙》無『矣』字。

② 脽也：『脽』，底本誤作『睢』，據仁和寺本改。下『脽』字同此。

③ 名曰赤施：『施』，仁和寺本作『㢮（弛）』。《甲乙》作『名曰赤弛』；《靈樞》、蕭注《太素》作『名曰赤施』。按，『施』與『弛』通。

④ 而堅：《靈樞》作『如堅石』；《甲乙》作『而堅者』。

⑤ 石之死：《靈樞》作『石之者死』；《甲乙》作『石之者即死』。

⑥ 諸癰疽：仁和寺本作『諸疽癰』。底本及《靈樞》作『諸癰疽』；《甲乙》作『諸癰』。

⑦ 兔齧：『兔』，仁和寺本作『菟』。按，『菟』與『兔』通。《楚辭·天問》：『厥利維何，而顧菟在腹。』洪興祖補注：『菟，與兔同。』《靈樞》及蕭注《太素》均作『兔齧』。《甲乙》作『兎嚙』。按，『兎』爲『兔』俗體字；『嚙』爲『齧』俗體字。

⑧ 急治：《靈樞》《甲乙》作『急治之』。

⑨ 害人也：《甲乙》作『殺人』二字。

人』作『殺人』。

發於踝，名曰走緩。其狀①色不變，數石其輸而止其寒熱，不死。色不變者②，肉色不變也。石其輸者，以冷石熨其所由之輸也。〇平按：《靈樞》《甲乙》『踝』上有『內』字。《靈樞》『狀』下有『癰也』二字。『輸』，《甲乙》作『俞』。

發於足上下，名曰四淫。其狀大癰，不色變，不治③百日死。足上下者，足趺上下也。〇平按：《靈樞》《甲乙》無『不色變』三字。

發於足傍，名曰厲疽④。其狀不大，初如小指發，急治之，去其黑者，不消輒益，不治百日死。傍，謂足內外之側也。〇平按：『初如』，《甲乙》作『初從』；『之去』作『去之』；『黑』上有『狀』字；『不消』作『不可消』。

發於足指，名曰脱疽⑤。其狀赤黑⑥，死不治；不赤黑⑦，不死。治之不衰，急斬去之活，不然則死矣⑧。不則死者，不斬去死也。〇平按：《靈樞》『不衰』上無『治之』二字；『斬』下無『去』字。《靈樞》《甲乙》無『活』字。『不然』，《甲乙》作『不去』，《靈樞》無『然』字。

黃帝曰：夫子言癰疽，何以別之⑨？

岐伯曰：營衛⑩稽留於經脉之中，則血泣而不行，不行則衛氣從之，從之而不通⑪，壅遏

① 其狀：《甲乙》作『其狀癰』。
② 色不變者：仁和寺本無『者』字。
③ 不色變，不治：《靈樞》作『急治之』三字；《甲乙》作『不急治之』。
④ 名曰厲疽：『疽』，《靈樞》《甲乙》作『癰』。
⑤ 名曰脱疽：《靈樞》作『名脱癰』三字。
⑥ 赤黑：《甲乙》作『赤黑者』。
⑦ 不赤黑：《甲乙》『黑』下有『者』字。
⑧ 不然則死矣：據楊注『不則死者』，疑『然』字抄衍。
⑨ 黃帝曰：夫子言癰疽，何以別之：《甲乙》作『黃帝問曰：何爲癰』。
⑩ 營衛：《甲乙》作『營氣』。
⑪ 從之，從之而不通：《甲乙》作『歸之歸而不通』。

而不得行，故曰大熱不止，熱勝則肉腐，肉腐則爲膿，然不能陷於骨髓①，骨髓不爲焦枯，五藏不爲傷，故命曰癰。營衛稽留經脉泣不行者，寒氣客之，血泣不行，衛氣歸在泣血之中也。〇平按：《甲乙》『稽留』作『積留』；『經脉』作『經絡』。《靈樞》『從之』二字不重，《甲乙》作『歸之』。『故曰』，《靈樞》作『故熱』，《甲乙》作『故曰熱』。《靈樞》『骨髓』二字不重。『陷於骨髓』，《甲乙》作『陷肌膚於骨髓』；『命曰』作『名曰』。

黄帝曰：何謂疽？

岐伯曰：熱氣淳盛，下陷肌膚，筋髓骨枯，內連五藏，血氣竭，當其癰下，筋骨良肉皆毋餘，故命曰疽。癰下者，即前之癰甚，肌、膚、肉、筋、骨、髓，斯之六種②皆悉破壞，命之曰疽也。〇平按：『淳』，《甲乙》作『純』；『骨枯』作『骨肉』，《靈樞》無『骨』字。『竭』下，《甲乙》有『絶』字。疽者，上之皮夭以堅，上如牛領之皮③；癰者，其皮上薄以澤，此其候也。

黄帝曰：善④。此言其癰疽之候異。〇平按：《甲乙》『上之』作『其上』；『夭』下有『瘀』字；『上如』作『狀如』。

黄帝問於岐伯曰⑤：有病癰腫⑥，頸⑦痛胸滿腹脹，此爲何病？何以得之⑧？因於癰腫，有此三病，未知所由，故請之也。〇平按：《素問》『癰』作『膺』，《甲乙》『頸』作『脛』。

岐伯曰：名厥逆。因癰腫熱聚，氣失逆上，上盛故頸痛，下虛故胸滿腹脹也。〇平按：《甲乙》作『病名曰厥逆』。注『失』字，袁刻脱。

---

①陷於骨髓：《靈樞》無『於』字。
②肌、膚、肉、筋、骨、髓，斯之六種：仁和寺本無『肌』字。按，『膚、肉、筋、骨、髓』僅五種，底本『膚』上補入『肌』字，可參。
③上如牛領之皮：《甲乙》作『狀如牛領皮』。
④黄帝曰：善：《靈樞》《甲乙》無此四字。
⑤黄帝問於岐伯曰：《素問》作『帝曰善』。
⑥有病癰腫：《甲乙》無『有』字。
⑦頸：蕭氏謂：『《甲乙》「頸」作「脛」。』檢今本《甲乙》，與《太素》同，疑蕭氏注誤。
⑧何以得之：《甲乙》無此四字。

曰①：治之奈何？

曰：灸之則瘖，石之則狂，須其氣并乃可治②。

曰③：何以然？

曰：陽氣重上④，有餘於上，灸之則⑤陽氣入陰，則瘖；石之則⑥陽氣虛，虛則狂；須其氣并而治之，可使全。

黃帝曰：善⑦。灸之瘖者，陽氣上實，陰氣下虛，灸之火壯，陽盛溢入陰，故瘖。以冷石熨之，則陰氣獨盛，陽氣獨虛，以陽氣獨虛，發於狂。可任自和，然後療之，使之全也。○平按：『則瘖』，《素問》作『入則瘖』，《甲乙》同。『使全』，《甲乙》作『使愈』。

黃帝問曰：諸癰腫筋攣骨痛，此皆安生？因於癰腫，有此二病，故請所生。○平按：『生』，《甲乙》作『在』，袁刻作『主』。

岐伯曰：此寒氣之腫也⑧，八風之變也。

曰⑨：治之奈何？

---

① 曰：《素問》作『帝曰』。按，下『曰』字，《素問》作『歧伯曰』。
② 乃可治：《素問》《甲乙》『治』下有『也』字。
③ 曰：《素問》作『帝曰』。按，下『曰』字，《素問》作『歧伯曰』。
④ 陽氣重上：《甲乙》『上』字下注曰：『一本作止』。
⑤ 灸之則：《甲乙》無『則』字。
⑥ 石之則：《甲乙》無『則』字。
⑦ 黃帝曰：善：《素問》無『黃』字。
⑧ 此寒氣之腫也：《素問》無『也』字；《甲乙》『此』下有『皆』字。
⑨ 曰：《素問》作『帝曰』。下『曰』字作『歧伯曰』。

曰：此四時之病也①，以其勝，治其輸。筋骨是陰，加以寒氣，故爲寒腫也。此乃四時八正虛風變所爲也，引其所勝，剋之則愈也。〇平按：『治其輸』，《素問》作『治之愈也』。《甲乙》『輸』作『俞』。

蟲癰

平按：此篇自篇首至末，見《靈樞·卷十·第六十八上膈篇》，又見《甲乙經·卷十一·第八》。

黃帝問於岐伯曰：氣爲上鬲，上鬲者食飲入而還出，余已知之矣。蟲爲下鬲，下鬲者食晬時乃出，余未得其意，願卒聞之。晬，子內反。膈②，癰也。氣之在於上管，癰而不通，食入還即吐出；蟲之在於下管，食晬時而出，蟲去下虛，聚爲癰，故須問也。〇平按：《靈樞》『鬲』作『膈』；『上鬲』二字不重。《甲乙》『入』上無『飲』字。

岐伯曰：喜怒不適，飲食③不節，寒溫不時，則寒汁流於腸中，流於腸中即蟲寒④，蟲寒則積聚守於下管，守於下管則下管充郭⑤，衛氣不營⑥，邪氣居之。人食則蟲上食⑦，蟲上食

---

① 此四時之病也：《素問》無『也』字。
② 膈：底本作『鬲』，今從仁和寺本。
③ 飲食：《甲乙》作『食飲』。
④ 流於腸中即蟲寒：《靈樞》作『流於腸中則蟲寒』；《甲乙》作『留則蟲寒』。
⑤ 守於下管則下管充郭：《靈樞》作『則腸胃充郭』；《甲乙》作『守下脘則腸胃充郭』。
⑥ 衛氣不營：《甲乙》作『胃氣不營』。
⑦ 人食則蟲上食：『上食』，底本誤作『上癰』。據仁和寺本改。

則下管虛，虛則邪氣勝之①，積聚以留，留則癰成②，癰成則下管約。其癰在管內者，則沈而痛深；其癰在外者③，則癰外而痛浮，癰上皮熱。蟲癰之病，所由有三：一因喜怒傷神，不得和適；二因縱慾，飲食不節；三因隨情寒温，不以時受。此三因中隨有一種乖和，則寒邪汁下流於腸中，令腸內蟲寒，聚滿下管，致使衛氣不得有營，邪氣居之。又因於食，蟲亦上食，下管遂虛，邪氣積以成癰。其癰若在管內，其痛則深；若在管外④，其痛則浮，當癰皮熱，以爲候也。〇平按：《甲乙》『則寒汁流於腸中』，『流』作『留』；『流於腸中即蟲寒』作『留則蟲寒』；『管』作『脘』；『則下管充郭，衛氣不營』作『守下脘則胃腸充郭，胃氣不營』。《靈樞》『則下管充郭』作『則腸胃充郭』；『虛則邪氣勝之』作『下管虛則邪氣勝之』。《甲乙》『勝』下無『之』字，有『勝則』二字。《靈樞》『則沈』二字作『即』。

黃帝曰：刺之奈何？

岐伯曰：微按其癰，視氣所行，以手輕按癰上，以候其氣，取知癰氣所行有三：一欲知其癰氣之盛衰，二欲知其癰之淺深，三欲知其刺處之要，故按以視也。〇平按：《甲乙》無『微』字。先淺刺其傍，稍內益深，遂而刺之，毋過⑤三行，候其癰傍氣之來處，先漸淺刺，後以益深者，欲導氣⑥令行也。還，復也。如此更復刺，不得過於三行也。〇平按：『遂』，《靈樞》《甲乙》作『還』，據本注亦應作『還』，當係傳寫之誤。察其沈浮⑦，以爲深淺，沈浮，淺深也，察癰之淺深以行鍼也。〇平按：《甲乙》作『淺深』。已刺必熨，令熱入中，日使熱內，邪氣益衰，大癰乃潰。寒汁邪氣聚以爲癰，故癰塞也。令刺已熨之⑧，令熱入中者，以温寒⑨，使其日有內熱，寒去癰潰也。以參伍禁，以除其內，亦可含於豕膏，無冷食，三日其病已矣。參伍，揣量也。〇平按：《甲乙》作『互以參禁』，《靈樞》作『伍以參禁』。恬惔無爲⑩，乃能行氣，夫情有所在⑪則氣有所并，氣有所并則不能營衛，故忘情恬惔無爲，則氣將自營也。〇平按：《靈樞》《甲乙》

---

① 虛則邪氣勝之：《甲乙》作『下脘虛則邪氣勝，勝則』。
② 癰成：底本誤作『食成』，據仁和寺本改。
③ 在外者：《甲乙》作『在脘外者』。
④ 若在管外：底本脱『在』字，據仁和寺本補。
⑤ 毋過：《甲乙》作『無過』。
⑥ 導氣：『導』，仁和寺本誤作『遵』，形近致訛。底本作『導氣』，是。
⑦ 沈浮：《甲乙》作『浮沉』。
⑧ 令刺已熨之：劉衡如曰：『令，疑「今」之誤。』
⑨ 以温寒：底本作『以寒温』，據仁和寺本乙正。
⑩ 恬惔無爲：『惔』，《靈樞》作『憺』；《甲乙》作『澹』。
⑪ 情有所在：底本作『情所有在』，『所有』二字抄倒，據仁和寺本乙正。

『惔』作『澹』，袁刻作『淡』。後以酸苦，化穀乃下①。酸爲少陽，苦爲太陽，此二味爲温，故食之化穀也。○平按：《靈樞》『酸』作『鹹』。《甲乙》此句②作『後服酸苦，化穀乃下鬲矣。』

寒熱瘰癧

平按：此篇自篇首至末，見《靈樞·卷十·第七十寒熱篇》，又見《甲乙經·卷八·第一（上篇）》。

黃帝問於岐伯曰：寒熱瘰癧在於頸掖者，皆何氣使生③？

岐伯曰：此皆鼠瘻寒熱之毒氣也④，堤留於脉而不去也。風成爲寒熱，寒熱之變亦不勝數，乃至甚者爲癰病也⑤。今行脉中壅遏⑥，遂爲瘰癧鼠瘻也⑦。堤，癰障⑧。○平按：『掖』，《靈樞》《甲乙》作『腋』。『堤留於脉』，《甲乙》作『稽於脉』，注云：『《靈樞》「稽」作「隄」。』今本《靈樞》仍作『留』，無『隄』字。

黃帝曰：去之奈何？

岐伯曰：鼠瘻之本，皆在於藏，其末上於⑨頸掖之間，其浮於脉中而未內著於肌肉而外

---

① 化穀乃下：《靈樞》『下』後有『矣』字。
② 此句：底本無此二字，據人衛本補入。
③ 皆何氣使生：《甲乙》無『皆』字。
④ 毒氣也：《甲乙》無『也』字。
⑤ 爲癰病也：仁和寺本『爲』下二字殘甚，難以辨識。檢經文『寒熱瘰癧在於頸掖者』，疑當作『瘰癧』，待考。通隱堂本亦作『爲癰病也』；左合昌美作『爲堤留也』。
⑥ 壅遏：『壅』，仁和寺本誤作『癰』。底本作『壅遏』，是。
⑦ 鼠瘻也：仁和寺本脱『瘻』字，據經文『此皆鼠瘻』，當從底本補入『瘻』字。
⑧ 癰障：『癰』當作『壅』。仁和寺本亦作『癰障』。
⑨ 上於：《靈樞》作『上出於』；《甲乙》作『上出』。

爲膿血者，易去也。寒熱之氣在肺等藏中，循脉而上，發於頸掖，不生於項。在脉中①未在肌肉，言其淺也。爲膿血者，外洩氣多，故易去也。〇平按：《甲乙》『上於』作『上出』；『脉中』作『胸中』；『而未內著』作『未著』二字。《靈樞》『上於』作『上出於』三字。注『易去』，袁刻誤作『是去』。

黄帝曰：去之奈何？

岐伯曰：請從其本引其末，可使衰去而絶其寒熱。審按其道以予之，徐往徐來以去之，本，謂藏也。末，謂瘻處也。道，謂藏府脉行所發穴路也。徐往來者，動鍼法也。〇平按：『奈何』下，袁刻脱『岐伯曰』三字。**其小如麥者，一刺知，三刺而已②。**療之得愈分劑也。

黄帝曰：決其死生奈何？

岐伯答曰③：反其目視之，其中有赤脉，從上下貫④瞳子⑤，見一脉，一歲死；見一脉半，一歲半死；見二脉，二歲死；見二脉半，二歲半死；見三脉，三歲而死⑥。見赤脉而不下貫⑦瞳子⑧，可治⑨。以下言死生候也。寒熱已成，成在太陽，太陽爲目上綱，其脉下見，今太陽經溢入絡中⑩，甚者并入絡中⑪，下貫瞳子，瞳子是骨之精，爲寒熱傷甚，故一脉獨貫，一歲死也。若爲二三，氣散不獨，故二三歲死也。雖有赤脉，不貫瞳子可得療者，以未傷骨精故也。

---

① 在脉中：仁和寺本無『中』字。據經文『浮於脉中』，疑仁和寺本脱『中』字。
② 三刺而已：《甲乙》無『而』字。
③ 岐伯答曰：《靈樞》無『答』字；《甲乙》作『決其死生』四字。
④ 從上下貫：《靈樞》無『從』字。
⑤ 瞳子：《甲乙》作『瞳子者』。
⑥ 三歲而死：《甲乙》無『而』字。
⑦ 見赤脉而不下貫：《靈樞》無『而』字；《甲乙》無『見』『而』二字。
⑧ 瞳子：《甲乙》作『瞳子者』。
⑨ 可治：《靈樞》『治』下有『也』字。
⑩ 今太陽經溢入絡中：『今』，底本誤作『令』，據仁和寺本改。
⑪ 并入絡中：仁和寺本『并』下一字蝕盡，不可辨認。底本作『入』，可參。

灸寒熱法

平按：此篇自篇首至末，見《素問・卷十六・第六十骨空論篇》，又見《甲乙經・卷八・第一（上篇）》。

灸寒熱之法，先取項大椎，以年爲壯數，大椎穴，三陽督脉之會，故灸寒熱氣取。《明堂》大椎有療傷寒病，不療寒熱。〇平按：『先取』，《素問》作『先灸』。次灸厥骨①，以年爲壯數，視背輸陷者灸之，此脉中血寒而少，故取背輸陷也。厥骨，脊骶骨也。有本『厥』與『骨』通爲一字，巨月反。〇平按：『厥骨』，《素問》《甲乙》作『撅骨』。注『此脉』，袁刻誤作『此血』。與臂肩上陷者灸之，臂肩亦取脉陷，療寒熱之輸，肩貞等穴也。〇平按：《素問》《甲乙》『與』作『舉』。兩季脇之間灸之，季脇②本俠脊京門穴也。外踝之上③，絶骨之端灸之，陽輔等穴④。足小指次指間⑤灸之，足臨泣等穴也⑥。〇平按：『小指』，袁刻作『少指』。腨下陷脉灸之，承山等穴⑦。〇平按：『腨下』，《甲乙》作『腨上』。外踝之後⑧灸之，崑崙等穴也。缺盆骨上切之堅痛如筋者灸之，〇平按：《甲乙》『堅痛』作『堅動』。膺中陷骨間灸之，髑骭骨⑨下灸之，〇平按：『髑骭骨』，《素問》《甲乙》作『掌束骨』。齊下關元三寸灸之，毛際動脉灸之，膝下三寸分間灸之，〇平按：『膝下』，《甲乙》作『齊下』；

---

① 厥骨：《素問》作『橛骨』；《甲乙》作『撅骨』。楊上善曰：『有本「厥」與「骨」通爲一字。』則有本『厥』字作『⿰骨厥』。按，『厥』『橛』『撅』三字通，『⿰骨厥』爲本字，指尾椎骨。《説文・骨部》『⿰骨厥，臀骨也。』

② 季脇：仁和寺本作『季肋』。按，據經文，當從底本作『季脇』。

③ 外踝之上：《素問》《甲乙》無『之』字。

④ 等穴：仁和寺本作『穴等』。檢此下數節均作『等穴』，疑仁和寺本抄倒。

⑤ 間：《甲乙》作『之間』。

⑥ 足臨泣等穴也：仁和寺本『足』字殘甚，左合昌美補作『足』，與殘筆合，今補入。底本脱『足』字，亦未空格；《素問考注》引《太素》楊注均闕一字，空一格。

⑦ 承山等穴：仁和寺本『山』下二字不可辨認，底本作『等穴』，與前後各節楊注合。

⑧ 外踝之後：《素問》《甲乙》無『之』字。

⑨ 髑骭骨：仁和寺本作『去骭骨』。檢楊注『骭，音于，髑骭穴也。』疑『去骭』當作『髑骭』。又按，底本『骭』字誤作『骬』，今據仁和寺本改正。蕭氏『平按』中『骭』字同。

『三寸』作『二寸』。**足陽明灸之，跗上動脈灸之，**〇平按：『足陽明』下，《素問》無『灸之』二字，新校正云：『按《甲乙經》、全元起本「足陽明」下有「灸之」二字，并跗上動脈是二穴。』據此，則全本與本書相同，但今本《甲乙》仍無『灸之』二字。**顛上動脈灸之**①。〇平按：《素問》《甲乙》『動脈』作『二』字。**犬所齧之處**②**灸之三壯，即以犬傷痛壯數灸也，凡當灸二十七處。**骭③，音于，髃骭穴也④，衝陽等穴也。題云灸寒熱法，此總數之二十七處中，有依其輸穴，亦取氣指而灸之，不可爲定，可量取也。〇平按：『齧』，《素問》作『嚙』，《甲乙》同，無『三壯』二字。『痛壯數灸也』，《素問》作『病法灸之』，《甲乙》作『病法三炷灸之』。『二十七處』，《素問》《甲乙》均作『二十九處』。**傷食**⑤**，灸不已者，必視其經之過於陽者，數刺之輸血，藥之也**⑥**。**傷食爲病，灸之不得愈者，可刺之。刺法，可刺大經所過之絡出血，及飲藥調之陽絡脉也。〇平按：《素問》『灸』下有『之』字；『之輸』作『其俞』；『血藥』作『而藥』。

黃帝內經太素卷第二十六　寒熱

仁安三年八月五日以同本書之

以同本移點校合了　丹波賴基

本云

保元三年春三月二十九日以家本移點校合了　憲基⑦

---

① 顛上動脈灸之：『顛』，仁和寺本作『直』，疑誤。《素問》《甲乙》作『巔上一灸之』。

② 犬所齧之處：《素問》作『犬所嚙之處』；《甲乙》作『取犬所嚙處』。

③ 骭：底本改作『骭』，仁和寺本作『肝』，皆誤。按，據仁和寺本下文『音于，髃骭穴也』，當作『骭』，今改正。

④ 音于，髃骭穴也：底本作『音干，髃骭穴也』，『干』『骭』二字誤，據仁和寺本改正。

⑤ 傷食：《甲乙》無『傷食』至『藥之也』二十三字。

⑥ 數刺之輸血，藥之也：《素問》作『數刺其俞而藥之』。

⑦ 憲基：仁和寺本此二字蝕爛，檢全書各卷末題記均作『憲基』，此二字與殘筆合，今補入。

黃帝內經太素卷第二十七　邪論

通直郎守太子文學臣楊上善奉　敕撰注

黃陂蕭延平北承甫校正

七邪　十二邪　邪客

邪中　邪傳

七邪

平按：此篇自篇首至末，見《靈樞·卷十二·第八十大惑論》。又自篇首至『甚者爲惑』，見《甲乙經·卷十二·第四》。又自『人之喜忘者』至『故不嗜食也』，見《甲乙經·卷十二·第一》。自『病而不得臥出者』至末，見《甲乙經·卷十二·第三》，惟編次小異。

黃帝問於岐伯曰：余嘗登於清泠之臺①，中階而顧②，匍匐而前，則惑。余私異之，竊內恠③之，狂瞑獨視④，安心定氣，久而不解，獨轉獨眩⑤，被髮長跪，俛而視之，後久之不已，卒然自止，何氣使然？小恠曰異之，大異曰恠之。瞑，目合也。俛而視之，下直視也。何氣使然，問其生惑所由也。『轉』，有爲『傳』；『眩』，有爲『脆』，量誤也。『泠』，有本爲『零』也。〇平按：《靈樞》『嘗登』作『嘗上』；

① 清泠之臺：杏雨書屋本作『清冷之臺』，『冷』，當從底本作『泠』。下同。《靈樞》作『清泠之臺』；《甲乙》作『青霄之臺』；《千金方·卷六（上）·目病第一》作『清零之臺』。
② 中階而顧：『階』，應據杏雨書屋本改作『陛』。按，『陛』，音必，《玉篇·阜部》：『陛，天子階也。』《靈樞》作『中階而顧』。
③ 恠：即『怪』字。
④ 狂瞑獨視：『狂』字誤，當據杏雨書屋本改作『獨』。《靈樞》作『獨瞑獨視』；《甲乙》作『獨冥視之』。《千金·卷六（上）·目病第一》作『或獨冥視』。
⑤ 獨轉獨眩：《靈樞》作『獨博獨眩』。

『狂瞑』作『獨瞑』；『獨轉』作『獨傳』；『自止』作『自上』。《甲乙》『清泠之臺』作『青霄之臺』；『中階』作『中陛』；『而顧』作『而惑』；無『匍匐』至『怪之』十四字；『獨瞑獨視』作『獨冥視之』；『被髮』上，無『獨轉獨眩』四字；『後久之不已』作『久不已』三字。

岐伯曰①：五藏六府之精氣，皆上注於目而爲之精。五藏六府精液，及藏府之氣清者，上昇注目，以爲目之精也。○平按：《甲乙》無『皆』字。精之果者爲眼，精之果，別稱爲眼。果，音顆。○平按：《靈樞》『果』作『窠』；無『者』字。《甲乙》『果』作『裹』。骨之精爲瞳子，腎精主骨，骨之精氣爲目之瞳子。筋之精爲黑眼②，肝精主筋，筋氣以爲精之黑眼③也。血之精爲絡④，心精主血，血氣以爲眼精赤絡。其果氣之精⑤爲白眼，肺精主氣，氣之精爲白眼。○平按：《靈樞》『果』作『窠』。《甲乙》『其果』作『其絡』；『白眼』作『白睛』。肌肉之精則爲⑥約束裹擷，脾精主肉，肉氣之精以爲眼之束約裹擷。擷，胡結反⑦。○平按：《甲乙》『擷』作『契』。筋骨血氣之精而與脉并爲系，上屬於腦，後出於項中。四氣之精并脉合爲目系，其系上屬於腦，後出項中。故邪中於項，因逢其身虛⑧，其入深，則隨眼系以入於腦，則腦轉⑨，腦轉則引目系，目系急，急則目眩以轉矣。後曰項，前曰頸。以目系入腦，故邪循目系，腦轉目眩也。○平按：《甲乙》『項』作『頭』；『因』作『目』。《靈樞》『入於腦』下，重『入於腦』三字，《甲乙》重『入』字。『目系目系急急』，《靈樞》《甲乙》作『目系急目系急』。邪中其精，所中不相比也⑩則精散，精散則視歧，故見兩物⑪。五精合而爲眼，邪中其精，則五精不得比和，別有所見，故視歧見於兩物，如第二同等也⑫。○平按：『邪中其精』，《靈樞》作『邪其精其精』五字，《甲乙》作『邪中其精則其精』。袁刻『精』誤作『經』，注亦誤。目者，五藏六府之精也，營衛魂魄之所常營也，神氣之所生也，故神勞則魂魄散，志意亂。目之有也，凡因三物：一爲五藏六府

---

① 岐伯曰：《靈樞》『伯』下有『對』字。
② 黑眼：《甲乙》作『黑睛』，注曰：『《靈樞》作「黑眼」。』
③ 筋氣以爲精之黑眼：『精』，疑爲『睛』字之誤。
④ 爲絡：《甲乙》作『爲其絡』。
⑤ 其果氣之精：《甲乙》作『氣之精』三字。
⑥ 則爲：《靈樞》《甲乙》無『則』字。
⑦ 擷，胡結反：杏雨書屋本承上而省『擷』字。
⑧ 逢其身虛：《靈樞》作『逢其身之虛』；《甲乙》作『逢身之虛』。
⑨ 則腦轉：《甲乙》作『入則腦轉』。
⑩ 所中不相比也：《甲乙》作『則其精不相比，不相比』。
⑪ 故見兩物：《靈樞》作『視歧見兩物』；《甲乙》作『故見兩物也』。
⑫ 同等也：『同』，底本誤作『間』，據杏雨書屋本改正。

精之所成，二爲營衛魂魄血氣所營，三爲神明氣之所生。是則以神爲本，故神勞者，魂魄志意①五神俱亂②。**是故瞳子、黑眼法於陰，白眼、赤脉法於陽，故陰陽合傳③而精明也。**是以骨精瞳子、筋精黑眼，此二是肝腎之精，故法於陰也。果氣白眼及血之赤脉，此二是心肺兩精，故法於陽也。肺雖少陰，猶在陽中，故爲陽也。此之陰陽四精和合，通傳於氣，故曰精明也。〇平按：《甲乙》『白眼』作『白睛』；『合傳』作『合揣』，注云：『《靈樞》作「傳」。』**目者，心之使也④；心者，神之舍也⑤。故神分精亂而不傳⑥，卒然見非常之處，精神⑦魂魄散不相得，故曰惑⑧。**心藏者⑨，心內形也⑩。心者神之用，神者心之主也。故神勞分散，則五精亂不相傳，卒見非常兩物者也，以其精神亂爲惑也。〇平按：『傳』，《靈樞》作『轉』，《甲乙》作『揣』，注云：『一作轉。』

黃帝曰：余疑其然⑪。余每之東苑⑫，未嘗⑬不惑，去之則復，余唯獨爲東苑勞神乎？何其異也？清泠之台在東苑，故每往登臺則惑，去台則復於常，豈不⑭爲彼東苑勞神，遂致有惑，是所可怪也。

岐伯曰：不然也⑮。心有所喜，神有所惡，卒然相感，則精氣亂，視誤故惑，神移乃復。

---

① 志意：底本原作『意志』，據杏雨書屋本乙正。
② 五神俱亂：底本此下有『也』字，據杏雨書屋本刪。
③ 陰陽合傳：『傳』，杏雨書屋本作『轉』，據楊注『通傳於氣』，當從底本作『傳』。
④ 心之使也：《靈樞》無『之』字。
⑤ 神之舍也：《甲乙》作『神之所舍也』。
⑥ 神分精亂而不傳：《靈樞》作『神精亂而不轉』；《甲乙》作『神分精亂而不揣』，『揣』下注曰：『一作「轉」。』
⑦ 精神：《甲乙》作『精氣』。
⑧ 故曰惑：《靈樞》『惑』下有『也』字。
⑨ 心藏者：據經文，疑『藏』下脱『神』字，待考。
⑩ 心內形也：『內』，杏雨書屋本誤作『肉』。
⑪ 余疑其然：《甲乙》作『余疑何其然也』。
⑫ 東苑：『苑』，杏雨書屋本作『菀』。按，『菀』與『苑』通。
⑬ 未嘗：《靈樞》作『未曾』。
⑭ 豈不：據經文『唯獨爲東苑勞神乎』，疑『不』爲『獨』字之誤。
⑮ 不然也：《甲乙》作『不然夫』，『夫』字屬下讀。

夫心者神用，謂之情也。情之所喜，謂之欲也。故情之起欲，是神之所惡；神之所好，心之所惡。是以養神須去情欲，欲去神安，長生久視；任心所作，則情欲百端，情欲既甚，則傷神害命。斯二不可並行，並行相感則情亂致惑；若得神移反本，則惑解神復。○平按：『卒然相感』，《靈樞》《甲乙》『感』作『惑』。注『并行相感』，袁刻『感』誤作『惑』。是故問者爲迷，甚者爲惑。

黃帝曰：善①。間，輕也。甚，重也。此爲第一惑邪。

黃帝曰：人之喜忘者，何氣使然？

岐伯曰：上氣不足，下氣有餘，腸胃實而心肺虛，虛則營衛留於下久，不以時上，故喜忘矣。心肺虛，上氣不足也。腸胃實，下氣有餘也。營衛行留於腸胃不上，心肺虛故喜忘。復有上時，又得不忘也。此爲第二喜忘邪也。○平按：『喜忘』，《靈樞》《甲乙》作『善忘』。《靈樞》『久』下有『之』字。

黃帝曰：人之喜飢而不嗜食②者，何氣使然③？

岐伯曰：精氣并於脾，熱氣留於胃④，胃熱則消穀，穀消⑤故喜飢。胃氣逆上故胃管寒，胃管寒⑥故不嗜食也⑦。精氣，陰氣也。胃之陰氣并在脾內，則胃中獨熱，故消食喜飢。胃氣獨熱，逆上爲難，所以胃咽中冷，故不能食也。此爲第三不嗜食邪。○平按：《靈樞》《甲乙》『喜飢』作『善飢』；『胃管』作『胃脘』。

黃帝曰：病而不得臥出者，何氣使然？

岐伯曰：衛氣不得入於陰，常留於陽，留於陽則陽氣滿，滿⑧則陽蹻盛，不得入於陰，

---

① 黃帝曰：善：《靈樞》《甲乙》無此四字。
② 而不嗜食：《甲乙》無『而』字。
③ 何氣使然：《甲乙》作『何也』二字。
④ 熱氣留於胃：《甲乙》作『則熱留於胃』。
⑤ 穀消：《甲乙》作『消穀』。
⑥ 胃管寒，胃管寒：《靈樞》作『則胃脘寒』四字；《甲乙》作『故胃脘塞，胃脘塞』。
⑦ 不嗜食也：《甲乙》無『也』字。
⑧ 滿：《靈樞》作『陽氣滿』。

陰氣虛①，故目不得瞑矣②。衛氣晝行陽脉二十五周，夜行五藏二十五周，晝夜周身五十周。若衛行陽脉，不入藏陰，則陽脉盛，則陽蹻盛而不和，陰蹻虛也。二蹻並至於目，故陽盛目不得瞑，所以不卧。此爲第四不得卧邪。瞑，音眠。〇平按：《靈樞》『卧』下無『出』字，疑衍。《甲乙》『瞑』作『眠』。

黃帝曰：病而目不得視③，何氣使然④？

岐伯曰：衛氣留於陰⑤，不得行於陽⑥，留於陰則陰氣盛，盛則陰蹻滿⑦，不得入於陽，陽氣虛⑧，故目閉焉⑨。衛氣留於五藏，則陰蹻盛不和，唯陰無陽，所以目閉不得視也。以陽主開，陰主閉也。此爲第五不得視邪也。〇平按：『病而目』，《靈樞》作『病目而』，《甲乙》作『目閉』二字；『留』作『行』；『行』作『入』，注云：『《九卷》行作留，入作行。』

黃帝曰：人之多卧者，何氣使然⑩？

岐伯曰：此人腸胃大而皮膚濇⑪，而分肉⑫不解焉。腸胃大則衛氣留久⑬，皮膚濇則分肉

①陰氣虛：《靈樞》『陰』上有『則』字。
②故目不得瞑矣：《靈樞》無『得』字；《甲乙》作『故目不得眠』。
③病而目不得視：《甲乙》作『目閉不得視者』。
④何氣使然：《甲乙》作『何也』。
⑤留於陰：《甲乙》作『行於陰』。下文『留於陰』同。
⑥行於陽：《甲乙》作『入於陽』。
⑦盛則陰蹻滿：杏雨書屋本無『盛』字，疑脱文。《靈樞》《甲乙》作『陰氣盛則陰蹻滿』。
⑧陽氣虛：《靈樞》《甲乙》作『則陽氣虛』。
⑨故目閉焉：『焉』，《靈樞》作『也』。
⑩何氣使然：《甲乙》作『何也』。
⑪皮膚濇：『濇』，《靈樞》作『濕』。
⑫而分肉：《甲乙》作『濇則分肉』。
⑬衛氣留久：《甲乙》作『胃氣行，留久則』。

不解①，其行遲②。夫衛氣者，晝日③常行於陽，夜行於陰④，故陽氣盡則臥，陰氣盡則寤。故腸胃大，則衛氣行⑤留久；皮膚濇，分肉不解，則行遲。留於陰也久，其氣不精，則欲瞑，故多臥⑥。腸胃小⑦，皮膚滑以緩，分肉解利，衛氣⑧之留於陽也久，故少臥焉⑨。其人腸胃能大，皮膚能濇，大則衛氣停留，濇則衛氣行遲，留而行濇，其氣不精，故多臥少寤；反之少臥。此爲第六多臥邪也。〇平按：『濇』，《靈樞》作『澁』，《甲乙》作『澀』。『不精』，《靈樞》作『不清』。注『多臥邪』，袁刻『邪』作『者』。

黃帝曰：其非常經也，卒然多臥者，何氣使然？

岐伯曰：邪氣留於上焦，上焦閉而不通，已食若飲湯，衛反留於陰而不行，故卒然多臥。邪氣留於上焦，上焦之氣不行，或因飲食，衛氣留於心肺，故悶而多臥。此爲第七邪也。〇平按：『衛反留』，《靈樞》作『衛氣留久』，《甲乙》作『衛氣久留』。

黃帝曰：善。治此諸邪奈何？

岐伯曰：先其府藏，誅其小過，後調其氣，盛者寫之，虛者補之，必先明知其形氣之苦樂，定乃取之⑩。療此七邪之法，先取五藏六府諸募等藏府之上諸穴，除其微過，然後調其藏府五輸六輸而補寫之。補寫之前，必須明知形氣虛實苦樂之志，然後取之。〇平按：『先其府藏』，《靈樞》作『先其藏府』，《甲乙》作『先視其府藏』。『形氣』，《靈

---

① 則分肉不解：《甲乙》無『則』字。
② 其行遲：《甲乙》作『則行遲』。
③ 晝日：《甲乙》無『日』字。
④ 夜行於陰：《甲乙》作『夜常行於陰』。
⑤ 則衛氣行：《甲乙》無『則』字。
⑥ 故多臥：《靈樞》《甲乙》『臥』下有『矣』字。
⑦ 腸胃小：《靈樞》《甲乙》作『其腸胃小』。
⑧ 衛氣：明鈔本《甲乙》同；六經本《甲乙》闕『氣』字，空一格。
⑨ 故少臥焉：『臥』《靈樞》作『瞑』。
⑩ 定乃取之：『取』，杏雨書屋本誤作『耶』，據楊注『然後取之』，當從底本作『取』。《靈樞》《甲乙》均作『定乃取之』。

樞》作『形志』。

十二邪

平按：此篇自篇首至末，見《靈樞·卷五·第二十八口問篇》。又自『黃帝曰：人之欠者，何氣使然』至末，見《甲乙經·卷十二·第一》，惟編次小異。

黃帝閑①居，避左右而問②岐伯曰：余以聞九鍼之經，論陰陽逆順六經已畢，願得口問。岐伯避席再拜對曰：善乎哉問也！此先師之所口傳也。閑居，晏也。避，去也。六經，陰陽各有三陰三陽之脉也。口傳者，文傳得麤，口傳得妙，謂口決其理也。〇平按：《靈樞》『避左右』作『辟左右』；『以聞』作『已聞』；『再拜』下無『對』字。

黃帝曰：願聞口傳。

岐伯曰：夫百病之始生也，皆生於風雨寒暑，陰陽喜怒，食飲居處，大驚卒恐。風雨、寒暑、居處，外邪也。陰陽、喜怒、飲食、驚恐，內邪也。〇平按：『願聞』，袁刻作『願問』。『食飲』《靈樞》作『飲食』。**血氣分離③，**此內外邪生病所由，凡有五別。一，令血之與氣不相合也。**陰陽破散④，**二，令藏府陰陽分散也。**經絡決絕，脉道不通，**三，令經脉及諸絡脉不相通也。〇平按：《靈樞》『決』作『厥』。**陰陽相逆，衛氣稽留，**四，令陰陽之氣乖和，衛氣不行。**經脉空虛，血氣不次，乃失其常。**五，令諸經諸絡虛竭，營血衛氣行無次第。〇平按：《靈樞》『空虛』作『虛空』。**論不在經者，請道其方。**如上所說，論在經者，余已知之。有所生病不在經者，請言其法也。

---

① 閑：底本作『間』，據杏雨書屋本改。楊注『閑』字同。按，『閑』音嫌，與『閒』通。段玉裁《說文解字注·門部》：『閑，古多借爲清閒字。』

② 避左右而問：《靈樞》作『辟左右而問于』。

③ 血氣分離：《靈樞》此上有『則』字。

④ 陰陽破散：『散』，《靈樞》作『敗』。

黃帝曰：人之欠者，何氣使然？

岐伯曰①：衛氣晝日行於陽，夜則行於陰。陰者主夜②，夜者主臥③。陽者主上，陰者主下④。故陰氣積於下，陽氣未盡，陽引而上，陰引而下⑤，陰陽相引，故數欠。陽氣盡而陰氣盛⑥，則目瞑；陰氣盡而陽氣盛⑦，則寤矣⑧。陽氣主晝在上，陰氣主夜在下。陰氣盡，陽氣盛，則寤；陽氣盡，陰氣盛，則瞑。今陽氣未盡，故引陰而上，陰氣已起，則引陽而下，陰陽相引上下，故數欠也。〇平按：《甲乙》『晝』下無『日』字；『夜則行於陰』，無『則』字。《靈樞》『夜』下有『半』字。又《甲乙》『陽引』作『陽氣』；『陰引』作『陰行』；『則寤』下有『腎主欠』三字。寫足少陰⑨，補足太陽。寫於腎脉足少陰實，補於膀胱脉足太陽虛，令陰陽氣和，故欠愈也。有本作『足太陰⑩』。

黃帝曰：人之噦者，何氣使然⑪？

岐伯曰：穀入於胃⑫，胃氣上注於肺。今有故寒氣與新穀氣俱還入於胃，新故相亂，真邪相攻并相逆，復於胃，故爲噦。穀入胃已，清氣上注於肺，濁氣下留於胃，有故寒氣與新穀氣俱入於腎，新故真邪在於胃中相攻相逆，復從胃出，故爲之噦。〇平按：『并⑬相逆』，《靈樞》『并』上有『氣』

---

① 岐伯曰：《靈樞》作『岐伯答曰』。
② 陰者主夜：《甲乙》無『者』字。
③ 夜者主臥：《靈樞》無『主』字；《甲乙》無『者』字。
④ 陽者主上，陰者主下：《甲乙》無二『者』字。
⑤ 陽引而上，陰引而下：六經本《甲乙》同。中醫學社本《甲乙》與蕭氏『平按』所引同。
⑥ 而陰氣盛：《靈樞》《甲乙》無『而』字。
⑦ 而陽氣盛：《甲乙》無『而』字。
⑧ 則寤矣：《甲乙》無『矣』字，有『腎主吹』三字。按，『吹』爲『欠』字之誤。
⑨ 寫足少陰：《甲乙》『寫』上有『故』字。
⑩ 足太陰：『太』，杏雨書屋本作『大』。
⑪ 人之噦者，何氣使然：杏雨書屋本『噦』字誤作『歲』，檢下文曰『故爲噦』，當從底本作『噦』。《甲乙》作『人之噦者何』五字。
⑫ 穀入於胃：《甲乙》無『於』字。
⑬ 并：底本原作『並』，據經文改。以下二『并』字同。

字，《甲乙》無『并』字。『復於胃』，《靈樞》《甲乙》『復』下有『出』字。**補手太陰①，寫足少陰。**宜補肺脉手太陰，寫腎脉足少陰。以足少陰主寒，故須寫之，手太陰主氣，故先補之。〇平按：《甲乙》『補』上有『肺主噦』三字；『足少陰』作『足太陰』，下有『亦可以草刺其鼻，嚏而已；無息而疾引之，立已；大驚之，亦可已』二十四字。

黃帝曰：人之唏者，何氣使然②？

岐伯曰：此陰氣盛而陽氣虛，陰氣疾而陽氣徐，陰氣盛，陽氣絶③，故爲唏④。唏⑤，火几反，笑也。陰氣盛而行疾，陽氣虛而行徐，是以陽氣絶爲唏也。**補足太陽⑥，寫足少陰。**以府膀胱太陽氣絶，故須補之。腎藏少陰氣盛，故須寫之。

黃帝曰：人之振寒者，何氣使然⑦？

岐伯曰：寒氣客於皮膚，陰氣盛，陽氣虛，故⑧振寒寒慄，補諸陽。以陽虛陰盛，陽虛故皮膚虛，陰盛故寒客皮膚，故振寒寒慄，宜補三陽之脉。

黃帝曰：人之噫者，何氣使然？

岐伯曰：寒氣客於胃，厥逆從下上散，復出於胃，故爲噫。寒氣先客於胃，厥而逆上消散，復從胃中出，故爲噫。**補足太陰、陽明。一曰補眉本⑨。**脾胃府藏皆虛，故補斯二脉。眉本是眉端攢竹穴，足太陽脉氣所發也。

---

①補手太陰：《甲乙》『補』上有『故』字。
②何氣使然：《甲乙》無『氣使然』三字。
③陽氣絶：《靈樞》《甲乙》『陽』上有『而』字。
④故爲唏：《甲乙》作『故爲唏者，陰盛陽絶』。
⑤唏：杏雨書屋本無『唏』字，乃從上而省。
⑥補足太陽：《甲乙》『補』上有『故』字。
⑦何氣使然：《甲乙》作『何』，無『氣使然』三字。以下『何氣使然』同。
⑧故：《靈樞》《甲乙》作『故爲』。
⑨一曰補眉本：《靈樞》『本』下有『也』；《甲乙》作『一云補眉本』，爲小字注文。

黃帝曰：人之噫者，何氣使然？

岐伯曰：陽氣和利，滿於心，出於鼻，故爲噫。陽之和氣利①，滿於心中，上衝出於鼻，故爲噫也。補足太陽滎②、眉本。一曰眉上。陽虛而利，故補陽脉。太陽起鼻上兩箱，發於攢竹。太陽滎在通谷，足指外側本節前陷中。

黃帝曰：人之撣③者，何氣使然？

岐伯曰：胃不實則諸脉虛，諸脉虛則筋肉懈惰，筋肉懈惰④，行陰用力，氣不能復，故爲撣。胃氣不實，穀氣少也。穀氣既少，脉及筋肉並虛懈惰，因此行陰。行陰，入房也。此又入房用力，氣不得復，四支緩縱，故名爲撣。撣，土干反⑤，牽引也，謂身體懈惰，牽引不收也。○平按：『撣』，《靈樞》作『嚲』，音妥，下垂也，《甲乙》作『軃』，乃『嚲』字之訛。袁刻『諸脉虛』下，脫『諸脉虛』三字；注『穀氣少』誤作『穀少氣』。因其所在⑥，補分肉間。筋脉皆虛，故取病所在分肉間補之。

黃帝曰：人之哀而涕泣出者⑦，何氣使然？涕泣多，目無所見，何氣使然也？

岐伯曰：心者，五藏六府之主也；涕泣出之所以有三，心者神用，藏府之主，一也。目者，宗脉之所聚⑧，上液之道也；手足六陽及手少陰、足厥陰等諸脉湊目，故曰宗脉所聚。大小便爲下液之道，涕泣以爲上液之道，二也。○平按：注『以爲上液之道』，袁刻脫『以』字。口鼻者，氣之門户也。目者，唯⑨是液之道也；口鼻二竅氣液之道，三也。故

---

① 陽之和氣利：按，此句文義欠通，據經文，疑當作『陽之氣和利』，待考。
② 足太陽滎：『滎』，底本與杏雨書屋本均誤作『榮』。劉衡如曰：『據楊注當作「滎」。』今從此說，改作『滎』。楊注『滎』字同。
③ 撣：據下文『筋肉懈惰』，疑爲『嚲』字之誤。按，『嚲』音朵，慵倦之義。
④ 筋肉懈惰，筋肉懈惰：《靈樞》《甲乙》均作『筋脉懈惰，筋脉懈惰則』。
⑤ 土干反：『土』，底本誤作『云』，據杏雨書屋本改正。劉衡如曰：『「云」，疑當作「市」。』
⑥ 因其所在：底本與杏雨書屋本皆脫此四字，據《靈樞》《甲乙·卷十二·第一》補，與楊注『故取病所在分肉間補之』合。
⑦ 涕泣出者：《靈樞》作『泣涕出者』；《甲乙》作『泣涕者』。
⑧ 宗脉之所聚：《靈樞》《甲乙》『聚』下有『也』字。
⑨ 唯：底本作『惟』。據杏雨書屋本改。

悲哀愁憂則心動，心動則五藏六府皆摇，摇則宗脉盛，宗脉盛則液道開，液道開故涕泣①出焉。有物相盛，遂即心動，以其心動，即心藏及餘四藏并六府亦皆摇動；藏府既動，藏府之脉皆動；藏府宗脉摇動，則目鼻液道並開；以液道開，故涕泣出也。〇平按：『宗脉盛』，《靈樞》《甲乙》『盛』作『感』。又：注『有物相盛』，『盛』疑係『感』字傳寫之誤。液者，所以灌精而濡空竅②者也，故上液之道開，泣出不止則液竭，液竭則精不灌，精不灌則目無所見矣，故命曰奪精。五穀液以灌目，五穀之精潤於七竅；今但從目鼻而出不止，則竭也。諸精不得其液，則目眼無精，故目無所見，以奪精也。〇平按：『泣出不止』，《靈樞》《甲乙》作『則泣泣不止』。補天柱經俠項。天柱經，足太陽也。天柱俠項後髮際大筋外廉陷中，足太陽脉氣所發，故補之。〇平按：『項』，《靈樞》《甲乙》作『頸』。《甲乙》『頸』下有『俠頸者，頭中分也』七字，本書在後。

黄帝曰：人之太息③者，何氣使然？

岐伯曰：憂思則心系急，心系急則氣道約，氣道約則不利④，故太息以申出⑤。憂思勞神，故心系急。心系連肺，其脉上迫肺系⑥，肺系爲喉通氣之道，既其被迫，故氣道約不得通也，故太息取氣以申出之。〇平按：『申』，《靈樞》《甲乙》作『伸』。補手少陰、心主、足少陽留之⑦。手少陰、手心主二經皆是心經，足少陽膽經，以心係急引於肝膽，故二陰一陽並須留鍼以緩。

黄帝曰：人之涎下者，何氣使然？

岐伯曰：飲食者⑧，皆入於胃，胃中有熱，熱則蟲動⑨，蟲動則胃緩，胃緩則廉泉開，故

---

①涕泣：《靈樞》作『泣涕』；《甲乙》與《太素》同。
②而濡空竅：《靈樞》《甲乙》無『而』字。
③太息：杏雨書屋本作『大息』。下『太息』同。
④氣道約則不利：《靈樞》《甲乙》無『氣道』二字。
⑤以申出：『申』，杏雨書屋本誤作『中』。據楊注『故太息取氣以申出之』，當從底本作『申』。《靈樞》《甲乙》作『以伸出之』。
⑥其脉上迫肺系：『脉』，杏雨書屋本誤作『肺』，當從底本作『脉』。
⑦留之：《靈樞》作『留之也』。
⑧飲食者：《甲乙》無『者』字。
⑨熱則蟲動：《靈樞》無『熱』字。

涎下。蟲者，穀蟲在於胃中也。廉泉，舌下孔，通涎道也。人神守，則其道不開；若爲好味所感，神者失守，則其孔開涎出也①。亦因胃熱蟲動，故廉泉開，涎因出也。〇平按：『涎』，《甲乙》作『漾』。**補足少陰**。腎足少陰脉，上俠舌本，主於津液②，今虛，故涎下是也。

黃帝曰：人之耳中鳴者，何氣使然？

岐伯曰：耳者宗脉之所聚也，故胃中空則宗脉虛，虛則下溜脉有所竭者，故耳鳴。人耳有手足少陽、太陽及手陽明等五絡脉皆入耳中，故曰宗脉所聚也。溜脉，入耳之脉溜行之者也。有竭不通，虛故耳鳴也。**補客主人、手大指③爪甲上與肉交者④**。手陽明入耳，過客主人也。手大指爪甲上，手太陰脉，是手陽明之裏，此陰陽皆虛，所以耳鳴，故並補之。〇平按：《甲乙》無『爪』字。

黃帝曰：人之自齧舌者，何氣使然？

岐伯曰⑤：此厥逆走上，脉氣輩至也，輩，類也。厥逆之氣上走於頭，故上頭類脉所至之處，即自齧舌也。〇平按：《甲乙》『齧』作『嚙』；『輩』作『皆』。**少陰氣至則齧舌⑥，少陽氣至則齧頰，陽明氣至則齧脣矣。視主病者則補之⑦**。腎足少陰脉厥逆，至於舌下則便齧舌。手足少陽脉⑧厥逆，行至於頰即便齧頰。手足陽明厥逆，行至於脣即便齧脣。此輩諸脉以虛厥逆，故視其所病之脉補也。

---

① 涎出也：杏雨書屋本誤重『涎』字。
② 主於津液：『液』，底本誤作『涎』。據杏雨書屋本改正。
③ 手大指：『大』，杏雨書屋本作『太』。楊注『手大指』同。
④ 交者：《靈樞》作『交者也』。
⑤ 岐伯曰：《靈樞》脱此三字。
⑥ 則齧舌：《甲乙》作『則自嚙舌』。
⑦ 則補之：《甲乙》無『則』字。
⑧ 手足少陽脉：『少』，杏雨書屋本作『小』，當從底本作『少』。

凡此十二邪者，皆奇邪之走空竅①者也。故邪之所在②，皆爲之不足③。此十二邪皆令人虚，故曰奇邪。空竅，謂是輸竅者也。此之邪氣所至之處，損於正氣，故令人不足爲病也。○平按：《甲乙》『十二』作『十四』。故上氣不足，腦爲之不滿，耳爲之善鳴，頭爲之傾，目爲之瞑；頭爲上也。邪氣至頭，耳鳴，頭不能正，目暗者也。○平按：《靈樞》『善鳴』作『苦鳴』；『傾』上有『苦』字；『瞑』作『眩』。中氣不足，溲便爲之變，腸爲之喜鳴；腸及膀胱爲中也。邪至於中，則大小便色皆變於常，及腸鳴也。○平按：『喜』，《靈樞》作『苦』，《甲乙》作『善』，袁刻亦作『善』。下氣不足，則爲痿厥足悶④，補足外踝下留之。邪氣至足，則足痿厥撣緩⑤，其足又悶，可補之外踝之下。一本，刺足大指間上二寸留之。○平按：《靈樞》『爲』上有『乃』字；『足悶』作『心悗』。《甲乙》作『心悶，急』下有『刺足大指上二寸留之』，本書在後。

黃帝曰⑥：治之奈何？

岐伯曰：腎主爲欠，取足少陰；肺主爲噦，取手太陰、足少陰；唏者，陰與陽絶⑦，故補足太陽，寫足少陰；振寒⑧，補諸陽；噫⑨，補足太陰、陽明；嚏⑩，補足太陽、眉本；撣⑪，因其所在，補分肉間；泣出，補天柱經俠項，俠項者，頭中分也；○平按：《靈樞》『項』作『頸』。太息，

---

① 之走空竅：《甲乙》無『之』字。
② 故邪之所在：《甲乙》無『故』字。
③ 皆爲之不足：《靈樞》《甲乙》無『之』字。
④ 則爲痿厥足悶：《甲乙》『則乃爲痿厥心悶』，『悶』下又有『急刺足大指上二寸留之。一曰』十二字。
⑤ 撣緩：『撣』，疑『彈』字之誤。參見前注。
⑥ 黃帝曰：《甲乙》此下一段內容散見于相關各条，不独立成段。
⑦ 陰與陽絶：按，檢下文曰『補足太陽，寫足少陰』，疑『與』字爲『興』之誤，二字形近易混也。《靈樞》與《太素》同；《甲乙》作『陰盛陽絶』。楊上善謂『與』爲『盛』字之誤，其説亦通，然則，『與』『盛』二字恐不易混淆也。
⑧ 振寒：《靈樞》作『振寒者』。
⑨ 噫：《靈樞》作『噫者』。
⑩ 嚏：《靈樞》作『嚏者』。
⑪ 撣：疑當作『彈』，説見前。《靈樞》作『彈』。

補手少陰、心主、足少陽，留之；涎下，補足少陰；耳鳴，補客主人、手大指①爪甲上與肉交者；自齧頰，〇平按：《靈樞》『頰』作『舌』。視主病者則補之；目瞑項强，足外踝下留之；痿厥足悶②，刺足大指間上二寸留之，一曰足外踝下留之。以下委言③療方。『與陽』者，陰盛不絶不可寫④，不得言『與』，可爲『盛』也。『頭中分』者，取宗脉所行頭中之分。撣、痿厥同爲一病，名字有異，此文信之也。〇平按：『目瞑項强』，《靈樞》作『目眩頭傾』；『足』上有『補』字；『足悶』作『心悗』。

邪客

平按：此篇自篇首至末，見《素問·卷十一·第三十九舉痛論篇》。又自『五藏六府固盡有部』至『青黑爲痛』，見《甲乙經·卷一·第十五》。

黃帝問岐伯曰：余聞善言天者，必有驗於人；人之善言天者，是人必法天以言人，故有驗於人也。善言古者，必有合於今；以今尋古爲今法，故必合於今。善言人者，必厭於己。善言知人，必先足於己，乃得知人；不足於己而欲知人，未之有也。〇平按：《素問》『厭』上有『有』字。如此，則道不惑而要數極，所謂明也。如此，人有三善之行，於道不惑。所以然者，得其要理之極，明達故也。數，理也。今余問於夫子，令可驗於己，令之可言而知也，視而可見，捫而可得，令驗於己如發蒙解惑，可得聞乎⑤？先自行之，即可驗於己也。然後問其病之所由，故爲言而知之也。察色而知，故爲視而知之也。診脉而知，故爲捫而可得。斯爲知者，先驗於身，故能爲人發蒙於耳目，解惑於心府，如此之道，可以聞不？〇平按：《素問》『令可驗於己，令之可言而知也』十二字，作『令言而可知』五字；『如發蒙』作『而發蒙』。

---

① 手大指：『大』，杏雨書屋本作『太』。
② 悶：杏雨書屋本作『⿱免心』。底本作『悶』。按，『⿱免心』『悗』『悶』三字音義皆同。
③ 以下委言：疑爲『以上悉言』之誤，待考。
④ 不可寫：『不』，疑爲『乃』之誤。劉衡如曰：『不，疑「乃」之誤。』
⑤ 可得聞乎：《素問》『得』下有『而』字。

岐伯再拜曰①：帝何道之問②？

黄帝曰③：願聞人之五藏卒痛，何氣使然？

岐伯曰④：經脉流行不止，環周不休，寒氣○平按：『氣』，有本作『風』。入焉，經血稽遲，泣而不行，客於脉外則血少，客於脉中則氣不通，故卒痛矣。○平按：《素問》『入焉經血稽留』作『入經而稽留』；『故卒痛矣』作『故卒然而痛』。

黄帝曰：其痛也⑤，或卒然而止者，或常痛甚⑥不休者，或痛甚不可按者，或按之而痛止者，或按之而⑦無益者，或喘動應手者，或心與背相應而痛者，○平按：《素問》『相應』作『相引』。或心脇肋與少腹相引而痛者，○平按：《素問》『脇』上無『心』字。或腹痛引陰股者，或痛宿昔成積者，或卒然痛死不知人有間復生者，○平按：《素問》『有間』作『有少間』。或腹痛而悗悗歐者，或腹痛而復洩⑧者，或痛而閉不通者，股外爲髀，髀内爲股，陰下之股爲陰股也。悗，音悶也。○平按：《素問》『或腹痛而悗悗歐者』作『或痛而嘔者』。注『陰股』，袁刻誤作『陰病』。凡此諸痛，各不同形，别之奈何？凡此十四别病，十三寒客内爲病，一種熱氣客内爲閉，皆爲痛病，不知所由，故須問之。○平按：『諸痛』，袁刻作『諸病』。

---

① 再拜曰：《素問》作『再拜稽首對曰』。
② 帝何道之問：《素問》作『何道之問也』。
③ 黄帝曰：《素問》作『帝曰』。下同。
④ 岐伯曰：《素問》作『岐伯對曰』。
⑤ 其痛也：《素問》無『也』字。
⑥ 或常痛甚：《素問》無『常』字。
⑦ 按之而：《素問》無『而』字。
⑧ 復洩：『洩』爲『泄』避諱字，説見前。《素問》作『後泄』。

岐伯對曰①：寒氣客於腸外則腸寒，寒則縮卷②，卷則腸絀急，絀急③則外引小絡，故卒然痛④，得炅則痛立已矣⑤，因重中於寒，則痛久矣。絀，褚律反，縫也，謂腸寒卷縮如縫連也。腸絀屬腸經之小絡散絡於腸，故腸寒絀急⑥引絡而痛，得熱則立已。炅，熱也。○平按：《素問》『腸』均作『脉』；『卷』作『踡』；『立已』作『立止』。

寒氣客經絡⑦之中，與炅氣相薄則脉滿，滿則痛而不可按也，寒氣稽留，炅氣從上，則脉充大而血氣亂，故痛不可按也。痛不可按之，兩義解之：一，寒熱薄於脉中，滿痛不可得按；二，寒下留⑧，熱氣上行，令脉血氣相亂，故不可按也。○平按：《素問》『故痛』作『故痛甚』。

寒氣客於腸胃之間，募原⑨之下，而不得散，小絡急引故痛，按之則氣散⑩，故痛止矣⑪。腸胃皆有募有原，募原之下皆有孫絡，寒客腸胃募原之下，孫絡引急而痛，故按之散而痛止。○平按：《素問》『而不得散』作『血不得散』；『故痛止』作『故按之痛止』。

寒氣客於俠脊之脉，則深按之不能及，故按之無益⑫。俠脊脉，督脉也⑬。督脉俠脊，故曰俠脊脉也。督脉俠於脊裹而上行深，故按之不及，所以按之無益者也。

寒氣客於衝脉，衝脉起於關元，隨腹直上則脉不通，不通⑭則氣因之，故喘動應手矣。

---

① 岐伯對曰：《素問》無『對』字。
② 寒則縮卷：《素問》作『脉寒則縮踡』。
③ 卷則腸絀急，絀急：《素問》作『縮踡則脉絀急』。
④ 故卒然痛：《素問》『然』下有『而』字。
⑤ 立已矣：《素問》作『立止』。
⑥ 故腸寒絀急：『絀』，杏雨書屋本作『屈』，據經文及楊注上文，當從底本作『絀』。
⑦ 寒氣客經絡：《素問》作『寒氣客於經脉』。
⑧ 寒下留：劉衡如曰：『寒，此後疑脱「氣」字。』
⑨ 募原：《素問》作『膜原』。按，『募』與『膜』通。
⑩ 氣散：《素問》作『血氣散』。
⑪ 故痛止矣：《素問》作『故按之痛止』。
⑫ 故按之無益：《素問》『益』下有『也』字。
⑬ 俠脊脉，督脉也：底本脱『督脉也』三字，據杏雨書屋本補。
⑭ 不通：《素問》作『脉不通』。

關元在齊下小腹，下當於胞，故前言衝脉起於胞中直上。邪氣客之，故喘動應手。有本無『起於關元』下十字也。〇平按：《素問》『直上』下，有『寒氣客』三字。

寒氣客於背輸之脉則脉泣①，泣則血虚②，虚則痛③，其輸注於心，故相引而痛，按之則熱氣至，至則痛止矣④。背輸之脉，足太陽脉也。太陽心輸之絡注於心中，故寒客太陽，引心而痛。按之不移其手，則手熱，故痛止。〇平按：《素問》『則脉泣』作『則血脉澀』。注『於心』，袁刻誤作『主於心』。注『寒客太陽』，袁刻誤作『寒客大腸』。

寒氣客於厥陰，厥陰之脉者，絡陰器繫於肝，寒氣客於脉中，則血泣脉急，引脇與少腹矣⑤。厥陰肝脉屬肝絡膽布脇肋，故寒客血泣脉急，引脇與少腹痛也。〇平按：《素問》『客於厥陰』下有『之脉』二字；『引脇與少腹』作『故脇肋與少腹相引痛』。

厥氣客於陰股，寒氣上及少腹，血泣在下相引，故痛。厥氣客在陰股，陰股之血凝泣，故其氣上引少腹而痛也。〇平按：《素問》『故痛』作『故腹痛引陰股』。

寒氣客於五藏，厥逆上洩，陰氣竭，陽氣未入，故卒然痛死不知人，氣復反則生矣。寒氣入五藏中，厥逆上吐，遂令陰氣竭絶，陽氣未入之間，卒痛不知人，陽氣入藏還生也。

寒氣客於腸募關元之間，絡血之中，血泣不得注於大經，血氣稽留，留不得行⑥，故卒然成積矣。腸，謂大腸、小腸也。大腸募在天樞齊左右各二寸，原在手大指之間。小腸募在齊下三寸關元，原在手外側腕骨之前完骨。寒氣客此募原之下，血絡之中，凝泣不行，久留以成積也⑦。〇平按：《素問》『腸募關元』作『小腸膜原』；『卒然』作『宿昔』；

① 則脉泣：《素問》同。蕭氏謂：『《素問》「則脉泣」作「則血脉澀」。』不知其所本。
② 泣則血虚：《素問》『泣』上有『脉』字。
③ 虚則痛：《素問》『虚』上有『血』字。
④ 至則痛止矣：《素問》『至』上有『熱氣』二字。
⑤ 引脅與少腹矣：《素問》作『故脇肋與少腹相引痛矣』。
⑥ 留不得行：《素問》無『留』字。
⑦ 以成積也：杏雨書屋本『成』下有『於』字。

此節在『寒氣客於五藏』上。

寒氣客於腸胃，厥逆上出，故痛而歐矣。寒客腸胃，其氣逆上，故痛歐吐也。

寒氣客於小腸，不得成聚①，故後洩腹痛矣。寒客小腸，不得成於積聚，故後利腹痛也。

熱氣留於小腸，小腸中癉熱焦竭②，則故堅乾不得出矣③。熱氣留止小腸之中，則小腸中熱，糟粕焦竭乾堅，故大便閉不通矣。〇平按：《素問》『小腸中癉熱』作『腸中痛癉熱』；『堅』上無『故』字；『不得出』下有『故痛而閉不通』六字。注『留止』，袁刻作『留於』。

黃帝曰：所謂言而可知者也，視而可見奈何？

岐伯曰：五藏六府固盡有部，視其五色，黃赤爲熱，白爲寒，青黑爲痛，此所謂視可見④者也。五藏六府各有色部，其部之中色見，視之即知藏府之病，此則視而可見者也。〇平按：《甲乙》『青黑爲痛』在『黃赤爲熱』上。

黃帝曰：聞而可得奈何？

岐伯曰：視其主病之脉堅而血，及皮⑤陷下者，可聞而得也。視脉及皮之狀，問其所由，故爲聞而得也。〇平按：《素問》『聞』作『捫』，據上文『捫而可得』，應作『捫』；『血』下無『皮』字。

黃帝曰：善。

① 不得成聚：《素問》『不』上有『小腸』二字。
② 焦竭：杏雨書屋本作『燋竭』；《素問》作『焦渴』。
③ 則故堅乾不得出矣：《素問》作『則堅乾不得出，故痛而閉不通矣』。
④ 視可見：《素問》作『視而可見』。
⑤ 及皮：底本與杏雨書屋本皆誤作『皮及』，據楊注『視脉及皮之狀』，當作『及皮』，今乙正。

邪中

平按：此篇自篇首至末，見《靈樞・卷一・第四邪氣藏府病形篇》，又見《甲乙經・卷四・第二（上篇）》。

黃帝問岐伯曰①：邪氣之中人也②奈何？

岐伯曰③：邪氣之中人也高。

黃帝曰：高下有度乎？

岐伯曰：身半已上者，邪中之也④；身半以下⑤者，溼中之也⑥。高者，上也。身半以上，風雨之邪所中，故曰中於高也。風爲百病之長，故偏得邪名也。身半以下，清溼之邪，溼最沈重，故襲下偏言也。○平按：《靈樞》『也高』作『高也』。《甲乙》『以下』作『已下』。**故曰：邪之中人也，無有恒常，中於陰則留於府⑦，中於陽則留於經⑧。**邪中於臂胻之陰，獨傷陰經，流入中藏，藏實不受邪客，故轉至留於六府者也。中於頭面之陽，循三陽經下留陽經，故曰無⑨常也。○平按：《靈樞》無『恒』字；『留』作『溜』。《甲乙》『經』作『藏』。

黃帝曰：陰之與陽也⑩，異名同類，上下相會，陰陽異名，同爲氣類，三陽爲表居上，三陰爲裏在下，表裏氣通，故曰相會。**經絡之相貫⑪，**

---

① 黃帝問岐伯曰：《靈樞》『問』下有『於』字。
② 中人也：《甲乙》無『也』字。
③ 岐伯曰：《靈樞》作『歧伯答曰』。
④ 邪中之也：《甲乙》無『也』字。
⑤ 以下：《靈樞》《甲乙》均作『已下』。
⑥ 溼中之也：《甲乙》無『也』字。
⑦ 則留於府：《靈樞》『留』作『溜』，下同。《甲乙》作『則留腑』。
⑧ 則留於經：《甲乙》作『則留藏』。
⑨ 無：底本作『旡』，乃『无（無）』形誤，據杏雨書屋本改正。按，『旡』，音技，指飲食氣逆哽塞。又按，底本『無』字多處誤作『旡』，皆徑改，不再列舉。
⑩ 陰之與陽也：《甲乙》無『也』字。
⑪ 經絡之相貫：《甲乙》『貫』下有『也』字。

如環無端①。三陰之經絡脉别走入於三陽，三陽之經絡脉别走入於三陰，陰陽之氣旋迴，周而復始，故曰無端。邪之中人也②，或中於陰，或中於陽，上下左右，無有恒常，其故何也？經絡相貫周環，自是常理，邪之中人循行，亦可與經絡同行，然中於陰陽上下左右生病異者，其故何也？

岐伯答曰③：諸陽之會，皆在於面。人之方乘虚時，及新用力，若熱飲食汗出腠理開，而中於邪。手足三陽之會皆在於面，人之受邪所由有三：一爲乘年虚時，二爲新用力有勞④，三爲熱飲熱食汗出腠理開。有此三虚，故邪中人。○平按：《靈樞》『人之』二字作『中人也』三字；『若』下無『熱』字。中面⑤則下陽明，中項⑥則下太陽，中於頰則下少陽，其中於⑦膺背兩脇亦中其經。邪之總中於面，則著手足陽明之經循之而下。若中頭後項者，則著手足太陽之經循之而下。若别中於兩頰，則著手足少陽之經循之而下。若中胸、背及兩脇三處，亦著三陽之經循經而下也。

黃帝曰：其中於陰奈何？

岐伯答曰：中於陰者，常從臂胻始。夫臂與胻，其陰皮薄，其肉淖澤，故俱受於風，獨傷其陰⑧。以下言邪中於陰經也。四支手臂及腳胻，當陰經上皮薄，其肉濁澤，故四處俱受風邪，所以獨傷陰經。下經言風雨傷上，清溼傷下者，舉多爲言，其實腳胻亦受風邪也。○平按：注『濁澤』，依經文應作『淖澤』。

黃帝曰：此故傷其藏乎？

岐伯曰：身之中於風也，不必動藏。故邪入於陰經，其藏氣實⑨，邪氣入而不能客，故

---

①如環無端：《甲乙》作『如環之無端』。

②邪之中人也：《靈樞》作『邪之中人』；《甲乙》作『夫邪之中人也』。

③岐伯答曰：《靈樞》作『岐伯曰』。

④二爲新用力有勞：杏雨書屋本脱『爲』字。

⑤中面：《靈樞》《甲乙》作『中於面』。

⑥中項：《靈樞》、明鈔本《甲乙》作『中於項』；六經本《甲乙》作『中於面』，『面』字誤。

⑦其中於：《甲乙》無『其』字。

⑧獨傷其陰：《甲乙》作『獨傷於其陰也』。

⑨其藏氣實：《靈樞》『其』上有『則』字。

還之於府。是故陽中①則溜於經，陰中②則溜於府。邪之傷於陰經，傳之至藏，以藏氣不客外邪，故還流於六府之中也。故陽之邪中於面，流於三陽之經；陰之邪中臂胻，溜於六府也。○平按：《甲乙》『客』作『容』；『溜』作『留』；『府』作『腑』。

黄帝曰：邪之中藏者③奈何？前言外邪不中五藏，次言邪從內起中於五藏，故問起也。

岐伯曰：愁憂恐懼④則傷心。愁憂恐懼，內起傷神，故心藏傷也。形寒飲寒⑤則傷肺，以其兩寒相感，中外皆傷，故氣逆而上行。形寒飲寒，內外二寒傷肺，以肺惡寒也。○平按：『飲寒』，《靈樞》作『寒飲』，《甲乙》作『飲冷』。有所墮墜⑥，惡血留內，若有所大怒⑦，氣上而不下⑧，積於脇下則傷肝。因墜惡血留者，外傷也。大怒，內傷也。內外二傷積於脇下，傷肝也。○平按：《靈樞》《甲乙》無『若』字。有所擊仆，若醉入房，汗出當風則傷脾。擊仆當風，外損也。醉以入房汗出，內損也。內外二損，故傷脾也。○平按：《甲乙》『醉』下⑨有『以』字。有所用力舉重，若入房過度，汗出浴水則傷腎。用力舉重，汗出以浴水，外損也。入房過度，內損也。由此二損，故傷腎也。○平按：『浴水』，『水』字袁刻誤作『也』。

黄帝曰：五藏之中風奈何？

岐伯曰：陰陽俱感，邪乃得往。

---

① 是故陽中：《靈樞》作『故中陽』。
② 陰中：《靈樞》作『中陰』。
③ 中藏者：《靈樞》作『中人藏』。
④ 愁憂恐懼：《甲乙》作『恐懼愁憂』。
⑤ 形寒飲寒：杏雨書屋本作『形寒寒飲』，與《靈樞》同。此底本之誤，當據二書改作『形寒寒飲』。
⑥ 墮墜：底本作『墜墮』，據杏雨書屋本改。《靈樞》《甲乙》均作『墮墜』。
⑦ 若有所大怒：『大』，杏雨書屋本作『太』。《靈樞》作『若有所大怒』；《甲乙》作『有所大怒』，無『若』字。
⑧ 不下：《甲乙》作『不能下』。
⑨ 下：底本誤作『上』，據《甲乙》改正。

黃帝曰：善①。前言五藏有傷，次言五藏中風，陰陽血氣皆虛，故俱感於風，故邪因往入也。〇平按：《甲乙》『俱感』作『俱相感』。

黃帝問②**岐伯曰：首面與身形**③**，屬骨連筋，同血合氣耳**④**。天寒則地裂淩冰**⑤**，其卒寒，或手足懈惰**⑥**，然**⑦**其面不衣，其故何也**⑧**？**首面及與身形兩者，皆屬於骨，俱連於筋，同受於血，並合於氣，何因遇寒手足冷而懈惰，首面無衣不寒，其故何也？〇平按：袁刻『氣』下脫『耳』字。

岐伯曰⑨**：十二經脉，三百六十五絡，其血氣皆上於面而走空竅。**六陽之經並上於面，六陰之經有足厥陰經上面，餘二至於舌下，不上於面，而言皆上面者，舉多爲言耳。其經絡血氣貫通，故皆上走七竅以爲用也。〇平按：注『六陽之經』，袁刻『之』作『六』。**其精陽氣上於目而爲精，**其經絡精陽之氣，上走於目⑩，成於眼精也。〇平按：《甲乙》『氣』上有『之』字。《靈樞》『上於目』作『上走於目』；『爲精』作『爲睛』，《甲乙》同。**其別氣走於耳而爲聽，**別精陽氣，入耳以爲能聽。**其宗氣上出於鼻而爲臭，**五藏聚氣以爲宗氣，宗氣入鼻，能知臭也⑪。**其濁氣出於胃走脣舌而爲味，**耳目視聽，故爲清氣所生。脣舌識味，故爲濁氣所成。味者，知味也。〇平按：《甲乙》『出』上有『下』字。**其氣之津液皆上熏**⑫**於面，面皮又厚，其肉堅，故熱甚，寒不能勝也**⑬**。**以其十二經脉三百六十五絡血氣皆上熏面，以其陽多，其皮堅厚，故熱而能⑭寒也。〇平按：『面皮』，《靈樞》《甲乙》作

---

① 善：《靈樞》作『善哉』。
② 黃帝問：《靈樞》『問』下有『於』字。
③ 身形：《靈樞》作『身形也』。
④ 同血合氣耳：《靈樞》『合』下有『於』字。
⑤ 地裂淩冰：《靈樞》作『裂地淩冰』。
⑥ 懈惰：『惰』，杏雨書屋本作『墮』。按『墮』與『惰』通。
⑦ 然：《靈樞》作『然而』。
⑧ 其故何也：《靈樞》無『其故』二字。
⑨ 岐伯曰：《靈樞》作『岐伯答曰』。
⑩ 上走於目：『於』，杏雨書屋本作『爲』。據經文『上於目』，當从底本作『於』。
⑪ 能知臭也：杏雨書屋本作『爲能知臭也』，據經文，疑『知』字衍。按，『臭』爲動詞，與『嗅』通。底本保留『知』字，删去『爲』字，可商榷。
⑫ 熏：底本作『薰』，據杏雨書屋本改。楊注『熏』字同。
⑬ 故熱甚，寒不能勝也：《靈樞》作『故天氣甚寒，不能勝之也』；《甲乙》作『故大熱甚，寒不能勝之也』。
⑭ 能：與『耐』字通。

『而皮』。『熱』上，《靈樞》有『天』字，《甲乙》有『大』字；『勝』下均有『之』字。

邪傳

平按：此篇自篇首至『是謂至治』，見《靈樞·卷十·第六十六百病始生篇》，又見《甲乙經·卷八·第二》。自『五邪入』至末，見《素問·卷七·第二十三宣明五氣篇》。

黃帝問岐伯曰①：夫百病之始生也②，皆生於風雨寒暑，清溼喜怒。溼從地起，雨從上下，其性雖同，生病有異。寒生於外，清發於內，性是一物，起有內外，所病亦有不同。喜者，陽也。怒者，陰也。此病之起也。**喜怒不節則傷藏，**心主於喜，肝主於怒③，二者起之過分即傷神，傷神④即內傷五藏，則⑤中內之部也⑥。**風雨則傷上，清溼則傷下，三部之氣，所傷異類⑦，願聞其會。**風雨從頭背而下，故爲上部之氣；清溼從尻脽而上，故爲下部之氣。所傷之類不同，望請會通之也。**岐伯對曰⑧：三部之氣各不同，或起於陰，或起於陽，請言其方。**或起於陰，謂臂胻及尻。或起於陽，謂面與項、膺、背及脇。請具申之。**喜怒不節則傷於藏⑨，藏傷則病起於陰⑩；**陰，謂內也。**清溼襲虛，則病起於下；風雨襲虛，則病起**

① 黃帝問岐伯曰：《靈樞》『問』下有『于』字。
② 之始生也：《靈樞》作『之所始生者』。
③ 心主於喜，肝主於怒：二『主』字，杏雨書屋本誤作『生』。按，《太素·卷二十五·五藏熱病》楊注曰：『心主喜樂』；本篇下文楊注曰：『肝主於怒』，可證底本二『主』字不誤。
④ 傷神：杏雨書屋本脫『傷』字。
⑤ 則：底本作『即』，據杏雨書屋本改。
⑥ 內之部也：杏雨書屋本同。按，據文義，疑『部』爲『邪』形誤，待考。
⑦ 所傷異類：《甲乙》作『所傷各異』。
⑧ 岐伯對曰：《靈樞》作『歧伯曰』。
⑨ 傷於藏：《靈樞》作『傷藏』。
⑩ 起於陰：《靈樞》『陰』下有『也』字。

於上，足陽并於陰，陰虛即清溼襲之，故曰病起於下也。人之面項，陰並於陽，氣虛即風雨襲之，故曰病在於上也。是謂三部。至其淫佚①，不可勝數。是謂三部之氣，生病不同，更隨所因，變而生病，漫衍過多，不可量度也。〇平按：『佚』，《靈樞》《甲乙》作『泆』，下同。

黃帝問曰②：余固不能數，故問於天師③，願卒聞其道。諸邪相傳，變化爲病，余知不可數量，天師所知，固應窮其至數，余請卒聞其道。天師，尊之號也。〇平按：《靈樞》『天師』作『先師』。

岐伯對曰：風雨寒熱，不得虛邪不能獨傷人。卒然逢疾風暴雨而不病者，亦無虛邪不能獨傷人④。必因虛邪之風，與其身形兩虛相得，乃客其形。虛邪，即風從虛鄉來，故曰虛邪。風雨寒熱，四時正氣也。四時正氣不得虛邪之氣，亦不能傷人。卒風暴雨，雖非正氣，不得虛邪之氣，亦不能傷人。獨有虛邪之氣，亦不能傷人。必因虛邪之風，及身形虛相感，故得邪客於形。〇平按：『亦無虛邪』，《甲乙》『亦』作『蓋』，《靈樞》同，惟『邪』上有『故』字。『相得』，《甲乙》作『相搏』。兩實相逢，衆人肉堅。風雨寒暑，四時正氣，爲實風也。衆人肉堅，爲實形也。兩實相逢，無邪客病也。故其中於虛邪也，因於天時，與其躬身，參以虛實，大病乃成，虛邪中人，必因天時虛風，並身形虛，合以虛實也。參，合也。虛者，形虛也。實者，邪氣盛實也。兩者相合，故大病成也。〇平按：《甲乙》『衆人肉堅』作『中人肉間』；『因於天時』作『因其天時』。『躬身』，《靈樞》作『身形』。氣有定舍，因處爲名，邪氣舍定之處，即因處以施病名。如邪舍形頭，即爲頭眩等病也；若舍於腹，即爲腹痛洩利等病也；若舍於足，則爲足悗不仁之病也。上下中外⑤，分爲三貞。上，謂頭面也。下，謂尻足也。中，謂腹。三部各有其外也。貞，正也。三部各有分別，故名三貞也。〇平按：『貞』，《靈樞》作『員』，《甲乙》作『真』。是故虛邪之中人也，始於皮膚，皮膚緩則腠理開，從毛髮入⑥，

---

① 至其淫佚：底本『佚』字誤。杏雨書屋本作『泆』，與《靈樞》《甲乙》同。又，《靈樞》『至』下有『於』字。
② 黃帝問曰：《靈樞》無『問』字。
③ 故問於天師：《靈樞》作『故問先師』。
④ 不能獨傷人：《甲乙》無『人』字。
⑤ 上下中外：『中』，《甲乙》作『內』。
⑥ 從毛髮入：《甲乙》作『腠理開則邪從毛髮入』。

入則柩深①，深則②毛髮立泝然③，皮膚痛④。皮膚緩者，皮膚爲邪所中，無力不能收，故緩也。人毛髮中虛，故邪從虛中入也。柩，久也。邪氣逆入，久深腠理之時，振寒也。〇平按：『從毛髮入』，《靈樞》作『開則邪從毛髮入』。『柩』，《靈樞》作『抵』，《甲乙》作『稍』。留而不去，則傳舍於絡脈，在絡脈之時⑤，痛於肌肉，其痛之時，大經乃代。去，散邪也⑥。孫絡、大絡皆稱絡脈也。十二經脈行皆代息，以大經在肌肉中，今肌肉痛⑦，故大經代息也。〇平按：《甲乙》『則傳舍於絡脈』作『則舍於絡』；『痛於肌肉』作『通於肌肉』；『其痛之時』作『其病時痛時息』，《靈樞》『時』下有『息』字。留而不去，傳舍於經，在經之時，洫泝善驚。經脈連於五藏，五藏爲邪氣所動，故其喜驚⑧，驚即洫泝振寒也。泝，音訴也。〇平按：『洫泝』，《靈樞》作『洒淅』，《甲乙》同。『善』，《靈樞》作『喜』。留而不去，傳舍於輸，在輸之時，六經不通，四支節痛，腰脊乃强。輸，謂五藏二十五輸，六府三十六輸。六經，謂三陰三陽也。輸在四支，故四支痛也。足太陽及督脈在腰脊，邪氣循之，故急强也。〇平按：『輸』，《素問》《甲乙》作『俞』。『四支節痛』，《靈樞》作『四肢，則肢節痛』；《甲乙》作『四節即痛』。留而不去，傳舍於伏衝，在伏衝之時⑨，體重身痛。衝脈爲經絡之海，故邪居體重。〇平按：『傳舍』，《甲乙》作『伏舍』。『伏衝』下，《靈樞》《甲乙》有『之脉』二字。『體重身痛』，《甲乙》作『身體重痛』。留而不去，傳舍於腸胃，舍於腸胃之時⑩，賁嚮腹脹，多寒則腸鳴飡⑪洩，食不化，多熱則溏出糜。賁嚮，虛起皃。多寒則邪爲飡洩，多熱則邪爲溏糜。糜，黃如糜也。〇平按：『嚮』，《靈樞》作『響』，《甲乙》作『嚮』，袁刻作『響』。《甲乙》『不化』上無『食』字。注『皃』，袁刻誤作『也』。留而不去，傳舍於腸胃之外，募原之間。

① 入則柩深：『柩』，杏雨書屋本作俗體『抠』；《靈樞》作『抵』。按，『抵』字俗體作『⿰扌互』，與『抠』形近，故疑《太素》『抠』字乃『抵』字俗體之形誤，待考。
② 深則：《甲乙》作『稍深則』。
③ 毛髮立泝然：『泝』，底本作『淅』，據杏雨書屋本改。按，『泝』，惡寒貌。《素問·皮部論》：『泝然起毫毛。』王冰注：『泝，惡寒也。』《靈樞》作『毛髮立，毛髮立則淅然』；《甲乙》作『毛髮立洒然』。
④ 皮膚痛：《靈樞》作『故皮膚痛』。
⑤ 在絡脉之時：《靈樞》《甲乙》均無『脉』字。
⑥ 散邪也：劉衡如曰：『散邪，疑倒。』
⑦ 今肌肉痛：『今』，底本誤作『令』，據杏雨書屋本改正。
⑧ 故其喜驚：『喜』，底本原作『善』，據杏雨書屋本改。
⑨ 在伏衝之時：《甲乙》『之』下有『脉』字。
⑩ 舍於腸胃之時：『舍於』，《靈樞》《甲乙》均作『在』。
⑪ 飡：底本作『湌』，據杏雨書屋本改。下『飡』字同。按，『飡』與『飱』同。

腸胃之府，外有募原，邪傳腸胃之外，溢至募原之間也。**留著於脈，稽而不去，息而成積。**脈，謂經脈①及絡脈也。謂邪著於經絡之脈，傳入腸胃之間，長息成於積病，此句是總也。〇平按：《靈樞》《甲乙》『稽』下有『留』字。**或著孫絡，或著絡脈，或著經脈，或著輸脈，或著於伏衝之脈，或著於膂筋，或著於腸胃之募原，上連於緩筋，邪氣淫泆②，不可勝論。**以下言邪著成積，略言七處，變化滋章，不可復論也。輸脈者，足太陽脈，以管五藏六府之輸，故曰輸脈。膂筋，謂腸後脊膂之筋也。緩筋，謂足陽明筋，以陽明之氣主緩。〇平按：『孫絡』，《靈樞》作『孫脈』。注『滋章』，袁刻作『滋蔓』。

黃帝曰：願盡聞其所由然。願盡聞者，願盡聞於成積所由。

岐伯曰：其著孫絡之脈而成積者③，其積往來上下④，臂手孫絡之居也，浮而緩，不能勾積⑤而止之，故往來移行，腸間之水湊滲注灌，濯濯有音，居，著也。邪氣著於臂手孫絡，隨絡往來上下，其孫絡浮緩，不能勾止積氣，臂手之絡行在腸間，故邪隨絡脈往來，令腸間之水湊滲有聲也。濯濯，水聲也。〇平按：《甲乙》『臂手』作『擘乎』，注：『擘，音拍，破盡也。』『勾』作『拘』；『腸間之水』作『腸胃之外』，《靈樞》作『腸胃之間水』。**有寒則脈䐜滿⑥雷引，故時切痛。**邪循於絡，在腸間時，有寒則孫脈䐜滿，引腸而作雷聲，時有切痛。〇平按：《靈樞》無『脈』字，《甲乙》『脈』作『腹』。**其著於陽明之經，則俠齊而居，飽食則益大⑦，飢則益小。**胃脈足陽明之經，直者下乳內廉，下俠齊入氣街中，故邪氣著之，飽食則其脈麤大，飢少穀氣⑧則脈細小，今人稱此病兩絃也。〇平按：《靈樞》『俠』作『挾』。**其著於緩筋也，似陽明**

---

① 謂經脈：底本作『謂經絡』，『絡』字抄誤。據杏雨書屋本改正。
② 泆：底本誤作『佚』，據杏雨書屋本改。《靈樞》《甲乙》均作『泆』。
③ 而成積者：《甲乙》無『者』字。
④ 其積往來上下：《甲乙》無『其積』二字。
⑤ 不能勾積：『勾』爲『句』俗體字，音居，與『拘』通，聚集之義。《東周列國志·第四十一回》：『郤差他南河拘集船隻，心中不平。』《靈樞》作『不能句積』；《甲乙》作『不能拘積』。
⑥ 有寒則脈䐜滿：《靈樞》作『有寒則䐜，䐜滿』；《甲乙》作『有寒則腹䐜滿』。
⑦ 飽食則益大：《甲乙》無『食』字。
⑧ 飢少穀氣：『少』，杏雨書屋本作『小』。當從底本作『少』。

之積，飽食則痛①，飢則安。緩筋，足陽明之筋也。邪客緩筋，是足陽明筋從下上腹②，俠齊而布，似足陽明經脉之積，飽則大而痛，飢小而安，亦邪俠筋③之大小也。○平按：『似』，袁刻作『以』，注同。《靈樞》亦作『似』。其著於腸胃之募原也，痛而外連於緩筋④，飽食⑤則安，飢則痛。募，謂腸胃府之募也。原，謂腸胃府之原也。募原之氣外來，連足陽明筋，故邪使飽安飢痛也。○平按：注『足陽明筋』，袁刻『筋』誤作『經』。其著於伏衝之脉者，揣揣應手而動，發手則熱氣下於兩股，如湯沃之狀⑥。衝脉下者，注少陰之大絡，出於氣街，循陰股內廉入膕中，伏行骭骨內，下至內踝之屬而別；前者，伏行出跗屬下，循跗入大指間，以其伏行，故曰伏衝。揣，動也。以手按之，應手而動，發手則熱氣下於兩股如湯沃，邪之盛也。○平按：『揣揣』，《靈樞》《甲乙》作『揣之』。其著於膂筋在腸後者，飢則積見，飽則積不見，按之弗得⑦。膂筋，足少陰筋，循脊內俠膂，在小腸後附脊。因飢則見，按之可得；飽則不見，按之難得也。○平按：《甲乙》『弗得』作『伏得』。其著於輸之脉者⑧，閉塞不通，津液不下，空竅乾壅⑨。輸脉，足太陽脉也。以管諸輸，絡腎屬膀胱，故邪著之，津液不通，大便乾壅，不得下於大小便之竅也。○平按：『空』，《靈樞》作『孔』，《甲乙》作『而空竅乾』。此邪氣之從外入內⑩，從上下者⑪。結邪行處也。

黃帝曰：積之始生，至其已成奈何？

岐伯曰：積之始生⑫，得寒乃生，厥上乃成積也⑬。夫聚者陽邪，積者陰邪也，此言病成。若言從生，陰陽生也。故積之始生，邪得寒氣，入舍於足，以爲積始也，故曰

---

①飽食則痛：《甲乙》無『食』字。
②從下上腹：底本誤作『從上下腹』，據杏雨書屋本改正。
③亦邪俠筋：『筋』，底本誤作『經』，據杏雨書屋本改正。
④外連於緩筋：《甲乙》『筋』下有『也』字。
⑤飽食：《甲乙》無『食』字。
⑥如湯沃之狀：『狀』，杏雨書屋本誤作『伏』。《靈樞》《甲乙》均作『如湯沃之狀』。
⑦按之弗得：《靈樞》作『按之不得』；六經本《甲乙》與《太素》同；中醫學社本《甲乙》誤作『伏得』。
⑧輸之脉者：《甲乙》作『俞脉者』。
⑨空竅乾壅：『壅』，杏雨書屋本誤作『癰』。底本作『空竅乾壅』，是。楊注『壅』字同。
⑩從外入內：《甲乙》無『外』字。
⑪從上下者：《靈樞》作『從上下也』；《甲乙》作『從上下者也』。
⑫積之始生：《甲乙》作『積之始也』。
⑬乃成積也：《甲乙》無『也』字。

得寒乃生也。寒厥邪氣上行，入於腸胃，以成於積也。○平按：《靈樞》『厥』下無『上』字，《甲乙》『上』作『止』。

黃帝曰：成積①奈何？

岐伯曰：厥氣生足悗，足悗②生脛寒，脛寒則血脉涘泣③，寒氣上入腸胃④，入於⑤腸胃則䐜脹，䐜脹則腸⑥外之汁沫迫聚不散⑦，日以成積。以上言成積所由三别。外邪厥逆之氣客之，則陽脉虛，故脛寒。脛脉皮薄，故血寒而涘泣。涘，凝也。寒血循於絡脉上行，入於腸胃。寒血入於腸胃，則腸胃之內䐜脹，腸胃之外冷汁沫聚，不得消散，故漸成積也。此爲生積所由一也。○平按：『足悗』，《甲乙》作『足溢』，注云：『《靈樞》作足悗。』『涘泣』，《靈樞》作『凝濇』，《甲乙》作『凝泣』。『寒氣上』，《甲乙》作『寒熱上下』。**卒然盛食多飲則脉滿，起居不節，用力過度，則絡脉傷。陽絡傷則血外溢，外溢則衄血⑧；陰絡傷則血內溢，內溢則便血⑨。腸外⑩之絡傷，則血溢於腸外，腸外有寒⑪，汁沫與血相薄⑫，則并合涘聚⑬不得散，積成矣⑭。**盛飲多食無節，遂令脉滿，起居用力過度，內絡脉傷。若傷腸內陽絡，則便衄血；若傷腸內陰絡，遂則便血；若傷腸外之絡，則血與寒汁凝聚爲積。此則生積所由二也。○平按：《靈樞》『盛食多飲』

---

① 成積：《靈樞》作『其成積』；《甲乙》作『其成』。

② 足悗，足悗：『悗』，杏雨書屋本作『𢙐』，與『悗』同。《靈樞》作『足悗，悗』；《甲乙》作『足溢，足溢』，注曰：『《靈樞》作「足俛」。』疑《甲乙》注『俛』字誤。

③ 血脉涘泣：『涘』爲『凝』俗體字；『泣』與『澀（濇）』通。《靈樞》作『血脉凝濇，血脉凝濇則』；《甲乙》作『脉血凝泣』。

④ 寒氣上入腸胃：《靈樞》作『寒氣上入於腸胃』；《甲乙》作『寒熱上下，入於腸胃』。

⑤ 入於：『入』，杏雨書屋本誤作『三』，據上文『上入腸胃』，疑當作『上』。《靈樞》《甲乙》均作『入於』。

⑥ 䐜脹則腸：《甲乙》無此四字。

⑦ 不散：《靈樞》作『不得散』。

⑧ 外溢則衄血：《甲乙》作『溢□則衄血』，『溢』下有闕文，空一格。按，疑《甲乙》所闕爲『外』字，其空格當移置於『溢』字之上。

⑨ 內溢則便血：《靈樞》作『血內溢則後血』；《甲乙》作『溢則便血』。

⑩ 腸外：《靈樞》作『腸胃』；《甲乙》作『外』，無『腸』字。

⑪ 腸外有寒：《甲乙》作『有寒』二字。

⑫ 相薄：《靈樞》作『相摶』。《甲乙》作『相搏』，『搏』當作『摶』。按，『摶』，聚也；『薄』，指草木叢聚。《說文·草部》：『薄，林薄也。』二字義同。

⑬ 涘聚：『涘』爲『凝』俗字。

⑭ 積成矣：《靈樞》作『而積成矣』；《甲乙》作『而成積矣』。

作『多食飲』；『脉滿』作『腸滿』。『涘聚』，《靈樞》《甲乙》作『凝聚』；『散』下有『而』字。

卒然外中於寒①，若內傷於憂怒，則氣上逆，氣上逆則六輸不通，溫氣不行，涘血蘊裹而不散，津液泣澡②，著而不去，而積皆成矣。人之卒然外中於寒，以入於內，內傷憂怒，以應於外，內外相摶③，厥氣逆上，陰氣既盛，遂令六府陽經六輸皆不得通，衛氣不行，寒血凝泣，蘊裹不散，著而成積，所由三也。〇平按：『憂怒』，《甲乙》作『憂恐』；『六輸』作『穴俞』；『涘血蘊裹』作『凝血緼裹』；『泣澡』作『凝澁』，《靈樞》作『澁滲』。

黃帝曰：其生於陰者奈何？

岐伯曰：憂思傷心；前言積成於陽，以下言積成於陰。憂思勞神，故傷心也。重寒傷肺；飲食外寒，形冷內寒，故曰重寒。肺以惡寒，故重寒傷肺。忿怒傷肝；肝主於怒，故多怒傷肝也。醉以入房，汗出當風則傷脾④；因醉入房，汗出當風，則脾汗得風，故傷脾也。〇平按：『醉以』，《甲乙》作『醉飽』。用力過度，若入房⑤汗出浴水則傷腎。腎與命門，主於入房，故用力及入房⑥汗出浴水，故傷於腎也。〇平按：《靈樞》無『水』字。此外內三部之所生病者也。

黃帝曰：善。憂思爲內，重寒爲外，入房當風以爲內外，故合前三部所生病。〇平按：《靈樞》《甲乙》『外內』作『內外』。治之奈何？

岐伯曰⑦：察其所痛，以知其應，有餘不足，當補則補，當寫則寫，毋⑧逆天時，是謂至治。凡積之病，皆有痛也，故察其痛以候其積。既得其病，順於四時以行補寫，可得其妙也。

① 外中於寒：《甲乙》無『外』字。
② 津液泣澡：『泣』與『澀』通。『澡』乃『滲』字形誤。按，杏雨書屋本『滲』字常寫作俗體『⿰氵⿱厶氺』，故誤作『澡』字。《靈樞》作『津液濇滲』。
③ 摶：底本誤作『搏』，據杏雨書屋本改正。
④ 則傷脾：《靈樞》無『則』字。
⑤ 若入房：《甲乙》無『若』字。
⑥ 故用力及入房：下文有『故』字，疑此『故』字抄衍。
⑦ 岐伯曰：《靈樞》作『歧伯答曰』。
⑧ 毋：《甲乙》作『無』。

五邪入：邪入於陽則爲狂①；邪入於陰則爲血痺②；邪入於陽，摶③則爲癲疾④；邪入於陰，摶則爲瘖；陽入之於陰，病靜；陰出之於陽，病善怒。熱氣入於陽脉，重陽故爲狂病。寒邪入於陰脉，重陰故爲血痺。陽邪入於陽脉，聚爲癲疾。陽邪入於陰脉，聚爲瘖不能言。陽邪入陰者，則爲病好靜。陰邪出之於陽，陽動故多生怒也⑤。〇平按：《素問》『五邪入』作『五邪所亂』；『則爲血痺』作『則痺』；『邪入於陽摶⑥』作『摶陽』二字；『邪入於陰摶』作『摶陰』二字。『怒』上無『善』字。新校正云：『《難經》云：重陽者狂，重陰者癲。巢元方云：邪入於陰則爲癲。《脉經》云：陰附陽則狂，陽附陰則癲。孫思邈云：邪入於陽則爲狂，邪入於陰則爲血痺。邪入於陽，傳則爲癲痙；邪入於陰，傳則爲痛瘖。全元起云：邪已入陰，復傳於陽，邪氣盛，府藏受邪，使其氣不朝，榮氣不復周身，邪與正氣相擊，發動爲癲疾。邪已入陽，陽今復傳於陰，藏府受邪，故不能言，是勝正也。諸家之説不同，故俱載。』又引全元起云：『陽入陰則爲靜，出則爲恐。』《千金方》云：『陽入於陰病靜，陰出於陽病怒。』

五發：陰病發於骨，陽病發於血，以味病發於氣，陽病發於冬，陰病發於夏。陰之爲病，發骨疼等；陽之爲病，發於血痺等；五味爲病，發於氣不調等；冬陽在內，故病發冬；夏陽在外，故病發夏也。〇平按：《素問》『五發』作『五病所發』；『以味病發於氣』作『陰病發於肉』。

黃帝內經太素卷第二十七　邪論

仁安三年八月十七日以同本書之

以同本移點校合了　丹波賴基

本云

保元三年五月十一日以家本移點校合了　憲基

---

① 則爲狂：《素問》無『爲』字。

② 痺：底本作『痹』，據杏雨書屋本改。下同，不再列舉。按，『痹』與『痺』同。

③ 摶：經文二『摶』字，底本均誤作『搏』，據杏雨書屋本改正。按，『摶』，捏聚使合也。《説文·手部》：『摶，圜也。』《廣雅·釋詁三》：『摶，著也。』王念孫疏證：『摶者，聚之著也。』楊注曰：『陽邪入於陽脉，聚爲癲疾。』亦訓爲『摶』字。

④ 癲疾：《素問》作『巔疾』。

⑤ 故多生怒也：杏雨書屋本作『故多主喜怒也』，據經文『故多怒』，疑『主喜』二字衍。底本作『故多生怒也』，亦通。

⑥ 摶：經文二『摶』字，本次校勘已據杏雨書屋本改作『摶』。下同。

黃帝內經太素卷第二十八　風論

通直郎守太子文學臣楊上善奉　敕撰注

黄陂蕭延平北承甫校正

諸風數類

平按：此篇自篇首至末，見《素問·卷十二·第四十二風論篇》，又見《甲乙經·卷十·第二（上篇）》。

黃帝問於岐伯曰：風之傷人①，或爲寒熱，或爲熱中，或爲寒中，或爲癘②，或爲偏枯，風、氣一也，徐緩爲氣，急疾爲風。人之生也，感風氣以生；其爲病也，因風氣爲病。是以風爲百病之長，故傷人也，有成未成。傷人成病，凡有五別：一曰寒熱，二曰熱中，**或爲賊風也，其病各異，其名不同，**三曰寒中，四曰癘病，五曰偏枯。此之五者，以爲風傷變成。餘病形病名各不同，或爲賊風者，但風之爲病，所因不同，故病名病形亦各異也。〇平按：《素問》《甲乙》無『於岐伯』三字；『傷人』下均有『也』字；『癘』均作『厲』，下均有『風』字。『或爲賊風也』，《甲乙》作『其爲病也』，《素問》作『或爲風也』。注『急疾』，袁刻作『疾急』。**或內至五藏六府，不知其解，願聞其說。**

岐伯曰：風氣藏於皮膚間③，內不得通，外不得洩，風者喜行而數變，言風入於藏府之內爲病，遂名藏府之風。風氣藏於皮膚之間，內不得通生大小便道，外不得腠理中洩。風性好動，故喜行數變以爲病也。〇平按：《素問》《甲乙》『曰』上有『對』字；『間』上有『之』字；『喜』作『善』，下同。『風者』，《甲乙》作『風氣者』。注『生大小便』，『生』字恐衍。**腠理開則洒**

① 風之傷人：《素問》《甲乙》『人』下有『也』字。

② 或爲癘：據楊注『四曰癘病』，疑『癘』下脱『病』字。《素問》作『或爲癘風』；《甲乙》作『或爲厲風』。

③ 皮膚間：《素問》《甲乙》作『皮膚之間』。

然寒閉，閉則熱而悗，風氣之邪得之由者①，或因飢虛，或因熱食②，或復用力③，腠理開發，風入毛腠，洒然而寒，腠理閉塞，內壅熱悶。洒，音洗，如洗而寒也。○平按：『洒』，《甲乙》作『悽』。『閉』字，《素問》《甲乙》不重。『閉則熱而悗』，《素問》『悗』作『悶』，《甲乙》作『不熱而悶④』。其寒也則衰食飲，其熱也銷肌肉，故使人怢慄而不能食⑤，名曰寒熱。其寒不洩在內，故不能食；其熱不洩在外，故銷肌肉也。是以使人惡風而不能食，稱曰寒熱之病。怢慄，振寒皃也。○平按：『銷肌肉』，《素問》《甲乙》作『則消肌肉』。『怢慄』，《甲乙》作『解㑊』，《素問⑥》新校正云：『全元起本作「失味」。』

風氣與陽入胃，循脉而上至目眥，其人肥則風氣不得外洩，則爲熱中而目黄也⑦。以下言熱中病也。風氣從皮膚循足陽明之經，入於胃中；足陽明經從目內眥入屬於胃，故循其脉至目內眥。以其人肥，腠理密實不開，風氣壅而不得外洩，故內爲熱中，病目黄也。○平按：『與陽入胃』，《素問》《甲乙》作『與陽明入胃』；『目眥』作『目內眥』。人變瘦則外洩而寒，則爲寒中而泣出。以下言寒中之病也。人瘦則腠理疏虛，外洩溫氣，故風氣內以爲寒中。足陽明脉虛冷，故目泣出也。○平按：《素問》《甲乙》『瘦』上無『變』字。風氣與巨陽⑧俱入，行諸脉輸，散於分理間⑨，衛氣淫邪，與衛氣相干，其道不利，故使肌肉賁䐜而有傷，衛氣有所涘而不行⑩，故其肉有不仁⑪。以下言癘病也。巨陽，足太陽也。風氣之邪與足太陽，二氣俱入十二經脉輸穴之中，又散於分肉腠理之間，其與太陽俱入於輸，衛上來者，淫邪之氣，與衛氣相干，致令衛氣澀而不行，故肌肉賁起，腹脹有所傷也。以衛氣凝聚不行，故肉不仁也。涘，義當凝也。○平按：《素問》《甲乙》『巨陽』作『太陽』；『輸』作『俞』；『分理』作『分肉』；『衛氣淫邪』，《素問》無此四字，《甲乙》作『衛氣悍邪時』五字。『賁䐜』，《甲乙》作『膹脹』，

① 風氣之邪得之由者：『由』，底本、日本摹寫本均作『因』，據仁和寺本改。
② 或因熱食：底本脱此四字，據仁和寺本補入。
③ 或復用力：底本『或』下有『因』字，據仁和寺本刪。
④ 不熱而悶：按，六經本《甲乙》作『閉則熱而悶』，與《太素》同。中醫學社本《甲乙》作『閉不熱而悶』，『不』字誤。
⑤ 而不能食：《甲乙》『而』上有『悶』字。
⑥ 素問：底本無此二字，據人衛本補。
⑦ 目黄也：《素問》《甲乙》無『也』字。
⑧ 巨陽：仁和寺本誤作『臣陽』。楊注『巨』字同。按，《素問》《甲乙》均作『太陽』，『太陽』即『巨陽』。
⑨ 散於分理間：《素問》作『散於分肉之間』；《甲乙》作『散分肉間』。
⑩ 有所涘而不行：『涘』爲『凝』俗字。《素問》作『有所凝而不行』；《甲乙》作『凝而有所不行』。
⑪ 有不仁：《素問》『仁』下有『也』字。

《素問》作『憒䐜』。『傷』，《素問》《甲乙》均作『瘍』。『涘』，《素問》《甲乙》作『凝』。**癘**①**者，營氣熱胕，其氣不精**②**，故使其鼻柱壞而色敗也**③**，皮膚傷潰**④**，風寒客於脉不去**⑤**，名曰癘風，**胕，腐也。太陽與衛氣在營血之中，故濁而熱於胸腹。上衝於鼻，故鼻鼽骨壞。其氣散於皮膚，故皮膚潰爛。以其邪風寒氣客脉，留而不去爲病，稱曰癘風，力揩反⑥。○平按：『營氣』，《素問》《甲乙》作『有榮氣』。『胕』，《甲乙》作『浮』。『不精』，《素問》《甲乙》作『不清』。『傷潰』《素問》《甲乙》作『瘍潰』。**或名曰**⑦**寒熱。**言前癘風，或名寒熱之病也。

以春甲乙傷於風者爲肝風，以夏丙丁傷於風者爲心風，以季夏戊己傷於邪者爲脾風，以秋庚辛⑧**中於邪者爲肺風，以冬壬癸中於邪者爲腎風。**春甲乙者，木王時也。木王盛時，衝上風來，名曰邪風。木盛近衰，故衝上邪風來傷於肝，故曰肝風。餘四放此也⑨。○平按：『戊己傷於邪』，《甲乙》『邪』作『風』。『庚辛中於邪』，及『壬癸中於邪』，《甲乙》均作『傷於風』。**風氣中五藏六府之輸，亦爲藏府之風，**藏府輸者，當是背輸。近傷藏府之輸，故曰藏府之風也。○平按：《素問》『風』下無『氣』字。『輸』，《素問》《甲乙》作『俞』。**各入其門户之中**⑩**，則爲偏風。**門户，空穴也。邪氣所中之處，即偏爲病，故名偏風也。○平按：『之中』，《素問》作『所中』，《甲乙》作『風之所中』。**風氣循風府而上，則爲腦風。**風府，在項入髮際一寸，督脉陽維之會，近太陽入腦出處。風邪循脉入腦，故名腦病也⑪。**風入系頭，則爲目風。**邪氣入於目，系在頭，故爲目風也。○平按：《甲乙》『入』上無『風』字。『系』，《素問》作『係』。**眠寒飲酒中風，則爲漏風。**因飲酒寒眠，腠開中風漏汗⑫，故爲漏風。有本，目風眼寒也。○平按：『眠寒』，《素問》《甲

---

① 癘：《甲乙》作『厲』。下『癘』字同。
② 不精：檢楊注曰：『故濁而熱於胸腹。』『濁』即『不清』，疑仁和寺本『精』字爲『清』之誤。《素問》《甲乙》皆作『不清』。
③ 色敗也：《素問》《甲乙》無『也』字。
④ 傷潰：《素問》作『瘍潰』；《甲乙》作『瘍以潰』。
⑤ 不去：《素問》《甲乙》作『而不去』。
⑥ 力揩反：仁和寺本承上文省『癘』字。底本作『癘，力晳反』，『晳』與仁和寺本不合，今改作『揩』。
⑦ 或名曰：《甲乙》作『或曰』。
⑧ 以秋庚辛：『庚』，仁和寺本誤作『康』。底本改作『以秋庚辛』，是。
⑨ 餘四放此也：底本原作『餘者倣此』，據仁和寺本改。按，『放』與『倣』同。
⑩ 之中：據楊注『邪氣所中之處』，當從《素問》作『所中』，屬下讀。
⑪ 故名腦病也：『病』，據經文『則爲腦風』，疑是『風』字之誤。
⑫ 腠開中風漏汗：底本脱『風』字，據仁和寺本補入。

乙》作『眼寒』，屬上節。**入房汗出中風，則爲內風。**入房用力汗出，中風內傷，故曰內風也。**新沐中風，則爲首風。**新沐髮已，頭上垢落，腠開得風，故曰首風也。**久風入中，則爲腸風飧洩。**皮膚受風日久，傳入腸胃之中洩痢，故曰腸風。**外在腠理，則爲洩風。**風在腠理之中，洩汗不止，故曰洩風也。**故風者百病之長也，至其變化爲他病也①無常方，然故有風氣也②。**百病因風而生，故爲長也。以因於風，變爲萬病，非唯一途，故風氣以爲病長也。〇平按：《素問》《甲乙》『化』下有『乃』字。『故』，《素問》作『致』，新校正云：『全元起本及《甲乙經》「致」字作「故攻」。』今本《甲乙》仍作『故』，下無『攻』字。

諸風狀診

平按：此篇自篇首至末，見《素問》《甲乙》，卷第同前。

編者按：蘭陵堂本此篇標題原作『諸風狀論』，『論』字誤，今據仁和寺原鈔改正。

黃帝問於岐伯曰③：願聞其診，及其病能④。診者，既見其狀，因知所由，故曰診也。晝間暮甚等，即爲狀也。欬短氣等，即爲病能也⑤。〇平按：《素問》無『黃』『問於岐伯』五字；『曰』下有『五藏風之形狀不同者何』十字。注『既見』，『既』字袁刻脫。

岐伯曰：肺風之狀，多汗惡風，色皏然白⑥，時欬短氣，晝日則差，暮則甚，診在眉上，其色白。皏，普幸反，白色薄也。肺風狀能⑦，凡有七別：一曰多汗；二曰惡風；三曰色白，謂面色白薄也；四曰嗽欬⑧；五曰短氣；六曰晝間暮甚，以肺主太陰，故暮甚也；七曰診五色各見其部。薄澤者，五藏風之候也。白，肺色也。

---

① 他病也：《甲乙》無『也』字。
② 風氣也：仁和寺本無『也』字。《素問》《甲乙》均有『也』字。
③ 黃帝問於岐伯曰：《素問》作『帝曰』。
④ 病能：『能』與『態』通。以下楊注數『能』字同。
⑤ 即爲病能也：『能』，仁和寺本誤作『服』。
⑥ 色皏然白：『皏』，音捧，淺白色。《素問·風論》王冰注：『皏，謂薄白色也。』本書楊上善注曰：『白色薄也。』
⑦ 肺風狀能：『狀』，底本作『病』，據仁和寺本改。
⑧ 四曰嗽欬：『嗽』，仁和寺本作『欶』。按，『欶』與『嗽』同。《釋名·釋疾病》：『欶，促也，用力急促也。』畢沅疏證：『《太平御覽》引此入疾病部，自是欬逆之欶。《周禮·疾醫》所謂「欶，上氣疾」是也。』

心風之狀，多汗惡風，焦絶喜怒，赫者赤色①，痛甚則不可快，診在口，其色赤。心風狀能有七：一曰多汗；二曰惡風；三曰焦絶。焦，熱也。絶，不通也，言熱不通也；四曰喜怒；五曰面赤色；六曰痛甚不安；七曰所部色見，口爲心部也。〇平按：『喜』，《素問》《甲乙》作『善』，下同。《素問》『赫』作『嚇』，下無『者』字。『痛』，《素問》《甲乙》作『病』。『則不可快』，《甲乙》作『則言不快』，《素問》作『則言不可快』。

肝風之狀，多汗惡風，喜悲，色微蒼，嗌乾喜怒，時憎女子，診在目下，其色青。肝風狀能有八：一曰多汗；二曰惡風；三曰喜悲；四曰面色微青；五曰咽乾；六曰喜怒；七曰時憎女子；八曰所部色見也。

脾風之狀，多汗惡風，身體怠憜②，四支不欲動，色薄微黃，不嗜食，診在鼻上，其色黃。脾風狀能有七：一曰多汗；二曰惡風；三曰身體怠憜，謂除頭四支爲身體也；四曰四支不用；五曰面色微黃；六曰不味於食；七曰所部色見也。

腎風之狀，多汗惡風，面龐然胕腫③，腰脊痛不能正立，其色炲，隱曲不利，診在頤上，其色黑。腎風狀能有七：一曰多汗；二曰惡風；三曰面腫；四曰腰脊痛；五曰面色黑如烟炲。炲，大才反；六曰隱曲不利，謂大小便不得通利；七曰所部色見。頤上，腎部也。有本爲『肌上』，誤也。〇平按：『龐』，《素問》作『痝』。『胕』，《素問》《甲乙》作『浮』。《素問》『脊』上無『腰』字。《甲乙》『色炲』上無④『其』字。『頤』，《素問》《甲乙》作『肌』。

胃風之狀，頸多汗惡風，飲食⑤不下，鬲塞不通，腹喜滿，失衣則䐜脹，食寒則洩，診瘦而䐜腹大。胃風狀能有八：一曰頸多汗；二曰惡風；三曰不下飲食；四曰膈不通，膈中饐也；五曰腹喜滿；六曰失覆腹脹；七曰食冷則痢；八曰胃風形診，謂瘦而腹大，胃風候也。〇平按：『診瘦而䐜腹大』，《素問》《甲乙》作『診形瘦而腹大』。《素問》新校正云：『按孫思邈云：新食竟取風爲胃風。』

---

① 赫者赤色：《甲乙》作『色赤』二字。
② 身體怠憜：『憜』即『墮』字，與『惰』通。
③ 龐然胕腫：《素問》《甲乙》均作『痝然浮腫』。
④ 無：底本誤作『有』，據《甲乙》改正。
⑤ 飲食：《素問》《甲乙》作『食飲』。

首風之狀，頭面多汗惡風，先當風一日則病甚，頭痛不可出內，至其風日則病少愈。首風狀能有三：一曰頭面多汗，二曰惡風，三曰診候。不出者，不得遊於庭也；不內者，不得在室也①。〇平按：《甲乙》『頭面多汗』作『頭痛面多汗』。《素問》『先當風』作『當先風』。《素問》《甲乙》『不可』下有『以』字。『風日』，『日』字袁刻脫。《素問②》新校正云：『孫思邈云：新沐浴竟取風爲首風。』

漏風之狀，或多汗常不可單衣③，食則汗出，甚則身汗，息惡風④，衣裳濡，口乾喜渴⑤，不能勞事。漏風狀能有七：一曰多汗，謂重衣則汗，衣單則寒；二曰因食汗甚，病甚無汗；三曰惡風；四曰衣裳恒溼；五曰口乾；六曰喜渴；七曰不能勞事也。〇平按：《素問》《甲乙》『身汗息』作『身汗喘息』；『裳』作『常』。《素問⑥》新校正云：『孫思邈云：因醉取風爲漏風，其狀惡風，多汗少氣、口乾善渴，近衣則身熱如火，臨食則汗流如雨，骨節懈墯，不欲自勞。』

洩風之狀，多汗，汗出洩衣上，口中乾⑦，上漬其風⑧，不能勞事，身體盡痛則寒。洩風狀能有四：一曰多汗污衣；二曰口乾；三曰□□⑨，皮上冷也；四曰勞則體痛寒也。〇平按：『洩』，《素問》《甲乙》作『泄』。『口乾上來』，《素問》作『口中乾上漬』，《甲乙》作『咽乾上漬』。注『污衣』，袁刻作『洩衣』。『三曰』下原缺二字，袁刻作『液涸』。《素問》新校正云：『孫思邈云：「新房事取風爲內風，其狀惡風，汗流沾衣裳。」疑此洩風乃內風也。』

---

① 不內者不得在室也：仁和寺本上『不』字蝕盡，此底本所補，可從。日本摹寫本闕上『不』字，空一格。按，『在室』，猶言『同房』也。

② 素問：底本無此二字，據人衛本補。

③ 常不可單衣：仁和寺本『不』上一字蝕爛，其殘筆似『而』，又似『常』，待考。底本與《素問》《甲乙》均作『常不可單衣』。

④ 息惡風：《素問》《甲乙》作『喘息惡風』。疑仁和寺本脱『喘』字。森立之《素問考注》云：『《太素》偶脱「喘」字，楊就誤本爲注解，以爲無汗，而至後文「衣裳濡」不通。』

⑤ 喜渴：《素問》《甲乙》作『善渴』。

⑥ 素問：底本無此二字，據人衛本補。

⑦ 口中乾：底本作『口乾』，『口』下未空格。仁和寺本『口』下一字蝕盡，不可辨認，據《素問》補。

⑧ 上漬其風：底本作『上來其風』，『來』字誤，據仁和寺本改作『漬』，與《素問》《甲乙》合。

⑨ 三曰□□：仁和寺本『曰』下二字蝕盡，不可辨識。據經文，疑當作『漬風』，待考。通隱堂本作『三曰液涸』；森立之《素問考注》引《太素》楊注作『三曰上漬』。

諸風雜論

平按：此篇自篇首至末，見《靈樞・卷九・第五十八賊風篇》，又見《甲乙經・卷六・第五》。

黃帝曰：夫子言①賊風邪氣之傷人也，令人病焉。今有其不離屏蔽，不出室內②之中，卒然病者③，非必離賊風邪氣④，其故何也？賊風者，風從衝上所勝處來，賊邪風也。離，歷也。賊邪之風夜來，人皆臥，雖是晝日，不離屏蔽室內，不歷賊風邪氣，仍有病者，其故何也？〇平按：『室內』，《靈樞》《甲乙》作『室穴』。『非必』，《靈樞》作『非不』，袁刻脫『必』字。

岐伯曰：此皆嘗有所傷於溼氣，藏於血脉之中，分肉之間⑤，久留而不去，若有所墮墜⑥，惡血在內而不去，卒然喜怒不節，飲食不適，寒溫不時，腠理閉而不通⑦，其開而遇風寒，時血氣涘結⑧，與故邪相襲，則爲寒痺。其有熱則汗出，汗出則受風，雖不遇賊風邪氣，必有因加而發焉⑨。人雖不離屏室之中，傷於寒溼，又因墜有惡血，寒溼惡血等邪藏於血脉中，又因喜怒飲食寒溫失理，遂令腠理閉塞，壅而不通。若當腠開，遇於風寒，則血氣凝結⑩，與先寒溼故邪相因，遂爲寒痺。雖在屏蔽之中，因熱汗出⑪，腠開受風，

---

① 夫子言：《甲乙》無此三字。
② 室內：趙府本《靈樞》作『空穴』；明刊本《靈樞》與《甲乙》作『室穴』。
③ 卒然病者：《甲乙》『然』下有『而』字。
④ 非必離賊風邪氣：《甲乙》無此七字。
⑤ 分肉之間：『分』，《甲乙》誤作『外』。
⑥ 憧墜：『墮』，仁和寺本作『憧』，與『墮』同。《靈樞》作『墮墜』；《甲乙》作『墜墮』。
⑦ 閉而不通：《甲乙》無『而』字。
⑧ 時血氣涘結：『涘』爲『凝』俗字，楊注即作『凝』。又，據楊注『則血氣凝結』，『时』當作『則』。《靈樞》《甲乙》皆作『則血氣凝結』。
⑨ 而發焉：《甲乙》作『而發矣』。
⑩ 則血氣凝結：底本脱『氣』字，據仁和寺本補入。
⑪ 因熱汗出：仁和寺本『出』字蝕盡，不可辨認，據經文『其有熱則汗出』，當作『出』字。底本作『因熱汗出』，是。

斯乃屏內之中加此諸病，不因賊風者。○平按：『其開而遇風寒』，《甲乙》無『其開』二字；『遇』上有『適』字。『時血氣涘結』，《素問》《甲乙》作『則血氣凝結』。

黃帝曰：今夫子之所言者①，皆病人之所自知②也；其無所遇邪氣③，又無怵惕之志，卒然而病者④，其故何也？唯有鬼神之事乎？因內邪得病，病人並能自知；仍有自知不遇寒溼之邪，又無喜怒怵惕之志，有卒然爲病，當是鬼神爲之乎？○平按：『其無所遇邪氣』，《甲乙》無『所』字。『之志』，《靈樞》作『之所志』。『鬼神』上，《靈樞》《甲乙》有『因』字。注『仍有』，袁刻作『因有有』。

岐伯曰：此亦有故邪，留而未發也⑤，因而志有所惡，及有所夢慕，血氣內亂，兩氣相薄⑥，其所從來者微，視之不見，聽而不聞⑦，故似鬼神。以下言答，意非無故邪在內，亦非無怵惕之志。故有所惡，即爲怒也；夢有所樂，即爲喜也。因此兩者相薄，故血氣亂而生病。所來微細，視聽難知，衆人謂如鬼神，非鬼神也。○平按：《靈樞》《甲乙》無『夢』字。『薄』，《靈樞》作『搏』。

黃帝曰：其祝而已者⑧，其故何也？

岐伯曰：先巫者，固知百病之勝，先知其病之所從生者，可祝而已⑨。

黃帝曰：善。先巫知者，巫先於人，因於鬼神前知事也。知於百病從勝剋生，有從內外邪生。生病者，用鍼藥療之，非鬼神能生病也，鬼神但可先知而已。由祝去其巫知之病，非祝巫之鬼也。○平按：『祝』下，《甲乙》有『由』字。『固知』，《靈樞》《甲乙》作『因知』。『其病之所從生者』，《甲乙》作『百病之所從者』。

---

① 今夫子之所言者：《甲乙》作『夫子之所言』。
② 之所自知：《甲乙》無『之』字。
③ 其無所遇邪氣：『無』，仁和寺本作『毋』。下『無』字同。《靈樞》作『其毋所遇邪氣』；《甲乙》作『其無遇邪風』。
④ 卒然而病者：《甲乙》無『者』字。
⑤ 留而未發也：《靈樞》無『也』字。
⑥ 兩氣相薄：『薄』，明趙府居敬本《靈樞》作『搏』；明刊本《靈樞》作『搏』。《甲乙》作『兩氣相薄』，與《太素》同。
⑦ 聽而不聞：《甲乙》作『聽之不聞』。
⑧ 其祝而已者：《甲乙》作『其有祝由而已者』。
⑨ 可祝而已：《靈樞》作『可祝而已也』；《甲乙》作『可祝由而已也』。又，二書此句下均無『黃帝曰：善』四字。

九宮八風

平按：此篇自《九宮八風圖》至篇末，見《靈樞・卷十一・第七十七九宮八風篇》。又自『風從其衝後來』，見《甲乙經・卷六・第一》。

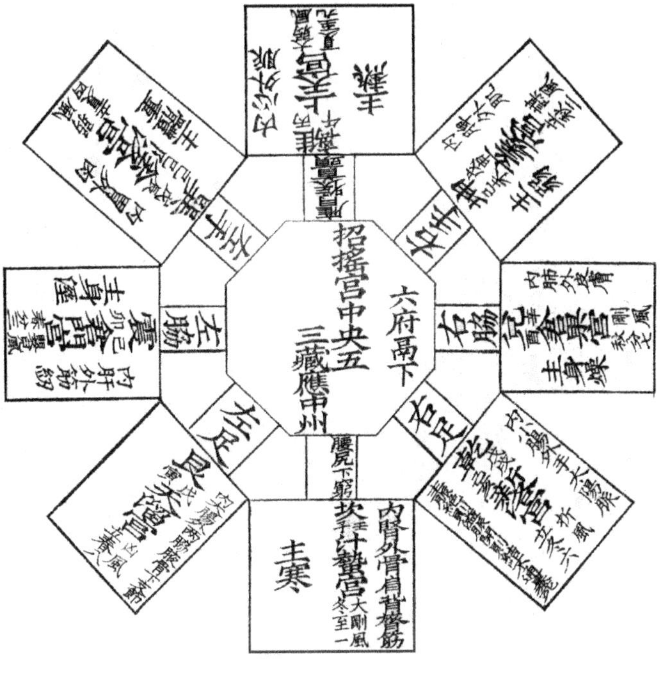

九宮八風圖

○平按：此圖《靈樞》『坤』上無『右手』二字，『坤』下無『戊申己未』四字；『玄委』下無『宮』字，兩傍無『內脾外肌主弱①』六字，下無『謀風』二字；『立秋』下無『二』字。『兌』上無『右脇』二字，『兌』下無『辛酉』二字；『倉果』下無『宮』字，兩傍無『內肺外皮膚主身燥』八字，下無『剛風』二字；『秋分』下無『七』字。『乾』上無『右足』二字，『乾』下無『戊戌己亥』四字；『新洛』下無『宮』字，兩傍無『內小腸外手太陽脉』『主脉絶則溢，脉閉②則結不通，暴死』二十一字，下無『折風』二字；『立冬』下無『六』字。『坎』上無『腰尻下竅』四字，『坎』下無『壬子』二字，兩傍無『內腎外骨，肩背膂筋主寒』十字；『汁蟄』下無『宮』字；『汁』作『叶』，下同。按，《西京賦》：『五緯相汁。』注：『汁作叶，和也。』亦通。下無『大剛風』三字；『冬至』下無『一』字。『艮』上無『左足』二字，『艮』下無『戊寅』二字；『天溜』下無『宮』字，『溜』作『留』，右傍無『內大腸外兩脇腋骨下支節』十一字，下無『凶風』二字；『立春』下無『八』字。『震』上無『左脇』二字，『震』下無『己卯』二字；『倉門』下無『宮』字，兩傍無『內肝外筋紉主身溼』八字，下無『嬰兒風』三字；『春分』下無『三』字。『巽』上無『左手』二字，『巽』下無『戊辰己巳』四字；『陰洛』下無『宮』字，兩傍無『內胃外肉主體重』七字，下無『弱風』二字；『立夏』下無『四』字。『離』上無『膺喉首頭』四字，『離』下無『丙午』二字；『上天』下無『宮』字，兩傍無『內心外脉主熱』六字，下無『大弱風』三字；『夏至』下無『九』字③。『中央④』下無『五』字；『招搖』下無『宮』字，兩傍無『六府鬲下三藏應中州』九字。

立秋二玄委，○平按：《靈樞》有『西南方』三字。**秋分七倉果，**○平按：《靈樞》有『西方』二字。**立冬六新洛，**○平按：《靈樞》有『西北方』三字。**夏至九上天，**○平按：《靈樞》有『南方』二字。**招搖五，**○平按：《靈樞》無『五』字，有『中央』二字。**冬至一汁蟄⑤，**○平按：《靈樞》有『北方』二字。**立夏四陰洛，**○平按：《靈樞》有『東南方』三字。**春分三倉門，**○平按：《靈樞》有『東方』二字。**立春八天溜。**○平按：《靈樞》『溜』作『留』，下同。有『東北方』三字。

---

① 內脾外肌主弱：仁和寺本插圖亦無此六字。
② 閉：底本原圖誤作『閇』，當據仁和寺本及蕭氏按語改作『閉』。
③ 『夏至』下無『九』字：按，仁和寺本《九宮八風圖》無『夏至九』三字。據經文『夏至九上天』，當從底本補入『夏至九』。
④ 中央：仁和寺本《九宮八風圖》作『招搖宮五』，無『中央』二字。
⑤ 汁蟄：『汁』，《靈樞》作『叶』。下同。

太一常以冬至之日居汁蟄之宮四十六日，明日居天溜四十六日，明日居倉門四十六日，明日居陰洛四十五日，明日居上天○平按：《靈樞》作『天宮』。四十六日，明日居玄委四十六日，明日居倉果四十六日，明日居新洛四十五日，明日復居汁蟄之宮。從其宮○平按：『從其宮』三字，《靈樞》作『曰①冬至矣，太一日遊，以冬至之日，居叶蟄之宮』十八字。數所在②，日從一處③，至九日復反於一，常如是無已，終而復始。太一徙日④，○平按：『徙』，《靈樞》作『移』。天必應之以風雨，以其日風雨，則吉歲矣⑤，民安少病矣，先之則多雨⑥，後之則多旱⑦。太一在冬至之日有變，占在君；太一在春分之日有變，占在相；太一在中宮之日⑧有變，占在吏；太一在秋分之日有變，占在將；太一在夏至之日有變，占在百姓。所謂有變者，太一居五宮之日，疾風折樹木⑨，揚沙石。各以其所生⑩占貴賤，日視風所從來⑪而占之。○平按：《靈樞》『所生』作『所主』；『日視』作『因視』。從其所居之鄉來爲實風，主生長養萬物；風從其衝後來⑫爲虛風⑬，傷人者也，

---

① 曰：底本誤作『日』，據《靈樞》改正。
② 數所在：仁和寺本誤作『數在所』。
③ 日從一處：劉衡如曰：『從，疑「徙」之誤，《銅人・卷三》載金大定二十六年《太一圖序》引經文正作「徙」。』
④ 太一徙日：『徙』，仁和寺本誤作『徒』。《靈樞》作『太一移日』。
⑤ 則吉歲矣：『歲矣』，《靈樞》作『歲美』，屬下讀。
⑥ 先之則多雨：仁和寺本『則』下有代替符號『〻』，此乃衍文，今刪之。底本作『先之則多雨』。
⑦ 多旱：《靈樞》作『多汗』。劉衡如曰：『汗，應據《太素・卷二十八・九宮八風》改爲「旱」。』
⑧ 中宮之日：仁和寺本脱『之』字。《靈樞》作『中宮之日』。
⑨ 疾風折樹木：『疾』，《靈樞》誤作『病』。劉衡如曰：『病，應據《太素・卷二十八・九宮八風》改爲「疾」。』
⑩ 所生：底本『生』字誤，當據仁和寺本改作『主』。
⑪ 日視風所從來：底本『日』字誤，當據仁和寺本改作『因』。按，仁和寺本『因』字作俗體『囙』，故易與『日』字相混。
⑫ 風從其衝後來：《靈樞》無『風』字；《甲乙》『來』下有『者』字。
⑬ 爲虛風：《甲乙》作『名曰虛風』。

〇平按《甲乙》『傷』上有『賊』字。主殺主害者也①。謹候虛風而避之②，故聖人避邪弗能害，此之謂也③。〇平按：《靈樞》『故聖人避邪弗能害』作『故聖人日避虛邪之道，如避矢石然，邪不能害』。是故太一入從④，立於中宮，乃朝八風，以占吉凶也。以下言太一從於中宮，以朝八風，以占吉凶也。〇平按：《靈樞》『從』作『徙』。

風從南方來，名曰大弱風，其傷人也，內舍於心，外在於脉，其氣主爲熱。〇平按：《靈樞》作『氣主熱』三字。

風從西南方來，名曰謀風，其傷人也，內舍於脾，外在於肌，其氣主爲弱。〇平按：《甲乙》『肌』下有『肉』字。

風從西方來，名曰剛風，其傷人也，內舍於肺，外在於皮膚，其氣主爲身燥。〇平按：《靈樞》《甲乙》『燥』上無『身』字。

風從西北方來，名曰折風，其傷人也，內舍於小腸，外在⑤手太陽脉⑥，脉絶則溢，脉閉則結不通，喜暴死。〇平按：《甲乙》『溢』作『泄』。『喜』，《靈樞》作『善』。

風從北方來，名曰大剛之風⑦，其傷人也，內舍於腎，外在於骨與肩背之膂筋，其氣主

---

① 主殺主害者也：『殺』，仁和寺本作『煞』，與『殺』通。《靈樞》作『主殺主害者』，無『也』字；《甲乙》作『主殺害』三字。
② 謹候虛風而避之：《甲乙》作『必謹候虛風而謹避之』。
③ 故聖人避邪弗能害，此之謂也：《甲乙》作『避邪之道，如避矢石，然後邪弗能害也』，無『此之謂也』至『以占吉凶也』二十三字。
④ 太一入從：『從』，當據《靈樞》改作『徙』。楊注『從』字同。
⑤ 外在：《靈樞》《甲乙》作『外在於』。
⑥ 手太陽脉：《甲乙》『脉』上有『之』字。
⑦ 大剛之風：《靈樞》《甲乙》無『之』字。

爲寒①。

風從東北方來，名曰凶風，其傷人也，內舍於大腸②，外在於兩脇腋骨下及支節③。

風從東方來，名曰嬰兒之風，其傷人也，內舍於肝，外在於筋紉，其氣主爲身溼。紉，女巾反，索也，謂筋轉之也④。〇平按：『紉』，《靈樞》《甲乙》作『紐』。『溼』上，《甲乙》無『身』字。

風從東南方來，名曰弱風，其傷人也，內舍於胃，外在於肉，其氣主體重。〇平按：『於肉』，《靈樞》作『肌肉』，《甲乙》作『於肌』。

凡此八風⑤，皆從其虛之鄉來，乃能病人，三虛相薄⑥，則爲暴病卒死；兩實一虛，病則爲⑦淋洛寒熱，犯其雨溼之地則爲痿，故聖人避邪風如避矢石焉⑧；其有三虛而偏中⑨於邪風，則爲擊仆偏枯矣。風從衝後來，故稱虛鄉來也。三虛，謂年虛、月虛、時虛。三虛之中，縱使二實，但令一虛遇邪，猶爲淋洛寒熱，居處溼地，即爲痿厥⑩。況二虛一實遇邪，其病安得不甚？若先三虛逢邪，遂致擊仆偏枯之病也。〇平按：《靈樞》『相薄』作『相搏』。《甲乙》『兩實一虛』作『兩虛一實』。『淋洛』，《靈樞》《甲乙》作『淋露』。『避邪風』，《甲乙》無『風』字，《靈樞》無『邪』字。

---

① 其氣主爲寒：《靈樞》『寒』下有『也』字。

② 大腸：仁和寺本作『太腸』。按，『太』與『大』通。

③ 支節：《靈樞》《甲乙》作『肢節』。按，『支』與『肢』通。

④ 謂筋轉之也：『轉』，底本誤作『傳』，據仁和寺本改正。又，『之』爲誤衍虛詞，當刪除。

⑤ 凡此八風：《靈樞》無『凡』字；《甲乙》作『凡此八風者』。

⑥ 相薄：『薄』，趙府本《靈樞》作『搏』；明鈔本、守山閣本《靈樞》作『搏』。按，『薄』與『搏』義同，皆聚合之義。

⑦ 病則爲：《甲乙》無『病』字。

⑧ 如避矢石焉：《甲乙》無『焉』字。

⑨ 其有三虛而偏中：《甲乙》作『其三虛偏中』。

⑩ 痿厥：『痿』，底本作『委』，據仁和寺本改。

三虛三實

平按：此篇自篇首至末，見《靈樞·卷十二·第七十九歲露篇》，又見《甲乙經·卷六·第一》。

黃帝問少師曰①：余聞四時八風②之中人也，故有③寒暑，寒則皮膚急而腠理閉④，暑則皮膚緩而腠理開，賊風邪氣因以得入乎？將必須八正虛邪乃能傷人乎？黃帝謂四時八節虛邪賊風中人，要因其暑腠理開時，因入傷人，故致斯問也。○平按：『因以得入乎』，《靈樞》《甲乙》作『因得以入乎』。《甲乙》『八正虛邪』作『八正風邪』。

少師答曰：不然⑤。賊風邪氣之中人也，不得以時。少師答意，腠理開者賊邪中深⑥，腠理閉者賊邪中淺，以其賊邪賊害甚也。不得以時者，暑開之時即入，閉之時不入也。然必因其開也，其入也深，其內極也疾，其病人⑦卒暴；邪之中人，若因腠理開者，爲害有三：一則邪入深也，二則極人命速，三則病死卒暴也。○平按：『其入也深』，《靈樞》《甲乙》無『也』字。『其內極也疾』，《甲乙》『極』作『亟』，注云：『亦作極。』《靈樞》作『其內極病』。『其病人卒暴』，《靈樞》《甲乙》『卒』上有『也』字。因其閉也，其入也⑧淺以留，其病人也⑨徐以持也。若腠理閉，爲過有二⑩：一則邪入淺也，二則爲病死徐⑪。持，久留之也。○平按：『持』，《靈樞》《甲乙》作『遲』，下無『也』字。

黃帝曰：有寒温和適⑫，腠理不開，然有卒病者，其故何也？

---

① 黃帝問少師曰：《靈樞》『問』下有『於』字。
② 余聞四時八風：《甲乙》無『余聞』二字。
③ 故有：《甲乙》作『因有』。
④ 而腠理閉：《甲乙》無『而』字。下句『而腠理開』，《甲乙》亦無『而』字。
⑤ 少師答曰：不然：《甲乙》作一『曰』字。
⑥ 賊邪中深：『邪』，底本作『風』，據仁和寺本改。
⑦ 其病人：仁和寺本與《靈樞》《甲乙》『人』下均有『也』字。
⑧ 其入也：《靈樞》《甲乙》無『也』字。
⑨ 其病人也：《靈樞》無『人』字。
⑩ 爲過有二：『過』，底本誤作『遇』，據仁和寺本改。
⑪ 二則爲病死徐：『死』，底本誤作『充』，據仁和寺本改。
⑫ 有寒温和適：《甲乙》此上有『其』字。

少師曰①：帝弗知邪入乎②？雖平居，其腠理開閉緩急，固常有時也。平，和適也。人雖和適而居，腠理開閉未必因於寒暑，因於月之滿空，人氣盛衰，故腠理開閉，有病不病，斯乃人之常也。〇平按：『固常有時也』，《靈樞》作『其故常有時也』。

黃帝曰：可得聞乎？

少師曰：人與天地相參也③，與日月相應也。人之身也，與天地形象相參。身盛衰也，與日月相應也。故月滿則海水西盛，日爲陽也，月爲陰也，東海陽也，西海陰也。月有虧盈，海水之身隨月虛實也。月爲陰精生水④，故月滿西海盛也。人血氣精，肌肉充，皮膚緻，毛髮堅，焦理郄，烟垢著。當是之時，雖遇賊風，其入淺，亦不深。人身盛時，法月及與西海，皆悉盛實也。但賊邪不入，凡有六實：一曰血氣精而不濁；二曰肌肉充實不疏；三曰皮膚密緻不開；四曰毛髮堅實不虛；五曰焦理⑤曲而不通。三焦之氣發於腠理，故曰焦理。郄，曲也；六曰烟塵垢膩蔽於腠理。有此六實，故賊風雖入，不能深也。〇平按：《靈樞》《甲乙》『血氣精』作『血氣積』；『焦理』作『腠理』。《靈樞》『淺』下無『亦』字。至其⑥月郭空，則海水東盛，人血氣虛，其衛氣去，形獨居，肌肉減，皮膚緩，腠理開，毛髮淺⑦，焦理薄，烟垢落⑧。當是之時，遇賊風則其入也深⑨，其病人也卒暴⑩。人身衰時，法月及與西海皆悉衰也。月空東海盛者，陰衰陽盛也。凡有八衰：一曰血氣虛濁，謂當脉血氣虛也；二曰衛氣減少⑪，謂脉外衛氣去而少也；三曰肌肉疏減；四曰皮膚虛緩；五曰腠理空開；六曰毛髮虛淺；七曰膲理疏薄；八曰理無烟垢。有此八虛，所以賊邪深入，令人卒病也。〇平按：《靈樞》『血氣』作『氣血』；『皮膚緩』作『皮膚縱』；『毛髮淺』作『毛髮殘』；

---

①少師曰：《靈樞》作『少師答曰』。
②帝弗知邪入乎：《甲乙》無此六字，有『人』字，屬下讀。
③相參也：《甲乙》無『也』字。下文『相應也』，《甲乙》亦無『也』字。
④月爲陰精生水：『生』，底本改作『主』，可參。
⑤焦理：原作『膲腠理』，據經文『膲理』及下文楊注『三膲之氣發於腠理，故曰膲理。』『腠』字抄衍，今刪除。
⑥至其：《甲乙》作『到其』。
⑦毛髮淺：《靈樞》作『毛髮殘』；《甲乙》作『毛髮薄』。
⑧焦理薄，烟垢落：『烟』，《靈樞》作『煙』，二字同；《甲乙》作『䐃垢澤』三字。
⑨則其入也深：《靈樞》作『則其入深』；《甲乙》作『其入深』。
⑩其病人也卒暴：《甲乙》無『也』字。
⑪衛氣減少：『減』，仁和寺本作『咸』。按，『咸』與『減』通。《集韻·豏韻》：『減，《說文》損也，或作咸。』

『焦理』作『膲理』。《甲乙》無『淺焦理』三字。

黃帝曰：其有卒然卒死暴病者①，何邪使然？

少師曰：得三虛者②，其死暴疾③；得三實者，邪不能傷人也④。人備三虛，其病死暴疾也。○平按：《靈樞》《甲乙》『卒死』作『暴死』。《甲乙》無『暴病』二字。『何邪使然』，《靈樞》作『何也』。注『暴疾』，袁刻『疾』誤作『死』。

黃帝曰：願聞三虛。

少師曰：乘年之衰，人年七歲，加於九歲，至十六歲，名曰年衰。如是恒加九歲，至一百六，皆年之衰也。非歲露年，以其人實，邪不傷，故人至此年，名曰乘也。**逢月之空，**月郭空時，人具□虛⑤，當此虛時，故曰逢也。○平按：注『虛』上所空一字，據上文應作『八』。**失時之和，因爲賊風所傷，是謂三虛，故論不知三虛，工反爲粗。**攝養乖於⑥四時和氣，非理受於風寒暑溼，人之有此三虛，故從衝後發屋折木，揚沙走石等賊風至身，洒然⑦起於毫毛⑧，發於腠理，即爲賊風傷也。○平按：『和』下，《甲乙》有『人氣之少⑨』四字；『賊風』下有『邪氣』二字。

黃帝曰⑩：願聞三實。

少師曰：逢年之盛，逢年，謂無加⑪年衰也。**遇月之滿，**十五日時也。**得時之和，雖有賊風邪氣，不能危之。**攝養順於四時和

---

① 其有卒然卒死暴病者：《靈樞》『卒死』作『暴死』；《甲乙》作『人有卒然暴死者』。
② 得三虛者：《靈樞》無『得』字。
③ 其死暴疾：《靈樞》『疾』下有『也』字；《甲乙》作『其死疾』。
④ 不能傷人也：《甲乙》無『人』字。
⑤ 人具□虛：仁和寺本『虛』上一字蝕落左半，據此前楊注『有此八虛』，當作『八』字。
⑥ 攝養乖於：『乖』，仁和寺本作『卒』，形近致誤。底本與通隱堂本皆作『攝養乖於』，是。
⑦ 洒然：『洒』，仁和寺本作『[氵兩]』，爲『洒』字俗訛。底本與通隱堂本皆作『洒然』，是。
⑧ 毫毛：仁和寺本作『豪毛』。按，『豪』與『毫』通。
⑨ 人氣之少：中醫學社本《甲乙》同。六經本作『人氣乏少』。
⑩ 黃帝曰：《靈樞》作『帝曰』。
⑪ 無加：底本作『不加』，據仁和寺本改。

氣，人之有此三實，縱有賊邪，不能傷也①。○平按：『不能危之』，《甲乙》作『不能傷也』。注『不能』上，袁刻有『定』字。

黃帝曰：善乎哉論！明乎哉道！請藏之金匱，命曰三實②，然此一夫之論也。子之所論皆善者，以其內明於道，故請藏而寶之。此舉一夫之論，以類衆人也。○平按：『命曰三實』，《靈樞》在『黃帝曰』上。

八正風候

平按：此篇自篇首至末，見《靈樞·卷十二·第七十九歲露論篇》，又見《甲乙經·卷六·第一》。

黃帝曰：願聞歲之所以皆同病者，何因而然？前章言人有攝養乖和，遇賊邪之失；此言同受邪風，俱有傷害，以爲問也。○平按：『何因而然』，《甲乙》作『何氣使然』。

少師曰：此八正之候也。八正候者，八節之正虛邪候也。

黃帝曰：候之奈何？

少師曰：候此者，常以冬之至日，太一立於汁蟄之宮，其至也，天應之以風雨。風雨③從南方來者，爲虛風，賊傷人者也。其以夜至者，萬民皆臥而弗犯也④，故其歲民少病⑤。《九宮經》曰：太一者，玄皇之使⑥，常居北極之傍，汁蟄上下，政天地之常□起也。汁蟄，坎宮名也。太一至坎宮，天必應之以風雨，其感⑦從太一所居鄉來向中宮，名爲實風，主生長，養萬物；若風從南方來向中宮，爲衝後來虛風，賊傷人者也。其賊風夜至，人皆寢臥，不犯其風，人少其

---

① 不能傷也：『不』，仁和寺本誤作『木』。底本與通隱堂本作『不能傷也』，是。
② 命曰三實：趙府本、明刊本《靈樞》與《太素》同；守山閣本、文成堂本《靈樞》『命曰三實』四字在上文『黃帝曰』之前。
③ 風雨：《甲乙》無『雨』字。
④ 而弗犯也：《甲乙》作『而不犯』。
⑤ 民少病：『少』，《靈樞》作『小』。劉衡如於人衛本《靈樞》注曰：『小，應據《甲乙》卷六第一及《太素》卷二十八《八正風候》改爲「少」，與下爲對文。』
⑥ 玄皇之使：『玄』即『玄』字，清代避聖祖玄燁名諱，蕭延平爲清末舉人，故『玄』字缺末筆。仁和寺本作『元皇之使』。
⑦ 其感：底本『感』字誤，當據仁和寺本改作『風』。

病也。○平按：『冬之至日』，《靈樞》《甲乙》作『冬至之日』。『爲虛風』，《甲乙》作『名曰虛風』。『夜』下，《靈樞》《甲乙》有『半』字。注『其感』，『感』字恐係『風』字傳寫之誤。其以晝至者，萬民懈惰①而皆中於虛風，故萬民多病②。虛邪入客於骨而不發於外，至其立春，陽氣大發，腠理開，因立春之日③，風從西方來，萬民又皆中於虛風④，此兩邪相薄，經氣絕代。懈惰，謂不自收節。情逸腠開，邪客至骨而不外洩，至立春日，復有虛風從西方衝上而來，是則兩邪相薄，至經脉絕代以爲病也。『骨』，有本作『胃』也。○平按：『相薄』，《靈樞》《甲乙》作『相搏』，袁刻誤作『兩薄』。『絕代』，《靈樞》《甲乙》作『結代⑤』。故諸逢其風而遇其雨者，命曰遇歲露焉。因歲之和而少賊風者，民少病而少死；歲多賊風邪氣，寒溫不和，民多病而多死矣⑥。露有其二：一曰春露，主生萬物者也；二曰秋露，主衰萬物者也。今歲有賊風暴雨以衰於物，比秋風露，故曰歲露焉。是以實風至也，歲和有吉；虛風至也，歲露致凶也。

黃帝曰：虛邪之風，其所傷⑦貴賤何如？候之奈何？以下言候虛風所傷貴賤，故因問起也。

少師曰⑧：正月朔日，太一居天溜之宮，其日西北風不雨，人多死⑨。以下具言虛風也。○平按：『溜』，《靈樞》作『留』。正月朔日，平旦北風，春，民多死者也⑩。正月朔日，平旦北風行⑪，民病死者十有三⑫。○平按：

---

① 懈惰：《甲乙》作『懈墯』。按，『墯』與『惰』通。
② 故萬民多病：《甲乙》無『萬』字。
③ 因立春之日：《甲乙》『因』上有『有』字。
④ 又皆中於虛風：《甲乙》作『皆中虛風』。
⑤ 結代：底本誤作『接代』，據《靈樞》《甲乙》改正。
⑥ 民多病而多死矣：《靈樞》《甲乙》作『則民多病而死矣』。
⑦ 其所傷：《甲乙》無『傷』字。
⑧ 少師曰：《靈樞》作『少師答曰』。
⑨ 人多死：《靈樞》『死』下有『矣』字。
⑩ 民多死者也：《靈樞》作『民多死』；《甲乙》作『民多死者』。
⑪ 平旦北風行：《甲乙》作『平旦西北風行』。
⑫ 民病死者十有三：《靈樞》作『民病多者十有三也』；《甲乙》作『民病多，十有三也』。

『民病死者』，《靈樞》《甲乙》『死』作『多』。正月朔日，日中北風，夏，民多死者。正月朔日，夕時北風，秋，民多死者。終日北風，大病死者十有六。正月朔日，風從南方來，命曰旱鄉，○平按：自『終日』以下至『旱鄉』，《甲乙》無。從西方來，命曰白骨將，將國有殃，人多死亡。○平按：『命』，《甲乙》作『名』，上有『而大』二字。『將』字，《靈樞》《甲乙》不重。正月朔日，風從東南方來，發屋揚沙石，國有大災。正月朔日，風從東南行，春有死亡。○平按：《靈樞》『南』下有『方』字。《甲乙》無此二條。正月朔日，天和溫不風，糴賤，民不病；天寒而風，糴貴，民多病。○平按：『天和溫』，《甲乙》作『天時和溫』；無『糴賤』『糴貴』四字；『不病』作『無病』；『而風』作『風疾』。此所以候歲之虛風賊傷人者①。○平按：《甲乙》無此句。《靈樞》無『虛』字；『者』下有『也』字。二月丑不風，民多心腹病。三月戌不溫，民多寒熱②。四月巳不暑，民多病癉。十月申不寒，民多暴死。諸謂風者，皆發屋折樹木③，揚沙石，起毫毛，開腠理④。○平按：《甲乙》『寒熱』下有『病』字。《靈樞》《甲乙》『病癉』作『癉病』；『諸』下有『所』字。《甲乙》『樹』下無『木』字。『開』《靈樞》《甲乙》作『發』；『理』下均有『者也』二字。

痺論

平按：此篇自篇首至『逢溼則縱黃帝曰善』，見《素問·卷十二·第四十三痺論篇》。自『黃帝問於岐伯曰：周痺之在身也』至『陰陽之病也』，見《靈樞·卷五·第二十七周痺篇》。自『問曰：人有身寒』至『不相有也曰死』，見《素問·卷九·第三十四逆調論篇》。自『風痺淫病』至末，見《靈樞·卷五·第二十四厥病篇》。又，自篇首至『故不爲痺黃帝曰善』，見《甲乙經·卷十·第一（上篇）》。自『問曰痺或痛或不痛』至『逢溼則縱黃帝曰善』，見《甲乙經·卷十·第一（下篇）》。自『黃帝問於岐伯曰周痺之在身也』至『轉引而行之』，見《甲乙經·卷十·第一（上篇）》。自『問曰人有身寒』至『是人當攣節』，見《甲乙經·卷十·第一（下篇）》。

---

① 賊傷人者：《靈樞》作『戝傷人者也』。劉衡如曰：『戝，字書無，明清注家多謂同「殘」，《說文》：「殘，賊也。」《太素·卷二十八·八正風候》正作「賊」。』
② 寒熱：《甲乙》作『寒熱病』。
③ 皆發屋折樹木：《甲乙》作『發屋折樹』四字。
④ 開腠理：仁和寺本作『發腠理』。

自『問曰人之肉苛者』至『不相有也曰死』，見《甲乙經·卷十二·第三》。自『風痺淫病』至末，見《甲乙經·卷十·第一（下篇）》。

黃帝問岐伯曰①**：痺安生？**

岐伯曰②**：風寒溼三氣**③**雜至，合而爲痺**④**。**風寒溼等，各爲其病。若三氣雜合⑤，共爲一病⑥，稱爲痺。○平按：『痺安生』，《甲乙》作『痺將安生』，《素問》作『痺之安生』。『雜至合而爲痺』，《甲乙》作『合至雜而爲痺』。**其風氣勝者爲行痺，寒氣勝者爲痛痺，溼氣勝者爲著痺**⑦**。**若三合一多，即別受痺名。故三中風多，名爲行痺，謂其痺病移轉⑧不住，故曰行痺。三中寒多，陰盛爲痛，故曰痛痺。三中溼氣多，住而不移轉，故曰著痺。著，住也。此三種病，三氣共成，異於他病，有寒有熱，有痛不痛，皆名爲痺也。

問曰⑨**：其五者**⑩**何也？**○平按：『其五者』《素問》《甲乙》作『有五者』。

答曰⑪**：以冬遇此者爲骨痺，以春遇此者爲筋痺，以夏遇此者爲脉痺，以至陰遇此者爲肌痺，以秋遇此者爲皮痺。**冬時不能自調，遇此三氣以爲三痺，俱稱骨痺，以冬骨也⑫。餘四倣此⑬。至陰六月，脾所主也。

---

① 黃帝問岐伯曰：《素問》作『黃帝問曰』。
② 岐伯曰：《素問》作『歧伯對曰』。
③ 三氣：『三』，仁和寺本誤作『二』（或蝕落一横筆），據楊注『若三氣雜至』，當從底本作『三』。
④ 合而爲痺：《素問》『痺』下有『也』字。
⑤ 若三氣雜合：『合』，底本誤作『至』，據仁和寺本改正。
⑥ 共爲一病：底本誤作『合而爲一病』，據仁和寺本改正。
⑦ 爲著痺：《素問》『痺』下有『也』字。
⑧ 移轉：底本作『轉移』，據仁和寺本乙正。
⑨ 問曰：《素問》作『帝曰』，下同。
⑩ 其五者：《素問》《甲乙》作『其有五者』。
⑪ 答曰：《素問》作『岐伯曰』，下同。
⑫ 以冬骨也：疑『冬』下脱『主』字。
⑬ 倣此：仁和寺本作『放此』。按，『放』與『倣』同。

問曰：內舍五藏六府，何氣使然？五時感於三氣，以爲五痺，其義已知，而有痺病內舍藏府之中，何氣使然也？**答曰：五藏皆有合，病久而不去①，內舍其合。**○平按：《素問》「不去」下有「者」字；「內舍其合」作「內舍於其合也」，《甲乙》作「內舍於合」。**故曰②：骨痺不已，復感於邪，內舍於腎；筋痺不已，復感於邪，內舍於肝；脉痺不已，復感於邪，內舍於心；肌痺不已，復感於邪，內舍於脾；皮痺不已，復感於邪，內舍於肺。**五藏合者，五藏五輸之中皆有合也。諸脉從外來合五藏之處，故合爲內也。是以骨、筋、脉、肌、皮等五痺，久而不已，內舍於合。在合時復感邪之氣，轉入於藏，入藏者死也。○平按：注「入藏者死也」，袁刻「藏」誤作「府」。**所謂痺者，各以其時重感於③寒温之氣④也。**○平按：「寒温」二字，《素問》《甲乙》作「風寒溼」三字。又，《素問》此下有「凡痺之客五藏者」至「痺聚在脾」一段，新校正謂：「全元起本在《陰陽別論》中，此王氏所移。」本書在《陰陽雜説》中。**諸痺不已，亦益於內。其風氣勝者，其人易已也⑤。**所謂五痺不已者，各以其時⑥而重感賊邪寒温之氣，益內五藏之痺者死。益風者，易已也。○平按：「亦益於內」，《素問》《甲乙》作「亦益內也」。注「而重感」，「而」字袁刻無。

問曰：其時有死者⑦，或疼久者，或易已者，其故何也⑧？痺之輕重，無過此三，故爲問也。○平按：《素問》「曰」下有「痺」字。**答曰：其入藏者死，**以藏有神，故痺入致死也。**其留連筋骨間者疼久，**久著相繫⑨在於筋骨之間，故筋骨疼痛也。**其流皮膚間者易已。**流行在於皮膚淺處之間，動而又淺，故易已也。○平按：「流」，《素問》作「留」，《甲乙》作「留連」二字。

---

①病久而不去：《素問》《甲乙》「去」下皆有「者」字。
②故曰：《素問》《甲乙》無「曰」字。
③重感於：《甲乙》無「重」字。
④寒温之氣：《素問》《甲乙》皆作「風寒濕之氣」。檢上文「岐伯曰：風寒溼三氣雜至，合而爲痺」，疑「寒温」爲「風寒濕」之誤。
⑤易已也：《甲乙》無「也」字。
⑥各以其時：仁和寺本脱「以」字。
⑦其時有死者：《素問》《甲乙》「其」上皆有「痺」字。
⑧其故何也：《甲乙》作「何也」二字。
⑨久著相繫：「久」，底本原作「膈」。仁和寺本此字漫漶，細辨之當作「久」，與文義合，今補入。《素問考注》引楊注作「偏」，森立之曰：「恐『留』訛。」左合昌美辨作「停」字。

問曰：客六府者①何也②？

答曰：此亦由其食飲居處而爲病本③，六府各有輸④，風寒溼氣中其輸，而食飲應之，循輸而入，各舍其府⑤。以上言痺入藏，以下言痺入府所由。風寒溼等三氣外邪中於府輸，飲食居處內邪應⑥，內以引外，故痺入六府中。其輸者，亦府之合也。〇平按：《素問》《甲乙》『此亦』下無『由』字；『輸』作『俞』，下同。

問曰：以鍼治之奈何？

答曰：五藏有輸，六府有合，循脉之分，各有所發，各治其遇，則病瘳已⑦。五藏輸者，療痺法取五藏之輸。問曰：療痺之要，以痛爲輸，今此乃取五藏之輸，何以通之？答曰：有痛之痺，可以痛爲輸；不痛之痺，若爲以痛爲輸？故知量其所宜，以取其當，是醫之意也。療六府之痺，當取其合，良以藏府輸合皆有藏府脉氣所發，故伺而誅之。〇平按：『各治其遇』，《素問》作『各隨其過』，《甲乙》作『各治其過』，袁刻『遇』作『道』。

問曰：營衛之氣，亦合人痺乎？此問營衛二氣，何者與三氣合爲痺也？〇平按：《素問》《甲乙》『合』作『令』。

答曰：營者⑧，水穀之精氣也，和調於五藏，灑陳於六府⑨，乃能入於脉⑩，故循脉之下，

---

① 客六府者：《素問》作『其客於六府者』；《甲乙》作『其客六府者』。
② 何也：《甲乙》作『何如』。
③ 而爲病本：《素問》《甲乙》作『爲其病本也』。
④ 各有輸：《素問》作『亦各有俞』；《甲乙》作『各有俞』。
⑤ 其府：《素問》《甲乙》作『其府也』。
⑥ 應：劉衡如曰：『據經文此後疑脫「之」字。』
⑦ 則病瘳已：《素問》作『則病瘳也』。
⑧ 營者：《素問》作『榮者』。
⑨ 和調於五藏，灑陳於六府：《甲乙》無二『於』字。
⑩ 乃能入於脉：《素問》『脉』下有『也』字。

貫五藏，絡六府。營衛血氣①循經脉而行，貫於五藏，調和精神，絡於六府，灑陳和氣，陳，起也，故與三氣而合以爲痺也②。但十二經藏脉貫藏絡府，府脉貫府絡藏，皆爲營氣，何因此所言③於營氣唯貫於藏，但絡於府？然此所言，但舉一邊，藏府之脉貫絡是同之也。〇平按：『之下』，《素問》《甲乙》作『上下』。注『十二經藏脉』，『脉』字袁刻誤作『府』。衛氣者④，水穀之悍氣也，其氣慓疾⑤滑利，其不能入於脉⑥，故循皮膚之內，分肉之間，熏於胃募⑦，散於胸腹，逆其氣則疾，順其氣則愈，不與寒溼風⑧氣合，故不爲痺⑨。

黃帝曰：善。衛之水穀悍氣，其性利疾，走於皮膚分肉之間，熏於胃募，故能散於胸腹。壅之⑩則生癰疽之病，通之無疾，是以不與三氣合而爲痺也。〇平按：《素問》《甲乙》『皮膚之內』作『皮膚之中』；『胃募』作『肓⑪膜』；『則疾』作『則病』。《甲乙》『慓』作『剽』；『散於胸腹』作『聚於胸腹』，注云：『《素問》作散。』

問曰⑫：痺或痛，或不痛，或不仁，或寒，或熱，或燥，或溼者⑬，其故何也？三氣爲痺之狀，凡有其七⑭，故請解之。

①營衛血氣：此節專論營氣，下節專論衛氣，故疑此句『衛』乃『之』字之誤。
②故與三氣而合以爲痺也：據下節楊注『是以不與三氣合而爲痺也』，疑『而合以』三字當作『合而』二字。人衛本《太素》刪『而』字，劉衡如曰：『合，此前原有「而」字，觀日抄本乃是旁注，詳文義亦不當有，茲刪去。』按，仁和寺本『而』字爲楊注正文，非旁注。
③何因此所言：仁和寺本『此』下一字蝕盡，不可辨識。底本、通隱堂本皆作『何因此所言』，可參。
④衛氣者：《素問》《甲乙》無『氣』字。
⑤慓疾：『慓』，底本作『慄』，形誤，據仁和寺本改正。蕭氏『平按』中『慓』字亦誤作『慄』，今亦改正。
⑥其不能入於脉：《素問》《甲乙》作『不能入於脉也』。
⑦胃募：《素問》作『肓膜』；《甲乙》誤作『盲膜』。
⑧寒溼風：《素問》《甲乙》作『風寒濕』。
⑨故不爲痺：《甲乙》『痺』下有『也』字。
⑩壅之：『壅』，仁和寺本誤作『癰』。底本作『壅之』，是。
⑪肓：底本誤作『盲』。據《靈樞》《甲乙》改。
⑫問曰：《素問》無此二字；《甲乙》作『黃帝問曰』。
⑬或溼者：《素問》無『者』字。
⑭凡有其七：仁和寺本『七』字蝕盡，檢經文『或痛，或不痛，或不仁，或寒，或熱，或燥，或溼』共有七種，宜從底本補入『七』字。

答曰：痛者，其寒氣多①，有衣寒，故爲痛②。內受寒氣既多，復衣單生寒，內外有寒，故痹有痛。〇平按：《素問》《甲乙》『有衣寒故爲痛』作『有寒故痛』。其不仁者，其病久入深③，營衛之行濇，經絡時疏，疏而不痛④，皮膚不營，故爲不仁⑤。其寒者，陽氣少，陰氣多，與病相益故寒。仁者，親也，覺也。營衛及經絡之氣疏濇，不營皮膚，神不至於皮膚之中，故皮膚不覺痛癢，名曰不仁。所感陽熱氣少，陰寒氣多，與先所病相益，故痹爲寒也。〇平按：《素問》《甲乙》『其不仁者』作『其不痛不仁者』。『疏而不痛』，《甲乙》作『故不痛』，《素問》作『故不通』，新校正云：『《甲乙經》「不通」作「不痛」。詳《甲乙經》此條論不痛與不仁兩事，後言不痛，是再明不痛之爲重也。』其熱者，陽氣多，陰氣少，病氣勝，陽遭陰，故爲痹熱⑥。所感陽熱氣多，陰寒氣少，陰陽二氣相逢相擊，陽勝爲病，故爲痹熱也。〇平按：『遭』，《甲乙》作『乘』。其多寒汗而濡者，此其逢溼甚⑦，其陽氣少⑧，陰氣盛，兩氣相感，故寒汗出濡⑨。所感陽氣少⑩，溼與寒氣相感，故寒而汗濡衣溼也。〇平按：『其多寒汗』，《甲乙》『汗』下有『出』字，《素問》『汗』上無『寒』字。『逢溼甚』，《甲乙》『甚』作『勝』。『故寒汗出濡』，《素問》無『寒』字。夫痹之爲病⑪不痛何也？三氣合而爲病稱痹，而有不痛者，其故何也？

---

① 其寒氣多：《素問》作『寒氣多也』。
② 有衣寒，故爲痛：《素問》作『有寒故痛也』。
③ 其病久入深：《素問》《甲乙》無『其』字。
④ 經絡時疏，疏而不痛：底本下『疏』字衍。仁和寺本作『經絡時踈而不痛』。按，『踈』與『疏』同，或作『疎』。《素問》作『經絡時踈，故不通』；《甲乙》作『經絡時疎，故不痛』。
⑤ 故爲不仁：《甲乙》無『爲』字。
⑥ 故爲痹熱：《甲乙》無『痹』字。
⑦ 此其逢溼甚：《素問》『甚』下有『也』字；《甲乙》作『此其逢濕勝也』。
⑧ 其陽氣少：《素問》無『其』字。
⑨ 故寒汗出濡：《素問》作『故汗出而濡也』；《甲乙》作『故寒汗出而濡也』。
⑩ 所感陽氣少：仁和寺本作『所感陽氣以少』，『以少』二字抄倒，當改作『少以』，『以』字屬下讀。底本刪『以』字，可商榷。
⑪ 夫痹之爲病：據文義，仁和寺本及底本此上脱『黃帝曰』三字。《素問》此上有『帝曰』二字；《甲乙》無『夫痹之爲病不痛何也』九字。

曰：痺在骨則重①，在脉則血涘②而不流，在筋屈不伸③，在肉則不知④，在皮則寒⑤，故具此五者則不痛⑥。凡痺之類，逢寒則急，逢溼則縱⑦。

黃帝曰：善。三氣爲痺，所在有五，一人具此五者爲痺，其痺不痛，此爲不痛之痺。有云痺者痛者，未爲解痺者也。不知者，不覺不仁也。○平按：《甲乙》《素問》『涘』作『凝』；『不知』作『不仁』。《素問》『則急』作『則蟲』；『逢溼』作『逢熱』。

黃帝問⑧岐伯曰：周痺之在身也，上下移徙⑨，隨脉上下⑩，左右相應，間不容空，願聞此痛之⑪在血脉之中耶⑫？將在分肉之間乎？何以致是？其痛之移也，間不及下鍼，其蓄痛之時，不及定治，而痛已止矣，何道使然？願聞其故⑬。夫周痺者，邪居分肉之間，令正氣循身不周，邪與周爲痺，故稱周痺。今帝之意，言其痺痛，循形上下⑭，移徙往來⑮，無處不至，名爲周痺。岐伯之意，言於此痺行於衆處，可爲衆痺，非周痺也。間不及下鍼者，痺痛之中，未及下鍼，其痛已移也。○平按：注『循行上下』，別本作『循形上下』。

---

①曰痺在骨則重：《素問》作『岐伯曰：痺在於骨則重』；《甲乙》『曰』作『夫』。
②在脉則血涘：『涘』爲『凝』俗體字。《素問》作『在於脉則血凝』；《甲乙》作『在脉則凝』四字。
③在筋屈不伸：《素問》作『在於筋則屈不伸』；《甲乙》作『在筋則屈而不伸』。
④在肉則不知：《素問》作『在於肉則不仁』；《甲乙》作『在肉則不仁』。
⑤在皮則寒：《素問》『在』下有『於』字。
⑥則不痛：《素問》『痛』下有『也』字。
⑦逢溼則縱：『溼』，《素問》《甲乙》均作『熱』。
⑧黃帝問：底本『問』下增『於』字，據仁和寺本刪。《靈樞》作『黃帝問于岐伯曰』。
⑨上下移徙：『徙』，仁和寺本誤作『徒』。《靈樞》《甲乙》均作『上下移徙』。
⑩隨脉上下：《素問》作『隨脉其上下』，『隨脉』二字屬上讀；《甲乙》作『隨其脉上下』。
⑪此痛之：《靈樞》《甲乙》無『之』字。
⑫血脉之中耶：『耶』爲疑問代詞。《靈樞》作『邪』。按，『邪』與『耶』通。
⑬願聞其故：《甲乙》無此四字。
⑭循形上下：『形』，底本作『行』，據仁和寺本改正。
⑮移徙往來：『徙』，仁和寺本誤作『徒』。底本改作『移徙往來』，是。

岐伯對曰①：此衆痺也，非周痺也。

黄帝曰：願聞衆痺。

岐伯對曰：此各在其處，更發更止，更居更起，以右應左②，以左應右，非能周也，更發更休③。言衆痺在身左右之處，更互而發④，不能周身，故曰衆痺。居起，動靜也。

黄帝曰：善。刺之奈何？

岐伯對曰：刺此者，痛雖已止，必刺其處，勿令復起。然衆痺在身，所居不移，但痛有休發，故其痛雖止，必須刺其痛休之處，□令不起也⑤。○平按：注「令」上一字原缺左方，右方剩「彡」字，袁刻作「三」，恐誤，謹空一格。

黄帝曰：善。願聞周痺何如？

岐伯對曰：周痺者⑥，在⑦血脉之中，隨脉以上，循脉以下，不能左右，各當其所。言周痺之狀，痺在血脉之中，循脉上下，不能在其左右不移其處，但以壅其真氣，使營身不周，故名周痺也。○平按：「循脉以下」，《靈樞》作「隨脉以下」。

黄帝曰：善。刺之奈何？

---

① 岐伯對曰：《靈樞》作「岐伯答曰」。

② 以右應左：《甲乙》此四字在下文「以左應右」之下。

③ 更發更休：《靈樞》此下有「也」字。

④ 更互而發：「互」，仁和寺本作「牙」，乃「㸦」字之誤。按「㸦」音户，「互」之俗字。《廣韻·暮韻》：「互，差互。俗作㸦。」底本作「更身而發」，「身」字誤甚，今改作「互」。

⑤ □令不起也：底本、日本摹寫本「令」上闕一字。仁和寺本此字蝕殘，辨其剩筆，當是「以」字。

⑥ 周痺者：《甲乙》無「者」字。

⑦ 在：《靈樞》作「在于」；《甲乙》作「在於」。

岐伯對曰：痛從上下者①，先刺其下以遏之，後刺其上以脱之；痛從下上者，先刺其上以遏之，後刺其下以脱之。刺周痹之法，觀痹從上向下②，當先刺向下之前，使其不得進而下也；然後刺其痹後，使氣洩脱也。〇平按：『遏』，《靈樞》作『過』，注云：『亦作遏。』《甲乙》作『通』，注云：『一作遏。』

黃帝曰：善。此痛安生③？何因而有名④？此問周痹之所由，並問周痹名之所起也。

岐伯對曰：風寒溼氣客於⑤分肉之間，迫切而爲沫，沫得寒則聚，聚排⑥分肉而裂分也⑦，分裂則痛，三氣以爲周痹，循脉而行，至分肉之間，氣聚排迫分肉，肉裂而爲痛也。〇平按：《靈樞》《甲乙》『而裂分』作『而分裂』。痛則神歸之，神歸之則熱，熱則痛解，痛解則厥，厥則他痹發，則如是。痹痛引神，即神歸痛，神痛不已，故熱氣集而痛解，此處痛解厥已，即餘處痛生，周痹休發如是，以爲休起也。〇平按：『發』下，《靈樞》《甲乙》重一『發』字。注『痛生』，袁刻『痛』誤作『病』。

黃帝曰：善。余已得其意矣⑧。此內不在藏⑨，外未發於皮，獨居分肉之間，真氣不能周，故命曰周痹。以下解周痹名也。〇平按：《靈樞》《甲乙》『外』上有『而』字。『命曰』，《甲乙》作『名曰』。故刺痹者，必先切循⑩其下之六經，視其虛實，六經，三陰三陽也。切循痹病之下六經虛實。一也。〇平按：『下之六經』，《甲乙》作『上下之大經』。及大絡之血而結不通⑪，切循十五大絡，知其通塞。二也。〇平按：《靈樞》《甲乙》『而結不通』作

---

① 痛從上下者：『痛』，《甲乙》作『其痛』。下『痛』字同。
② 觀痹從上向下：『向』，底本原作『自』。仁和寺本此字蝕殘，左合昌美辨作『向』，與殘筆合，今從之。
③ 此痛安生：《甲乙》作『此病安生』。
④ 何因而有名：《甲乙》作『因何有名』。
⑤ 客於：《靈樞》作『客于外』。
⑥ 聚排：《靈樞》《甲乙》作『聚則排』。
⑦ 而裂分也：『裂分』，據下文『分裂則痛』，疑爲『分裂』之誤。《靈樞》作『而分裂也』；《甲乙》作『而分裂』。
⑧ 黃帝曰：善。余已得其意矣：此十字涉下而衍，當删之。按，《甲乙》無此十字；《靈樞》此處亦衍『帝曰善余已得其意矣』九字。
⑨ 此內不在藏：劉衡如曰：『此，此前疑脱「岐伯曰」三字。』
⑩ 切循：《甲乙》作『循切』。《靈樞》與《太素》同。
⑪ 而結不通：《靈樞》作『結而不通』；《甲乙》作『結而不通者』。

『結而不通』。**及虛而脉陷空者調之，熨而通其𤸷緊**①**，轉引而行之。**

黃帝曰：善。余以②**得其意矣，又得其事也**③**。**又循其脉，知其虛陷者④。三也。然後設以熨法，用微熨之，令其調適，又以導引𤸷緊，轉引令其氣行，方始刺之，此爲療𤸷之要也，緊急𤸷牽令緩也。○平按：《靈樞》《甲乙》『調』上有『而』字；『通』下有『之』字。『瘈緊』，《靈樞》作『瘈堅』，《甲乙》『緊』下有『者』字。**人九者經絡之理**⑤**，十二經脉陰陽之病也。**得其事者，謂得之人法於九野，經絡陰陽之病也。○平按：《靈樞》『九』上無『人』字。

問曰⑥**：人有身寒，湯火不能熱也，厚衣不能温也，然不凍慄**⑦**，此爲何病？**人身體冷而不覺寒⑧，其病難知，故須問也。○平按：《素問》『熱』『温』下均無『也』字；『此爲』作『是爲』，《甲乙》同。

答曰⑨**：是人者，素腎氣勝，以水爲事，太陽氣衰，腎脂枯不長，一水不能勝兩火，腎者水也而主骨，故腎不生則髓不能滿，故寒甚至骨。**素，先也。其人腎氣先勝，足太陽腎府又衰，腎脂枯竭，不能潤長，以其一腎藏府之水，與心、肝二陽同在一身，爲陽所擊，一水不勝二陽，故反爲寒，至於骨髓，衣、火不能温也。○平按：『而主骨』，《素問》作『而生於骨』。**所以不能凍慄者，肝一陽也，心二陽也，腎孤藏也，一**

① 𤸷緊：『𤸷』與『𤺋』同。《集韻·祭韻》：『𤺋，亦作𤸷。』《玉篇·手部》：『𤺋，牽也。』《靈樞》作『瘛堅』；《甲乙》作『瘈緊者』。底本作『瘈緊』，與仁和寺本不合。又按，楊注三『𤸷』字，底本皆作『瘈』，今皆據仁和寺本改。

② 以：《靈樞》作『已』。按，『以』與『已』通。

③ 又得其事也：『又』，《靈樞》作『亦』。

④ 知其虛陷者：『者』，仁和寺本作『之』，疑爲誤衍虛詞，或『也』字之誤。底本作『知其虛陷者』，亦通。

⑤ 經絡之理：『絡』，《靈樞》作『巽』。劉衡如注：『巽，應據《太素·卷二十八·痺論》及楊注改爲「絡」。』

⑥ 問曰：《素問》作『帝曰』。下同。

⑦ 然不凍慄：《甲乙》作『然下爲凍慄』，『下』字誤。

⑧ 冷而不覺寒：仁和寺本脱『不』字。據經文『然不凍慄』，當有『不』字。底本作『冷而不覺寒』，是。

⑨ 答曰：《素問》作『歧伯曰』。下同。

水不能勝上二火①，故不能凍慄者②，病名曰骨痹，是人當攣節。雖寒至骨，二陽猶勝，故不覺寒慄，遂爲骨痹之病，是人當爲骨節拘攣也。一本『攣』爲『變』，人有此病，必節操變改也。〇平按：『上二火』，《甲乙》作『上下火』，《素問》無『上』字。

問曰：人之肉苛者何也③？雖近衣絮，猶尚苛也，是爲何病也④？

答曰：營氣虛⑤，衛氣實⑥。衛氣虛則不仁而不用⑦，營衛俱虛則不仁且不用，肉如苛也⑧，人身與志不相有也⑨，曰死。苛，音柯⑩，有本爲『苛』，皆不仁之甚也。故雖衣絮温覆，猶尚不仁者，謂之苛也。故知以衣絮⑪温覆即知覺者⑫，爲不仁也。營虛衛實，氣至知覺，故猶仁也。若營實衛虛者，肉不仁也。若營衛俱虛，則不仁之甚，故肉同苛。如，同也。所以身肉不仁甚者，與神不能相得，遂致死也⑬。〇平按：《素問》『衛氣虛則不仁而不用』作『榮氣虛則不仁，衛氣虛則不用』；『肉如苛也』作『肉如故也』；『有』下無⑭『也』字。《甲乙經》『曰死』作『三十日死』。

風痹淫病⑮，不可已者，足如履冰，時如湯入腹中，胻脛淫濼，煩心頭痛，時歐時悗⑯，

---

① 勝上二火：六經本《甲乙》同。中醫學社本《甲乙》作『勝上下火』。
② 故不能凍慄者：疑『者』字抄衍。《素問》《甲乙》無『者』字。
③ 人之肉苛者何也：《素問》無『何也』二字；《甲乙》『之』下有『有』字。
④ 是爲何病也：《素問》作『是謂何疾』；《甲乙》作『是爲何病』。
⑤ 營氣虛：『營』，《素問》作『榮』。下文『營』字同。
⑥ 衛氣實：《素問》《甲乙》『實』下均有『也』字。
⑦ 衛氣虛則不仁而不用：《甲乙》作『營氣虛則不仁，衛氣虛則不用』。
⑧ 肉如苛也：《素問》作『肉如故也』；《甲乙》作『肉加苛也』。
⑨ 不相有也：《素問》無『也』字。
⑩ 音柯：仁和寺本作『音何』，當從底本作『音柯』。
⑪ 以衣絮：『以』，底本作『近』，據仁和寺本改。
⑫ 即知覺者：據經文『雖近衣絮，猶尚苛也』，『即』當作『無』。
⑬ 遂致死也：『遂』，底本誤作『故』，據仁和寺本改正。
⑭ 無：底本誤作『有』，據《素問》改正。
⑮ 風痹淫病：《甲乙》作『風痹注病』，注曰：『《靈樞》作「淫濼」。』
⑯ 時歐時悗：『悗』，仁和寺本作『惌』，底本作『悗』，二字同。按，『惌』，同『慍』，鬱積也。《集韻·迄韻》：『慍，或作惌。』《類篇·心部》：『惌，心所鬱積也。』。

眩以①汗出，久則目眩，悲以喜恐，短氣不樂，不出三年死②。人病風痺之病，又有此十二狀者，不出三年死也。〇平按：『風痺淫病』，《靈樞》『病』上有『濼』字。『湯入腹中』，《靈樞》《甲乙》作『入湯中』。『脹脛』，《靈樞》作『股脛』，《甲乙》作『肢脛』。『時歐時悗』，《靈樞》作『時嘔時悗』，《甲乙》作『時嘔時悶』。『喜恐』，《甲乙》作『喜怒』。《靈樞》無『不樂』二字。

黄帝内經太素卷第二十八　風論

仁安三年九月十七日以同本書之　丹波賴基

本云

保元三年五月十二日以家本移點比校了　憲基

① 以：《靈樞》《甲乙》作『已』。

② 死：《靈樞》作『死也』。

黃帝內經太素卷第二十九　氣論

通直郎守太子文學臣楊上善奉　敕撰注

黃陂蕭延平北承甫校正

編者按：仁和寺原鈔卷首標題蝕盡，目錄僅餘『風水論』三字。今據卷末所題『黃帝內經太素卷第二十九氣論』，補入卷名；據各卷標題下所題補入『通直郎守太子文學臣楊上善奉敕撰注』十六字；又據各篇標題補足卷首目錄。

三氣

平按：此篇自『堅』字以上已佚，篇目亦不可考。袁刻從《靈樞·刺節真邪篇》自『黃帝曰有一脉生數十病者』節錄補入。查自『黃帝曰有一脉生數十病者』至『岐伯曰此邪氣之所生也』一段，已見本書卷二十二《五邪刺篇》，未免重出。茲特從《靈樞·刺節真邪篇》『黃帝曰余聞氣者有真氣』以下至『手按之』，補於『堅』字之上。其自『堅有所結』至末，見《靈樞·卷十一·第七十五·刺節真邪篇》，又見《甲乙經·卷十一·第九（下篇）》。

編者按：此篇自篇首至注文『邪深容之□行』，仁和寺原鈔二十五卷本尚存，今補入，加左劃綫以示區別。蕭延平蘭陵堂本原據《靈樞·刺節真邪篇》補入以上內容之經文部分，今皆棄而不用。又按，自篇首至『衛氣不行，則爲不仁』，見《甲乙經·卷十·第一（下）》；自『虛邪偏容於身半』至『發爲偏枯』見《甲乙經·卷十·第二（下）》。又，自注文『邪深容之□行』之下，仁和寺原鈔亦闕，故仍從蕭氏蘭陵堂本。

黃帝曰：余聞有真氣①，有正氣，有邪氣，何謂真氣②？帝舉……氣先問……□□□□□□□□□□③，與穀氣并而充身也④。□□□□□□□□□□爲身之本，與五穀氣合，充身以生也。正氣者，正風也⑤，從一方來，非實風，又非虛風也⑥。四時之風：春東風，夏南風，秋西風，冬北風，故曰各從一方來也。風從太一所居鄉來，向中宮，名爲實風；從衝後來，向中宮，名虛風。今四時正風，非虛非實也。邪氣者⑦，虛風之賊傷者也⑧，其中人也深，不能自去⑨。正風者，其中人也淺，合而自去，其氣來柔弱，不能勝真氣，故自去。

虛邪之中人也，洒淅動形，起毫毛而發腠理。其入深，內薄於骨，則爲骨痺；薄於筋，則爲筋攣；□……□此筋有寒，故筋攣□也⑩，亦名筋痺。二也。薄於脉中⑪，則爲血閉，不通⑫則爲癰。薄，脉有寒，令血□□□□通，壅塞而不行□□□□□□□。三也⑬。薄

① 余聞有真氣：《靈樞》作『余聞氣者，有真氣』；《甲乙》作『人有真氣』。
② 何謂真氣：仁和寺本『何』字殘甚，僅餘右三分之一，檢《靈樞》作『何謂真氣』，『何』字與殘筆合，今補入。《甲乙》作『何謂也』，無『真氣』二字。
③ □□□□□□□□□□：仁和寺本此十字蝕盡，不可辨識。《靈樞》作『岐伯曰：真氣者，所受於天』；《甲乙》與《靈樞》同，唯無『岐伯』二字。
④ 與穀氣并而充身也：《靈樞》與《太素》同。《甲乙》作『與水穀氣并而充身者也』。
⑤ 正風也：《甲乙》無『也』字。
⑥ 非實風，又非虛風也：《甲乙》作『非虛風也』，注曰：『《太素》云：非灾風也。』按，疑《甲乙》注中『灾』字乃傳寫之誤。
⑦ 邪氣者：仁和寺本『邪』下二字蝕盡，不可辨識。據《靈樞》《甲乙》補入『氣者』二字。按，《甲乙》『邪氣者』下有『虛風也』三字。
⑧ 虛風之賊傷者也：『者』，《靈樞》《甲乙》均作『人』。
⑨ 不能自去：原鈔自『能』字至『則爲筋攣』，經注皆蝕落，抄校者注『十行欠』。今據《靈樞》補入六十三字經文，其中二『薄』字《靈樞》作『搏』，據下文『薄於脉中』『薄於肉』，改作『薄』。
⑩ 故筋攣□也：仁和寺本『攣』下一字蝕落上半，僅餘下部『心』形，疑是『急』字，待考。
⑪ 薄於脉中：『薄』，趙府本《靈樞》作『摶』；明刊本《靈樞》作『搏』。下『薄』字同。
⑫ 不通：《甲乙》作『而不通』。
⑬ 三也：原鈔『三』字蝕盡，左合昌美補作『三』，與前注『二也』合，今從之。

於肉①，與衛氣相薄②，陽勝者則爲熱③，□□□也，邪與衛合，其時陽勝則爲肉熱。四也④。陰勝則爲寒⑤，邪與衛合，其時陰勝，則肉寒也。寒則真氣去⑥，去則寒⑦，薄於皮膚之間⑧，其氣外發，腠理開，豪毛淫氣往來行⑨，則爲癢。寒氣既盛，則神氣離去，故寒獨留皮膚之間，以寒爲病本也。其氣發，陰動豪間皮中⑩，因此爲癢，五也之⑪。氣留而不去⑫則爲痺⑬。邪在皮膚，與風、寒、溼合，則爲痺病。六也。衛氣不行⑭，則爲不仁。邪氣在於皮膚，衛氣不營，遂不知人⑮，故爲不仁。七也⑯。

虛邪偏容於身半⑰，其入深，內居營衛⑱，營衛稍衰則真氣去，邪氣獨留，發爲偏枯。身半，謂身□□□□，遂取半箱。邪深容之，□衛⑲……其邪氣淺者，脉偏痛。

① 薄於肉：趙府本《靈樞》作『摶於肉』；《甲乙》作『薄於肉中』。
② 相薄：趙府本《靈樞》作『相摶』。
③ 陽勝者則爲熱：《甲乙》無『者』字。
④ 四也：原鈔『四』字殘甚，左合昌美辨作『四』，與文義合，今從之。
⑤ 陰勝則爲寒：《靈樞》『勝』下有『者』字。檢上文作『陽勝者則爲熱』，疑仁和寺本脱『者』字。
⑥ 寒則真氣去：《甲乙》作『寒則其氣去』。
⑦ 去則寒：《靈樞》《甲乙》均作『去則虛，虛則寒』。
⑧ 薄於皮膚之間：《靈樞》『薄』作『摶』；《甲乙》作『薄於皮膚』，無『之間』二字。
⑨ 豪毛淫氣往來行：《靈樞》作『毫毛搖，氣往來行』；《甲乙》作『毫毛搖，氣往來微行』，『氣』下注曰：『一本作「淫氣」。』
⑩ 陰動豪間皮中：仁和寺本『陰動』『間』三字漫漶，反復辨之，當作此三字。日本摹寫本作『□筋豪行皮中』；左合昌美作『陰動豪行皮中』。
⑪ 五也之：『之』字爲誤衍虛詞。
⑫ 氣留而不去：仁和寺本『氣』下四字蝕盡，據《甲乙》補。《靈樞》作『留而不去』。
⑬ 則爲痺：《靈樞》作『則痺』；《甲乙》作『故爲痺』。
⑭ 衛氣不行：『行』，《甲乙》作『去』。
⑮ 遂不知人：仁和寺本『不』蝕盡，據下文『故爲不仁』，當是『不』字，今補入。
⑯ 七也：仁和寺本原脱『也』字，據以上文例補。
⑰ 虛邪偏容於身半：『偏容』，《靈樞》作『偏容』；《甲乙》此句作『淫邪偏客於半身』。
⑱ 營衛：《靈樞》作『榮衛』。下『營衛』同。
⑲ 邪深容之，□衛：仁和寺本自『衛』字至楊注『按之而堅』之前闕佚，空白處注『十二行缺』。以下仍從底本，據《靈樞》補入經文。

虛邪之入於身也深，寒與熱相摶①，久留而內著，寒勝其熱，則骨疼肉枯；熱勝其寒，則爛肉腐肌爲膿，內傷骨，內傷骨爲骨蝕。有所疾前筋，筋屈不得伸，邪氣居其間而不反，發於筋溜。（○平按：『溜』，《甲乙》作『瘤』。下『腸溜』同。）有所結，氣歸之，衛氣留之，不得反，津液久留，合而爲腸溜，久者數歲乃成，以手按之柔。已有所結，氣歸之，津液留之，邪氣中之，凝結日以易甚，連以聚居，爲昔瘤，以手按之（○平按②：以上從《靈樞·刺節真邪篇》補入。）堅。（□……息大，按之而堅③，積病□久也④。十四。）有所結，深中骨⑤，氣因於骨，骨與氣并，日以益大，則爲骨疽。（先有聚結，深至骨邊⑥，骨與氣并，致令骨壞⑦，稱曰骨疽⑧。十五也。○平按：《甲乙》『深中骨』作『氣深中骨』；『日以益』作『息日以益』。）有所結，中於肉，氣歸之，邪留而不去，有熱則化而爲膿，（先有聚氣爲氣盛⑨，營邪居熱，則壞肉以爲癰膿。十六。○平按：《甲乙》『中於肉』作『氣中於肉』。『氣歸之』，《靈樞》《甲乙》作『宗氣歸之』。《甲乙》『爲膿』上無『而』字。）無熱則爲肉疽⑩。（結氣無熱，虛邪則壞肉以爲肉疽⑪，十七也⑫。○平按：《甲乙》『疽』上無『肉』字。）凡此數氣者，其發無常處，而

---

① 摶：底本原作『搏』，據《靈樞》改。
② 平按：底本無此二字，據底本體例補入。
③ 息大，按之而堅：仁和寺本『按』上二字殘甚，第一字不可識別，第二字略似『火』形，不能確認。
④ 積病□久也：仁和寺本『久』上三字剝蝕殆盡，難以辨識。
⑤ 有所結，深中骨：仁和寺本『有』下四字蝕盡，不可辨識。《靈樞》、蕭注《太素》均作『有所結，深中骨』；《甲乙》作『有所結，氣深中骨』。
⑥ 深至骨邊：仁和寺本『骨』下一字漫漶難辨，殘筆略似『髓』字。底本作『邊』，可商榷。
⑦ 致令骨壞：仁和寺本『壞』上三字皆殘，今辨出『令骨』二字，第一字不可識別。底本作『致令骨壞』；日本摹寫本作『以令□壞』。
⑧ 稱曰骨疽：仁和寺本『疽』字殘甚，僅『疒』旁略可辨出。據經文『則爲骨疽』，當是『疽』字。底本與通隱堂本皆作『稱曰骨疽』。
⑨ 爲氣盛：仁和寺本『盛』字漫漶，辨其剩形，當是『盛』字。底本作『爲熱』二字，今從仁和寺本。
⑩ 無熱則爲肉疽：仁和寺本『熱』上一字殘甚，不可辨識。《靈樞》《甲乙》皆作『無熱則爲肉疽』。
⑪ 結氣無熱，虛邪則壞肉以爲肉疽：仁和寺本『則』上六字，『以』下三字剝蝕殆盡，不可辨認。
⑫ 十七也：仁和寺本『之』上三字蝕爛，不可辨認。據以上諸節文例，此處當作『十七也之』，『之』爲誤衍虛詞。底本作『十七也』三字，是；日本摹寫本作『□□也之』。

有常名也①。邪氣傷人身，無有定處，而有斯十七種名也。

津液

平按：此篇自篇首至末，見《靈樞·卷六·第三十六五癃津液別篇》，又見《甲乙經·卷一·第十三》。

黃帝問岐伯曰②：水穀入於口③，輸於腸胃④，其液別爲五：天寒衣薄，則爲溺與氣；天熱衣厚，則爲汗；悲哀氣并，則爲泣；中熱胃緩，則爲唾；邪氣內逆，則氣爲之閉塞而不行，不行則爲水脹。余知其然也⑤，不知其何由生⑥，願聞其說。輸，逆致也⑦。水穀入於口，逆於⑧腸胃之中，化爲津液，凡有五別⑨，則五藏津液凡所言液者⑩，通名爲津，《經》稱津者，不名爲液，故液有五也。此略舉五液，請解其義也。○平按：《甲乙》無『余知其然也』『願聞其說』九字，《靈樞》『說』作『道』。注『逆致』『逆別』，別本『逆』均作『送』。

岐伯答曰：水穀皆入於口，其味有五，各注其海，五味走於五藏四海，肝心二藏主血，故酸苦二味走於血海。脾主水穀之氣⑪，故甘味走於水穀海。肺主於氣，故辛走於膻中氣海。腎主腦髓，故鹹走髓海也。○平按：《甲乙》『各注』作『分注』。津液各走其道。目爲泣道，腠理爲汗道，廉泉爲涎道，鼻爲涕道，口爲唾道也。故上焦出氣以溫肌肉，充皮膚，

---

① 而有常名也：《甲乙》無『也』字。
② 黃帝問岐伯曰：《靈樞》『問』下有『于』字。
③ 水穀入於口：仁和寺本『入』下二字剝蝕殆盡，不可辨識，據楊注『水穀入於口』，應補入『於口』二字。《靈樞》《甲乙》均作『水穀入於口』。
④ 輸於腸胃：仁和寺本『輸』字殘甚，僅餘右下部『刂』殘劃。《靈樞》《甲乙》均作『輸於腸胃』。
⑤ 余知其然也：仁和寺本『然』上三字殘甚，《靈樞》作『余知其然也』。
⑥ 不知其何由生：『何』，底本誤作『所』。據仁和寺本改正。《靈樞》《甲乙》均作『不知其何由生』。
⑦ 逆致也：『逆』爲『送』形誤。仁和寺本亦誤作『逆致也』，但下文作『水穀入於口，送於腸胃之中』，可見『逆』乃『送』傳寫之誤。
⑧ 逆於：當據仁和寺本改作『送於』。
⑨ 凡有五別：仁和寺本『有』字蝕殘，辨其剩形，當是『有』字。底本作『凡有五別』，是；日本摹寫本僅描摹『有』字第一橫筆，故似『一』字。
⑩ 凡所言液者：仁和寺本『所』上一字殘甚，難以辨認。底本與通隱堂本皆作『凡所言液者』。
⑪ 脾主水穀之氣：仁和寺本『脾』下一字不可辨認，底本與通隱堂本皆作『主』。

爲津；上焦出氣，出胃上口，名曰衛氣，温暖肌肉，潤澤皮膚於腠理，故稱爲津也。○平按：『上焦』，《靈樞》作『三焦』。《甲乙》『膚』下有『者』字。《靈樞》『爲』下有『其』字。其留而不行者，爲液；水穀精汁①注骨屬節中，留而不去，謂之爲液。○平按：《靈樞》『留』作『流』。天暑衣厚則腠理開，故汗出；因熱而腠理開而出者，謂之爲汗。寒留於分肉之間，沫聚則爲痛；寒留分肉之間，津液聚沫，迫裂分肉②，所以爲痛。○平按：《靈樞》《甲乙》『沫聚』作『聚沫』。天寒則腠理閉，氣濇不行，水下溜於膀胱，則爲溺與氣。此解溺氣多③之所由也。○平按：《靈樞》『濇』作『澀』；『下溜』作『下留』，《甲乙》作『下流』。

五藏六府，心爲之主，耳爲之聽，目爲之候，肺爲之相，肝爲之將，脾爲之衛，腎爲之主水。○平按：『水』，《靈樞》《甲乙》作『外』。故五藏六府之津液，盡上滲於目，心悲氣并則心系急，急則肺葉舉④，舉則液上溢。夫心系舉，肺不能常舉，乍上乍下，故呿而泣出矣⑤。呿，音去。身中五官所管津液并滲於目，爲⑥泣呿者，泣出之時，引氣張口也。○平按：『肺葉舉舉』《靈樞》作『肺舉肺舉』。『夫心系舉肺』，『舉』字《靈樞》作『與』，《甲乙》作『急』。《靈樞》『呿』作『欬』，《甲乙》同。『泣出』，《甲乙》作『涎出』。

中熱則胃中消穀，穀消⑦則蟲上下作⑧，腸胃充郭故緩，緩則氣逆⑨，故唾出⑩。蟲者，三蟲也。郭者，胸

---

① 水穀精汁：仁和寺本『水』『精』二字殘不可辨，底本與通隱堂本皆作『水穀精汁』。
② 迫裂分肉：仁和寺本『裂』上一字蝕殘，僅『辶』可辨。底本與通隱堂本皆作『迫裂分肉』。
③ 此解溺氣多：仁和寺本『多』上二字不可辨識，底本與通隱堂本皆作『溺氣』。
④ 急則肺葉舉：《靈樞》作『心系急則肺舉』。
⑤ 肺不能常舉，乍上乍下，故呿而泣出矣：仁和寺本脱『常』下十一字，底本此處無闕文。檢楊注『泣呿者』云云，經文中獨無『呿』字，則『常』下必有脱文。《靈樞》『常』下有『舉，乍上乍下，故呿而泣出矣。』十一字，與楊上善注文合。《甲乙》『常』下亦有此十一字，唯『呿』作『欬』，『泣』作『涎』。
⑥ 呿，音去。身中五官所管津液并滲於目，爲：仁和寺本無此十六字，此十六字與經文、楊注合若符節，顯系仁和寺本所脱。按，蕭延平注《太素》，其所用底本乃假清末楊守敬所獲『日本唐人卷子鈔本』影寫者，今該本既可補仁和寺本之脱文，則『日本唐人卷子鈔本』當另有所本，對校勘《太素》有重要意義。底本補仁和寺本闕誤之處甚多，凡蕭氏未言『擬補』者，均取自『日本唐人卷子鈔本』。
⑦ 穀消：《靈樞》《甲乙》均作『消穀』。
⑧ 蟲上下作：《甲乙》『作』下有『矣』字。
⑨ 緩則氣逆：《靈樞》『緩』上有『胃』字。
⑩ 故唾出：《甲乙》『出』下有『矣』字。

臆也。穀消之時，則蟲動上下，腸胃寬，充郭中，故腸胃緩而氣上，所以唾也。〇平按：『故緩』，《靈樞》《甲乙》作『故胃緩』。

五穀之津液和合而爲膏者，內滲入於骨空，補益腦髓而下流於陰。〇平按：『陰』，《靈樞》《甲乙》作『陰股』。**陰陽不和使，則液溢而下流於陰，髓液皆減而下，下過度則虛，虛故骨脊痛而胻痠①。**補益腦髓者，穀之津液和合爲膏，滲入頭骨空中，補益於腦；滲入諸骨空中，補益於髓②；下流陰中，補益於精。若陰陽過度，不得以理和使，則精液溢下於陰，以其分減髓液過多，故虛而腰痛及脚胻痠也。〇平按：《靈樞》《甲乙》『使則』作『則使』。**陰陽氣道不通，四海閉塞，三焦不寫，津液不化，水穀并於腸胃之中，別於迴腸，留於下焦，不得滲膀胱③，則下焦脹，水溢則爲水脹，**藏府陰陽不得和通，則四海閉而不流，三焦壅而不寫④，其氣不得化爲津液，水穀并於腸胃不消，別於迴腸而留下焦，不得入於膀胱，脹於下焦，溢入於身，故爲水脹也。〇平按：『并於』，《靈樞》作『并行』。**此津液五別之順逆⑤。**此上五別，是爲津液逆順⑥之義。〇平按：『順逆』《靈樞》作『逆順也』。

水論

平按：此篇自篇首至末，見《素問·卷二十四·第八十一解精微論篇》。自『曰請問哭泣而淚不出者』至末，見《甲乙經·卷十二·第一》。

黄帝坐明堂。雷公曰⑦：臣受業⑧，傳之以教，皆以經論，從容形法，陰陽刺灸，湯液藥滋，所行治有賢不肖，未必能十全，謹聞命矣。天地之間，四方上下六合宇間，有神明居中，以明造化，故号明堂。法天地爲室，聖明居中，以明道教，稱爲明堂。從容者，詳審皃⑨也。所受《太素》經論，

---

① 故骨脊痛而胻痠：《靈樞》作『故腰背痛而脛痠』；《甲乙》作『則腰脊痛而胻痠』。
② 補益於髓：仁和寺本『於』下有『滲入諸骨空中，補益於腦』十字，前九字乃重抄上文，『腦』字誤衍，今刪此十字。底本無上述十字，是。
③ 滲膀胱：《甲乙》作『滲於膀胱』。
④ 三焦壅而不寫：仁和寺本『三』字殘甚，僅餘末筆餘痕，據經文『三焦不寫』，當是『三』字。底本作『三焦壅而不寫』，是。
⑤ 順逆：《甲乙》作『順逆也』。
⑥ 逆順：底本原作『順逆』，據仁和寺本乙正。
⑦ 雷公曰：《素問》作『雷公請曰』。
⑧ 臣受業：『受』，《素問》作『授』。
⑨ 皃：同『貌』。

攝生安形①詳審之法，是謂②陰陽、刺灸、湯液、藥滋四種之術，莫不要妙。然□③不肖行之，不能十全。謹受詔命，雷公言已領解之。○平按：《素問》『坐』作『在』；『以教』作『行教』；『教』下無『皆』字；『湯』下無『液』字；『滋，所』作『所滋』；無『謹聞命矣』四字。注『不肖』上原缺一字，袁刻作『有』。

黃帝曰④：若先言悲哀喜怒，燥溼寒暑，陰陽婦女。若，汝也。先所言人悲哀等事，請問所由者，貧富賤貴及諸羣下通使臨事之徒，使之適於道術，聞其命。○平按：《素問》無『黃帝曰』三字。

請問其所以然者，卑賤富貴，人之形體，所從羣下，通使臨事，以適道術，謹聞命矣。

請問其有俛愚仆偏之問⑤，不在經者，敢問其狀。雷公問，有偃仆偏問，雖合於道，然不在經者，欲知其狀也。○平按：《素問》『俛』作『毚』；『偏』作『漏』；『敢問』作『欲聞』。新校正云：『全元起本「仆」作「朴」。』

黃帝曰：大矣。仆偏所問之義大矣也。

曰：請問⑥哭泣而淚不出者，若出而少涕，其故何也？泣從目下，涕自鼻出，間爲一液也，故人哭之時，涕泣交連；然有哭而無泣，縱有泣，涕少何也？涕，洟⑦也。○平按：《素問》『曰』作『公』。注『縱有泣』，袁刻『有』字誤作『少』。

黃帝曰：在經。言是⑧此在經已陳之義，非仆偏之問也。○平按：《素問》作『在經有也』。

---

① 攝生安形：『安』，仁和寺本、通隱堂本皆作『女』。底本義勝。
② 是謂：仁和寺本作『謂是』。
③ 然□：底本『然』下闕一字，當據仁和寺本補入『有』字。
④ 黃帝曰：《素問》無此三字，下文與上文連讀。
⑤ 俛愚仆偏之問：《素問》同。仁和寺本作『俛遇仆偏之問』。
⑥ 請問：《甲乙》作『有』。
⑦ 洟：《說文·水部》：『洟，鼻液也。』
⑧ 言是：底本『是』上闕一字，空一格。仁和寺本『是』上一字蝕殘，尚可辨出『言』字，今補入。

又復問曰：不知水所從生，涕所從出①。水者，泣也。請問涕泣何所從生也。○平按：《素問》無『又』『曰』二字。

黃帝曰：若問此者，毋益於治②，工之所知，道之所生也。若，汝也。汝之問者，無益於人。仁義教③有益於身，道德之道，故是工者④道之生也。

夫心者，五藏專精也⑤，目者其竅也⑥，華色者其榮也⑦，是以人有得也⑧則氣知於目⑨，有亡也⑩憂知於色，是以悲哀則泣下，泣下水所由生⑪。心爲五藏身之總主，故爲專精。目爲心之通竅，華色爲心之榮顯。故有得通於心者，氣見於目，睹目可知其人喜也；有亡於己者，氣見於色，視色可見其人憂也。心悲哀⑫者，泣下水生也。○平按：『得』，《素問》作『德』，新校正云：『《太素》「德」作「得」。』水宗者精，水者至陰，至陰者腎之精也，宗精之水所由不出者，是精持之也，輔裹之，故水不行也。宗，本也。水之本是腎之精，至陰者也。則知人之⑬哭泣不出者，是至陰本精輔裹持之，故不得出之矣。○平按：『水宗者』，《甲乙》作『衆精者⑭』。『精水者』，《素問》《甲乙》作『積水也，積水者』六字。『所由』，《素問》《甲乙》作『所以』。『輔』下，《素問》《甲乙》有『之』字。夫水之精爲志⑮，火之精爲神，是以目之水不生也。水陰精者，志也。火陰精者，神也。兩精持之，故泣不下也。○平按：『夫』下，《甲乙》有『氣之傳也』四字。『神』下，《素問》《甲乙》有『水火相感，神志俱悲』八字；『生』上無『不』字。故以人彥

---

① 涕所從出：《素問》《甲乙》『出』下有『也』字。
② 毋益於治：『毋』，底本作『無』，據仁和寺本改。《素問》作『無益於治也』。
③ 仁義教：檢下文曰『道德之道』，疑『義』下脱『之』字。
④ 故是工者：底本誤作『故斯二者』，據仁和寺本改正。
⑤ 五藏專精也：《素問》《甲乙》『藏』下有『之』字。
⑥ 其竅也：《甲乙》無『也』字。
⑦ 華色者其榮也：《甲乙》作『華色其榮』四字。
⑧ 人有得也：《素問》作『人有德也』；《甲乙》作『人有德』。據下文『有亡也』，此當作『有得也』，《太素》義勝。
⑨ 氣知於目：『知』，《素問》《甲乙》作『和』。
⑩ 有亡也：《素問》《甲乙》無『也』字。
⑪ 由生：《甲乙》作『由生也』。
⑫ 悲哀：底本誤作『哀悲』，據仁和寺本乙正。
⑬ 人之：仁和寺本無『之』字。
⑭ 衆精者：『衆』，底本原作『重』，據《甲乙》改正。
⑮ 夫水之精爲志：『夫』，顧從德本《素問》誤作『天』；趙府本、道藏本《素問》作『夫水之精爲志』。

言曰：心悲名志悲①。心與精共湊目也，是以俱悲則神氣傳於心，精上，不傳於志也②，而志獨悲，故泣出也。彥，美言也。人之美言有當，故取以爲信也。彥言心悲名曰志悲，有所以也。良以心與精在於目，俱爲悲者，神氣傳於心，精不傳於志，志無神持③，故陰精獨用爲悲，所以泣水下也④。〇平按：《素問》《甲乙》『故以人彥言曰』作『故諺言曰』；『名』下有『曰』字；『心與精』作『志與心精』；『湊』下有『於』字。涕泣之者腦⑤，腦者陽也，髓者骨之充也，故腦深爲涕⑥。故夫志者骨之主也⑦，是以水流涕從之者⑧，行其類也⑨。夫涕之與泣也⑩，譬如人之兄弟也⑪，急則俱死，出則俱亡，其志以摇悲，是以涕泣俱出而横行⑫，是故與涕泣俱出相從⑬，志所屬之類也⑭。夫涕泣之出，本於腦也。頭髓爲陽，充骨之陰也。志爲骨主，腦深⑮爲涕。涕之與泣，同爲水類，故泣之水出，涕即從之，比之兄弟，有急有出⑯，死生是同，相隨不離，涕泣亦爾，志動而悲，則涕泣横之也。〇平按：『陽也』，《素問》作『陰也』，新校正云：「《甲乙經》《太素》「陰」作「陽」。」『深』，《素問》《甲乙》作『滲』。『行其類也』，《素問》作『其行類也』。『出則俱亡』，《素問》《甲乙》作『生則俱生』，《素問》新校正云：「《太素》「生則俱生」作「出則俱亡」。」『摇悲』，《素問》《甲乙》作『早悲』。『相

---

①名志悲：《素問》作『名曰志悲』；《甲乙》作『又名曰志悲』。
②不傳於志也：《素問》無『也』字；《甲乙》作『下傳於志』。
③志無神持：『志』，底本誤作『亦』，據仁和寺本改正。
④所以泣水下也：仁和寺本『下』後有『之』字。
⑤涕泣之者腦：『之』字抄衍，當删除。《素問》《甲乙》作『泣涕者脑也』。
⑥故腦深爲涕：『深』，疑爲『滲』誤。按，仁和寺本『滲』字多作俗體『㴲』，其形與『深』字易混。《素問》《甲乙》作『故腦滲爲涕』。
⑦故夫志者骨之主也：疑『故』字抄衍。《素問》《甲乙》均作『志者骨之主也』，無『故夫』二字。
⑧涕從之者：《素問》『涕』上有『而』字。
⑨行其類也：《甲乙》作『其類也』。
⑩夫涕之與泣也：『也』，《素問》《甲乙》均作『者』。檢下句『譬如人之兄弟也』，句尾有『也』字，此句當作『者』。
⑪兄弟也：《素問》《甲乙》無『也』字。
⑫而横行：《素問》『行』下有『也』字；《甲乙》作『而相從者』。
⑬是故與涕泣俱出相從：《素問》作『夫人涕泣俱出而相從者』；《甲乙》無此十字。
⑭志所屬之類也：《素問》《甲乙》無『志』字。
⑮深：疑爲『滲』字之誤。説見前注。
⑯有急有出：據文義，疑下『有』字乃『具（俱）』形誤，若作『有急俱出』，則與下文『死生是同』合，待考。

從志」，《素問》《甲乙》作「相從者」。

雷公曰：大矣。請問①人哭泣而泣不出②者，若出而少，涕不從③何也？讚帝所言，并重問前哭涕泣之事。

黃帝曰：夫泣不下者，哭不悲也。不泣者，神不慈，志不悲，陰陽相持，泣安能獨來？神者爲陽，志者爲陰。神之失守故慈，志之失守故悲，悲故泣出。今陰陽相持無失，泣安從生也？○平按：「不下」，《素問》《甲乙》作「不出」。「神不慈」下，《素問》《甲乙》有「也神不慈則」五字。且夫志悲者④，惋則沖陰⑤，沖陰則志去目，志去目⑥則神不守精⑦，精神去目⑧，涕泣出也。沖，虛也。志悲既甚，即虛於陰，陰虛則志亡，志亡去目，則可神次守精，今神亦去目，故涕泣俱出。○平按：《甲乙》《素問》「惋」下重一「惋」字。「精神」，「精」字原鈔作兩點，乃上「精」字重文，袁刻誤作「二」，謹依《素問》《甲乙》作「精」。注「則可神次守精」，疑有誤，袁刻「可」作「不」，別本作「則神不守精」。且子獨不誦念⑨夫經言乎？厥則目毋所見⑩。夫人厥則陽氣并於上，陰氣并於下，陽并於上則火獨光⑪，陰并於下則手足寒，手足寒則脹⑫，夫一水不勝兩火⑬，故目眥而盲。厥，逆也。人氣逆者，陽氣并陰，歸上於頭；陰氣并

---

① 請問：《甲乙》作一「曰」字。
② 泣不出：《素問》作「淚不出」。
③ 涕不從：《素問》《甲乙》「從」下有「之」字。
④ 且夫志悲者：《素問》《甲乙》作「夫志悲者惋」。
⑤ 惋則沖陰：仁和寺本作「惋則沖陰」。《素問》《甲乙》作「惋則沖陰」。
⑥ 志去目，志去目：仁和寺本作「志〻去〻目」（「〻」爲代替符號），疑「目」下脱一「〻」號。《素問》《甲乙》均作「志去目，志去」。
⑦ 則神不守精：仁和寺本作「則神守精」，無「不」字。《素問》《甲乙》均作「則神不守精」。按，據楊注「則可神次守精」，則底本經文中「不」字抄衍。
⑧ 精神去目：「精」，蕭氏謂：「「精」字仁和寺本作兩點，乃上「精」字重文。」今檢仁和寺本作「二神去目」，「二」字書寫規範，清晰可辨，恐不宜輕改。
⑨ 且子獨不誦念：《素問》「誦」下有「不」字。
⑩ 目毋所見：「毋」，底本作「無」，據仁和寺本改。《甲乙》作「目光無所見」，「光」字衍。
⑪ 則火獨光：《素問》《甲乙》「光」下有「也」字。
⑫ 則脹：《素問》「脹」下有「也」字。
⑬ 不勝兩火：《素問》作「不勝五火」；《甲乙》作「不能勝五火」。

陽，歸下手足。歸下手足則手足冷，歸上於頭遂至目盲。以其目是陽①，已是一火；下陽并上，則是二火；志精在目，則是一水。一水不勝於二火②，故熱盛爭而盲也。○平按：《素問》《甲乙》『手足寒』作『足寒』；『兩火』作『五火』。『故目眥而盲』，《素問》無『而』字，《甲乙》作『故目盲』。

是以衛氣之風③，泣下而止。是衛氣將於邪風至目，遂令泣下，風乃止也。○平按：『衛氣之風』，《素問》《甲乙》作『氣衛風』三字；『而止』作『而不止』。**夫風之中目④，陽氣下守於精，是火氣循目也，故見風則泣出⑤。有以比之，天之疾風乃能雨，此其類⑥。**風者，陽也，火也。風之守精，是火循目，陽氣動陰，陰作泣出。比天疾風，其雨必降之也。○平按：《甲乙》《素問》『下守』作『內守』；『循目』作『燔目』。『天之疾風』，《素問》作『夫火疾生風⑦』，新校正云：『《太素》作「天之疾風乃能雨」，無「生」字。』與此正同。《甲乙》作『夫疾風生』。『其類』作『之類』。

脹論

平按：此篇自篇首至『惡有不下者乎』，見《靈樞·卷六·第三十五脹論篇》，又見《甲乙經·卷八·第三》。自『黃帝問於岐伯曰水與膚脹』至『亦刺去其血脈黃帝曰善』，見《靈樞·卷九·第五十七水脹篇》，又見《甲乙經·卷八·第四》。自『黃帝問於岐伯曰有病心腹滿』至末，見《素問·卷十一·第四十腹中論篇》，《甲乙經》見同上。

黃帝曰：脉之應於寸口，何如⑧而脹？

岐伯曰：其至大堅以濇者脹⑨。脉之大者，多血少氣。濇者，亦多血少氣，微寒。脉口盛緊，傷於飲食。以其脉至，診有多血少氣微寒，即是傷於飲食爲脹也。○平按：《靈樞》『其至』作『其脉』。《甲乙》

---

① 以其目是陽：『其』，仁和寺本誤作『甚』。底本作『以其目是陽』，是。
② 一水不勝於二火：底本脫『於』字，據仁和寺本補入。
③ 衛氣之風：顧從德本、文成堂本《素問》作『□衛風』，『衛』上闕一字，空一格，趙府本《素問》與《甲乙》作『氣衛風』。
④ 中目：《素問》《甲乙》作『中目也』。
⑤ 泣出：《素問》《甲乙》作『泣下也』。
⑥ 此其類：《素問》《甲乙》作『此之類也』。
⑦ 生風：蕭氏抄誤，當據《素問》改作『風生』。
⑧ 何如：《靈樞》《甲乙》作『如何』。
⑨ 脹：《靈樞》《甲乙》作『脹也』。

『堅』下有『直』字。

黃帝曰：何以知府藏①之脹也？

岐伯曰：陰爲藏而陽爲府②。診得陰脉脹者，以爲藏脹；診得陽脉脹，以爲府脹也。

黃帝曰：夫氣之令人脹也，在於血脉之中耶？府藏③之內乎？血脉，謂二十八脉也。問脹所在也。

岐伯曰：二者皆存④焉，然非脹之舍也。衛氣並脉而行，循分肉之間爲脹，血脉及五藏六府各脹，故曰二者存焉，然非脹之所舍之處也⑤。〇平按：《靈樞》『二』作『三』，注云：『一作二。』

黃帝曰：願聞脹舍⑥。

岐伯曰：夫脹者，皆在於府藏之外，排藏府而郭⑦胸脇，脹皮膚，故命曰脹。以下言其脹舍，取之藏府之外胸脇及皮膚之間，氣在其中，郭而排之，故命曰脹。

黃帝曰：藏府之在胸脇腹裏之內也⑧，若匣匱之藏禁器也，各有次舍，異名而同處，一城之中，其氣各異，願聞其故⑨。以下藏府居處也。禁器，比藏府也。胸脇腹裏，比之匣匱也。次舍者，五藏六府各有居處也。藏府之名雖異，同在一郭之中，然藏府各別⑩，請聞同異所由。〇平按：《甲乙》無『胸脇腹

---

① 知府藏：《靈樞》作『知藏府』；《甲乙》作『知其藏府』。
② 而陽爲府：《靈樞》作『陽爲府』；《甲乙》作『而陽爲府也』。
③ 府藏：《靈樞》作『藏府』；《甲乙》作『抑藏府』。
④ 存：《甲乙》作『在』。
⑤ 所舍之處也：仁和寺本作『所舍處之也』，疑『之』字衍。底本改作『所舍之處也』，亦通。
⑥ 脹舍：《靈樞》作『脹之舍』。
⑦ 郭：《甲乙》作『廓』，下同。按，『郭』與『廓』同。
⑧ 在胸脇腹裏之內也：『裏』，《靈樞》作『裹』。劉衡如曰：『裹，形近而誤，應據《太素・卷二十九・脹論》改爲「裏」。』
⑨ 願聞其故：《靈樞》故下有『黃帝曰未解其意再問』九字。劉衡如曰：『「黃帝未解其意再問」，此八字《甲乙・卷八・第三》及《太素・卷二十九・脹論》均無，當是後人沾注，混入正文後，又被人加一「曰」字，馬蒔、張介賓及張志聰諸家，遂以爲此前必有岐伯所答之缺文，實則無缺文而有衍文。』
⑩ 藏府各別：仁和寺本『各』字殘甚，辨其剩筆，當是『各』字。底本作『藏府俱別』，『俱』字與仁和寺本殘筆不合。

裹之』五字：『城』作『域』，《靈樞》同，『其故』下有『黃帝曰未解其意再問』九字。

岐伯曰：夫胸腹者①，藏府之城郭也。城郭，藏府所處也。〇平按：《靈樞》無『城』字。**膻中者②，主之官也③。**膻中有心肺之氣，故是藏府之宮也。〇平按：《靈樞》『主之官』作『心主之宮城』，《甲乙》作『心主之中宮』。**胃者，大倉也④。**胃貯水穀以供，故爲藏府大倉也⑤。**咽喉小腸者⑥，傳道也。**咽傳水穀而入，小腸傳之而出，喉傳氣之出入，故爲傳道也。〇平按：《靈樞》『道』作『送』。**胃之五竅者，閭里門户也⑦。**咽、胃、大腸、小腸、膀胱等竅，皆屬於胃，故是藏府閭里門户也。**廉泉玉英者，津液之道也。故五藏六府⑧各有畔界，其病各有形狀。**廉泉乃是涎唾之道，玉英復爲溲便之路，故名津液道也。此則藏府畔界，故藏府病形各異。〇平按：《甲乙》『道』下有『路』字。**營氣循脉⑨爲脉脹，衛氣並脉循分爲膚脹。三里而寫，近者一下，遠者三下，毋⑩問虛實，工在疾寫⑪。**以下謂營衛二氣爲脹。營氣循脉周於腹郭爲脹，名爲脉脹。衛氣在於脉外，傍脉循於分肉之間，聚氣排於分肉爲腫，稱爲膚脹。三里以爲脹之要穴，故不問虛實皆須寫之。其病日近者，可以鍼一寫；其日遠者，可三寫之。下者，脹消也。終須疾寫，可不致疑矣⑫。〇平按：《靈樞》『營氣循脉』下有『衛氣逆』三字。『衛氣并脉循分』，《甲乙》作『衛氣并血脉循分肉』。『三里而寫』，《甲乙》作『取三里寫之』。『一下』，『下』字《甲乙》注云：『一本作「分」，下同。』

黃帝曰：願聞脹形。願聞五藏六府脹形也。

---

①夫胸腹者：《靈樞》無『者』字。

②膻中者：『膻』，仁和寺本作『腹』，據楊注『膻中有心肺之氣』，當從底本作『膻』字。《靈樞》《甲乙》均作『膻中者』。

③主之官也：仁和寺本作『王之官也』，據楊注『藏府之宮也』，『官』字當作『宮』。

④大倉也：仁和寺本『也』下誤衍『之』字，蕭氏刪之。《靈樞》《甲乙》作『太倉也』。

⑤故爲藏府大倉也：『也』，仁和寺本作『之』，爲衍文。底本『之』作『也』，亦通。

⑥咽喉小腸者：《甲乙》作『咽喉少腹者』。

⑦閭里門户也：《甲乙》作『閭里之門户也』。

⑧故五藏六府：《靈樞》『府』下有『者』字。

⑨營氣循脉：《靈樞》《甲乙》『脉』下皆有『衛氣逆』三字。

⑩毋：《靈樞》《甲乙》作『無』。

⑪工在疾寫：《甲乙》『寫』下有『也』字。

⑫疑矣：仁和寺本作『疑之矣乎』，『之』『乎』二字衍。底本作『疑矣』，是。

岐伯曰：夫心脹者①，煩心短氣，臥不安。〇平按：《甲乙》『安』上有『得』字。肺脹者，虚滿而喘欬。肝脹者，脇下滿而痛引少腹。脾脹者，喜噦四支急，體重不能衣。腎脹者，腹滿引背快然②，腰髀痛。氣在藏府之外，排藏府，郭胸脇，脹皮膚，時煩心短氣臥不安者，以爲心脹。知此，五藏六府脹皆放此，各從其藏府所由脹狀有異耳。快，不暢也。〇平按：《靈樞》『少腹』作『小腹』；『喜噦』作『善噦』。《甲乙》作『苦噦』。『四支急』，《靈樞》作『四支煩悗』，《甲乙》作『四支悶』。《靈樞》『衣』上有『勝』字。『快然』，《靈樞》作『央央然』。六府脹者③：胃脹④，腹滿胃管痛，鼻聞焦臭，妨於食，大便難。大腸脹者，腸鳴而痛濯濯⑤，腸中水聲也。〇平按：《靈樞》《甲乙》『胃管』作『胃脘』。冬日重感⑥於寒則洩，食不化。小腸脹者，少腹䐜脹⑦，引腰而痛。膀胱脹者，少腹滿⑧而氣癃。三焦脹者，氣滿於皮膚中，殼殼然⑨而不堅。膽脹者，脇下痛脹，口中苦⑩，好太息。香爲脾臭，焦爲心臭，今脾胃之病聞焦臭者，以其子病，思聞母氣故也。𣪊，口角反。殼殼，擊皃⑪。今𣪊𣪊，似實而不堅也。〇平按：『洩食』，《靈樞》作『飧泄』，《甲乙》作『泄飧』。『少腹滿』，《靈樞》《甲乙》作『小腹滿』。『殼殼』，《靈樞》作『輕輕』；『好太息』作『善太息』。凡此諸脹⑫，其道在一，明知逆順，鍼數不失。

---

① 夫心脹者：《甲乙》無『夫』字。

② 快然：『快』，仁和寺本作『怏』，爲『快』之俗訛。檢楊注曰：『快，不暢也。』當從底本作『快』。日本摹寫本作『快然』，『快』字誤。《靈樞》作『央央然』；《甲乙》作『快快然』。

③ 六府脹者：《靈樞》無『者』字；《甲乙》無『六府脹者』四字。

④ 胃脹：《靈樞》《甲乙》作『胃脹者』。

⑤ 腸鳴而痛濯濯：仁和寺本『濯』字右側有『徒角反。腸中水聲也』八小字，爲抄書者附注。底本誤以『腸中水聲也』五字作楊上善注，置於經文之下，當删之。

⑥ 重感：『感』，仁和寺本誤作『咸』。底本改作『感』，是。《靈樞》《甲乙》均作『重感』。

⑦ 少腹䐜脹：《甲乙》作『小腹脹䐜』。

⑧ 少腹滿：《甲乙》作『小腹滿』。《靈樞》與《太素》同。

⑨ 殼殼然：仁和寺本作『𣪊𣪊然』。按，『𣪊』與『殼』同，皆『㱿』字俗體。『㱿』音怯，下擊也。《說文·殳部》：『㱿，從上擊下也。』段玉裁注：『㱿，俗作「殼」，或作「𣪊」。從上擊下，正中其物，確然有聲。』楊上善注曰：『𣪊，口角反。』亦訓作『㱿』。《靈樞》作『輕輕然』；《甲乙》作『殼殼然』。

⑩ 口中苦：《甲乙》無『中』字。

⑪ 擊皃：『皃』與『貌』同。底本『擊』字闕，空二格，與仁和寺本不合，今補入『擊』字。

⑫ 凡此諸脹：《靈樞》『脹』下有『者』字。

一者，唯知補寫也。補虛寫實得中，故不失也。**寫虛補實，神去其室，致邪失正，真不可定，粗之所敗①，謂之天命。**神室，心藏也。補實寫虛傷神，故神去心室②。神去心室③，得於邪氣，失其四時正氣，致使真僞莫定也。**補虛寫實，神歸其室，久塞其空，謂之良工。**神安其藏，故曰歸室。神得歸藏，自斯已去，長閉腠理，不令邪入，謂上工也。

黄帝曰：脹者焉生？何因而有名？○平按：《靈樞》無『名』字。

岐伯曰：衛氣之在身也，常并脉循分，行有逆順，陰陽相隨，乃得天和，衛氣并脉，循於分肉，有逆有順④，從目循足三陽⑤下爲順，從目循手三陽下爲逆，以衛行有逆順，故陰陽氣得和而順也。○平按：《靈樞》『常』下有『然』字。《甲乙》『分』下有『肉』字，《靈樞》同。**五藏更治，四時有序，五穀乃化。然後⑥厥氣在下，營衛留止，寒氣逆上，真邪相攻，兩氣相薄，乃合爲脹⑦。**五藏屬於五行，故五藏更王，四時寒暑次序得所，五穀入腹得有變化也。有寒厥之氣，留於營衛之間，營衛不行，寒氣逆上，與正氣相薄，交爭憤起，謂之爲脹⑧。○平按：『更治』，《靈樞》作『更始』，《甲乙》作『皆治』。『有序』，《靈樞》作『循叙⑨』，《甲乙》作『皆叙』。『薄』，《靈樞》作『搏』。《甲乙》『乃合爲脹』作『乃舍爲脹』。

黄帝曰：善。何以解惑？

岐伯曰：合之於真，三合而得。

---

① 粗之所敗：《甲乙》作『粗工所敗』。
② 故神去心室：仁和寺本『心』下一字不可辨認，底本作『室』，可從。日本摹寫本補入『若』字。
③ 神去心室：仁和寺本作『神去室』，據上文『故神去心室』，脱『心』字。
④ 有逆有順：仁和寺本『順』字殘甚，僅餘右下『貝』形，據經文『逆順陰陽』，當從底本作『順』。
⑤ 從目循足三陽：仁和寺本『循』字誤作『從』，據下文『從目循手三陽下爲逆』，當從底本作『循』。
⑥ 然後：《甲乙》作『然而』。
⑦ 乃合爲脹：《靈樞》『脹』下有『也』字。
⑧ 謂之爲脹：仁和寺本作『謂爲之脹』，『爲之』二字抄倒。底本改作『謂之爲脹』，是。
⑨ 循叙：趙府本《靈樞》作『循序』。

黃帝曰①：善。行補寫時，近者一取合於真氣，即得病愈，遠者三取合於真氣，稱曰解惑之也。

黃帝問岐伯曰②：《脹論》言曰③：毋④問虛實，工在疾寫，近者一下，遠者三下。今有其三而不下⑤，其過焉在？前言寫虛補實，神去其室；今言無問虛實，工在疾寫，其故何也？所謂初病，未是大虛，復取三里，故工在疾寫。若虛已成，又取餘穴，虛者不可也。今至三取不消，請言過之所由也。

岐伯曰⑥：此言陷於肉肓⑦而中氣穴者也。肉肓者，皮下肉上之膜也，量與肌膚⑧同類。氣穴，謂是發脹脈氣所發穴也。不中氣穴，則氣內閉⑨；鍼其餘處，不中脹之氣穴，則脹不洩也。○平按：注「鍼」，袁刻誤作「計」。鍼不陷肓，則氣不行；不陷肓膜，則氣不行分肉間也。不越中肉，則衛氣相亂，陰陽相遂。其於脹也，當寫不寫⑩，氣故不下⑪，三而不下，必更其道，氣下乃止，不下復始⑫，可以萬全，惡有殆者乎？鍼入其皮，起而不下其肉，則衛氣行而失次，陰陽之氣并也。遂，并也。由於當寫不寫，故三取不下也。必須更取餘穴，以行補寫，以脹消爲工，故得萬全，必無危生之禍也。○平按：「不越」，《靈樞》《甲乙》作「上越」。「相遂」，《靈樞》作「相逐」，《甲乙》作「相逆」。其於脹也，必審其診⑬，當寫則寫，當補則補，如鼓之應

①黃帝曰：《靈樞》作「帝曰」。
②黃帝問岐伯曰：《靈樞》「問」下有「于」字。
③言曰：《靈樞》無「曰」字。
④毋：《靈樞》《甲乙》作「無」。
⑤今有其三而不下：《靈樞》「下」後有「者」字；《甲乙》「有」下無「其」字。
⑥岐伯曰：《靈樞》「曰」上有「對」字。
⑦陷於肉肓：經文及楊注「肓」字，底本與《靈樞》皆誤作「盲」，據仁和寺本改正。下文「肓」字同。
⑧肌膚：仁和寺本誤作「肥膚」。底本作「肌膚」，是。
⑨則氣內閉：「則」，《甲乙》作「而」。
⑩不寫：《甲乙》作「而不寫」。
⑪氣故不下：《甲乙》作「故氣不下」，無下文「三而不下」四字。
⑫不下復始：「始」，《甲乙》作「起」。
⑬必審其診：「診」，《靈樞》作「胗」。劉衡如曰：「胗，應據《甲乙・卷八・第三》及《太素・卷二十九・脹論》改爲『診』。」

桴①，惡有不下者乎？言診審者，如鼓應桴，何有不當者也。○平按：『診』，《靈樞》作『脉』，注：『音軫。』

黃帝問於岐伯曰：水與膚脹、鼓脹、腸覃、石瘕、石水，何以別？此之六病，有難分者，故請別之也。○平按：《甲乙》無『石水』二字。《靈樞》《甲乙》『別』下有『之』字。

岐伯對曰②：水始起也③，目果上微癰，如臥新起④之狀，頸脉動⑤，時欬，陰股間寒，足胻癰，腹乃大，其水已成也⑥。以手按其腹，隨手而起，如裹水之狀，此其候也。水病之狀，候有六別：一者，目裹微腫⑦；二者，足陽明人迎之脉眂見其動⑧，不待按之；三者，脹氣循足少陰脉上衝於肺，故時有欬；四者，陰下陰股間冷；五者，腳胻腫起；六者，腹如囊盛水狀，按之不堅，去手即起。此之六種，水病候也。○平按：《靈樞》《甲乙》『目果』作『目窠』；『微癰』作『微腫』。『足胻癰』，《靈樞》作『足脛瘇』，《甲乙》作『足脛腫』。注『眂』，袁刻作『眼』。

黃帝曰：膚脹何以候之？

岐伯曰：膚脹者，寒氣客於皮膚之間，殼殼然不堅，腹大身盡腫，皮厚⑨，按其腹，窅而不起，腹色不變，此其候也。次解膚脹，凡有五別：一者，寒氣循於衛氣，客於皮膚之間；二者，爲腫不堅；三者，腹大身腫；四者，皮厚，按之不起。窅，烏了反⑩，深也；五者，腹色不變。膚脹所由與候，有斯五別

① 如鼓之應桴：《靈樞》無『之』字。
② 岐伯對曰：底本脱『對』字，據仁和寺本補入。《靈樞》作『歧伯答曰』。
③ 水始起也：《甲乙》『水』下有『之』字。
④ 如臥新起：《靈樞》《甲乙》作『如新臥起』。
⑤ 頸脉動：《靈樞》『頸』上有『其』字。
⑥ 其水已成也：『也』，《靈樞》作『矣』。
⑦ 目裹微腫：『裹』，底本作『果』，據仁和寺本改。
⑧ 眂見其動：『眂』，仁和寺本作『眠』。按，『眠』字在此讀『敏』，視也。《集韻·準韻》：『眠，視也。』底本『眠』字作『眂』，與仁和寺本不合。按，『眂』與『視』義同。
⑨ 皮厚：《甲乙》作『皮膚厚』。
⑩ 烏了反：『烏』，底本誤作『焉』，據仁和寺本改正。

也。○平按：『殼殼然』，《靈樞》作『𪔳𪔳然』。『窅』，《甲乙》作『腹陷』二字。

鼓脹何如？

岐伯曰：腹身皆大，大與膚脹等也①，色倉黄②，腹脉起，此其候也。次解鼓脹，凡有六別：所由及候，四種同於膚脹，五者腹色青黄，六者腹上絡脉③見出，鼓脹之候，有此六別也。○平按：『腹身皆大』，《靈樞》作『腹脹身皆大』，《甲乙》作『腹身皆腫』。《靈樞》《甲乙》『倉』作『蒼』；『脉起』作『筋起』，《甲乙》注云：『一本作「脉」。』

腸覃何如？

岐伯曰：寒氣客於腸外，與衛氣相薄④，氣不得營，因有所繫⑤，瘕而內著，惡氣乃起，息肉乃生。其始也⑥，大如雞卵，稍以益大，至其成也⑦，如懷子之狀，久者離歲，按之則堅，推之則移，月事以時下⑧，此其候也。次解腸覃，水停聚也。腸覃凡有六別：一者，得之所由⑨，謂寒客於腸外，與衛氣合，瘕而爲內；二者，所生形之大小；三者，成病久近。離，歷也。久者或可歷於年歲；四者，按之堅鞕；五者，推之可移；六者，月經時下。腸覃所由與狀，有斯六種也。○平按：《靈樞》《甲乙》『相薄』作『相搏』。『氣不得營』，《甲乙》作『正氣不得營』。《靈樞》『營』作『榮』；『瘕』作『癖』；『息肉』作『瘜肉』。《甲乙》『離歲』作『離歲月』。

石瘕何如？

---

① 大與膚脹等也：《甲乙》作『大如膚脹等』。
② 色倉黄：《靈樞》作『色蒼黄』；《甲乙》作『其色蒼黄』。
③ 絡脉：底本作『脉絡』，據仁和寺本改。
④ 與衛氣相薄：『薄』，顧從德本《靈樞》作『搏』；明刊本《靈樞》及《甲乙》作『搏』。《千金方·卷二十一·第四》作『與胃氣相薄』，『胃』下注：『《太素》作「衛」。』
⑤ 因有所繫：『有』，底本作『其』，據仁和寺本改。《靈樞》《甲乙》均作『因有所繫』。
⑥ 其始也：《靈樞》《甲乙》作『其始生也』。
⑦ 至其成也：《靈樞》無『也』字。
⑧ 月事以時下：底本脱『下』字，據仁和寺本補入。《靈樞》亦作『月事以時下』；《甲乙》作『月事時下』。
⑨ 得之所由：『得』，仁和寺本作『待』，據文義，當從底本及通隱堂本改作『得』。

岐伯曰：石瘕①生於胞中，寒氣客於子門，子門閉塞，氣不通，惡血當寫不寫，衃②以留止，日以益大，狀如懷子，月事不以時下，次解石瘕，凡有四別：一者瘕生所在③；二者得之所由，謂寒氣客子門之中，惡血凝聚不寫所致；三者石瘕大小形；四者月經不以時下。石瘕所由與狀，有斯四種。石水一種，略而不解也④。〇平按：『氣不通』，《靈樞》作『氣不得通』。皆生於女子，可導而下⑤。

黃帝曰：膚脹、鼓脹可刺耶⑥？

岐伯曰：先寫⑦其腹之血絡，後調其經，亦刺去其血脉⑧。

黃帝曰：善⑨。腸覃、石瘕二病，皆婦人病也。水病刺而去之，腸覃、石瘕可以鍼刺導而下之，未知膚、鼓二脹可刺已不⑩？先寫其血絡以去惡血，後調其經，亦去血絡也。〇平按：《靈樞》『腹之血絡』作『脹之血絡』；『去其血脉』作『去其血絡』。

黃帝問於岐伯曰⑪：有病心腹滿，旦食則不能暮食，此爲何病？

岐伯曰⑫：名爲鼓脹⑬。

① 石瘕：《甲乙》作『石瘕者』。
② 衃：音呸，凝結之惡血。《說文·血部》：『衃，凝血也。』《素問·五藏生成論》：『赤如衃血者死。』王冰注曰：『衃血，謂敗惡凝聚之血，色赤黑也。』
③ 瘕生所在：『生』，底本誤作『住』，據仁和寺本改正。
④ 略而不解也：『略』，底本作『缺』，據仁和寺本改。
⑤ 可導而下：《甲乙》『下』後有『之』字。
⑥ 耶：《靈樞》作『邪』。按『邪』與『耶』通。
⑦ 先寫：底本作『先刺』，據仁和寺本改。《甲乙》作『先刺』。
⑧ 亦刺去其血脉：據楊注『亦去血絡也』，疑『脉』字爲『絡』之誤。《靈樞》作『刺去其血絡也』；《甲乙》與《太素》同。
⑨ 黃帝曰：善：《靈樞》無此四字。
⑩ 不：同『否』。《正字通·一部》：『不，與可否之否通。』
⑪ 黃帝問於岐伯曰：《素問》作『黃帝問曰』。《靈樞》作『曰』。
⑫ 岐伯曰：《素問》作『歧伯對曰』。
⑬ 名爲鼓脹：仁和寺本『鼓』下衍『脉』字，當據底本刪。《甲乙》作『此名爲鼓脹』。

曰：治之奈何①？

曰②：治之以雞醴，一齊知，二齊而已③。

黄帝曰④：其時有復發者何也？

岐伯曰：此飲食不節，故時痛，雖然其病且已，時當痛，氣聚於腹⑤。氣滿心腹，故旦食暮不能也，是名鼓脹。可取雞糞作丸，熬令烟盛，以清酒一斗半沃之，承取汁，名曰雞醴，飲取汗，一齊不愈，至於二齊，非直獨療鼓脹，膚脹亦愈。有復發者，以不慎節飲食故也。○平按：『鼓脹』，《素問》新校正云：「《太素》『鼓』作『穀』。」茲本仍作『鼓』，注同。《素問》《甲乙》『雞醴』作『雞屎醴』；『齊』作『劑』；『故時痛』作『故時有病也』。『時當痛』，《素問》作『時故當病』，《甲乙》作『因當風』。注『取汗』，袁刻作『取汁』。

風水論

平按：此篇自篇首至『故月事不來黄帝曰善哉』，見《素問·卷九·第三十三評熱病論篇》。自『黄帝問於岐伯曰有病龐然』至末，見《素問·卷十三·第四十七奇病論篇》。又自篇首至末，見《甲乙經·卷八·第五》。

黄帝曰⑥：有病腎風者，面胕龐⑦然壅，害於言，可刺不⑧？胕，扶付反，義當腐也。龐，普江反。腎氣損腐，令面龐然起壅也，而言無聲，故曰害言。此爲腎風之狀，可刺以不也？○平按：『龐』，《素問》《甲乙》作『痝』。《甲乙》『壅』上有『腫』字，注云：「《素問》無『腫』字。」『不』，《甲乙》作『否』。

---

① 曰治之奈何：《素問》作『帝曰治之柰何』。按，『柰』與『奈』同。《甲乙》無此五字。
② 曰：《素問》作『岐伯曰』。《甲乙》無『曰』字。
③ 二齊而已：『齊』與『劑』通。《素問》《甲乙》均無『而』字。
④ 黄帝曰：《素問》作『帝曰』。
⑤ 氣聚於腹：《素問》《甲乙》『腹』下有『也』字。
⑥ 黄帝曰：《素問》作『帝曰』，下同。
⑦ 龐：仁和寺本誤作『龎』(楊注二『龐』字同)，據楊注『普江反』『龐然起壅也』，當從底本作『龐』。《素問》《甲乙》作『痝』，王冰注曰：『痝然，腫起貌。』蓋古時『龐』『痝』二字互通。
⑧ 可刺不：『不』與『否』同。

岐伯曰：虛虛不當刺，而刺，後五日其氣必至。如此狀者，腎風之狀。腎之重虛之風，不可刺也。刺之，至其水數滿日，其病氣當至也。除刺之日，後取五日，合有六日，水成數也。〇平按：《素問》《甲乙》『虛虛不當刺而刺』作『虛不當刺不當刺而刺』。

問曰①：何如？〇平按：《素問》《甲乙》作『其至何如』。

答曰②：至必少氣，時熱，從胸背上至頭汗，手熱，口乾，苦渴③，不能正偃，正偃則欬④，病名曰風水⑤。腎風病氣至者，凡有八候：一者少氣，二時熱，三從胸至頭汗出，四手熱，五口乾⑥，六苦渴，七不能正偃，謂不得仰臥⑦，仰臥即欬⑧。有此八候，候是腎風水病也⑨。〇平按：《素問》『時熱』下重『時熱』二字。《甲乙》『時』下無『熱』字。『汗』下，《素問》《甲乙》有『出』字。『苦渴』下《素問》有『小便黃，目下腫，腹中鳴，身重難以行，月事不來，煩而不能食』二十三字，《甲乙》同，惟『行』上少『以』字，『食』下重『食』字。袁刻補入正經，據本注不應補入，仍從原鈔爲是。

黃帝曰：願聞其說。

岐伯曰：邪之所湊，其氣必虛，陰虛者陽必湊之，故小便黃者，中有熱。邪湊虛，腎氣虛也。腎氣既虛，則陽氣并之⑩，故中有熱，小便黃也。〇平按：『小便黃者中有熱』，《素問》作『少氣時熱而汗出也。小便黃者，少腹中有熱也』，《甲乙》作『少氣時熱而汗出小便黃小便黃者少腹氣熱也』。不能正偃者，胃中不和也。正偃則欬甚，上迫肺也。腎有虛風，即胃中不和。仰臥氣上迫肺，故欬也。諸有水氣者，其徵見於目下⑪。

---

① 問曰：《素問》作『帝曰』。
② 答曰：《素問》作『岐伯曰』。
③ 苦渴：仁和寺本『苦』字誤作『舌』，據楊注『六苦渴』，當從底本作『苦』字。《素問》《甲乙》均作『苦渴』。
④ 不能正偃，正偃則欬：仁和寺本脫下『正偃』二字。《素問》均作『不能正偃，正偃則欬』；《甲乙》作『食不能正偃，正偃則咳甚』。
⑤ 病名曰風水：《素問》『水』下有『論在刺法中』五字。
⑥ 口乾：底本誤作『口熱』，據仁和寺本改正。
⑦ 不得仰臥：『得』，底本作『能』，據仁和寺本改。
⑧ 仰臥即欬：據下文『有此八候』，『仰』上當脫『八』字。劉衡如曰：『此前疑脫「八」字。』
⑨ 候是腎風水病也：劉衡如曰：『候，疑衍。』
⑩ 則陽氣并之：仁和寺本『并』下一字蝕盡，不可辨識，據文義當是『之』字。
⑪ 其徵見於目下：『見』，仁和寺本誤作『先』。《素問》作『微腫先見於目下也』；《甲乙》作『微腫見於目下』。

何以言①？曰②：水者陰也，目下亦陰也，腹者至陰之所居也③，故水在腹者，必使目下腫④。水與目下及腹皆陰，故水在腹，即目下腫也。〇平按：《素問》《甲乙》『其徵』作『微腫』。『何以』上，《素問》有『帝曰』二字，《甲乙》有『曰』字。真氣上逆，口苦舌乾者，故不得正偃⑤，正偃則欬清水⑥。以水在腹，故真氣上逆，口苦舌乾，正偃則欬，欬則吐清水也。〇平按：《素問》《甲乙》『逆』下有『故』字；『乾』下無『者』『故』二字，有『臥』字；『欬』下有『出』字。諸水病者，故不得臥⑦，臥則驚，驚則欬甚⑧。又諸水病仰臥，驚則欬甚，復爲候也。〇平按：注『復』，袁刻誤作『腹』。腹中鳴者，月事不來⑨，病本於胃也，薄肝則煩不能食，食不下者，胃管隔⑩。月事不來之病，由於胃氣不和，故氣薄於肝，煩不能食，致使胃管隔塞，腹中無食，故腹鳴也。〇平按：《素問》《甲乙》無『月事不來』四字。《甲乙》『病』作『脾』。《素問》《甲乙》『薄肝』作『薄脾』；『胃管』作『胃脘』。身重難以行者，胃脉在足也。胃脉足陽明在足，今胃氣不和，氣下於足⑪，遂令身重，足不得行也⑫。月事不來者，胞脉閉⑬，肺屬心而溢於胞中，令氣上迫肺，心藏不得下通，故月事不來⑭。

① 何以言：《甲乙》作『曰：何以言之』。
② 曰：《素問》作『歧伯曰』。
③ 所居也：《素問》《甲乙》無『也』字。
④ 目下腫：《素問》『腫』下有『也』字。
⑤ 故不得正偃：《素問》《甲乙》作『臥不得正偃』。
⑥ 正偃則欬清水：仁和寺本作『則欬清水』，無『正偃』二字。《素問》作『正偃則欬出清水也』。《甲乙》作『則欬出清水也』。
⑦ 故不得臥：『故』，《甲乙》作『皆』。
⑧ 驚則欬甚：《素問》此下有『也』字。
⑨ 月事不來：按，本節專論脾胃飲食，下節專論月事不來，疑此四字涉下而衍，然楊注言及月事，則非後世抄書者所誤。《素問》《甲乙》皆無此四字。
⑩ 胃管隔：《素問》《甲乙》作『胃脘隔也』。
⑪ 氣下於足：『足』，仁和寺本誤作『之』，據經文『胃脉在足也』，當從底本改作『足』。
⑫ 足不得行也：『得』，底本作『能』，據仁和寺本改。
⑬ 胞脉閉：《素問》《甲乙》『閉』下有『也』字。
⑭ 故月事不來：《素問》《甲乙》『來』下有『也』字。

黄帝曰：善哉①。胞者，任衝之脉起於胞中，爲經絡海，故曰胞脉也。膀胱之胞與女子子門之間，起此衝脉，上至咽喉，先過心肺。但肺與心共相繫屬②。今胞脉虚邪閉塞，下則溢於胞氣，上則迫於肺氣，不得下，故月事不來也。〇平按：『肺屬心而溢於胞中』，《素問》《甲乙》作『胞脉者屬心而絡於胞中』；『令』作『今』；『心藏』作『心氣』。

黄帝問於岐伯曰③：有病龐然④如有水氣狀⑤，切其脉大緊，身無痛者，形不瘦，不能食，食少⑥，名爲何病？

岐伯曰：病生在腎，名爲腎風。腎風而不能食，喜驚，驚以心痿者死。

黄帝曰：善哉。龐然者，面皮起之皃。腎風之狀，凡有六別：一面龐起⑦，二脉大緊，三身無痛，四形不瘦，五食少，六喜驚。人病有此六狀⑧，名曰腎風。心不痿者可療得生，痿者死矣。〇平按：『如有水氣狀』，《素問》無『氣』字。『生』，《甲乙》作『主』。『喜』，《素問》《甲乙》作『善』。『驚以』，《素問》作『驚已』，《甲乙》作『不已』。『心痿』，《素問》《甲乙》作『心氣痿』。袁刻『痿』作『委』。

欬論

平按：此篇自篇首至末，見《素問·卷十·第三十八欬論篇》，又見《甲乙經·卷九·第三》。

黄帝問於岐伯曰⑨：肺之令人欬，何也？

---

① 黄帝曰：善哉：《素問》作『帝曰：善』，下同。
② 共相繫屬：『繫』，仁和寺本誤作『繁』，形近致訛。底本作『共相繫屬』，是。
③ 黄帝問於岐伯曰：《素問》作『帝曰』。
④ 龐然：仁和寺本經文、楊注『龐』均作『⿸疒龐』。《素問》《甲乙》作『痝然』。
⑤ 如有水氣狀：《甲乙》作『如水氣狀』。
⑥ 食少：仁和寺本脱『食』字。《素問》《甲乙》均作『食少』。
⑦ 面龐起：仁和寺本『龐』字蝕盡，不可辨識，據經文，當從底本作『龐』。
⑧ 人病有此六狀：底本脱『病』字。仁和寺本『人』下一字蝕盡，不可辨識。《素問考注》引《太素》楊注作『人有病此六狀』，顯然『有病』二字誤倒，『人』下一字當作『病』，今補入。
⑨ 黄帝問於岐伯曰：《素問》作『黄帝問曰』。

岐伯曰①：五藏六府皆令人欬，非獨肺也。五藏六府皆以肺傳與之，稱欬爲肺欬，然藏府皆有欬也。

黄帝曰②：願聞其狀。

岐伯曰：皮毛者肺之合也，毛先受邪，氣從其合；其寒飲食，飲食入胃，順肺脉上注於肺③，肺寒，外內④合邪因而客之，□爲肺欬。肺合皮毛，故皮毛受於寒邪，內合於肺。又肺脉⑤手太陰，起胃中焦，下絡大腸，還循胃口，上鬲□肺⑥。寒飲寒食入胃，寒氣循肺脉上入肺中，內外寒邪相合⑦，肺以惡寒，遂發肺欬之病也。○平按：《素問》《甲乙》『毛先受邪，氣從其合』作『皮毛先受邪氣，邪氣以從其合⑧』；『飲食』二字不重；『順肺脉』作『從肺脉』；『上注於肺』作『上至於肺』；『肺寒外內合』作『則肺寒肺寒則外內合』。『爲』上缺一字，《素問》《甲乙》作『則』，袁刻作『發』。注『鬲』下缺一字，袁刻作『故』，不合，平擬據經文作『注』字，與『肺』字屬上讀。五藏各以其時受病，非其時，各傳以與之。五藏各以王時傷寒，肺先受之，傳爲五藏之欬。非其時者，又因他藏受寒，傳來與之。故肺欬之病，傳與餘藏，稱五藏欬也。人與天地相參⑨，故藏各治時，感於寒則受病，微則爲欬，甚則爲洩爲痛⑩。各以時者，五藏各以王時也。感於寒者，感傷寒也。感傷寒病有輕有重，輕者爲欬⑪，重者以爲洩利及⑫痛痺也。○平按：『故藏各治時』，《素問》《甲乙》作『故五藏各以治時』。

黄帝曰：五藏之欬奈何？

---

①岐伯曰：《素問》『曰』上有『對』字。

②黄帝曰：《素問》作『帝曰』，下同。

③上注於肺：《甲乙》作『上至於肺氣』，『氣』字恐衍。

④外內：《甲乙》作『內外』。

⑤又肺脉：『又』，底本誤作『人』，據仁和寺本改。

⑥上鬲□肺：仁和寺本作『上鬲□肺』，『鬲』下一字不可辨識，檢《太素·卷二十六·經脉厥》楊注曰：『手太陰脉下絡太腸，還循胃口，上膈屬肺』，疑爲『屬』字。

⑦內外寒邪相合：仁和寺本『內』字蝕盡，不可辨認，據經文『外內合邪』，當從底本補入『內』字。

⑧邪氣以從其合：《素問》『合』下有『也』字。

⑨人與天地相參：《甲乙》無『相』字。

⑩甚則爲洩爲痛：『洩』爲『泄』避諱字，說見前。《素問》作『甚者爲泄爲痛』；《甲乙》作『甚則爲泄爲痛』。

⑪輕者爲欬：仁和寺本『者』字蝕盡，檢下文曰『重者以爲洩』，當從底本作『者』。

⑫洩利及：底本原作『洩及』，中間無闕文。仁和寺本作『洩□及』，『洩』下一字蝕盡，據《素問考注》引《太素》楊注當作『利』字，今補入。

岐伯曰：五藏之久欬，乃移於府①。以下言肺欬相傳爲藏府欬也。五藏之欬，近者未虛②，久者傳爲六府欬也③。〇平按：《素問》《甲乙》無此一段；『五藏之久欬』二句，在後『脾欬不已』上。

肺先受邪，乘春則肝先受之，乘夏則心受之④，乘至陰則脾受之，乘冬則腎受之。肺以惡寒，肺先受寒，乘春肝王時，肝受即爲肝欬。若肺先受寒，乘於至陰，即爲脾欬。若肺先受寒，乘冬即爲腎欬。〇平按：《素問》『肺先受邪』上有『乘秋則』三字，新校正云：『按全元起本及《太素》無「乘秋則」三字，疑此文誤多也。』

黄帝曰：何以異之？以下言問答五藏欬狀也。

岐伯曰：肺欬之狀，欬而喘息有音，甚則唾血。言肺欬狀也。心欬之狀，欬則心痛，喉中介介如哽狀，甚則咽喉腫。介介，喉中氣如哽也。〇平按：《甲乙》『介介』作『喝喝』。『哽』，《素問》《甲乙》作『梗』。『咽喉腫』，《素問》《甲乙》作『咽腫喉痺』。肝欬之狀，欬則兩胠下痛，甚則⑤不可以轉，兩胠下以滿。脾欬之狀，欬則在右脇⑥下痛引肩背，甚則不可以動，動則欬⑦。胠，有本作『脇』也。〇平按：『兩胠下痛』，《甲乙》作『胠痛』，《素問》作『兩脇下痛』。『兩胠下以滿』，《素問》作『轉則兩胠下滿』，《甲乙》『胠』作『脇』。『引肩』上，《素問》《甲乙》有『陰陰』二字。『則欬』下，《素問》有『劇』字。腎欬之狀，欬則腰背相引而痛，甚則欬演。音涎，腎液也。謂欬涎出之也⑧。〇平按：『演』，《素問》《甲乙》作『涎』。

黄帝曰：六府之欬奈何⑨？安所受病？

---

① 五藏之久欬，乃移於府：《素問》作『五藏之久欬乃移於六府』；《甲乙》作『五藏久欬乃移於六府』。又，《素問》《甲乙》此二句在下文『脾欬不已，則胃受之』之前。
② 近者未虛：仁和寺本『未』下一字不可辨認，據《素問考注》引《太素》楊注當作『未』，與底本同。
③ 久者傳爲六府欬也：仁和寺本『六』字蝕盡，不可辨識。檢下文楊注曰：『六府之欬，皆藏欬日久，移入於府，以爲府欬。』當從底本作『六』。
④ 受之：《素問》《甲乙》作『先受之』。下文二『受之』同。
⑤ 甚則：《甲乙》作『甚』，屬上讀。
⑥ 欬則在右脇：《素問》作『欬則右脇』；《甲乙》作『欬則右胠』，注曰：『《素問》作「脇」。』
⑦ 動則欬：《素問》《甲乙》皆作『動則欬劇』。
⑧ 涎出之也：『之』爲誤衍虛詞，當刪除。
⑨ 奈何：仁和寺本此二字抄倒，當據底本乙正。

岐伯曰：脾欬不已①，則胃受之，胃欬之狀，欬而歐，歐甚則長虫出。以下問答，言六府欬狀。六府之欬，皆藏欬日久，移入於府，以爲府欬。府不爲欬移入藏者，以皮膚受寒，因至於肺②，肺中久寒③，兩邪爲欬，移於五藏，然後外至於府，故不從府移入於藏。所以脾欬日久，移爲胃欬。長蟲，蛕蟲也。〇平按：《素問》《甲乙》『脾欬不已』上④有『五藏之久欬，乃移於六府』二句。肝欬不已，則膽受之，膽欬之狀歐，歐膽汁。歐膽汁者，欬引於膽，故歐膽口苦也。〇平按：『歐膽汁』，《素問》《甲乙》作『欬嘔膽汁』。肺欬不已，則大腸受之，大腸欬之狀⑤，欬而遺矢。遺矢者，欬引大腸，故遺矢也。〇平按：『矢』，《素問》作『失』，新校正云：『《甲乙》「遺失」作「遺矢」。』心欬不已，則小腸受之，小腸欬之狀，欬而氣，氣者與欬俱出。小腸在上，欬引小腸，故氣與欬俱發者也。〇平按：『欬而氣，氣者與欬俱出』，《素問》《甲乙》作『欬而失氣，氣與欬俱失』。腎欬不已，則膀胱受之，膀胱欬之狀，欬而遺溺⑥。欬動膀胱，故尿出也。〇平按：《甲乙》『遺溺』作『遺尿』。久欬不已，三焦受之⑦，三焦欬之狀，欬腹滿⑧，不欲食飲⑨。三焦無別屬藏，與膀胱合，故膀胱之欬久而不已，腹滿⑩不欲食也。此皆聚於胃管，關於肺，使人多涕唾而面浮腫氣逆⑪。此六府欬，皆以氣聚胃中，上關於肺，致使面壅浮腫氣逆爲欬也。〇平按：《素問》《甲乙》『胃』下無『管』字。

黃帝曰：治之奈何？

岐伯曰：治藏者治其輸，治府者治其合，浮腫者治其經。

---

① 脾欬不已：《素問》『脾』上有『五藏之久欬，乃移於六府』十字；《甲乙》有『五藏久欬，乃移於六府』九字。按，《太素》此二句在前。

② 因至於肺：『因』，底本作『內』。仁和寺本『因』字蝕殘，辨其剩筆，當是『囙』字，此乃『因』字俗體，今改爲規範字。

③ 肺中久寒：『久』，底本作『外』，據仁和寺本改。

④ 上：底本作『土』，形誤，據文義改正。

⑤ 欬之狀：《素問》無『之』字。以下三處『欬之狀』，《素問》均無『之』字。

⑥ 欬而遺溺：《甲乙》作『欬遺尿』。

⑦ 三焦受之：《素問》《甲乙》『三』上有『則』字。

⑧ 欬腹滿：『腹』，仁和寺本誤作『腸』。據楊注，當從底本作『腹』。

⑨ 食飲：《甲乙》作『飲食』。

⑩ 腹滿：底本『腹』下衍『病』字，據仁和寺本刪。

⑪ 氣逆：《素問》作『氣逆也』。

黄帝曰：善。療五藏欬，宜療藏經第三輸也。療六府欬者，宜療藏經第六合也。有浮腫者，不可治絡，宜療經穴也。〇平按：『輸』，《素問》《甲乙》作『俞』。

黄帝内經太素卷第二十九 氣論

仁安三年十月四日以同本書之
以同本移點校合了 丹波賴基

本云
保元三年八月五日以家本移點比校了 憲基

黃帝內經太素卷第三十　雜病

通直郎守太子文學臣楊上善奉　敕撰注
黃陂蕭延平北承甫校正

○平按：此卷卷首目錄五十四行，袁刻及日本别鈔本全佚，平從楊惺吾氏所獲仁和寺十三紙中補入。目錄末有二行，一行『重身病』三字，高一格寫；一行上缺三字，下有『於岐伯曰』四字，是上缺三字應係『黃帝問』三字。『曰』下缺一字，又下爲『有重』二字，又下缺五字，又下有『此爲』二字，又下缺一字。據《素問·奇病論》及《甲乙經·婦人雜病篇》，『曰』下所缺一字應作『人』，『重』下所缺五字應作『身九月而瘖』五字，『爲』下所缺一字應作『何』，則此一行應作『黃帝問於岐伯曰：人有重身，九月而瘖，此爲何』，正與本書下文『病』字相接。

刺腋癰數　病解　久逆生病　六府生病　腸胃生病　經輸所療

重身病

平按：此篇自篇首至末，見《素問・卷十三・第四十七奇病論篇》，又見《甲乙經・卷十二・第十》。

黃帝問於岐伯曰①：人有重身②，九月而瘖，此爲何〇平按：從《太素》殘卷補入。病③？

岐伯曰④：胞之絡脉絶⑤。

問曰：何以言之？

答曰⑥：胞絡⑦繫於腎，少陰脉⑧貫腎繫舌本，故不能言⑨。

曰：治之奈何？

---

① 黃帝問於岐伯曰：仁和寺本『於』上三字蝕盡，不可辨識。蕭氏據《素問》《甲乙》補入『黃帝問』三字。

② 人有重身：仁和寺本此四字殘，僅『有』字略可辨識。蕭氏據《太素》殘卷十三紙及《素問》《甲乙》補作『人有重身』。

③ 九月而瘖，此爲何病：仁和寺本此八字殘甚，僅『病』字可辨。

④ 岐伯曰：仁和寺本此三字蝕落左半，辨其剩形，當是『岐伯曰』三字。《素問》作『岐伯對曰』；《甲乙》作『岐伯對曰』。

⑤ 胞之絡脉絶：《素問》《甲乙》『絶』下有『也』字。

⑥ 問曰：何以言之？答曰：《素問》作『帝曰：何以言之？岐伯曰』；《甲乙》無此八字。

⑦ 胞絡：《素問》《甲乙》作『胞絡者』。

⑧ 少陰脉：《素問》《甲乙》作『少陰之脉』。

⑨ 故不能言：仁和寺本『言』字蝕盡，不可辨認。據楊注『瘖不能言』，當是『言』字。《素問》《甲乙》均作『故不能言』。

曰①：毋治也，當十月復②。婦人懷子，名曰重身③。膀胱之脉④，絡腎屬膀胱⑤，不言女子也⑥，今云胞之絡繫於腎⑦，少陰上繫舌本者，以是女子胞絡⑧亦繫於腎，故任身九月⑨有胞絡絶者，瘖不能言⑩，至十月胎生⑪，還復舊也⑫。〇平按：注『重身』下原缺六字，宜空六格，袁刻作『胞絡脉』三字，不合。『膀』下原缺一字，宜空一格，應是『胱』字，袁刻作『胱腎府』三字，不合。『女子』下原缺一字，袁刻作『腎』。『十月』上袁刻脱『至』字；『復』下，袁刻脱『舊也』二字。刺法曰：無損不足⑬，益有餘，以成疹⑭。〇平按：『益』，《甲乙》作『溢』。『以成疹』，《素問》作『以成其疹』。《甲乙》『疹』作『辜』，注云：『《素問》作疹。』《素問》『疹』下有『然後調之』四字，新校正云：『《甲乙》及《太素》無此四字，本全元起注文，誤書於此，當删去之⑮。』所謂不足者⑯，身羸瘦，無用鑱石也⑰。益有餘者⑱，腹中有

---

①曰：治之奈何？曰：《素問》作『帝曰：治之奈何？岐伯曰』；《甲乙》無此六字。

②毋治也，當十月復：仁和寺本『也當』二字抄倒。底本與《素問》《甲乙》均作『無治也，當十月復』，據諸書乙正『也當』二字，『毋』字仍從仁和寺本。

③名曰重身：底本作『又名曰重身』，據仁和寺本删『又』字。

④膀胱之脉：底本闕此四字，空四格。仁和寺本『膀』字殘甚，僅餘右下角『方』形末筆，據文義當是『膀』字，今補入『膀胱之脉』四字。日本摹寫本作『□胱□胞』，『胞』字恐誤。

⑤絡腎屬膀胱：底本作『□□屬膀□』，闕三字，日本摹寫本作『絡腎屬膀□』，闕『胱』字。仁和寺本『腎』『膀胱』三字蝕殘，『胱』字尤甚，細辨剩形，當是此三字，今補入。按，檢《太素・卷二十六・經脉厥》楊注曰：『足太陽脉起於鼻旁目內眥……絡腎屬膀胱。』同卷《厥頭痛》篇楊注亦曰：『足太陽脉起目內眥……絡腎屬膀胱。』皆與此節『絡腎屬膀胱』合。

⑥不言女子也：底本闕『也』字，空一格。仁和寺本『也』字蝕殘，但仍可辨出，今補入。

⑦今云胞之絡繫於腎：底本脱『之』字，據仁和寺本補。按，仁和寺本『今』下一字、『之』下四字蝕盡，不可辨認。

⑧胞絡：仁和寺本此二字殘不可辨，底本與《素問考注》引《太素》楊注皆作『胞絡』。

⑨任身九月：仁和寺本『身』下一字漫漶難辨，底本與《素問考注》引《太素》楊注皆作『月』。按，『任』與『妊』通。

⑩瘖不能言：仁和寺本『瘖』下三字蝕落左半，辨其剩筆，當是『不能言』三字。

⑪至十月胎生：仁和寺本『生』上四字蝕盡，不可辨認。底本作『至十月胎生』，可參。

⑫還復舊也：仁和寺本此四字殘甚，第四字不可辨認。底本作『還復舊也』，可參。

⑬刺法曰：無損不足：仁和寺本『刺』下四字蝕盡，不可辨識。《甲乙》作『治法曰：無損不足』，『治』字恐誤；《素問》作『刺法曰無損不足』。

⑭疹：仁和寺本作『疢』。按，『疢』與『疢』『疹』同，指熱病，或泛指疾病。《玉篇・疒部》：『疢，俗疢字。』《龍龕手鏡・疒部》：『疢，正；疹、疢，或作。丑刃反。病也。』《集韻・稕韻》：『疢，熱病。或作疹。』

⑮當删去之：底本此上衍『今』字，據《素問》新校正删。

⑯所謂不足者：《素問》『謂』下有『無損』二字。

⑰無用鑱石也：仁和寺本『石』下一字蝕盡，不可辨識。《素問》《甲乙》作『無用鑱石也』。

⑱益有餘者：《素問》《甲乙》作『無益其有餘者』。

形①而洩之，洩之②則精出③而病獨擅中也④，故曰疹成⑤。身之羸瘦，更用鑱石，此爲損不足也。腹中有形，此爲有餘，益之⑥以成其病，斯乃損於有餘爲病也。益有餘爲病□知⑦，損實爲病難知⑧，故須言之。○平按：『疹成』，《甲乙》作『成辜』。

温暑病

平按：此篇自篇首至『勿止』，見《素問・卷九・第三十一熱論篇》。篇末一句，見《素問・卷十六・第六十一水熱穴論》，又見《甲乙經・卷七・第一》。

凡病傷寒而成温者，先夏至日者爲病温⑨，後夏至日者爲病暑，病者當與汗皆出，勿止。冬傷於寒輕者，夏至以前發於病温。冬傷於寒甚者，夏至以後發於暑病⑩。暑病熱氣與汗俱出者，此爲熱去，勿止。

所謂玄府者，汗空。□□□汗之空⑪，名玄府者，謂腠理也。○平按：《素問》《甲乙》『病者當與汗』作『暑當與汗』。《甲乙》『汗空』作『汗孔也』。又《素問》新校正引楊注，『發』『於』兩字均作『爲』。

---

① 腹中有形：仁和寺本『腹』下二字蝕盡，不可辨識。《素問》《甲乙》均作『腹中有形』。
② 洩之：仁和寺本作『則洩之』，『則』字涉下而衍，應刪除。《素問》《甲乙》均作『泄之』。按，『洩』爲『泄』避諱字，説見前。
③ 則精出：仁和寺本『精』字殘甚，《素問》《甲乙》均作『則精出』，『精』字與仁和寺本殘筆合。
④ 獨擅中也：《素問》《甲乙》無『也』字。
⑤ 故曰疹成：《素問》作『故曰疹成也』；《甲乙》作『故曰成辜』。
⑥ 益之：仁和寺本『之』上一字蝕盡，據文義疑當作『益』字。
⑦ 益有餘爲病□知：仁和寺本『病』下一字亦殘不可辨，據下文『損實爲病難』，疑是『易』字。
⑧ 損實爲病難知：底本作『□實爲病難□』，闕二字。仁和寺本『知』字蝕盡，不可辨識，據上文『益有餘爲病易知』，當是『知』字。今補入『損』『知』二字。日本摹寫本作『仃實爲病難□之』，與仁和寺本不合。
⑨ 凡病傷寒而成温者，先夏至日者爲病温：仁和寺本此十六字剝蝕殆盡，僅『先』字略可辨識。底本此十六字不闕，與《素問》《甲乙》同。
⑩ 暑病：底本誤作『病暑』，據仁和寺本乙正。
⑪ □□□汗之空：底本作『汗之空』，其上無闕文。仁和寺本『汗』上三字（或二字）蝕盡，疑或作『玄府者』三字，今暫空三格。

四時之變

平按：此篇自篇首至末，見《靈樞・卷十一・第七十四論疾診尺篇》。又自『冬傷於寒』至『欬嗽』，見《素問・卷二・第五陰陽應象大論篇》，又見《甲乙・卷十一・第五》。

四時之變，寒暑之勝，重陰必陽，重陽必陰，故陰主寒，陽主熱①，故寒甚則熱，熱甚則②寒，日中陽隴，必降爲陰；夜半陰極，必昇爲陽③。**故曰：寒生熱，熱生寒，此陰陽之變也。**十一月極寒④，一陽爻生，即寒生熱也。五月一陰爻生，即熱生寒也。**故曰：冬傷於寒，春生癉熱；**寒，冬之氣也。傷□□□⑤，人之冬月，受寒過多也⑥，春則爲⑦癉熱之病，此爲寒生熱也。**春傷於風，夏生飧洩腸澼⑧；**風，春之氣也。受風過多⑨，極爲飧洩腸澼，此爲風生洩也⑩。**夏傷於暑⑪，秋生痎瘧⑫；**暑，夏之氣也。受暑過多，極爲痎瘧，此爲暑生瘧也。**秋傷於溼，冬生欬嗽⑬，是謂四時之**

① 陰主寒，陽主熱：仁和寺本此六字蝕盡。《靈樞》亦作『陰主寒，陽主熱』。
② 則熱，熱甚則：仁和寺本此五字蝕盡。《靈樞》亦作『則熱，熱甚則』。
③ 必昇爲陽：仁和寺本『陽』下有『之也』二字，疑『之』字衍。底本刪『之也』二字，亦通。
④ 十一月極寒：仁和寺本無『寒』字。
⑤ 傷□□□：仁和寺本『傷』下三字剝蝕殆盡，不可辨認，據經文，疑當作『於寒者』，不能決，暫空三格。底本作『傷過多也』；日本摹寫本作『傷□多也』。按，仁和寺本『傷□□□』相鄰左行有『多也』二字，修補舊卷時向右誤偏半行許，故底本、日本摹寫本將『多也』二字誤補於此，不可從。
⑥ 受寒過多也：底本無『也』字，據仁和寺本補。按，仁和寺本『寒』下一字漫漶，難以辨識；『多也』二字偏離原位，乃修補舊卷時向右誤移半行。參見前注。
⑦ 春則爲：底本作『春必屬』，據仁和寺本改。
⑧ 夏生飧洩腸澼：《靈樞》作『夏生後泄腸澼』；《素問》作『邪氣留連，乃爲洞泄』；《甲乙》作『夏生飧泄腸澼』。
⑨ 受風過多：仁和寺本此四字蝕殘，原紙從中斷裂，修補舊卷時未能復原。今細辨之，『受風』及『多』字尚可識別，『風』下一字不可辨矣。底本作『受風過多』，似是。
⑩ 極爲飧洩腸澼，此爲風生洩也：仁和寺本此十二字殘甚，僅『此爲』二字可辨。底本此處無闕文；日本摹寫本第四字作『洩』，餘十一字闕。
⑪ 夏傷於暑：仁和寺本『夏』下三字剝蝕殆盡，不可辨識。《素問》《靈樞》《甲乙・卷七・第一（上）》均作『夏傷於暑』。
⑫ 秋生痎瘧：《甲乙・卷七・第一（上）》作『秋必病瘧』；《素問》作『秋爲痎瘧』。
⑬ 冬生欬嗽：仁和寺本作『冬生於欬』，據楊注『極爲欬嗽』，疑『於欬』爲『欬嗽』之誤。《素問》作『冬生欬嗽』；《靈樞》《甲乙》作『冬生咳嗽』。

序①。淫，秋之氣也。受淫過多，極爲欬嗽，此爲淫生欬也。此是四時必□□□②，不可易。○平按：注『四時』下原鈔有『必』字，『必』下缺三字，最下一字下半作『文』。袁刻四時下無『必』字，作『之序支』三字，不合。茲於『必』字下仍空三格。

息積病

平按：此篇見《素問·卷十三·第四十七奇病論》，又見《甲乙經·卷八·第二》。

黃帝問於岐伯曰③：病脇下滿，氣逆行④，二三歲不已，是爲何病？

岐伯曰：名曰息積。此不妨於食，不可灸，刺精爲引服藥，藥不能獨治也。

黃帝曰：善⑤。脇下滿，肝氣聚也。因於喘息，則氣逆行，故氣聚積，經二三歲，名曰息積，無妨於食，而不可灸，可以刺□引精⑥并服藥，藥行不可更刺⑦。○平按：《素問》『逆』下無『行』字。『精爲引』，《素問》《甲乙》作『積爲導引』，袁刻作『精爲導引』。注『可以刺』，袁刻『刺』字在『可以』二字之上，『可以』下有『導引』二字，無『精』字。原鈔作『可以刺』，『刺』下缺一字，缺字下有『引精』二字，謹依原鈔。

---

① 是謂四時之序：《靈樞》『序』下有『也』字。

② 必□□□：仁和寺本『必』下三字剝蝕殆盡，最末一字略似『變』字。疑此四字或爲『必生之變』，待考。

③ 黃帝問於岐伯曰：《素問》作『帝曰』。

④ 氣逆行：仁和寺本『氣』字蝕盡，不可辨識，據楊注『則氣逆行』，當是『氣』字。《素問》作『氣逆』，無『行』字；《甲乙》作『氣逆行』。

⑤ 黃帝曰：善：《素問》《甲乙》無此四字。

⑥ 刺□引精：底本『刺』下一字闕，當據仁和寺本補入『而』字。

⑦ 藥行不可更刺：仁和寺本『行』上一字、『刺』上一字不可辨識，據經文『藥不能獨治也』，疑或爲『並行不可獨刺』，待考。《素問考注》引《太素》楊注作『氣行不可復刺』。

伏梁病

平按：此篇見《素問·卷十一·第四十腹中論》，又見《素問·卷十三·第四十七奇病論》，又見《甲乙經·卷八·第二》。

黃帝問曰①：人有身體②胕股脛皆腫③，環齊而痛，是爲④何病？

岐伯曰：病名曰伏梁⑤，此風根也，不可動⑥，動之爲水，溺清之府⑦。頭以下爲身，四支曰體。胕，義當腐也。髀外曰股⑧，膝下長骨曰脛，如此四處皆腐腫，并繞齊痛，名曰伏梁。此伏梁病，以風爲本也。動，變發也。若有變發⑨，可爲水病，溺冷之府也⑩。〇平按：《素問》「胕」作「髀」；「不可動」上有「其氣溢於大腸而著於肓，肓之原在齊下，故環齊而痛也」二十二字，本書在後。《甲乙》《素問》「清」作「濇」；「府」作「病」。

黃帝問曰：病有少腹盛者⑪，上下左右皆有根⑫，此爲何病？可治不？

岐伯曰：病名伏梁⑬。

---

① 黃帝問曰：《素問》作「帝曰」，下同。
② 人有身體：《甲乙》無「人」字。
③ 胕股脛皆腫：仁和寺本「胕」字蝕落右半，僅存左半「月」旁殘筆，據楊注「胕，義當腐也」，當作「胕」字。《素問》作「髀股䯒皆腫」；《甲乙》作「腰股胻背皆肿」。
④ 是爲：《甲乙》作「是謂」。
⑤ 病名曰伏梁：《素問·奇病論》同；《素問·腹中論》作「病名伏梁」；《甲乙》無「病」字。
⑥ 不可動：《素問》作「不可動之」。
⑦ 溺清之府：《素問·腹中論》《甲乙》作「溺濇之病」，與上文「水」字連讀。《素問·奇病論》作「溺濇之病也」。
⑧ 髀外曰股：仁和寺本「髀」下一字不可辨識，底本作「外」，可參。
⑨ 若有變發：仁和寺本「若」下一字不可辨識，底本作「有」，可參。
⑩ 溺冷之府也：日本摹寫本、《素問考注》引《太素》楊注同。按，仁和寺本「冷」下一字蝕落左半，辨其剩形，疑爲「伏」字，待考。
⑪ 少腹盛者：《素問》《甲乙》無「者」字。
⑫ 上下左右皆有根：《甲乙》作「左右上下皆有根者」。
⑬ 病名伏梁：《素問》作「病名曰伏梁」；《甲乙》作「名曰伏梁也」。

伏梁何因如得之？○平按：《素問》作「帝曰：伏梁何因①而得之？」

答曰：裹膿血，居腸胃之外②，不可治③，治之每切按之致死④。因有膜裹膿血，在腸胃外，四箱有根在少腹中，不可按之，故按之痛，遂致於死，名曰伏梁。○平按：《素問》《甲乙》「裹」下有「大」字。

問曰⑤：何以然？

曰⑥：此下則因陰，必膿血，上則迫胃脘出鬲，使胃脘內癰。何以按之致死？以其伏梁下因於陰，膿血必上迫於胃管，上出於鬲，使胃管生癰，故按之下引於陰，上連心腹，所以致死。脘，□□□。○平按：《素問》《甲乙》「必膿血」作「必下膿血」；「出鬲」作「生鬲」；「使胃」作「俠胃」，《素問⑦》新校正云：「《太素》「俠胃」作「使胃」。」此人之病難治也⑧，居齊上爲逆，居齊下爲順，勿動亟奪，論在《刺法》中，此風根也，其氣溢於大腸而著於肓⑨，肓之源在齊下，故環齊而痛也。如此之病，得時必久也。亟⑩，數也⑪。此病是風爲本，其氣溢於⑫大腸之中，著於齊下肓原，故環齊⑬痛。不可輒動數奪，奪之致死。以居肓原，所以齊上爲逆也。○平按：「此人之病難治也」，

---

① 何因：底本誤作「因何」，據《素問》乙正。

② 居腸胃之外：仁和寺本「外」字蝕盡，不可辨識，據楊注「在腸胃外」，當是「外」字。《素問》《甲乙》均作「居腸胃之外」。

③ 不可治：《甲乙》「治」下有「之」字。

④ 治之每切按之致死：「每」，仁和寺本作「毋」。按，據楊注「不可按之」，疑《太素》原本作「毋」。《素問》作「治之每切按之致死」；《甲乙》作「每切按之至死」。

⑤ 問曰：《素問》作「帝曰」。

⑥ 曰：《素問》作「岐伯曰」。

⑦ 素問：底本無此二字，據文義補。

⑧ 此人之病難治也：「之」，當據仁和寺本改作「久」。

⑨ 肓：經文及楊注四「肓」字，底本均誤作「盲」，據仁和寺本改正。

⑩ 亟：仁和寺本此字右側有抄書者所注「《玉》去吏反」四小字。按，「玉」指《玉篇》。底本「亟」下衍「欺吏反」三字，此誤以抄書者旁注作楊注，今據仁和寺本刪。

⑪ 數也：仁和寺本此二字蝕殘，辨其剩筆，當是「數也」。檢《玉篇》曰：「亟，數也。」與楊注合。

⑫ 其氣溢於：仁和寺本「於」字蝕盡，不可辨認，據經文「其氣溢於大腸」，當從底本補入「於」字。

⑬ 齊：底本作「臍」，據仁和寺本改。按，「齊」與「臍」通。

《素問》《甲乙》作『此久病難治』。袁刻『人』字作『積人』二字。『齊』，《素問》《甲乙》作『臍①』。『源』，《素問》《甲乙》作『原』。

熱痛

平按：此篇見《素問·卷十一·第四十腹中論篇②》，又見《甲乙經·卷七·第一（中篇）》。

黄帝問於岐伯曰③：病熱者而④有所痛者何也？曰⑤：熱病⑥者陽脉也，以三陽之動也⑦，人迎一盛⑧少陽，二盛太陽，三盛陽明，在太陽□，太陽入於陰，故痛也。在頭與腹，乃䐜脹而頭痛⑨。陽明血氣最大，故人迎三盛，得知有病。太陽次少，故二盛得知。次少陽最少，故一盛得知。熱病爲陽，太陽在頭，故熱病起，大陽先受。太陽受已⑪，下入陽明，故陽明次病。陽明受已，末流少陽，故少陽有病。太陽入於少陰，陽盛陰虛，故頭痛。陽盛陰虛，故腹脹也⑫。〇平按：《甲乙》『一盛』『二盛』『三盛』下均有『在』字。《素問》『在太陽』三字作『入陰也』三字，新校正云：『《甲乙經》無「入陰也」三字。』『太陽入於陰故痛也在頭與腹』，《素問》《甲乙》作『夫陽入於陰，故病在頭與腹』。

黄帝曰：善哉⑩。

---

① 臍：《素問》作『齊』，與《太素》同。
② 腹中論篇：底本脱『中』字，據《素問》補。
③ 黄帝問於岐伯曰：《素問》作『帝曰』。
④ 病熱者而：《素問》無『者』字；《甲乙》無『者而』二字。
⑤ 曰：《素問》作『岐伯曰』。
⑥ 熱病：《素問》《甲乙》作『病熱』。
⑦ 之動也：《甲乙》作『之盛也』。
⑧ 一盛：《甲乙》作『一盛在』。按，下文『二盛』『三盛』，《甲乙》『盛』下均有『在』字。
⑨ 乃䐜脹而頭痛：《素問》《甲乙》『痛』下有『也』字。
⑩ 黄帝曰：善哉：仁和寺本『黄帝』二字殘甚，難以辨識。《素問》作『帝曰善』。
⑪ 太陽受已：『已』，仁和寺本作『以』。按，『以』與『已』通。《正字通·人部》：『以，與已同，畢也，止也。』
⑫ 故腹脹也：仁和寺本脱『故』字。據上文『故頭痛』，當從底本補『故』字。

脾癉消渴

平按：此篇見《素問・卷十三・第四十七奇病論篇》，又見《甲乙經・卷十一・第六》。

黃帝曰①：有病口甘者，名爲何？何以得之？

岐伯曰：此五氣之溢也，名曰脾癉。夫五味入於口②，藏於胃，脾爲之行其清氣③，液在脾，令人口甘④，此肥羹之所致也⑤。此人必數食甘美而多肥者⑥，令人內熱，甘者令人滿⑦，故其氣上溢轉⑧，轉爲消渴。治之以蘭，蘭除陳氣⑨。五氣，五穀之氣也⑩。液在脾者，五穀之液也⑪。肥美⑫令人熱中，故脾行涎液，出廉泉，入口中，名曰脾癉。內熱氣溢，轉爲消渴，以蘭爲湯飲之，可以除陳氣也。〇平按：《素問》『名爲何』作『病名爲何』，《甲乙》作『病名曰何』。『清氣』，《素問》作『精氣』，《甲乙》作『津液』。『液在脾』，《素問》《甲乙》作『津液在脾』。『此肥羹之所致也』，《素問》《甲乙》『羹』作『美』，『致』作『發』，新校正云：『《太素》「發」作「致」。』《素問》『而多』下有『肥也』二字。《素問》《甲乙》『滿』上有『中』字；『轉』字不重。『消渴』，《甲乙》作『消癉』，注云：『《素問》作「消渴」。』《素問》《甲乙》『蘭』字不重。

---

① 黃帝曰：《素問》作『帝曰』。
② 五味入於口：《素問》《甲乙》無『於』字。
③ 清氣：《素問》、六經本《甲乙》皆作『精氣』；中醫學社本《甲乙》作『津氣』。
④ 令人口甘：《素問》作『故令人口甘也』；《甲乙》作『故令人口甘』。
⑤ 肥羹之所致也：仁和寺本作『肥美之所發也』。《素問》作『肥美之所發也』，新校正云：『按《太素》「發」作「致」。』蓋林億等所見之《太素》與仁和寺鈔本有所不同。按，底本『羹』字乃『美』字形誤；『致』字或系後人據《素問》新校正所改。
⑥ 數食甘美而多肥者：《素問》作『數食甘美而多肥也，肥者』；《甲乙》此句作『數食美而多食甘肥，肥』。
⑦ 甘者令人滿：《素問》作『甘者令人中滿』；《甲乙》作『甘令人中滿』。
⑧ 故其氣上溢轉：仁和寺本無『轉』字，此底本誤衍。《素問》《甲乙》均作『故其氣上溢』。
⑨ 蘭除陳氣：《素問》《甲乙》作『除陳氣也』。
⑩ 五穀之氣也：底本脱『也』字，據仁和寺本補入。
⑪ 五穀之液也：底本作『五穀液也』，其間無空格。仁和寺本『穀』下一字蝕盡，不可辨識，據上文『五穀之氣也』，當作『之』字，今補入。
⑫ 肥美：底本誤作『肥羹』；日本摹寫本作『肥義』，皆誤。今據仁和寺本改作『肥美』。

膽癉

平按：此篇見《素問・卷十三・第四十七奇病論篇》，又見《甲乙經・卷九・第五》。

黄帝問岐伯曰①：有病口苦者，名爲何②？何以得之？岐伯曰：病名膽癉③。〇平按：『病』下，《素問》《甲乙》有『口苦取陽陵泉』六字，《素問》新校正云：『全元起本及《太素》無「口苦取陽陵泉」六字。詳前後文勢，疑此爲誤。』夫肝者，中之將也，取決於膽，咽爲之使。此人者，數謀慮不決，故膽虚，氣上溢④而口爲之苦，治之以膽募輸，在⑤《陰陽十二官相使》中。膽爲肝府，肝爲内將，取決於膽。其人有謀慮不決，傷膽氣上，膽溢從咽入口，口苦，名曰膽癉，可取膽募日月穴也。〇平按：《甲乙》『肝者』上有『膽者中精之府』六字，注云：『《素問》無此句。』

頭齒痛

平按：此篇自篇首至『齒亦當痛』，見《素問・卷十三・第四十七奇病論篇》，又見《甲乙經・卷九・第一》。自『齒痛不惡清飲』至末，見《靈樞・卷五・第二十六雜病篇》，又見《甲乙經・卷十二・第六》。

黄帝曰⑥：人有病頭痛⑦以歲數不已⑧，此安得之⑨？是爲何病⑩？

---

① 黄帝問岐伯曰：《素問》作『帝曰』。
② 有病口苦者，名爲何：《素問》作『有病口苦，取陽陵泉。口苦者，病名爲何』；《甲乙》與《素問》同，惟無『病』字。
③ 膽癉：《甲乙》作『曰膽癉』。
④ 故膽虚，氣上溢：仁和寺本『氣』下二字不可辨識，當據底本補入『上溢』二字。《素問》作『故膽虚氣上溢』；《甲乙》作『膽氣上溢』。
⑤ 在：《素問》作『治在』。
⑥ 黄帝曰：《素問》作『帝曰』。
⑦ 人有病頭痛：《甲乙》作『病頭痛』三字。
⑧ 以歲數不已：仁和寺本同。按，據楊注『故頭痛數歲不已』，『歲數』二字抄倒。《素問》作『以數歲不已』；《甲乙》作『數歲不已』。
⑨ 此安得之：《甲乙》無此四字。
⑩ 是爲何病：仁和寺本『爲』下一字蝕盡，據文義，當從底本作『何』。《素問》作『名爲何病』；《甲乙》作『此何病也』。

岐伯曰：當有所犯大寒，內至骨髓，髓者以腦爲主，腦逆，故令人頭痛①，齒亦當痛。大寒入於骨髓，流入於腦中，以其腦有寒逆，故頭痛數歲不已。齒爲骨餘，故亦齒痛。○平按：《素問》《甲乙》「歲數」作「數歲」；「齒亦當痛」作「齒亦痛」。齒痛②不惡清飲③，取足陽明；惡清飲，取手陽明。上齒雖痛，以足陽明穀氣，故飲不惡冷，可取足陽明。下齒痛，取手陽明也。○平按：「清」，《靈樞》《甲乙》作「清」，道藏本《靈樞》作「清」。

頷痛

平按：此篇見《靈樞·卷五第二十六雜病篇》，又見《甲乙·卷九·第一》。

頷痛，刺手陽明與頷之盛脉出血。頰痛，刺陽明曲周動脉見血，立已；不已，按人迎於經，立已。手陽明上頸貫頰，故頰頷痛皆取之④。曲周動脉有足陽明，無手陽明動脉也。○平按：「頷」，《甲乙》作「頷⑤」，《靈樞》作「顑」。「頰」，《甲乙》作「頷」，《靈樞》作「顑」。「刺陽明」，《甲乙》作「刺足陽明」。「按人迎於經」，《甲乙》作「按經刺人迎」。

項痛

平按：此篇見《靈樞》《甲乙》同上篇。

項痛⑥不可俛仰，刺足太陽；不可顧，刺手太陽也。足太陽脉行項，故不可俛仰取之。手太陽脉行項左右，故不得顧取之也⑦。○平按：《甲乙》「項痛」作「頭

---

① 故令人頭痛：《素問》《甲乙》無「人」字。
② 齒痛：《甲乙》作「齒動痛」。
③ 不惡清飲：「清」，仁和寺本作「清」，下「清」字同。按，「清」與「清」通。《集韻·勁韻》：「清，寒也。或作清。」趙府本《靈樞》作「不惡清飲」；明刊本《靈樞》及《甲乙》作「不惡清飲」。
④ 故頰頷痛皆取之：底本脱「頷」字，據仁和寺本補入。
⑤ 頷：底本誤作「頜」，據《甲乙》改正。下「頷」字同。
⑥ 項痛：仁和寺本此二字蝕盡，不可辨識。據本篇標題，當作「項痛」。
⑦ 取之也：仁和寺本無「之」字。

項」。《靈樞》「顧」上有「以」字。

喉痺嗌乾

平按：此篇自篇首至「如韭葉」，見《靈樞・卷五・第二十三熱病篇》，又見《甲乙經・卷九・第二①》。自「喉痺不能言」至末，見《靈樞・卷五・第二十六雜病篇》，又見《甲乙經・卷十二・第八》及《卷七・第一（中篇）》。

喉痺舌卷，口中乾②，煩心心痛，臂內廉痛，不可及頭，取手小指次指爪甲下③，去端如韭葉。手之小指次指之端，手少陽關衝④。手心主出屬心包，下膈內；手少陽從膻中上□，係耳後，故喉痺舌卷口乾煩心心痛及臂內痛皆取之也。○平按：「臂內廉痛」，《甲乙》作「臂表痛」，注云：「《靈樞》及《太素》俱作『臂內廉痛⑤』。」又《甲乙》「取」下有「關衝在」三字；「韭葉」下有「許」字。注「係」上原缺一字，袁刻作「出」。檢《靈樞・經脈篇》「手少陽上項，係耳後」，應作「項」。又注「皆取之」，「皆」字袁刻誤作「者」。**喉痺不能言⑥，取足陽明⑦；能言，取手陽明。**手陽明脉循缺盆上頭⑧，足陽明脉⑨循喉嚨入缺盆，故喉痺能言、不能言，取此二脉療主病者也。**嗌乾，口中熱⑩如膠，取足少陰。**足少陰脉至舌下，故口熱取之。○平按：《甲乙》「少陰」作「少陽」。

---

① 第二：底本誤作「第三」，據《甲乙》改正。
② 口中乾：《甲乙》作「口乾」。
③ 爪甲下：《甲乙》無「下」字。
④ 手少陽關衝：仁和寺本「手」下二字剝蝕殆盡，不可辨識。底本作「手少陽關衝」，可參。
⑤ 臂內廉痛：明鈔本《甲乙》同；六經本《甲乙》「臂」誤作「背」。
⑥ 喉痺不能言：仁和寺本「喉」字殘甚，僅餘左半「口」旁，據楊注「故喉痺能言不能言」，當作「喉」字。《靈樞》《甲乙》均作「喉痺不能言」。
⑦ 取足陽明：仁和寺本脱「足」字，據下文「取手陽明」及楊注「足陽明脉循喉嚨入缺盆」，當從底本補入「足」字。《靈樞》《甲乙》均作「取足陽明」。
⑧ 手陽明脉循缺盆上頭：仁和寺本脱「循」字。據下文「足陽明脉循喉嚨入缺盆」，當從底本補入「循」字。
⑨ 足陽明脉：仁和寺本無「脉」字，據上文「手陽明脉」，當有「脉」字。
⑩ 口中熱：《甲乙》作「口熱」。

目痛

平按：此篇自篇首至『陰喬』，見《靈樞·卷五·第二十三熱病篇》。自『目眥外決』至末，見《靈樞·卷五·第二十二癲狂篇》。又，自篇首至末，見《甲乙經·卷十二·第四》。

目中赤痛①**從內眥始，取之陰喬。**目內眥，陰喬脉也，故取所主之輸也。○平按：『喬』，《靈樞》《甲乙》作『蹻』。

目眥外決②**於面者，爲兑眥；在內近鼻者，上爲外眥，下爲內眥。**人之目眥有三：外決爲兑眥，內角上爲外眥，下爲內眥。准《明堂》兑眥爲外眥，近鼻者爲內眥也。○平按：《靈樞》『兑』作『銳』；『近鼻者』下有『爲內眥』三字。注『准《明堂》』，袁刻作『唯《明堂》』。

耳聾

平按：此篇自篇首至『後取足』，見《靈樞·卷五·第二十四厥病篇》，又見《甲乙·卷十二·第五》。自『聾而不痛』至末，見《靈樞·卷五·第二十六雜病篇》，《甲乙》同上。

耳聾無聞，取耳中；耳中，聽宮、角孫等穴也。**耳鳴，取耳前動脉**③**；**耳前動脉，和窌、聽會④等穴也。**耳痛不可刺者，耳中有膿，若有乾擿抵，耳無聞也。**耳痛者有二：有膿，有乾擿⑤抵。無所聞者，不可刺也；而有聞聲者，可刺。擿，當狄反。抵，乃井反。○平按：『擿抵』，《靈樞》作『耵聹』二字，《甲乙》亦作『擿抵』，注

---

① 目中赤痛：仁和寺本『目』字蝕盡，不可辨認，據本篇標題及楊注，當作『目』。《靈樞》《甲乙》均作『目中赤痛』。
② 目眥外決：仁和寺本『目』字蝕盡，不可辨認，據楊注『人之目眥有三』，當作『目』。《靈樞》《甲乙》均作『目眥外決』。《甲乙》『決』下注：『一作「次」。』
③ 取耳前動脉：仁和寺本『脉』字蝕盡，不可辨識。據楊注『耳前動脉』，當是『脉』字。《靈樞》《甲乙》均作『取耳前動脉』。
④ 聽會：仁和寺本『會』上一字蝕盡，不可辨識。
⑤ 擿：楊注二『擿』字，底本均誤作『摘』，據仁和寺本改正。

云：『一本作耵聹。』**耳聾，取手足**①**小指次指爪甲上與肉交者，先取手，後取足。**手少陽至小指次指，即關衝穴。足少陽至足小指次指，即竅陰穴也②。其脉皆入耳中，故二俱取之也。○平按：《甲乙》『小指』作『少指』，無『次指』二字，注云：『《太素》作小指次指。』**耳鳴，取手足中指爪甲上，左取右，右取左，先取手，後取足。**手之中指，手心主脉，《明堂》不療於耳。足之中指，十二經脉並皆不上。今手足中指皆療耳鳴，今刺之者未詳，或可絡至繆刺也。○平按：『手足中指』，《靈樞》《甲乙》作『手中指』。

聾而不痛，取足少陽；聾而痛，取手陽明。足少陽正經入耳，手陽明絡脉入耳。足少陽主骨益耳，故取之也。手陽明主氣益耳，故痛取之也。○平按：《靈樞》兩『痛』字下均有『者』字。

衄血

○平按：此篇見《靈樞·卷五·第二十六雜病篇》，又見《甲乙經·卷十二·第七》。

衄而不衃，血流③**，取足太陽；衃，取手太陽，不已，刺腕骨**④**下，不已，刺膕中出血。**衃血，凝血也。衃，普盃反。血不凝，熱甚也。足太陽起鼻，手太陽至目內眥，皆因鼻，故衄血取之。腕骨，手腕前起骨名完骨，非腕也。○平按：『足太陽』下，《甲乙》有『大衄』二字。『衃取手太陽』，《靈樞》《甲乙》作『衄血取手太陽』。

喜怒

平按：此篇見《靈樞·卷五·第二十六雜病篇》，又見《甲乙經·卷九·第五》。

喜怒而不欲食⑤**，言益少**⑥**，刺足太陰；怒而多言，刺足少陽。**怒，肝木也。食，脾土也。今木剋土，故怒不欲食，宜補足太陰。肝足厥陰，怒

---

① 取手足：《靈樞》《甲乙》無『足』字。劉衡如於人衛本《靈樞》注曰：『取手，此後應據《太素·卷三十·耳聾》補「足」字，與下「先取手，後取足」合。』按，下節『取手足』三字同此。

② 竅陰穴也：仁和寺本『穴』字殘甚，僅餘左下方一『丿』，據文義當作『穴』字。

③ 衄而不衃，血流：《靈樞》《甲乙》作『衄而不止，衃血流』。按，『衃』，血凝而不流也。《靈樞》《甲乙》『衃』上加『止』字，『衃』字屬下讀，於義難通。《太素》義勝。

④ 腕骨：『腕』，仁和寺本作『捥』，二字同。《靈樞》作『宛骨』；《甲乙》作『脘骨』。

⑤ 喜怒而不欲食：《甲乙》脱『不』字。

⑥ 言益少：《靈樞》作『言益小』。劉衡如曰：『小，應據《甲乙·卷九·第五》及《太素·卷三十·喜怒》改爲「少」，與後「多言」爲對文。』

也。足少陽，多言也。故寫少陽也。〇平按：『足少陽』，《甲乙》作『少陰』，注云：『《太素》作少陽。』

疹筋

平按：此篇見《素問・卷十三・第四十七奇病論篇》，又見《甲乙經・卷四・第二（上篇）》。

黃帝曰①：人有尺數甚，筋急而見，此爲何病？

岐伯曰：此所謂疹筋者②，是腹必急，白色、黑色則病甚。尺脉數，筋急見出者，此爲疹筋。疹筋筋急腹急，此必金水乘肝，故色白黑即甚也。有本爲『尺瘦』也。〇平按：《素問》『尺』下有『脉』字。《甲乙》『尺數甚』作『尺膚緩甚』，注云：『一作瘦甚。』『疹筋』，《甲乙》作『狐筋，狐筋者』，注云：『狐，《素問》作「疹」。』《素問》《甲乙》『腹』上有『人』字；『黑色』下有『見』字。

血枯

平按：此篇自篇首至末，見《素問・卷十一・第四十腹中論篇》，又見《甲乙經・卷十一・第七》。

黃帝曰：有病胸脇支滿者③，妨於食，病至則先聞腥臊臭，出清液，先唾血，四支清④，

---

① 黃帝曰：《素問》作『帝曰』。
② 此所謂疹筋者：仁和寺本『所』字蝕盡，當從底本作『所』。《素問》作『此所謂疹筋』，無『者』字。
③ 支滿者：《甲乙》作『榰滿』二字。按，『榰』，音支，支撐之義。《爾雅・釋言》：『榰，柱也。』
④ 四支清：『支』與『肢』通；『清』與『凊』通。按，『凊』，冷也。《甲乙》作『四肢清』。

目眩，時時前後血，病名爲何①？何以得之？

岐伯曰：病名曰血枯②，此得之少時③有所大脱血④，若醉以入房中⑤，氣竭肝傷，故使月事衰少⑥不來也。血枯病形有八：一胸脇支滿；二妨於食；三病將發，先聞腥臊臭氣；四流出清液；五病先唾血；六四支冷；七目眩；八大小便時復出血。有此八狀，名曰血枯之病。此得由於少年之時有大脱血，若醉入房中，氣竭絶傷肝，遂使月經衰少，或不復來，以成此血枯之病也。〇平按：《甲乙》『支滿』作『楮滿』；『清液』作『清涕』。

黄帝曰：治之奈何？以何術？

答曰⑦：四烏賊魚骨⑧、一藺茹⑨，二物并令三合⑩，丸以雀卵，大如小豆，以五丸爲後飯，鮑魚汁，利脇中⑪及傷肝⑫。四，四分。一，一分。擣以雀卵爲丸，食後服之，飲鮑魚汁，通利脇⑬及補肝傷也。〇平按：《素問》『以何術』作『復以何術』；『賊』作『鰂』；『藺』作『蘆』，新校正云：『《太素》「蘆」作「藺」。』『并令三合』作『并合之』。《甲乙》『烏』上無『四』字；『骨』下無『一』字；『并令三合』作『并合』。《素問》《甲乙》『鮑魚』上有『飲以』二字；『脇中』作『腸中』。

---

① 病名爲何：《甲乙》無此四字。
② 病名曰血枯：《素問》無『曰』字。
③ 少時：《素問》作『年少时』；《甲乙》作『少年时』。
④ 脱血：《甲乙》作『奪血』。
⑤ 若醉以入房中：據楊注『若醉入房中』，疑『以』字衍。《素問》作『若醉入房中』，無『以』字。
⑥ 故使月事衰少：《素問》無『使』字。
⑦ 答曰：《素問》作『岐伯曰』。
⑧ 四烏賊魚骨：《素問》作『以四烏鰂骨』；《甲乙》作『以烏賊魚骨』。
⑨ 一藺茹：『藺』，當據仁和寺本改作『蘆』。
⑩ 二物并令三合：『令』，當據仁和寺本改作『合』。《素問》作『二物并合之』；《甲乙》作『二物并合』。
⑪ 利脇中：《素問》作『利腸中』；《甲乙》作『以飲利腸中』。
⑫ 及傷肝：《素問》《甲乙》『肝』下均有『也』字。
⑬ 通利脇：『脇』，仁和寺本作『膈』。按，『膈』，音意，指胸部。《玉篇·肉部》：『膈，臆也。』據經文『利脇中』，疑『膈』爲『脇』誤。森立之《素問考注》云：『案，「膈」恐「腸」訛。』

熱煩

平按：此篇見《素問·卷九·第三十四逆調論篇》，又見《甲乙經·卷七·第一（上篇）》。

問曰①：人身非常温也，非常熱也，爲之熱而煩滿者，何也？

曰②：陰氣少而陽氣勝，故熱而煩滿也。身體發熱，而苦熱③而煩，是爲陽勝故也。○平按：《甲乙》無『爲之熱』三字，《素問》新校正云：『《甲乙》無此三字。』

身寒

平按：此篇見《素問·卷九·第三十四逆調論篇》，又見《甲乙經·卷十·第一（下篇）》。

問曰④：人身非衣寒也，中非有寒也，寒從中出者何也⑤？

曰⑥：是人多痺氣⑦，而陽氣少⑧，而陰氣多⑨，故身寒如從水中出焉⑩。外衣不單，内不覺寒，而身冷如從水中出，内多寒氣故也。○平按：《素問》《甲乙》『中非有寒也』作『中非有寒氣也』；『出者』作『生者』。

① 問曰：《素問》作『黃帝問曰』。
② 曰：《素問》作『歧伯對曰』。
③ 苦熱：劉衡如曰：『熱，疑當作「滿」』。
④ 問曰：《素問》作『帝曰』。
⑤ 何也：《素問》《甲乙》無『也』字。
⑥ 曰：《素問》作『歧伯曰』。
⑦ 是人多痺氣：《素問》『氣』下有『也』字；《甲乙》作『是人多痺』四字。
⑧ 而陽氣少：檢下文作『而陰氣多』，疑此『而』字衍。《素問》《甲乙》均無『而』字。
⑨ 而陰氣多：《素問》無『而』字。
⑩ 從水中出焉：《素問》《甲乙》無『焉』字。

肉爍

平按：此篇見《素問・卷九・第三十四逆調論篇》，又見《甲乙經・卷七・第一（上篇）》。

問曰：人有四支熱，逢風寒如炙於火者①，何也？○平按：『於火』，《素問》《甲乙》作『如火』，新校正云：『全元起本無「如火」二字。《太素》云「如炙②於火」，當從《太素》之文。』

答曰：此人者③陰氣虛，陽氣盛。四支者陽也④，兩陽相得也，陰氣虛⑤，少水不能減盛火⑥，而陽獨治。獨治者不能生長也，獨勝而止耳，逢風如灸火者⑦，是人當肉爍⑧。人有四支先熱，若逢風寒，更如火炙⑨。是人陰虛陽盛，以其四支是陽，陽氣更盛四支，二陽合而獨盛，消爍肌肉⑩，不能生長，故曰肉爍。○平按：《素問》《甲乙》『少』下重一『少』字；『減』作『滅』；『如灸火』作『如炙如火⑪』，新校正云：『當從《太素》作「如炙於火⑫」。』

---

① 如炙於火者：『炙』，底本誤作『灸』，據仁和寺本改正。
② 炙：底本誤作『灸』，據《素問》新校正改。
③ 答曰：此人者：《素問》作『岐伯曰是人者』；《甲乙》作『曰是人』。
④ 四支者陽也：《甲乙》作『四肢熱者陽也』。
⑤ 兩陽相得也，陰氣虛：《素問》《甲乙》作『兩陽相得，而陰氣虛少』。
⑥ 減盛火：底本『減』字誤，當據仁和寺本改作『滅』，與《素問》《甲乙》同。
⑦ 逢風如灸火者：仁和寺本同。按，『灸』爲『炙』誤。仁和寺本上文曰：『逢風寒如炙於火者何也。』《素問》新校正引《太素》文亦曰『如炙於火』，當改作『炙』字。《素問》作『逢風而如炙如火者』；《甲乙》作『故逢風如炙如火者』。
⑧ 是人當肉爍：《素問》《甲乙》『爍』下有『也』字。
⑨ 炙：底本誤作『灸』，據仁和寺本改正。
⑩ 消爍肌肉：仁和寺本『消』字蝕落左半，僅餘右半『肖』形殘筆，當從底本補入『消』字。
⑪ 如炙如火：『炙』，底本誤作『灸』，據《素問》《甲乙》改正。
⑫ 如炙於火：『炙』，底本誤作『灸』，據《素問》新校正改正。

臥息喘逆

平按：此篇自篇首至『則不得偃臥』，見《素問·卷十三·第四十六病能論篇》。自『問曰人有逆氣』至末，見《素問·卷九·第三十四逆調論篇》。又自篇首至末，見《甲乙經·卷十二·第三》。

黃帝問於岐伯曰①：人有臥而有所不安者，何也？

岐伯曰：藏有所傷，及精有所乏，倚則不安，故人不能注懸其病②。人之病③有臥不安者，五藏內傷，入房太甚，洩精過多④，有所不足，故倚臥不安，不能懸定病處⑤，數起動也。○平按：『及精有所乏倚則不安』，別本『乏』作『之』，《素問》作『及精有所之寄則安』，《甲乙》作『及情有所倚則臥不安』，《素問》新校正云：『《太素》作精所有倚則不安。』均無『乏』字。本書原鈔作『及精有所乏倚則不安』，與楊注『洩精過多有所不足故倚臥不安』正合。袁刻無『乏』字。《素問》《甲乙》『懸』上無『注』字。注『太甚』袁刻作『太盛』。

黃帝曰⑥：人之不得偃臥者何也？

岐伯曰：肺者藏之蓋也，肺氣盛⑦則脉大，大則⑧不得偃臥。肺居五藏之上主氣，氣之有餘，則手太陽脉盛，故不得偃臥也。

問曰⑨：人有逆氣不得臥，而息有音者⑩；有不得臥而息無音者⑪；有起居如故而息有音

---

① 黃帝問於岐伯曰：《素問》作『帝曰：善』。
② 不能注懸其病：『注』，當據仁和寺本改作『住』，與楊注『不能懸定病處』合。
③ 人之病：仁和寺本『之』下一字殘甚難辨，底本作『病』，可參。
④ 洩精過多：仁和寺本『精』上一字蝕盡，底本作『洩』，可參。
⑤ 不能懸定病處：仁和寺本『病』下一字不可辨識，底本作『處』，可參。
⑥ 黃帝曰：《素問》作『帝曰』。
⑦ 肺氣盛：底本脫『盛』字，據仁和寺本補入。
⑧ 大則：《素問》《甲乙》作『脉大則』。
⑨ 問曰：《素問》作『帝曰』。
⑩ 而息有音者：『有』，底本誤作『無』，據仁和寺本改正。《甲乙》脫『息』字。
⑪ 有不得臥而息無音者：底本脫此九字，據仁和寺本補入。

者；有得臥，行而喘者；有不得臥，不能行而喘者；有不能得臥①，臥而喘者，皆何藏使然②？願聞其故。此五皆是人之起居，臥之與喘不安之病，皆由藏內不和，故請示也。

答曰③：不得臥而息有音者，是陽明之逆也，足三陽者下行，今逆而上行，故息有音④。陽明爲三陽之長⑤，故氣下行，順而息調，失和上行，逆而有音。此解「息有音」也。陽明者胃脉也，胃者六府之海也⑥，其氣亦下行，陽明逆，不得從其道，故不得臥⑦。上經曰：胃不和則臥不安。此之謂也。陽明循道逆行，息便有音，今不依其道逆行，故不得臥。上經，前所説經也。〇平按：「上經」，《素問》《甲乙》作「下經」，王注：「下經，上古經也。」夫起居如故，息有音者⑧，此脾之絡脉逆⑨，絡脉不得隨經上下，故留經而不行，絡脉之病人也微，故起居如故而息有音⑩。夫絡脉循脉經⑪上下而行，絡脉受邪，注留於經，病人也甚，故起居⑫不安，息亦有聲。今絡脉氣逆，不循於經，其病也微，所以起居如故，息有音也。〇平按：「脾之絡脉」，《素問》《甲乙》作「肺之絡脉」。夫不得臥，臥則喘者，是水氣之客也。夫水者，循津液而流者也。

---

① 有不能得臥：《素問》《甲乙》無「能」字。
② 皆何藏使然：《甲乙》作「此何藏使然」，無以下「願聞其故」四字。
③ 答曰：《素問》作「岐伯曰」。
④ 故息有音：《素問》《甲乙》「音」下有「也」字。
⑤ 陽明爲三陽之長：仁和寺本「三」下一字蝕盡，據經文「足三陽者下行」，當从底本作「陽」。
⑥ 之海也：《素問》無「也」字。
⑦ 故不得臥：《素問》「臥」下有「也」字。
⑧ 息有音者：仁和寺本作「息有音事者」，「事」字抄衍。《素問》《甲乙》作「而息有音者」。
⑨ 絡脉逆：《素問》《甲乙》「逆」下有「也」字。
⑩ 而息有音：《素問》《甲乙》「音」下有「也」字。
⑪ 絡脉循脉經：據文義，「脉經」二字抄倒。
⑫ 起居：仁和寺本誤作「居起」，當從底本作「起居」，與經文合。

腎者水藏，主津液，津液主臥與喘①。腎爲水藏，主於身中津液②。今有水氣客於津液，循之而流，津液主臥主喘，故津液受邪，不能得臥，臥即喘也。〇平按：《甲乙》『而流』作『而留』。《素問》《甲乙》『津液』二字不重。

少氣

平按：此篇見《靈樞·卷五·第二十二癲狂篇》，又見《甲乙·卷十一·第七》。

少氣，身漯漯也，言吸吸也，骨痠體重，解不能動，補少陰。漯漯、吸吸，皆虛乏狀也。骨痠體重，皆腎虛耳。故補腎足少陰脉，於所發之穴補也。〇平按：《靈樞》《甲乙》『解』作『懈惰』；『少陰』作『足少陰』。短氣，息短不屬，動作氣索，補少陰，取血絡。屬，連也。索，取氣也。亦是腎氣虛，故補足少陰正經，寫去少陰絡血也。〇平按：『短氣』，袁刻作『少氣』。《靈樞》《甲乙》『少陰』上有『足』字；『取』作『去』。

氣逆滿

平按：此篇自篇首至『動脉』，見《靈樞·卷五·第二十六雜病篇》，又見《甲乙經·卷九·第四》。自『氣滿』至『氣下乃止』，見《靈樞·卷五·第二十三熱病篇》。

氣逆上，刺膺中陷者與下胸動脉。胸下動脉③，中府等量取也。〇平按：『下胸』，《甲乙》作『脇下』。注『胸下動脉』，袁刻作『胸膺氣下動脉』，原鈔無『膺氣』二字。

氣滿胸中息喘④，取足太陰大指之端，去端如韭葉⑤，寒則留之，熱則疾之，氣下乃止。

---

① 與喘：《素問》《甲乙》『喘』下有『也』字。
② 身中津液：『身』，底本誤作『胃』；仁和寺本誤作『耳』。森立之《素問考注》云：『「耳」恐「身」訛。』今從此說，改作『身』。
③ 胸下動脉：仁和寺本『動』上二字剝蝕殆盡，難以辨識。
④ 息喘：劉衡如曰：『據《靈樞·熱病篇》當作「喘息」』。
⑤ 去端如韭葉：《靈樞》作『去爪甲如薤葉』。

足大陰脉，起足大指端隱白穴也。○平按：《靈樞》『韭』作『薤』。

療噦

平按：此篇見《靈樞·卷五·第二十六雜病篇》，又見《甲乙經·卷十二·第一》。

噦，以草刺鼻嚏①，嚏而已；無息而疾迎引之②，立已；大驚之，亦可。疾迎引之者，以草刺無息，可疾迎更刺③引大驚令□□噦愈④。○平按：《靈樞》《甲乙》『亦可』下有『已』字。注『令』下原缺一字，原鈔於左方注有『動』字，謹擬作『動』。袁刻空三格，不合。

腰痛

平按：此篇自篇首至末，見《素問·卷十一·第四十一刺腰痛篇》，又見《甲乙經·卷九·第八》，惟編次前後略異。

足太陽脉令人腰痛引項脊尻，背如重狀⑤，刺其郄中太陽正經出血⑥，春無見血。項、脊、尻，皆足太陽脉行處，故腰痛相引⑦郄中足太陽⑧，刺金門。足太陽在冬春時氣衰，出血恐虛，故禁之也。

---

① 噦，以草刺鼻嚏：底本脱『嚏』字，據仁和寺本補。《靈樞》作『噦以草刺鼻嚏』；《甲乙》作『亦可以草刺其鼻』。
② 迎引之：《甲乙》無『迎』字。
③ 可疾迎更刺：仁和寺本無『迎』字，據楊注上文『疾迎引之者』，當從底本補『迎』字。
④ 引大驚令□□噦愈：仁和寺本『令』下二字殘甚，難以辨識。底本作『引大驚令□噦愈』，『令』字下空一格，與仁和寺本不合。今『令』下空二格。
⑤ 背如重狀：『重』，《甲乙》作『腫』。
⑥ 出血：《甲乙》作『去血』。
⑦ 故腰痛相引：仁和寺本『痛』下一字殘甚難辨，據文義疑是『者』字，待考。底本與通隱堂本皆作『故腰痛相引』，亦通。
⑧ 郄中足太陽：『足』，仁和寺本誤作『之』字。底本改作『郄中足太陽』，是。

少陽令人腰痛，如以鍼刺其皮中，循然不可以①俛仰，不可顧，刺少陽成骨之端出血，成骨在膝外廉之骨獨起，夏無見血。少陽，足少陽也。其脉行頸循脇出氣街以行腰，故腰痛不可俛仰反顧②。成骨，膝臏外側起大骨，足少陽脉循脾出過③，故腰痛刺之。足少陽在春，至夏氣衰，出血恐虛，故禁之。〇平按：《素問》《甲乙》『循然』作『循循然』。『不可顧』，《素問》作『不可以顧』，《甲乙》作『不可以左右顧』。『成骨』，《甲乙》作『盛骨』。『獨起』下，《素問》《甲乙》有『者』字。

陽明令人腰痛不可顧，顧如有見者，喜悲，刺陽明於骭前三痏，上下和之，出血，秋無見血。足陽明支者，循喉嚨入缺盆，又支者，循腹裏下氣街，故腰痛不可顧。陽明穀氣虛，故妄有見。虛爲肝氣所剋，故喜悲。下循胻外廉，故刺之以和上下。足陽明在仲夏，至秋而衰，出血恐虛，故禁之也。〇平按：《素問》《甲乙》『不可顧』作『不可以顧』；『喜悲』作『善悲』；『骭』作『骱』，新校正云：『《甲乙》「骱」作「骭」。』今本《甲乙》仍作『骱』。又注『在仲夏』上，袁刻有『脉』字。

足少陰令人腰痛④引脊內痛，刺足少陰⑤內踝下二痏，春無出血，出血大虛⑥，不可復也。足少陽脉上股內後廉，貫脊屬腎絡膀胱，故腰痛引脊內痛也。出然骨之下，循內踝之後，故取內踝之下。少陰與太陽在冬，至春氣衰，出血恐虛，故禁之也。〇平按：『脊內痛』，《素問》《甲乙》作『脊內廉』，《素問》新校正云：『全元起本「脊內廉」作「脊內痛」，《太素》亦同。此前少「足太陰腰痛證」并「刺足太陰法」，應古文脱簡也。』

居陰之脉，令人腰痛，腰中如張弩絃，刺居陰之脉，在腨踵魚腸之外，循之累累然，乃鍼刺之⑦，其病令人言嘿嘿然不慧，刺之三痏。居陰脉在腨踵魚腸之外，其處唯有足太陽脉，當是足太陽絡也。〇平按：『居陰』，《素問》《甲乙》作『厥陰』，王注云：『厥陰，一經作「居陰」，是傳寫草書「厥」字爲「居」也。』『弩』上，《素問》《甲乙》有『弓』字；『魚腸』作『魚腹』。『循之』，《甲乙》作『循循』。『言』，《素問》《甲乙》作『善言』，新校正云：『詳善言與默默二病難相兼，全元起本無善字，於義爲允。』『嘿嘿』，《素問》《甲乙》作『默默』。

---

① 不可以：《甲乙》作『不可』。
② 反顧：仁和寺本作『及顧』。森立之《素問考注》引《太素》楊注亦作『及顧』。
③ 循脾出過：劉衡如曰：『脾，據本書卷八首篇當作「髀」。』又按，據下文『故腰痛刺之』，疑『過』下脱『腰』字。
④ 腰痛：《素問》《甲乙》『痛』下重一『痛』字。
⑤ 刺足少陰：《素問》作『刺少陰於』；《甲乙》作『刺足少陰於』。
⑥ 出血大虛：《素問》作『出血太多』；《甲乙》作『若出血太多』。
⑦ 乃鍼刺之：《素問》《甲乙》無『鍼』字。

解脉令人腰痛引膺①，目䀮䀮然，時遺溲，刺解脉，在引筋肉分間②，在郄外廉③之横脉出血，血變止。解脉行處爲病，與足厥陰相似，亦有是足厥陰絡脉。〇平按：《素問》《甲乙》「引膺」作「引肩」；「䀮䀮」作「䀭䀭」；「引筋」作「膝筋」；「止」上有「而」字。「筋肉」，袁刻「肉」作「内」。

同陰之脉，令人腰痛，痛如小鍼居其中，弗然腫，刺同陰之脉，在外踝上絶骨之端，爲三痏。同陰脉在外踝上絶骨之端，當是足少陽絡脉也。〇平按：「小鍼」，《素問》《甲乙》作「小錘」，新校正云：「《太素》『小錘』作『小鍼』。」「弗」《素問》《甲乙》作「怫」。

解脉令人腰痛如別，常如折腰之狀，喜怒，刺解脉，在郄中結絡如黍米，刺之血射似黑，見赤血而已④。前之解脉與厥陰相似，今此刺解脉郄中，當是取足厥陰郄中之絡也。〇平按：「如別」，《素問》作「如引帶」，《甲乙》作「如裂」。「喜怒」，《素問》作「善恐」，《甲乙》作「善怒」。「似黑」，《素問》《甲乙》作「以黑」。新校正云：「按：全元起云：有兩解脉，病源各異，恐誤未詳。」《素問》此條在「同陰之脉」上。

陽維之脉，令人腰痛，上弗然脉腫⑤，刺陽維之脉，脉與太陽合腨下間，上地一尺所。陽維，諸陽之會，從頭下至金門、陽交即是也。行腰與足太陽合於腨下間，上地一尺之中，療陽維腰痛也⑥。〇平按：《素問》《甲乙》「腰痛」下重「痛」字；「弗」作「怫」，下同；「腫」上無「脉」字；「上地」作「去地」。

衝絶之脉，令人腰痛，痛不可以俛，不可以仰，則恐仆，得之舉重傷腰，衝絶絡，惡血歸之，刺之在郄陽筋之間，上郄數寸衝居⑦爲二痏出血。衝脉循脊裏，因舉重衝脉絡絶，惡血歸聚之處以爲腰痛，可刺衝郄陽筋間，上數寸衝氣居處⑧。〇平按：「衝

---

① 令人腰痛引膺：《素問》《甲乙》作「令人腰痛，痛引肩」。
② 在引筋肉分間：《素問》作「在膝筋肉分間」；《甲乙》作「在膝筋分肉間」。
③ 在郄外廉：「郄」，底本作「郗」，據仁和寺本改。以下諸「郄」字同。《素問》作「郄外廉」，無「在」字。
④ 而已：《甲乙》作「乃已」。
⑤ 上弗然脉腫：《甲乙》作「痛上怫然種」，「種」字誤。
⑥ 腰痛也：「腰」，底本誤作「腫」，據仁和寺本改正。日本摹寫本闕「痛」字，空一格。
⑦ 衝居：《素問》《甲乙》作「衡居」。
⑧ 衝氣居處：仁和寺本「處」字居文末，其下有兩字之空，疑蝕落「也」字。

絶』，《素問》《甲乙》作『衡絡①』。『痛不可以俛不可以仰則恐仆』，《素問》作『不可以俛仰仰則恐仆』，《甲乙》作『得俛不得仰仰則恐仆』。『絶絡』，《素問》作『絡絶』，《甲乙》作『絡絶傷』。《甲乙》『筋之間』作『之筋間』。

會陰之脉②，令人腰痛，痛上漯漯然汗，汗乾令人欲飲，已欲走，刺直陽之脉上三痏，在喬上郄下下三寸所橫居，視其盛者出血。刺直陽者，有本作『會陽』，喬上郄下橫居絡脉也。○平按：『漯漯然』，《甲乙》作『濈濈然』。《素問》《甲乙》『汗』下有『出』字；『飲』下重一『飲』字；『二痏』作『三痏』；『喬』作『蹻』。『郄③下下三寸所』，《素問》作『郄下五寸』，《甲乙》作『郄下三所』。

飛陽之脉，令人腰痛，痛上弗弗然④，甚則悲以恐，刺飛陽之脉⑤，在內踝上二寸⑥，太陰之前，與陰維會⑦。足太陽別，名曰飛陽，有本『飛』爲『蜚』⑧。太陽去外踝上七寸，別走足少陰，當至內踝上二寸，足少陰之前與陰維會處，是此刺處也。○平按：『二寸』，《素問》作『五寸』，新校正云：『當作二寸。』『太陰』，《素問》《甲乙》作『少陰』，據本注『足少陰之前與陰維會處』，則『太陰』恐係『少陰』傳寫之誤。

昌陽之脉，令人腰痛，痛引膺，目䀮䀮然⑨，甚則反折，舌卷不能言，刺內筋爲二痏，在

---

① 衡絡：底本誤作『衝絡』，據《素問》《甲乙》改正。
② 會陰之脉：『脉』，底本誤作『病』，據仁和寺本改正。《素問》《甲乙》均作『會陰之脉』。
③ 郄：底本誤作『郗』，據經文改正。
④ 弗弗然：《素問》作『拂拂然』；《甲乙》作『怫然』。
⑤ 刺飛陽之脉：仁和寺本『飛』下脱『陽』字。底本及《素問》《甲乙》均作『刺飛陽之脉』，與上文『飛陽之脉』合。
⑥ 在內踝上二寸：《甲乙》與《太素》同。《素問》作『在內踝上五寸』。注云：『臣億等按，《甲乙》作「二寸」。』
⑦ 與陰維會：《素問》《甲乙》『會』上皆有『之』字。
⑧ 爲『蜚』：底本作『作蜚』，據仁和寺本改。日本摹寫本亦作『爲蜚』。
⑨ 目䀮䀮然：『䀮』爲『𥆨』俗體字。仁和寺本脱『目』字。《素問》作『目𥆨𥆨然』；《甲乙》作『目𥆨𥆨然』。按，『𥆨』亦爲『𥆨』俗字。底本補入『目』字，是。

內踝①大筋前太陰後②，上踝三寸③所。內筋在踝大筋前太陰後，內踝上三寸所。大筋，當是足太陰④之筋。內筋支筋，在足太陽大筋之前，足大陰筋之後，內踝上三寸也。○平按：《素問》『內踝』作『內踝上』；『三寸』作『二寸』。

散脉令人腰痛而熱，熱甚生煩，腰下如有橫木居其中，甚則遺溲，刺散脉，在膝前肉分間，在絡外廉束脉，爲三痏。散脉在膝前肉分間者⑤，十二經脉中，惟足厥陰、足少陽在膝前主溲，故當是此二經之別名。在二經大絡外廉小絡⑥名束脉，亦名散脉也。○平按：《素問》《甲乙》『肉』上有『骨』字；『絡』上無『在』字。注『膝前』，袁刻誤作『脉前』。

肉里之脉，令人腰痛，不可以欬，欬則筋攣急，刺肉里之脉爲二痏，在太陽之外，少陽絶骨之後。太陽外，絶骨後，當是少陰爲肉里脉也。○平按：『筋攣急』，《素問》『攣』作『縮』，《甲乙》無『急』字。《甲乙》『之後』作『之端』。

腰痛俠脊而痛至頭沈沈然，目𥄂𥄂欲僵⑦，刺足陽明⑧郄出血⑨。足陽明在頭下，支者起胃下口，循腹裏下至氣街，腹裏近脊，故腰痛刺足陽明郄中出血也⑩。○平按：《素問》《甲乙》『沈沈』作『几几』；『𥄂𥄂』作『䀮䀮』；『僵』下有『仆』字；『郄』下有『中』字。新校正云：『《太素》作「頭沈沈然」。』

---

① 內踝：《素問》《甲乙》皆作『內踝上』。
② 大筋前太陰後：《甲乙》作『大筋後』三字。
③ 三寸：《甲乙》作『一寸』。
④ 足太陰：劉衡如曰：『陰，疑是「陽」之誤。』
⑤ 肉分間者：『間』，底本誤作『門』，據仁和寺本改正。
⑥ 小絡：底本誤作『小筋』，據仁和寺本改正。
⑦ 目𥄂𥄂欲僵：底本二『𥄂』字誤，當據仁和寺本改作『𥉻』。《素問》作『目䀮䀮欲僵仆』；《甲乙》作『目䀮䀮欲僵仆』。按，『𥉻』與『䀮』皆爲『䀮』俗體字。
⑧ 足陽明：《素問》《甲乙》皆作『足太陽』。
⑨ 郄出血：仁和寺本作『郄中出血』，底本脱『中』字，當補入。
⑩ 刺足陽明郄中出血也：仁和寺本脱『刺』字。

腰痛上寒①，刺足太陽、陽明；上熱，刺足厥陰②；不可以俛仰，刺足少陽③；中熱如喘，刺足少陰，刺郄中出血。腰痛上熱④，補當⑤腰足太陽、足陽明脉。腰痛上寒⑥，寫當⑦腰足厥陰脉。足少陽主機關，不可俛仰取足少陽。腰痛中熱□⑧如喘氣動，可取足少陰郄中出血也。〇平按：『如喘』，《素問》《甲乙》作『而喘』。注『機』下，袁刻脱『關』字。『中熱』下原缺一字，原鈔旁注『極』字。又按，注『上熱』『上寒』，與經文不合，疑有誤。

腰痛引少腹控䏚，不可仰⑨，刺腰尻交者⑩兩胂上，以月生死⑪爲痏數，發鍼立已。䏚，以沼反。胂，脊骨兩箱肉也。〇平按：『兩胂上』，《素問》《甲乙》作『兩髁胂上』。《素問》『立已』下有『左取右右取左』六字。

腰痛，痛上寒⑫，取足太陽；痛上熱，取足厥陰；不可以俛仰，取足太陽⑬；中熱而喘，取足少陰、膕中⑭血絡。前腰痛刺郄中，此刺膕中也。〇平按：此段《甲乙》無，《素問》在『腰痛引少腹』一段之前，其文意亦小異。《素問》云：『腰痛上寒，不可顧，刺足陽明；上熱，刺足太陰；中熱而喘，刺足少陰。大便難，刺足

① 腰痛上寒：《甲乙》無此條。按，此條文字與本篇末『腰痛，痛上寒』一條相近，疑《甲乙》合此二條爲一。又按，蕭氏謂《甲乙》有此條，無篇末『腰痛，痛上寒』一條。今以二書相校，《甲乙》之文與篇末一條相同處居多，當爲同一條。

② 刺足厥陰：仁和寺本無『足』字，據楊注『寫當腰足厥陰脉』，當從底本補『足』字。《素問》亦作『刺足厥陰』。

③ 刺足少陽：仁和寺本無『足』字，據楊注『不可俛仰取足少陽』，當有『足』字。《素問》、底本作『刺足少陽』，是。

④ 腰痛上熱：據經文『腰痛上寒，刺足太陽、陽明』，『熱』當作『寒』。

⑤ 補當：據文義，疑此二字抄倒。

⑥ 腰痛上寒：據經文『上熱，刺足厥陰』，『寒』當作『熱』。

⑦ 寫當：據文義，疑此二字抄倒。

⑧ 腰痛中熱□：仁和寺本『熱』下一字殘甚，難以辨識。蕭氏曰：『「中熱」下原缺一字，仁和寺本旁注「極」字。』按，仁和寺本『中熱』下無旁注。

⑨ 不可仰：《素問》《甲乙》作『不可以仰』。

⑩ 刺腰尻交者：《甲乙》無『腰』字。

⑪ 生死：《甲乙》作『死生』。

⑫ 腰痛，痛上寒：按，本段三十七字經文與此前『腰痛上寒刺足太陽』一段內容相近。《素問》此條在『腰痛上寒刺足太陽』段之後，因文字相異處甚多，故《素問》新校正謂《太素》無此段。今檢仁和寺本《太素》，則北宋林億等失考。疑全元起本與《太素》均有此段，《素問》之文則經過王冰添改，待考。

⑬ 取足太陽：《甲乙》作『取足少陽』。

⑭ 膕中：《甲乙》作『郄中』。

少陰。少腹滿，刺足厥陰。如折不可以俛仰，不可舉，刺足太陽。引脊內廉，刺足少陰。」新校正云：『按全元起本及《甲乙經》并《太素》自「腰痛上寒」至此并無，乃王氏所添。」再檢本書此段[①]如上『腰痛上寒』一段，僅『不可以俛仰刺足太陽』與『刺足少陽』不同。注云：『前條爲刺郄中，此刺膕中。」則此條與上條亦可互相發明也。

髀疾

平按：此篇見《靈樞・卷五・第二十四厥病篇》，又見《甲乙經・卷十・第一（下篇）》。

髀不可舉，側而取之，在樞合中，以員利鍼，大鍼不可。足太陽脉過髀樞中，即爲樞合也。○平按：《靈樞》《甲乙》『髀』上有『足』字。『樞合』，《甲乙》作『樞闔』。『大鍼不可』，《靈樞》作『大鍼不可刺』。

膝痛

平按：此篇見《靈樞・卷五・第二十六雜病篇》，《甲乙》見同上。

膝中痛，取犢鼻，以員利鍼，鍼發而間之，鍼大如氂，刺膝無疑。犢鼻，足陽明脉氣所發，故膝痛取之。○平按：《靈樞》『鍼』字不重。

痿厥

平按：此篇見《靈樞・卷五・第二十六雜病篇》，又見《甲乙經・卷十・第四》。

痿厥爲四束悗②，乃疾解之，日二，不仁者十日而知，毋休③，病已止。四束，四支如束。悗，煩也。○平按：『爲四

---

① 此段：劉衡如曰：『據《素問》新校正既爲全元起本《素問》所無，則楊氏自當錄自《靈樞》，而今本《靈樞・雜病篇》文，已爲後人據《素問》前段有所增改，是又當據本書此段以刪訂之矣。』

② 悗：仁和寺本作『**窓**』。楊注『悗』字同。按，『**窓**』同『愠』，鬱積也。

③ 毋休：《靈樞》《甲乙》作『無休』。

束』，《靈樞》《甲乙》作『爲四末束』。《甲乙》『悗』作『悶』。

癃洩

平按：此篇上節見《靈樞·卷五·第二十三熱病篇》，又見《甲乙經·卷七·第四》。下節見《靈樞·卷五·第二十四厥病篇》，又見《甲乙經·卷十一·第五》。

癃，取之陰喬①及三毛上及血絡出血。癃，痳②也。陰喬上循陰股入陰，故取陰喬所主病者。足厥陰脉起大指藂毛之上，入毛中，環陰器，故癃取陰喬脉所主之輸，並取足厥陰脉三毛之上，及此二經之絡去血。○平按：《靈樞》『癃』作『癃』，《甲乙》作『痓』。

病洩下血，取曲泉③。曲泉，足厥陰脉之所入也。○平按：『洩』，《靈樞》《甲乙》作『注』。

如蠱如妲病

平按：此篇見《靈樞·卷五·第二十三熱病篇》，又見《甲乙經·卷八·第一（上篇）》。

男子如蠱，女子如妲④，身體腰脊如解，不欲食，先取涌泉見血，視跗上盛者，盡見血⑤。蠱，音古。妲，音阻⑥。女惑男爲病，男病名蠱，其狀狂妄，失其正理，不識是非，醉於所惑；男惑女爲病，女病爲妲，其狀痿黃羸瘦，醉於所惑。今有男子之病如蠱，女子之病如妲，可並取腎之井，可息相悅之疾也。問曰：喜怒憂思乃生於心，今以鍼灸⑦療之，不亦迂乎？答

---

① 喬：與『蹻』同。《靈樞》《甲乙》均作『蹻』。
② 痳：音吝，同『淋』。《釋名·釋疾病》：『痳，小懔也。小便難，懔懔然也。』《玉篇·疒部》：『痳，小便難也。』
③ 取曲泉：《甲乙》作『取曲泉、五里』。
④ 女子如妲：本篇五『妲』字，仁和寺本均作『姐』；底本、日本摹寫本均作『妲』，恐誤。楊上善釋曰：『妲，音阻。』訓爲『阻』字。疑仁和寺本經文、楊注五『姐』字均爲『阻』之俗訛，因稱謂女子之病，故易『阝』旁爲『女』旁也。《脉經·卷六·第一》：『肝中風者，頭目瞤，兩脇痛，行常傴，令人嗜甘，如阻婦狀。』所謂『阻婦』者，或即楊注所稱『其狀痿黃羸瘦，醉於所惑』之『姐（阻）病』也。《靈樞》作『女子如怚』。《甲乙》作『女子如阻』，於義爲長。
⑤ 盡見血：《靈樞》作『盡見血也』；《甲乙》作『盡出血』。
⑥ 音阻：底本誤作『音但』，據仁和寺本改正。日本摹寫本亦作『音阻』。
⑦ 鍼灸：『灸』，底本誤作『炙』，據仁和寺本改正。

曰：病有生於風寒暑濕，飲食男女，非心病者，可以鍼石湯藥去之。喜怒憂思傷神爲病者，先須以理，清神明性，去喜怒憂思，然後以鍼藥裨而助之，但用鍼藥者，不可□□①。又加身體骨脊解別不欲食者，先取足少陰於足下涌泉之輸去血，及循少陰於足跗上絡盛之處去血也。〇平按：《靈樞》『妲』作『怛』；『食』上有『飲』字。『涌泉』，《靈樞》《甲乙》作『湧泉』。

癲疾

平按：此篇自篇首至『故令人發爲癲疾』，見《素問·卷十三·第四十七奇病論篇》，又見《甲乙經·卷十一·第二》。自『癲疾始生，先不樂』至末，見《靈樞·卷五·第二十二癲狂篇》，《甲乙》見同上。

黄帝問岐伯曰②：人生而有病癲疾者③，病名爲何④？安得之⑤？

答曰⑥：病名爲胎病⑦，此得之在腹中時，其母有所大驚⑧，氣上不下⑨，精氣并居，故令人發爲癲疾⑩。人之生也，四月爲胎，母爲⑪人、物所驚，神氣并上驚胎，故生已發爲癲疾也。〇平按：《素問》《甲乙》『腹中』上有『母』字；『故令人』作『故令子』。

---

① 不可□□：仁和寺本『可』下二字剝蝕殆盡，第一字殘筆與『愈』字吻合，第二字不可辨認。據文義疑當作『愈也』二字，待考。底本、日本摹寫本『可』下闕二字，空二格。

② 黄帝問岐伯曰：《素問》作『帝曰』。

③ 有病癲疾者：《素問》作『有病巔疾者』；《甲乙》作『病癲疾者』。

④ 病名爲何：《素問》作『病名曰何』；《甲乙》無此四字。

⑤ 安得之：《素問》《甲乙》作『安所得之』。

⑥ 答曰：《素問》作『岐伯曰』。

⑦ 病名爲胎病：『胎病』，底本作『胎疾』，據仁和寺本改。《素問》亦作『胎病』；《甲乙》無此五字。

⑧ 有所大驚：《甲乙》作『數有大驚』。

⑨ 氣上不下：《素問》《甲乙》作『氣上而不下』。

⑩ 故令人發爲癲疾：『人』，當據仁和寺本改作『子』。《素問》作『故令子發爲巔疾也』。

⑪ 母爲：仁和寺本『爲』字殘甚，難以辨識。底本作『母爲』，『爲』與仁和寺本殘筆合。

癲疾始生，先不樂，頭重痛，視舉目赤①，其作極已而煩心，候之於顏，取手太陽、陽明、太陰，血變而止。手太陽上頭在目絡心，手陽明絡肺，手太陰與手陽明通，故不樂、頭重、目赤、心煩取之也。〇平按：《靈樞》《甲乙》『其』作『甚』。《甲乙》無『陽明』二字。

癲疾始作而引口啼呼喘悸，候之手陽明、太陽，右僵者政其右，左僵者政其左，血變而止也②。手太陽支者，別頰上䪼抵鼻，手陽明俠口，故啼呼左右僵皆取之也③。〇平按：《靈樞》《甲乙》『悸』下有『者』；兩『僵』字均作『强』；『政其右』作『攻其左』；『政其左』作『攻其右』。又按注『皆取之也』，則兩『政』字，恐係『攻』字傳鈔之誤。

癲疾始作而反僵，因而脊痛④，候之足太陽、陽明、手太陽，血變而止。足太陽俠脊，足陽明耳前上至額顱在頭，手太陽繞肩甲交肩上，故反僵脊痛取之也。〇平按：《靈樞》『而反僵』作『先反僵』；『陽明』下有『太陰』二字。

治癲疾者，常與之居，察⑤其所當取之處，病至視之，有過者即寫之⑥，置其血於瓠壺之中，至其發時，血獨動矣，不動，灸窮骨二十五壯。窮骨者，骶骨也⑦。病有過者，視其絡脉病過之處，刺取病血，盛之瓠壺中，至其發時血自動，不動者，灸窮骨也。〇平按：『二十五壯』，《靈樞》作『二十壯』，《甲乙》作『三十壯』。『骶骨』，《甲乙》作『尾骶』。

骨癲疾者，頷⑧、齒、諸輸、分肉皆滿，而骨居汗出，煩悗，歐多涎沫，其氣下洩⑨，不治。

①視舉目赤：《甲乙》『視』上有『直』字。
②而止也：《靈樞》《甲乙》無『也』字。
③皆取之也：自經文『癲疾始作』至楊注『皆取之也』，仁和寺本重出，底本不重。
④因而脊痛：底本脱『而』字，據仁和寺本補入。《靈樞》作『因而脊痛』。
⑤察：趙府本《靈樞》誤作『祭』。明刊本及人衛本《靈樞》均作『察』。
⑥即寫之：《靈樞》無『即』字。
⑦骶骨也：《靈樞》作『骶骨也』；《甲乙》作『尾骶也』。
⑧頷：底本作『頷』，今從仁和寺本作『頷』。楊注『頷』字同此。按，爲避免混亂，蕭氏平按『頷』字亦改作『頷』。
⑨其氣下洩：『洩』爲『泄』避諱字，説見前。《靈樞》《甲乙》作『氣下泄』。

居，處也。骨之癲疾，不可療候有八：頷、齒、輪及分肉間①，骨處汗出，煩悗，歐多涎沫，氣下洩。有此八候，是骨癲疾，死，不可療也。〇平按：《靈樞》『頷』作『顑』。《甲乙》『而骨居』作『而骨居强直』；『悗』作『悶』。《靈樞》『涎沫』作『沃沫』。注『有此八候』，袁刻『此』誤作『死』。

筋癲疾，身卷攣急大，刺項大經之大杼脉。歐多液沫，氣下洩，不治。身卷攣急大者，是足太陽之病，宜刺項之大經足太陽脉大杼之穴。若歐液沫，氣下洩，死，不可療也。〇平按：《靈樞》《甲乙》『疾』下有『者』字。『卷』，《靈樞》作『倦』。《甲乙》『急』下有『脉』字；『杼』下無『脉』字。『液』，《靈樞》作『沃』，《甲乙》作『涎』。

脉癲疾，暴仆，四支之脉皆脹而縱。脉滿，盡刺之出血；不滿，灸俠項太陽，灸帶脉於腰相去三寸，諸分肉本輸。歐多沃沫，氣下洩，不治。癲疾暴前倒仆，四支脉皆脹滿而縱緩者，可刺去其血。若不脹滿，可灸太陽於項療主病者，又灸□□當十四椎相去三寸分肉之間，療主癲疾之輸也。〇平按：《靈樞》《甲乙》『癲疾』下有『者』字；『俠』上有『之』字。《靈樞》『俠』作『挾』。《甲乙》『灸帶脉』上有『又』字；『沃』作『涎』。注『灸』下二字原不全，玩其剩處，似『帶脉』二字，袁刻作『腰取』二字，恐誤，據經文應作『帶脉』二字。

治癲疾者，病發如狂者死②，不治。僵仆倒而不覺等謂之癲，馳走妄言等謂之狂，今癲疾發而若狂，病甚，故死不療也。〇平按：《靈樞》『癲』上無『治』字；『病』作『疾』。

驚狂

平按：此篇自篇首至末，見《靈樞·卷五·第二十二癲狂篇》，又見《甲乙經·卷十一·第二》。

治狂始生③，先自悲，喜忘、喜怒、喜恐者，得之憂飢，治之取手太陽④、陽明，血變而止，

① 間：劉衡如曰：『據經文，此後疑脱「皆滿」二字。』
② 病發如狂者死：《靈樞》作『疾發如狂者死』；《甲乙》作『發如狂走者，面皮厚敦敦』，無『死』字。
③ 治狂始生：《甲乙》作『狂之始生』。
④ 取手太陽：《靈樞》作『取手太陰』；《甲乙》作『先取手太陰』。

及取足太陰、陽明。人之狂病，先因憂結之甚，不能去解於心，又由飢虛，遂神志失守，則自悲、喜忘、喜怒、喜恐，乘即發於狂病①，故□之失志然②，因療之心府手太陽，肺府手陽明也。足太陰、陽明主穀，亦可補此二脉，以實憂飢，虛損即愈也。○平按：《靈樞》《甲乙》「悲」下有「也」字。三「喜」字，《甲乙》均作「善」；《靈樞》作「苦怒善恐」。「手太陽」，《靈樞》《甲乙》作「手太陰」。

狂始發，少卧不飢，自高賢也，自辨智也，自尊貴也，喜罵詈，日夜不休，治之取手陽明、太陽、太陰、舌下少陰，視脉之盛者③皆取之，不盛者釋之④。手陽明絡肺，手太陽絡心⑤，手太陰屬肺主氣，故少卧、自高等，皆是魄失氣盛，故視脉盛者皆寫去之，及舌下足少陰脉盛者，互寫去之⑥。○平按：「喜罵」，《靈樞》《甲乙》作「善罵」。「視」下，《靈樞》無「脉」字。注「互」，袁刻作「亦」。

狂，喜驚喜笑，好歌樂，妄行不休者，得之大恐，治之取手陽明、太陽、太陰。此三脉乃是狂驚歌樂妄行⑦所由，准推可知也。○平按：《靈樞》「喜驚喜笑」作「言驚善笑」，《甲乙》作「善驚善笑」。

狂，目妄見，耳妄聞，喜⑧呼者，少氣之所生也，治之取手太陽、太陰、陽明、足太陰、頭、兩頜⑨。狂而少氣，復生三病，因此四經，故皆取之也。○平按：《甲乙》「足太陰」作「足太陽」；「頭」上有「及」字。《靈樞》「頜」作「顑」。

狂者多食，喜見鬼神，喜笑而不發於外者，得之有所大喜，治之取足太陰、陽明、太

---

① 乘即發於狂病：仁和寺本「發」下一字殘甚，難以辨認，疑當作「爲」。底本、左合昌美作「於」，恐誤。又按，「乘」，音剩，四也。《字彙・丿部》：「乘，四數曰乘。」楊注「乘」字指上文自悲、喜忘、喜怒、喜恐四種症狀。

② 故□之失志然：仁和寺本「故」字蝕落下半，今辨作「故」；下一字蝕盡，據文義疑爲「謂」字，待考，暫空一格。按，此句「然」字爲句尾助詞，表肯定語氣，相當於「焉」。底本、通隱堂本、左合昌美皆作「雖得之失志，然」，「然」字屬下讀，可商榷。今補入「故」字，下空一格。

③ 視脉之盛者：仁和寺本無「脉」字，當據底本補入，與楊注「故視脉盛者皆寫去之」合。《靈樞》作「視之盛者」；《甲乙》作「視脉之盛者」。

④ 不盛者釋之：《靈樞》作「不盛釋之也」。

⑤ 手太陽絡心：仁和寺本「太」上一字蝕盡，不可辨識，據文義當作「手」字。

⑥ 互寫去之：「互」字誤，當據仁和寺本改作「亦」。

⑦ 妄行：仁和寺本「妄」字不可辨認，據經文「妄行不休者」，當是「妄」字。底本、日本摹寫本均作「妄行」。

⑧ 喜：《靈樞》《甲乙》作「善」。

⑨ 兩頜：仁和寺本作「兩頜」。《靈樞》作「兩顑」；《甲乙》作「兩頜」。

陽①，復取②手太陰、太陽、陽明③。不發於外者，不於人前病發也。得之大喜者，甚憂、大喜並能發狂，然大喜發狂與憂不同，即此病形是也。手足太陰、手足陽明、手足太陽，是療此病所由，故量取之，以行補寫也。○平按：《靈樞》《甲乙》「喜見」「喜笑」作「善見」「善笑」；「復取」作「後取」。

狂而新發，未應如此者，先取曲泉左右動脉及盛者見血，食頃已，不已，以法取之，灸骶骨二十壯④。曲泉，肝足厥陰脉穴。○平按：《靈樞》「食頃」作「有頃」。

厥逆

平按：此篇自篇首至末，見《靈樞·卷五·第二十二癲狂篇》。自篇首至「立快者是也」，見《甲乙經·卷七·第三》。自「內閉不得溲」至末，見《甲乙經·卷九·第十》。

厥逆爲病也⑤，足暴清⑥，胸若將別⑦，腹若⑧將以刃切之⑨，煩而不能食⑩，脉小大皆

① 陽明、太陽：《靈樞》作「太陽、陽明」。
② 復取：仁和寺本及《靈樞》《甲乙》皆作「後取」。此底本之誤。
③ 太陽、陽明：《甲乙》作「陽明、太陽」。
④ 灸骶骨二十壯：《靈樞》作「灸骨骶二十壯」，疑「骨骶」二字誤倒。《甲乙》作「灸骶骨二十壯。骶骨者，尾屈也。」
⑤ 厥逆爲病也：《甲乙》無「也」字。
⑥ 足暴清：「清」，寒也。本節三「清」字，仁和寺本均作「凊」。按，「凊」與「清」通。
⑦ 胸若將別：《靈樞》作「胸若將裂」；《甲乙》作「胸中若將裂」。疑底本「別」字爲「列（裂）」形誤。
⑧ 腹若：《靈樞》作「腸若」；《甲乙》作「腹腸若」。
⑨ 將以刃切之：《靈樞》作「將以刀切之」；《甲乙》作「以刀切之」。
⑩ 煩而不能食：《甲乙》作「䐜而不食」。

清①，緩取足少陰②，清取足陽明，清則補之，温則寫之。厥逆之病，足冷胸痛，心悶不能食，其脉動之大小皆多血少氣。緩而温者，可取足少陰輸穴，寫其熱氣。足之寒者，取足陽明輸穴，補其陽虛也。〇平按：《靈樞》《甲乙》『將別』作『將裂』；『脉小大皆清』作『脉小大皆濇』。『暴清』『清取足陽明』『清則補之』，三『清』字今本《靈樞》及《甲乙經》均作『清』，明趙府居敬堂《靈樞》均作『清』；『腹』作『腸』；『刃』作『刀』；『緩』作『煖』。

厥逆腹滿脹腸鳴，胸滿不得息，取之下胸二肋③欬而動手者，與背輸以指按之④立快者是也⑤。厥逆胸滿不得息，可量取⑥下胸二肋欬而動手之處，謂手太陰中府輸也。厥逆腹滿脹腸鳴⑦，量取背胃及大小腹輸⑧療主病者也。〇平按：《靈樞》『滿脹』作『脹滿』；『二肋』作『二脇』。《甲乙》『動』下有『應』字；『輸』作『俞』，《靈樞》作『腧』。注『背胃』，據經文應作『背輸』，袁刻作『背輸』。

內閉不得溲，刺足少陰、太陽與骶上⑨以長鍼；氣逆，取其太陰⑩、陽明；厥甚，取少陰、陽明動者之經。足少陰、太陽主於便溲，故厥便溲閉，取此陰陽二經輸穴療主病者。若加氣逆⑪，可取手足太陰、陽明療主病者。若此閉及氣逆厥甚，可取手足少陰、陽明二經動脉療主病者也。〇平按：《靈樞》『厥』下有『陰』字。『厥甚取少陰』，《甲乙》作『厥甚取太陰』。

---

① 脉小大皆清：底本『清』字誤，當據仁和寺本改作『濇』。《靈樞》作『脉大小皆濇』；《甲乙》作『脉大皆濇』。日本摹寫本作『脉小大皆清』，沿底本之誤也。

② 緩取足少陰：仁和寺本『緩』字漫漶，辨其剩筆，當作『緩』；檢楊注『緩而温者』，亦當作『緩』。按，疑底本與仁和寺本『緩』字爲『煖』形誤，檢下文曰『清取足陽明』，『清』與『清』通，寒冷也，則本句應作『煖取足少陰』，『煖』『清』二字爲對文。品味楊注『緩而温者』，似以『緩』字作解，恐楊氏纂輯《太素》時即作『緩』字。《靈樞》作『煖取足少陰』。

③ 二肋：《靈樞》作『二脇』；《甲乙》作『三肋間』。

④ 以指按之：『指』，《靈樞》作『手』。

⑤ 立快者是也：《甲乙》作『立快』二字。

⑥ 可量取：仁和寺本『取』字蝕殘，辨其剩形，當是『取』字。日本摹寫本誤作『可量耳』。

⑦ 腹滿脹腸鳴：仁和寺本『脹腸』二字抄倒，當從底本作『腹滿脹腸鳴』。

⑧ 量取背胃及大小腹輸：『胃』，通隱堂本作『輸』。劉衡如曰：「腹，疑『腸』之誤，此句總謂量取背上之胃輸、大腸輸及小腸輸。袁氏『胃』字作『輸』，疑誤。」

⑨ 骶上：『骶』，仁和寺本作『胝』。按，『胝』與『骶』通。《靈樞》《甲乙》均作『骶上』。

⑩ 取其太陰：『太』，仁和寺本作『大』。《靈樞》作『則取其太陰』。

⑪ 若加氣逆：仁和寺本此四字蝕殘，『氣逆』二字尚可辨出，餘二字不能識別。底本作『若加氣逆』，可參。

厥死

平按：此篇自篇首至末，見《素問·卷十三·第四十七奇病論篇》，又見《甲乙經·卷九·第十一》。

黄帝問岐伯曰①：有癃者，一日數十溲，此不足也。身熱如炭火，頸膺如格，人迎躁盛，喘息氣逆，此有餘也②。太陰脉微細③如髮者，此不足也④。其病安在？名爲何病？岐伯曰：病在太陰，其藏在胃，頗在肺，病名曰厥死，不治，此得五有餘⑤，二不足也⑥。

問曰⑦：何謂五有餘，二不足？

答曰⑧：所謂五有餘者，五病之氣有餘也；二不足者，亦二病之氣不足也。今外得五有餘，

① 黄帝問岐伯曰：《素問》作『帝曰』。
② 此有餘也：按，《素問》『也』字下原有『是陽氣太盛於外，陰氣不足，故有餘也』十五字，林億等改作注文。《素問》新校正云：『詳此十五字，舊作文寫。按《甲乙》《太素》並無此文。再詳乃是全元起注，後人誤書於此，今作注書。』
③ 太陰脉微細：《甲乙》作『陰氣不足，則太陰脉細』。
④ 此不足也：《甲乙》作『此不足者也』。
⑤ 此得五有餘：《素問》作『此所謂得五有餘』。
⑥ 二不足也：《甲乙》無『也』字。
⑦ 問曰：《素問》作『帝曰』。
⑧ 答曰：《素問》作『岐伯曰』。

內得二不足者①，此其身②不表不裏，亦明死矣③。癃，痳④也。人有病一日數十溲，腎氣不足也。手太陰脉如髮，肺氣不足也。此則二藏不足也。身熱如火，一有餘也；頸及膺二氣盛如格，三有餘也⑤；頸前胃脉人迎躁盛，四有餘也；喘息氣逆，五有餘也。人之遇病，外有五有餘，內有二不足者，病在手足太陰，藏於胃中，動之於肺，非定在於表裏，名曰厥死之病，不可療也⑥。○平按：《素問》《甲乙》『炭』下無『火』字；『其藏在胃』作『其盛在胃』。《甲乙》『五病之氣』，無『五』字。《素問》《甲乙》『亦二病之氣不足也』作『亦病氣之不足也』。『亦明死矣』，《甲乙》作『亦死證明矣』。又按，本注闕『二有餘』一條，《素問》王注云：『五有餘者，一身熱如炭，二頸膺如格，三人迎躁盛，四喘息，五氣逆也。』

陽厥

平按：此篇自篇首至末，見《素問·卷十三·第四十六病能論篇》，又見《甲乙經·卷十一·第二》。

黃帝曰⑦：有病喜怒者，此病安在？○平按：《素問》《甲乙》『喜怒』作『怒狂』；『在』作『生』，新校正云：『《太素》「怒狂」作「善怒」。』

岐伯曰：生於陽⑧。

問曰：陽何以使人狂⑨？

答曰：陽氣者，因暴折而難決，故喜怒⑩，病名⑪陽厥。○平按：『喜怒』，《素問》《甲乙》作『善怒』。

---

① 內得二不足者：《素問》《甲乙》無『者』字。
② 此其身：《甲乙》無『身』字。
③ 亦明死矣：《素問》作『亦正死明矣』；《甲乙》作『亦死證明矣』。
④ 痳：同『淋』。
⑤ 三有餘也：楊注上條言『一有餘』，此言『三有餘』，蕭氏按曰：『本注闕「二有餘」一條。』仁和寺本亦脱『二有餘』一條。
⑥ 不可療也：仁和寺本『也』上有『之』字。
⑦ 黃帝曰：《素問》作『帝曰』。以下『問曰』，《素問》皆作『帝曰』；『答曰』作『歧伯曰』。
⑧ 生於陽：《素問》《甲乙》此下有『也』字。
⑨ 使人狂：《甲乙》『狂』下有『也』字。
⑩ 故喜怒：《素問》作『故善怒也』。
⑪ 病名：《素問》《甲乙》作『病名曰』。

問曰：何以知之？

答曰：陽明者常動，巨陽、少陽不動而動大疾①，此其候也。足陽明人迎脉常動。有病名陽厥，以陽氣暴有折損不通，故狂而喜怒，以其太陽、少陽不動而大疾，以爲候也。○平按：《甲乙》『巨陽』作『太陽』。《素問》《甲乙》『不動』下重『不動』二字。注『有病』，袁刻作『有疾』；『不動而大疾』，袁刻『動』誤作『通』。

問曰：治之奈何？

答曰：衰其食即已。夫食入於陰，長氣②於陽，故奪之食即已③。使之服之④以生鐵落爲飲⑤，夫生長氣，椎鐵落自下氣疾⑥。衰其食者，少食也。穀氣熱，故椎入腹內，陰中長盛陽，所以增於狂病⑦。故奪於情少食，令服生鐵落，病則愈矣。生鐵落，鐵漿也。○平按：『衰其食』，《素問》作『奪其食』，新校正云：『《甲乙》「奪」作「衰」，《太素》同。』『落』，《素問》作『洛』。『夫生長氣椎鐵落』，《素問》《甲乙》作『夫生鐵落者』。又按，『生長氣椎鐵』五字頗費解，當必有誤，原鈔如是，故仍之。

風逆

平按：此篇見《靈樞・卷五・第二十二癲狂篇》，又見《甲乙經・卷十・第二（下篇）》。

風逆，暴四支腫，身漯漯，唏然時寒⑧，飢則煩，飽則喜變，取手太陰表裏、足少陰、

---

① 大疾：底本原作『太疾』，據仁和寺本改，與楊注合。《素問》《甲乙》均作『大疾』。
② 長氣：《甲乙》作『氣長』。
③ 故奪之食即已：『之』，《素問》《甲乙》均作『其』。
④ 使之服之：《素問》作『使之服』；《甲乙》作『使人服』。
⑤ 以生鐵落爲飲：『鐵』，仁和寺本誤作『鍼』。據楊注『令服生鐵落』，當從底本作『鐵』。下『鐵』字同。《素問》作『以生鐵洛爲飲』；《甲乙》作『以生鐵落爲後飲』。
⑥ 自下氣疾：《素問》作『下氣疾也』；《甲乙》作『下氣候也』。
⑦ 增於狂病：仁和寺本『增於』二字蝕殘，辨其剩筆，當作『增於』。底本、日本摹寫本作『憎於狂病』，『憎』字誤，據仁和寺本改正。
⑧ 身漯漯，唏然時寒：《甲乙》作『濕則唏然寒』。

陽明之經，肉清取滎①，骨清取井也②。手太陰爲裏，手陽明爲表，二經主氣。肉者土也，滎者火也③，火以生土，故取滎温肉也。骨者水也，井者木也，水以生木，以子實母，故取井温骨也。〇平按：《靈樞》《甲乙》『支』作『肢』；『喜變』作『善變』。『清』，今本《靈樞》及《甲乙》均作『清』，趙府本《靈樞》作『凊』。《甲乙》『滎』作『營』。

風痓

平按：此篇見《靈樞・卷五・第二十三熱病篇》，又見《甲乙經・卷七・第四》。

風痓④，身反折，先取足太陽⑤及膕中；及血絡中有寒，取三里。足太陽行腰脊，故身痓反折，取其脉所生輸穴及膕中正經。視血絡黑色⑥，可取足陽明三里之輸也。〇平按：《靈樞》『痓』作『痙』；『血絡』下有『出血』二字。《甲乙》『血絡』下有『出血痓』三字。

酒風

平按：此篇見《素問・卷十三・第四十六病能論篇》，又見《甲乙經・卷十・第二（下篇）》。

黃帝問曰⑦：病者身體懈惰⑧，汗出如浴，惡風少氣，此爲何病？

---

① 肉清取滎：仁和寺本作『肉凊取滎』。按，『凊』與『清』通，寒也。底本『榮』字爲『滎』之誤，當據仁和寺本改正。《靈樞》作『肉清取滎』；《甲乙》作『肉反清取營』。

② 骨清取井也：『清』，仁和寺本作『凊』。按，『凊』與『清』通。《靈樞》《甲乙》作『骨清取井經也』。

③ 滎者火也：『滎』，底本誤作『榮』，據仁和寺本改正。下文『滎』字同。

④ 風痓：『痓』，仁和寺本作『痉（痙）』。底本標題、經文及楊注『痓』字皆爲『痙』誤，當據仁和寺本改正。參見本書卷二十六《寒熱相移》脚注。《靈樞》作『風痙』；《甲乙》作『風痙』。

⑤ 足太陽：仁和寺本作『足大陽』。《甲乙》作『太陽』，無『足』字。

⑥ 視血絡黑色：底本、日本摹寫本『色』均誤作『也』，據仁和寺本改正。

⑦ 黃帝問曰：《素問》作『帝曰善』。

⑧ 病者身體懈惰：《素問》作『有病身熱解墯』；《甲乙》作『有病身熱懈墯』。

答曰①：名曰酒風②。

問曰③：治之奈何？

岐伯曰：以澤寫、术各十分，麋銜五合，以三指撮，爲後飯。飲酒汗出得風，名曰酒風。先食後服，故曰後飯也。〇平按：《素問》《甲乙》『病者』作『有病』；『五合以三指撮』作『五分合以三指撮』。《素問》王注云：『飯後藥先，謂之後飯。』與此注不同。

經解

平按：此篇見《素問·卷十三·第四十六病能論篇》。

所謂深之細者，其中手如鍼，摩之切之，聚者堅也，博者大也。《上經》者，氣之通天也。《下經》者，言病之變化也。診脉所知，中手如鍼，此細之狀也。切，按也。《上經》言上通天之氣，《下經》言下病之變化也。又自腰以上，隨是何經之氣，以爲上經；自腰以下，以爲下經。上經通於天氣，下經言其變化也。〇平按：《素問》『鍼』下有『也』字；『氣』上有『言』字。《金匱》者，決死生也。《金匱》之章，決死生之論也。《揆度》者，切度之。《奇恒》者，言奇病也。所謂奇者，使奇病不得以四時死者也。恒者，得以四時死者也。所謂揆者，方切求也。度者，得其病處也，以四時度之也。得病傳之，至於勝時而死，此爲恒也。中生喜怒，令病次傳死者，此爲奇也。揆者，方將求病所在，揆量之也。度者，得其病處，更於四時度其得失也。〇平按：『方切求也』下，《素問》有『言切求其脉理也』七字。注『令病次傳死者』，《素問》新校正引楊注作『令病次傳者』，無『死』字。又按，《素問》王注云：『凡言所謂者，皆釋未了義。今此所謂，尋前後經文，悉不與此篇義相接。似今數處少成文義者，終是別釋經

① 答曰：《素問》作『岐伯曰』。
② 名曰酒風：《素問》作『病名曰酒風』；《甲乙》作『名酒風』。
③ 問曰：《素問》作『帝曰』。

文，世本既闕第七二篇，應彼闕經錯簡文也。古文斷裂，繆續於此。」

身度

平按：此篇自篇首至末，俱見《素問・卷八・第二十八通評虛實論篇》，惟自『問曰形度』至『何以知其度也』一節在後，『脉浮而濇』二句在前，與《甲乙經・卷七・第一（中篇）》同，在經文『春秋則生，冬夏則死』之下。詳《素問》新校正云：『按《甲乙經》移續於此，舊在後「帝曰形度骨度脉度筋度何以知其度也」下，王氏以爲錯簡，移附於此①。』據新校正所云，則本書編次與舊時無異也。

問曰②：形度、骨度、脉度、筋度，何以知之③其度也？

曰④：脉浮而濇，濇者而身有熱者，死也⑤。形骨筋等有病，於身節度，可診脉而知，故脉浮而濇者，身必有熱，身熱脉浮濇者死也。〇平按：《素問》《甲乙》『而身』上無『者』字。

經絡虛實

平按：此篇自篇首至末，見《素問・卷八・第二十八通評虛實論篇》，又見《甲乙經・卷七・第一（中篇）》。

問曰⑥：絡氣之不足⑦，經氣有餘何如？

---

① 王氏以爲錯簡，移附於此：蕭氏引《素問》新校正之文有誤，詳本書後注。
② 問曰：《素問》作『帝曰』。
③ 何以知之：《素問》無『之』字。
④ 曰：《素問》《甲乙》無『曰』字。按，以下『脉浮而濇，濇者而身有熱者，死也』十三字與上文所問不合，爲古經錯簡，故宋臣林億等據《甲乙》移此十三字於《素問》『春秋則生，冬夏則死』二句之後。《素問》新校正云：『按《甲乙》移續於此，舊在後「帝曰：形度骨度脉度筋度，何以知其度也」下，對問義不相類。王氏頗知錯簡，而不知皇甫士安嘗移附於此也。今去後條，移從於此。』據新校正所云，則《太素》仍保存古經原貌也。
⑤ 死也：《素問》《甲乙》無『也』字。
⑥ 問曰：《素問》作『帝曰』。下同。
⑦ 絡氣之不足：《素問》無『之』字。

答曰①：絡氣不足，經氣有餘②，脉寸熱而尺寒③，秋冬爲逆，春夏爲順，治主病者。絡虛經實，何以得知？絡爲陽也，經爲陰也。寸爲陽也，外也；尺爲陰也，內也。秋冬，陰也；春夏，陽也。絡氣不足，陽氣虛也；經氣有餘，陰氣盛也。於秋冬時，診寸口得緩脉，尺之皮膚寒，爲逆；春夏緩脉，尺之皮膚寒，爲順。緩脉，熱也。以秋冬陽氣在內，陰氣在外；春夏陰氣在內，陽氣在外故也。於尺寸在內時寒熱，取經絡虛實也。〇平按：《素問》《甲乙》『脉』下有『口』字。《素問》『順』作『從』。

問曰：經虛絡滿何如？

答曰：經虛絡滿者，尺熱滿，脉寒濇④，此⑤春夏則死，秋冬則生⑥。滿，盛也。經虛絡盛，春夏診得尺之皮膚熱盛，寸口得急脉，爲逆，故死。秋冬得尺熱脉急，故生。脉急多寒，脉緩多熱也。〇平按：《素問》《甲乙》『脉』下有『口』字；『死』『生』上，無兩『則』字。

問曰：治此者奈何？

答曰：絡滿經虛，灸陰刺陽；經滿絡虛，刺陰灸陽。經虛陰虛，故灸陰；絡滿陽滿，故刺陽也。經滿陰滿，故刺陰；絡虛陽虛，故灸陽也。

禁極虛

平按：此篇見《甲乙經·卷七·第一（中篇）》。

問曰：秋冬無極陰，春夏無極陽者，何謂也？

---

① 答曰：《素問》作『岐伯曰』。下同。
② 經氣有餘：《素問》《甲乙》『餘』下有『者』字。
③ 脉寸熱而尺寒：底本及仁和寺本皆無『寸』字，據楊注『寸爲陽也』『診寸口得緩脉，尺之皮膚寒，爲逆』，可證經文脱『寸』字，今補入。《素問》作『脉口熱而尺寒也』；《甲乙》作『脉口熱而尺寒』。按，『脉口』即『寸口』。
④ 脉寒濇：《素問》作『脉口寒濇也』；《甲乙》作『脉口寒濇』。
⑤ 此：《甲乙》無『此』字。
⑥ 秋冬則生：《素問》作『秋冬生也』；《甲乙》作『秋冬生』。

答曰：無極陽者，春夏無數虛陽，虛陽則狂。無極陰者，秋冬無數虛陰，陰虛則死。

數，音朔。春夏是陽用事，秋冬是陰用事①。陰陽用事之時，行鍼者不可數虛陽，數虛陽者，陽極發狂；數虛陰者，陰極致死也。〇平按：《甲乙》『虛陽虛陽』作『虛陽明陽明虛』；『虛陰陰虛』作『虛太陰太陰虛』。

順時

平按：此篇自篇首至末，見《素問・卷八・第二十八通評虛實論篇》。又，此篇前一段見《甲乙經・卷七・第一（中篇）》，後一段見《甲乙經・卷十一・第九》。

問曰②：春極治經絡，夏極治經輸，秋極治六府，冬則閉塞者③，用藥而少鍼石處④。所謂少用⑤鍼石者，非癰疽之謂也，癰疽不得須時⑥。

春夏秋三時極意行鍼，冬時有癰疽得極，餘寒等病皆悉不得，故不用稱其時也⑦。春時陽氣在於皮膚，故取絡脉也。夏氣在於十二經之五輸，故取輸也。秋氣在於六府諸輸，故取之也。冬氣在於骨髓，腠理閉塞，血脉凝濇，不可行於鍼與砭石，但得飲湯服藥。癰疽以是熱病，故得用鍼石也。以癰疽暴病，不得須問⑧失時不行鍼石也。〇平按：《素問》《甲乙》『極』作『亟』。《素問》『閉塞』下重『閉塞』二字；『處』作『也』。『須時』，《素問》作『頃時回』三字。

因癰不知不致，按之不應手，乍來乍已，刺手太陰傍三，與嬰絡各二。

① 秋冬是陰用事：仁和寺本『陰』字殘甚，僅餘左半『阝』旁剩筆，據上文『春夏是陽用事』，當補入『陰』字。底本、日本摹寫本均作『秋冬是陰用事』。
② 問曰：《素問》作『帝曰』。按，此篇論説醫理，並非提出問題，疑『問』當作『帝』。
③ 閉塞者：《甲乙》無『者』字。
④ 用藥而少鍼石處：《素問》作『用藥而少鍼石也』；《甲乙》作『治用藥而少鍼石』。
⑤ 所謂少用：《素問》《甲乙》無『用』字。
⑥ 癰疽不得須時：《甲乙》作『癰疽不得頃回』。按，《甲乙》此句之前內容在『卷七・第一』，此句與下文則移至『卷十一・第九』。
⑦ 故不用稱其時也：仁和寺本作『故不用稱甚也』。底本『甚』作『其時』二字，與仁和寺本不合。
⑧ 不得須問：仁和寺本『不』下一字蝕落左半，辨其剩筆，當是『必』字。底本作『不得須間』，『得』字與仁和寺本殘筆不合。通隱堂本作『不得須間』；《素問考注》引《太素》楊注作『不□項間』，森立之云：『案，空缺恐是「得」字。』左合昌美作『不得項間』。

有因癰生，不痛不知，不得其定，按之不應其手，乍來似有，乍去若無者①，此是肺氣所爲②，可取手太陰脉有主此病輸，傍三刺之，及纓脉足陽明之輸主此病者，二取之。〇平按：《素問》《甲乙》『因癰不知不致』作『癰不知所』；『嬰絡』作『纓脉』，據本注應作『纓脉』。《素問》『三』下有『痏』字。

刺瘧節度

平按：此篇自篇首至『過之則失時』，見《素問·卷十·第三十六刺瘧篇》，自『瘧不渴』至末，見《靈樞·卷五·第二十六雜病篇》，又見《素問·刺瘧篇》，惟文義略有不同，又見本書二十五卷《十二瘧篇》。又，自篇首至末，見《甲乙經·卷七·第五》。

瘧病脉滿大急，刺背輸，用中鍼，傍五胠輸各一，適肥瘦③，出其血④。滿，盛也。脉大，多氣少血也。急，多寒也。瘧病寸口脉盛，氣多血少而寒，可取背輸有療瘧者，用中鍼刺輸傍五取，及胠輸兩脇下胠中之輸有療瘧者，左右各一取之。取之適於肥瘦，出血多少。傍，左右箱也。〇平按：《素問》《甲乙》『瘧』下無『病』字；『輸』作『俞』。『五』，《素問》作『伍』。**瘧脉小而實急，灸脛少陰，刺指井。**脉小者，血氣皆少。瘧病診得寸口之脉血氣皆少而實而多寒，可灸足少陰療瘧之輸，並指有療瘧之井也。〇平按：《素問》《甲乙》無『而』字。**瘧脉滿大急，刺背輸，用第五鍼，胠輸各一，適行至於血也。**第五鈹鍼，以取大膿，今用刺瘧背輸，可適行至血出而已也。〇平按：『用第五鍼胠輸各一』，《素問》作『用五胠俞背俞各一』。《甲乙》無此條，新校正云：『經文與次前經文重復，王氏隨而注之，別無義例，不若士安之精審，不復出也。』**瘧脉緩大虛，便用藥所宜⑤，不宜用鍼。**脉緩者多熱。瘧病診寸口脉得多熱多氣少血虛者，可用藥。用藥者，取所宜之藥以補也。〇平按：『便用藥所宜』，《素問》作『便宜用藥』。**凡治瘧者⑥，先發如食頃，乃前可以治，過之則失時⑦。**此療瘧時節也。〇平按：《素問》《甲乙》無『前』字。

---

①乍去若無者：『若』，底本作『似』，據仁和寺本改。
②肺氣所爲：仁和寺本『所』下一字殘甚，僅餘最下一横筆，與『生』字合。底本、日本摹寫本均作『肺氣所爲』，恐未安。
③適肥瘦：《甲乙》作『遍肥瘦』，『遍』字屬上讀。疑《甲乙》『遍』字誤。
④出其血：《素問》作『出其血也』；《甲乙》作『出血』二字。
⑤便用藥所宜：《甲乙》作『便用藥』。
⑥凡治瘧者：《素問》《甲乙》無『者』字。
⑦失時：《素問》作『失時也』。

瘧不渴，間日而作，取足陽明①；渴而日作②，取手陽明③。瘧不渴取足陽明，渴取手陽明，皆取所主輸。○平按：『瘧不渴間日而作取足陽明』，《素問》作『刺足太陽』，本書《十二瘧篇》同。新校正云：『按《九卷》云：足陽明。《太素》同。』檢今本《靈樞》亦云『取足陽明』，是不渴間日而作之瘧，可取足太陽、陽明二處。故《十二瘧》楊注謂『治寒瘧』，本篇謂『取所主輸』也。

刺腹滿數

平按：此篇自篇首至『按之立已』，見《靈樞·卷五·第二十六雜病篇》。自『腹暴』至末，見《素問·卷八·第二十八通評虛實論篇》。又，自篇首至『足厥陰』，見《甲乙經·卷九·第九》。自『腹滿大便不利』至末，見《甲乙經·卷九·第七》。

少腹滿大，上走胃至心，泝泝身時寒熱，小便不利，取足厥陰。水氣聚於少腹，上走至於心下，泝泝惡寒寒熱，小便不利，下熱也。是足厥陰所由，故取其輸穴也。○平按：《靈樞》『少腹』作『小腹』。『走胃』，《甲乙》作『走胸』。『泝泝』，《靈樞》作『淅淅』，《甲乙》作『索索然』。

腹滿，大便④不利，腹大，上走胸嗌，喘息喝喝然，取足少陰。此皆足少陰脉所行之處，故取其脉之輸穴。有本『少陰』爲『少陽』。○平按：『上走』，《靈樞》作『亦上走』。《甲乙》無『喘息』二字，注云：『《靈樞》有「喘息」二字。』『足少陰』，《甲乙》作『足少陽』。

腹滿食不化，腹嚮嚮然不便，取足太陰。腹滿食不化，腹虛脹不大便，皆足太陰脉所主，故取之輸穴也。○平按：《甲乙》『化』下無『腹』字。『不便』，《靈樞》作『不能大便』，《甲乙》作『不得大便』。『足太陰』，《甲乙》作『足太陽』。

腹痛，刺齊⑤左右動脉，已刺按之，立已；不已，刺氣街，已刺按之，立已。腹痛，足陽明脉所主，故齊左右

① 取足陽明：《靈樞》同。《素問》作『刺足太陽』。
② 渴而日作：《靈樞》同。《素問》作『渴而間日作』。
③ 取手陽明：《靈樞》同；《素問》作『刺足太陽』。
④ 大便：仁和寺本作『太便』。『太』當作『大』。
⑤ 齊：底本作『臍』，據仁和寺本改。楊注『齊』字同。《靈樞》《甲乙》均作『臍』。按，『齊』與『臍』通。

動脉，足陽明動脉也[①]。氣街亦是足陽明動脉，故不已取之也。〇平按：《甲乙》『氣街』下無『已刺』二字。

腹暴滿，按之不下，取太陽經絡。經絡者，則人募者也。少陰輸，去脊椎三寸，傍五，用員利鍼。足太陽與足少陰以爲表裏[②]。足少陰上行貫肝膈，發腹諸穴，故腹暴滿，故取太陽經絡。經脉絡脉，人之盛募之氣。腹滿亦取足少陰之輸，俠脊相去三寸，輸傍五取之，用員利鍼。募，有本爲『幕』也。〇平按：《甲乙》『暴』下有『痛』字。《素問》『太陽』上有『手』字；『經絡』二字不重；『則人募者也』作『胃之募也』，《甲乙》作『取太陽經絡血者則已』，無『人募者也』四字；『少陰』上有『又刺』二字。《素問》王注云：『太陽爲手太陽經絡之所生，故取中脘穴，即胃之募也。』新校正云：『楊上善注云「足太陽」，其說各不同，未知孰是。』

刺霍亂數

平按：此篇見《素問·卷八·第二十八通評虛實論篇》，又見《甲乙經·卷十一·第四》。

霍亂，刺輸傍五，足陽明及上傍三。霍亂，刺主療霍亂輸傍，可五取之，及足陽明下脉與上有療霍亂輸傍，可三取之也。〇平按：『輸傍五』，《素問》王注云：『取少陰俞傍志室穴。』新校正引楊注云：『刺主霍亂輸傍，五取之。』

刺癇驚數

平按：此篇見《素問·卷八·第二十八通評虛實論篇》，又見《甲乙經·卷十二·第十一》。

刺癇驚脉五：鍼手太陰各五，刺經太陽五，刺手少陽經絡者傍[③]一寸，足陽明一寸，上

① 足陽明動脉也：底本與仁和寺本皆無『脉』字。據下文『氣街亦是足陽明動脉』，『動』下脱『脉』字，今補入。
② 以爲表裏：底本脱『以』字，據仁和寺本補入。
③ 者傍：《素問》《甲乙》作『傍者』。

踝五寸，刺三鍼之。刺癇驚脉，凡有五別：手太陰五取之，又足太陽輸穴五取之，又手少陽經絡傍三取之①，又足陽明傍去一寸，上踝五寸三鍼之。○平按：『手太陰』，《甲乙》作『手足太陰』。《素問》『手少陽』作『手少陰』，《甲乙》作『手足少陰』。《素問》《甲乙》兩『一』字下均無『寸』字；『三鍼』下無『之』字。又按，《素問》王注：自『鍼手太陰』以下主治霍亂，新校正云：『按別本注云：悉不主霍亂。《甲乙經》《太素》均爲刺驚癇，王注爲刺霍亂者，非也。』又注『經絡傍三取之』，別本作『經絡傍一寸取之』。

以下空位

刺腋癰數

平按：此篇見《素問·卷八·第二十八通評虛實論篇》，又見《甲乙經·卷十一·第九（下篇）》。

腋癰大熱，刺足少陽五，刺癰而熱②，手心主三，刺手太陰經絡者，大骨之會各三。足少陽脉③下胸絡肝屬膽，循脇裏在腋下，故腋脇之間有癰大熱，可刺足少陽脉□□之穴④，五取之。熱而不已，刺手心主脉，其脉循胸下腋三寸，上抵腋，故腋癰三取之。又取手太陰經絡各三。大骨之會者，手太陰脉循臂內上骨下廉，即爲經絡會處也。○平按：『刺癰而熱』，《素問》《甲乙》作『刺而熱不止』。注『之穴』上原缺二字，上一字不全，下一字作『主』。謹擬作『所主』二字，袁刻作『輒筋』二字。

病解

平按：此篇自篇首至末，見《素問·卷八·第二十八通評虛實論篇》，又見《甲乙經·卷十一·第六》及《卷十二·第五》等篇。

凡治消癉、仆擊、偏枯、痿厥、氣滿、發逆⑤，肥貴人則膏梁⑥之疾也。此之六種，是肥貴人膏梁所發之病。○平按：『痿厥、氣

---

① 經絡傍三取之：仁和寺本『傍』字蝕殘，辨其剩筆，當是『傍』字；『三』字蝕盡，不可辨識，據經文『三鍼之』，當是『三』。
② 刺癰而熱：《素問》《甲乙》作『刺而熱不止，刺』。
③ 足少陽脉：仁和寺本無『脉』字。
④ □□之穴：仁和寺本作『□主之穴』，『主』上一字不可辨識。底本闕二字，蕭氏擬作『所主』，與文義合。
⑤ 仆擊、偏枯、痿厥、氣滿、發逆：《甲乙》作『治偏枯，厥氣逆滿』。
⑥ 梁：通『粱』。

滿、發逆』，《甲乙》作『厥氣、逆滿』四字。鬲塞、閉、絶、上下不通，暴憂之病①。此之四種，因暴愁憂所生之病。膈塞，膈中塞也。閉，謂七竅閉也。謂噫與下使之氣，即上下也。暴厥而聾不通，偏塞也。閉內內不通，風也，內留著也。暴厥耳聾，偏塞也。內氣暴滿薄，不從於內中，風病也。以脾氣停壅，不順於內，故瘦留著也。○平按：『不通偏塞也』，《素問》《甲乙》作『偏塞②閉不通，內氣暴薄也』。『閉內內不通風也內留著也』，《素問》《甲乙》作『不從內外中風之病故瘦留③著也』。蹠跛，寒風溼之病也。風溼之氣，生於蹠跛痺病。蹠，之石反。跛，有本爲『跂』也。

久逆生病

平按：此篇見《素問·通評虛實論篇》，又見《甲乙經·卷十一·第二》。

黃疸、暴痛④、癲疾、厥、狂，久逆之所生⑤。此之五病，氣之久逆所生。○平按：《甲乙》『黃疸』作『貫疸』，注云：『《素問》作「黃疸」。』『暴痛』作『暴病』；『狂』上無『厥』字。

六府生病

平按：此篇見《素問》《甲乙》同上篇。

五藏不丕⑥，六府閉塞之所生⑦。六府受穀氣，傳五藏，故六府閉塞，藏不丕也。

---

① 暴憂之病：《素問》作『則暴憂之病也』；《甲乙》作『暴憂之病也』。
② 偏塞：《甲乙》作『耳偏塞』。
③ 瘦留：《甲乙》作『留瘦』。
④ 暴痛：《甲乙》作『暴病厥』。
⑤ 之所生：《素問》《甲乙》『生』下有『也』字。
⑥ 五藏不丕：『丕』，底本作『平』，據仁和寺本改。楊注『丕』字同。按，『丕』，仁和寺本作『丕』，爲俗體字。《廣韻·脂韻》：『丕』，同『丕』。《爾雅·釋詁》『丕，大也。』引申爲旺盛之義。『五藏不丕』即五藏之氣不盛。《太素·卷十六·脉論》『胃氣不丕』，與此義同。《素問》《甲乙》均作『五藏不平』，『平』字恐誤。
⑦ 六府閉塞之所生：《素問》《甲乙》『生』下有『也』字。

腸胃生病

平按：此篇見《素問》同上篇，又見《甲乙·卷十二·第五》。

頭痛耳鳴，九竅不利，腸胃之所生①。腸胃之脉在頭，在於七竅，故腸胃不利，頭竅病也。

經輸所療

平按：此篇見《素問》同上篇，又見《甲乙經·卷十一·第九》。

暴癰筋濡，隨外分而痛，魄汗不盡，胞氣不足，治在經輸。筋濡者，謂筋溼也。隨分痛者，隨分肉間痛也。魄汗者，肺汗也。胞氣不足者，謂膀胱之胞氣不足也。此之五病，可取十二經輸療主病者也。〇平按：「濡」，《素問》作「緛」。「隨」下，《素問》《甲乙》無「外」字。

黃帝內經太素卷第三十 雜病

昭和三十三年十月依文化財保護法修理了
以斷簡零卷之文悉插所定之個②卷者也
文部技官田山信郎記之

① 所生：《素問》《甲乙》「生」下有「也」字。
② 個：當作「各」。

〔附篇〕

黃帝內經太素遺文并楊氏原注

○平按①：從王注《素問》林億等新校正及林億等校正《甲乙經》《脉經》與日本《醫心方》所引攷補，當在今本所缺七卷中。其各書所引，仍逐條附注於下，以便稽考。

飲食有常節，起居有常度，不妄不作。以理而取聲色芳味，不妄視聽也。循理而動，不爲分外之事。○平按：此條見《素問·卷一·第一上古天真論》。

上古聖人之教也，下皆爲之。上古聖人使人行者，身先行之，爲不言之教。不言之教，勝有言之教，故下百姓倣行者衆，故曰下皆爲之。○平按：此條見同上。

身肌宗一。真人身之肌體②，與太極同質，故云宗一。○平按：此條見同上。

有至人者。積精全神，能至於德，故稱至人。○平按：此條見同上。

帝曰：余聞上古聖人，論理人形，列別藏府，端絡經脉，會通六合，各從其經，氣穴所發，各有處名，溪谷屬骨，皆有分起，分部逆從，各有條理，四時陰陽，盡有經紀，外內之應，皆有表裏，信其然乎？○平按：此條見《素問·卷二·第五陰陽應象大論》。又按：新校正云：『詳「帝曰」至「信其然乎」，全元起本及《太素》在「上古聖人之教也」上。』

---

① 平按：底本無此二字，據本書體例補入。

② 身之肌膚：『身』，底本誤作『生』，據《素問》新校正改。

在變動爲握。握、憂、噦、欬、慄五者，改志而有，名曰變動。〇平按：此條亦見《素問・卷二・第五》。

脉生脾。〇平按：此條見同上。

在變動爲憂。心之憂在心變動，肺之憂在肺之志。是則肺主於秋，憂爲正也；心主于夏①，變而生憂也。〇平按：此條見《素問》同上。又，楊氏此注亦見《甲乙經・卷一・第一》。

東方云②風傷筋，酸傷筋。中央云溼傷肉，甘傷肉。南方云熱傷氣，苦傷氣。北方云寒傷血，鹹傷血。西方云熱傷皮毛，辛傷皮毛。〇平按：此條見《素問》同上。又按《素問》新校正云：『凡此五方所傷，《太素》俱云自傷。』袁刻云：『自傷似亦注文。』

中央生溼。六月，四陽二陰，合蒸以生溼氣也。〇平按：此條見同上。

溼生土。四陽二陰，合而爲溼，蒸腐萬物成土也。〇平按：此條見同上。

在變動爲噦。噦，氣忤③也。〇平按：此條見同上。

燥傷皮毛，熱勝燥。〇平按：此條見同上。

寒傷骨。〇平按：此條見同上。

溼勝寒。〇平按：此條見同上。又按：『寒傷骨』『溼傷寒』兩條，袁刻脱。

鹹傷骨。〇平按：此條見同上。

左右者，陰陽之道路也。陰氣右行，陽氣左行。〇平按：此條見同上。

肖者濯濯。〇平按：此條見《素問・卷三・第八靈蘭秘典論》。

---

① 心主于夏：『夏』，底本誤作『憂』。據《素問》新校正改。
② 東方云：按，本段文字節選自《素問・卷二・陰陽應象大論篇第五》新校正，『某某云』等字並非經文。
③ 氣忤：底本誤作『氣喘』，據《素問》新校正改。

神之處。〇平按：此條見《素問·卷三·第九六節藏象論》。又按：《素問·六節藏象論》『爲陽中之太陰』，新校正引《太素》，『太陰』作『少陰』；『爲陰中之少陰』，新校正引《太素》，『少陰』作『太陰』；『此爲陽中之少陽』，新校正引《太素》作『陰中之少陽』。三條，平從楊惺吾氏所獲日本仁和寺宮御藏本殘卷十三紙中檢出，補入本書卷三·第二《陰陽合》篇，故此三條不復列入。

間者環已。〇平按：此條見《素問·卷四·第十六診要經終論》。

滑則少氣。〇平按：此條見《素問·卷五·第十七脉要精微論》；又按，《脉經》『少氣』作『氣少』。

白欲如白璧之澤，不欲如堊。〇平按：此條見同上。

五藏者，中之府也。〇平按：此條見同上。

行則僂跗。〇平按：此條見同上。

象心之太浮也。〇平按：此條見《素問·卷七·第二十一經脉別論》。

所謂氣虛者。氣虛者，膻中氣不足也。〇平按：此條見《素問·卷八·第二十八通評虛實論》。

尺滿而不應也。〇平按：此條見同上。

足溫則生，寒則死。足溫氣下，故生。足寒氣不下者，逆而致死。〇平按：此條見同上。

脉實大病久可治。〇平按：此條見同上。又按，《素問》王注云：『久病血氣衰，脉不當實大，故不可治。』新校正云：『詳經言實大病久可治，注意以爲不可治，《甲乙》《太素》、全元起本并云可治。』復引巢元方云：『脉數大者生，細小浮者死。』袁刻作『脉懸小堅，病久可治』，恐誤。

誦而頗①能解，解而未能別，別而未能明，明而未能彰。習道有五：一誦，二解，三別，四明，五彰。〇平按：此條見《素問·卷二十三·第七十五著至教論》。

---

① 頗：劉衡如曰：『據《太平御覽·卷七二一》當作「未」。』

列星辰①與日月光。〇平按：此條見同上。

上通神農，著至教擬於二皇。〇平按：此條見同上。

夫三陽，太爲業。〇平按：此條見同上。

下爲漏病。漏病，謂膀胱漏洩，大小便數，不禁守也。〇平按：此條見同上。

腎且絶死，死日暮也。〇平按：此條見同上。

子誠別而已通五藏之過。〇平按：此條見《素問·卷二十三·第七十六示從容論》。

是以名曰診經。〇平按：此條見同上。

爲萬民副。副，助也。〇平按：此條見《素問·卷二十三·第七十七疏五過論》。

病深以甚也。〇平按：此條見同上。

始樂始苦②。〇平按：此條見同上。

封君敗傷，及公侯王。〇平按：此條見同上。

氣內爲實。天地間氣③爲外氣，人身中氣爲內氣。外氣裁成萬物，是爲外實；內氣營衛裁生，故爲內實。治病能求內氣之理，是治病之要也。〇平按：此條見同上。

更名自巧。〇平按：此條見《素問·卷二十三·第七十八徵四失論》。

---

① 列星辰：底本脱『星』字，據《素問》新校正補。

② 始樂始苦：疑此句當作『始苦後樂』。檢《素問·疏五過論》經文曰：『始樂後苦。』新校正云：『按《太素》作『始苦』。』林億等校文過於簡略，其本意乃謂《太素》作『始苦後樂』。

③ 天地間氣：底本脱『氣』字，據《素問》新校正補入。

愚心自功。〇平按：此條見同上。

黃帝燕坐，臨觀八極，正八風之氣而問雷公曰：陰陽之類，經脈之道，五中所主，何藏最貴？夫天爲陽，地爲陰，人爲和。陰無其陽，衰殺無已；陽無其陰，生長不止。生長不止則傷於陰，陰傷則陰災起；衰殺不已則傷於陽，陽傷則陽禍生矣。故須聖人在天地間和陰陽氣，令萬物生也。和氣之道，謂先修身爲德則陰陽氣和，陰陽氣和則八節風調，八節風調則八虛風止，於是疵癘不起，嘉祥竟集，此亦不知所以然而然也。故黃帝問身之經脈貴賤，依之調攝，修身於身，以正八風之氣。〇平按：此條見《素問·卷二十四·第七十九陰陽類論》。

三陽爲經，二陽爲維，一陽爲游部。三陽，足太陽脉也[①]，從目內眥上頭，分爲四道，下項并正別脉上下六道，以行於背，與身爲經。二陽，足陽明脉也，從鼻而起，下咽分爲四道，并正別脉六道，上下行腹，綱維於身。一陽，足少陽脉也，起目外眥，絡頭分爲四道，下缺盆并正別脉六道上下，主[②]經營百節，流氣三部，故曰游部。〇平按：此條見同上。

伏鼓不浮，上空志心。肺脉浮濇[③]，此爲平也。今見伏鼓，是腎脉也。足少陰脉貫脊屬腎，上入肺中，從肺出絡心。肺氣下入腎志，上入心神也。〇平按：此條見同上。

一陰獨至。一陰，厥陰也。〇平按：此條見同上。

二陰一陽病在肺。〇平按：此條見同上。

陰陽皆絶，期以孟春。〇平按：此條見同上。

陰陽交，期在溓水。溓，廉檢反，水靜也，七月水生時也。〇平按：此條見同上。

一上不下，寒厥到膝。虛者，厥也。陽氣一上於頭，不下於足，足脛虛，故寒厥至膝。〇平按：此條見《素問·卷二十四·第八十方盛衰論》。

若伏空室，爲陰陽之一。〇平按：此條見同上。

至陽絶陰，是爲少氣。〇平按：此條見同上。

---

① 足太陽脉也：『足』，底本誤作『是』，據《素問》新校正改。以下『足陽明』『足少陽』之『足』字同。

② 主：底本原作『生』，乃沿襲顧從德本《素問》之誤。今據讀書堂本、古林堂本、趙府本《素問》改正。

③ 浮濇：底本誤作『浮清』，據《素問》新校正改。

脾主爲衛。○平按：此條見《甲乙經·卷一·第三》。

六府者，胃爲之海，廣胻大頸張胸，五穀乃容。○平按：此條見同上。

當候闕中。○平按：此條見《甲乙經·卷一·第十五》。

黑色見於庭。○平按：此條見同上。

闕上者，咽喉也。○平按：此條見同上。

闕中者，肺也。○平按：此條見同上。

病生於陽者，先治其外，後治其內。○平按：此條見同上。

衛氣留於腹中。○平按：此條見《甲乙經·卷九·第四》。

非災風也。○平按：此條見《甲乙經·卷十·第一（下篇）》。

血氣留積，髖皮充肌。○平按：此條見《甲乙經·卷十一·第六》。

有過之脉。○平按：此條見《脉經·卷一·第二》。

滑則氣少。○平按：此條見《脉經·卷一·第十三》。又按，《素問·脉要精微論》『氣少』作『少氣』。

寒氣暴上，脉滿實何如？曰：實而滑則生，實而逆則死矣。其形盡滿何如？曰：舉形盡滿者，脉急大堅，尺滿而不應，如是者，順則生，逆則死。何謂順則生，逆則死？曰：所謂順者，手足温也；謂逆者，手足寒也。○平按：此條見《脉經·卷四·第七》。

一月膏①，二月脉，三月胞，四月胎，五月筋，六月骨，七月成，八月動，九月躁，十月生。〇平按：此條見日本《醫心方·卷二十二》。又按，《醫心方·卷九·第一經脉正别篇》楊注云：『人之受身時，一月而膏，二月而脉，爲形之先。』自三月胞以下不載。又按，《醫心方·卷二十四》所引《太素》有『玄元皇帝曰：人受天地之氣，變化而生，一月而膏，二月而脉，三月而胞，四月而胎，五月而筋，六月而骨，七月而成形，八月而動，九月而躁，十月而生。』當係楊注，與《醫心方·卷二十二》所引小異。

導引，謂熊頸鳥伸五禽戲等，近愈痿躄②萬病，遠取長生久視也。〇平按：此條見日本《醫心方·卷二十七》所引《太素》楊注。

① 一月膏：底本『月』下衍『而』字，據《醫心方·卷二十二》删。
② 躄：底本作『癖』，據《醫心方·卷二十七·第五》改。

校正内經太素楊注後序

《内經太素楊上善注》三十卷，兩《唐志》皆著録，北宋以還，漸多散佚，《宋志》僅存三卷，元以來遂鮮稱及之者，蓋亡失久矣。

光緒中葉，吾鄉楊惺吾先生始從日本獲唐寫卷子本影鈔以歸，存二十三卷。桐廬袁忠節公得其書，未加詳校，即以付刊，僞謬滋多，未爲善本。

吾姻友蕭北承孝廉，精於醫，始聚群籍，校正其書，殫精二十年，以成此本。余受而讀之，蓋合《靈樞》《素問》纂爲一書，編次卷目，皆有不同，反覆以觀，然後知《内經》十八卷之自有真，後人援他書以竄亂《素問》者固非，而據一二淺短之文，疑《靈樞》之出於僞託者亦誤也。《漢志》載《黄帝内經》十八卷，初無《素問》之名，後漢張仲景《傷寒論》引之，始稱《素問》；晋·皇甫士安《甲乙經·序》，稱《鍼經》九卷，《素問》九卷，皆爲《内經》，與《漢志》十八卷之數合，是《素問》之名實起於漢晋之間，故其書《隋志》始著於録。然《隋志》雖名九卷，已注明『梁八卷』，是其書自梁以來早闕其一卷，故全元起注本僅八卷，已亡其第七篇①，是爲《素問》原書最初之本。至唐·王冰作注，不知所據何書，妄稱得先師秘本，即隋所亡之第七篇，竄入本書，移易篇第，纂爲二十四卷，是爲今《素問》四庫著録本。其書出宋·林億等所校正，當校正時，即謂《天元紀大論》以下七篇，居今《素問》四卷，篇卷浩大，不與前後相等，所載之事，亦不與餘篇相通，疑此七篇乃《陰陽大論》之文，王氏取以補《素問》之闕卷者。今按，其説未知確否，而其文係王氏補入，爲全元起本所未有，則顯而易見。蓋林億等校正此書，即取全本對勘，於王本移易篇第之下，注明全元起本在第幾卷，獨此七篇篇目之下，未經注明全本。其引《太素》楊上善注，雖不及全注之詳，亦幾於卷卷有之，獨此七篇曾無一字引及，此可爲《素問》原書無此七篇之確證。其不加删汰者，徒以係古醫書，過而存之云爾。今觀楊氏此書，則林億等所引以駁正王注者，具在卷中，而《天元紀大論》以下七篇，則全書俱無此文，此可見楊氏所據以編纂此書之經文，即同元起本，而全注所據之已闕第七篇本，乃係《素問》原本②，竄亂之跡明，而原書之真出矣，此可徵林億等之説之確者也。

《靈樞》之名，漢、隋、唐《志》皆不載，宋·紹興中，錦官史崧出其家藏舊本，送官詳正，世始有傳，是其書至宋中世而始出，故《宋志》始著於録。《四庫提要》謂即王冰取《九靈》

① 第七篇：『篇』字當作『卷』。下『第七篇』同。
② 原本：底本作『原文』，據人衛本改正。

所改名，《九靈》尤詳於鍼，故皇甫謐名之爲《鍼經》，疑其一經而二名。杭堇浦《靈樞經·跋》，據《隋志》所載，謂《九靈》自《九靈》，《鍼經》自《鍼經》，不可合而爲一，冰以《九靈》名《靈樞》，不知其何所本，觀其文義淺短，與《素問》之言不類，疑即出冰之僞託。不知《內經》十八卷，醫家取其九卷，别爲一書，名曰《素問》，其餘九卷本無專名。張仲景序《傷寒論》，歷引古醫經，於《素問》外，稱曰《九卷》，並不標以異名，存其實也。晉·王叔和《脉經》，一同皇甫士安序《甲乙經》，本仲景之意，以爲《內經》十八卷，即此《九卷》及《素問》，又以《素問》亦九卷，無以别此經，因取其首篇之文，謂之《鍼經》九卷，其實《鍼經》非《九卷》之名也，故其後仍稱《九卷》。《甲乙經》內所引《靈樞》之文，其稱皆同於此。今觀楊氏此書，所引《九卷》之文不一而足，並有引《九卷》篇名如《終始篇》者，今其文具在《靈樞》之中。可知《靈樞》之文，古祇稱爲《九卷》，楊氏據之，其傳甚古。王冰謂《靈樞》即《漢志》『《內經》十八卷』之九，其言確有可徵。《九靈》之文，今已不傳，不知何若。在王氏並未取以更名《靈樞》，固可信也。若其文義淺短，疑爲僞託，則不知《內經》一書雖出黃帝，其在古代，不過口耳相傳，晚周以還，始著竹帛，大都述自醫師，且不出於一手，故其文義時有短長。今觀其義之深者，《九卷》之古奧，雖《素問》有不逮；其淺而可鄙者，即《素問》未嘗不與《九卷》略同。而以源流而論，則《素問》且多出於《九卷》，觀《素問·方盛衰論》，言『合之五診，調之陰陽，已在《經脉》』。《經脉》即《靈樞》篇目，王注已言之，是《素問》之文且有出於《靈樞》之後者。《素問》且宗《靈樞》，而謂《靈樞》不逮《素問》乎？徒以宋·史崧撰《靈樞》音釋，欲以此九卷配王注《素問》之數，乃分其卷爲二十四，分其篇爲八十一。至元間併《素問》爲十二篇，又併史崧《靈樞》之卷以合《素問》。於是古《九卷》之名湮，後人遂疑《靈樞》爲晚出之書。豈知《素問》自《素問》，《九卷》自《九卷》，二者同屬古書，皆爲楊氏所據，初不疑其僞託，此可證杭氏之説之誤者也。

北承究心醫書，涉覽極博，《內經》不去手者蓋數十年。其校此書也，據《甲乙經》《靈樞》《素問》以訂經文之異同，據《傷寒論》《巢氏病源論》《千金方》《外臺秘要》、日本《醫心方》等以證注義之得失，體例與《素問》王注新校正相近。其穿穴經論，微契聖心，雖未知於仲景諸家奚若，而用漢學治經義之法，於宋賢校醫書之中，一義必析其微，一文必求其確，蓋自林億、高保衡以還，數百年無此詣精之作，可斷言也。嘗自謂生平精力，盡於此書，而決其必傳。久客京師，一旦書成，遂即南歸，不肯復出，其自信也如此，即其書可知矣。

余懵於醫，無以贊之，喜其刻之成而得以有傳於世也，輒爲之僭書於後。甲子冬十月姻愚弟周貞亮謹序

〔新附〕

黄帝内經明堂

〔編者按〕：《黄帝内經明堂》十三卷，國内久佚，僅日本殘存楊上善《序》及卷第一手太陰，今校勘重梓，以飨讀者。《黄帝内經明堂》殘卷古抄本存於日本者有三種，一爲丹波長高抄於永仁四年（即中国元貞二年，公元一二九六年）者，今稱『永仁本』；二爲丹波長高後人某氏抄於永德三年（即中国洪武十六年，公元一三八三年）者，今稱『永德本』，二書一脉相承，其文字幾無出入；三爲和氣種成抄於文永元年（即中国景定五年，公元一二六四年）者，今稱『文永本』。前二書今有日本東洋醫學研究會影印本，附於該研究會所影印仁和寺原鈔卷子本《黄帝内經太素》卷末。文永本則由日本北里研究所附屬東洋醫學總合研究所醫史文獻研究室影印出版，此本爲原色高清晰彩印，極便閲讀。本次校勘《明堂》採用上述各影印本，以永仁本爲底本，參校以永德、文永二本。又，《明堂》殘鈔本中多處誤衍『之』『者』『也』『矣』等字，為免繁冗，本次點校统一在該字之外加『□』，表示此為衍文。

黄帝内經明堂序

臣聞星漢照迴①，五潢分其瀾澳②；荆巫滀水③，九派洩其淪波④。亦所以發神明之靈

① 星漢照迴：底本闕『迴』字，據文永本補。按，『星漢』即天河，又稱銀河、漢津。《爾雅·釋天》：『箕斗之間，漢津也。』

② 五潢分其瀾澳：底本『五潢』二字蝕盡，『瀾澳』二字漫漶，皆據文永本補。按，『五潢』即天潢星，亦稱『天横』，屬畢宿，共五星，故亦稱五潢。『澳』，音域，水邊之地。《説文·水部》：『澳，限厓也。其内曰澳，其外曰限。』

③ 荆巫滀水：『荆』爲古九州之一，位於今湖北、湖南、四川、貴州四省交界處。『荆巫』指巫水，在今湖南省城步縣。清顧祖禹《讀史方輿紀要·湖廣七·寶慶府》：『（城步縣）又有巫山，巫水所出也。』又，『滀』，音處，水聚也。《文選·水華〈海賦〉》：『潤濆淪而滀漯，鬱沏迭而隆頹。』李善注：『滀漯，攢聚貌。』

④ 九派洩其淪波：『派』，江河支流。《説文·水部》：『派，別水也。』又，『洩』爲『泄』避諱字，此避唐太宗李世民名諱。底本此九字蝕爛，僅『九派』二字略可辨識，據文永本補。

化①，通乾坤之氣象。人之秀異，得自中和②，雖四體百節必有攸繫，而五藏六府咸存厥司，在於十二經脉，身之綱領③。是猶玉繩分晷④，而寒暑不僭⑤；金樞總轡⑥，而晦明是隔。至於神化所財⑦，陶鈞之妙⑧，於形⑨乃細而運之者廣，言命則微而攝之者大。血氣爲其宗本，經絡導其源流，呼吸運其陰陽，營衛通其表裏，始終相襲，上下分馳。亦有谿谷⑩，榮輸井原經合，虚實相傾⑪，躁靜交競，而晝夜不息，循環無窮。

聖人參天地之功，測形神之理，貫穿秘奥，弘長事業⑫，秋豪不遺。一言罕謬，教興絕代，

---

① 亦所以發神明之靈化：底本『化』上八字蝕落左半，據文永本補。

② 得自中和：底本『得』下三字蝕盡，據文永本補。

③ 身之綱領：底本『身』字蝕盡，據永德、文永二本補。

④ 玉繩分晷：『晷』，音軌，指日晷。《玉篇·日部》：『晷，以表度日也。』清徐灝《說文解字注箋·日部》：『晷，日影謂之晷，因名測影之儀器曰晷也。』

⑤ 而寒暑不僭：底本『而』下四字殘甚，據永德本補入『寒暑不僭』四字。按，『僭』與『傒』同，音希，等待之義。《玉篇·人部》：『傒、僭，二同，待也。本作徯。』

⑥ 金樞總轡：按，『金樞』指北斗第一星，亦稱『天樞』。《廣雅·釋天》：『北斗七星，一爲樞，二爲旋。』

⑦ 神化所財：『財』，通『裁』。《易·泰》：『天地交泰，后以財成天地之道。』陸德明釋文：『財，荀（爽）作裁。』孔穎達疏：『后，君也。於此之時，君當翦財成就天地之道。』

⑧ 陶鈞之妙：底本此四字蝕盡，據永德本補。按，『陶』本指陶器或制陶，在此有化育之義。宋文天祥《玄潭觀和龔宰韻》：『幻成鷗鷺乾坤闊，陶盡魚龍雲水腥。』又，『鈞』，本指制作陶器之轉輪，在此比喻天工。《正字通·金部》：『鈞，大鈞，天也。』《漢書·賈誼傳》：『大鈞播物，塊圠無垠。』顔師古注引如淳云：『陶者作器於鈞上，此以造化爲大鈞也。』

⑨ 於形：底本此二字蝕盡，據永德本補。

⑩ 谿谷：底本此二字殘甚，據永德本補。

⑪ 榮輸井原經合，虚實相傾：底本『井原經合虚實』六字蝕落左半，據永德本補。

⑫ 業：底本此字蝕殘，據永德本補。文永本作『葉』，誤。

仁被群有。舊製此經，分爲三卷。診候交雜，窺察難明；支體奇經，復興八脉。亦如沮漳①沅澧②，沔③波於江漢；豊滈滂潏④，分態於河宗。是以十二經脉各爲一卷，奇經八脉復爲一卷，合爲十三卷焉。欲使九野區分，望修門⑤而入郢；五音疏越⑥，變混吹⑦而歸齊。且也，是古非今，或成累氣⑧；殊流合濟，無乖勝範。伏稟皇明⑨，以宣後學。有巢在昔，而大壯成其棟宇，網罟猶秘，以明離照其佃漁⑩，今乃成之。聖曰：取諸不遠。然而軒丘所訪，抑亦多門⑪，《大素》陳其宗旨，《明堂》表其形見，是猶天一地二，亦漸通其妙物焉。

---

① 沮漳：『沮』，音居，古水名。《說文・水部》：『沮水，出漢中房陵，東入江。』『漳』，亦古水名，指山西省漳河。《說文・水部》：『漳，濁漳出上黨長子鹿谷山，東入清漳；清漳出沾山大要谷，北入河。』。

② 沅澧：『沅』，古水名，在今湖南省西部。《說文・水部》：『沅水，出牂牁故且蘭，東北入江。』按，『牂牁』音臧顆，漢代郡名。《文選・左思〈蜀都賦〉》李善注：『《漢書志》有犍爲郡、牂牁郡，並屬益州。』又，『澧』亦古水名，今稱澧河。《說文・水部》：『澧水，出南陽雉衡山，東入汝。』《廣韻》：『澧，水名。在武陵。』

③ 沔：與『瀰』通，水盈滿之義。《集韻・紙韻》：『彌（瀰），水盛皃。或作沔。』朱駿聲《說文通訓定聲・坤部》：『沔，叚借爲瀰……沔瀰雙聲。』《詩・小雅》：『沔彼流水，朝宗於海。』毛傳：『沔，水流滿也。』

④ 豊滈滂潏：『豊』爲『豐』俗體。《玉篇・豐部》：『豐，大也。俗作豊。』『滈』，音號，久雨，引申爲水勢浩大。《說文・水部》：『滈，久雨也。』『滂』，音勞，大波浪。《文選・木華〈海賦〉》：『飛滂相磢，激勢相沏。』李善注：『滂，大波也。』『潏』，音覺，水涌流貌。《說文・水部》：『潏，涌出也。』《廣韻》：『潏，泉出皃。』

⑤ 修門：楚國郢都城門。《楚辭・招魂》：『魂兮歸來，入修門些。』王逸注：『修門，郢城門也。』

⑥ 五音疏越：『疏』，疏通之義；『越』，瑟底之孔。疏越，指疏通瑟底之孔，令樂聲舒緩。《禮記・樂記》：『清廟之瑟，朱弦而疏越，壹唱而三歎，有遺音者矣。』孔穎達疏：『越，謂瑟底孔也。疏通之使聲遲，故云疏越。』

⑦ 混吹：『混』，合并也。混吹即合奏。

⑧ 是古非今，或成累氣：底本『是古』『或成』四字殘甚，據永德本補。

⑨ 伏稟皇明：底本『皇』字右側注：『皇，亦明也。』按，『皇明』指皇帝。底本旁注訓『皇』爲『煌』，不可從。

⑩ 佃漁：『佃』與『畋』通，指狩獵。

⑪ 然而軒丘所訪，抑亦多門：底本『然』下九字殘甚，據永德本補。

黃帝內經明堂卷第一　手太陰

通直郎守太子文學臣楊上善奉　敕撰注

肺藏，肺重三斤三兩，六葉兩耳，凡八葉，主藏魄。肺有小大、高下、堅脆、端正偏傾不同。肺小則少飲，不病喘喝；肺大則善病①胸痺，喉痺逆氣。肺高則上氣，肩息欲欬②；肺下則居賁迫肝③，善脇下痛④。肺堅則不病欬上氣；肺脆則善病消癉⑤，易傷也。肺端正則和利難傷也；肺偏傾則胸偏痛⑥。白色小理者肺小，粗理者肺大，巨肩反膺陷喉者肺高，合腋張脇⑦者肺下，好肩背厚者肺堅，肩背薄者肺脆，好肩膺者⑧肺端正，脇偏竦者⑨肺偏傾也。

① 肺大則善病：文永本作『肺大則喜病』。《靈樞・卷七・本藏》《甲乙・卷一・第五》作『肺大則多飲，善病』。據上文『肺小則少飲』，疑《明堂》脱『多飲』二字。
② 肩息欲欬：文永本作『肩息欲欬逆』。《靈樞・卷七・本藏》作『肩息欬』；《甲乙・卷一・第五》作『喘息欬逆』。
③ 肺下則居賁迫肝：《太素・卷六・五藏命分》同。『肝』，《靈樞・卷七・本藏》作『肺下則居賁迫肺』；《甲乙・卷一・第五》作『肺下則逼賁迫肺』，二書下『肺』字誤。
④ 善脇下痛：底本『脇』字蝕爛，據永德本補。
⑤ 善病消癉：文永本作『喜病消癉』；《靈樞・卷七・本藏》作『苦病消癉』。
⑥ 胸偏痛：《靈樞・卷七・本藏》作『胸偏痛也』；《甲乙・卷一・第五》作『胸脇偏痛』。
⑦ 合腋張脇：底本『合』下三字蝕殘，據永德本、文永本補。
⑧ 好肩膺者：《太素・卷六・五藏命分》同。《靈樞・卷七・本藏》《甲乙・卷一・第五》作『背膺厚者』。
⑨ 脇偏竦者：『竦』，《太素・卷六・五藏命分》同。《靈樞》作『疏』，恐誤。《甲乙》作『膺偏竦者』，『竦』下注云：『一作欹。』《千金・卷十七・肺藏脉論第一》正作『膺偏欹者』。

其行金，其色白，其時秋，其辛味①，其日庚辛，其志憂，其氣天，其音商，其聲哭，其榮毛，其主皮毛，其液涕，其竅鼻，其畜馬②，其穀稻，其星大白，其數九，其變動欬，其惡寒，其剋肝，其生腎，其臭腥，其菓桃，其菜葱，其脉毛，其經脉手太陰。辛主右手之太陰，壬主左手之大陰，以陰太，故曰太陰。

手大陰之脉③起於中焦，下絡大腸，還循胃口，上鬲屬肺，從肺系横出腋下，下循臑內，行少陰心主之前，下肘中，循臂內，上骨下廉，入寸口，上魚，循魚際，出大指之端；其支者，從腕後直出次指內廉，出其端。其脉從手至胸中三尺五寸，管穴六十。

中府　天府　俠白　尺澤　孔最　列缺　經渠　太淵　魚際　少商

中府者④，府，聚也。脾肺二氣聚於此穴，故曰中府⑤。肺募也。募，猶盛也。肺之盛氣近出此穴也。一名膺中輸。膺，胸也。輸，委輸也⑥。胸氣歸此，故謂之輸。在雲門下一寸⑦，乳上三肋間⑧，動脉應手陷者中⑨。此下空處曰陷。有本云『廣俠與瞳子相當』。手足太陰之會⑩，刺入三分，留五呼，

① 其辛味：疑『辛味』二字抄倒。《素問・卷一・金匱真言論》《靈樞・卷七・順氣一日分爲四時》《甲乙・卷一・第二》皆作『其味辛』。
② 其畜馬：底本『畜馬』二字蝕爛，據永德本補。
③ 手大陰之脉：『陰』原作『主』，據文永本改。《太素・卷八・經脉連環》作『肺手大陰之脉』；《靈樞・卷三・經脉》《甲乙・卷二・第一（上）》作『肺手太陰之脉』。
④ 中府者：《甲乙・卷三・第十七》《外臺・卷三十九》無『者』字。
⑤ 故曰中府：文永本『府』下有『也』字。
⑥ 委輸也：『委』，疑爲『肺』誤。《太素・卷二十二・五藏刺》楊注云：『膺中外輸，肺輸也。』
⑦ 一寸：《外臺・卷三十九》此下注：『一云一寸六分。』
⑧ 三肋間：『肋』原作『助』，形誤，據文永本改。
⑨ 動脉應手陷者中：《甲乙・卷三・第十七》作『陷者中，動脉應手』；《外臺・卷三十九》與《明堂》同。
⑩ 手足太陰之會：《甲乙・卷三・第十七》『手』上有『仰而取之』四字。《外臺・卷三十九》作『手大陰之會』，無『足』字。

灸五壯。會，謂合同。此二脉氣合同此穴，則知動者二脉也。壯，太也。火力壯大，因以名壯之。**主肺系急欬**①，主，司也。此穴下病，此穴主司，餘皆放此。系，繫也。謂肺藏之所繫也。欬，逆氣也。五藏六府皆有欬，故欬有十一，而肺爲其本，是以肺者合於皮毛，故邪氣至，皮毛先受，寒飲先入於胃，肺脉循胃，寒氣尋肺脉上注於肺，即爲內邪。皮毛受邪，即爲外邪。內外之邪客於肺中，即爲肺欬。肺欬日久，即傳與大腸，若邪乘春，肝先受之；若乘夏②，心先受之；若乘至陰，脾先受之；若乘於冬，腎先受之。故五藏六府之欬皆以肺爲其本，五藏六府欬狀，如《大素》說之③。**胸中痛，惡清**④**，胸中滿，色色然**⑤**，**色色，惡寒狀。有本作『邑邑』。**善歐食**⑥**，**凡歐有五，歐食、歐血、歐沫、歐膽、歐乾歐者之也⑦。**胸中熱，喘逆**⑧**，逆氣相追逐**⑨**，多濁唾，不得息，**喘，息疾也。喘呼者，多因五藏六府⑩受賊風虛邪，故身熱不時臥，上爲喘呼也。**肩背風，汗出面**⑪**，**肺氣盛者，則肩背風汗出面也。**腹腫，鬲中不下食**⑫**，**夫氣傷則痛也，形傷則腫也。先痛而後腫者，氣傷形也；先腫而後痛者，形傷氣也。故風勝則腫也。邪在胃管，膈塞，故飲食不下也⑬。**喉痺，**咽者，通飲食也。喉者，通氣路也。《蒼頡》：『喉，咽也。』與此不同。又，一陰一陽結，謂之喉痺之也⑭。**肩息肺脹，皮膚骨痛，**肩息，謂息而肩動也。肺氣動則脹也。**寒熱，**風成者爲寒熱。陰病則熱，陽病則寒，重寒則熱，重熱則寒，謂之寒熱。寒熱候者，骨小皮膚薄，而肉無䐃⑮，其臂耎然，其地色炲⑯然，不與天同，色污然獨異⑰，此其候也。然後臂薄者，其髓不滿，故善病寒熱，多以三陽爲病發寒熱，下爲癰腫及痿厥也。**煩滿。**凡陰氣少而陽氣勝，腠理閉而不汗出，故熱而煩滿。

---

① 主肺系急欬：《甲乙·卷八·第一（下）》作『肺系急』；《外臺·卷三十九》作『主肺系急』。
② 若乘夏：據前後文例，疑『乘』下脱『於』字。文永本作『若乘於夏』。
③ 如《大素》說之：『大』與『太』通。『之』爲衍文。文永本無『之』字。
④ 惡清：『清』，音慶，寒冷之義。《甲乙·卷八·第一（下）》作『惡寒』；《外臺·卷三十九》作『惡清』。按，『清』與『清』通。
⑤ 胸中滿，色色然：《甲乙·卷八·第一（下）》《外臺·卷三十九》皆作『胸滿悒悒然』。
⑥ 善歐食：『歐』與『嘔』同。《甲乙·卷八·第一（下）》作『善嘔膽』；《外臺·卷三十九》作『膽熱嘔』。
⑦ 歐乾歐者之也：上『歐』字及『之』字誤衍。文永本無『之也』二字。
⑧ 胸中熱，喘逆：《甲乙·卷八·第一（下）》作『胸中熱，喘逆氣』。
⑨ 逆氣相追逐：《甲乙·卷八·第一（下）》作『氣相追逐』。
⑩ 多因五藏六府：永德本『五藏』右側注：『此二字多有。』文永本無『五藏』二字。
⑪ 汗出面：《外臺·卷三十九》無『面』字。
⑫ 腹腫，鬲中不下食：《甲乙·卷八·第一（下）》作『腹腫，鬲中食饐』；《外臺·卷三十九》作『腹脹，食噎不下』。
⑬ 故飲食不下也：『也』原作『之』，據文永本改。
⑭ 謂之喉痺之也：下『之』字衍。文永本無『之也』二字。
⑮ 䐃：原作『胭』，形誤，據文永本改。
⑯ 炲：底本上方欄綫外注：『炲，煤也。炲煤灰集屋也。』
⑰ 色污然獨異：『污』原作『汗』，形誤，據文永本改。

天府，肺爲上蓋，爲府藏之天，肺氣歸於此穴，故謂之天府。**在腋下三寸，臂臑內廉動脈①，手太陰脈氣所發。**臑，在肩下肘上。動之脈②，手太陰脈所動也。**禁不可灸，使人逆氣③。**此穴之脉近肺，更無餘脉共會，灸之損肺，欬逆氣也。**刺入四分，留三呼。**刺，箴也。謂以鍼刺之，此知反。箴，音鍼之。**主欬，上氣不得息④，暴癉⑤。**脾⑥風發癉，腹中熱。發癉即熱，黃病者也。音丁幹反也。**內逆，肝肺相搏⑦，鼻口⑧出血。**肝肺雖別膈上膈下，肺金剋肝之木，木氣盛不受，故逆而相搏，所以脉血急，無所行，即鼻口出血也。血者，穀入於胃，其津液注之於脉中，變爲赤色，謂之血也。**此胃大輸。**輸者委輸，送致也。手太陰脉，送胃大氣致於此穴，故曰太輸也。**身脹，逆息，不得臥，**逆氣留於腹中，蓄積不行，宛蘊⑨不得常所，使人支脇中滿，故喘呼逆息。足陽明者，胃脉也。胃者六府之海，其氣下行。今陽明逆，不得從其道，故不得臥之⑩。**風汗出，身腫，喘喝多唾⑪，**因於暑汗，煩則喘喝。又陰爭於內，陽擾於外，魄汗⑫未藏，四逆而起，起則動肺⑬，使人喘喝，胃中銷穀，穀銷即上下作⑭，腸胃充郭，故緩，緩則氣逆，故多唾也。**悗惚⑮善忘⑯，嗜臥不覺。**血并於下，氣并於上，故亂而喜忘。夫衛氣者，晝行於陽，夜行於陰，故陽氣盡則臥，

---

① 動脈：《甲乙·卷三·第二十四》作『動脈中』。
② 動之脈：文永本無『之』字。
③ 使人逆氣：《甲乙·卷三·第二十四》作『灸之令人逆氣』。
④ 主欬，上氣不得息：《甲乙·卷九·第三》作『欬上氣喘，不得息』；《外臺·卷三十九》作『主欬，上氣喘，不得息』。
⑤ 暴癉：《甲乙·卷九·第三》《外臺·卷三十九》作『暴痹』。
⑥ 脾：按，此節專論手太陰肺經證治，疑『脾』爲『肺』訛。
⑦ 肝肺相搏：底本『搏』字之右注『音博。』《甲乙·卷九·第三》作『肝肺相傳』。按，《醫學綱目·卷二十六·咳嗽》引《甲乙》作『肝肺相搏』；明鈔本《甲乙》作『肝肺相薄』。
⑧ 鼻口：《外臺·卷三十九》作『口鼻』。
⑨ 宛蘊：『宛』與『鬱』通，鬱滯之義。
⑩ 故不得臥之：『之』字衍。文永本作『故不得臥之也』。
⑪ 喘喝多唾：《甲乙·卷十·第二（下）》《外臺·卷三十九》作『喘喝多睡』。
⑫ 魄汗：文永本作『白汗』。
⑬ 四逆而起，起則動肺：底本二『起』字皆作『赴』，形誤。據文永本改，與《太素·卷三·陰陽雜説》『四逆而起，起則動肺』合。
⑭ 穀銷即上下作：《太素·卷二十九·津液》作『穀消則蟲上下作』。疑底本脱『蟲』字；『即』爲『則』誤。文永本作『穀銷即虫上下作』。
⑮ 悗惚：『悗』與『恍』同，模糊不清之義。《淮南子·原道》：『悗兮忽兮，用不屈兮。』高誘注：『忽、悗，無形貌也。』《老子·第二十一章》：『恍兮惚兮，其中有物。』
⑯ 善忘：文永本作『喜忘』。

陰氣盡則寤。人有①腸胃大者，衛氣行留經久，皮膚濇，分肉難解，故行遲，留於陰也。又，其氣不精，故嗜臥不覺之也。

俠白，白，肺色也。此穴在臂，俠肺兩箱，故名俠白。**在天府下，去肘五寸動脈②，手太陰別③。**動脈，謂手太陰脈動此穴也。別者，有正別之別，即經別也；有別走者，即十五絡也。諸脈類此也。**刺入四分，灸五壯。主心痛，欬，乾歐煩滿。**

入於尺澤④，水出井泉，流注行已，便入於海。十二經脈出四支已，流注而行，至此入五藏海。澤，謂陂澤⑤，水鍾⑥處也。尺，謂從此向腕有尺也。一尺之中，脈注此處，留動而下，與水義同⑦，故名尺澤。手三陰脈亦至此肘中作澤，一名作海，稱皆以水名脈也。流行至此肘中，留動處之也⑧。**爲合，水也⑨。**十二經水之脈從外而來，內合藏府之海，故爲合之也。**在肘中約上動脈⑩。**有本云『在肘屈大橫文中⑪』也。**刺入三分，留三呼，灸三壯⑫。主心膨膨痛，肘痛喉痺，欬逆上氣，舌乾脇痛，心煩滿，肩背寒⑬，**膨膨，滿。**心亂⑭，少氣不足以息。**凡人呼吸，吐納穀氣，出三入一，故半日不食氣海減，故遂少氣不足以息，因一陽所發終，病少氣之也⑮。**腹脹喘⑯，**夫脹者，氣在府藏之外，胸脇腹郭之中，排脹皃也

---

① 有：底本此字右側注：『家本無之。』

② 去肘五寸動脈：《外臺・卷三十九》作『去肘上五寸動脉』；《甲乙・卷三・第二十四》『脉』下有『中』字。

③ 手太陰別：《甲乙・卷三・第二十四》《外臺・卷三十九》作『手太陰之別』。

④ 入於尺澤：明鈔本《甲乙・卷三・第二十四》《外臺・卷三十九》作『尺澤』二字。

⑤ 陂澤：文永本『陂』側注：『《切》彼爲反，塘也。』

⑥ 鍾：集聚之義。《玉篇・金部》：『鍾，聚也。』文永本旁注：『鍾，猶注也。』

⑦ 與水義同：文永本『同』下有『之』字。

⑧ 留動處之也：疑『之』字衍，或『處之』二字抄倒。文永本作『留動處之』，無『也』字。

⑨ 爲合，水也：《甲乙・卷三・第二十四》作『水也，爲合』。

⑩ 約上動脈：《甲乙・卷三・第二十四》作『約上動脉，手太陰之所入也，爲合』；《外臺・卷三十九》作『約紋上動脉』。

⑪ 大橫文中：文永本作『本橫文中』。

⑫ 刺入三分，留三呼，灸三壯：《甲乙・卷三・第二十四》無『留三呼』三字。《外臺・卷三十九》作『灸三壯』，無『刺入三分，留三呼』七字，下有『甄權云：以臂屈橫纹中，兩筋骨罅陷者宛宛中，不宜灸』二十一字。

⑬ 心煩滿，肩背寒：《甲乙・卷九・第三》《外臺・卷三十九》作『心煩肩寒』。

⑭ 心亂：《甲乙・卷九・第三》《外臺・卷三十九》無此二字。

⑮ 病少氣之也：『之』字衍。文永本作『病小氣也』。

⑯ 腹脹喘：『腹』原作『腸』，形誤。據文永本及《甲乙・卷九・第三》改，與楊注『胸脇腹郭之中』合。

藏府脹①，胸脇②及腹故得稱脹。亦有脾肺等脹者，即得脾肺等自䐜脹者也。**振慄瘛瘲，手不伸。**瘛，急牽，充曳反；瘲，緩不收，子用反。**脱肉唾濁**③，脱肉，肉銷瘦之也。**氣隔善歐**④，**鼓頷**⑤**不得汗，煩急身痛**⑥，氣隔，謂呼吸之時胸中氣障塞也。**目嗚縱**⑦，目瞼垂縱⑧。**衄。左窒刺右，右窒刺左。**此鼻出血爲衄。凡傷肺者，肺氣不守，胃氣不清，精氣不爲使，真藏壞決，脉傍絶，五藏漏洩⑨，不衄則歐。窒，塞之也。**兩脇下痛，洩上下出**⑩，洩上下出者，謂吐且痢也。**胸滿短氣不得汗，**熱氣蒸，少液也。**補手太陰，以出其汗**⑪。肺以主氣，手大陰者肺脉也，今肺虛，故補手太陰則氣足汗出也。**癲疾，手臂不得上頭**⑫。癲者，顛也。顛者，頂也。謂彼陽氣盡集頭頂，下陰皆虛，下虛上實，邪陽相搏，遂爲顛仆，故曰癲疾。是則厥成癲爲疾也。秦丞祖⑬此穴下有交脉，尺二穴不同也。**孔最，**孔者，空穴也。手太陰脉，諸脉中勝此之空穴，居此脉之郄⑭，故曰孔最之也。**手太陰郄，在腕上七寸**⑮。郄者，郄曲也。謂太陰之脉至此曲折也。腕，掌後之節也。**專金，金**

---

① 排藏府脹：『排』，《說文·手部》：『排，擠也。』按，據文義，疑此句當作『排藏脹府』。
② 脇：底本旁注：『一本家本無。』
③ 脱肉唾濁：《甲乙·卷七·第一（下）》作『咳嗽唾濁』；《外臺·卷三十九》作『欬嗽唾濁』。
④ 氣隔善歐：《甲乙·卷七·第一（下）》作『氣鬲善嘔』；《外臺·卷三十九》作『氣膈善嘔』。
⑤ 鼓頷：文永本作『鼓頷』，旁注：『《切》胡感反，頤也。』
⑥ 煩急身痛：疑『急』爲『悤（悗）』形誤。《甲乙·卷七·第一（下）》作『煩滿』二字，注云：『《千金》作「身心痛」。』《外臺·卷三十九》作『煩滿身痛』。
⑦ 目嗚縱：『嗚』，《廣韻》：『許爲反，音揮。』《玉篇·口部》：『嗚，口不正也，醜也。』檢楊注未及於口，疑『嗚』乃『爲』字筆誤。《甲乙·卷七·第一（下）》《外臺·卷三十九》皆作『因爲縱』。
⑧ 目瞼垂縱：底本作『目瞼乘縱』，據文永本改。按，『瞼』與『瞼』古通用；底本『乘』乃『垂』形誤。
⑨ 五藏漏洩：『漏』原作『滿』，據文永本改。永德本亦作『滿』，右側注：『漏或本。』
⑩ 兩脇下痛，洩上下出：《甲乙·卷七·第一（下）》作『兩脇下痛，嘔泄上下出』，疑底本脱『嘔』字。《外臺·卷三十九》作『時寒時熱，胞中有水疝瘕積，與陰相引痛，苦冗泄上下出，喉痺哽塞。熱實則肩背熱痛，汗不出，四肢暴腫；實則臂背寒，短氣癲疾，嘔沫，手肘不得上頭，肘痛』，與《明堂》出入甚大，疑或引自甄權《鍼經鈔》，待考。
⑪ 以出其汗：《甲乙·卷七·第一（下）》作『以出之』。
⑫ 癲疾，手臂不得上頭：《甲乙·卷十·第二（下）》無『癲疾』二字，『頭』下有『尺澤主之』四字。
⑬ 秦丞祖：按，『丞』字誤，當據《隋書·經籍志》《舊唐書·經籍志》及文永本改作『承』。
⑭ 郄：與『隙』通。
⑮ 手太陰郄，在腕上七寸：底本『郄』字右側注：『音丘逆反。脉行屈抑之間謂郄，又曰結也。脉紆屈之所也。』《甲乙·卷三·第二十四》作『手太陰之郄，去腕七寸』；《外臺·卷三十九》作『手太陰郄，去腕上七寸』。

九①**，水之父母。**西方金位，數當於九，故曰專金金九。金生水，故曰父母也。有本爲『二七』②。**刺入三分，灸五壯，可以出汗**③**。頭痛振寒，臂厥，熱汗不出。**風從外入，寒氣客於皮膚，陰氣盛，陽氣虛，故振寒。厥，逆氣之也。

列缺，列，行列也④。此別走絡，分別太經，所以稱缺之。列之缺經之上，故曰列缺之也。**手太陰絡，去腕上一寸半，別走陽明者。**謂於藏經別出此脈，横絡皮膚，走向府經，即十五絡一之數也。餘五藏絡皆准此之也。**刺入三分，留三呼，灸五壯。主瘧寒甚熱**⑤**，**瘧有三種，寒瘧一，温瘧二，癉瘧三。先寒而後熱者，寒瘧；先熱而後寒者，温瘧；直熱不寒者，癉瘧也。三種以時發者，瘧也。不以時發者，寒熱也。寒甚熱者，夏者因大暑汗出⑥，腠理開發，淒滄小寒入於腠理皮膚之中，藏之不出，至秋又傷於風，其病則盛，寒爲陰氣，風爲陽氣，既先傷寒，故病瘧發，先寒後熱。總論瘧有十二狀也。**癇驚**⑦多是小兒癲病之也。限間反。**而有見者**⑧**，并取陽明絡。寒熱，欬唾沫，掌中熱**⑨**，**二陰急爲癇厥，二陽急爲驚。又，三陽者至陽也，三陽積并爲驚，病起之時亦如暴風，又如辟礰之也⑩。**虛則肘臂肩背寒慄**⑪**，少氣不足以息，**夫虛實者，邪氣盛則實，精氣奪則虛。今虛者，謂手太陰脈虛也。但人有手足、九竅、五藏等一十六部，并三百六十五節，皆生百病。百病之生，皆有虛實，故十二經脈皆絡三百六十五節，節之有病，必被經脈，經脈之病，皆有虛實也⑫。肩，髆上者之也。**寒厥，交兩手而務，爲口沫**⑬**。實則肩背熱痛，汗出，暴四**

---

① 專金，金九：《甲乙·卷三·第二十四》作『專金二七』，『專』下注：『此處缺文。』

② 爲『二七』：此下原衍『也』字，據文永本删。

③ 可以出汗：《甲乙》無『可以出汗』至『熱汗不出』十四字。《外臺·卷三十九》此十四字作『即出，厥頭痛』五字。

④ 列，行列也：底本下『列』字誤作『烈』，據文永本改。按，文永本作『烈，行列也』，『烈』字亦誤。

⑤ 主瘧寒甚熱：《外臺·卷三十九》無『寒』字。

⑥ 夏者因大暑汗出：文永本作『夏因天暑汗出』。

⑦ 癇驚：《甲乙·卷十二·第十一》作『小儿驚癇』；《外臺·卷三十九》作『驚癇』。

⑧ 而有見者：《甲乙·卷十二·第十一》《外臺·卷三十九》作『如有見者』。

⑨ 欬唾沫，掌中熱：《甲乙·卷八·第一（下）》同。《外臺·卷三十九》作『欬喘，掌中熱』。

⑩ 辟礰之也：『辟礰』，即『霹靂』；『之』字爲衍文。文永本無『之也』二字。

⑪ 虛則肘臂肩背寒慄：《甲乙·卷八·第一（下）》作『虛則肩臂寒慄』；《外臺·卷三十九》作『虛則肩背寒慄』。

⑫ 皆有虛實也：文永本『皆』上有『並』字。

⑬ 交兩手而務，爲口沫：『務』與『瞀』通，昏亂之義。《集韻·候韻》：『務，昏也。』朱駿聲《說文通訓定聲》：『務，叚借爲瞀。』底本『務爲』二字右側注：『音瞀。《切》□□莫候反。口不正也。』疑底本校注者訓『爲』作『嗎』，與『務』連讀。文永本作『交兩手而務嗎口沫』。《甲乙·卷八·第一》作『交兩手而瞀，口沫出』；《外臺·卷三十九》作『交兩手如瞀，爲口沫出』。

支腫①，身濕搖②，時寒熱，飢則煩，飽則面變③，口噤不開，兩手逆冷，故交之以望煖，此爲臂厥也。凡厥有二種，有寒厥，有熱厥。務④，事也。濕，沾潤也⑤。噤⑥，口急也⑦。琴甚反〔之〕〔也〕。惡風泣出，風之中目，陽氣不守於精，是則火氣循目，故見風泣出。比有天之疾風，即使有雨也〔之〕。善忘⑧，四支逆厥⑨，善笑。心高，滿於肺中，悗而善忘⑩。又上氣不足，下氣有餘，腸胃實而心肺虛，虛則營衛留於下，久而不已，不得時上，故善忘。氣虛則多悲，實則多笑〔之〕也。熱病先手臂痛，身熱溺白，瘛⑪，唇口聚，鼻張，目下汗出如轉珠⑫，兩乳下三寸⑬堅，脇下滿悸。夫熱病者，冬傷於寒，寒極爲熱，故春爲熱病，是以傷寒者，熱病之類也。傷寒，據其得病初也；熱病，言其病成形也。傷寒溫病，夏至前發也；傷寒暑病，夏至後發也。夫風寒暑濕，四種邪氣傷於人者，皆因腠理孔開，邪氣得入。人在冬日之時，腠理皆閉，縱有寒氣，何所傷人？但人冬日若遇大寒，必溫室厚褥，重衣熱食，因之汗出，腠理開發，復取於涼，大寒之氣，入于腠理，循諸經脉，客於藏府，至春寒極，發爲熱病。皆因冬日多受於寒，而得此病，故曰傷寒。凡傷寒熱病，若有死者，皆六七日。若有愈者，皆十日已上。所以然者，傷寒病發，一日太陽受之，二日陽明受之，三日少陽受之，四日太陰受之，五日少陰受之，六日厥陰受之，如此一日受病，至第七日即太陽病衰，八日陽明，九

---

①暴四支腫：《甲乙·卷八·第一》作『四肢暴肿』；《外臺·卷三十九》作『四肢腫』。

②身濕搖：按，『濕』，古多疊用，指反芻動物嚼草時雙耳搖動貌。《集韻·緝韻》：『濕，濕濕，牛呞動耳皃。』《詩·小雅·無羊》：『爾牛來思，其耳濕濕。』毛傳：『呞而動其耳，濕濕然。』據上所引，『濕搖』即動搖之義。楊上善云：『濕，沾潤也。』訓『濕』爲濕潤之『濕』。底本『濕』字右側注『音失入反』；『搖』旁注『音懼。』按，底本校注者釋『搖』爲『恐懼』義，恐牽强。《外臺·卷三十九》《甲乙·卷八·第一（下）》皆作『身濕搖』，與《明堂》同。

③飽則面變：《甲乙·卷八·第一（下）》作『飽則善面色變』；《外臺·卷三十九》作『飽則面色變』。

④務：與『瞀』通，詳前注。永德本旁注：『音茂。』按，楊上善注云：『事也。』解爲事務之『務』，恐誤訓。

⑤沾潤也：『沾』原作『沽』，形誤。底本原有旁注，漫漶不可辨。永德本旁注：『《切》張廉反。』據此，則抄校者訓爲『沾』字，今改正。

⑥噤：原誤作『禁』，據文永本改，與經文合。

⑦口急也：底本『口』作『曰』，中間一横筆墨色淺淡，顯系後世校書者所補；文永本爲彩色影印，『曰』字中間一横爲朱筆所補。按，底本原作『口』，於義爲勝，今從原貌。

⑧善忘：文永本作『喜忘』。

⑨四支逆厥：《甲乙·卷八·第一（下）》作『四逆厥』。

⑩悗而善忘：『悗』，原作『急』，乃『悤』形誤，今改正。按，『悤』即『悗』字，與『悶』音義皆同。永德本『急』字右下方注一『悶』字，上方欄綫外復注一『悗』字；文永本作『悶而喜忘』。

⑪熱病先手臂痛，身熱溺白，瘛：《甲乙·卷七·第一（中）》作『熱病先手臂瘈瘲』；《外臺·卷三十九》作『溺白，熱病先手臂痛，身熱瘈瘲』。

⑫目下汗出如轉珠：《甲乙·卷七·第一（中）》同。《外臺·卷三十九》作『咽下汗出如連珠，小便白，熱痛』。

⑬三寸：《外臺·卷三十九》同；《甲乙·卷七·第一（中）》作『二寸』。

日少陽，十日大陰，十一日少陰，十二日厥陰病衰。然則，三陽三陰次第受病，衰已則愈矣。若第一日陰陽二經俱感於病①，至第三日即六經及五藏六府俱病，營衛不行，五藏不通，必當死矣。不兩感者，未滿三日，可汗而已。三日以去，可洩而已②。其病愈已，禁於食肉③，及以多食。傷寒熱病具以論者，如《大素經》說：溺白者，熱以銷膏，故溲膏而白也。手陽明是肺府之脉，入下齒中，上循鼻孔，故熱而口聚鼻孔張也。悸，心動，葵季反。

行於經渠④，水出流注，入渠徐行，血氣從井出已，流注至此⑤，徐引而行。經，謂十二經脉也。渠，謂溝渠。謂十二經脉血氣流於此穴⑥，故曰經渠也。**爲經，金也**⑦。經，常也。水大流注⑧不絶爲常。血氣流注此，徐行不絶爲常之也。**在寸口陷者中，刺入三分，留三呼，不可灸，傷人神明**⑨。口，通氣處也。從關口⑩至魚一寸，五藏六府之氣皆此中過，故曰寸口。手大陰脉等，五藏五神之氣大會此穴，則神明在於此穴之中，火又剋金，故灸之者傷神明也。**主寒熱**⑪**，胸背急痛**⑫**，喉中鳴**⑬**，欬上氣喘**⑭**，掌中熱，數欠**⑮**，汗**

---

① 俱感於病：『俱』，底本作『但』，形誤。據文永本改，與楊注下文『至第三日即六經……俱病』合。
② 可洩而已：『洩』，底本誤作『減』，據文永本改。按，《太素·卷二十五·熱病決》曰：『其未滿三日者，可汗而已；其滿三日者，可洩而已。』亦證當作『洩』字。
③ 禁於食肉：文永本作『禁於食魚肉』。
④ 行於經渠：《甲乙·卷三·第二十四》作『經渠者』；《外臺·卷三十九》作『經渠』。
⑤ 流注至此：底本『至』字誤重，據文永本刪。
⑥ 流於此穴：文永本脱『於』字。
⑦ 爲經，金也：《甲乙·卷三·第二十四》作『金也』，『爲經』二字在後。
⑧ 水大流注：底本『流』字抄重，據文永本刪。
⑨ 傷人神明：《甲乙·卷三·第二十四》作『灸之傷人神明』。
⑩ 關口：原誤作『開口』，據文永本改。
⑪ 主寒熱：《甲乙·卷八·第一（下）》作『寒熱』；《外臺·卷三十九》作『主瘧寒熱』。
⑫ 胸背急痛：《甲乙·卷八·第一（下）》作『胸背急』；《外臺·卷三十九》作『胸背痛』。
⑬ 喉中鳴：《甲乙·卷八·第一（下）》《外臺·卷三十九》作『喉痺』。
⑭ 欬上氣喘：《外臺·卷三十九》作『欬逆上氣喘息』。
⑮ 數欠：《甲乙·卷八·第一（下）》作『數欠伸』。

出①，胸中彭彭②，甚則交兩手務③，暴瘴內逆④。先取天府⑤，此府此胃之大輸⑥。天府，胃府大海，穀氣强盛，故暴瘴者先取天府，後取經渠也。暴，疾也矣。輸，胃爲水穀之

臂內廉痛⑦，喘逆，心痛欲歐。

注於大淵，水之流趨⑧於下爲注。十二經脉，流魚際已，注於此處，故爲注也。少商初出爲井，可謂小泉⑨。魚際停澮⑩，此中涌注，故曰大泉之也⑪。爲輸，土也⑫。水流便有送致聚處，十二經脉流魚際已，經於此處，故爲在手掌後陷者中⑬，刺入二分，留二呼，灸三壯。主瘅⑭逆氣寒厥，急熱煩心⑮，諸瘅多痛，瘅輸之也。在骨則重，在脉血涘⑯，在筋動不屈伸⑰，在肉不知，在皮即寒，具此五者，瘅而不痛。凡瘅之類，逢寒即急，逢濕則縱，總而言之，謂風寒濕三氣雜至，合而爲瘅，風氣勝者，名爲行瘅；寒氣勝者，以爲痛瘅；濕氣勝者，名爲著瘅。又，病在陽者，命曰風病；在陰者，命曰瘅；陰陽俱

① 汗出：《外臺·卷三十九》作『熱病汗不出，心痛欲嘔』。
② 胸中彭彭：《甲乙·卷八·第一（下）》作『胸中彭彭然』；《外臺·卷三十九》作『腹中彭彭然』。
③ 甚則交兩手務：『務』與『瞀』通。《甲乙·卷八·第一（下）》《外臺·卷三十九》作『甚則交兩手而瞀』。
④ 暴瘅內逆：《甲乙·卷八·第一（下）》《外臺·卷三十九》作『暴瘅喘逆』。
⑤ 先取天府：《甲乙·卷八·第一（下）》作『刺經渠及天府』。
⑥ 此府此胃之大輸：疑『此府』二字衍。底本旁注：『此二字，一本無。』文永本作『此胃之大輸』。《甲乙·卷八·第一（下）》作『此謂之大俞』。
⑦ 臂內廉痛：自『臂內廉痛』至『注於大淵』十四字，《甲乙·卷八·第一（下）》作『臂肉廉痛，上鬲，飲已煩滿，大淵主之』。按，疑《甲乙》『肉』字爲『內』之訛。又，《甲乙》以太淵主『臂內廉痛』等症狀，與《明堂》不同，未知孰是，待考。
⑧ 趨：文永本作『趍』。
⑨ 小泉：『泉』爲『淵』避諱字，此避唐太祖李淵名諱。下『泉』字同。
⑩ 停澮：『澮』，安定也。《廣雅·釋詁一》：『澮，安也。』
⑪ 大泉之也：『之』字誤衍。文永本『之』字作『者』，亦通。
⑫ 爲輸，土也：明鈔本《甲乙·卷三·第二十四》作『土也』二字。
⑬ 在手掌後陷者中：『陷』，原作『際』，形誤，據文永本改。按，底本『際』字右側有旁注，漫漶莫辨。永德本『際』字右側注『陷一本』三字。《甲乙·卷三·第二十四》此句作『在掌後陷者中，手太陰脉之所注也，爲俞』；《外臺·卷三十九》作『在手掌後陷者中』。
⑭ 主瘅：《甲乙·卷九·第二》作『脾』；《外臺·卷三十九》作『主胸瘅』。
⑮ 急熱煩心：《甲乙·卷九·第二》作『急煩心』；《外臺·卷三十九》作『煩心』。
⑯ 涘：『凝』之俗體。
⑰ 在筋動不屈伸：『伸』，原作『仲』，形誤，據文永本改。按，文永本作『在筋不屈伸』，無『動』字。

病，命曰風痺。此痺之大論也。**善唾噦噫**①，噦，氣忤也②。怨月反。穀入於胃，胃氣上注於肺，今有故寒氣與新穀氣俱還，入於胃，新故相亂，真邪相攻，並相逆，復出於胃，故爲噦。噫，飽出息也。今寒氣客於胃，厥逆從下上散，復出於胃，故爲噫之也。**胸滿噭呼**③，**胃氣上痺，逆氣心痛**④，**脹滿彭彭**⑤，**臂厥，肩膺胸痛**⑥，**妬乳，目中白眼青**⑦，不令嬰兒飲，婦人因妬病乳，故曰妬乳也。**轉筋**，即手太陰筋轉也。筋，肉之力也。**掌中熱，乍寒乍熱，缺盆中相引痛，數欠**⑧，**喘不得息，臂內廉痛，上鬲，飲已煩滿**⑨，**病温身熱，五日以上，汗不出，留鍼一時取之。未滿五日，不可刺**⑩。温病未滿三日，可汗而已；三日已去，可洩而已⑪。此中所説，未滿五日不可刺也，有此不同，宜量取也⑫。**瘧欬逆攘心，悶不得臥**⑬，**胸滿喘務**⑭，**背痛，唾血振寒，乾嗌**⑮，**狂言，口噼，引而下之**⑯。瘧，害也，惡也。謂此病之惡，能害於人，故曰瘧也。攘，觸心令⑰悶不得臥也，攘除推之也。

---

① 善唾噦噫：文永本作『喜唾噦噫』。

② 噦，氣忤也：『忤』，底本作俗體『啎』，今改爲規範字。《素問・陰陽應象大論》新校正云：『詳王謂噦爲噦噫。噫，非噦也。按楊上善云：「噦，氣忤也。」』

③ 噭呼：『噭』，同『叫』。《説文・口部》：『噭，呼也。』《字彙・口部》：『噭，與叫同。』底本『噭』字旁注：『音叫。《玉》古命反，□也。』《甲乙・卷九・第二》作『激呼』；《外臺・卷三十九》與《明堂》同。

④ 胃氣上痺，逆氣心痛：《甲乙・卷九・第二》《外臺・卷三十九》作『胃氣上逆心痛』。

⑤ 脹滿彭彭：文永本作『脹滿膨膨』。《外臺・卷三十九》作『肺脹滿彭彭』。

⑥ 肩膺胸痛：《甲乙・卷八・第一（下）》及《外臺・卷三十九》『胸』下有『滿』字。

⑦ 妬乳，目中白眼青：《甲乙・卷八・第一（下）》作『目中白翳，眼青』；《外臺・卷三十九》作『目生白翳，眼眥赤筋』。

⑧ 數欠：《外臺・卷三十九》同。《甲乙・卷八・第一（下）》作『數欬』。

⑨ 上鬲，飲已煩滿：《外臺・卷三十九》作『膈飲煩滿』。

⑩ 未滿五日，不可刺：《甲乙・卷七・第一（中）》作『若未滿五日，禁不可刺也』。

⑪ 可洩而已：『洩』，原誤作『減』，據文永本改。按，《太素・卷二十五・熱病決》云：『其未滿三日者，可汗而已；其滿三日者，可洩而已。』可徵『減』爲『洩（泄）』誤。又，底本『減』字旁注：『洩□□』，後二字漫漶。永德本『減』字旁注『洩□本作』四字，第二字蝕落，疑是『一』字。

⑫ 宜量取也：文永本作『宜量取之』。

⑬ 瘧欬逆攘心，悶不得臥：《甲乙・卷九・第三》《外臺・卷三十九》作『欬逆，煩悶不得臥』。按，《甲乙》《外臺・卷三十九》均無『瘧』字，疑爲衍文。

楊注云：『瘧，害也，惡也。』則楊氏訓『瘧』爲『虐』。

⑭ 胸滿喘務：『務』與『瞀』通。《甲乙・卷九・第三》作『胸中滿，喘不得息』；《外臺・卷三十九》作『胸中滿喘』。

⑮ 乾嗌：《甲乙・卷十一・第七》《外臺・卷三十九》作『嗌乾』。

⑯ 狂言，口噼，引而下之：《甲乙・卷十二・第六》作『口僻，刺太淵，引而下之』；《外臺・卷三十九》作『口僻，肘中痛，痎瘧瘴』。

⑰ 令：底本旁注：『或本「命」。』

流於魚際，水出井，流而動也。脉出指，流而上行。大指本節後，象彼魚形，故以魚名之。赤白肉畔，故曰魚際也。爲滎，火也。水溢爲滎，謂十二經脉從指出已，流溢此處，故名爲滎。迴冥反，又烏向反。在手大指本節後，內側散脉①。手之四指皆有三節，大指唯有二節，大指第二節，即爲本節之也。刺入二分，留三呼，灸三壯。主虛熱，洒泝起毛惡風②，虛而熱，故變寒而毛起也。舌上黃，身熱爭③，則喘欬④，痺走胸應背⑤，不得息⑥，頭痛不堪⑦，汗出而寒⑧，有本作『汗不出』之也。及陽明出血⑨，寒厥及熱，煩心少氣，不足以息。汗出而寒者，陽勝則熱而汗不出，陰勝則寒而汗出。陰濕⑩，腹痛食餉⑪。音噎。肘攣榰滿⑫，喉中燋渴⑬，肺心有邪，其氣留於兩肘，肘者，機關之室，真氣之所過，血絡之所游，邪氣惡血固不得留，留則傷筋絡骨節，機關不得屈伸，故肘痀攣也⑭。痓⑮上氣，

---

①內側散脉：《甲乙・卷三・第二十四》作『內側散脉中』；《外臺・卷三十九》作『內側散脉中，手太陰脉之所溜也』。

②主虛熱，洒泝起毛惡風：底本『洒泝』之右注：『音先禮反，音蘇故反。』《甲乙・卷七・第一（上）》作『肺熱病者，先悽悽然厥，起皮毛，惡風寒』；《外臺・卷三十九》作『主虛極，洒洒毛起惡風寒』。

③身熱爭：《甲乙・卷七・第一（上）》作『身熱熱爭』；《外臺・卷三十九》作『身熱』。

④則喘欬：《甲乙・卷七・第一（上）》作『則喘咳』；《外臺・卷三十九》作『欬嗽喘』。

⑤痺走胸應背：《甲乙・卷七・第一（上）》作『痛走胸膺背』。《外臺・卷三十九》作『痺走胸背』。疑底本『應』爲『膺』誤。

⑥不得息：《甲乙・卷七・第一（上）》作『不得大息』。

⑦頭痛不堪：《甲乙・卷七・第一（上）》作『頭痛不甚』，注：『《素》作「堪」』。《外臺・卷三十九》作『頭痛甚』。

⑧汗出而寒：《外臺・卷三十九》作『汗不出』。

⑨及陽明出血：《甲乙・卷七・第一（上）》《外臺・卷三十九》無此五字。

⑩陰濕：《甲乙・卷七・第一（中）》《外臺・卷三十九》皆作『陰濕癢』。

⑪腹痛食餉：『餉』與『噎』同。《玉篇・食部》：『餉，或噎字。食不下也。』又，『腹』，文永本作『腸』。《甲乙・卷七・第一（中）》作『腹痛不可以食飲』；《外臺・卷三十九》作『腹痛不下食飲』。

⑫肘攣榰滿：『榰』音支，支撑之義。《爾雅・釋言》：『榰，柱也。』《甲乙・卷七・第一（中）》《外臺・卷三十九》作『肘攣支滿』。

⑬喉中燋渴：《甲乙・卷七・第一（中）》《外臺・卷三十九》作『喉中焦乾渴』。

⑭故肘痀攣也：『痀』，音居，曲脊也。《說文・疒部》：『痀，曲脊也。』《太素・卷二十二・刺法》楊上善注云：『痀，其俱反，曲脊背僂也。』文永本作『故肘拘攣也』。

⑮痓：原作『痉』，爲俗體字，今改爲規範字。《說文・疒部》：『痓，彊急也。』徐鍇繫傳：『《字書》：「中寒，體强急也。」』檢楊注云：『痓，强直，巨井反。』則楊上善亦訓爲『痓』字。永德本、文永本及《甲乙・卷七・第一（中）》《外臺・卷三十九》皆作『痓』，恐誤。

瘲，强直，巨井反。熱病，振慄鼓頷，腹滿陰痿①，痿，屈不收也。人思想無窮，所願不得，意淫於外，入房大甚，宗筋施縱②，發爲筋痿，及爲白淫。宗筋即陰③。厥痛④，臥若徙居⑤，心痛間⑥，動作痛益⑦，色不變，肺心痛⑧。徙，移也。人此處臥，謂爲他處，故如徙居也。凡心痛，四藏及胃厥氣皆令心痛。心中有神，不得受邪，若心自痛，名真心痛，故旦發夕死，夕發旦死也。欬引尻溺出⑨，虛也。此膀胱欬。鬲中食飲歐⑩，身熱汗出⑪，數唾溠下⑫。人飲食入胃，胃中若熱則蟲動，蟲動則胃緩，胃緩則廉泉開，廉泉開則涎下⑬。肩背寒熱脫色，目泣出，皆虛也，補之⑭。唾血時熱，寫魚際，補尺澤；短氣心痹⑮，悲怒逆氣，恐狂易⑯，狂易者，時歌時笑，脫衣馳走，改易不定，故曰狂易。胃逆霍亂，逆氣⑰。霍，急疾也。營衛二氣，清濁相干，忽然⑱亂於腸胃，則爲霍亂之也。

① 腹滿陰痿：《甲乙·卷七·第一（中）》作『腹滿陰萎』。
② 施縱：『施』與『弛』通。
③ 宗筋即陰：文永本此下有『之也』二字。
④ 厥痛：《外臺·卷三十九》作『厥心痛』。
⑤ 臥若徒居：文永本經、注三『徒』字均作『徙』。據楊注，當作『徙』字。《靈樞·卷五·厥病》《甲乙·卷九·第二》《外臺·卷三十九》皆作『臥若徒居』。
⑥ 心痛間：《靈樞·卷五·厥病》同；《甲乙·卷九·第二》作『心痛乃間』；《外臺·卷三十九》作『心間痛』。
⑦ 動作痛益：疑此下脱『甚』字。《靈樞·卷五·厥病》《甲乙·卷九·第二》《外臺·卷三十九》皆作『動作痛益甚』。
⑧ 色不變，肺心痛：《靈樞·卷五·厥病》作『色不變，肺心痛也』；《甲乙·卷九·第二》《外臺·卷三十九》皆作『色不變者，肺心痛也』。
⑨ 欬引尻溺出：《外臺·卷三十九》作『欬引凡溺出』。
⑩ 鬲中食飲歐：《甲乙·卷七·第一（中）》作『鬲中虛，食飲嘔』；《外臺·卷三十九》作『膈中虛，食飲嘔』。按，疑底本脱『虛』字。
⑪ 汗出：《甲乙·卷七·第一（中）》《外臺·卷三十九》作『汗不出』。
⑫ 數唾溠下：『溠』原作『羡』，爲『溠』俗省，與楊注『涎』字同，今改作『溠』。底本於字右注：『音似延反。』亦訓作『涎』。《甲乙·卷七·第一（中）》作『數唾血下』；《外臺·卷三十九》作『數唾涎，嘔吐血下』。
⑬ 則涎下：文永本此下有『也』字。
⑭ 補之：《甲乙·卷七·第一（中）》作『刺魚際，補之』。
⑮ 短氣心痹：『短』原作『拒』，爲俗體字，今改爲規範字。《廣韻·緩韻》：『拒』，同『短』。《甲乙·卷九·第五》《外臺·卷三十九》皆作『短氣心痹』。
⑯ 恐狂易：《外臺·卷三十九》同。《甲乙·卷九·第五》作『怒狂易』。
⑰ 胃逆霍亂，逆氣：《甲乙·卷十一·第四》作『胃逆霍亂，魚际主之。霍亂逆氣，魚际及太白主之』；《外臺·卷三十九》作『霍亂胃氣逆』。
⑱ 忽然：文永本作『急然』。

肺出少商，手太陰脉，歸之於肺①。肺主於秋，脉之所起，故謂之少商也。**爲井，木也**②。太古人家未有井時，泉源出水之處則稱爲井，故井者③出水之處也。五藏六府十二經脉，以上下行，出於四末④，故第一穴所出之處譬之爲井。五藏之脉是陰，生於陽地，終於陰地，故井出爲木，滎流爲火，輸注爲土，經行爲金，合入爲水。六府爲陽，生於陰地，終於陽地，故井出爲金，滎流爲水，輸注爲木，所過爲原，原者，三焦總有六府陽氣也，經行爲火，合入爲土也。五藏之井，皆出於木。木，少陽相主⑤，至水爲合也。足厥陰者，玉英之陰在於中焦，起手太陰也。**在手大指端內側，去爪甲角如韭葉**⑥。爪甲有四角，此取內側上角也。韭葉有大小，正取非大非小，闊二分許，以量中度之人，若大小以意量⑦。**刺入一分，留一呼，灸一壯**⑧。**主瘧，寒厥及熱**⑨**，煩心善噦，心滿而汗出**⑩**，刺出血，立已**⑪。**寒濯濯，寒熱**⑫**，手臂不仁，唾沫，**濯，洗也。言寒如水洗之甚，故重言之。仁，親也。病不覺之處，不與身親，故曰不仁。人數驚恐，筋脉不通，病生不仁。又人病久入深，營衞之行濇，經絡時陎不痛⑬，皮膚不營，故爲不仁。有本爲『手攣』也。**脣乾引飲，手腕攣指支**⑭**，肺脹上氣，**指强難展伸⑮，曰支也。**耳中生風，**覺耳中有風氣也。**欬喘逆，指痺臂**

① 歸之於肺：文永本作『歸於肺』。
② 木也：《甲乙·卷三·第二十四》《外臺·卷三十九》均作『少商者木也』。
③ 故井者：底本脱此三字，據文永本補。
④ 出於四末：『末』原作『朱』，形誤。據文永本改。
⑤ 少陽相主：『主』，文永本作『生』，似是。
⑥ 去爪甲角如韭葉《甲乙·卷三·第二十四》《外臺·卷三十九》均作『去爪甲如韭葉』，無『角』字。又，《甲乙》此下有『手太陰脉之所出也，爲井』十字。
⑦ 若大小以意量：文永本此下有『之也』二字。
⑧ 刺入一分，留一呼，灸一壯：《外臺·卷三十九》作『冬月宜灸』四字。
⑨ 主瘧，寒厥及熱：《甲乙·卷七·第五》作『瘧，寒厥及熱厥』；《外臺·卷三十九》作『瘧寒熱』。
⑩ 心滿而汗出：『滿』，通『懣』。《外臺·卷三十九》作『心滿汗出而寒』。
⑪ 刺出血，立已：《甲乙·卷七·第五》作『刺少商出血』。
⑫ 寒熱：《甲乙·卷八·第一（下）》作『舌煩』。
⑬ 經絡時陎不痛：『陎』字未詳，疑爲『陂』訛，待考。按。『陂』，音披，《正字通·阜部》：『陂，障也。』又，『痛』，據文義疑當作『通』。文永本作『經絡時疏不通』。『疏』字恐誤。
⑭ 指支：《甲乙·卷八·第一（下）》作『肢痛』；《外臺·卷三十九》作『支痛』。
⑮ 難展伸：文永本作『難屈伸』。

痛①，歐吐，飲食②不下，彭彭，熱病象瘧③，振慄鼓頷，腹脹俾倪④，喉中哏哏⑤。熱病像瘧，謂有寒有熱，唯不以時作也。俾倪，側視皃。上匹米反⑥，下五悌反。哏，下墾反，謂咽中氣塞也。

黃帝內經明堂卷第一

永仁四年⑦正月十二日書寫畢

同二十三日移點畢

同年二月二日移朱點畢

同六日校合畢

散位丹波朝臣長高

本云

文永七年⑧八月二日書寫畢

同十日移點畢

同十六日移朱點畢

---

① 欬喘逆，指痺臂痛：《甲乙·卷八·第一（下）》作『欬喘逆，痺臂痛』；《外臺·卷三十九》作『咳喘痺，臂痛』。

② 飲食：《外臺·卷三十九》作『食飲』。

③ 彭彭，熱病象瘧：《外臺·卷三十九》作『膨膨然，病象瘧』。《甲乙·卷八·第一（下）》作『膨膨然，少商主之』。又，『熱病象瘧』四字在《甲乙·卷七·第一（中）》。

④ 腹脹俾倪：按，『俾倪』又作『睥睨』，斜視貌。《集韻》：『匹計切。睥，睥睨，視也。或作俾。』《甲乙·卷七·第一（中）》作『腹脹睥睨』；《外臺·卷三十九》作『腹脹』二字。

⑤ 喉中哏哏：《甲乙·卷七·第一（中）》作『喉中鳴，少商主之』；《外臺·卷三十九》作『喉中鳴，耳前痛』。

⑥ 匹米反：『米』，原誤作『未』，據文永本改。

⑦ 永仁四年：相當中國元代元貞二年，即公元一一九六年。

⑧ 文永七年：相當中國南宋咸淳六年，即公元一二七〇年。

同二十日一校畢
散位丹波朝臣篤基

本云
寬元元年①六月二十二日以相傳本書寫畢
光基　主稅頭兼權侍醫丹波朝臣
受庭訓了
篤基

永仁第六年仲夏十九日以所讀之秘説校　嫡男長高
員外醫侍丹波朝臣
受嚴説了
權侍醫長高

① 寬元元年：相當中國南宋淳祐三年，即公元一二四三年。